HANDBUCH DER INNEREN MEDIZIN

BEGRÜNDET VON

L. MOHR UND R. STAEHELIN

VIERTE AUFLAGE

HERAUSGEGEBEN VON

G. v. BERGMANN UND W. FREY
MÜNCHEN BERN

UNTER MITWIRKUNG VON

H. SCHWIEGK
HEIDELBERG

ZWEITER BAND

BLUT UND BLUTKRANKHEITEN

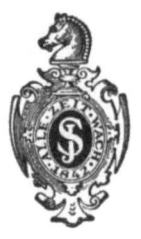

SPRINGER-VERLAG BERLIN HEIDELBERG GMBH

1951

BLUT UND BLUTKRANKHEITEN

NEU BEARBEITET VON

LUDWIG HEILMEYER UND **HERBERT BEGEMANN**
DR. MED., O. Ö. PROFESSOR
DIREKTOR DER
MEDIZINISCHEN UNIVERSITÄTSKLINIK
FREIBURG I. BR.

DR. MED., LEITER DES
HÄMATOLOGISCHEN LABORATORIUMS DER
MEDIZINISCHEN UNIVERSITÄTSKLINIK
FREIBURG I. BR.

MIT 474 MEIST FARBIGEN

ABBILDUNGEN

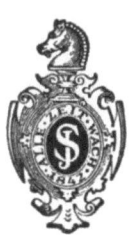

SPRINGER-VERLAG BERLIN HEIDELBERG GMBH

1951

ISBN 978-3-662-01295-6   ISBN 978-3-662-01294-9 (eBook)
DOI 10.1007/978-3-662-01294-9

ALLE RECHTE, INSBESONDERE DAS DER ÜBERSETZUNG
IN FREMDE SPRACHEN, VORBEHALTEN

COPYRIGHT 1942 AND 1951 BY SPRINGER-VERLAG BERLIN HEIDELBERG
Ursprünglich erschienen bei SPRINGER-VERLAG OHG IN BERLIN, GÖTTINGEN AND HEIDELBERG 1951
SOFTCOVER REPRINT OF THE HARDCOVER 4TH EDITION 1951

MEINEM LEHRER

WOLFGANG HEINRICH VEIL †

IN DANKBARKEIT

Vorwort zur neuen Auflage.

Früher als erwartet war die im Jahre 1942 erschienene 3. Auflage vergriffen. Aber die Neuauflage konnte erst in Angriff genommen werden, als nach dem Kriege die ausländische Literatur wieder voll zugänglich wurde. Mehrere 1000 Arbeiten mußten dem Literaturverzeichnis neu eingefügt und ihre Ergebnisse in der Darstellung berücksichtigt werden. Nur so konnte einigermaßen das Ziel, die Forschung der ganzen Welt zu verwerten, erfüllt werden. Aber auch die klinische Erfahrung ist durch meinen Aufenthalt in Rußland, Polen, Düsseldorf, Barmen und Freiburg entsprechend gewachsen und viele seltene Fälle konnten so neu aufgenommen werden. Die umfangreiche Arbeit der Sichtung dieser außergewöhnlichen Literatur und des klinischen Materials wäre ohne die enge Zusammenarbeit mit dem Leiter meines hämatologischen Laboratoriums in der Freiburger Klinik, Herrn Dr. BEGEMANN, nicht möglich gewesen. Ihm gebührt der erste Dank. Aber danken muß ich nicht weniger der Bibliothekarin Fräulein HILDEGARD QUENNET — zeitweise unterstützt von Herrn Dr. HARWERTH — die ihre unermüdliche Arbeitskraft weit über den gewöhnlichen Rahmen hinaus dieser Aufgabe zur Verfügung gestellt hat. Die Darstellung der Bestrahlungstechnik hat der Leiter der Bestrahlungsabteilung der Medizinischen Klinik Freiburg, Prof. v. BRAUNBEHRENS übernommen und neu gestaltet. Herr Prof. KIKUTH und Herr Dr. GÖNNERT hatten die große Liebenswürdigkeit, das Kapitel der tropischen Blutparasiten durchzusehen und zu ergänzen. Auch dafür sei an dieser Stelle gedankt. Die Buntabbildungen sind zum größten Teil von Fräulein LOTTE MÜLLER neu gezeichnet, da der Krieg die alten Druckstöcke vernichtet hat. Einige Neuabbildungen wurden von Herrn DETTELBACHER ausgeführt. Das Kapitel der hämorrhagischen Diathese wurde von Herrn Prof. JÜRGENS, Basel, durchgesehen, die serologischen und Blutgruppenfragen wurden von Herrn Dr. MATTHES und Herrn Dr. SCHUBOTHE ergänzt. Ihnen allen gebührt mein Dank, ebenso auch dem Springer-Verlag, der durch sein großzügiges Entgegenkommen unsere Arbeit wesentlich erleichtert hat. So hoffen wir, daß die neue Auflage des Bandes Blutkrankheiten die in sie gesetzten Erwartungen erfüllt und allen Ärzten, die sich für diesen Abschnitt der inneren Medizin interessieren, eine feste Grundlage für das Verständnis der Probleme und für das therapeutische Handeln gibt.

Freiburg, Herbst 1950. LUDWIG HEILMEYER.

Vorwort zur Auflage von 1942.

Die außerordentlichen Fortschritte, welche auf dem Gebiete der Physiologie und Pathologie des Blutes erzielt wurden, zwangen zu einer intensiveren Bearbeitung des Stoffes als in der letzten Auflage. So ist aus dem Kapitel Blutkrankheiten ein eigener Band geworden.

Wie jede zusammenfassende Bearbeitung floß auch diese aus eigener Erfahrung und aus dem Überblick über die Literatur, wobei der ersten Quelle das Primat gehört. Sie liefert erst den Maßstab für die Bewertung der zweiten. Allen klinischen Darstellungen wurde die Erfahrung an dem großen Material von Blutkrankheiten, das die *Medizinische Universitätsklinik* in Jena in den letzten 15 Jahren geliefert hat, zugrunde gelegt. Manche alte Fabel, die sich fortvererbt hat, mußte auf Grund dieser Betrachtung fallen und vieles Neue ist hinzugekommen. Neben dieser Erfassung des klinischen Bildes als lebendige Quelle ist auch die theoretische Betrachtung der Blutkrankheiten heute in eine andere Blickrichtung gerückt. An Stelle der rein morphologischen Darstellung ist der *funktionellen Pathologie*, welche auf dem Gebiete der Blutkrankheiten, vor allem Fragen des Stoffwechsels, der Zellerneuerung und des Zellverbrauches umfaßt, ein breiter Raum eingeräumt. Auf dieser Basis baut sich die moderne Therapie der Blutkrankheiten mit ihren großen Fortschritten in erster Linie auf. Trotzdem durfte die *Morphologie* nicht zu kurz kommen. Sie hat durch die Erweiterung der hämatologischen Untersuchung auf Knochenmarks-, Lymphknoten- und Milzpunktate sogar eine weitaus größere Ausdehnung gefunden als früher. Ihre Ergebnisse wurden berücksichtigt und durch zahlreiche Abbildungen belegt. Ich möchte Frl. LOTTE MÜLLER, welche die Mehrzahl der farbigen Abbildungen teils direkt nach dem Mikroskop, teils nach farbigen Mikrophotogrammen angefertigt hat, für ihre mühevolle Arbeit herzlichst danken. Die Bilder sind größtenteils auf einen einheitlichen Maßstab gebracht. Im Literaturverzeichnis sind nur die neueren Arbeiten berücksichtigt, von den älteren nur diejenigen, welche für die Entwicklung grundlegend waren.

Danken muß ich hier auch Frl. ETTI ELSTER für ihre aufopfernde Tätigkeit beim Lesen der Korrekturen und beim Ergänzen des Literaturnachweises. Nicht weniger gilt mein Dank meiner wissenschaftlichen Mitarbeiterin Frl. VON MUTIUS für viele Spezialuntersuchungen sowie für die Anfertigung vieler farbiger Mikrophotogramme.

Undenkbar wäre die ganze Darstellung ohne Mitwirkung vieler ärztlicher und wissenschaftlicher Kräfte der *Medizinischen Universitätsklinik* in Jena, die ihr Leiter, Prof. Dr. W. H. VEIL, in verständnisvoller und stets fördernder Weise zur Verfügung gestellt hat. So mag der vorliegende Band nicht nur für die Arbeit des Verfassers, sondern gleichzeitig auch für die seines Wirkungskreises Zeugnis ablegen.

Meinem klinischen Lehrer endlich, dessen rege geistige Anteilnahme — und sei es oft im Widerspruch, und gerade dadurch — der ganzen Arbeit viel Antrieb und tiefgründigere Gestaltung verliehen hat, sei das Widmungsblatt als Zeichen des Dankes gesetzt.

Jena, August 1942.   LUDWIG HEILMEYER.

Inhaltsverzeichnis.

Seite

Einleitung 1

Allgemeiner Teil.

I. Die Zusammensetzung des Blutes und das Gesamtblutvolumen . . . 3
II. Das Blutplasma 5
   1. Die Zusammensetzung des Blutplasmas 6
   2. Die Plasmaeiweißkörper 14
      a) Die Bestimmung des Gesamteiweißes und die klinische Bedeutung der Gesamtplasmaeiweißveränderungen 15
      b) Die einzelnen Plasmaeiweißfraktionen 18
         Die Äthanolfraktionierung nach E. J. Cohn 20
         Elektrophoresediagramm-Methode nach Tiselius 22
         Fraktionierung mit Hilfe der Ultrazentrifuge 23
      c) Die klinischen Eiweißreaktionen und die Blutkörperchensenkungsgeschwindigkeit 23
         Die Blutsenkungsreaktion 26
      d) Reaktionskonstellation 30
III. Allgemeine Cytologie und Knochenmarksphysiologie 31
   Das Knochenmark 38
IV. Technik und allgemeine Ergebnisse der Milzpunktion 62
V. Technik und allgemeine Ergebnisse der Lymphknotenpunktion . . 65
   Anhang: Die wichtigsten Färbeverfahren der klinisch-hämatologischen Diagnostik 66

Das erythrocytäre System.

A. Morphologie und Physiologie des erythrocytären Systems 68
   I. Die Erythrocytenmorphologie. Untersuchungsmethoden 68
      1. Die Erythrocytenzahl 68
      2. Der Hämoglobingehalt 70
      3. Der Hämoglobingehalt des Einzelerythrocyten; der Färbeindex . 72
      4. Das ungefärbte Blutpräparat (Nativpräparat) 73
      5. Der gefärbte Blutausstrich 73
      6. Durchmesserbestimmung 79
      7. Das Erythrocytenvolumen 81
      8. Die Erythrocytendicke 83
      9. Die Erythrocytenresistenz 84
     10. Aufbau und Permeabilität des Erythrocyten 87
   II. Die Erythropoese 91
      1. Embryonale Blutbildung 91
      2. Postembryonale Blutbildung 92
      3. Extramedulläre Blutbildung 95
      4. Die Beurteilung der Regenerationsgröße aus dem peripheren Blut . 96
      5. Halbmondkörper, Achromocyten und Achromoreticulocyten . . . 102
      6. Die fluorescierenden Erythrocyten 105
      7. Erythropoetische Reize und Blutbildungsfaktoren 106
   III. Der Hämoglobinstoffwechsel und seine Beziehungen zur Blutbildung und Blutzerstörung 123
      1. Das Hämoglobin 123
      2. Der chemische Aufbau der Farbstoffgruppe (prosthetische Gruppe) . 124
      3. Der Hämoglobinauf- und -abbau im Organismus 126
      4. Weitere Abbauprodukte des Hämoglobins 139
      5. Der Eisenstoffwechsel und seine Beziehungen zur Blutbildung . . 153

IV. Blutgruppen und Blutübertragung 159
    Die Bluttransfusion 172
    1. Indikationen 172
    2. Vorbedingungen 172
    3. Technik der Bluttransfusion 176

B. Spezielle Krankheitsbilder des erythrocytären Systems 184

I. Anämien 184
  1. Die akute Blutungsanämie 188
  2. Die Hypochromanämien (Eisenmangelanämien) 194
    Die einzelnen Formen der Eisenmangelanämien 198
    a) Die chronische Blutungsanämie 199
    b) Alimentäre Eisenmangelanämien 202
    c) Die Chlorose (Bleichsucht) 208
    d) Die essentielle hypochrome Anämie (Achylische Chlorämie) 218
    e) Die essentielle hypochrome Schwangerschaftsanämie 228
    f) Sekundäre Eisenmangelanämien infolge Störung der Resorption durch Erkrankungen der Verdauungsorgane 229
      1. Hypochrome Anämien nach Magenoperationen; agastrische Anämien 229
      2. Magencarcinomanämien 230
      3. Hypochrome Anämie bei Pankreaserkrankung 231
      4. Hypochrome Anämien bei Zwerchfellhernien 231
      5. Hypochrome Anämien bei verschiedenen Magen-Darmerkrankungen 231
      6. Hypochrome Wurmanämien 231
    g) Die hypochrome Infekt- und Tumoranämie 232
    h) Die hypochrome Eisenmangelanämie bei der isolierten Lungenhämosiderose (Eisenlunge, Pneumohämorrhagische Anämie) 234
    i) Hypochrome Anämien ohne Eisenmangel 235
    Die Eisentherapie und verwandte antianämische Mittel 237
    Schlußzusammenfassung der Eisenmangelanämien 247
  3. Die megaloblastischen Anämien 249
    a) Die kryptogenetische perniziöse Anämie (Morbus BIERMER-ADDISON) . . 249
    Geschichtliches und Definition 249
    Vorkommen und Häufigkeit 250
    Das klinische Bild 252
    Die Erscheinungen am Nervensystem (die funikuläre Spinalerkrankung) 259
    Die Störungen im Blutsystem 264
    Verschiedenheiten des klinischen Bildes — Frühfälle und Blutkrisen — Verlauf unbehandelter Fälle 274
    Die Wirkung des Leberprinzips auf das Blutsystem 276
    Die Pathogenese 283
    Konstitution und Vererbung 296
    Kombination mit anderen Erkrankungen 298
    Die Behandlung 300
    Pathologische Anatomie 310
    b) Symptomatische perniziöse Anämien 311
    Die Bothriocephalusperniciosa 312
    Die Schwangerschaftsperniciosa 315
    Symptomatische perniziöse Anämien bei primären Magen-Darmerkrankungen 316
    Symptomatische perniziöse Anämien bei Leber- und Pankreaserkrankungen (Makrocytäre Cirrhoseanämien und echte Cirrhoseperniciosa) 319
    c) Perniciosaähnliche Anämien bei Sprue, Cöliakie, Pellagra und alimentär bedingte megaloblastische Anämien (Para-Biermer-Anämien, megalocytäre Mangelanämien, makrocytäre Ernährungsanämien) 322
    d) Achrestische Anämie und leberrefraktäre megaloblastische Anämien . . 326
    Rückblick 327
  4. Regeneratorische hämolytische Anämien 328
    a) Konstitutionelle hämolytische Erythropathien 329
      α) Elliptocytose und Elliptocytenanämie (Ovalocytenanämie) 330
      Anhang: Andere mit Elliptocytose einhergehende konstitutionell-hämolytische Anämieformen 335
      Die hyperchrome konstitutionelle Elliptocytenanämie FANCONIS . . 335

β) Der konstitutionelle hämolytische Ikterus (Konstitutionelle hämolytische Anämie — Kugelzellenanämie und verwandte Formen) . . 335
γ) Die Sichelzellenanämie (Drepanocytenanämie) 365
δ) Die Erythroblastenanämie (Cooleysche Anämie, Mediterrananämie, Thalassämie, chronische familiäre Erythrämie) 369
    Die Thalassaemia major 370
    Die Thalassaemia minor (Mediterrananämie der Erwachsenen, familiäre mikrocytäre Anämie, Schießscheibenzellanämie) 378
b) Die erworbenen hämolytischen Anämien 380
  α) Serologisch bedingte, erworbene hämolytische Anämien 381
    Klinische Krankheitsbilder 381
    Serologische Typen. 393
  β) Die toxisch-hämolytischen Anämien 403
  Anhang: Die Hämoglobinurien 411
5. Die Erythroblastosen des Erwachsenenalters 420
  a) Die akute Erythrämie (Myelosis erythraemica, Malattia Di Guglielmo) 421
  b) Die chronische reine Erythroblastose des Erwachsenen (Typ Heilmeyer-Schöner) 424
  c) Die echte Erythroleukämie 427
  d) Die symptomatischen (reaktiven) Erythroblastämien 428
6. Endokrine Anämien 428
7. Avitaminotische Anämien 431
8. Die Anämien des Kindesalters 433
  a) Die Neugeborenenanämie 434
    α) Symptomatische Neugeborenenanämien 434
    β) Die idiopathische Neugeborenenanämie (Anaemia neonatorum congenita, Icterus gravis, Hydrops congenitus, hämolytische Fetosen, fetale Erythroblastose) 434
    γ) Die idiopathische (nicht hämolytische) makrocytäre Neugeborenenanämie 439
  b) Die Frühgeburtenanämie 439
  c) Die Anaemia pseudoleucaemica infantum (Jaksch-Hayem-Luzet) . . . 440
  d) Die alimentären Anämien des Kindesalters 440
  e) Konstitutionelle infantile perniciosaähnliche Anämie (Fanconi) 441
9. Anämien des Greisenalters 442
II. Die Polyglobulie und Polycythämie (Erythrocytose und Erythrämie) 442
1. Die Pseudopolyglobulie (Eindickungspolycythämie) 444
2. Symptomatische echte Polyglobulien (Erythrocytosen) 445
  a) Polyglobulien bei äußerem Sauerstoffmangel. 445
  b) Polyglobulien bei innerem Sauerstoffmangel 446
  c) Polyglobulien durch Einwirkung von Blutgiften oder blutwirksamen Stoffen 446
  d) Splenogene Polyglobulien 447
  e) Centrogene und innersekretorische Polyglobulien 447
  f) Gastrogene Polyglobulie 448
  g) Polyglobulie als Symptom echter Blutkrankheiten 449
3. Die primäre idiopathische Polycythaemia rubra vera (Morbus Vaquez-Osler oder Erythrämie) 449
Therapie 465
  Die Strahlenbehandlung der Polycythämie. (Von Prof. Dr. H. v. Braun-Behrens.) 468
  Die Behandlung mit radioaktivem Phosphor (P_{32}) 469

Das leukocytäre und reticuloendotheliale System.

4. Die weißen Blutkörperchen und die Reticulumzellen. Morphologie und Physiologie 471
I. Herkunft und Einteilung der Leukocyten 471
II. Morphologie und Physiologie der Leukocyten 475
  1. Morphologie der Neutrophilen und ihrer Vorstufen 475
  2. Pathologische Formen der Neutrophilen 480
  3. Die Funktionen der neutrophilen Granulocyten. — Lebensdauer 482
  4. Die eosinophilen Leukocyten 487

Inhaltsverzeichnis.

	Seite
5. Die basophilen Granulocyten (Mastzellen)	488
6. Die Lymphocyten und lymphocytären Plasmazellen	489
7. Die Monocyten	494
III. Die Reticuloendothelzellen der blutbildenden Gewebe	498
1. Die Reticulumzellen des Knochenmarks	500
a) Die lymphoiden Reticulumzellen	501
b) Die plasmacellulären Reticulumzellen	502
c) Capillarendothelien	504
d) FERRATA-Zellen	504
e) Die Gewebsmastzellen	504
2. Die Reticuloendothelzellen der Lymphdrüsen	507
3. Die Reticuloendothelzellen der Milz	507
IV. Zahl und Verteilung der weißen Blutkörperchen im peripheren Blut	509
1. Die Zählung der Leukocyten	509
2. Die Differenzierung der einzelnen Leukocytenarten	509
3. Die Leukocytenformel des peripheren Blutes	510
V. Die Leukocytenregulation	516
VI. Die physiologischen Leukocytenschwankungen	531
1. Tagesschwankungen und Verdauungsleukocytose	531
2. Schwangerschaft, Geburt, Wochenbett und Menstruation	532
3. Körperliche Anstrengungen, thermische und klimatische Einflüsse	533
4. Alterseinflüsse	534
5. Bestrahlungseinflüsse	534
B. Die Pathologie des leukocytären Systems	**535**
I. Die pathologischen reaktiven Leukocytenverschiebungen im Blut	535
1. Die Leukocytenverschiebungen beim akuten Infekt. (V. SCHILLINGS biologische Leukocytenkurve)	535
2. Die einzelnen typischen Reaktionsbilder der Leukocyten	538
a) Die neutrophile Leukocytose	538
b) Die Leukopenie (Neutropenie, lymphocytotische Leukopenie)	539
c) Die eosinophile Zellreaktion	541
d) Das Fehlen der Eosinophilen (Aneosinophilie)	547
e) Lymphocytose und Lymphopenie	547
f) Die Monocytose	548
3. Die Leukocytenverschiebungen bei Erkrankungen des Gehirns	549
II. Konstitutionelle morphologische Leukocytenanomalien	549
1. Die PELGER-HUETsche familiäre Kernanomalie	550
2. Die konstitutionelle Hochsegmentierung der neutrophilen Kerne	552
3. Die konstitutionelle mittelstarke Segmentierung der eosinophilen Kerne	553
4. Die HEGGLINsche polyphyle Reifestörung	553
5. Die ALDERsche konstitutionelle Granulationsanomalie der Leukocyten	553
6. Die REILLYsche Granulationsanomalie der Leukocyten bei familiär dysostotischem Zwergwuchs	554
7. Die STEINBRINCKsche Granulationsanomalie der Leukocyten	554
III. Die infektiöse Mononucleose (i.M.), Morbus PFEIFFER. (PFEIFFERsches Drüsenfieber, Lymphämoides Drüsenfieber, Monocytenangina, Lymphoidzellangina)	555
IV. Die Lymphocytosis infectiosa acuta	569
V. Weitere lymphotrope Erkrankungen	570
VI. Die Leukämien	570
1. Allgemeines (Leukämien, Leukosen)	570
2. Das Wesen der Leukämien	575
3. Ätiologie der Leukämien	581
a) Erblichkeit	581
b) Exogene Einflüsse	582
α) Der Infekt	582
β) Benzol und Röntgenstrahlen	584
γ) Der Einfluß des Traumas	585
4. Beziehungen zu anderen Krankheiten	586

Seite
5. Die klinischen Bilder 586
   a) Die chronische leukämische Myelose. (Chronische myeloische Leukämie) 586
   b) Die aleukämische Myelose 601
   c) Myelosen mit Vorherrschen besonderer Zellformen 602
      Die Megakaryocytenleukämie (Megakaryocytose, Megakaryocyten-Splenomegalie) 603
   d) Die chronische leukämische Lymphadenose (chronische lymphatische Leukämie) 604
   e) Die subleukämische und aleukämische Lymphadenose 611
   f) Die Therapie der chronischen Leukämien 615
      Die Röntgenbestrahlung der Leukämien. (Von Prof.Dr.H.v.BRAUNBEHRENS) 616
      Die Behandlung mit radioaktivem Phosphor 618
      Die Behandlung mit cytostatischen Stoffen 619
   g) Die unreifzelligen Leukosen (akute Leukämien) 628
   h) Tumorbildende Leukämieformen 647
      α) Lymphadenotische Tumoren, Lympho-Leukosarkomatosen 650
      β) Myeloblastome bei Myelosen 651
      γ) Chlorome und Chloroleukämien 653

C. Die Pathologie des reticuloendothelialen Systems 655
  I. Die symptomatischen reaktiven Erscheinungen am Reticulumzellsystem 655
     1. Reaktionen auf blutbildende Reize 655
     2. Immunreaktionen des RES 656
     3. Die humoralen Reaktionen des RES 659
     4. Die Reticulumreaktionen bei malignen Tumoren, besonders bei Knochenmarksmetastasen 660
  II. Die granulomatösen Reticulumzellwucherungen 661
     1. Die Lymphogranulomatose (Morbus STERNBERG, malignes Granulom. HODGKINSche Krankheit im engeren Sinne) 661
        Das klinische Bild 664
        Die verschiedenen klinischen Verlaufsarten der Lymphogranulomatose . . 684
        a) Glanduläre (superficiale und mediastinale) Form 684
        b) Vorwiegend pulmonale und abdominale Form 685
        c) Abdominale Form mit Leber- und Milztumor und Leukopenie . . . 685
        d) Glanduläre und ossale Form 686
        e) Glanduläre Lymphogranulomatose mit Ausgang in Amyloidose . . . 686
        f) Akute Lymphogranulomatose 686
        g) Die primär extraglandulären Lymphogranulomatosen (Primär isolierte oder lokalisierte Lymphogranulomatose) 687
        h) Symptomarme Formen 688
        Pathologische Anatomie, Histologie und Histogenese 688
        Wesen und Ätiologie der Lymphogranulomatose 690
        Diagnose und Differentialdiagnose 692
        Therapie 993
          Die Strahlenbehandlung der Lymphogranulomatose. (Von Prof. Dr. H. v. BRAUNBEHRENS.) 694
          Die Behandlung mit cytostatischen Stoffen 698
          Medikamentöse und Klimato-Therapie 701
     2. Die Lipoidgranulomatose 701
     3. Das großfollikuläre Lymphoblastom (BRILL-SYMMERSsche Krankheit) . . . 704
     4. Das Lymphogranuloma benignum (SCHAUMANN) — BOECKsche Krankheit (Lupus pernio — BOECKsches Sarkoid — Miliares Lupoid — Ostitis multiplex cystoides JÜNGLING — Uveoparotitis) 706
  III. Die Speicherkrankheiten (histiopathische Retotheliosen) 713
  IV. Die leukotischen Reticulosen (leukämische und aleukämische Reticuloendotheliosen — Monocytenleukämie — Plasmazellenleukämie) 713
     1. Die Monocytenleukämie 715
     2. Die Plasmazellenleukämie 720
     3. Aleukämische Reticulosen 721
     4. Polyblastische Reticulosen 728
  V. Die Tumorbildungen des RES 730
     1. Das Reticulosarkom und das EWING-Sarkom 730

2. Das Myelom (KAHLERsche Krankheit, Plasmocytom) 735
3. Extramedulläre Plasmocytome 751
4. Weitere Paraproteinämische Hämoblastosen des Knochenmarks 751
D. Schlußbetrachtung der leukotischen und tumorartigen Erkrankungen des leukocytären und reticuloendothelialen Systems (Hämoblastosen). Kombinierte Erkrankungen 753

Die hämorrhagischen Diathesen.

A. **Die Physiologie der Blutgerinnung und Blutstillung** 755
  I. Die Blutgerinnung 756
    1. Die Theorie der Gerinnung. 758
    2. Die Fibrinolyse 765
    3. Die Gerinnungszeit und ihre künstliche Beeinflussung. 767
    4. Die Pathologie der Gerinnungszeit 769
    5. Die Behandlung mit antikoagulierenden (und fibrinolytischen?) Stoffen. . 770
  II. Die Blutplättchen (Thrombocyten) und die Knochenmarksriesenzellen (Megakaryocyten) 772
  III. Der Blutstillungsvorgang 784
    Die intravasale Gerinnung 786
  IV. Untersuchungsmethoden zur speziellen Diagnostik der hämorrhagischen Diathesen. 788
    1. Gerinnungszeit 788
    2. Bestimmung des Prothrombingehalts nach QUICK 788
    3. Der Prothrombinkonsumptionstest (QUICK) 790
    4. Die Rekalzifizierungszeit 790
    5. Die Retraktion des Blutkuchens 790
    6. Die Blutungszeit (nach DUKE) 790
    7. Die Zählung der Blutplättchen 791
    8. Das qualitative Plättchenbild (nach JÜRGENS) 791
    9. Funktionsprüfungen der Plättchen 792
    10. Die Thrombelastographie 793
    11. Prüfungen der Capillarresistenz. 796
B. **Die Pathologie der Blutgerinnung und Blutstillung** 796
  I. Hämorrhagische Diathesen mit Gerinnungsstörung des Blutes . . 797
    1. Die echte Hämophilie (Bluterkrankheit) 797
    2. Die hereditären und erworbenen Fibrinogenopenien und Afibrinogenämien 807
    3. Die Prothrombinmangelstörungen beim Ikterus, bei schweren Lebererkrankungen und bei Neugeborenen (Vitamin-K-Mangelhämorrhagien) 808
      a) Der acholurische und hepatopathische Prothrombinmangel des Erwachsenen 808
      b) Der Prothrombinmangel beim Neugeborenen 810
    4. Hämorrhagische Diathesen infolge Fehlens des Faktors V (Parahämophilie OWRENS) und die Pseudohypoprothrombinämie QUICKS 811
    5. Gerinnungsstörungen durch körpereigene Antikoagulantien und infolge Veränderungen der Bluteiweißkörper 812
  II. Hämorrhagische Diathesen mit Plättchenmangel und Plättchenschädigung (thrombopenische und thrombopathische Purpuraformen) 813
    1. Die essentielle Thrombopenie (Morbus maculosus Werlhofii) 814
    2. Symptomatische Thrombopenien 830
      a) Die allergischen Arzneimittel- und Nahrungsmittelthrombopenien . . 830
      b) Thrombopenien bei Knochenmarkserkrankungen 832
      c) Symptomatische Thrombopenien beim Infekt und anderen Erkrankungen 833
      d) Splenopathische Thrombopenien 833
      e) Die thrombotische thrombopenische Purpura 833
    3. Die erblichen Thrombopathien (Pseudohämophilien) 834
      a) Die hereditäre hämorrhagische Thrombasthenie (GLANZMANN) . . . 835
      b) Die konstitutionelle Thrombopathie (WILLEBRAND und JÜRGENS) . . 836
      c) Der Typus NAEGELI 837
      d) Typus JÜRGENS 837
      e) Typus HEGGLIN 837
  III. Die rein vasculär bedingten Blutungsübel 838
    1. Der Skorbut der Erwachsenen (Scharbock, C-Avitaminose) 838

Seite
2. Die C-Avitaminose der Kinder (MÖLLER-BARLOWsche Krankheit) 844
3. Die SCHOENLEIN-HENOCHsche Purpura 846
4. Die Purpura fulminalis (HENOCH) 850
5. Purpura annularis teleangiectoides (Purpura Majocchi) 851
6. Andere Purpuraformen. 851
7. Symptomatische, vasculäre Purpuraformen. 852
    a) Arzneimittelallergie 852
    b) Infektiöse Purpurafälle 852
    c) Hämorrhagische Diathesen durch endogene Giftbildung 853
    d) Neurotische Blutungen 853
8. Die OSLERsche Krankheit 853
9. Die Angiomatosis retinae (HIPPEL-LINDAUsche Erkrankung) 856
IV. Hämorrhagische Diathesen infolge Fehlens verschiedener Gerinnungsfaktoren. 856

Die aplastischen und hypoplastischen Myelopathien (Knochenmarksaplasien).

I. Die aplastische Anämie (Panmyelophthise, Panmyelopathie, Aleucia haemorrhagica, primäre refraktäre Anämie) 859
II. Die echte aplastische Anämie im engsten Sinne (Erythroblastophthise) 882
  1. Chronische Formen 882
  2. Akute Formen. 884
III. Die osteosklerotischen Anämien und Myelosklerosen 885
  1. Die infantile Form: Typ ALBERS-SCHÖNBERG (eigentliche Marmorknochenkrankheit). 885
  2. Die osteosklerotische Anämie der Erwachsenen (Typ HEUCK-ASSMANN, sekundäre Osteosklerosen bei Blutkrankheiten) 886
  3. Die Anaemia leuco-erythroblastica mit Myelosklerosis (Typ VAUGHAN) . 890
IV. Die splenopathische Markhemmung. Die Anaemia splenica oder der Morbus Banti (Pseudobanti) 894
  Die portale Hypertension. Die hämodynamische Milzdekompensation (EWERBECK) 894
  Banti-Syndrom 898
V. Die splenopathische Neutropenie 905
VI. Kombinierte hämolytische und depressorische Hypersplenie . . 907
VII. Die Agranulocytose (Maligne Neutropenie, SCHULTZsche Agranulocytose). 908
VIII. Die cyclische Agranulocytose 925
IX. Die alimentär-toxische Aleukie 926
X. Die essentielle Lymphocytophthise 927

Blutparasiten.

I. Bilharziose (Schistosomiasis) 928
II. Filariasis. 933
  1. Filaria bancrofti (Wuchereria bancrofti) 934
  2. Andere Filariaarten 936

Anhang

I. Zusammenfassende Übersicht über Diagnostik und Klinik der Milzerkrankungen 937
  1. Allgemeine Diagnostik der Milz 937
  2. Die Splenomegalien 940
  3. Milzinfarkt und Milzabsceß 943
  4. Lageveränderungen und Mißbildungen der Milz 944
II. Zusammenfassende Übersicht über Diagnostik und Klinik der Lymphknotenerkrankungen 944
  1. Allgemeine Gesichtspunkte 944
  2. Einzelne Erkrankungen mit Lymphknotenschwellungen 946

Literatur 951
Namenverzeichnis 1088
Sachverzeichnis 1149

MARMONT. Es handelte sich um einen 66jährigen Mann, der an Nasenbluten litt und mit den Erscheinungen einer aplastischen Anämie (Anämie, Leukopenie und Thrombopenie) sowie mit geringer Hepatosplenomegalie in die Klinik kam. Bei der Punktion konnte kein Mark gewonnen werden. Im Augenhintergrund fanden sich Blutungen und eigenartige Ablagerungen. Bei Blutentnahme fiel sofortige Gelatinierung des Blutes trotz Zusatz gerinnungshemmender Mittel auf. Bei 37° wurde das Blut wieder flüssig und zeigte extreme Senkungswerte (140/180). Das Phänomen wurde durch ein pathologisches γ-Globulin ausgelöst. Sub finem vitae traten atypische Plasmazellen im peripheren Blut auf, die morphologisch den Lymphocyten ähnlich waren. Die Autopsie ergab eine massive Plasmazellinfiltration des Knochenmarks, der Lymphknoten und der Milz, stellenweise mit Proteinkrystallen exo- und endocellulär. Die lymphocytenähnlichen Plasmazellen zeigten alle Zeichen einer malignen Entartung. — In einem von ESSER und SCHMENGLER mitgeteilten Fall fand sich eine Makroglobulinämie im Verlauf einer Reticulose.

Die Prognose der Makroglobulinämie ist ungünstig. In den späteren Stadien kommt es meistens zu einer hämorrhagischen Diathese, die nicht auf eine Verminderung der Thrombocytenwerte zurückgeführt werden kann. Der Knochenmarksbefund stellt die Erkrankung zwischen die Reticulosen und die lymphatischen Leukämien bzw. Lymphosarkome. Morphologisch ist die Einordnung der Erkrankung in eine dieser beiden Gruppen nicht immer möglich. In unserem Fall konnte durch ein neues Amidinderivat eine völlige Rückbildung des Knochenmarksbefundes mit wesentlicher klinischer Besserung erzielt werden.

D. Schlußbetrachtung der leukotischen und tumorartigen Erkrankungen des leukocytären und reticuloendothelialen Systems (Hämoblastosen). Kombinierte Erkrankungen.

Die bisherige Betrachtung hat uns gezeigt, daß zwischen den systematisierten „Hyperplasien" der Blutzellbildungsorgane wie sie in Form der Leukosen vorliegen und den tumorartigen Wucherungen dieser Blutzellen, sowohl ätiologische wie pathogenetische Verwandtschaften vorliegen. Prinzipiell dieselben Verhältnisse finden sich auch beim Reticulumzellsystem, das ebenfalls systemartig oder auch tumorförmig wuchern kann. Da die Reticulumzellen teils durch die Monocyten, teils durch ihre blutzellbildenden Potenzen dem Blutzellsystem sehr nahe stehen, so ergeben sich auch im Pathologischen vielfache Überschneidungen, so daß eine zusammenschauende Betrachtung notwendig erscheint. Es sind deshalb vielfach Versuche gemacht worden, alle angeführten Erkrankungen, die man unter dem Begriff der Hämoblastosen zusammenfaßt, in ein übersichtliches System zu bringen. Solche Systeme sind z. B. von NEUMANN, ROBB-SMITH, RÖSSLE u. a. aufgestellt worden. Unter all diesen Versuchen scheint mir das von RÖSSLE gegebene Schema am klarsten und anschaulichsten zu sein. Ich kann mit ihm nur hinsichtlich der Stellung des Myeloms, das RÖSSLE vom Myeloblasten ableitet, nicht übereingehen. Auch möchte ich die gutartigen Tumoren, die RÖSSLE mit einem Fragezeichen in sein System aufgenommen hat, lieber weglassen, da sie realiter nicht bekannt sind. Unter Berücksichtigung dieser Abweichung gebe ich folgende Übersicht der Hämoblastosen wieder.

Soll dieses Schema (s. Tab. 42) Berechtigung haben, so muß die innere Verwandtschaft der hier eingereihten Erkrankungen sich auch dadurch dokumentieren, daß Kombinationsfälle sowohl in vertikaler als auch in horizontaler

Ta-

	Mutterzelle	Erythroblast	Myeloblast	
			undifferenziert	differenziert
Arten der Neubildung	Systemartig aleukämisch	Erythroblastose	Aleukämische Myeloblastose	Aleukämische Myelose
	Systemartig leukämisch	Erythrämische Erythroblastose (voll ausdifferenziert: Polycythaemia vera)	Leukämische Myeloblastose	Leukämische Myelose
	Lokaltumor	Erythroblastisches Sarkom (?)	Myeloblastisches Sarkom, Chlorom	
	Generalisierter Tumor	?	Myelosarkomatose	

Richtung zur Beobachtung kommen. Tatsächlich zeigt ein Überblick über die von uns gegebene Darstellung der einzelnen Erkrankungsformen, daß solche Kombinationsfälle vielfach beobachtet worden sind.

Der vertikale Übergang von systematisierten Wucherungen in Geschwulstbildungen wurde bei den tumorbildenden Leukämieformen ausführlich dargestellt (s. S. 647). Bei den Reticulosen und generalisierten Retothelsarkomen sind die Übergänge so häufig und weitgehend, daß die Einreihung zu der einen oder anderen Form der Erkrankung größte Schwierigkeiten macht und vielfach willkürlich ist. Ebenso ist der Übergang vom Myelom zur Plasmazellenleukämie mehrfach beobachtet.

Seltener und schwieriger deutbar sind die horizontalen Kombinationsfälle, also die Hämoblastosen aus verschiedenen Zellstämmen heraus, die man entweder als eine Reizung des pluripotenten mesenchymalen Grundgewebes (LÜBBERS polyblastische Retotheliosen) oder aber als gleichzeitiges Ansprechen verschiedener Zellstränge auf ein und denselben zur Wucherung Anlaß gebenden Reiz (Virus?) ansehen muß, wie RÖSSLE meint. Wie man auch diese kombinierten Bildungen betrachten mag, an der Tatsächlichkeit ihrer Existenz ist kein Zweifel möglich. RÖSSLE hat solche Fälle aus dem jüngeren Schrifttum vor kurzem zusammengestellt. So sah AHLSTRÖM (1938) bei einem 75jährigen Mann bei einem Retothelsarkom der Nasenhöhle mit Knochenmetastasen eine gewaltige lymphatische Leukämie mit 428000 Zellen im peripheren Blut. RICHTER (1928) beschrieb einen Fall von Lymphadenose, bei dem die Lymphknoten teils im Sinne eines Retothelsarkoms, teils im Sinne einer typischen Lymphadenose verändert waren. Die beiden Prozesse finden sich oft in derselben Lymphdrüse ohne Übergang nebeneinander. Einen ganz ähnlichen Fall beschrieb LOESCH (1933). In einem Falle von APITZ lag gleichzeitig eine leukämische Lymphadenose und eine leukämische Retotheliose (Monocytenleukämie) vor mit reinlich geschiedenen entsprechenden Wucherungen in den Lymphdrüsen. Ein eigener selbst beobachteter Fall mit aleukämischer Lymphadenose im Blut- und Knochenmarksbild und mit eindeutiger Retothelsarkombildung in einer probeexcidierten Lymphdrüse hat schon oben (S. 729) Erwähnung gefunden. Der ebenfalls hierher gehörige Fall von LÜBBERS wurde schon S. 728 eingehend dargestellt. Drei weitere Fälle (zum Teil von ROULET mitgeteilt) hat RÖSSLE selbst gesehen. Dabei lag im einen Fall ein Retothelsarkom der Achsel- und Halslymphknoten,

belle 42.

Lymphoblast	Reticulumzelle	Retikuläre Plasmazelle
Aleukämische Lymphadenose	Aleukämische Reticulose	Aleukämische Plasmazellenleukämie (Diffuses Myelom)
Leukämische Lymphadenose	Leukämische Reticulose (Monocytenleukämie) Typ SCHILLING	Plasmazellenleukämie
Lympho(cyto)sarkom	Reticulosarkom	Solitäres Myelom, Plasmocytom
Lympho(cyto)sarkomatose	Reticulosarkomatose	Multiple Myelome, multiple Plasmocytome

kombiniert mit myeloischer Leukämie vor; in einem anderen ein Retothelsarkom des Mediastinums mit chronischer lymphatischer Leukämie. Aber auch für das gleichzeitige Vorkommen von Lymphocytosarkomatose und Reticulosarkomatose hat RÖSSLE Belege beigebracht. Einen solchen neuen Fall teilt er in seiner zusammenfassenden Arbeit (1939) selbst mit.

Alle diese Kombinationsfälle zeigen die innere Verwandtschaft und gleichartige Ätiologie der gesamten Hämoblastosen auf, eine Tatsache, die auch aus der experimentellen Leukoseforschung, wobei ein und dasselbe Verfahren neben der Bildung eigentlicher Leukämien nicht selten auch die Entstehung von Retotheliosen und Sarkomen bewirkt, überzeugend hervorgeht. Sowohl aus der Betrachtung der menschlichen Pathologie als auch aus derjenigen der experimentellen Forschungsergebnisse entspringt die heutige gut begründete Vorstellung der ätiologischen und pathogenetischen Einheit aller Hämoblastosen trotz der scheinbaren Verschiedenheit ihrer äußeren Struktur.

Die hämorrhagischen Diathesen.

A. Die Physiologie der Blutgerinnung und Blutstillung.

Außer den Transport- und Abwehreinrichtungen, denen die humoralen und cellulären Blutbestandteile in erster Linie dienen, besitzt das Blut noch Einrichtungen besonderer Art, deren Zweck es ist, es vor eigenen Verlusten nach außen zu bewahren. Auch diese Funktion erfolgt im engsten Zusammenspiel mit den Geschwisterzellen des Blutes, den Endothelien der Gefäßbahnen, die hier ebenso wie bei der Abwehrfunktion gemeinsam mit den Blutbestandteilen diese Aufgabe erfüllen. Hier wie dort wirken in derselben Weise auch humorale und celluläre Kräfte engst zusammen, um dieses Ziel der *Blutstillung* zu erreichen.

Die ganze Bedeutung dieser Schutzfunktion tritt besonders deutlich dann hervor, wenn diese Einrichtungen versagen. Dann führen geringfügigste Zerreißungen der Gefäßbahnen zu schwersten, unter Umständen sogar zu tödlichen Blutungen nach außen oder zu großen Hämatombildungen im Gewebe. Die Anlässe dazu sind vielfach so geringe, daß sie die physiologische Beanspruchung nicht übersteigen. Dann stehen wir vor der Erscheinung der Spontanblutung, deren auslösende Ursachen, eben weil sie in physiologischen Beanspruchungen liegen, nicht erkennbar sind. Das Ziel der Schutzeinrichtung, die Blutstillung, wird durch den Vorgang der Gerinnung und durch die Tätigkeit der Blutplättchen erreicht. Dazu kommt als Drittes noch die Funktion der Gefäße und besonders der Gefäßendothelien. Betrachten wir zunächst den humoralen Faktor, der dem Vorgang der Gerinnung zugrunde liegt.

I. Die Blutgerinnung.

Das aus der Gefäßbahn ausfließende, zunächst flüssige Blut geht nach einiger Zeit in den festen, geronnenen Zustand über. Die Zeitspanne vom Augenblick der Blutentnahme bis zum Eintritt der Gerinnung nennt man *Reaktionszeit*, und die dabei sich abspielenden Vorgänge bilden die *erste Phase* der Gerinnung. Die Gerinnung selbst wird bekanntlich durch den Übergang eines im Blutplasma gelösten Eiweißkörpers, des Fibrinogens, in das feste Fibrin herbeigeführt. Die Zeitspanne vom Auftreten des ersten Fibrinfadens bis zur Erstarrung des ganzen Koagulums nennt man die Koagulationszeit (*2. Phase* der Gerinnung). Mit der Bildung eines festen, homogenen Blutkoagulums ist jedoch der Gerinnungsvorgang noch nicht beendet. Nach einiger Zeit zieht sich das rote Koagulum zusammen, wird dadurch fester und läßt das Blutserum austreten. Man nennt diesen Vorgang die Retraktion des Blutkuchens oder die *3. Phase* der Gerinnung. Den Ablauf der 3 Phasen gibt das nebenstehende Schema von FONIO klar wieder (Abb. 393).

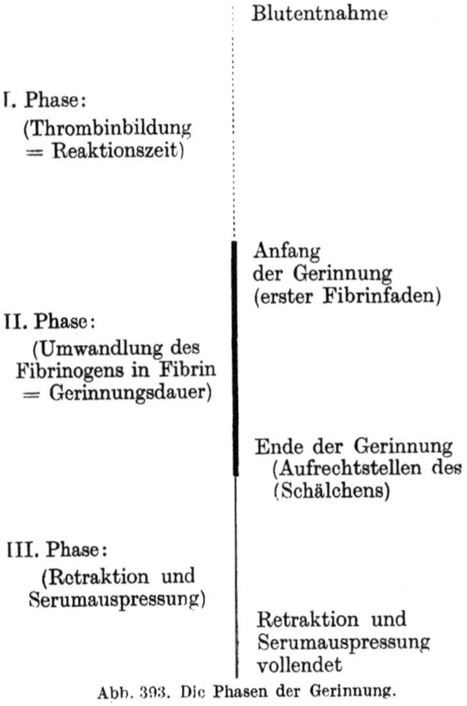

I. Phase:
(Thrombinbildung
= Reaktionszeit)

II. Phase:
(Umwandlung des
Fibrinogens in Fibrin
= Gerinnungsdauer)

III. Phase:
(Retraktion und
Serumauspressung)

Blutentnahme

Anfang
der Gerinnung
(erster Fibrinfaden)

Ende der Gerinnung
(Aufrechtstellen des
(Schälchens)

Retraktion und
Serumauspressung
vollendet

Abb. 393. Die Phasen der Gerinnung.

Die genauere Untersuchung der Vorgänge hat ergeben, daß bei der 2. Phase der Gerinnung keinerlei celluläre Elemente anwesend sein müssen. Man kann die Blutzellen vor Eintritt der Gerinnung abzentrifugieren. In diesem Falle tritt die Gerinnung in dem überstehenden, zellfreien Plasma ein. Es bildet sich dann ein weißes Koagulum (Speckgerinnsel). Ein solches kann auch spontan sichtbar werden, wenn infolge einer erheblich beschleunigten Senkungsgeschwindigkeit der roten Blutkörperchen bereits vor Eintritt der Gerinnung eine Scheidung in Blutplasma und Blutkörperchen eingetreten ist. Dann erscheint auf dem roten Blutkuchen eine weiße Kappe, das „Phlegma" der antiken Krasenlehre, ein diagnostisch wichtiges Phänomen, das beim Aufbau des antiken und mittelalterlichen medizinischen Lehrgebäudes eine hervorragende Rolle gespielt hat (s. Erythrocytensenkung S. 26).

Die 2. Phase der Gerinnung tritt auch bei völliger Abwesenheit der Blutplättchen ein, jedoch ist es notwendig, daß gewisse Stoffe aus den Blutplättchen oder Leukocyten dem Plasma beigemengt sind, was bei dem leichten Zerfall der Plättchen nur durch ganz besondere Kunstgriffe und auch nur teilweise vermieden werden kann. Für die 3. Phase der Gerinnung, also für die Zusammenziehung des roten Blutkuchens, ist dagegen die Anwesenheit der Plättchenleiber selbst erforderlich. Das Fibringerinnsel selbst besitzt keine eigene Retraktionskraft. Durch Kurzwellen-, Ultraviolett- und Röntgenstrahlen, sowie durch mechanische Zertrümmerung werden die Plättchenleiber so geschädigt, daß die Retraktion ausbleibt (H. WERNER). Ein Retractozym (GLANZMANN) konnte bisher niemals dargestellt werden. Vielmehr soll die retrahierende Wirkung der Plättchenwirkung nach FONIO an ihre unversehrte Struktur gebunden sein. Bezüglich der Befunde von JÜRGENS und STUDER, die eine retrahierende Wirkung des Thrombins nachweisen konnten, s. S. 763.

Das Fibrin bildet bei der Ausfällung ein dichtes Netzwerk, in dessen Maschen die Blutzellen locker eingestreut

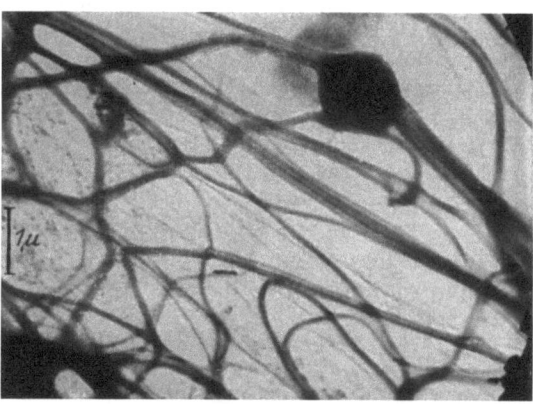

Abb. 394. Feinfaseriges Fibringerüst aus gebündelten Micellen. Einzelne der Micellen lagern sich an ein Blutplättchen an. (Elektronenmikroskopisches Bild, Vergrößerung 9000fach.) (Nach WOLPERS und RUSKA.)

sind. Sie können durch Auswaschen leicht daraus entfernt werden. Nur die Blutplättchen, und zwar insbesondere ihr Granulomanteil (WOLPERS und RUSKA), zeigen eine engere Verbindung mit dem Fasergerüst. Indem gleichzeitig Stoffe aus den Blutplättchen austreten, welche die Überführung des Fibrinogens in das Fibrin begünstigen, wirken sie als Gerinnungszentren, welche zwar nicht absolut notwendig, aber für die Bildung und Festigung des Gitterwerks doch recht bedeutungsvoll sind. Die aufschießenden Fibrinfasern selbst zeigen eine ausgesprochene Micellarstruktur, wie neuere elektronenmikroskopische Untersuchungen von WOLPERS und RUSKA bei 9000facher Vergrößerung eindeutig ergeben haben (Abb. 394). Schon früher wurden die langen „Krystallnadeln" des Fibrins von MAYER, STÜBEL und HEKMA und neuerdings von EBBECKE und KNÜCHEL im Ultramikroskop erkannt, und schon VIRCHOW faßte die Fibrinbildung als eine Art „Krystallisation" auf, was durch die neuesten Untersuchungen (EBBECKE, WOLPERS und RUSKA) bestätigt wird. Auch ohne Plättchen bilden die Krystallfäden oft bei mäßiger Gerinnungsverlangsamung „Verdichtungssterne" (EBBECKE und KNÜCHEL). Bei besonders langsamer Bildung der Fäden, wie sie im Spinnwebgerinnsel des Liquors stattfindet, zeigen diese noch eine Querstreifung im übermikroskopischen Bild (RUSKA und WOLPERS). Bereits vor der eigentlichen sichtbaren Ausfällung des Fibrins kommt es zu einer kolloidchemischen Strukturwandlung der Fibrinogenlösung, die APITZ als Profibrin bezeichnet. Dieses Profibrin zeigt eine viel leichtere Ausflockungsbereitschaft als das Fibrinogen. Die alte Vorstellung von APITZ, nach der das Fibrin beim Aufbau des Plättchenthrombus eine entscheidende Rolle spielen soll, kann heute nicht mehr aufrecht erhalten werden. Eine Plättchenagglutination ist auch im vollkommen ungerinnbar gemachten Blut möglich (JÜRGENS). Neben der Krystallisation in Nadeln und Fäden wurde von EBBECKE und KNÜCHEL bei starker Gerinnungsverzögerung auch eine Körnchenbildung beobachtet, wie sie sonst nur bei niederen Tieren vorkommt.

1. Die Theorie der Gerinnung.

Der Gerinnungsvorgang ist auch heute noch von manchem Geheimnis umgeben, und wir sind von einer letzten Klärung des Problems noch weit entfernt. Nachdem die Sturm- und Drangperiode der kolloidchemischen Erklärungsversuche, die sich alle das Problem viel zu einfach vorgestellt haben, verebbt ist, stehen wir heute wieder voll Achtung vor der alten Fermenttheorie, welche ALEXANDER SCHMIDT begründet hat, und die auch heute noch die beste Grundlage zum Verständnis des Vorgangs bildet (WÖHLISCH, ASTRUP). Danach verläuft der Gerinnungsvorgang in 2 Phasen, deren 1. durch die Entstehung des Gerinnungsferments, des Thrombins, gekennzeichnet ist. Dieser Vorgang läuft während der Reaktionszeit ab. Die 2. Phase besteht in der Einwirkung des fertigen Gerinnungsferments auf das Fibrinogen, wodurch dieses in das feste Fibrin verwandelt wird.

Die Entstehung des *Thrombins* in der 1. Phase ist ein komplizierter Vorgang. Im Plasma findet sich eine Vorstufe des Thrombins, das Prothrombin oder Thrombogen, das erst durch Hinzutreten weiterer Stoffe, nämlich von Calciumionen und eines Gerinnungsaktivators, meist *Thrombokinase* genannt, in das fertige Thrombin übergeführt wird. Der Vorgang der Umwandlung von Prothrombin in Thrombin ist noch nicht endgültig geklärt. Doch ist es bedeutsam, daß auch durch Trypsin diese Umwandlung bewirkt werden kann (EAGLE und HARRIS). Die Thrombokinase ist mehr oder weniger artspezifisch (KOLLER und SOLDATI). Sie findet sich sowohl im Gewebe, als auch in den Thrombocyten, welche beim Zerfall reichlich diesen Stoff abgeben. Nach Thorium x-Verabreichung, das vor allem eine starke Knochenmarksschädigung macht, nimmt die Thrombokinase besonders stark ab bei gleichzeitiger Verlängerung der Gerinnungszeit, weshalb BAYERLE, MARX und GEIS an eine Thrombokinasebildung des Knochenmarks auch außerhalb der Plättchen denken. Durch Ischämie wird der Gehalt an Gewebsthrombokinase erhöht (STOMER und GREEN). Tritt das Blut aus der Gefäßbahn aus, so setzt infolge Berührung der labilen Plättchen mit dem umgebenden Gewebe ein rascher Plättchenzerfall ein, welcher Thrombokinase frei macht. Zum anderen tritt direkt Gewebsthrombokinase in das Blut ein. So sind also bei der Verletzung der Gefäßbahn ideale Bedingungen für den Beginn der Gerinnung gegeben. Innerhalb der unverletzten Gefäßbahn dagegen tritt keine Gerinnung ein, weil die glatte und intakte Endothelfläche der Gefäße jedes Anhaften und damit Zerfallen der Plättchen ausschließt. Neben der Plättchen- und Gewebskinase findet sich im Plasma noch eine Plasmakinase, die als inaktive Vorstufe (Prothrombokinin, Thromboplastinogen, antihämophiles Globulin) im Plasma gelöst ist (LENGGENHAGER, MELLANBY und PRATT, FEISSLY, WIDENBAUER und REICHEL u. a.). QUICK nimmt an, daß die inaktive Plasmathrombokinase durch einen in den Thrombocyten enthaltenen Faktor (Plättchenenzym), der durch Kontaktkatalyse aus den Thrombocyten frei wird, in die aktive Thrombokinase (Thromboplastin) übergeführt wird. Danach würde sich also die Thrombokinasebildung folgendermaßen darstellen:

$$\text{Plasmathrombokinase} \xrightarrow{\text{Plättchenenzym}} \text{Thrombokinase (Thromboplastin).}$$

Auf der anderen Seite wird von BRINKHOUS u. a. die Ansicht vertreten, daß die Thrombocyten nach Berührung mit oberflächenaktiven Stoffen in Gegenwart von Calcium eine Thrombokinase abgeben, die durch einen enzymatischen Plasmafaktor, das „antihämophile Globulin" (s. auch S. 804) aktiviert wird, so daß sich folgendes Schema ergeben würde:

$$\text{Inaktive Thrombocytenthrombokinase} \xrightarrow[\text{enzymatischer Plasmafaktor}]{Ca^{++}} \text{Aktive Thrombokinase}$$

Jedenfalls geht aus den Untersuchungen von FEISSLY, QUICK und BRINKHOUS eindeutig hervor, daß die Thrombocyten für die Einleitung der Gerinnung eine sehr wichtige Rolle spielen, wodurch die von LENGGENHAGER vertretene Ansicht, nach der die Blutplättchen keinen Einfluß auf den Gerinnungsbeginn haben, sondern nur als physikalische Faktoren wirken, widerlegt ist. Eine Methode zur Bestimmung des Thrombokinasegehaltes wurde von FEISSLY angegeben.

Ist die Gerinnung erfolgt, so hört die weitere Thrombinbildung auf. Das zunächst reichlich vorhandene Thrombin nimmt sogar wieder ab, was man durch Übergang in das unwirksame *Metathrombin* erklärt.

Die klassische Gerinnungslehre von ALEXANDER SCHMIDT wurde in der Folgezeit von HAMMARSTEN, MORAWITZ, WÖHLISCH und vor allem von HOWELL und BORDET weiter ausgebaut. Besonders ist es die 1. Phase gewesen, über die wir weitere Kenntnisse gewonnen haben. Die Untersuchungen HOWELLs und BORDETs haben mit sehr guter Übereinstimmung ergeben, daß die gerinnungsaktiven Zellsubstanzen, die unter den verschiedensten Namen wie Thrombokinase, Cytocym (BORDET), Thrombocym, Thromboplastin (HOWELL) in der Literatur figurieren, ein Lipoid, und zwar ein Phosphatid darstellen, das wahrscheinlich nicht mit dem Kephalin (HECHT), vielleicht aber mit einem Kephalin-Eiweißkomplex identisch ist. Bereits ALEXANDER SCHMIDT hat diesen Stoff als eine alkohollösliche, thermostabile und lipoidartige Substanz charakterisiert. Bei der Plasmakinase soll es sich nach FEISSLY um ein thermolabiles Proteolipoid und ein thermostabiles Phosphorproteid handeln. Auch FRÉDÉRICQ nimmt zwei Komponenten an, den Faktor A, eine Tryptase und ein Lipoid. Neuerdings extrahierte FEISSLY auch aus den Thrombocyten eine thermostabile und eine thermolabile Thrombokinase, wobei die thermolabile Thrombokinase leichter von den Thrombocyten abgegeben werden soll als die thermostabile. In welcher Weise nun diese Thrombokinase mit den Calciumionen zusammen die Aktivierung des Prothrombins herbeiführt, ist noch völlig unbekannt. Hierin gehen die einzelnen Theorien noch stark auseinander. Sie im einzelnen anzuführen, verbietet der Raum. Nur die Vorstellung HOWELLs sei hier genannt, weil sie zur Entdeckung eines neuen Körpers, des Heparins, geführt hat. Nach seiner Vorstellung ist das Calcium der eigentliche Aktivator des Prothrombins; seine aktivierende Wirkung wird aber durch ein im Blute vorhandenes Antithrombin, das mit dem Prothrombin eine Verbindung eingeht, gehemmt. Verläßt das Blut die Gefäßbahn, so wird der hemmende Effekt des Antithrombins durch die Thrombokinase (Thromboplastin HOWELLs) aufgehoben. Die Vorstellung HOWELLs würde sich also in einer Gleichung folgendermaßen ausdrücken lassen:

$$\text{Prothrombin-(Heparin + Thrombokinase)} \xrightarrow{Ca^{++}} \text{Freies Prothrombin.}$$

Auf der Suche nach diesem Antithrombin fand HOWELL den nach seiner Herkunft als Heparin genannten gerinnungsverhindernden Stoff, welcher tatsächlich die Aktivierung des Prothrombins verhindert, das fertige Thrombin dagegen nicht mehr angreift.

Dieses Heparin ist ein hochmolekulares Polysaccharid, das Glucuronsäuren, Glucosamin und Schwefelsäure enthält (JORPES, ASTRUP, EUGEN MÜLLER). Es wird in den Gewebsbasophilen, den sog. Heparinocyten, gebildet oder vielleicht auch nur gespeichert (s. S. 505). Es läßt sich bereits ziemlich weitgehend gereinigt darstellen und kann auch intravenös ohne Nebenerscheinungen injiziert werden, wobei das Blut in vivo stundenlang ungerinnbar bleibt (SAPPINGTON, REINAERT und WINTERSTEIN u. a.). Die normale Gerinnung kann aber jederzeit durch Injektion von Protamin oder Toloidinblau wieder hergestellt werden, welches die Heparinwirkung neutralisiert (JORPES, EDMAN und THANING, CHARGAFF und OLSON, HOLOUBEK, HENDRIK und HOLLIS, HORN und GERENDAS). Im anaphylaktischen Schock ist Heparin in der Blutbahn nachweisbar (BEST). Diese Heparinvermehrung tritt nach Leberexstirpation nicht mehr auf (FERGUSON und GLAZKO). Nach QUICK ist das Antithrombin ein Albumin oder ein damit verwandter Faktor. Erst der Heparin-Albuminkomplex wirkt gerinnungsverhindernd. Auch BRINKHOUS, SMITH, WARNER und SEEGERS konnten in neuen Versuchen nachweisen, daß das Heparin nur im Zusammenwirken mit einem zweiten, im Blute vorhandenen Faktor, dem Heparinkomplement CHARGAFFs, den gerinnungsverhindernden Effekt aufweist. Das Heparinantithrombin wird von ASTRUP daher als „Thrombininhibitor", der Proteinanteil als „Thrombin-Co-Inhibitor" bezeichnet.

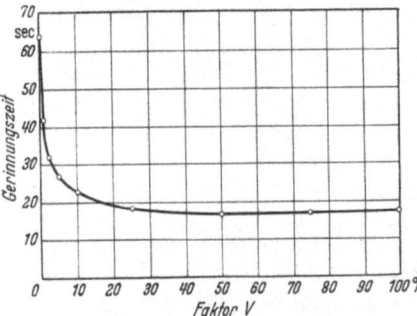

Abb. 395. Blutgerinnungszeit bei verschiedenen Konzentrationen von Faktor V. (Nach OWREN.)

Untersuchungen von CHARGAFF, ZIFF und MOORE mit Hilfe der Elektrophoreseapparatur ergaben nach Heparinverabreichung das Auftreten einer neuen Elektrophoresekomponente, die in ihrer Wanderungsgeschwindigkeit zwischen der des Heparins und der des Albumins liegt. Wie LA BARRE und VESSELOWSKY zeigen konnten, verhindert das Heparin in einer Verdünnung von 1:250000 die Gerinnung des recalcifizierten Oxalatplasmas und verzögert sie in einer Verdünnung von 1:5000000. In vivo gegebenes Heparin hat keinen Einfluß auf die Prothrombinzeit. Vorschläge zur Standardisierung des Heparins sind von HOWELL und SCHÜTZ gemacht worden. Neben dem Heparinantithrombin, das im Normalserum kaum nachweisbar ist, findet sich im Serum des Gesunden zum Teil sogar in beträchtlicher Menge ein Serumantithrombin. Durch dieses Serumantithrombin wird im Verlauf der Gerinnung im Überschuß gebildetes Thrombin inaktiviert. Beim Aussalzen fällt das Antithrombin mit der Albuminfraktion aus. Möglicherweise ist es ein Lipoprotein (GRÜNING). — Eine Methode zur Bestimmung des Serumantithrombins wurde von ASTRUP und DARLING, des Heparinantithrombins von QUICK, angegeben.

Wesentliche neue Aspekte in das Gerinnungsproblem brachte die Entdeckung des Faktors V durch OWREN im Jahre 1943. Nach seinen Untersuchungen wirkt die Thrombokinase nicht direkt auf das Prothrombin ein, sondern unter ihrem Einfluß wandelt sie in Gegenwart von Calcium einen bestimmten Gerinnungsfaktor, der neben der Thrombokinase, dem Calcium, dem Prothrombin und Fibrinogen als Faktor V bezeichnet wird, mit Hilfe einer autokatalytischen Reaktion in den Faktor VI um. Zum Ablauf dieser Reaktion ist auch die Anwesenheit von Prothrombin notwendig. Nach OWREN steht dieser Vorgang der Bildung von Trypsin aus Trypsinogen durch die Enterokinase nahe. Der Faktor VI soll dann seinerseits bei Anwesenheit von Calciumionen das Prothrombin in Thrombin überführen. OWREN bezeichnet daher den Faktor VI als ,,Prothrombinase". Die Vorstellungen OWRENs würden schematisch also folgendermaßen aussehen:

1. Prothrombin (?) + Faktor V $\xrightarrow{\text{Thrombokinase + Ca}}$ Faktor VI.

2. Prothrombin $\xrightarrow{\text{Faktor VI + Ca}}$ Thrombin.

Der Faktor V soll nach OWREN Globulincharakter haben. Er kommt hauptsächlich in *der* Fraktion vor, die mit Ammonsulfat zwischen 33 und 50%-Sättigung ausfällt. Er ist thermolabil. Dieser Faktor V war bisher der Aufmerksamkeit entgangen, da er bei den üblichen Prothrombinbestimmungen miterfaßt wurde. Erst OWREN, der bei einer Patientin eine Vitamin-K-refraktäre Hypoprothrombinämie feststellte, trennte ihn vom Prothrombinkomplex ab. Der Faktor V dürfte identisch sein mit dem ,,labile factor", den QUICK bereits mehrere Jahre vorher im Prothrombinkomplex unterschied. Inwieweit auch die Prothrombinkomponente A von QUICK mit dem ,,labile factor" und dem Faktor V identisch ist, ist noch nicht endgültig geklärt. Manche Tatsachen sprechen dafür. Abgelehnt wird eine Verwandtschaft dieser beiden Faktoren von WARE und SEEGERS. Ähnliche Vorstellungen wie OWREN haben auch SEEGERS und Mitarbeiter entwickelt. Sie nehmen einen im Plasma vermutlich inaktiven Faktor an, den sie als

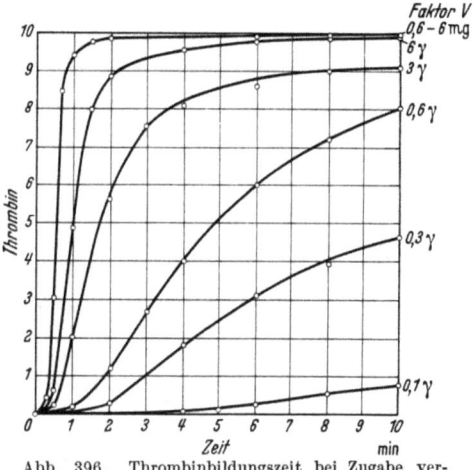

Abb. 396. Thrombinbildungszeit bei Zugabe verschiedener Mengen von Faktor V. (Nach OWREN.) Die Ordinate gibt Thrombineinheiten an.

Plasma Ac- (Accelerator-) Globulin bezeichnen. Durch geringe Mengen von zu Beginn der Gerinnung aus Prothrombin, Thrombokinase und Calcium entstehendem Thrombin wird er aktiviert und in das sog. Serum-Ac-Globulin übergeführt. Dieser Faktor wirkt seinerseits beschleunigend auf die Umbildung von Prothrombin in Thrombin. Dabei ist es wichtig, daß nur kleine Thrombinmengen eine Umwandlung von Plasma-Ac-Globulin in Serum-Ac-Globulin bewirken, während durch große Mengen Thrombin die Ac-Aktivität zerstört werden soll. Nach dem Gesagten kann man die Vorstellungen von SEEGERS und Mitarbeiter in folgende Formeln zusammenfassen:

1. Prothrombin + Thromboplastin $\xrightarrow{\text{Calcium}}$ Thrombin (langsame Bildung).

2. Plasma-Ac-Globulin $\xrightarrow{\text{Thrombin}}$ Serum Ac-Globulin.

3. Prothrombin + Thromboplastin $\xrightarrow[\text{Serum-Ac-Globulin}]{\text{Calcium}}$ Thrombin (schnelle Bildung)

Es ist sehr wahrscheinlich, daß der Faktor V mit dem Plasma-Ac-Globulin und der Faktor VI mit dem Serum-Ac-Globulin identisch sind. Die Verwandtschaft bzw. Identität von ,,labile factor" und Faktor V geht auch aus folgender Tatsache hervor: Das mit der üblichen Einphasenmethode von QUICK nachweisbare Prothrombin nimmt im gealterten Plasma ab und ist schließlich nicht mehr nachweisbar. OWREN konnte nun zeigen, daß der

Faktor V im Laufe von 2—3 Tagen vollkommen aus dem Plasma verschwindet, während das eigentliche Prothrombin alterungsresistent ist. Zugabe von prothrombinfreiem Oxalatplasma, das frisch gewonnen worden ist, normalisiert daher die Prothrombinzeit von überaltertem Plasma. Auch die von HALSE nachgewiesene Zunahme des Prothrombinkomplexes im venös gestauten Gebiet erfährt seine Erklärung durch eine Zunahme des Faktors V unter dem Einfluß der venösen Stase. Während das eigentliche Prothrombin, wie HALSE mit Hilfe der Zweiphasenmethode von RIEBEN nachweisen konnte, dabei nicht verändert wird. Schließlich muß auch eine Identität zwischen dem Accelerator von FANTL und NANCE und dem Faktor V angenommen werden.

Über die Natur des *Prothrombins* sind wir durch Reinigungsversuche (SEEGERS und Mitarbeiter) weitgehend unterrichtet. Es handelt sich um ein Globulin mit einem Löslichkeitsminimum bei p_H 4,6—4,8 und einer auffallend großen elektrophoretischen Beweglichkeit, die sogar die des Serumalbumins übertrifft. Der Kohlenhydratgehalt beträgt 4,3% (bezogen auf Galakto-Mannosid), der Thyrosingehalt 10%. Durch Erwärmen auf 40° beginnt es an Wirkung zu verlieren und wird bei 60° total inaktiv. Nach BORDET existiert es im Blute noch nicht in reaktionsfähiger Form, sondern als inaktive Vorstufe (Proserozym). Die Umwandlung zum Serozym (= Prothrombin) soll erst durch die Gegenwart von Calcium erfolgen. Diese Theorie BORDETS konnte durch neue Untersuchungen jedoch nicht bestätigt werden. Das Prothrombin ist bereits in aktiver Form im Plasma vorhanden. Andere Kolloide üben jedoch auf das Prothrombin einen nicht spezifischen Hemmungseinfluß aus. Über Beziehungen zwischen Prothrombin und Komplement haben kürzlich FELIX, PENDL und ROKA berichtet: Ist Prothrombin vollständig zu Thrombin aktiviert, dann verschwindet die Komplementfunktion. Dagegen bleibt nach Adsorption von Komplement an einen Antigen-Antikörperkomplex in vitro die Prothrombinaktivität erhalten. Dicumarol vermindert das Prothrombin, läßt aber den Komplementtiter unverändert. Sicher ist, daß das Prothrombin in der Leber gebildet wird. Wie DAM gezeigt hat, ist zur Bildung des Prothrombins ein Vitamin, das von ihm entdeckte fettlösliche Vitamin K, notwendig. Vitamin-K-Mangel erzeugt eine Unfähigkeit der Leber zur Prothrombinbildung, wodurch es zur Blutgerinnungsstörung und zu hämorrhagischer Diathese kommt (s. u. S. 808). Umgekehrt kann durch reichliche Vitamin-K-Zufuhr häufig eine Hyperprothrombinämie erzeugt werden, die etwa 1—2 Tage anhält (UNGER und SHAPIRO). Lebergifte, welche die Bildung des Prothrombins stören, wie Chloroform, Kohlenstofftetrachlorid, Phosphor bewirken ebenfalls sämtlich ebenso wie schwere Leberparenchymschäden einen Prothrombinmangel, der aber durch Vitamin K nicht zu beheben ist. Bei schweren Infekten kann der Prothrombingehalt ebenfalls herabgesetzt sein (RUSSU). Auch große Dosen Salicylsäure setzen den Prothrombingehalt herab (LÜDIN), desgleichen Streptomycin (GIANNICO und PROVINI). Leberausschaltung beim Hund bewirkt einen starken Absturz des Prothrombingehaltes im Blute (WARREN und RHOADS, NONÄS). Nach HEPPICH und SCHMID ist der Prothrombingehalt des Knochenmarkblutes wesentlich höher als der in der Peripherie. Eine von diesen Autoren angenommene Prothrombinbildung im Knochenmark kommt jedoch kaum in Betracht. Es ist daran zu denken, daß bei den üblichen Prothrombinbestimmungen der ganze „Prothrombinkomplex", also das eigentliche Prothrombin und der Faktor V bestimmt werden. Bisher ist aber nur von dem eigentlichen Prothrombin bekannt, daß es in der Leber gebildet wird. Auch durch kurzfristige Röntgenbestrahlung des Knochenmarks mit starker Verminderung der Zellelemente konnte BARNES keine Änderung des Prothrombinspiegels erzielen. Intramuskuläre

Natriumcitratinjektionen ändern den Prothrombinspiegel nicht, so daß die danach auftretende Veränderung der Gerinnungszeit nicht auf eine Änderung im Prothrombingehalt zurückgeführt werden kann. Eine direkte Röntgenbestrahlung des Blutes mit kleinen oder mittleren Dosen ruft keine Veränderung des Prothrombingehaltes hervor, während große Dosen zu einer Verlängerung der Prothrombinzeit nach QUICK führen. Auch eine Blockierung des RES ist ohne Einfluß auf den Prothrombingehalt des Blutes (STERNER). Während eine intravenöse Suprareninzufuhr zu einer Prothrombinvermehrung führt (TOCANTINS, L. O'NEILL), erwiesen sich die Methylxanthine (Coffein, Theobromin, Theophyllin usw.) als ohne Einfluß auf den Prothrombingehalt (RIEBEN), desgleichen das Aminophyllin (BREYSPRAAK). Nach den Untersuchungen von ADAMS und GAETHGENS wird in der Schwangerschaft vom 3. Monat an eine zunehmende Erhöhung des Prothrombinspiegels beobachtet, der im 9. und 10. Monat mit etwa 195% seinen höchsten Wert erreicht. Im Wochenbett wird er am 1. Tag stark und anschließend langsam vermindert, um etwa am 9. Tag wieder seinen Normalwert zu erreichen. Eine Abhängigkeit des Prothrombins von vegetativ nervösen Einflüssen wurde von ROHKRÄMER und SCHEIDBAUER nachgewiesen.

QUICK unterscheidet neuerdings ein Prothrombin A und ein Prothrombin B und den sog. ,,labile factor", der offenbar mit dem Faktor V von OWREN identisch ist. Der Faktor B stellt dabei das eigentliche Prothrombin dar. Ebenso wie der ,,labile factor" scheint, wie Beobachtungen QUICKs zeigen, der Faktor A in seiner Bildung vom Vitamin K unabhängig zu sein. Vielleicht sind diese beiden Faktoren QUICKs mit den 2 von FEISSLY nachgewiesenen Prothrombinkomponenten identisch. Dieser konnte ein Globulin mit Prothrombincharakter durch fraktionierte Fällung mit Natriumsulfat in 2 Fraktionen spalten, die sich unter anderem durch ihren isoelektrischen Punkt unterscheiden. Keine dieser beiden Fraktionen ist imstande, in Gegenwart von Thrombokinase und Calciumsalzen Thrombin zu bilden, während ihre Mischung diese Fähigkeit sofort entwickelt.

Auch das Thrombin ist vorerst chemisch noch nicht identifizierbar, obwohl durch MELLANBY, HOWELL, BLEIBTREU und ATZLER und neuerdings MILSTONE weitgehende Reinigungsverfahren entwickelt worden sind, welche hochaktive, wenig Begleiteiweiß enthaltende Lösungen ergeben haben. Ein solches weitgehend gereinigtes Thrombin ist auch das Topostasin-,,Roche". Neuerdings konnte mit Äthanolfraktionierung der Nachweis erbracht werden, daß im Blutplasma Prothrombin und Thrombin sich aus verschiedenen Globulinfraktionen zusammensetzen (COHN und Mitarbeiter), wobei sich die Hauptmasse im β-Globulin findet, in welchem hauptsächlich Lipoproteide vorhanden sind. Die durch Heparin- oder Dicumarolvorbehandlung verlängerte Gerinnungszeit wird durch Thrombinzusatz normalisiert und die Retraktion beschleunigt (JÜRGENS und STUDER). Zusatz von Thrombin zu Citrat- bzw. defibriniertem Blut beschleunigt die Blutkörperchensenkung (KNÜCHEL). Seine Wirkung auf das Fibrinogen beruht nach neueren Untersuchungen (APITZ, WÖHLISCH und JÜHLING) auf einer Denaturierung, wobei das Fibrinogen zunächst in das viel leichter aus seiner Lösung fällbare Profibrin, das kein chemisch einheitlicher Körper, sondern eine labile Zwischenstufe ist, und erst dann in das fertige Fibrin übergeht. Der Prozeß ist irreversibel. Die Wärmekoagulation von Eiweiß-Alkoholmischungen wird durch Thrombin beispielsweise in keiner Weise beeinflußt (COPLEY). LEIN kommt auf Grund von röntgenspektrographischen Untersuchungen zu dem Schluß, daß es sich beim Übergang von Fibrinogen in Fibrin um einen Polymerisationsprozeß handelt, der nach FERRY und MORRISON durch Thrombin katalytisch eingeleitet wird, und zwar vermag dabei ein Gewichtsteil

Thrombin 105 Gewichtsteile Fibrinogen zu polymerisieren. Die Fermentnatur des Thrombins, die zuerst von ALEXANDER SCHMIDT behauptet worden ist,

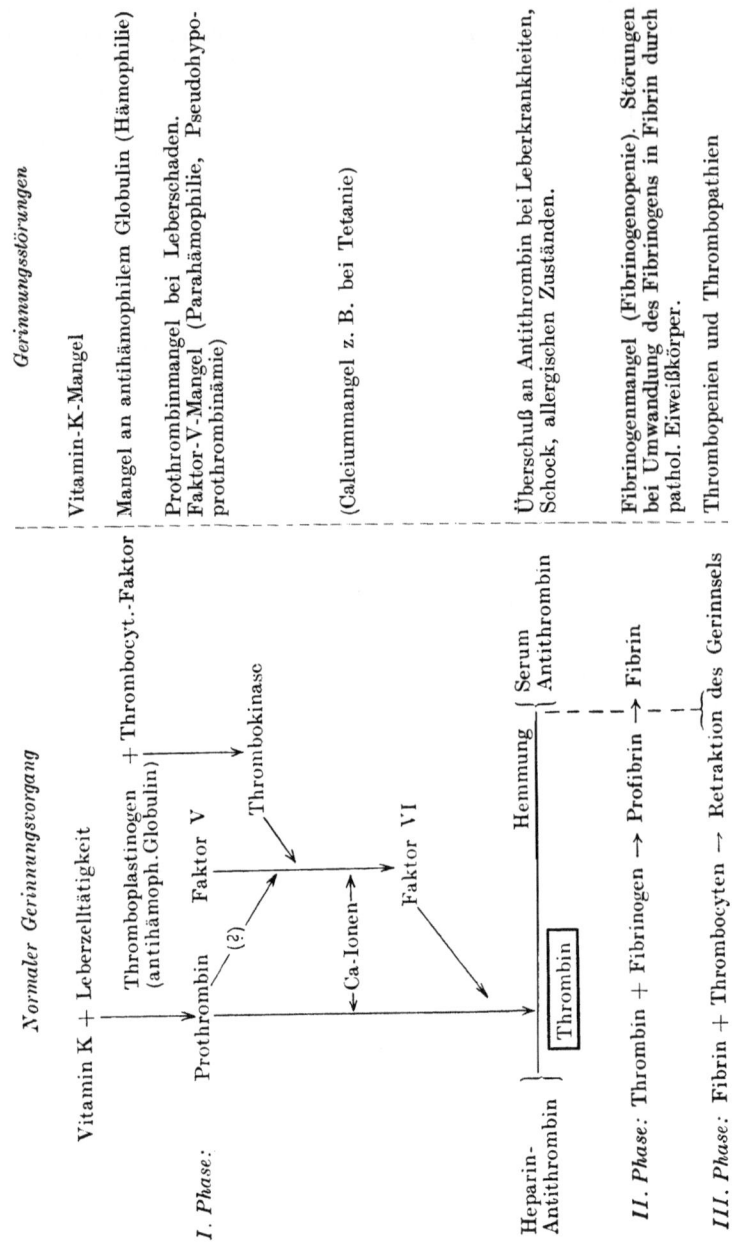

erscheint damit neuerdings wiederum bestätigt. Wie schon ALEXANDER SCHMIDT gezeigt hat, nimmt die Gerinnungsaktivität des Thrombins durch Übergang in eine inaktive Form (Metathrombin) rasch ab. Durch Zusatz von Alkali und nachfolgende Neutralisation kann seine Aktivität vorübergehend wieder hergestellt werden; danach findet jedoch ein endgültiger Aktivitätsverlust statt.

Die Thrombinaktivität ist abhängig vom p_H und der Ionenstärke der Lösung. Das Wirkungsoptimum liegt um den Neutralpunkt (ASTRUP). Die Thrombinmenge wird nach Thrombineinheiten angegeben (MELLANBY, LENGGENHAGER, WARNER, BRINKHOUS und SMITH). Nach OWREN ist eine Thrombineinheit die Menge Thrombin, die 1 cm³ 0,10%ige frisches prothrombinfreies menschliches Fibrinogen bei einer Temperatur von 37° p_H 7,3 und einer Kochsalzkonzentration von 0,154 M in 15 sec zur Gerinnung bringt. Nach der Vorschrift des National Institute of Health Bethesda, USA., entspricht eine Thrombineinheit (N. I. H.) derjenigen Menge Thrombin, die 1 cm³ einer standardisierten Fibrinogenlösung in 15 sec ± 0,5 sec bei 28° ± 1° zur Gerinnung bringt.

Auf Grund der dargestellten Ergebnisse kann die heute geltende Gerinnungstheorie nach dem S. 764 angegebenen Schema dargestellt werden. Eine eingehende Darstellung der Eigenschaften und Darstellungsmethoden aller Gerinnungsfaktoren findet sich in der Monographie von OWREN.

2. Die Fibrinolyse.

Unter Fibrinolyse versteht man die aseptische Auflösung von Fibrin in vivo oder in vitro. Läßt man Blut gerinnen und bewahrt es unter sterilen Bedingungen auf, so kommt es nach einer bestimmten Zeit wieder zur Auflösung des Gerinnsels. Die Zeit, in der die Fibrinolyse eintritt, ist unbestimmt, sie kann Tage und Wochen dauern, unter bestimmten Bedingungen kann der Prozeß auch innerhalb von Minuten vor sich gehen. Der Vorgang der Fibrinolyse selbst ist schon seit der Mitte des 19. Jahrhunderts bekannt. RULOT führte ihn vorwiegend auf die Wirkung von Leukocyten zurück. ROSENMANN konnte dann aber später zeigen, daß die Fibrinolyse auch ohne Anwesenheit von Leukocyten vor sich gehen kann.

MORAWITZ hatte schon 1906 nachgewiesen, daß es kurz nach dem Tod zu einer Fibrinogenolyse, später auch zu einer Fibrinolyse durch Wirkung eines fibrinolytischen Fermentes kommt. Dieser Begriff der postmortalen Fibrinolyse wurde 1937 erneut in den Mittelpunkt des Interesses gerückt, als YUDIN und andere russische Forscher über Transfusionen mit Leichenblut berichteten. Man hatte nämlich festgestellt, daß das Blut von Menschen, die eines plötzlichen Todes gestorben waren, sich schnell wieder spontan auflöste, so daß keine gerinnungshemmenden Zusätze mehr notwendig waren. RUSAKOW, SKUNDINA und GINSBURG und BOKAROW teilten dazu mit, daß es in bestimmten Fällen, in denen der Tod sehr plötzlich eintrat, gar nicht zur Gerinnung kommt, weil das Fibrinogen dabei sehr schnell aus dem Blut verschwindet. Bei den Todesfällen, bei denen der Tod nicht so plötzlich eintrat, erfolgte dagegen immer erst die Bildung eines festen Gerinnsels, das sich erst nachträglich auflöste. Die Todesart ist also für die Gerinnungseigenschaften des Blutes von Wichtigkeit, was in der gerichtlichen Medizin heute eine gewisse Rolle spielt. Eine Fibrinogenolyse wird übrigens neuerdings von HALSE vollkommen abgelehnt. Er kommt auf Grund seiner tierexperimentellen Ergebnisse zu dem Schluß, daß nur eine Fibrinolyse möglich sei, die aber sehr rasch erfolgen könne, so daß das Stadium der Fibrinbildung leicht übersehen wird. JÜRGENS und STUDER erzeugten beim Kaninchen durch intravenöse Thrombininfusionen eine temporäre Fibrinogenopenie. Das dabei entstehende und in den verschiedenen Organen abgelagerte Fibrin wurde in 2—3 Tagen wieder völlig abgebaut.

Da es schien, daß die Fibrinolyse in vivo durch Traumen bzw. durch traumatische Schocks begünstigt wird, untersuchte McFARLANE das Blut von Patienten, die sich einer Operation unterzogen, und fand, daß die gebildeten

Fibrinfäden bei 70% der Fälle sich innerhalb von 24 Std wieder auflösten. Die Stärke des Eingriffs war für das Ausmaß der Fibrinolyse nicht ausschlaggebend. Von BIGGS, McFARLANE und PILLING wurde dann später der fibrinolysebegünstigende Einfluß von körperlicher Arbeit und von LATNER der von bestimmten psychischen Faktoren festgestellt. Von den erstgenannten Autoren wurde fernerhin durch Adrenalingaben eine beschleunigte Fibrinolyse gesehen. Nachdem bereits 1889 DENYS und DE MARBAIX im Serum nach Zugabe von Chloroform, Äther oder Thymol ein protolytisches Agens erhalten hatten, untersuchten dieselben Autoren die Ursache des Fibrinogenschwundes bei der Chloroformvergiftung. Dabei stellten sie fest, daß dabei das Fibrinogen schneller verschwindet als nach Hepatektomie. Sie schlossen daraus, daß nach der Chloroformvergiftung nur ein Teil des Fibrinogenschwundes durch eine Leberschädigung zustande kommt, ein großer Teil aber auch durch Auflösung infolge eines fibrinolytischen Mechanismus bedingt ist. ROSENMANN gelang es später, aus Fibrinautolysat ein proteolytisches Ferment zu gewinnen, das er „Fibrinolysin" nannte.

Tiefere Einblicke in diese Vorgänge bekam man mittels der Plasmafraktionierung. 1904 fraktionierte HEDIN Ochsenserum mittels Ammoniumsulfatfällung und fand, daß die Globulinfraktion ein proteolytisches Ferment enthält, das durch eine thermolabile Fraktion gehemmt wird, die sich im Albuminteil befindet. Diese Befunde wurden von OPIE, BARKER, FEISSLY, McFARLANE und PILLING bestätigt. In jüngster Zeit beobachteten TAYLOR u. a. eine spontane proteolytische Wirkung in den Eiweißfraktionen I und III$_2$ nach COHN. Bereits früher hatte SCHMITZ gezeigt, daß das proteolytische Ferment mittels Trichloressigsäure gefällt werden kann. In der überstehenden Flüssigkeit verbleibt ein Hemmstoff (Inhibitor). Ähnliche Befunde wurden von JYENGAR SEHRA und MUKERJI sowie MOLE erhoben. 1933 zeigten TILLETT und GARNER, daß menschliches Plasma, das geronnen ist, bei Gegenwart von Filtraten aus Kulturen gewisser Stämme hämolytischer Streptokokken sich rasch wieder auflöst. MILSTONE wies 1941 einen lytischen Faktor im Plasma nach, der notwendig ist, um das Fibrin für die Lyse durch die Streptokokkenfiltrate reif zu machen. KAPLAN, CHRISTENSEN und MACLEOD gelang es nachzuweisen, daß dieser lytische Faktor mit dem Faktor, der durch Chloroform aktiviert wird, identisch ist. Dieser Faktor kommt nach den genannten Autoren in der Globulinfraktion als unwirksame Vorstufe vor und wird durch einen im Albumin enthaltenen Inhibitor gehemmt. McFARLANE und PILLING fanden 1946 im Plasma ein freies fibrinolytisches Enzym, das nach Verdünnen des Plasmas an Wirksamkeit zunahm, was durch eine Dissoziation des Enzym-Inhibitorkomplexes erklärt wird. McFARLANE und BIGGS schlugen vor, das proteolytische Ferment „Plasmin" und seine Vorstufe „Plasminogen" zu nennen. Außer im Plasma wurde dieser Stoff auch in Gewebsextrakten aus Lunge nachgewiesen (TAGNON und PETERMANN). Der Inhibitor des Plasmins wäre dann als „Antiplasmin" zu bezeichnen. Dieser in der Albuminfraktion vorhandene Inhibitor wird durch Alkohol, Äther, Chloroform und Aceton zerstört (DUTHIE 1947). Normalerweise besteht im Blut ein Gleichgewicht zwischen Plasmin und Antiplasmin. Der Plasmin-Antiplasminkomplex scheint durch einfache Fraktionierung des Plasmas im Globulin und Albumin aufgespalten. Außerdem ist er durch einfache Plasmaverdünnung dissoziierbar. Diese Verhältnisse werden durch das folgende der Arbeit von McFARLANE und BIGGS entnommene Schema verdeutlicht (s. S. 767).

Die Fibrinolyse spielt klinisch eine wichtige Rolle bei der Auflösung pathologischer Eiweißablagerungen, bei der Lösung der Pneumonien und vielleicht auch bei der Wiederauflösung von intravasal gebildeten Blutgerinnseln. In seiner umfassenden Monographie bezeichnet HALSE daher die Fibrinolyse als die 4. Phase der Blutgerinnung. Von großer Bedeutung ist die Frage, inwieweit durch Heparinbehandlung bereits bestehende Thrombosen beschleunigt zur Fibrinolyse

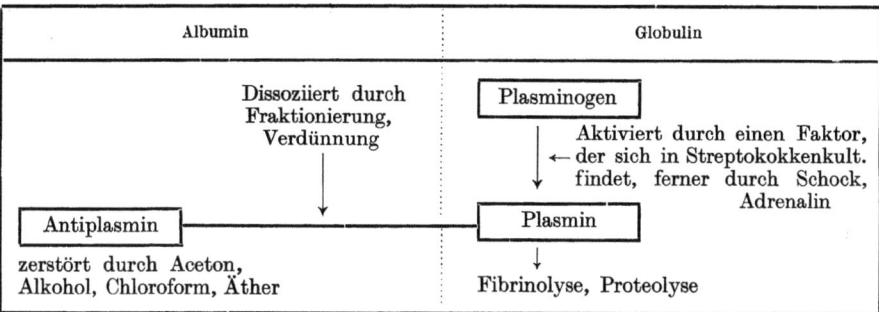

gebracht werden können. HALSE nimmt neuerdings an, daß neben dem Heparin ein bestimmter Co-Faktor für die fibrinolytische Wirkung des Heparins notwendig ist. Auf diese Weise müssen nach seiner Ansicht die unterschiedlichen Ergebnisse und klinischen Erfahrungen bei der Verwendung von Heparin bezüglich der Fibrinolyse erklärt werden. Ein hohes „fibrinolytisches Potential" soll nach HALSE auch das Thrombocid, ein synthetisches sulfuriertes Polysacharid, haben. Auf Grund neuer thrombelastographischer Untersuchungen nimmt HARTERT neben der Fibrinolyse eine nicht fibrinolytische Thrombuserschlaffung am Ende des Gerinnungsvorganges an. Diese Erschlaffung findet nur in Anwesenheit funktionstüchtiger Thrombocyten statt. Eine Methode zur quantitativen Erfassung der Fibrinolyse wurde von BAYERLE, MARX und HEYN angegeben.

Weiter wird in den letzten Jahren die Frage diskutiert, inwieweit sich die fibrinolytischen Fermente mit den Aktivatoren der 1. und 2. Gerinnungsphase decken, bzw. ob fibrinolytische Fermente auch in die 1. und 2. Gerinnungsphase fördernd eingreifen können; denn ein Teil der in der 1. und 2. Gerinnungsphase notwendigen Aktivatoren hat bekanntlich Proteinasecharakter (TAGNON, KAPLAN, COHN, TAYLOR u. a.). Schließlich konnte MCFARLANE nachweisen, daß fibrinolytisches und thrombokinatisches Wirkungsvermögen bei Lungenextrakten weitgehend parallel gehen. Auf der anderen Seite ist jedoch die Proteinasenatur der Thrombokinase und anderer Wirkstoffe der 1. und 2. Gerinnungsphase noch nicht völlig bewiesen (FERGUSON, MILSTONE u. a.). Bezüglich der Einzelheiten dieses ganzen Fragekomplexes sei auf die Arbeit von H. E. SCHULZE 1949 verwiesen.

3. Die Gerinnungszeit und ihre künstliche Beeinflussung.

Als Gerinnungszeit bezeichnet man die Zeitdauer von der Blutentnahme bis zur eingetretenen vollständigen Gerinnung, also die 1. und 2. Phase zusammengenommen. Sie wird am einfachsten so bestimmt, daß man auf einen Objektträger einen Blutstropfen bringt und dann beobachtet, in welchem Augenblick er fest wird, d. h. beim Senkrechtstellen des Objektträgers seine Gestalt nicht mehr ändert (MILIAN). Die so bestimmte Gerinnungszeit beträgt normalerweise 6—8 Min. Bei Anwendung größerer Blutmengen ist die Gerinnungszeit länger, so nach FONIO 25—30 Min. Ohne Mitteilung der Methode sind Angaben der Gerinnungszeit wertlos.

Gerinnungsverzögernde Mittel. In vitro kann die Gerinnung durch starke Kältewirkung, sowie durch Paraffinierung oder einen Celloidinüberzug (HORANYI) der Gefäße verzögert werden. Ebenso wirken Gefäße aus Bernstein oder Kunstharz (Athrombit). Neuerdings wird allgemein zur Verhütung der Gerinnung ein Produkt der General Elektric „Dri-Film 9987", das sog. „Silicon" angewandt. Das Prinzip dieser Gerinnungsverzögerung liegt darin, daß an der glatten Gefäßwandung die Blutplättchen nicht haften und damit auch nicht zerfallen und somit keine Thrombokinase abgeben. Die Gerinnung tritt sofort ein, wenn das Blut mit benetzenden Stoffen wie Glas oder Metall in Berührung kommt. Weiterhin kann die Gerinnung durch neutrale Salze, wie $MgSO_4$, Na_2SO_4, NaCl in großer Konzentration verzögert werden. Eine sichere Gerinnungshemmung wird durch die kalkfällenden Mittel, wie Oxalate, Zitrate und Fluoride bewirkt. Zusatz von Calcium („Recalcifizierung") hebt die Wirkung wieder auf. Ein spezifisches, wahrscheinlich durch Neutralisation des Thrombins wirkendes Mittel ist der Blutegelextrakt, das Hirudin. Es wirkt auch bei Injektionen in vivo. In ähnlicher Weise wirkt das schon besprochene Heparin, welches gegenwärtig zur Gerinnungsverhinderung in vivo das beste Mittel darstellt. Das Blut bleibt nach der Injektion, die gut vertragen wird, mehrere Stunden ungerinnbar. Untersuchungen von ALLEN haben ergeben, daß nach ionisierenden Ganzbestrahlungen beim Atomzerfall der Heparinspiegel im Blut zunimmt, ein Befund, der als eine der Ursachen der schweren, oft tödlichen hämorrhagischen Diathesen bei Atombombenexplosion anzusprechen ist. Auch nach Röntgenganzbestrahlungen soll es nach ALLEN, SANDERSON und MILHAM u. a. zu einer Heparinämie kommen. Eine Gerinnungshemmung in vivo wird auch durch Injektion größerer Dosen von Salvarsan, Germanin und Neodymacetat, Praseodymchlorid (DYCKERHOFF und GOOSSEUS, VINCKE), Calcium- und Natriumsalz der Glucuronsäure und Natriumsalz der Weinsäure (DYCKERHOFF, MARX und LUDWIG), ferner die l-Ascorbinsäure, die l-Dehydroascorbinsäure, das d-l-Cystein- und das l-Dioxyphenylalanin (RIEBEN) erzeugt. Auch das Penicillin wirkt gerinnungsverzögernd und in großen Konzentrationen, die allerdings beim Menschen nicht erreicht werden, sogar gerinnungsverhindernd (FLEMINGS und FISH). Neuerdings haben sich auch Xylanschwefelsäureester als sehr wirksam erwiesen (HUSEMANN, V. KAULLA, KAPPESER), desgleichen die Polygalakturonsäure (SCOZ). Einen Polysaccharidschwefelsäureester mit guter antikoagulierender Wirkung bei guter klinischer Verträglichkeit haben wir im Thrombocid vor uns (MARX und VATH, HALSE). In sehr großen Dosen wirkt auch das Thiouracil gerinnungsverzögernd (DALOS und KOMÁROMY). Die gerinnungshemmende Wirkung des Stickstofflosts scheint auf eine Vermehrung von Antithrombinen zurückzuführen sein (JACOBSON, MARKS, GASTON, ALLEN und BLOCK). Auch bestimmte Sulfonamide haben eine gerinnungshemmende Wirkung (Phthalylsulfathiazol, WRIGHT, COLE und HILL). Diese gerinnungshemmende Wirkung konnte durch gleichzeitige Behandlung mit großen Vitamin-K-Dosen in einem Teil der Fälle vermieden werden. Ein indirekt nur in vivo wirkendes gerinnungsverzögerndes Mittel ist das Pepton in großen Dosen, welches vermutlich die Erzeugung von Antithrombin in der Leber anregt. Nach Ausschaltung der Leber verliert das Pepton seine gerinnungshemmende Wirkung, ebenso bei wiederholter Anwendung (Peptonimmunität). Eine gerinnungshemmende Wirkung hat auch das Albumin (MAUER). Ein gerinnungshemmender Stoff, der selektiv das Prothrombin vermindert, ist das synthetische 3,3′-Methylenbis-4-dehydroxcumarin, kurz Dicumarin (im Handel als „Dicumarol Roche" und „Dicuman Boehringer") genannt. Es kommt im feuchten Kleefutter vor und ruft bei Tieren die sog. Süßkleekrankheit, die mit einer starken Prothrombinverminderung einhergeht, hervor. Wie BRUGHAN, MEYER und POHLE zeigen konnten, bewirkt es nach einer Latenzzeit von 24 Std oder mehr bei Hunden eine Verlängerung der Prothrombin- und Gerinnungszeit. Nach etwa 4 Tagen ist die Dicumarolwirkung wieder abgeklungen (ROLLER und MUDRAK). Neben einer Verminderung des Prothrombinspiegels bewirkt Dicumarol auch eine Herabsetzung der Thrombocytenklebrigkeit und Agglutinabilität (JUBELIRER). Bei tödlichen Dosen werden schwere Leberschädigungen gesehen, während kleine, heute auch therapeutisch angewandte Dosen keine histologisch nachweisbaren Leberveränderungen hervorrufen (BAYERLE und MARX). Bei stillenden Müttern erscheint Dicumarol in der Muttermilch (JUBELIRER). Durch sehr große Dosen von Vitamin K, Nicotylamid, Cholin, Panthotensäure und in geringem Maße auch durch Methionin kann die Dicumarolwirkung herabgesetzt werden (GALLEONE und ROMAGNOLO, JÜRGENS). Auch durch das Glykokoll-Ascorbinsäure-Calciumgemisch Finestal kann die Dicumarolwirkung vermindert werden (HALSE). Weniger toxisch als das Dicumarol selbst soll nach v. KAULLA und PULVER ein neues Dicumarolderivat, das Tromexan, wirken. Die Wirkung dieses Stoffes soll schneller eintreten, aber auch nur weniger lange andauern (DEUTSCH, VETTEN und STRENGERS). Neben der Störung der Prothrombinbildung wird von NEUMAYR, KOLLER, JOHOW u. a. neuerdings auch eine Dicumarolwirkung auf die Blutgefäße angenommen.

Gerinnungsbeschleunigende Mittel. 1. In vitro. Hierher gehören alle thrombin- und thrombokinasehaltigen Stoffe, wie fremdes Blut, Blutplättchen und deren Extrakte (Koagulen), Gewebssäfte und Gewebsextrakte (Clauden = Lungenextrakt). Eine Gerinnungsbeschleunigung kann auch durch Zusatz von Aqua dest., Alkohol und Chloroform, wahrscheinlich durch Zerstörung von Blutzellen erzielt werden. Die gerinnungsbeschleunigende Wirkung rauher und benetzbarer Flächen fand schon Erwähnung.

2. In vivo. Ein großer Teil der angeführten Mittel kann nicht injiziert werden, da sofort ausgedehnte Thrombosen auftreten. Milder und deshalb anwendbar ist die Wirkung von Blutserum, sowie von Bluttransfusionen, ferner von Gelatine und Calciumsalzen, sowie von Pektinen (Sangostop). Neuerdings sahen KOHL u. a. eine Verkürzung der Gerinnungszeit durch Glykokoll-Calcium-Ascorbinsäuregemisch (Finestal der Fa. KNOLL), ein Befund, der bei Gesunden von HILLER und ROLLWAGEN nicht bestätigt werden konnte. Doch kann auch mit anderen Aminosäuren, besonders mit Histidin durch orale Verabreichung eine deutliche Gerinnungsverzögerung erzielt werden (SCHWENKENBECHER, HENCKEL, HARDY und SCHREIER). Viel verwandt wird die gerinnungsfördernde Wirkung konzentrierter hypertonischer Salzlösungen, besonders 10—20%iges NaCl. Die Wirkung wird darauf zurückgeführt, daß durch diese hypertonischen Lösungen ein Einstrom thrombokinasehaltiger Gewebsflüssigkeiten in die Blutbahn hervorgerufen wird. Gerinnungsbeschleunigend wirken auch alle hämolytischen Gifte, wahrscheinlich dadurch, daß beim Zerfall der Erythrocyten gerinnungsaktive Substanzen frei werden (CROSBIE). Auch durch Digitalisgebrauch wird die Gerinnungszeit beschleunigt (MASSIE). Zur lokalen Blutstillung hat sich das reine Thrombin (Topostasin „Roche") sehr bewährt (LENGGENHAGER und CSAPÓ). FALLON und CROSKERY sahen noch bessere Ergebnisse mit thrombindurchtränktem Fibrin.

4. Die Pathologie der Gerinnungszeit.

Während die Gerinnungszeit normalerweise nur geringe Schwankungen zeigt, treten unter pathologischen Bedingungen erhebliche Veränderungen der Blutgerinnung ein. So ist nach starken Blutverlusten, sowie bei gesteigertem Blutzerfall die Gerinnungszeit deutlich verkürzt. Verkürzung der Gerinnungszeit tritt auch nach Adrenalininjektion sowie bei Zuständen, die mit Adrenalinausschüttungen im Organismus einhergehen (Schock, Blutverlust, starker Schmerz) ein (NIELSON). Bis zu etwa 2 Wochen nach Operation ist die Gerinnungszeit deutlich verkürzt (SEYMOUR und SILVERMAN). Während des Geburtsaktes ist die Gerinnungszeit leicht verkürzt, doch kehrt sie schon 30 Min. nach der Geburt wieder zur Norm zurück (CLERC und BÖHLER). Auch bei Myxödem und beim Kretinismus gerinnt das Blut rascher, während der Morbus Basedow eine deutliche Gerinnungsverzögerung aufweist. Da das Schilddrüsenhormon selbst keinerlei Einfluß auf die Blutgerinnung ausübt, hängen diese Veränderungen wahrscheinlich mit den Änderungen des Gesamtstoffwechsels zusammen (FONIO). Einen Beweis dafür konnte PÁLOS durch Versuche in vitro und in vivo mit strumektomierten Kaninchen liefern. Er konnte zeigen, daß ein gesteigerter Sauerstoffverbrauch zu einer gesteigerten Thrombininaktivierung führt.

Auch der Höhenaufenthalt macht eine Verlängerung der Gerinnungszeit (SCHÖNHOLZER und PORTMANN), ferner ist die Gerinnungszeit häufig bei malignen Tumoren verlängert (BAGNOLI). Eine schwere Blutungsbereitschaft infolge Calciummangels bei einer Tetanie wurde kürzlich von FISCHER beschrieben. Der Calciumspiegel des Blutes sank dabei zeitweise bis auf 2,8 mg-% ab. Einen ähnlichen Fall, aber ohne Tetanie mit einem Calciumspiegel von 3,5 mg-%, beobachtete FANCONI. Im übrigen sind Blutungsbereitschaften infolge Ca-Mangels eine ganz große Seltenheit. Die schweren Gerinnungsstörungen, die zu hämorrhagischer Diathese führen, sind in dem S. 764 wiedergegebenen Schema angegeben und werden S. 797 eingehender besprochen. Die optimale Temperatur für die Blutgerinnung beträgt 32° C (BUGYI).

5. Die Behandlung mit antikoagulierenden (und fibrinolytischen?) Stoffen.

Besonders von chirurgischer Seite sind im letzten Jahrzehnt das Heparin, die Heparinoide, das Dicumarol und seine Derivate zur Prophylaxe und Therapie von Thrombophlebitiden, Lungenembolien und postoperativen Thrombosen angewendet worden (JORPES, BAUER, WITH, CUMMINE, ZILLIACUS, WILSON, BURT, LEVAN und MCCLOSKEY, PORTES und Mitarbeiter, REHN, HALSE, KOLLER, DEUTSCH und BRUZELIUS u. a.). Bisher werden diese Stoffe hauptsächlich zur Prophylaxe bei besonders zu Thrombose neigenden Operationen, wie Splenektomie, Prostatektomie, Hernien, bei Operationen im höheren Alter, bei Zirkulationsstörungen usw. verwendet. Voraussetzung für diese Art der Therapie war die Beobachtung, daß sich hämorrhagische Diathesen und Thrombosen so gut wie immer ausschließen (KOLLER), und daß eine gesteigerte Blutgerinnbarkeit Voraussetzung für die Entstehung von fortschreitenden und Fernthrombosen ist. Bei der Verwendung von *Heparin* werden täglich etwa 250—300 mg gegeben. Bei besonders gefährdeten Patienten kann die Tagesdosis auf 400—500 mg erhöht werden. Entweder wird dabei die tägliche Dosis in 3 über den ganzen Tag verteilten intravenösen Injektionen oder als intravenöser Dauertropf (BURT u. a.) gegeben. Von LOEWE wird außerdem eine Depotbehandlung empfohlen, wobei 300—400 mg Heparin mit einem Gemisch von Gelatine, Glucose und Essigsäure verwendet werden. Bei einer wirksamen Heparinbehandlung soll die Gerinnungszeit für Vollblut auf das 3fache der Norm erhöht sein. Da der Heparinspiegel bei der gewöhnlichen intravenösen Verabreichung sehr starken Schwankungen unterliegt, wie das aus der von KOLLER stammenden Abb. 397 deutlich hervorgeht, hat allerdings die Bestimmung der Gerinnungszeit nur einen beschränkten Wert. Vereinzelt wird auch eine Überempfindlichkeit gegen Heparin beobachtet (HØJENSGÅRD). Bei der Behandlung mit *Dicumarol* ist eine ständige Kontrolle des Prothrombinspiegels unerläßlich. Dieser soll auf 20% der Norm, d. h. zwischen 10 und 30% gehalten werden. Unter 10% besteht die Gefahr der

Spontanblutung, über 30% die der Wirkungslosigkeit. Vom Dicumarol werden täglich 150—300 mg (3—6 Tabletten) benötigt. Zur Vermeidung von postoperativen Nachblutungen soll mit der Heparinbehandlung nicht vor dem 3. Tag nach der Operation begonnen werden. Wegen der längeren Anlaufzeit der Dicumarolwirkung kann mit diesem Stoff schon einen Tag früher angefangen werden. Bei bereits bestehenden Thrombosen und Embolien hat die Behandlung mit Antikoagulantien ebenfalls eine Berechtigung, nachdem der Nachweis erbracht werden konnte, daß bestehende Thrombosen durch Heparin am Fortschreiten gehindert werden (KOLLER). Daneben wird von HALSE neuerdings für bestimmte Heparine und Heparinoide auch eine fibrinolytische Wirkung angenommen (s. S. 767). Aus diesen Überlegungen heraus beginnt diese Behandlung in der letzten Zeit auch immer mehr in die innere Medizin einzudringen, vor allem zur Behandlung von arteriellen Thrombosen, Coronarthrombosen und -embolien usw. Dabei kommt dem Heparin eine größere Bedeutung zu, als dem Dicumarol mit seiner 2—3tägigen Anlaufzeit. Von HALSE wird neuerdings die kombinierte Behandlung mit Heparin und Dicumarol als besonders

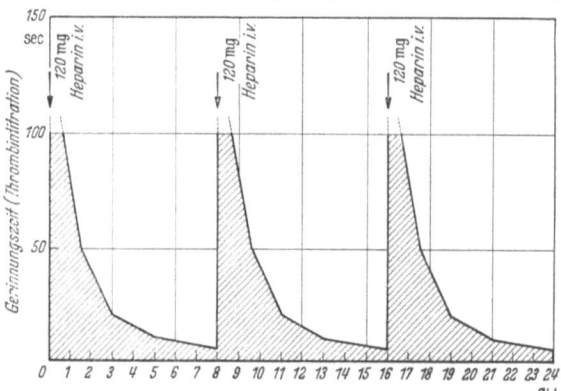

Abb. 397. Die Gerinnungszeit (Thrombintitration) bei diskontinuierlicher Heparintherapie. (Nach KOLLER.)

geeignet empfohlen. Kontraindiziert ist eine Dicumarolbehandlung bei hämorrhagischen Diathesen, unter denen vor allem wohl die vasculären Blutungsübel in Frage kommen, und bereits bestehende Leberparenchymschädigungen, wenn auch eine allgemeine Leberzellschädigung durch das Dicumarol bisher nicht nachgewiesen werden konnte. Außerdem warnt KOLLER vor der Behandlung der Endocarditis lenta mit antikoagulierenden Stoffen, da er bei dieser Erkrankung unter der Heparineinwirkung intracerebrale Blutungen beobachtete. Auch während der Schwangerschaft ist größte Vorsicht geboten, da der Prothrombinspiegel der Frucht unter der Dicumaroleinwirkung stärker als der der Mutter absinkt, weshalb unter dieser Behandlung bei Menschen und in Tierversuchen ein Absterben der Frucht infolge schwerer Blutungen beobachtet worden ist (KRAUS, PERLOW und SINGER, SACHS und LABATE).

Welche Mittel stehen uns zur Verfügung, um die Wirkung von Heparin und Dicumarol aufzuheben? Beim Heparin ist die Gefahr einer Überdosierung nicht sehr groß, da die Heparinwirkung nach wenigen Stunden abklingt. Sollte trotzdem eine sofortige Aufhebung der Heparinwirkung notwendig werden, so kann das am besten durch intravenöse Protaminsulfatgaben (etwa 8 cm³; wesentlich höhere Dosen werden von PARCIN und KVALE empfohlen) in ganz kurzer Zeit erfolgen. Eine Aufhebung der Dicumarolwirkung ist bedeutend schwieriger. Zunächst wird man versuchen durch hohe Vitamin K-Dosen (mehrmals täglich 50 mg intramuskulär) Blutungen zum Stehen zu bringen. Gleichzeitig kann auch Cholin und Methionin gegeben werden. Hilft auch das nicht, so kommen nur Bluttransfusionen in Frage. Dabei ist bei Verwendung von Konservenblut auf dessen Prothrombingehalt zu achten (JOHOW und THIES). Dicumarolvergiftungen wurden von KOLLER und PEDRAZZINE sowie von DRAPER beschrieben. DUFF,

SHULL und ARBOR MICH sammelten in der Literatur 21 Todesfälle infolge Dicumarolvergiftung.

Unter dieser Behandlung sollen postoperative Thrombosen und Embolien stark abgenommen haben. So gibt BRUZELIUS auf Grund von 1656 mit Dicumarol behandelten Fällen an, daß die postoperativen Thrombosen auf ein Drittel der früher beobachteten Zahlen abgesunken seien. Eine weitere große Statistik von ALLEN, HINES, KVALE und BARKER über 2307 Fälle ergibt: In 3,4% verstärkte Blutungen, die in 2 Fällen tödlich ausgingen. Bei 819 Lungen- und anderen Embolien sahen diese Autoren nach Dicumarolbehandlung nur in 2% weitere Embolien auftreten.

Auch in der inneren Medizin sind die Erfolge mit dieser Behandlung bereits beachtlich. Die von der American Heart Assocation angelegten und koordinierten Untersuchungen an 16 Spitälern über die Wirkung von Antikoagulantien beim Herzinfarkt, haben folgende Resultate ergeben (zitiert nach KOLLER): Die Letalität der 432 mit Dicumarol behandelten Fälle betrug 15%, während diejenige der 368 ohne Antikoagulantien behandelten sich auf 24% belief. Eine genauere Analyse der Todesursache ergibt ferner, daß die an thromboembolischen Komplikationen Verstorbenen in der ohne Dicumarol behandelten Gruppe mehr als 3mal häufiger sind als in der Gruppe der behandelten. Einen Überblick über die gesamte Literatur bis 1949 wird von KOLLER gegeben.

II. Die Blutplättchen (Thrombocyten) und die Knochenmarksriesenzellen (Megakaryocyten).

Morphologisches. Das 3. morphologische Blutelement, von BIZZOZERO vor rund 60 Jahren eingehend beschrieben und schon von DONNÉ 1844 gesehen, birgt auch heute noch so viel Geheimnisvolles und Merkwürdiges in Gestalt und Funktion in sich, daß trotz der über 2000 wissenschaftlichen Untersuchungen, die seit BIZZOZEROS Arbeiten gemacht wurden, unsere Kenntnisse darüber noch recht dürftige sind, so daß das Blutplättchenproblem zu den dunkelsten der Blutforschung gehört. Es ist heute noch eine offene Frage, ob man die kleinen, 1—4 μ großen Gebilde als lebende Zellbestandteile oder als tote Zelltrümmer bezeichnen soll. Für ihr Leben spricht der eindeutig nachgewiesene Sauerstoffverbrauch, für die Auffassung als tote Gebilde sprechen die Tatsachen ihrer Entstehung und ihrer Funktion, die mehr chemisch-physikalisch als biologisch zu deuten ist. Das einzelne Blutplättchen ist ein außerordentlich labiles, aus Eiweißstoffen, Lipoiden und Nucleoproteiden bestehendes Gebilde mit elektronegativer Ladung. Die morphologischen Färbeverfahren lassen einen randständigen homogenen Protoplasmaanteil, das *Hyalomer*, von einem zentralen mehr oder weniger feinkörnigen *Granulomer* unterscheiden. Die Unterscheidung ist zwar nicht immer möglich, aber zweifellos entsprechen diese morphologisch verschiedenen Teile auch verschiedenen Funktionen, wie schon ARNETH mit Recht vermutet hat. Diese Auffassung der verschiedenen Bedeutung der beiden Plättchenbestandteile hat neuerdings wiederum durch elektronenoptische Untersuchungen (WOLPERS und RUSKA sowie BRAUNSTEINER) eine Bestätigung erfahren. Danach tritt unter den verschiedensten chemischen und physikalischen Einflüssen — so stets bei Berührung der Plättchen mit blutfremdem Material — ein Strukturwandel des zunächst homogen erscheinenden Plättchens auf. Die zarte Grenzschicht des Plättchens wird lädiert, aus dem Blutplasma tritt Flüssigkeit in das Plättchen ein, Hyalomer und Granulomer scheiden sich, und das Gesamtvolumen des Plättchens nimmt stark zu. Bei diesem Vorgang der Plättchenquellung bilden sich Fortsätze (Pseudopodien) und Vacuolen aus. Hierbei kommt es zur innigen Mischung prothrombinhaltigen Plasmas mit dem thrombokinasehaltigen Protoplasmamaterial des Plättchens, so daß hier für die Aktivierung des Thrombinferments die besten Bedingungen gegeben sind. Unter weiterer Fortsatz- und Vacuolenbildung kommt es schließlich zu restloser Auflösung des Hyalomers, das ganz in die Blutflüssigkeit übergeht und dessen Bedeutung also mehr in fermentchemischem Sinne gelegen ist. Das Granulomer dagegen hat seine besondere Aufgabe als Haftkörper für den Aufbau des Fibringerüstes. Bereits vor dem lichtoptischen Sichtbarwerden der ersten Fibrinfasern haben die Blutplättchen ihren Zerfall großenteils durchgemacht und dabei ihre körnerfreie protoplasmatische Substanz verloren. An dem übrig gebliebenen Granulomer

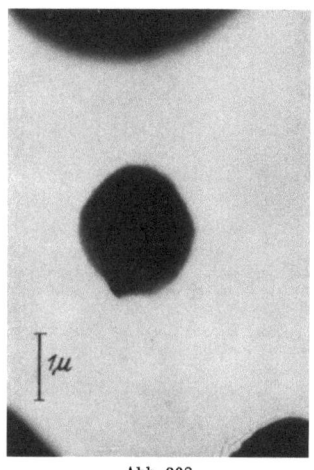
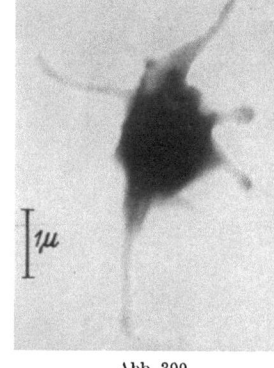

Abb. 398. Abb. 399.

Abb. 398. Normales Blutplättchen. Sofortige starke Osmiumfixation. Kein gerinnungshemmender Zusatz. Scharfer, fortsatzfreier Rand. Keine Innenstruktur. Am oberen Bildrand Teil eines Erythrocyten. Elektronenoptisch: 9000:1. (Nach WOLPERS und RUSKA.)

Abb. 399. Blutplättchen. Citratplasma. 12 Min. lange $CaCl_2$-Wirkung. Osmiumfixation. Protoplasma jetzt mit fädigen Fortsätzen teilweise mit knopfartiger Spitze. Elektronenoptisch 9000:1. (Nach WOLPERS und RUSKA.)

haften die ersten gebildeten Fibrinmicellfäden, wodurch der Anfang der Fibringerüstbildung gemacht ist. Der gesamte Vorgang geht aus den beigefügten elektronenmikroskopischen Abbildungen (Abb. 398—402) nach WOLPERS und RUSKA deutlich hervor. Fast zu denselben Vorstellungen wie WOLPERS und RUSKA und neuerdings BESSIS und BURTIN ist auch FONIO an Hand von Dunkelfeldbeobachtungen überlebender Plättchen gekommen. FONIO und SCHWENDENER unterscheiden eine *Ruheform*, das gewöhnlich ovoid geformte Plättchen, dessen Granula in der Mitte eines mehr oder weniger großen Protoplasmaleibs liegen, und die *Reizform*, bei welcher es zum Auftreten der Pseudopodien kommt. Mit diesen klebrigen ,,Haftpseudopodien" verankert sich das Plättchen an rauhen Stellen. Zahlreiche gereizte Thrombocyten verfilzen sich mit ihren Haftpseudopodien untereinander. Neben dieser Haftfunktion kann man im Dunkelfeld auch die Ausstoßung von Bläschen aus dem Protoplasmaleib beobachten, wobei offenbar Thrombokinase an das Plasma abgegeben wird. Das geht so weit, daß schließlich nurmehr einige Granula übrig sind, bis auch diese verschwinden (Plättchenzerfall). Diese Bläschenbildung erfolgt bei größeren Plättchenhaufen oft in großer Menge, so daß ein froschlaichartiges Bild entsteht (Abb. 403 und 404). Solche Blutplättchenagglutinationshäufchen bilden die Hauptgerinnungszentren, an denen sich die ersten Fibrinnadeln oft igelartig

774 Die Blutplättchen und die Knochenmarksriesenzellen.

ansetzen, bis dann allmählich das ganze Gesichtsfeld davon durchsetzt wird (Abb. 405). Da die Plättchenhaufen sich durch fortwährende Abgabe von Protoplasmabläschen immer mehr verkleinern, wird das daranhängende Fibrinnetz

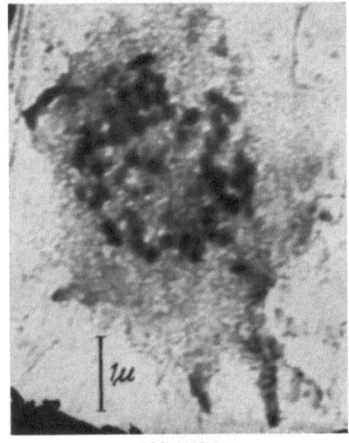
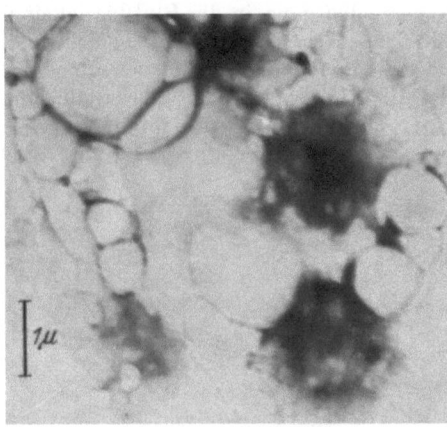

Abb. 400. Abb. 401.

Abb. 400. Blutplättchen. Stadium der Umlagerung. Oxalatplasma, sofortige, ungenügende Osmiumfixation. Granulomer bei der Zusammenballung. Hyalomer aufgelockert, mit kleinen Fortsätzen. Elektronenoptisch 10000:1. (Nach WOLPERS und RUSKA.)

Abb. 401. Blutplättchen mit starker Vacuolenbildung. Oxalatplasma, 26 Std nach Blutentnahme fixiert. Elektronenoptisch 10000:1. (Nach WOLPERS und RUSKA.)

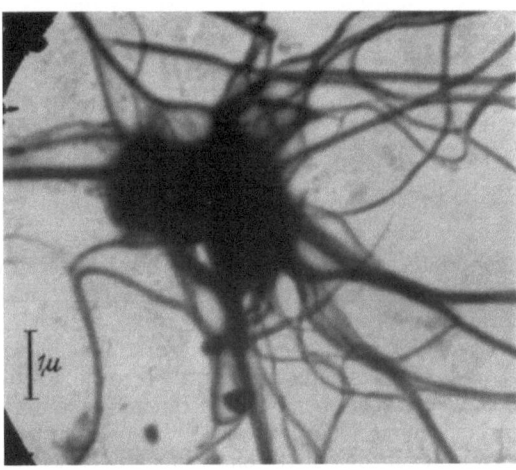

Abb. 402. Blutplättchen als Gerinnungszentrum. Anlagerung von Fibrinmicellen und Micellbündeln. Heparinplättchenplasma 72 Std nach der Blutentnahme fixiert. Elektronenoptisch 9000 : 1. (Nach WOLPERS und RUSKA.)

immer enger zusammengezogen, wodurch nach FONIO die Retraktion des Blutkuchens zustande kommt. Der beschriebene Gestaltwandel der Thrombocyten ist in ähnlicher Weise auch von H. WERNER mit Hilfe des Phasenkontrastverfahrens beobachtet worden. WERNER konnte auch eindeutig eine Teilung der Thrombocyten im verdünnten Gesamtblut feststellen. In ähnlicher Weise wie FONIO und SCHWENDENER unterscheiden TZANCK und Mitarbeiter zwei Arten von Thrombocyten, die sie als Clodocyten und Imenocyten bezeichnen. NOLLI und SFORZINI glauben ebenfalls, daß es sich dabei nur um verschiedene Funktionszustände der Plättchen handle. Wie FONIO weiter zeigen konnte, nehmen unter der Wirkung von Röntgenstrahlen die Reizformen zugunsten der Ruheformen parallel der Dosierung ab.

Die hämatologische Morphologie hat die sehr verschiedenartig sich darstellenden Plättchen in verschiedene Gruppen einzuteilen versucht (BOSHAMER, FLÖSSNER, ARNETH, JÜRGENS u. a.). Am weitesten ist hierin wohl ARNETH gegangen, der 24 Grundtypen aufgestellt hat. Zweifellos hat dieses feinere morphologische Studium eine gewisse Bedeutung, besonders unter pathologischen Verhältnissen, aber sie ist so sehr eine Spezialarbeit, daß wir sie hier nicht im einzelnen berücksichtigen können. Es wird im allgemeinen genügen, hyalomerreiche und -arme, sowie große und kleine Plättchen zu unterscheiden, wobei die kleinsten, von FLÖSSNER beschriebenen Formen wahrscheinlich keine selbständigen Plättchen, sondern bereits weitere sekundäre Zerfallsprodukte sind, wie auch HITTMAIR glaubt. Unter pathologischen Bedingungen sieht man die verschiedensten morphologischen Veränderungen im färberischen Verhalten, so mehr blau sich färbende, wahrscheinlich unreifere Formen, ferner zopfartig zusammenhängende Plättchen, sog. Plättchenschwänze oder -platten, ferner starke Un-

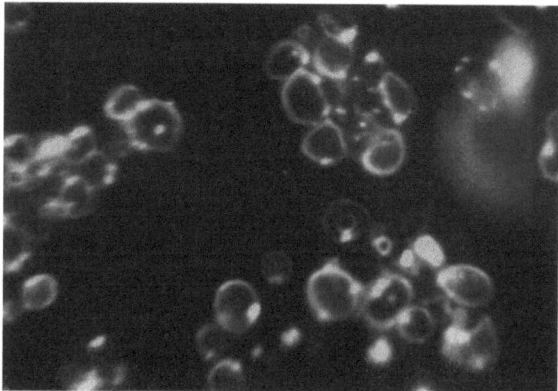

Abb. 403. Thrombocyten im Dunkelfeld. (Nach FONIO und SCHWENDENER.)

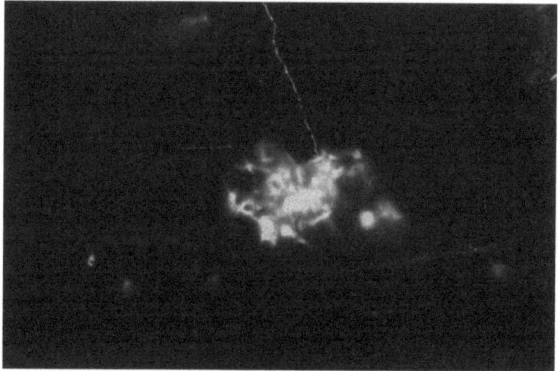

Abb. 404. Amorph gewordenes Agglutinationshäufchen von Thrombocyten. (Nach FONIO und SCHWENDENER.)

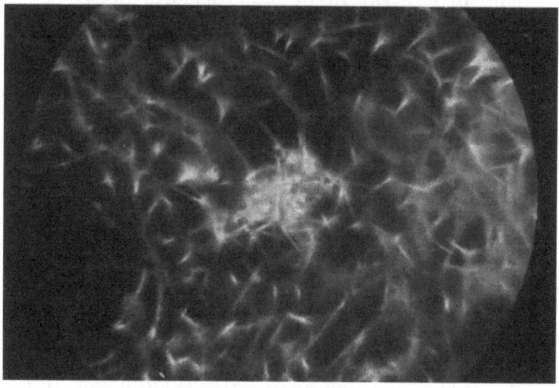

Abb. 405. Ausscheidung der Fibrinnadeln am Thrombocytenhäufchen. (Nach FONIO und SCHWENDENER.)

gleichheiten in der Größe, wie Makro- und Mikroplättchen, so daß man auch hier, wie bei den Erythrocyten, von einer Aniso- und Poikilocytose sprechen kann. OLEF hat die Plättchen nach ihrer Größe in 3 Gruppen eingeteilt. Gruppe 1

1,8 ($^1/_4$ Erythrocytendurchmesser, etwa 19% aller Plättchen), Gruppe 2 2,5 μ ($^1/_3$ Erythrocytendurchmesser, 63% aller Plättchen), Gruppe 3 3,6 μ und mehr ($^1/_2$ Erythrocytendurchmesser, 17% aller Plättchen). Unter pathologischen Bedingungen sieht man gewöhnlich eine Vermehrung der kleinen Plättchen der Gruppe 1. Eine weitere Einteilung der normalen und pathologischen Plättchenformen nach JÜRGENS ist im methodischen Teil S. 791 wiedergegeben.

Noch größere Schwierigkeiten als die qualitative Morphologie bietet die Feststellung der *Plättchenzahl*. Hier gibt jede Methode andere Werte, wie es bei so labilen, leicht zerfallenden Elementen kaum anders zu erwarten ist. HOFMANN und FLÖSSNER haben eine Methode angegeben, welche die höchsten Plättchenzahlen liefert, weshalb sie meist als die beste gilt. Ihre Normalwerte liegen zwischen 600000—900000 im Kubikmillimeter. Aber es erscheint recht fraglich, ob diese Zahlen wirklich richtig sind und ob nicht die mit dieser Methode gefundenen kleinsten Plättchenformen bereits sekundäre Zerfallsprodukte darstellen. Mit Recht macht HITTMAIR darauf aufmerksam, daß man auch in hypotonischen Salzlösungen und im Leichenblut eine Zunahme der Plättchenzahlen durch Zerfall größerer Plättchen feststellen kann. Derselben Meinung ist H. WERNER, der eine Teilung der Plättchen schon nach kurzer Zeit im verdünnten Blut sah. Mit den meisten klinischen Methoden erhält man Werte zwischen 200000 bis 300000, so mit der einfachen Methode von FONIO und mit der von mir angegebenen Vitalfärbemethode, mit der man gleichzeitig die Reticulocyten zählen kann. Man muß heute diese Werte als die sichersten annehmen. Auch im hohen Alter sind die Plättchenzahlen normal (HEYMER und OTTOWESS).

Physiologische Schwankungen der Plättchenzahl. Abgesehen von den Schwierigkeiten der Zählmethode unterliegen die Plättchenzahlen auch starken physiologischen Schwankungen sowohl im Laufe eines Tages, als auch über längere Zeiträume hinweg. Die Schwankungen verlaufen vielfach gleichsinnig mit den Leukocytenzahlen. Hier wie dort herrschen dieselben Gesetze. Dem Zentralnervensystem und dem endokrinen Apparat kommen dieselben Einflüsse zu, nur sind sie bei den Leukocyten leichter und sicherer feststellbar als bei den labilen und nur schwer zählbaren Blutplättchen. Häufig beobachtet man auf ein und denselben Eingriff hin positive oder negative Phasen, und die Widersprüche in der Literatur sind deshalb groß. So sieht man auch bei den Blutplättchen positive und negative Verdauungsschwankungen und ähnliche Schwankungen nach Muskelarbeit (BEHRENS, ISAACS und GORDON, BIGGS und Mitarbeiter, GERHEIM und MILLER).

Unter den Hormonwirkungen ist diejenige des *Adrenalins* am bekanntesten und sichersten. Adrenalininjektionen führen zur Plättchenvermehrung in der Peripherie und ebenso alle Reize, welche das Adrenalsystem anregen. Hierher gehören vor allem große Blutverluste, die bekanntlich zu Sympathicuserregungen und damit zu Adrenalinausschüttung führen. Die *posthämorrhagische Thrombocytose* ist ein wirksamer Selbstschutz des Organismus gegen die Verblutungsgefahr. Die Adrenalinthrombocytose bleibt nach Milzexstirpation aus. Die Milz ist also als Bindeglied in diesen Vorgang eingeschaltet.

Ein zweiter gesicherter hormonaler Einfluß betrifft die *Ovarien*. Mit deren rhythmischer Tätigkeit verknüpft sind die menstruellen Schwankungen der Plättchenzahl bei der Frau. Mit Beginn der Menses wird ein Tiefpunkt erreicht (LEE und ERICKSON u. a.), der manchmal bis zu $^1/_2$—$^1/_3$ des Ausgangswertes herabsinkt; dann folgt ein Anstieg, der im Intermenstruum seinen Höhepunkt hat. BANKOW fand nach Ausschaltung der Sexualdrüsen Plättchenverminderung, welche durch Injektion von Sexualhormon wieder zu beheben war. Andererseits scheint Hyperfunktion der Ovarien auf dem Wege über die Milz zu Thrombopenie zu führen. Auch Corpus luteum-Hormon scheint die Plättchen zu vermindern. Doch sind die Befunde widersprechend.

Am bedeutendsten ist der Einfluß der *Milz*, welche nicht nur zirkulierende Thrombocyten abfängt und zugrunde gehen läßt, sondern durch eine wahrscheinlich hormonale Fernwirkung die Thrombocytenbildung im Knochenmark in irgendeiner Weise regelt. Nach Herausnahme der Milz kommt es regelmäßig zu einer enormen Thrombocytenvermehrung (Thrombocytenkrise), die sich erst allmählich wieder einspielt.

Herkunft der Plättchen. Die Frage nach der Entstehung der Thrombocyten war lange Zeit ein Tummelplatz phantasievoller Spekulationen, ist jedoch heute weitgehend geklärt.

Die früher von SCHILLING vertretene Ansicht der Abstammung der Blutplättchen aus Normoblastenkernen wird von der Mehrzahl der Hämatologen abgelehnt. Plättchenähnliche Gebilde kommen im Blut als Abschnürung des Protoplasmas anderer Zellen vor, haben jedoch keine besondere Bedeutung. Die Hauptmasse der Thrombocyten wird zweifellos von den Megakaryocyten des Knochenmarks gebildet. Neuerdings wird von HOWELL und DONAHNE eine Plättchenbildung in der Lunge vertreten. Diese Frage ist jedoch noch nicht endgültig geklärt.

Die überwiegende Mehrzahl aller Autoren hat sich heute der WRIGHTschen Lehre der Plättchenentstehung zugewandt. I. H. WRIGHT konnte 1906 mit größter Wahrscheinlichkeit dartun, daß die Thrombocyten im Knochenmark aus den Knochenmarksriesenzellen, den Megakaryocyten entstehen. „Die Riesen des Knochenmarks liefern die Zwerge des Blutes" (FRANK).

Die Megakaryocyten (Abb. 406 und 407). Die intravitale Knochenmarkspunktion hat die Möglichkeit ergeben, die Knochenmarksriesenzellen in ganz anderer Weise morphologisch zu erfassen, als das früher möglich war. Jedoch bietet die außerordentliche Vielgestaltigkeit der Riesenzellen hinsichtlich Größe, Form und Struktur erhebliche Schwierigkeiten für eine Klassifizierung. Die meisten Autoren, die sich mit diesem Problem beschäftigt haben (FREY, BARTA, WILLI, GALINOWSKI, ROHR), teilen die Riesenzellen nach verschiedenen Reifeoder Funktionsstadien ein. Die unreifen Zellen werden meist Megakaryoblasten, die etwas reiferen Promegakaryocyten genannt; dann folgen die reifen Megakaryocyten. Die letzte Gruppe umfaßt die degenerativen oder Involutionsformen sowie die freien Kerne. Alle diese Einteilungen zeigen verschiedene Mängel. Mir erscheint die Einteilung in Megakaryoblast, Promegakaryocyt und Megakaryocyt zu schematisch der NAEGELIschen Entwicklungsreihe der Leukocyten (Myeloblast, Promyelocyt, Myelocyt) nachgeahmt. Dort hat sie eine große Berechtigung, weil die drei genannten Typen sich scharf unterscheiden lassen. Bei den Riesenzellen ist das nicht so. Die eigentliche Stammzelle ist wahrscheinlich der Myeloblast selbst oder von diesem nicht unterscheidbar. Es hat deshalb keinen Sinn, die Urstammzelle der Riesenzellen Megakaryoblast zu nennen. Die erste bereits in Richtung des Megakaryocyten differenzierte Form ist deshalb viel besser als Promegakaryocyt zu benennen. Sein Kennzeichen ist das gleichmäßig gefärbte basophile Protoplasma, das keinerlei Granulierung erkennen läßt, ferner der runde, etwas plumpe Kern, der im Verhältnis zum Protoplasma einen großen Raum einnimmt. Die ganze Zelle ist noch sehr myeloblastenähnlich, jedoch viel größer als der Myeloblast. Er ist meist 2—4mal so groß. Der in Abb. 406a dargestellte Promegakaryocyt hat einen Durchmesser von 30 μ. Die Zellkonturen sind dabei immer scharf. Die nächstreiferen Zellformen, die man im normalen Knochenmark findet, sind ebenfalls noch stark basophil, jedoch bereits mehr oder weniger granuliert. Einige von ihnen lassen

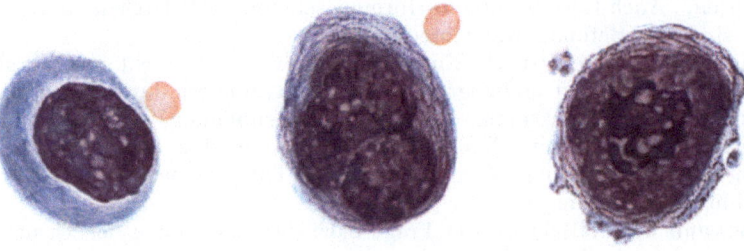

a Promegakaryocyt. b Kleine basophil granulierte Megakaryocyten.

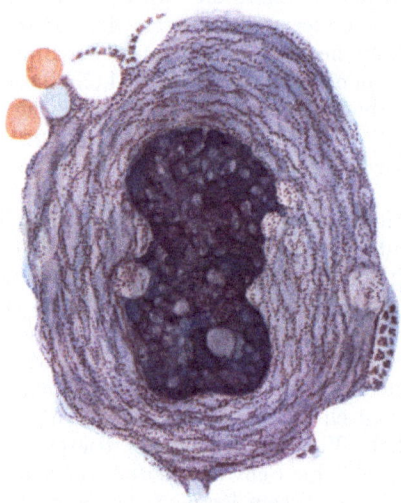

c Großer basophiler granulierter Megakaryocyt (plättchenbildend).

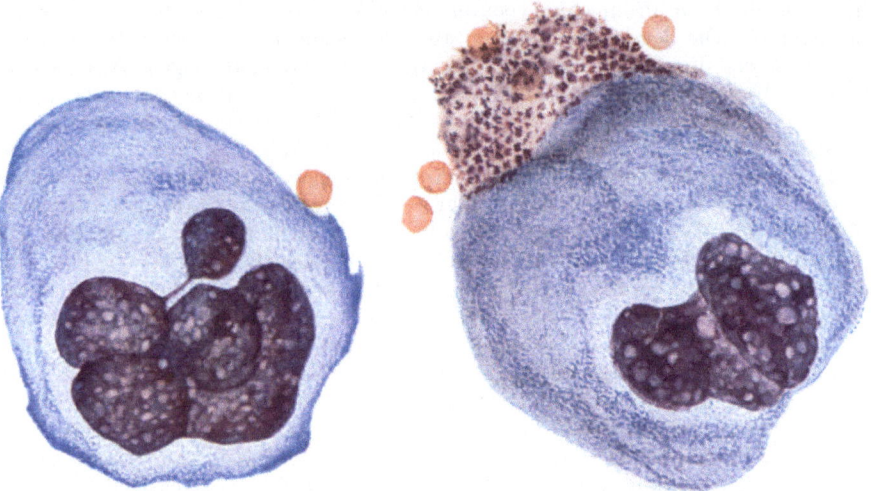

d Nichtplättchenbildend. e Plättchenbildend (?) wahrscheinlich nur agglutiniert.

Abb. 406 a—e.

Die Megakaryocyten.

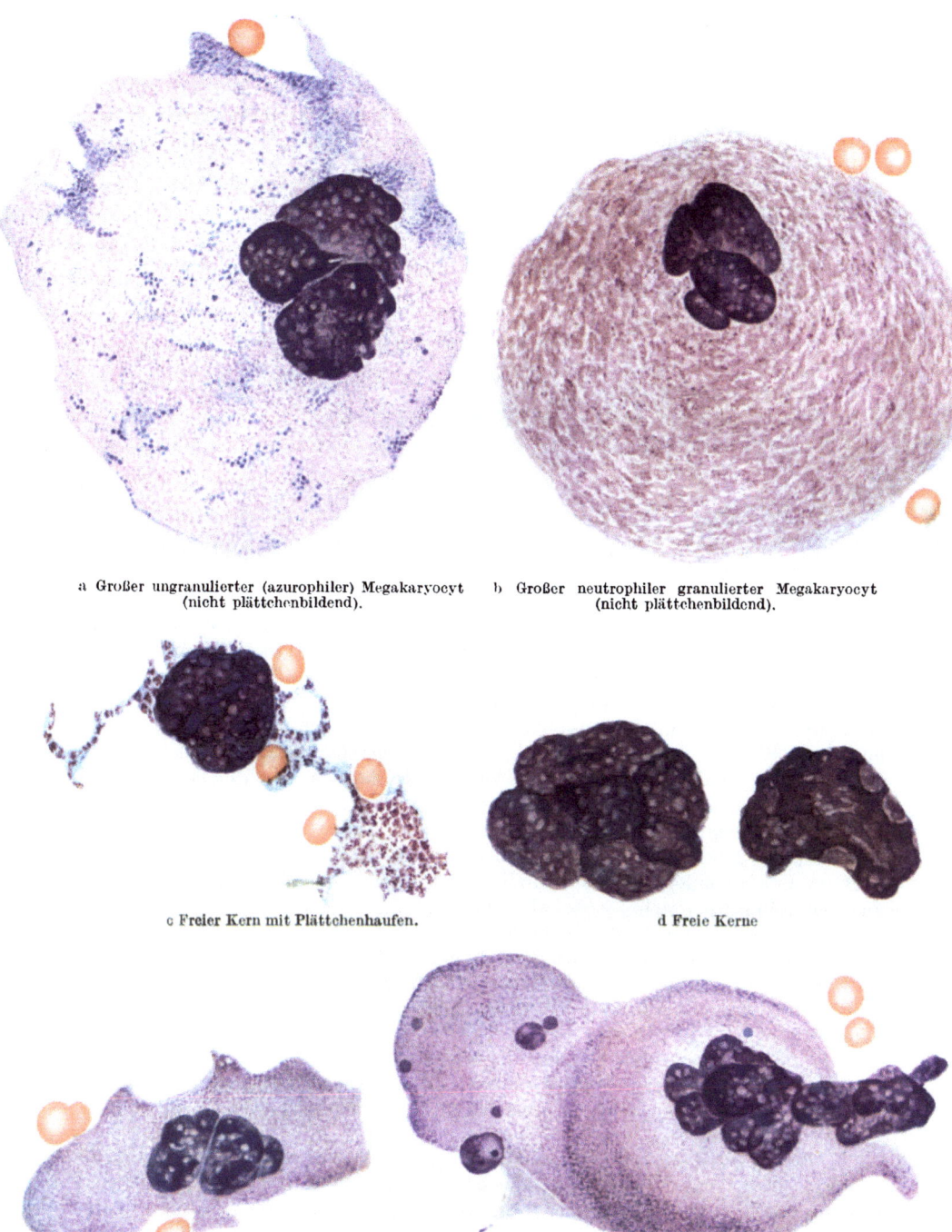

a Großer ungranulierter (azurophiler) Megakaryocyt (nicht plättchenbildend).

b Großer neutrophiler granulierter Megakaryocyt (nicht plättchenbildend).

c Freier Kern mit Plättchenhaufen.

d Freie Kerne

e und f. Überalterte neutrophile Megakaryocyten bei perniziöser Anämie, e mit einfach durchschnürtem Kern, f mit Übersegmentierung des Kerns.

Abb. 407 a—f.

bei genauem Studium bereits Plättchenbildung erkennen. Man muß sie deshalb bereits als Megakaryocyten bezeichnen. Diese zeigen ein überaus vielseitiges und verschiedenartiges Aussehen. Meine Mitarbeiterin Dr. GOHRBANDT hat in einer sehr sorgfältigen Studie an normalen Knochenmarkspunktaten die verschiedenen morphologischen Zellformen der Knochenmarksriesenzellen zur Darstellung gebracht. Die wichtigsten Typen sind auf (Abb. 406 und 407) wiedergegeben. Auf Grund dieser Studien komme ich zu folgender morphologischer Einteilung:
  I. Promegakaryocyten.
  II. Megakaryocyten:
  1. Kleine granulierte Zellen mit basophilem Plasma (Jugendformen);
   a) nichtplättchenbildend,
   b) plättchenbildend.
  2. Große granulierte Zellen mit basophilem Plasma;
   a) nichtplättchenbildend,
   b) plättchenbildend.
  3. Nicht granulierte Zellen mit basophilem Plasma;
   a) nichtplättchenbildend,
   b) plättchenbildend.
  4. a) Nicht granulierte mit schaumigem neutrophilem Plasma,
   b) granulierte Zellen mit neutrophilem Plasma.
  5. Kerne mit Thrombocytenhaufen und Kerne mit geringen Plasmaresten.
  III. Freie Kerne.

Dazu kommen als eine weitere im normalen Knochenmark nicht vorkommende Gruppe die überalteten Formen bei perniziöser Anämie, die eine starke Durchschnürung des Kerns oder eine Übersegmentierung bei meist neutrophilem Protoplasma aufweisen. Auffallend ist die außerordentliche Größenverschiedenheit der verschiedenen Riesenzelltypen. Sie geht aus den beistehenden Abb. 406 und 407, auf denen sämtliche Zellen im gleichen Maßstab, der durch ein rotes Blutkörperchen von rund 7 μ Durchmesser angegeben ist, wiedergegeben sind, eindrucksvoll hervor. Auffallend ist auch, daß die neutrophilen Formen oft trotz kräftiger Granulierungen und Felderung fast nie Plättchenbildung erkennen lassen. Die plättchenbildenden Zellen sind fast alle basophil gefärbt (Übergang basophiler Kernsubstanzen in den Zelleib). Neuerdings hat HAENEL mit besonderer Färbemethodik die Nucleolen des Megakaryocytenkerns zur Darstellung gebracht, wobei die ruhenden Zellen nur kleine, schwach gefärbte Nucleoli, die plättchenbildenden große, stark gefärbte Nucleoli zeigten, was mit der Eiweißsynthese zusammenhängt (s. S. 36).

Die wiedergegebene Einteilung hat nur für genauere morphologische Studien Bedeutung. Für die Praxis wird es genügen vier Gruppen zu unterscheiden, nämlich:
  I. Promegakaryocyten (unreife Vorstufe).
  II. Plättchenbildende Megakaryocyten (Funktionsformen).
  III. Nichtplättchenbildende Megakaryocyten (Ruheformen).
  IV. Freie Kerne.

Zahl und Verteilung der einzelnen Megakaryocytenformen im normalen Knochenmarksausstrich. Die Zählung der Megakaryocyten im Knochenmarksausstrich macht erhebliche Schwierigkeiten vor allem deshalb, weil die Verteilung der Riesenzellen im Ausstrichpräparat eine sehr ungleichmäßige ist. Es müssen dabei immer die Rand- und Mittelpartien in gleicher Weise berücksichtigt werden. Wir sind dabei nach BARTA so vorgegangen, daß die Zahl der Megakaryocyten in je 100 Gesichtsfeldern bestimmt wurde und gleichzeitig die Gesamtzellzahl in jedem Gesichtsfeld festgestellt wurde — eine sehr mühsame und zeitraubende Arbeit. Bei Durchzählung der Knochenmarksausstriche von 19 gesunden Studenten und Studentinnen erhielt Frl. GOHRBANDT folgende Werte:

Die Gesamtzahl der Megakaryocyten schwankte zwischen 1,9—7,8 je Mille; der Durchschnitt betrug rund $4^0/_{00}$. Das Differenzierungsbild der Knochenmarksriesenzellen beim Gesunden ergab folgende Werte (bezogen auf 100 Riesenzellen, s. auch Abb. 409, S. 782):

1. Promegakaryocyten 0—3,3%, Durchschnittswert 0,8%.
2. Nichtplättchenbildende Megakaryocyten 43—79%.
3. Plättchenbildende Megakaryocyten 18—38% (Durchschnitt 26,5%).
4. Freie Kerne 5—25% (Durchschnitt 15%). Dabei sind als plättchenbildende alle Riesenzellen aufgeführt, die auch nur eine geringste Plättchenbildung erkennen lassen (s. Abb. 406b und c). Normalerweise zeigen also nur

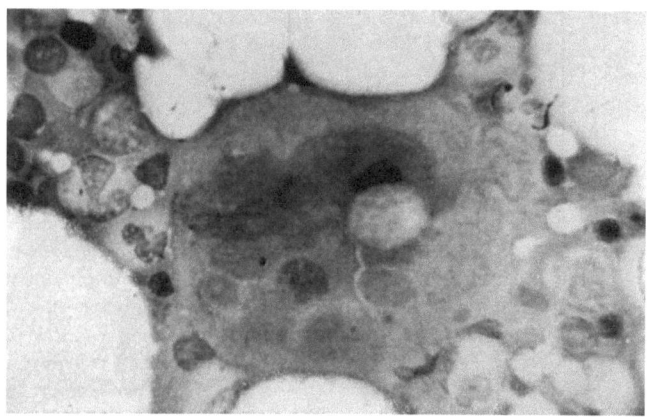

Abb. 408. Phagocytierende Riesenzelle. (Beobachtung von HITTMAIR[1].)

$^1/_4$ aller Riesenzellen Plättchenbildung. $^3/_4$ befinden sich im Ruhezustand. Ähnliche Zahlen wurden neuerdings auch von DIGGS und HEWLETT angegeben.

Pathologische Formen und Phagocytose. Unter pathologischen Bedingungen treten noch weit mannigfaltigere Zellformen mit abnormer Größe, mit Kernanomalien, Vacuolisierung und anderen Erscheinungen auf. Auch wird manchmal eine Phagocytose gegenüber Leuko- und Erythrocyten angetroffen (DOMENIGHINI, BRAGHIN, HITTMAIR u. a.) (Abb. 408).

Die Plättchenbildung der Riesenzellen. Die Bilder, welche WRIGHT veranlaßt haben, die Plättchenbildung den Riesenzellen zuzuschreiben, bestanden darin, daß er vom Protoplasma der Riesenzellen pseudopodienartige Fortsätze ausgehen sah, welche oft durch Wandlücken in das Lumen von Knochenmarkscapillaren hineinragten. In diesen Pseudopodien fand er oft eine Felderung der Azurgranulationen, so daß der Eindruck einer Perlenkette entstand (OGATA). Zwischen den Granulahäufchen schnürt sich das hyaline Protoplasma durch, und die Plättchenbildung ist fertig. Mitunter sieht man, namentlich unter pathologischen Zuständen, nur unvollständig getrennte Plättchen im peripheren Blut, die größeren Absprengungen von Megakaryocytenfortsätzen zu entsprechen scheinen. Diese Bilder, die WRIGHT zuerst beobachtet hat, wurden später auch von OGATA, SEELIGER u. a. beschrieben.

---

[1] Diese Originalabbildung wurde mir von Herrn Prof. Dr. HITTMAIR dankenswerterweise überlassen.

Auch die moderne Knochenmarkspunktion hat manches zur Festigung der WRIGHTschen Lehre beigetragen. Wir sehen recht häufig Bilder, welche alle Phasen der Felderbildung bis zur Plättchenabsprengung erkennen lassen. Recht häufig ist der nackte Kern von einem dichten Thrombocytenschwarm umgeben, wobei jedoch auch sekundäre Agglutination eine Rolle spielt, so daß solche Bilder wie 406e nicht als Beweis für Plättchenbildung angesehen werden können. Manchmal geht das Protoplasma ganz kontinuierlich in einen Plättchenschwarm über, so daß eine Grenze zwischen Plättchen und Riesenzelleib überhaupt nicht zu ziehen ist. Die schönsten Plättchenbildungen habe ich im Stadium beginnender Infekte, so bei Anginen, Pneumonien und ähnlichem gesehen. Es scheint, daß der Infekt die Plättchenbildung enorm steigert, während im ruhenden Knochenmark des Gesunden nur selten eine umfangreiche Plättchenbildung zu sehen ist. ROHR hat das so gedeutet, daß die Thrombocytenbildung normalerweise explosionsartig erfolge, indem das gesamte Protoplasma plötzlich in Plättchen zerfalle. Eine genaue Durchmusterung vieler Knochenmarkspunktate von Gesunden zeigt aber doch eine recht häufige randständige, wenn auch geringe Plättchenbildung. Das Vorkommen von Kernsubstanzen in den Plättchen hat ROHR durch tropfenartige Abschnürung des Kerns ins Protoplasma erklärt, wofür er auch morphologische Belege beibringt.

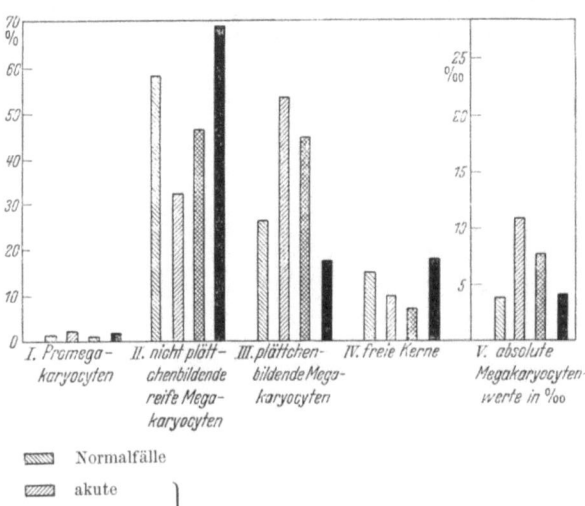

Abb. 409. Infektionskrankheiten im Vergleich zu Normalfällen.

Ähnliche Beobachtungen machte SCHENKER. Eingehende Untersuchungen von GUTTMANN ließen in den Blutplättchen weder bei der FEULGEN-Färbung noch mit Hilfe der Ultraviolettabsorption Thymonucleinsäure erkennen. Da dieser Autor andererseits im Knochenmarkspräparat mit Hilfe der FEULGEN-Färbung die Beteiligung von Kernsubstanzen an der Plättchenbildung nachweisen konnte, nimmt er an, daß die Thymonucleinsäure in sehr feiner Verteilung in den Thrombocyten enthalten ist, so daß sie dem Nachweis mit den angegebenen Methoden entgeht. In sehr genauen vergleichenden Studien und an nativem und mit Citratlösung versetztem Knochenmark konnten UNDRITZ ROTHLIN nachweisen, daß die Thrombocyten zwar von den Knochenmarksriesenzellen abstammen, daß aber die Blutplättchen, die sich im nativen Knochenmarksausstrich an den Megakaryocyten finden, nicht von diesen abstammen, sondern daß es sich dabei um sekundäre Agglutinationsvorgänge handelt. Einen weiteren Hinweis für die Richtigkeit der WRIGHTschen Theorie konnte ich mit meinem Schüler SCHLOSSHARDT auf dem Wege der Luminescenzmikroskopie erbringen.

Bringt man frisches Knochenmarkspunktat in eine isotonische Coriphosphin-Normosallösung 1:2000 und betrachtet eine dünne Schicht dieser Lösung unter einem mit paraffiniertem Rand versehenen Deckgläschen im Luminescenzmikroskop, so fluorescieren die Blutplättchen nach 10—15 Min. in schönem orangeroten Licht, ähnlich wie das Plasma der Leukocyten. In ihrem Inneren sind oft einige hellere Granula erkennbar. Die Knochenmarksriesenzellen zeigen dagegen einen stumpf bläulich-grün-weißen Ton des Protoplasmas, während der Kern satt hellgrün fluoresciert. In einigen mehr aufgelockerten Randpartien des Riesenzelleibes läßt sich nun eine deutlich orangerot leuchtende Strukturierung, die völlig derjenigen von Thrombocytenschwärmen gleicht, feststellen. Auch im Innern des stumpf grünlichen Protoplasmaleibes lassen sich vereinzelt einige orangerote thrombocytenähnliche Gebilde feststellen. Da die Fluorescenzfärbung vom p_H abhängig ist, so muß in den aufgelockerten Randgebieten eine Reaktionsänderung eingetreten sein, welche der Thrombocytenabspaltung vorangeht, und zwar verhalten sich die Thrombocyten und ebenso diese gefelderten Megakaryocytenrandgebiete basischer als die übrigen Protoplasmateile der Riesenzellen. Man ersieht daraus, daß der Thrombocytenbildung eine chemische Umwandlung des Protoplasmas vorausgehen muß.

Auch die Pathologie des Knochenmarks liefert genügend Beweise für einen Zusammenhang der Thrombocytenbildung mit den Riesenzellen, zeigt doch die genauere Analyse der Blutplättchenstörungen meist auch qualitative oder quantitative Veränderungen an den Riesenzellen (s. S. 818), so daß wir heute die WRIGHTsche Lehre als weitgehend gesichert betrachten können.

Untergang der Plättchen. Man hat die Milz als das Grab der Thrombocyten bezeichnet, weil man vor allem bei Infekten und nach Peptoninjektionen in den Pulpazellen phagocytierte Plättchen findet, ähnlich wie in den KUPFERschen Sternzellen der Leber (BERNHARDT, SEELIGER und GORKE). Aber man findet dort nicht nur Plättchen, sondern ebenso oft auch Erythrocyten und Leukocyten phagocytiert, so daß keine Spezifität für den Plättchenuntergang vorliegt. Es erscheint mir wahrscheinlicher, daß die sehr labilen Plättchen in den stagnierenden oder nur langsam strömenden Blutseen der Milz und der Leber einfach zerfallen, daß sich also ihr Untergang rein humoral direkt in der Blutbahn abspielt. Daß auch bei diesem Vorgang der Milz eine Hauptrolle zufällt erscheint klar, weil sie durch die Einrichtung ihrer Flutkammern die Bedingungen für den humoralen Plättchenzerfall im stagnierenden Blute schafft. Einen vermehrten intravasalen Plättchenzerfall konnten APITZ und HÜHN bei benzolvergifteten Ratten nachweisen.

Die Funktion der Plättchen. Im Rahmen der Blutgerinnung üben die Plättchen eine dreifache Funktion aus. 1. Bei ihrem Zerfall werden gerinnungsaktivierende Stoffe (Thrombokinase) frei, 2. wirken sie als Kondensationskerne beim Aufbau des Fibringerüstes. Wie vor allem die elektronenoptischen Untersuchungen von WOLPERS und RUSKA gezeigt haben, legen sich die ersten Fibrinmicellen an das Plättchengranulomer an. Die Thrombocyten sind auch die Ursache dafür, daß die Gerinnung zuerst an rauhen Stellen einsetzt. Die „gereizten" Thrombocyten haften dort zuerst mit ihren klebrigen Pseudopodien, 3. üben die Blutplättchen in noch ungeklärter Weise eine Wirkung auf Zusammenziehung und Festigung des Fibringerüstes aus. Dieser Vorgang der Retraktion des Blutkuchens erfolgt nur bei Anwesenheit der Plättchenleiber oder Verkleinerung der Plättchenleiber selbst (FONIO). Zwischen Plättchenzahl und Festigkeit des Koagulums bestehen streng gesetzmäßige Beziehungen (H. WERNER, FONIO), was auch HARTERT mit Hilfe der Thrombelastographie klar herausarbeiten konnte, wobei er dem Thrombocytengranulomer eine besondere Bedeutung zumißt. Das Fibringerinnsel selbst besitzt keine eigene Retraktionskraft. Wenn auch die Funktion der Plättchen bei der Retraktion des Blutkuchens im einzelnen noch nicht geklärt ist, so kann an ihrem retraktionsförderndem Einfluß in vitro doch nicht mehr gezweifelt werden. Auf der anderen Seite scheinen jedoch die Gerinnungswirkstoffe selbst einen fördernden Einfluß auf die Retraktion auszuüben. So konnten JÜRGENS und STUDER in vitro nachweisen, daß dem reinen Thrombin eine ausgesprochene retraktionsfördernde Wirkung zukommt, während steigende Heparinkonzentrationen die Retraktionsfähigkeit verzögern oder sogar aufheben.

Über den Gerinnungsvorgang hinaus üben die Plättchen noch weitere wichtige Funktionen aus: Die beim Zerfall der Plättchen freiwerdenden Stoffe wirken nicht nur gerinnungsaktivierend, sondern sind wahrscheinlich auch vasoaktiv und wirken konstringierend auf die Capillaren. Ein starker plötzlicher Plättchenzerfall kann sehr starke Wirkungen auf das gesamte Gefäßsystem entfalten. Ein Teil der FREUNDschen Frühgifte, die in frisch geronnenem oder defibriniertem Blute enthalten sind, und die zu starken Gefäßwirkungen bis zum Kreislaufkollaps führen können, stammen aus den Plättchen. Sie treten besonders bei der intravenösen Eigenbluttherapie bei Reinjektion von frisch defibriniertem Blut in Erscheinung. Neben diesen humoralstofflichen Wirkungen auf die Capillaren wirken die Plättchen durch ihre Agglutination am Orte eines Endothelschadens auch direkt gefäßdichtend und damit blutunghindernd.

Eine besondere Rolle spielen die Plättchen zweifellos auch beim Infektionsvorgang. Bei jedem Infekt tritt eine Verminderung der Plättchenzahl im peripheren Blute auf; gleichzeitig finden wir sie in Milz und Leber angehäuft. Aus dem Knochenmark werden in den Frühstadien des Infekts vermehrt Plättchen ausgeworfen. Man findet die Riesenzellen in lebhafter Plättchenbildung begriffen. Vereinzelt werden sogar Riesenzellen ausgeworfen und im Capillargebiet der Lungen festgehalten (ASCHOFF). Man hat die Vorstellung, daß die klebrigen Plättchen, mit denen der Organismus im Augenblick eines bakteriellen Einbruchs die Blutbahn überschwemmt, als Bakterienfänger wirken und damit letztere den Reticuloendothelien zuführen, wo sie vernichtet werden. Auch Antikörperabsorption konnte in den Plättchenleibern nachgewiesen werden. Nach NIKOLAJEWA enthalten die Thrombocyten ferner proteolytische und amylolytische Fermente. Nach den gemeinsam mit GOHRBANDT gemachten Beobachtungen nimmt die Zahl der Riesenzellen bei akuten Infekten auf das Doppelte bis Dreifache gegenüber der Norm zu. Außerdem steigt die Zahl der plättchenbildenden Riesenzellen auf über 50%, so daß insgesamt eine ganz gewaltige Steigerung der Plättchenbildungsfunktion vorliegt. Bei subakuten Infekten ist die Plättchenbildung nicht so stark vermehrt und bei den chronischen ist sie sogar häufig geringer als in der Norm (s. Abb. 409, S. 782). Besonders hohe Plättchenzahlen fand ÅKERRÉN bei der Polyarthritis rheumatica.

So üben diese kleinen unscheinbaren Gebilde außerordentlich zahlreiche und bedeutsame Funktionen aus, die es verstehen lassen, daß Störungen des Plättchenapparates schwerste, ja tödliche Krankheitserscheinungen herbeiführen können.

III. Der Blutstillungsvorgang.

Für das Problem der Pathogenese der hämorrhagischen Diathesen ist die Kenntnis des normalen Blutstillungsvorganges eine wichtige Voraussetzung. Leider sind wir darin von einer endgültigen Klärung der Zusammenhänge noch weit entfernt, und wir vermögen nur einige wesentliche Tatsachen zu überblicken. Die wichtigste Erkenntnis, welche die moderne Forschung auf diesem Gebiete hervorgebracht hat, ist vielleicht diejenige, daß es sich dabei um einen äußerst komplizierten, zweifellos sehr komplexen Vorgang handelt, an welchem neben den humoralen und cellulären Faktoren des Blutes auch die Funktion der Gefäße, besonders der Gefäßendothelien, eine Rolle spielt. Es war vor allem ROSKAM, der in klinischen und experimentellen Studien gezeigt hat, daß ohne Läsion eines Gefäßfaktors das Zustandekommen spontaner Hämorrhagien nicht möglich ist. Das Studium der Capillarfunktionen (ROSKAM, W. SCHULTZ, TANNENBERG, HERZOG u. a.) zeigt, daß nach Einstich in die Haut zunächst eine Kontraktion der durchschnittenen Capillarenden einsetzt. Alsdann erfolgt eine Phase der Capillarerweiterung, während der das Blut austritt. Es bildet sich der Blutstropfen, der sich zunehmend vergrößert, nach 2—3 Min. jedoch kleiner wird, um schließlich ganz zu versiegen. Während des Schwächerwerdens der Blutung tritt eine Umleitung durch capillare und präcapillare Anastomosen ein, welche das Blut auf dem Wege der Selbststeuerung vom Ort der Blutung wegführt. Dieser Vorgang ist nervös beeinflußbar, wie die Wirkung suggestiver Maßnahmen auf eine Blutung deutlich zeigt, wobei dem sympathischen Nervensystem eine wesentliche Bedeutung zukommt. Alle sympathicomimetischen Stoffe verkürzen die Blutungszeit (ROSKAM und DEROUAUX). In sehr gründlichen neueren Studien hat APITZ gezeigt, daß die Capillarkontraktion nicht die verbreitete Rolle spielt, wie man bisher angenommen hat. Es handelt sich vielmehr teils um passive plastische Gefäßumformungen, teils um intravasculäre Plättchenabscheidungen, die bei der bisher meist gebrauchten Untersuchung im Auflicht eine Kontraktion vortäuschen. An größeren arteriellen Gefäßen spielen dagegen Kontraktionen und Retraktionen als Hilfsfaktoren der primären Blutstillung eine wichtige Rolle. Im unmittelbaren Anschluß an diese primäre provisorische und rein gefäßbedingte Blutstillung (1. Phase der Blutstillung), kommen weitere, sekundäre Vorgänge, welche die Blutstillung erst zu einer dauernden und vollständigen machen. Hier treten zunächst die Blutplättchen in Funktion. An der Blutungsstelle kommt es zur Agglutination der Plättchen und damit zur Thrombusbildung. Nach ROSKAM wirken auch hierbei die Gefäßendothelien mit, indem diese durch eine Art Opsonierung klebriger werden und dadurch die Plättchen festhalten; umgekehrt sollen die haftenden Plättchen bei ihrem Zerfall Stoffe abgeben, welche konstringierend und reizend auf die Capillarendothelien wirken. Das wäre also ein besonders inniges Zusammenwirken von Plättchen- und Endothelfunktion. Zweifellos ist die Bildung des Plättchenthrombus, der zu einem zähen und festen „Lymphasma" zusammensintert, der wichtigste Faktor der Blutstillung. Die klinische Erfahrung zeigt aber, daß der Ausfall eines einzigen Faktors gewöhnlich noch nicht zur Herbeiführung einer schwereren hämorrhagischen Diathese führt. So sehen wir trotz hochgradiger Gerinnungshemmung des Blutes im Hirudin- oder Heparinversuch noch keinerlei Blutungsneigung auftreten (JÜRGENS). Auch gibt es Fälle von stärkster Thrombopenie ohne jede hämorrhagische Diathese. Es ist bekannt, daß nach Milzexstirpation beim Morbus Werlhof die Thrombocytenzahlen wieder stark abfallen können, ohne daß es zum Wiederauftreten der hämorrhagischen Diathese kommt. ROSKAM hat gezeigt, daß experimentelle Gefäßschädigung allein, ebenso wie Thrombopenie allein, nur zu geringfügiger Blutungsneigung führt, daß es aber zu stärkster hämorrhagischer Diathese kommt, wenn die beiden Faktoren zusammen lädiert sind. Die meisten Störungen am Blutsystem sind gleichzeitig mit Veränderungen der Gefäßfunktion verbunden. So konnte JÜRGENS bei Heparintieren neben der Gerinnungsaufhebung des Blutes auch eine Aufhebung der phagocytierenden Fähigkeit der Lungencapillarendothelien nachweisen. Trotz dieser Kenntnis der *komplexen Pathogenese* der meisten hämorrhagischen Diathesen werden wir im folgenden die Blutungsübel nach dem hervorstechendsten Fehler in diesem Komplex einteilen, weil die Feststellung dieses Hauptmerkmals eine klare diagnostische Scheidung gestattet und für die Erkennung des vorliegenden Krankheitsbildes von grundlegender

Bedeutung ist. Wir müssen uns dabei nur bewußt bleiben, daß dieser Hauptfaktor im Erscheinungsbild durchaus nicht allein für das Zustandekommen der Gesamtstörung verantwortlich zu machen ist, sondern daß stets noch weitere Schäden, wenn auch mehr oder weniger versteckt, an dem ganzen pathogenetischen Komplex beteiligt sind. Pharmakologisch kann die Blutstillung außer durch S. 769 genannten Mittel besonders durch die Körper der Adrenalinreihe im Sinne der Verkürzung beeinflußt werden. Außer dem Adrenalin haben besonders Stryphnon, Pervitin und Ephedrin eine die Blutungszeit verkürzende Wirkung (Derouaux).

Die intravasale Gerinnung.

Die Zunahme der Thrombosen und Embolien um das Doppelte bis zehnfache im Verlauf der letzten 20 Jahre (Koller), hat immer wieder die Frage nach der Ursache der intravasalen Blutgerinnung und ihrer Bekämpfung aufgeworfen. Nach wie vor sind es 3 Kardinalfaktoren, die bei der Entstehung von intravasalen Thromben unsere Aufmerksamkeit auf sich ziehen, und zwar 1. *die Gefäßwandschädigung*, 2. *die Stromverlangsamung* und 3. *Änderungen der Blutbeschaffenheit*, die zu einer leichteren Gerinnbarkeit des Blutes führen. Von diesen 3 Faktoren ist die Rolle des ersten, nämlich der Gefäßwandschädigung, einleuchtend. Auf sie soll im Rahmen dieses Buches nicht näher eingegangen werden. Die Stromverlangsamung spielt deswegen eine besondere Rolle, weil durch sie das Austreten der Blutzellen aus dem Achsenstrom in die Randzone der Gefäße und damit die Agglutination von Blutplättchen und Erythrocyten ermöglicht wird. Diese Zellagglutination hat noch nichts mit der Blutgerinnung zu tun, sie ist auch bei vollkommen ungerinnbar gemachten Blut möglich. Trotzdem ist sie als eine Vorstufe der intravasalen Gerinnung zu betrachten. Die zweite Phase der Thrombusbildung ist durch eine Verfestigung der Agglutinate infolge Fibrinausfällung gekennzeichnet. Zu dieser Phase ist also schon ein aktiver Gerinnungsvorgang notwendig. Solange wir es nun mit normalen Gerinnungsvorgängen zu tun haben, nach Koller also ein Gleichgewicht zwischen gerinnungsfördernden und -hemmenden Elementen besteht, bleibt der so gebildete Thrombus ortsständig. Voraussetzung für das gefürchtete Fortschreiten des Thrombus oder eine Fernthrombose ist eine gesteigerte Gerinnbarkeit des Blutes. Eine solche gesteigerte Blutgerinnbarkeit ist meistens auf die Vermehrung eines der für die Gerinnung notwendigen Faktoren zurückzuführen. So finden wir z. B. im Laufe der Schwangerschaft ein Ansteigen der Prothrombinwerte bis auf das Doppelte der Norm. Durch diese Tatsache wird die Thromboseentstehung post partum und im Wochenbett gefördert. Auch sonst unterliegen die Prothrombinwerte erheblichen temporären und individuellen Schwankungen. Besonders vegetative Dystoniker neigen zu starken Schwankungen des Prothrombins, weshalb sie postoperativ auch besonders thrombosegefährdet sind (Halse). Auch eine gewisse Wetterabhängigkeit der Prothrombinwerte wurde von Halse und Quennet festgestellt. Eine Fibrinogenvermehrung finden wir vor allem bei Infektionskrankheiten, akut entzündlichen Zuständen wie Pneumonien, Pleuritiden usw. Auch die Blutplättchen können von entscheidender Bedeutung für die Thrombosebildung sein. So konnte Koller nachweisen, daß die Zeit der stärksten postoperativen Thrombosegefährdung mit dem höchsten Stand der Thrombocyten zusammenfällt. Eine erhöhte Agglutinationsbereitschaft der Thrombocyten fand Øllgard bei einer Reihe von Thrombophlebitiden und im Fieber. Bei entsprechender Vermehrung eines der genannten Faktoren, können die übrigen Gerinnungsfaktoren normal oder sogar leicht vermindert sein trotz bestehender Gefahr einer Thrombusbildung. So ist es zu erklären, daß immer wieder über thromboembolische Erkrankungen berichtet wird, bei denen der eine oder andere Gerinnungsfaktor vermindert war (TUFT und ROSENFIELD u. a.).

Während nun der Nachweis einer verminderten Gerinnbarkeit des Blutes verhältnismäßig leicht ist, ist es bedeutend schwieriger, eine vermehrte Gerinnungsfähigkeit nachzuweisen. Von vielen Klinikern wird heute zum Nachweis der Thrombosegefährdung die Prothrombinzeit verwendet. Das ist vertretbar, weil bei der gewöhnlichen Einphasenmethode der Prothrombinbestimmung nach QUICK nicht nur das Prothrombin, sondern auch der Faktor V und das Fibrinogen eine entscheidende Rolle spielen. Von LENGGENHAGER wurde zur

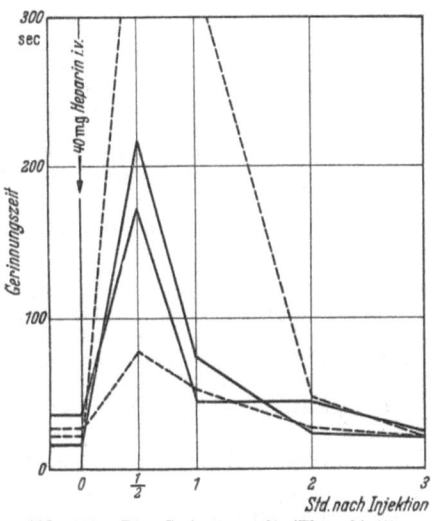

Abb. 410. Die Gerinnungszeit (Thrombintitration) nach Heparinbelastung, Normalfälle. (Nach KOLLER.)

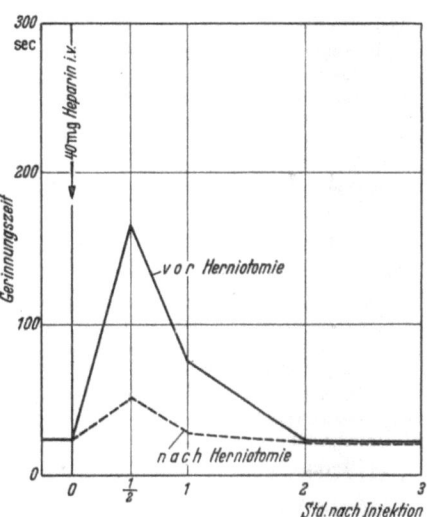

Abb. 411. Die Gerinnungszeit (Thrombintitration) nach Heparinbelastung bei Herniotomie. (Nach KOLLER.)

Feststellung einer Thrombosegefährdung eine „Thrombinabbaureaktion" angegeben, mit der MANSTEIN erfolgreich arbeiten konnte, während DYCKERHOFF und BORRMANN von ihrer Anwendung nichts Entscheidendes sahen. Von der Überlegung ausgehend, daß bei jeder Thrombosegefährdung das Verhältnis von gerinnungsfördernden zu -hemmenden Substanzen zugunsten der fördernden verschoben sein muß, wurde von KOLLER ein „Heparintest" angegeben: Durch intravenöse Verabreichung einer bestimmten Menge Heparin (z. B. 40 mg) und darauffolgende wiederholte Gerinnungsbestimmungen (sog. Thrombintitration nach QUICK), kann die gerinnungshemmende Wirkung des Heparins genau erfaßt werden. Dabei zeigt sich, daß dieselbe bei Normalfällen (Abb. 410) zwar nicht unerhebliche Schwankungen aufweist, daß aber doch meistens Werte erhalten werden, die durch die ausgezogene Kurve dargestellt sind. Werden mit dieser Methode die Gerinnungsverhältnisse vor und nach einem operativen Eingriff, der erfahrungsgemäß häufig von Thrombosen gefolgt ist (z. B. Herniotomie), untersucht, so werden die in der Abb. 411 dargestellten Ergebnisse erhalten: Vor dem Eingriff hat das Heparin einen wesentlich stärkeren gerinnungshemmenden Effekt als in der thrombosegefährdeten postoperativen Periode. In der letzteren scheint das Heparin teilweise neutralisiert zu werden. Ähnliche Verhältnisse fand KOLLER bei bestehenden Thrombosen, Lungeninfarkten, Coronarthrombosen und bei Pneumonien. Diese Methode wird heute auch schon in anderen Kliniken mit Erfolg angewendet.

IV. Untersuchungsmethoden zur speziellen Diagnostik der hämorrhagischen Diathesen.

1. Gerinnungszeit. Zur Prüfung der Blutgerinnung wurden zahlreiche Methoden ausgearbeitet, von denen jede einen anderen Wert ergibt. Man halte sich deshalb an eine bestimmte Methode, deren Normalwerte man genau kennt.

Für die Praxis am einfachsten ist die (von MORAWITZ) modifizierte Methode nach MILIAN:

Man sticht mit der FRANKEschen Nadel in die Fingerbeere oder das Ohrläppchen ein und läßt die aus der Wunde hervorquellenden Tropfen auf einen sauberen Objektträger fallen. Die ersten Tropfen werden verworfen und von den folgenden werden nur diejenigen zur Bestimmung der Gerinnungszeit benutzt, welche größer als 4 mm und kleiner als 6 mm sind, was man durch Auflegen des Objektträgers auf Millimeterpapier kontrollieren kann. Man bringt dann den Objektträger mit der richtigen Tropfengröße in eine feuchte Kammer (am besten eine Petrischale, welche mit feuchtem Fließpapier ausgelegt ist) und prüft jede Minute durch Senkrechtstellen des Objektträgers, ob vollständige Gerinnung eingetreten ist. Diese ist daran erkennbar, daß der Tropfen nicht mehr nach unten hängt, sondern seine Oberfläche bei Lagewechsel unverändert läßt. Die Methode ergibt eine normale Gerinnungszeit von 6—8 Min.

Etwas genauer arbeitet die ebenfalls einfache Methode von MORAWITZ und BIERICH, modifiziert von FONIO.

Das Blut wird durch Venenpunktion unter möglichst geringer Beimengung von Gewebssaft entnommen und darauf 10 Tropfen nach Wechsel der Ansatzkanüle in ein hohl geschliffenes Plättchen aus Jenaer Glas gebracht. Das mit Blut beschickte Plättchen wird in eine feuchte Kammer gestellt und von Zeit zu Zeit geneigt. Der Augenblick, in welchem das Blut den Neigungen des Gläschens nicht mehr folgt, bezeichnet das Gerinnungsende. Für genauere Untersuchungen wird ein Thermostat benutzt und auf 17,5° eingestellt. Die normale Gerinnungszeit beträgt bei dieser Methode 15—30 Min.

Ähnlich arbeitet auch die von WIENER und SHAPIRO angegebene Methode:

0,5 cm³ Vollblut wird in die kugelige Auftreibung eines in waagerechter Lage um seine Längsachse routierenden Glaszylinders von 11 mm Durchmesser gebracht. Die Drehungsgeschwindigkeit soll eine Umdrehung je Minute betragen. Das Blut sammelt sich, solange es flüssig ist im tiefsten Punkt der Kugel. Sobald es gerinnt, klebt es an der sich weiter drehenden Glaswand an und wird mitgeführt. Die normale „Fibrinerscheinungszeit" beträgt bei dieser Methode 5 Min. und 15 sec von Beginn der Blutentnahme an gerechnet.

WÖHLISCH hat darauf aufmerksam gemacht, daß die Tropfengröße stark von der Stellung der Nadel abhängt, mit der man abtropft. Es ist also immer auf gleiche horizontale Stellung der Nadel zu achten, da die Blutmenge immer gleich groß sein muß. Größere Blutmengen gerinnen langsamer! Auch die Form des Plättchens hat auf die Gerinnung Einfluß, weshalb WÖHLISCH stets gleiche bikonkave Brillengläser von 10 Dioptrien Oberflächenkrümmung benutzt. Auch die Häufigkeit der Bewegung der Gläser ist von Bedeutung für den Ausfall der Gerinnungszeit. Deshalb darf nur jede Minute einmal das Glas geneigt werden.

Zahlreiche weitere Methoden der Gerinnungszeitbestimmung nach BÜRKER, W. SCHULTZ, FULD u. a. sind ausführlich in einem Übersichtsreferat von W. SCHULTZ im Handbuch der allgemeinen Hämatologie dargestellt, auf das hier verwiesen sei. Für wissenschaftliche Zwecke zur genauen Verfolgung des ganzen Gerinnungsablaufs haben neuerdings EBBECKE und KNÜCHEL sowie LEIN eine sehr gute photometrische Methode angegeben.

2. Bestimmung des Prothrombingehalts nach QUICK. Zur genaueren Analyse einer Gerinnungsstörung ist die Bestimmung des Prothrombingehaltes sehr wichtig. Die Methode nach QUICK hat sich als beste erwiesen (KOLLER).

In eine Rekordspritze von 10 oder 20 cm³ wird 1 cm³ einer sterilen, mol/10-Na-Oxalatlösung (1,34 g Natrium oxalicum auf 100 cm³) aspiriert. Darauf wird die Vene punktiert und Blut bis zur Marke 10 cm³ aufgezogen. Es kommt somit auf 9 cm³ Blut 1 cm³ Na-Oxalatlösung. Das Oxalatblut wird in einem Glasröhrchen gut durchmischt und während 5 Min. bei mäßiger Tourenzahl zentrifugiert. 0,1 cm³ des abgeschiedenen Plasmas wird in ein trockenes, reines Glasröhrchen von 13 mm Lumen und 10 cm Höhe pipettiert. Darauf Zusatz von ebenfalls 0,1 cm³ der Thrombokinaseaufschwemmung (s. u.). Zuletzt Zusatz von 0,1 cm³ einer mol/10-CaCl$_2$-Lösung (0,548 g Calc. chlorat, crystallisat. — CaCl$_2 \cdot$ 6 H$_2$O — auf 100 cm³). In dem Moment, in dem die Ca-Lösung in die Mischung hineinfließt, wird die Stoppuhr in Gang gesetzt, darauf mit einem Platindraht der Eintritt der Gerinnung (Klumpenbildung) genau festgestellt und die Zeit an der Stoppuhr abgelesen. Es braucht einige Übung, um die Gerinnungszeit auf $^1/_2$ sec genau feststellen zu können. Sowohl das Gerinnungsröhrchen, als auch die zur Gerinnung verwendeten Lösungen müssen ständig im Wasserbade auf 37° gehalten werden. Wie wichtig die Einhaltung dieser Vorschrift ist, geht aus nachstehenden Werten der Gerinnungszeit nach QUICK bei verschiedenen Temperaturen hervor:

Temperatur in Celsius:	10°	15°	20°	25°	30°	35°	38°	41°
Gerinnungszeit in Sekunden:	111	59	36	22	18	15,5	16,5	18

Die einzige Schwierigkeit, die sich bei der praktischen Anwendung dieser einfachen Methode ergeben kann, ist die Herstellung der Thrombokinase. (Kleinere Mengen eines Thrombokinasetrockenpulvers können von der Firma Hoffmann-La Roche bezogen werden.) Zu größeren Untersuchungsreihen empfiehlt sich eine Methode der Herstellung eines Thrombokinasetrockenpulvers mittels Aceton nach QUICK[1].

Kaninchenhirn wird nach Entfernung der Hirnhaut und der Blutgefäße mit Aceton zerrieben. Das Aceton wird mehrmals abgegossen; schließlich erhält man ein pulveriges Produkt, das abgenutscht wird. Nach Entfernung des Acetons im Vakuum werden je 0,3 Trockensubstanz in eine 5-cm³-Ampulle gebracht, evakuiert und die Ampulle zugeschmolzen. Der Trocknungsprozeß muß in 10 Min. beendet sein; es ist säurefreies Aceton zu verwenden. Zum Gebrauch wird der Inhalt der Ampulle mit 5 cm³ physiologischer Kochsalzlösung versetzt, geschüttelt und 15 Min. bei 50° stehen gelassen. Beim Erkalten setzt sich der größte Teil der festen Bestandteile ab. Die überstehende milchige Lösung ist, obschon sie von kleineren Partikeln durchsetzt ist, ohne weiteres brauchbar. Durch Zentrifugieren wird die Aktivität der Emulsion häufig herabgesetzt.

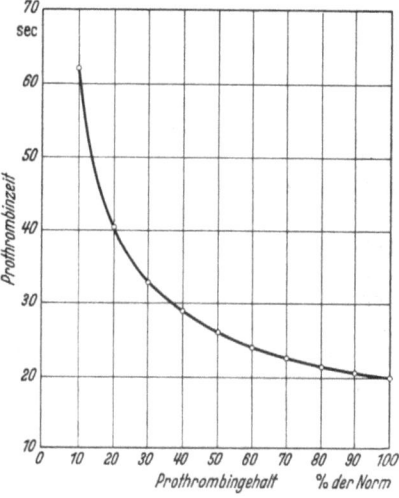

Abb. 412. Beziehungen zwischen Prothrombinzeit und Prothrombinkonzentration bei Verwendung von Thrombokinase (Thrombokinase „ROCHE").

Durch die Behandlung des Kaninchengehirns mit Aceton oder Dioxan wird die Aktivität der Thrombokinase deutlich erhöht. Während eine wäßrige Emulsion von frischem Kaninchenhirn menschliches Plasma in 16—25 sec zum Gerinnen bringt, bewirkt das nach der Acetonmethode gewonnene Präparat schon in 11—12$^1/_2$ sec die Gerinnung. Thrombokinasepräparate von geringerem Aktivitätsgrade sollen nicht verwendet werden. Die Entwässerung mit Aceton führt außerdem zu Präparaten von viel konstanterer Wirksamkeit.

Die Thrombokinase wird durch Luftoxydation zerstört. Läßt man Kaninchengehirn in trockenem Zustand an der Luft stehen, so wird es allmählich gelb, wobei die Aktivität abnimmt. Im Vakuum hält sich das Präparat über 2 Jahre unverändert.

Eine sehr brauchbare Methode der Prothrombinbestimmung für klinische Zwecke haben auch PLUM und DAM sowie FEHMERS und MASTENBROEK, SCHMID und WEISSEL, eine Mikromethode LETULLE und MATHÉ, und eine Schnellmethode PEDRAZZINI, SALVIDIO und KOLLER angegeben. Eine Zweiphasenmethode wurde von WARNER, BRINKHOUS und SMITH sowie später von RIEBEN entwickelt, deren Prinzip darin besteht, daß das Prothrombin durch Einwirkung von Thrombokinase und Ca-Ionen zunächst in Thrombin übergeführt wird, wonach dieses

---

[1] QUICK: Amer. J. med. Sci. **92** (1940).

aktivierte Ferment in der isolierten 2. Phase einer Fibrinogenlösung zugesetzt wird. Ob dabei tatsächlich die Behauptung SCHULTZEs zu Recht besteht, daß in der 1. Phase der Aktivator, also der Faktor V, und in der 2. Phase das eigentliche Prothrombin erfaßt wird, bedarf noch der Nachprüfung. Jedenfalls ist die Methode für eine exakte Bestimmung des eigentlichen Prothrombins bedeutend zuverlässiger als die übliche Einphasenmethode. Eine klinisch verwertbare Methode zur Faktor-V-Bestimmung gibt es bisher noch nicht.

3. **Der Prothrombinkonsumptionstest** (QUICK). Mit Hilfe dieses Testes wird das im Laufe des Gerinnungsvorganges verbrauchte Prothrombin bestimmt. Technisch geht man dabei so vor, daß man Blut aus der Vene entnimmt, und stehen läßt. 1 bzw. 4 und 24 Std nach der Blutentnahme wird aus 0,1 cm³ des überstehenden oder abzentrifugierten Serums nach Zusatz von 0,1 Fibrinogen, 0,1 Thrombokinase die Prothrombinzeit bestimmt. Bei Gesunden sieht man dabei eine starke Abnahme des Prothrombingehaltes, während bei Kranken mit Gerinnungsstörungen die Abnahme des Prothrombingehaltes nur sehr geringfügig ist[1].

4. **Die Rekalzifizierungszeit** (LEE und VINCENT): Neben der Bestimmung der Prothrombinzeit kann unter bestimmten Voraussetzungen auch die Kenntnis der Rekalzifizierungszeit von großer Bedeutung sein. Dabei geht man nach SCHOCH technisch folgendermaßen vor: Venenblut, das bei der Entnahme durch Zusatz eines Zehntel seines Volumens Natriumoxalatlösung ungerinnbar gemacht worden ist, wird zentrifugiert und das Plasma abpipettiert. Anschließend wird 0,1 cm³ Plasma mit 0,1 Aqua dest. gemischt und 1 Min. im Wasserbad bei 38⁰ gehalten. Nach dieser Zeit werden 0,1 cm³ einer Calciumchloridlösung (0,548 g $CaCl_2$ auf 100 cm³ Aqua dest.), die vorher ebenfalls auf 38⁰ erwärmt ist, zugegeben. Mit einem vorher ausgeglühten Platindraht fährt man alle Sekunden durch das Gemisch, bis der 1. Fibrinfaden am Draht hängen bleibt. Die Zeitdauer zwischen Zusatz der Calciumchloridlösung und dem Auftreten des 1. Fibrinfadens wird als Rekalzifizierungszeit bezeichnet.

5. **Die Retraktion des Blutkuchens**, die eine Funktion der Blutplättchen ist, wird besser als im gewöhnlichen Reagensglas, in dem auch normalerweise die Retraktion manchmal ausbleibt, im Uhrschälchen oder Brillenglas anschließend an die eben dargestellte Gerinnungsprüfung nach FONIO beobachtet. Auch in einem U-Röhrchen von 1 mm lichter Weite läßt sich die Retraktion gut darstellen (KAZNELSON). Die genaue quantitative Bestimmung erfolgt im Retraktilometer nach FONIO oder nach VAN ALLEN. FONIOs Retraktilometer ist ein Glasröhrchen von $1/2$ cm Durchmesser und 1 cm³ Inhalt, das innen jeweils mit Nujol paraffiniert wird. Der Grad der Retraktion wird nach 24 Std in der Weise gemessen, daß man den Abstand der oberen Gerinnungsgrenze vom Flüssigkeitsspiegel in Millimetern angibt. Eine weitere Methode wurde von ZAHN angegeben und von GLEISS leicht modifiziert. Mit ihrer Hilfe wird die bei der Retraktion des Blutkuchens ausgepreßte Serummenge bestimmt. Weitere Methoden wurden von HIRSCHBOECK und LUNDSTEEN ausgearbeitet.

6. **Die Blutungszeit** (nach DUKE). Eine FRANKEsche Nadel wird 4 mm tief eingestellt und damit in die Fingerbeere oder in das Ohrläppchen eingestochen. Die heraustretenden Blutstropfen werden mit Hilfe eines Stückes Filtrierpapier so aufgenommen, daß der Wundrand selbst nicht mit Papier berührt wird. Normalerweise steht die Blutung bei stets kleiner werdender Tropfengröße nach 2—3 Min. ROSKAM hat gezeigt, daß zwischen Fingerbeere und Ohrläppchen nicht selten starke Differenzen der Blutungszeit, besonders unter pathologischen

---

[1] Einzelheiten der Technik finden sich bei QUICK: Amer. J. Med. Sci. **214**, 272 (1947) und bei QUICK u. FAVRE GILLY: Blood **4**, 1281 (1949).

Bedingungen, auftreten, so daß es empfehlenswert ist, immer an diesen beiden Stellen gleichzeitig die Blutungszeit zu untersuchen. Man kann nach dem ersten Versiegen der Blutung die Wundränder nochmals auseinanderzerren; dadurch läßt sich beim Gesunden die Blutungszeit um 1—2 Min. verlängern, während man bei Thrombopenien wieder neue, stark verlängerte Blutungszeiten erhält. Da, wie APITZ zeigen konnte, beim Einstich mit der FRANKschen Nadel Arterien und Venen in wechselndem Maße durchtrennt werden, sind die gefundenen Werte nur beschränkt verwertbar. Eine sehr exakte Methode für wissenschaftliche Zwecke mit statistischer Auswertung wurde von PAUWEN, ROSKAM und Mitarbeitern ausgearbeitet.

7. Die Zählung der Blutplättchen. Zur Erkennung gröberer Abweichungen der Plättchenzahl genügt bereits die Durchsicht eines gewöhnlich gefärbten dünnen Ausstrichpräparates. Normalerweise treffen auf 1000 Erythrocyten 40—60 Plättchen bei normaler Erythrocytenzahl, oder auf einen Leukocyten etwa 20—30 Plättchen. Das genügt zur groben Orientierung. Genauer ist die altbewährte Methode nach FONIO.

Man bringt einen Tropfen einer 14%igen $MgSO_4$-Lösung auf die sorgfältig gereinigte Haut der Fingerbeere, sticht durch den Tropfen hindurch, mischt mit dem Objektträger oder mit einem Glasstäbchen das Blut und die $MgSO_4$-Lösung durcheinander und streicht in gewohnter Weise aus. Man färbt nach der Originalvorschrift FONIOS 1—1$^1/_2$ Std lang mit GIEMSA-Lösung durch. Es genügt aber auch, mit der gewöhnlichen kombinierten Färbung nach PAPPENHEIM (s. S. 66) zu färben, wobei man die GIEMSA-Lösung etwas stärker nimmt. Man zählt mit Ölimmersion unter Verwendung einer kleinen quadratischen Ocularblende 1000—4000 Erythrocyten durch und bestimmt die darauf entfallende Zahl der Plättchen. Durch gleichzeitige Zählung der Erythrocyten in der Zählkammer wird so indirekt die Anzahl der Plättchen in Kubikmillimeter errechnet. Die Methode ergibt im Durchschnitt 200000—300000 Plättchen.

Ein sehr brauchbares Verfahren beruht in der Anwendung der *Vitalfärbung*, wobei man gleichzeitig Reticulocyten und Thrombocyten zählt. Eine derartige Methode wurde von mir und OORTGIESE angegeben; sie ist S. 66 eingehend beschrieben. Eine Schnellmethode wurde von NEUMANN und MONREAL entwickelt.

Viel höhere Plättchenzahlen erhält man mit der Methode von HOFMANN-FLÖSSNER. Hierzu werden 30 Tropfen einer dazu bereiteten Thyrodelösung mit 4—6 Tropfen einer frisch filtrierten 1⁰/₀₀igen Sublimatlösung in physiologischer NaCl-Lösung in einem Paraffinschälchen gemischt. In das Schälchen läßt man aus einer größeren Stichwunde einen hervorquellenden Blutstropfen fallen, mischt mit einem mit Wachs überzogenen Glasstäbchen durch und zählt das Verhältnis der Thrombocyten zu den Erythrocyten in der Zählkammer. Die Normalwerte liegen zwischen 600000 und 900000.

Eine direkte Zählkammermethode stellt die Thrombocytenzählung nach THOMSEN dar, zu welcher Venenblut benutzt wird. JÜRGENS hat diese Methode als Hautblutmethode entwickelt.

Durch die paraffinierte Haut der Fingerbeere wird 3 mm tief eingestochen und der hervorquellende Blutstropfen mit einer 0,1 cm³ fassenden Pipette, die vorher bis 0,01 cm³ mit 10%igem Natrium citricum beschickt ist, bis zur Marke 0,09 cm³ aufgezogen und zuletzt nochmals 0,01 der Citratlösung nachgezogen. Der Pipetteninhalt wird sodann in ein Senkungsröhrchen eingeblasen und dieses nach Verschluß durch die Gummidichtung so lange stehen gelassen, bis sich $^1/_3$ der Blutmenge als Plasma abgesetzt hat. Letzteres wird dann mit einer Lymphocytenpipette bis Marke 0,05 angesaugt und eine Lösung von 0,9%igem Natrium citricum 100,0, Formalin 40%ig 2,0 und etwas Brillantkresylblau nachgezogen. Nach gutem Durchmischen wird eine THOMA-ZEISSsche Zählkammer mit dem Pipetteninhalt beschickt und nach Absetzenlassen werden die Thrombocyten direkt ausgezählt. Die Normalwerte liegen zwischen 450000 und 800000, im Mittel bei 650000.

8. Das qualitative Plättchenbild (nach JÜRGENS). Je nach dem Reifegrad werden folgende normale Plättchenformen unterschieden:

1. Jugendformen: normal groß, geringe Granulationen, bläuliches Protoplasma.
2. Normale Plättchen.

3. Altersformen: normal groß, reichlich grobe, zum Teil pyknotische Granulationen, rötliches Plasma, Vacuolen.

4. Reizformen: vergrößerte Plättchen, oft Ketten-, Schwanz- oder Wurstformen, reichliche Granulationen.

Dazu kommen noch folgende pathologische Plättchenformen:

a) Unreife Jugendformen (blaue Plättchen): geringe bis fehlende Granulationen, Plasma blau, wabig, Vacuolen.

b) Degenerierte Formen: starke Anisocytose, Riesenplättchen, daneben Mikroplättchen, geringe bis fehlende Granulationen, grau-rötliches Plasma, Vacuolen.

c) Pathologische Reizformen: riesengroße Plättchen, reichlich feine Granulationen, Plasma rötlich bis bläulich.

d) Stammformen (Thromboblasten): stark vergrößerte Plättchen, große, runde Riesenformen mit Kern oder kernlos, grobe bis feine Granulationen, stark basophil.

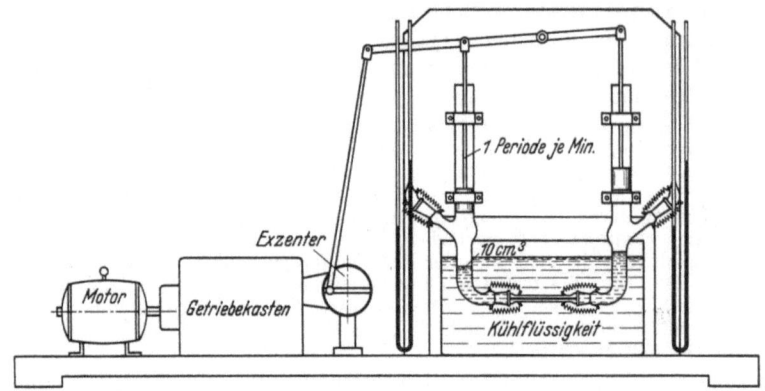

Abb. 413. Schema des Capillarthrombometers. (Nach MORAWITZ und JÜRGENS.)

Die sämtlichen pathologischen Plättchenformen stammen von ebenso pathologisch gestalteten Riesenzellen ab.

9. Funktionsprüfungen der Plättchen. a) Die Prüfung wird nach JÜRGENS und NAUMANN wie folgt durchgeführt: die Thrombocyten werden dem überstehenden Plasma einer sedimentierenden Blutprobe eventuell nach vorherigem Zentrifugieren entnommen und im hängenden Tropfen untersucht. Normale Agglutination nach 3—4 Min. Verlängerung der Agglutinationszeit bei Thrombopenien und bei Thrombopathien; Verkürzung bei Thrombocytosen.

b) *Prüfung der Thrombosezeit im Capillarthrombometer nach* MORAWITZ *und* JÜRGENS. Die Konstruktion und Wirkung des Instrumentes geht aus nachstehender Abb. 413 hervor. Das Prinzip besteht darin, daß frisch nur mit paraffinierten Instrumenten und Gefäßen entnommenes Venenblut (10 cm³) durch eine in einem Wasserbad befindliche Capillare bei 18⁰ C mit Hilfe einer automatischen Pumpeinrichtung abwechselnd hin- und hergetrieben wird. Die Drucke, mit denen das Blut bewegt wird, können durch 2 seitlich angebrachte Manometer kontrolliert werden. Das Blut wird dabei in Perioden von je 1 Min. durch die innen mit Flußsäure (Glasschreibtinte) aufgerauhte Capillare getrieben. Dabei kommt es nach einiger Zeit zur Bildung eines Plättchenthrombus in der Capillare, was sich durch Zunahme der Druckschwankungen in den beiden Manometern anzeigt. Ist die Thrombusbildung vollständig, so steigt der Manometerdruck plötzlich hoch an. Normalerweise beginnt die Thrombusbildung nach 2—3 Min. und ist nach 4 Min. vollständig. Bei essentieller Thrombopenie ist die Thrombosezeit trotz der normalen Gerinnungszeit des Blutes ganz bedeutend (40—60 Min.) verlängert. Ähnliche Werte finden sich bei Thrombopathie, während bei Hämophilie die Thrombosezeit trotz enorm verlängerter Gerinnungszeit normal ist.

10. Die Thrombelastographie. Eine geistreiche Methode, die bei äußerst geringer Fehlerbreite genaue Zahlenangaben über die Zeitdauer der einzelnen Gerinnungsphasen gestattet, wurde neuerdings von HARTERT angegeben. Er ging davon aus, daß — teleologisch gesehen — die elastische Festigkeit das zunächst wichtigste Merkmal des Fibrinthrombus ist. Das Verfahren beruht auf der fortlaufenden Messung der Scherelastizität des entstehenden, des fertigen und des in der Fibrinolyse sich wieder auflösenden Fibrinthrombus in ein und derselben Blut- oder Plasmaprobe.

Abb. 414 zeigt schematisch einen Thrombelastographen[1]), der aus einer auf 37° geheizten Mikrocuvette aus V2A-Stahl und einem zylindrischem Stift aus gleichem Material besteht, welcher torsionselastisch aufgehängt ist und frei in die Cuvette hineinragt. Die Cuvette wird zur Bestimmung mit 0,3 cm^3 des Gerinnungssubstrates gefüllt und dann mit Paraffinöl überschichtet. Die durch einen Synchronmotor angetriebenen intermittierenden langsamen Hin- und Herbewegungen der Cuvette können sich erst dann auf den Stift übertragen, wenn die an den unbenetzbaren Wandungen sehr festhaftenden Fibrinmoleküle eine erste Brücke zwischen Stift und Cuvette geschlagen haben. Die Stiftbewegung, die von Viscositätsänderungen des Gerinnungssubstrates unbeeinflußt bleibt, ist in ihrer Größe der Ausdruck des Gleichgewichts zwischen der elastischen Kraft der Stiftaufhängung und der Scherelastizität des jeweils gebildeten Fibringerinnsels. Im Verlauf der Gerinnung kommt es zu einer wachsenden Verdrehung des Stiftes. Die Reaktionszeit gilt als verstrichen, wenn die Stiftdrehung in den Ruhepausen der Cuvettenbewegung (je 1 sec an jedem Ende jeder Elongationsstrecke) $^1/_{100}$ der Cuvettendrehung erreicht hat. Die Cuvettenbewegungen haben dabei einen so kleinen konstanten Winkel, daß das Fibringerüst weder in seiner Struktur verändert wird, noch in einer der Gerinnungsphasen abreißt. Durch photokymographische Aufzeichnung der Stiftbewegungen entsteht das Thrombelastogramm (Abb. 415), auf dem nach bestimmten Regeln neben der Reaktionszeit die absolute und die relative Thrombusbildungsgeschwindigkeit („Gerinnungszeit"), die maximale Thrombuselastizität (tabellarisch umgerechnet in lineare Elastizitätswerte), die nichtfibrinolytische Thrombuserschlaffung und schließlich die Fibrinolyse abgegriffen bzw. berechnet werden kann.

Dadurch, daß die Retraktion des Gerinnsels von der Cuvetten- bzw. Stiftoberfläche verhindert wird, führt die Anwesenheit normaler Thrombocyten zu einer aktiven Spannungsvermehrung im Gerinnsel, welche den Stiftausschlag bis zum „Gerinnungsende" stetig in einem Maße vergrößert, wie das — bei gleicher Fibrinmenge — ohne Thrombocyten nicht der Fall wäre (Normalausschlag $^1/_2$ der Cuvettendrehung). Sind die Thrombocyten im Gerinnungssubstrat unter etwa 10000/mm^3 vermindert, so kommt es zu einem stärkeren Absinken der maximalen Thrombuselastizität, das bei völligem Fehlen der Thrombocyten weniger als $^1/_{10}$ der Norm betragen kann. Es wurde so nachweisbar, daß die Retraktion bzw. die ihr zugrunde liegende Spannungsvermehrung sofort mit Gerinnungsbeginn einsetzt, aber erst mit der Zunahme der Fibrinmasse so stark anwächst, daß die üblichen Verfahren zur Retraktionsmessung auf sie ansprechen.

Als Ursache der Retraktionsspannung nimmt HARTERT ein stoffliches Prinzip in den Thrombocyten, das Thromboglutin, an, dessen Effekt die noch frischen thixotropen Fibrinfasern in unmittelbarer Nähe der Thrombocyten unter Freiwerden von Eiweiß erweichen und zum Teil mit in die Thrombocytenmasse einbeziehen, falls dem Gerinnsel Gelegenheit zur Volumverkleinerung gegeben wird. Ist dies jedoch, wie im Thrombelastographen, nicht möglich, so führt die allmählich an der Fibrinfaser weiterwandernde Thromboglutinwirkung zu einer Erweichung der Faser außerhalb des Attraktionsbereichs des einzelnen Thrombocyten, und es kommt zu einer ausgesprochenen Thrombuserschlaffung, die der Fibrinolyse zeitlich vorausgeht, vielleicht auch ein ihr verwandter, zeitlich begrenzter Vorgang ist. Der experimentelle Zusatz von thromboglutinhaltigem frischem Serum zu einem gerinnenden thrombocytenfreien Plasma erniedrigt durch allgemeine Erweichung aller sich bildenden Fibrinfasern deren elastische

---

[1]) Thrombelastographen werden von F. Hellige & Co., Freiburg i. Br., hergestellt.

Festigkeit erheblich. Das Thromboglutin wird in freier Berührung mit Plasma oder Serum in längstens 60 Min. völlig unwirksam.

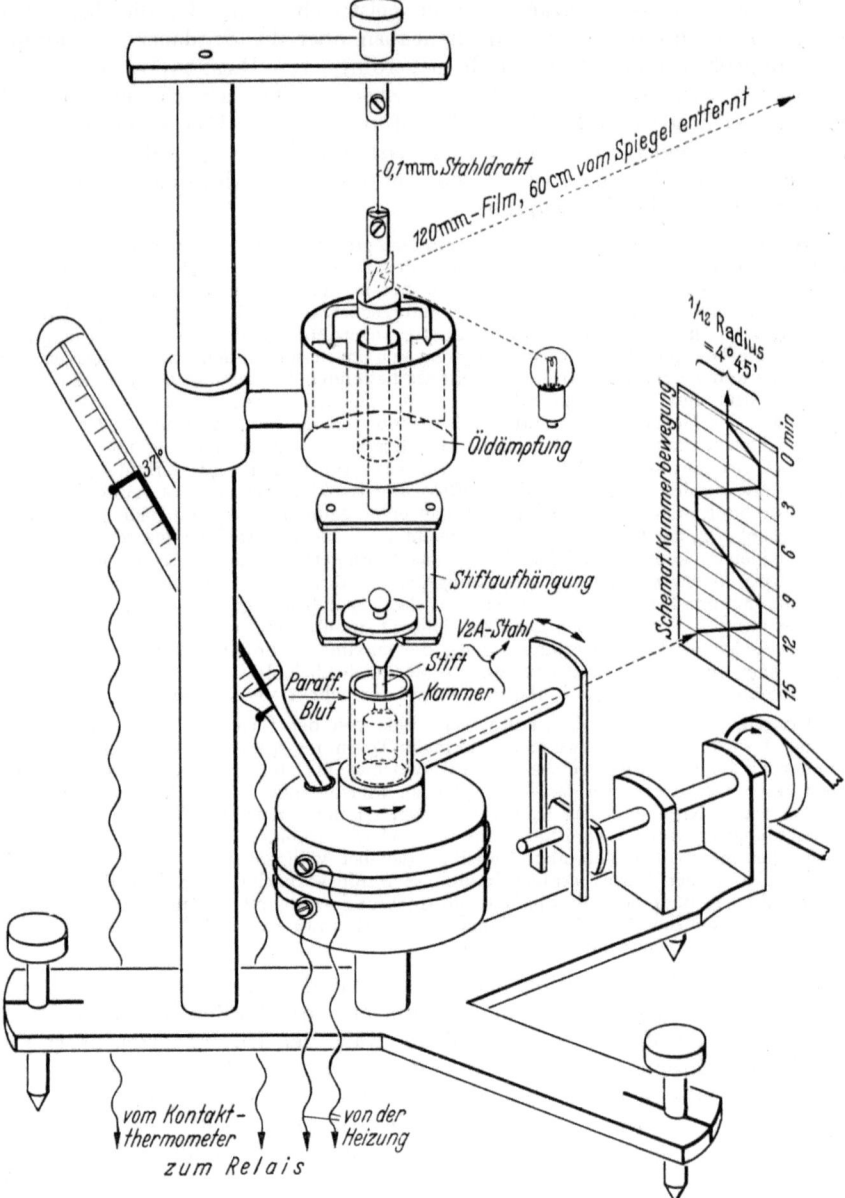

Abb. 414. Schematische Darstellung des Thrombelastographen. (Nach HARTERT.)

Im Gegensatz zu dem die aktive Faserspannung vermehrenden Effekt der Thrombocyten kann die Veränderung der Bluteiweißkörper, wie sie bei hoher Blutsenkung auftritt, durch Vergröberung der Fibrinfasern zu größerer passiver Zugfestigkeit des Gerinnsels führen. Der gleiche Vorgang ist häufig bei sekundären Anämien zu beobachten. (In vitro läßt sich dieser Effekt auch durch Erniedrigung des p_H erzielen.) HARTERT nimmt als Ursache dieser durch vermehrte Grobbalkigkeit erzeugten Festigkeitssteigerung des Fibringerinnsels, die bis über 1000% der Norm betragen kann, die Verminderung eines hypothetischen Fibrinschutzkolloids an, dessen Existenz neuerdings auch durch ein von LÜSCHER und LABHART gefundenes pathologisches $\beta\gamma$-Globulin von fibrinbildungshemmender Eigenschaft wahrscheinlich gemacht wird.

Klinisch von wesentlicher Bedeutung ist die Möglichkeit der *Differentialdiagnose der hämorrhagischen Diathesen* mit dem Thrombelastographen. Die Thrombocytopathien zeigen eine Erniedrigung der Elastizität bis auf Werte, wie sie bei thrombocytenfrei zentrifugierten Plasmata zu finden sind. Dabei ist es gleichgültig, wie groß die Zahl der pathologischen Plättchen ist. M. WERLHOF und M. GLANZMANN ergeben in typischen Fällen das gleiche pathologische Thrombelastogramm. Grad und Verlauf derartiger Erkrankungen, z. B. auch der hämorrhagischen Leukämien, werden mit großer Treue vom Thrombelastogramm wiedergegeben. Hirnblutungen z. B. wurden nur unterhalb eines bestimmten Grenzwertes gefunden. Alle rein vasculären Purpuraformen zeigen ein normales Thrombelastogramm. Die echte Hämophilie und andere Blutungsübel, bei denen die Thrombinbildung verlangsamt ist, äußern sich in langgestreckten Kurven mit entsprechend langer Reaktionszeit. Die Thrombuselastizität wird dabei schließlich jedoch fast immer normal. Quantitativer Prothrombinmangel erzeugt Kurven, deren Form vom Antithrombintiter abhängig ist. Wenn sich an Hand des Thrombelastogramms auch nicht alle hämorrhagischen Diathesen vollständig ausdifferenzieren lassen, so führt es doch

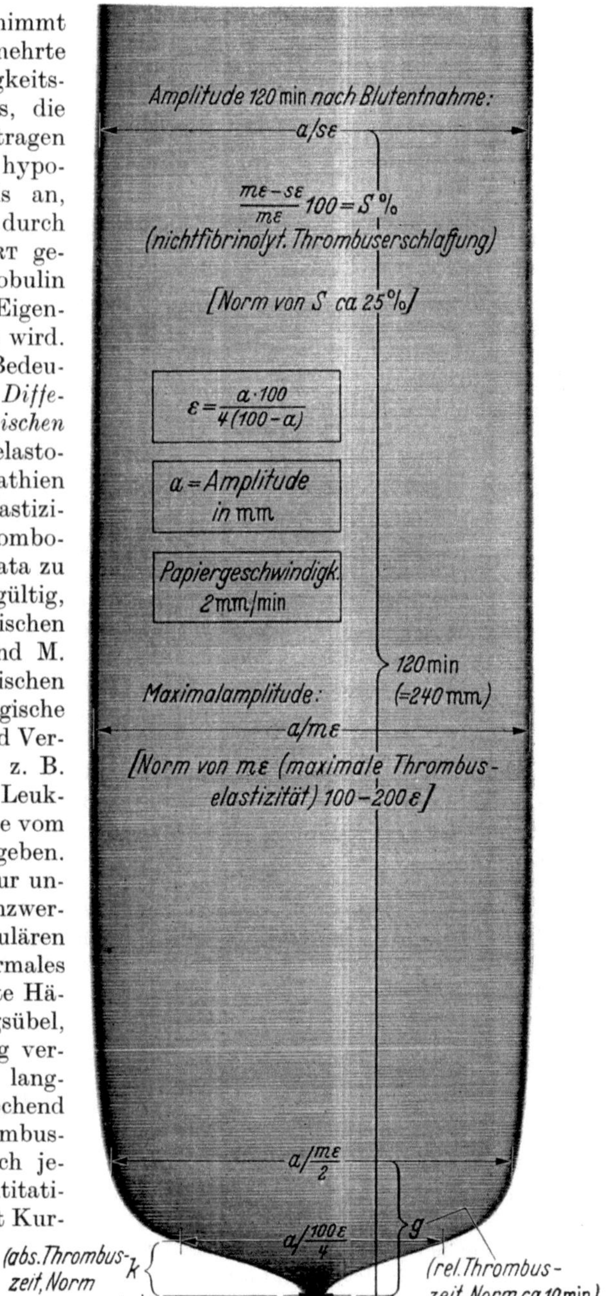

Abb. 415. Normales Thrombelastogramm. (Nach HARTERT.)

immer zu einer Gruppendiagnose. Die Brauchbarkeit der Thrombelastographie als klinische Routinemethode geht schon daraus hervor, daß ein normales

Thrombelastogramm das Vorliegen einer hämatogenen hämorrhagischen Diathese sicher ausschließt.

Bezüglich der Verwendung der Thrombelastographie in der Thromboseprophylaxe sei auf die Originalarbeiten von HARTERT verwiesen.

Die Thrombelastographie ist die bisher einzige Methode, die eine kontinuierliche objektive Aufzeichnung aller Gerinnungsphasen an unverändertem Vollblut erlaubt.

11. Prüfungen der Capillarresistenz. Auch hierfür sind zahlreiche Methoden in Gebrauch. Die wichtigsten und bewährtesten sind folgende:

1. Der RUMPEL-LEEDE*sche Stauungsversuch.* Man legt um den Oberarm eine Stauungsbinde so an, daß der Radialispuls noch zu fühlen ist, und beobachtet, daß etwa nach Ablauf von 3 Min. Blutpunkte in der Ellenbeuge auftreten. Eine genaue quantitative Methode, die auf demselben Prinzip aufbaut, wurde zuerst von GÖTHLIN angegeben. Ihr Prinzip ist folgendes: Eine Blutdruckmanschette wird 5 Min. lang um den Oberarm gelegt bei einem Stauungsdruck von 35 mm Hg und die Zahl der Petechien innerhalb eines Kreises von 60 mm Durchmesser in der Ellenbeuge festgestellt. Nach 1 Std wird der Versuch mit einem Druck von 50 mm Hg wiederholt. Aus beiden Untersuchungen wird der „Petechialindex" berechnet. Bezüglich genauer Angaben verweisen wir auf die Originalarbeiten von GÖTHLIN, ferner von SHANNO sowie HEIN.

2. Die KOCH*sche Stichprobe* wird so ausgeführt, daß man mit 4 Nadelstichen ein Rechteck von 2 cm³ aussticht und auch das Zentrum durch einen Stich markiert. Beim Gesunden sieht man am folgenden Tag keine Veränderungen oder nur leichte Hyperämie, bei hämorrhagischen Diathesen dagegen Blutaustritte.

3. Der HECHT*sche Saugversuch* beruht darauf, daß man in einem aufgesetzten Schröpfkopf von 3—4 cm Durchmesser mit Hilfe einer angesetzten Wasserstrahlpumpe einen Unterdruck erzeugt und diesen auf verschiedene Hautstellen einwirken läßt. Bei hämorrhagischen Diathesen treten dabei Hautblutungen auf. Aus der Zeitdauer der Einwirkung und aus der Größe des Unterdruckes läßt sich ein zahlenmäßiger Maßstab für den Grad der Gefäßdurchlässigkeit gewinnen.

4. Der Klopf- und Kneifversuch. In sehr einfacher Weise kann man durch Beklopfen der Haut auf einer knöchernen Unterlage (Brustbein) mit dem Perkussionshammer eine Hautblutung hervorrufen, falls eine hämorrhagische Diathese vorliegt. In derselben Weise wirkt das Kneifen einer Hautfalte, am besten unterhalb des Schlüsselbeins (JÜRGENS).

B. Die Pathologie der Blutgerinnung und Blutstillung.

Wie schon in dem S. 764 angegebenen Gerinnungsschema dargestellt wurde, sind eine Reihe von Blutungskrankheiten bekannt, in denen eine Störung der normalen Blutgerinnung im Vordergrund steht. Es gehören hierher die Hämophilie, die hereditären und erworbenen Fibrinogenopenien und die Gerinnungsstörungen durch Prothrombinmangel. Dazu kommen neuerdings noch Gerinnungsstörungen durch Mangel an Faktor V und durch übermäßige Bildung von Antithrombin. APITZ faßt diese Gerinnungsstörungen gemeinsam mit denen gestörter Plättchenzahl oder -funktion in eine Gruppe der „dysthrombischen Blutungsübel" zusammen und stellt sie der Gruppe der „angiopathischen Blutungsübel" gegenüber. Wir möchten vorerst aus klinischen Gründen die Gruppe der thrombocytären Blutungsübel als gesonderte Gruppe bestehen lassen.

I. Hämorrhagische Diathesen mit Gerinnungsstörung des Blutes.
1. Die echte Hämophilie (Bluterkrankheit).

Definition und Vorkommen. Die Hämophilie stellt eine hinsichtlich Klinik, Blutgerinnungsstörung und Erbgang eindeutig charakterisierte Erbkrankheit dar, welche sich von den übrigen hämorrhagischen Diathesen mit aller Schärfe abtrennen läßt und auch nicht durch Übergänge mit diesen verbunden ist. Sie ist ein selbständiges Krankheitsbild sui generis; seinen Namen erhielt die Erkrankung durch SCHÖNLEIN, der die Krankheit bereits ausführlich beschrieb; NOSSE entdeckte die Geschlechtsbindung und Übertragung durch die Mütter. Ältere Berichte über Bluterfamilien in Amerika lieferte FORDYCE. Die Erkrankung kommt in allen Ländern, aber vorwiegend bei der weißen Rasse vor. Auch in den Ländern der gelben Rasse, besonders in Japan, aber auch in China, sind bereits mehrfach Bluterfamilien beobachtet. In jüngster Zeit wurden auch sichere Fälle bei Negern gesehen, die bisher als hämophiliefrei galten (PACHMANN). Sie tritt gewöhnlich schon in jugendlichem Alter in Erscheinung; nur in seltenen Fällen wird die Krankheit erst jenseits des 20. Lebensjahres manifest.

Die Symptomatologie der Bluterkrankheit ist durch die schwere Stillbarkeit traumatischer Blutungen, sowie durch die leichte Auslösbarkeit von Blutungen schon durch geringfügigste Anlässe charakterisiert. Die Blutungsneigung tritt bereits in den ersten Lebenstagen, manchmal schon bei der Geburt, besonders bei Durchtrennung der Nabelschnur, in Erscheinung. Häufig führt der Zahndurchbruch zur ersten Manifestation der Erkrankung (SCHLOESSMANN) oder die ersten Gehversuche des Kindes rufen ein Blutergelenk hervor. Aber es gibt auch spätere Manifestationen in der Zeit der Pubertät oder kurz danach. Im allgemeinen nimmt mit zunehmendem Lebensalter die Heftigkeit der Blutungserscheinungen ab. Dementsprechend fällt der Blutertod in der Mehrzahl der Fälle vor das 3. Lebensjahrzehnt, wenn auch vereinzelt Todesfälle noch im 5. oder 6. Jahrzehnt beobachtet worden sind. Die Traumen, die zu einer tödlichen Blutung Anlaß geben, sind sehr vielfältige: Voran steht das Zahnziehen, daneben andere ärztliche Verrichtungen, wie Katheterisieren, Stich ins Ohrläppchen zur Hb-Bestimmung, Umklappen der Bindehaut des Auges, Venenpunktionen u. a. Vielfach ist das Trauma so geringfügig, daß es nicht bemerkt wird. Die Blutung erscheint dann als Spontanblutung. Solche finden wir am häufigsten in der Nasen- und Mundschleimhaut, ferner im Unterhautzellgewebe, so daß riesige schmerzhafte Hämatome entstehen, die irrtümlich nicht selten als Phlegmonen gespalten werden, ferner in der Muskulatur, besonders im Ileopsoas, sodann in den Gelenkhöhlen (Blutergelenke), nicht selten sind auch Blutungen ins Nierenlager, welche mächtige perirenale Tumoren bilden können. Sogar subseröse Blutungen in die Bauchhöhle wurden gesehen (BRAUN). Seltener sind Blutungen im Zentralnervensystem, doch sind Fälle mit Blutergüssen im Duralsack (FEISSLY und SCHLOESSMANN), in den Rückenmarkszentralkanal (SEDDONS) und intrakraniell (FONIO) mit entsprechenden nervösen Ausfalls- oder Reizerscheinungen beobachtet. Wir verloren einen Hämophilen an der Med. Klinik Jena durch eine massive Blutung in das Centrum semi-ovale rechts. Periphere neurologische Läsionen entstehen nicht selten durch Kompressionswirkung von Hämatomen; diese kann so stark werden, daß sogar Hauptarterien zusammengedrückt werden und eine konsekutive Gangrän entsteht. Recht selten sind auch Blutungen der inneren Organe, der Schleimhäute der Harnwege, des Magen-Darmkanals und der Luftwege. Am häufigsten kommt noch Hämaturie vor, während Hämatemesis, Melaena und Hämoptoe bei Blutern zu den größter Ausnahmen gehören. Dabei ist es interessant, daß es in den ableitender

Harnwegen bei Hämaturie häufig zu einer Thrombusbildung mit kolikartigen Beschwerden kommt. Nach TOCANTINS und Mitarbeitern ist diese Thrombenbildung auf eine gerinnungsfördernde Wirkung des Urins zurückzuführen. Für die Hämophilie ist es weiterhin charakteristisch, daß die multiplen kleinen Haut- und Schleimhautblutungen, die für den Morbus Werlhof bezeichnend sind, stets fehlen.

Sehr charakteristisch ist das Verhalten der hämophilen Schleimhautblutung: zunächst kommt es bei einer Schleimhautwunde zu einer intensiven und lange anhaltenden Blutung; allmählich aber bildet sich ein weiches matschiges Gerinnsel, das die profuse Blutung zum Versiegen bringt. Aber der Verschluß ist äußerst unvollkommen. Unter dem Gerinnsel sickert das Blut auch weiterhin stunden- und tagelang heraus, so daß sich allmählich ein schwerer Zustand hochgradiger Blutarmut entwickeln kann. Der Kranke wird dann müde, apathisch; er klagt über Durst, ist sich aber oft der Gefahr der Stunde nicht bewußt. Im Stadium höchsten Blutverlustes tritt oft noch die endgültige Stillung ein, um die sich vorher der Arzt mit zahlreichen Stillungsmitteln vergeblich bemüht hat. Recht häufig kommt es zu einem Rezidiv, oft nachdem die Blutung viele Tage stand. Die neuerliche Blutung tritt besonders dann ein, wenn die schwammigen lockeren Gerinnsel weggespült werden. Man sieht schon aus dieser klinischen Schilderung, daß die Störung in der 2. und 3. Phase der Blutstillung sitzt: es kommt nicht zur Ausbildung einer festen physiologischen Ligatur, weil eine feste Gerinnselbildung fehlt.

Besonders bezeichnend für die Bluterkrankheit sind die *Gelenkblutungen*, der rezidivierende Hämarthros, der zwar nicht bei allen Blutern, aber doch bei der Mehrzahl derselben oft mit besonderer Ausprägung in einer Blutersippe, auftritt. Nach geringfügigsten Anlässen, die oft kaum über die physiologische Beanspruchung hinausgehen, kommt es zur Blutung ins Gelenk, das in kurzer Zeit oft mächtig anschwillt. Am häufigsten sind Knie- und Ellenbogengelenke betroffen. Die mächtige Schwellung, die sekundär sich einstellende Entzündung, die starken Schmerzen und das Resorptionsfieber täuschen oft das Bild einer rheumatischen Arthritis vor. Die immer wieder rezidivierenden Blutungen in ein und demselben Gelenk, wobei die vorausgehende Blutung der folgenden durch Gefäßschädigung den Weg bahnt, führen allmählich zu schweren und typischen Gelenkveränderungen, die durch zahlreiche Arbeiten eingehend studiert sind (KOENIG 1882, SCHLOESSMANN, CHIARI u. a.). Neuere zusammenfassende Darstellung der Röntgenbefunde von BERG und HERZOG sowie GÜNSEL. FRANZ KOENIG hat die klassische Einteilung in die 3 Stadien der Blutergelenke geschaffen: 1. Das Stadium der ersten Blutung, das nur durch den unter hohem Druck stehenden Gelenkerguß gekennzeichnet ist. 2. Das Stadium der reaktiven Entzündungsvorgänge (Panarthritis), gekennzeichnet durch Knorpel- und Knochenusuren, sowie durch Einlagerung von Eisenpigment. 3. Das regressive Stadium, das zu schweren Knochenzerstörungen, zur Schrumpfung der Gelenkkapsel, zu begleitenden Atrophien der Muskulatur, zu schweren Deformierungen mit Subluxationen, Kontrakturen und Ankylosen führt und der „Arthritis deformans" weitgehend ähnlich ist. Diese Gelenkprozesse machen den Bluter schließlich zum Krüppel, welcher der sozialen Fürsorge anheimfällt. Röntgenologisch gleicht das Blutergelenk in diesem Endstadium weitgehend der gewöhnlichen deformierenden Arthritis, jedoch mit charakteristischen und differentialdiagnostisch wichtigen, besonderen Merkmalen: diese bestehen in extraartikulär gelegenen Schattierungen, die durch Eiseneinlagerung bedingt sind, sowie in eigenartigen rundlichen Aufhellungen in der Spongiosa der Gelenkenden. Diese cystenartigen Aufhellungen gehen oft ineinander über und stellen arkadenähnliche Figuren dar, die von einer scharfen Randlinie umgrenzt sind. Wahrscheinlich handelt es sich dabei um intraossale Hämatome (PETERSEN, SCHLOESSMANN) (Abb. 416). ZELDENRUST, KOOREMAN und HECHT sahen nach intraossalen Blutungen ein fast vollständiges Verschwinden eines Mittelfingerknochens der rechten Hand.

Sehr charakteristisch für den Verlauf der Bluterkrankheit sind die *Schwankungen der Blutungsneigung*. Kranke, die zu manchen Zeiten aus den geringfügigsten Wunden sich fast verbluten, können zu anderen Zeiten große operative Eingriffe ohne nennenswerte Blutung überstehen. Die Kranken machen selbst die Beobachtung, daß Perioden fast völliger Beschwerdefreiheit mit solchen gehäufter Spontanblutungen abwechseln, ohne daß irgendwelche exogenen Einflüsse deutlich wären. Auch die Gerinnungszeit des Blutes kann großen Schwankungen unterliegen und kann vorübergehend fast normal sein, wie ich selbst beobachtet habe. Meist werden klimatische Faktoren oder endokrine Momente dafür verantwortlich gemacht. Die Zeit der Pubertät gilt als besonders gefährlich. Bekannt ist, daß nach schwersten Blutungen häufig eine deutliche Besserung auftritt.

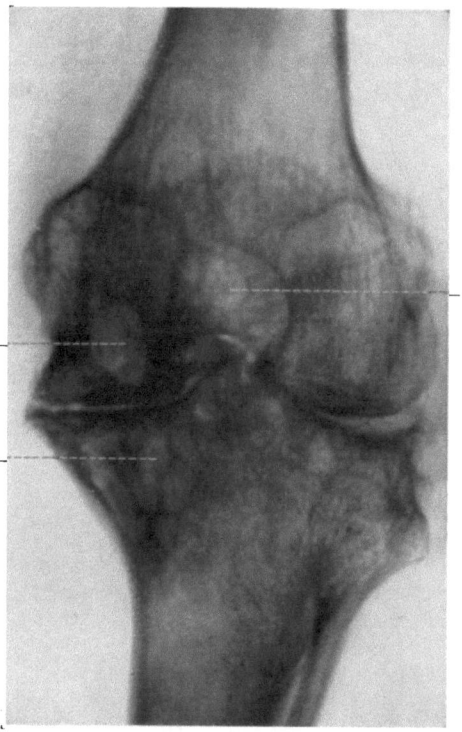

Abb. 416. Röntgenbild eines Blutergelenkes. Knieaufnahme II. Regressives Stadium mit Ankylose und Vacuolenbildungen. *1* Vacuole im Cond. int. femoris, geschlossen. *2* Vacuole oberhalb der Fossa intercondyloidea mit scharf umschriebenem Rand nach dieser zu offen. *3* Kleine Vacuole im Cond. int. tibiae. (Nach SCHLOESSMANN.)

Auch sind die Besonderheiten des klinischen Bildes der Bluterkrankheit nicht selten erbbedingt. So gibt es Bluterfamilien, bei denen Blutergelenke nie vorkommen (SCHLOESSMANN), während in anderen Familien sämtliche Hämophile auch Blutergelenke zeigen. Auch die Schwere des Krankheitsbildes, sowie der Zeitpunkt der ersten Manifestation ist bei den einzelnen Blutersippen häufig erbmäßig festgelegt. Der *Knochenmarks*befund ist im allgemeinen uncharakteristisch. Entsprechend den Blutverlusten wird eine Vermehrung der Erythropoese in wechselndem Maße gesehen. KOČÁR beobachtete außerdem eine starke Vermehrung der Megakaryocyten.

Der Erbgang der Hämophilie. Die echte Hämophilie ist eine ausgesprochene Erbkrankheit. Exogene Faktoren haben für die Entstehung der Krankheit kaum einen Einfluß. Die Anlage ist angeboren und bleibt das ganze Leben hindurch bestehen. Die Vererbung erfolgt nach strengen Gesetzen: 1. Es erkranken im allgemeinen nur die männlichen Mitglieder der Familie an schwerer Hämophilie (über weibliches Vorkommen s. u.), während die Frauen gesund sind, oder nur einen Hauch der Krankheit tragen. 2. Die phänotypisch, aber nicht genotypisch gesunden Frauen übertragen die Krankheitsanlage von Vätern oder Müttern auf ihre Kinder weiter, wobei nur die Söhne phänotypisch erkranken. Sie wirken als Konduktorinnen, die ihre krankhafte Erbanlage entweder vom Vater oder von der Mutter her erhalten haben und an die Enkel weitergeben. 3. Die

800 Hämorrhagische Diathesen mit Gerinnungsstörung des Blutes.

gesunden männlichen Familienmitglieder sind auch genotypisch niemals Krankheitsträger und können die Krankheit nicht weitervererben. Dagegen sind die

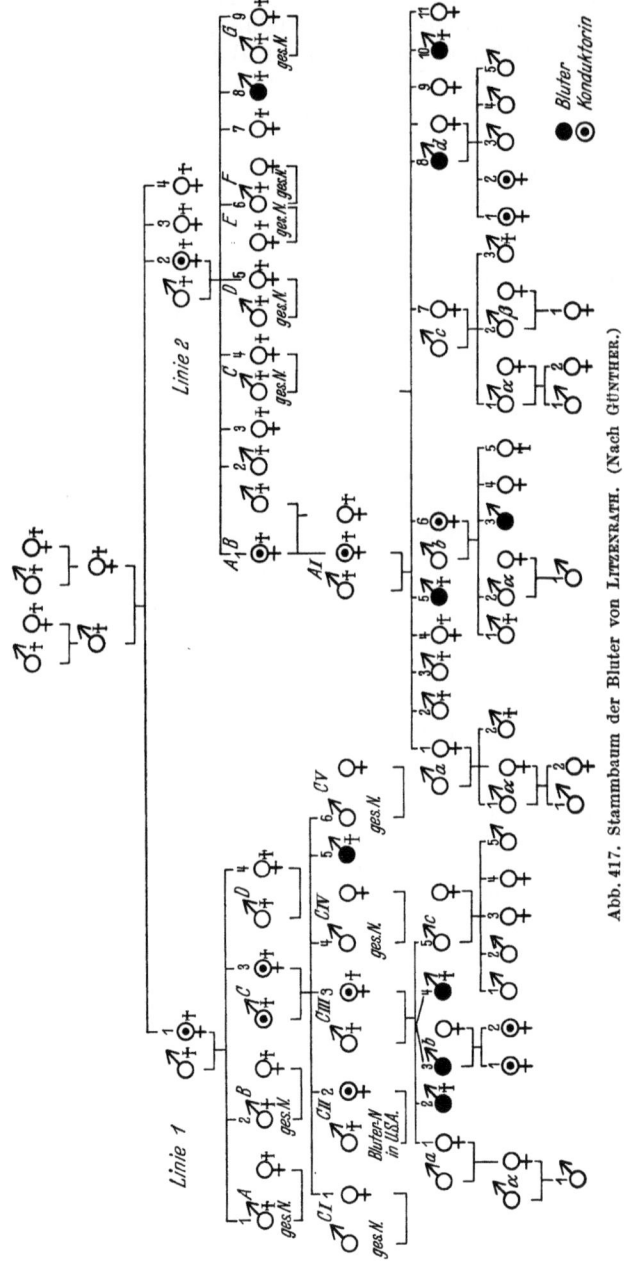

Abb. 417. Stammbaum der Bluter von LITZENRATH. (Nach GÜNTHER.)

Töchter von Blutern immer Konduktorinnen. Die genannten Gesetzmäßigkeiten gehen aus der Betrachtung des beigefügten Stammbaums klar hervor (Abb. 417). So kommt es, daß in einer Familie niemals Vater und Sohn an der Krankheit leiden, wohl aber Brüder oder Vettern, welche über die Mütter verwandt sind.

Theorie der Vererbung. Die geschilderten Gesetzmäßigkeiten entsprechen einem recessiven geschlechtsgebundenen Erbgang, wie er auch bei der Farbenblindheit vorliegt. Die hämophile Erbanlage ist an das Geschlechtschromosom (X-Chromosom) gebunden, wovon das männliche Geschlecht eines, das weibliche Geschlechts zwei besitzt. Der Mann ist in bezug auf das Geschlecht heterozygot (XY), das Weib homozygot (XX). Trifft bei der Befruchtung ein gesundes X-Chromosom mit einem mit der hämophilen Anlage gekoppelten X′-Chromosom zusammen, so wird die hämophile Erbanlage X′ überdeckt (recessive Vererbung), so daß der Phänotyp gesund erscheint, während beim Mann ein Überdecken durch ein gesundes X-Chromosom nicht möglich ist, so daß der Mann immer phänotypisch krank ist. Jeder männliche Bluter besitzt also das Chromosomenpaar X′Y, jede Konduktorin das Chromosomenpaar X′X. Bei der Paarung eines Bluters mit einer gesunden Frau entstehen also folgende 4 Kinder: X′Y+XX ergibt: X′X, X′X, XY, XY, d. h., es entstehen nur gesunde Söhne und gesunde Töchter; letztere sind aber sämtlich Konduktorinnen, welche die Erbanlage weitervererben. Bei der Paarung einer Konduktorin mit einem gesunden Mann ergibt sich folgendes Bild: X′X+XY=X′X, X′Y, XX, XY, d. h., die Hälfte der Söhne sind Bluter und die Hälfte der Töchter sind Konduktorinnen. Bei der Paarung eines Bluters mit einer Konduktorin, was zwar selten sein wird aber möglich erscheint, würde sich folgendes Bild ergeben: X′Y+X′X=X′X′, X′X, X′Y, XY, d. h., neben Blutern und Konduktorinnen würden auch homozygote, also mit doppelter Bluteranlage belastete Töchter entstehen, welche die Bluterkrankheit auch phänotypisch zeigen müßten, da sie ja keine Überdeckung durch ein gesundes X-Chromosom haben. Ein solcher Fall einer Bluterkonduktorehe wurde neuerdings von APITZ in einer von TREVES beschriebenen, von HANDLEY und NUSSBRECHER neu bearbeiteten Blutersippe nachgewiesen. Aus der Ehe sind tatsächlich 3 homozygote weibliche Bluter hervorgegangen, welche alle klassischen Symptome der Hämophilie aufwiesen. Alle 3 zeigten verstärkte Menstruationsblutungen, eine Schwester hatte 2 Aborte mit langdauernder Blutung. Die vielfach gemachte Annahme, daß die homozygote Bluterveranlagung immer einen Letalfaktor darstelle, muß fallen gelassen werden.

Die Frage, ob es überhaupt weibliche Bluterinnen gebe, war lange Zeit umstritten. Vor allem war es wichtig, andere hämorrhagische Diathesen, welche eine Hämophilie vortäuschen können, auszuschließen. Das ist erst möglich, seit wir eine bessere Erkenntnis der einzelnen Bluterkrankheiten haben. Alle älteren Berichte über weibliche Hämophilie sind deshalb kaum verwertbar. Durch die neueren Untersuchungen eines der besten Kenner der Bluterkrankheit, FONIO, ist aber das Vorkommen echter weiblicher Hämophilie sichergestellt. Einen solchen Fall stellt das im Alter von 3 Jahren an Verblutung verstorbene Mädchen K. S. dar, dessen Erkrankung von FONIO genauestens durchgeprüft ist. Ein zweiter Fall von weiblicher Hämophilie ist von SCHULTZ mitgeteilt. Beide Fälle waren aber keine homozygoten, sondern heterozygote Bluterinnen, bei denen die Erbanlage durch das gesunde Chromosom nicht genügend überdeckt worden ist. Die genauere Durchuntersuchung von Konduktorinnen (SCHLOESSMANN, FONIO, HEYL) hat aber gezeigt, daß in einer größeren Zahl von Fällen doch eine gewisse Blutungsbereitschaft besteht, so daß die Überdeckung durch das gesunde X-Chromosom entweder ungenügend ist oder die Krankheitsanlage eine verschieden starke Durchschlagskraft besitzt, wie wir das auch von anderen recessiven Erbanlagen kennen. JÜRGENS und FERLIN konnten mit Hilfe des Konsumptionstestes auch bei Konduktorinnen einen verminderten Prothrombinverbrauch, also eine leichte Gerinnungsstörung feststellen. Auch die Rekalzifizierungszeit ist bei ihnen deutlich verlängert

(MARX, BAYERLE und JÖRGENS). Die eingehende Untersuchung der Plättchenfunktion und des Thrombingehaltes bei Konduktorinnen durch FONIO hat gezeigt, daß alle Konduktorinnen, gleichgültig, ob bei ihnen eine Blutungsbereitschaft besteht oder nicht, eine völlig normale Plättchen- und Thrombinfunktion besitzen. HEYL fand allerdings in einem Falle eine typische Minderwertigkeit der Plättchen. Gerade umgekehrt verhalten sich die seltenen Fälle von latenter Hämophilie beim Mann: hier ließ sich immer ein hämophiles Plättchenverhalten feststellen. Trotzdem besteht klinische Gesundheit.

Eine weitere Streitfrage betrifft das Vorkommen sporadischer Hämophiliefälle. SCHLOESSMANN nimmt dafür Neuentstehung durch Mutation an. Wahrscheinlicher erscheint mir FONIOS Ansicht, daß es sich dabei um eine Manifestation bei vorausgegangener latenter Vererbung handelt. Er konnte neuerdings zusammen mit PASSET 24 Stammbäume mit sporadischer Hämophilie aufstellen, in denen 30 Blutersöhne vorhanden waren. Bei einem Drittel der Konduktorinnen, war eine deutliche Blutungstendenz, zum Teil mit Verlängerung der Gerinnungszeit nachweisbar, was auf eine latent vorhandene hämophile Erbanlage hinweist. Zu ähnlichen Ergebnissen kommt auch DYGGVE auf Grund eigener Untersuchungen.

Kinderhäufigkeit und Blutgruppenbindung. Es ist eine auffallende Tatsache, daß die Hämophiliesippen einen abnormen Kinderreichtum zeigen. Man hat daraus auf eine Koppelung mit einem Fruchtbarkeitsfaktor geschlossen; wahrscheinlicher ist es, daß es sich um eine gewollte Geburtenregelung handelt, die bei den vielen kranken Kindern aus dem Wunsche nach gesunden Kindern entspringt. Mehrfach wurde auch eine Koppelung des Hämophilie-gens mit einer bestimmten Blutgruppe angenommen. So glaubte KUBANYI festgestellt zu haben, daß alle schweren Bluter der Blutgruppe 0 angehören. Spätere Nachuntersuchungen haben aber gezeigt, daß eine Blutgruppenbindung nicht durchgehend besteht, wenn auch häufig Konduktorinnen und Bluter derselben Blutgruppe angehören, also eine gemeinsame Vererbung von Blutgruppeneigenschaften und Hämophilieanlage möglich ist.

Rassenhygienische Maßnahmen. Die Sterilisierung der Bluter wird wegen der Gefahr des Verblutungstodes meist abgelehnt. Um so mehr wäre ein Eheverbot angezeigt, das aber auch die Konduktorinnen erfassen müßte, die durch den Nachweis von Krankheitsspuren nach den neuesten Untersuchungen FONIOS und JÜRGENS' zum Teil faßbar sind. Da gesetzliche Vorschriften hier nicht vorliegen, muß die Eheberatung entscheidend eingreifen. Diese darf aber nicht gesunde männliche Mitglieder von Blutersippen an der Ehe verhindern, da diese ja nicht nur phänotypisch, sondern immer auch genotypisch gesund sind, die Krankheitsanlage also nicht übertragen können.

Das Wesen der hämophilen Blutungsbereitschaft. Die Frage nach der Ursache der hämophilen Blutung hat seit Kenntnis der Erkrankung alle Forscher bewegt. Ohne auf die verschiedenen Theorien hier im einzelnen einzugehen, seien die bisher allgemein anerkannten Tatsachen zunächst angeführt und daraus versucht, die Blutungsbereitschaft zu erklären. Im Vordergrund der hämophilen Störung und dadurch von allen anderen hämorrhagischen Diathesen geschieden, steht die *Störung der Blutgerinnung*. Diese erfolgt beim Hämophilen stark verzögert. Die Gerinnungszeit, mit den verschiedensten Methoden gemessen, ist enorm verlängert. Je nach der Methode wurden Werte bis zu 12 Std gesehen. Beobachtet man die Koagulumbildung im Reagensglas, so sieht man folgendes: Zunächst bleibt das Blut lange Zeit vollständig flüssig; die Erythrocyten senken sich zu Boden, und die Gerinnung setzt zuerst in der darüberstehenden aus Plasma und Thrombocyten bestehenden Schicht ein, so daß eine Crusta phlogistica wie bei Blut mit schneller Blutkörperchensenkungsgeschwindigkeit entsteht. Die Gerinnung greift dann auch auf die Blutkörperchensäule über. In der darüberstehenden Speckhaut setzt dann die Retraktion ein, zuletzt retrahiert sich auch der rote Thrombus, aber meist sehr mangelhaft (Fonio). Die Gerinnung erfolgt also sozusagen schichtweise im Gegensatz zu der schlagartig einsetzenden Gerinnung des normalen Blutes. Infolge dieser stark verzögerten und schichtweisen Gerinnselbildung ist das entstehende Gerinnsel weicher, minderwertiger und lockerer als beim normalen Blut. Daraus wird verständlich, daß die Blutstillung, deren letzter Akt ja in der Bildung eines festen Gerinnsels besteht, verschlechtert wird. Die weiteren Untersuchungen über die Ursache dieser enormen Gerinnungsverschlechterung haben nun folgende Tatsachen ergeben:

1. Der Fibrinogengehalt des hämophilen Blutes ist normal (Sahli, Wöhlisch, Addis, Feissly u. a.).
2. Hämophiles Plasma, dem fertiges Thrombin zugesetzt wird, gerinnt wie normales Plasma (Eagle, Quick u. a.).
3. Der Thrombingehalt nach völlig abgeschlossener Gerinnung ist mit großer Wahrscheinlichkeit als normal anzusehen (Minot und Lee), wenn auch die Ergebnisse infolge der großen Schwierigkeiten (z. B. teilweiser Übergang in Metathrombin infolge zu langsamer Entstehung, Adsorption an Fibrin u. a.) nicht ganz eindeutig sind. Prothrombin ist in normaler Menge vorhanden (Addis, Howell). Ein Fall mit vermindertem Prothrombingehalt wurde von Hecht mitgeteilt.
4. Die Thrombinbildung erfolgt verlangsamt.
5. Der Calciumgehalt des hämophilen Serums ist normal (Sahli, Morawitz, Hess u. a.).
6. Der Gehalt des hämophilen Blutes an Antithrombin ist nicht erhöht (Evans und Howell).
7. Die Zahl der Blutplättchen ist normal, ebenso das übrige Blutbild.
8. Die Gerinnung des hämophilen Blutes wird durch Zufuhr von thrombokinasehaltigem Material stark beschleunigt (Gewebsextrakte, Plättchenextrakte oder Normalblutplasma und darin enthaltene gerinnungsfördernde Substanzen [Koagulationsglobulin nach Bendien und Creveld, Euglobulin nach Lozner und Taylor, von Creveld und Martenbrcek]).
9. Der Konsumptionstest nach Quick ist stark pathologisch (Baserga und de Nicola, Jürgens und Ferlin). Auch die Rekalzifizierungszeit ist verlängert.

Aus den angeführten sichergestellten Tatsachen geht eindeutig hervor, daß die hämophile Gerinnungsstörung nur in der ersten Phase der Blutgerinnung, also in der Umwandlung des Prothrombins in das Thrombin, gesucht werden kann. Tatsächlich sehen auch alle ernsteren neueren Theorien der Hämophilie den Angelpunkt der Pathogenese in diesem Punkt. Teils wird an die Anwesenheit eines Hemmungskörpers gedacht (Feissly), welcher hemmend auf die Umwandlung des Prothrombins einwirkt, teils wird auf qualitative Änderung des Prothrombins oder Prothrombokinins selbst zurückgegriffen (Eagle, Lenggenhager). Diesen Vorstellungen gegenüber steht die Theorie Fonics (celluläre Theorie), welcher zeigte, daß die hämophilen Blutplättchen insofern eine Minderwertigkeit zeigen, als sie schwerer und langsamer als normale Plättchen Thrombokinase (Thrombozym) abgeben. Die Minderwertigkeit der hämophilen Plättchen kommt auch gegenüber normalem Magnesiumsulfatplasma zum Ausdruck. Minot und Lee brachten diese verminderte Abgabefunktion der Plättchen mit ihrer größeren Widerstandsfähigkeit in Zusammenhang, da ihre Lösung in destilliertem Wasser wirksamer war als ihre Emulsion. Die erhöhte Stabilität der hämophilen Plättchen wurde auch von Howell, Wöhlisch,

Lundsteen und neuerdings von H. Werner in sehr schönen Versuchen, bestätigt. Suzuki und Mitarbeiter fanden eine rasche Gerinnungswirkung der Plättchen, wenn diese vorher mechanisch zerkleinert und aufgeschlossen wurden. Die herabgesetzte gerinnungsaktivierende Wirkung der hämophilen Plättchen ist ein äußerst konstantes und spezifisches Symptom der hämophilen Störung, das bei keiner anderen hämorrhagischen Diathese vorkommt (bestätigt von Wöhlisch, Feissly und Fried und Opitz und Zweig). Merkwürdigerweise lassen aber die Plättchen der Konduktorinnen die besprochene Veränderung nicht erkennen, selbst wenn sie sonst eine gewisse Blutungsneigung zeigen. Der einzige Einwand, der meines Erachtens gegen die Foniosche Plättchentheorie gemacht werden kann, ist der, daß die gestörte Funktion vielleicht nicht an den Plättchen selbst liegt, sondern der Qualität oder Quantität von adsorbierten Substanzen zuzuschreiben ist. Dieser Einwand wird besonders von den Vertretern der plasmatischen Kinasetheorie (Lenggenhager, Mellanby und Pratt, Apitz) vorgebracht. Nach diesen beruht die hämophile Gerinnungsstörung auf dem Fehlen oder der starken Verminderung einer im Plasma vorhandenen Thrombokinase, die normalerweise als inaktive Vorstufe (Prothrombokinin) existieren soll. In einem von Feissly untersuchten Fall enthielt das hämophile Protoplasma nur 42% der normalen Plasmathrombokinase. Diese Theorie stützt sich vor allem auf die Tatsache, daß die hämophilen Plättchen im normalen Plasma keine mangelhafte Wirkung erkennen lassen (Dam und Vendt, Govaerts und Gratia, Patek und Stetson). Brinkhous nimmt neuerdings an, daß im hämophilen Plasma ein Faktor vermindert ist oder fehlt, der normalerweise eine thrombocytolytische Funktion ausübt. Lamy, Burstein und Soulier wiesen eine thermostabile Substanz nach, die die Aktivierung des Thromboplastins verhindern sollen. Eine ähnliche antikoagulierende Substanz wurde von Pavlowski nachgewiesen. Aus den angegebenen, sich zum Teil widersprechenden Befunden sieht man, daß die ganze Frage noch sehr umstritten ist.

Ganz neue Aspekte ergeben sich für die Theorie der hämophilen Blutungsstörung durch die neuen Methoden der Plasmaeiweißfraktionierung. Mit diesen konnten Taylor, Davidson und Mitarbeiter zeigen, daß jene Proteine, welche die Gerinnung hämophilen Blutes beschleunigen, Lipoproteide sind und den Äthanolfraktionen I und III$_2$ angehören. Sie sind thermolabil in isotonischer NaCl-Lösung löslich und nicht identisch mit Prothrombin und Thrombin. Die Gerinnungszeit des normalen Blutes wird von ihnen nicht verkürzt. Im Blut hämophiler Patienten sind sie wenig oder gar nicht enthalten (Sköld). Demnach würde die Hämophilie auf dem Fehlen eines plasmatischen Faktors, des sog. „Antihämophilieglobulins" beruhen (Lewis, Tagnon, Davidson und Minot).

Wesentlich ist die weitere Frage, ob die besprochene Gerinnungsstörung des hämophilen Blutes alle Erscheinungen der Hämophilie erklären kann oder ob darüber hinaus noch ein Gefäßfaktor anzunehmen ist. Aus der Tatsache, daß alle mechanischen Funktionsprüfungen der Capillaren meist ein normales Ergebnis liefern und aus der weiteren Tatsache, daß die Blutungszeit bei Hämophilen meist normal gefunden wird, ziehen Fonio, Schloessmann u. a. den Schluß, daß ein pathologischer Gefäßprozeß nicht vorliegt oder mindestens nicht bewiesen ist. Andererseits weisen doch viele Vorgänge, besonders das Auftreten von Spontanblutungen oft gleichzeitig an mehreren Stellen und die Bevorzugung bestimmter Regionen auf das Vorhandensein eines Gefäßfaktors hin. Die Frage des Vorkommens echter Spontanblutungen ist in diesem Zusammenhang von entscheidender Bedeutung. Gibt es diese, so muß ein Gefäßfaktor eine Rolle spielen. Fonio, der den Gefäßfaktor negiert, glaubt deshalb, daß alle „Spontanblutungen" in Wirklichkeit durch Mikrotraumen ausgelöst werden, bei denen normalerweise der normale Gerinnungsvorgang die Blutung sozusagen im Keime erstickt, während sie der gestörte Gerinnungsvorgang offenkundig werden läßt. Aber ein weiterer Punkt spricht für das Vorliegen eines Gefäßfaktors, nämlich die mangelhafte Koinzidenz von Gerinnungsstörung und Blutungsneigung. Wer mehrfach Hämophilie über längere Zeiträume beobachtet hat, ist immer wieder über die mangelhafte Übereinstimmung von Gerinnungsstörung und Blutungsneigung erstaunt. Einmal ist die Gerinnungsstörung sehr stark bei fehlender Blutungsneigung, ein anderes Mal liegt die Sache gerade umgekehrt. Endlich zeigen die neueren Versuche der Ungerinnbarmachung des Blutes in vivo mit Heparin, daß dabei keine Blutungsbereitschaft auftritt (JÜRGENS). Ich glaube deshalb, daß auch bei der Hämophilie eine Störung der Gefäßfunktion, besonders der Capillarendothelfunktion, eine Rolle spielen muß. Neuerdings wurden von HECHT bei 3 Hämophilen Permeabilitätsstörungen der Capillaren nachgewiesen und von PAVLOWSKY auf die Bedeutung des Gefäßfaktors nachdrücklich hingewiesen. Auch die verschiedene Lokalisation der Blutungen, die bei einzelnen Bluterstämmen erbmäßig bedingt ist, spricht in diesem Sinne.

Die Therapie. Die Behandlung der hämophilen Störung kann naturgemäß nur eine symptomatische sein, da die rein endogen verankerte Störung äußerlichen Einflüssen kaum zugänglich ist. Die symptomatische Behandlung muß sich auf die Bekämpfung der lokalen Blutung durch lokal- und allgemeinwirkende Blutstillungsmittel und auf die Herabsetzung der allgemeinen Blutungsbereitschaft erstrecken. Die Lokalbehandlung einer blutenden Wunde erfordert beim Hämophilen besondere Vorsichtsmaßnahmen, die sich vor allem gegen die Verhütung von Nachblutungen zu richten haben. Drucktamponade, Verschorfung, Elektrokoagulation und andere chirurgische Methoden der örtlichen Blutstillung müssen hierbei herangezogen werden. Medikamentös sind bei der hämophilen Blutung alle thrombokinase- und thrombinhaltigen Mittel, wie Blut, Blutserum, am besten in Form von damit getränkten Tampons, ferner plättchenhaltiges Blutplasma, Gewebspreßsäfte und Organextrakte, im Notfalle auch frische Fleischstückchen anwendbar. Unter den gebrauchsfertigen Präparaten haben sich Clauden, Coagulen, Vivocoll, Sangostop u. a. gut bewährt. Unter den neueren Mitteln ist *Schlangengift* (von Vipera Ruselli) in hoher Verdünnung (MACFARLANE und BARNETT, RUSSELL) als sehr wirksam entdeckt worden. Das Schlangengift aktiviert die Thrombokinase und das Prothrombin zum Thrombin. Von SOLÉ stammt die Empfehlung von *Muttermilch* als Blutstillungsmittel, deren wirksames Prinzip dem Milchfett anhaftet. Unter den Mitteln der *Fernblutstillung* steht die *Bluttransfusion* obenan. Man überträgt 100—300 cm^3 gruppengleiches Blutes. Die Bluttransfusion bessert durch die Mitübertragung gerinnungsaktiver Substanzen in Plasma und Plättchen den Gerinnungsvorgang und verkürzt die Gerinnungszeit wesentlich, wenn auch nur vorübergehend. Über diese rein passive Bedeutung hinaus besitzt die Bluttransfusion zweifellos noch eine aktive Reizwirkung, welche eine gewisse Umstimmung des hämophilen Organismus herbeiführt und eine länger anhaltende Besserung bewirkt, als der passive Schutz zu bieten vermag. Von manchen Autoren wird die Transfusion von reinem Plasma (FONIO) oder daraus gewonnenen gerinnungsfördernden Substanzen (Antihämophilie-Globulin) vorgezogen. Von ALEXANDER und LANDWEHR werden wiederholte Plasmatransfusionen, etwa 3mal wöchentlich je 100 bis 180 cm^3, zur Dauerbehandlung vorgeschlagen. Ihnen gelang es auf diese Weise eine gleichmäßige, fast normale Gerinnungszeit zu erzielen. Größere Plasmamengen steigerten die Erfolge nicht wesentlich. Blut- und Plasmatransfusionen gegenüber haben die Behandlungsversuche mit anderen Fernblutstillungsmitteln, wie A.T. 10, Vitamin C, Calcium, Kongorot weniger Bedeutung als bei anderen hämorrhagischen Diathesen. Über die akute Blutstillung hinaus wurden vielfach Versuche unternommen, die Blutungsneigung prophylaktisch herabzusetzen. Diesem Ziele dient die Serumbehandlung nach WEIL, welcher mit monatlichen Injektionen von 15 cm³ intravenös oder 30 cm³ subcutan angeblich gute Erfolge erzielte. Dabei soll sowohl menschliches wie Tierserum, am einfachsten Diphtherieschutzserum, wirksam sein. Die Behandlung ist jedoch in ihren Erfolgen umstritten und wird von ACHARD, SCHLOESSMANN u. a. negiert. Etwas besser scheint auch nach meinen Erfahrungen das spanische Vitaminpräparat Nateina Llopis zu wirken, wenn es in großen Dosen und über lange Zeit gegeben wird (NIEKAU). Freilich fehlt es hier auch nicht an ablehnenden Stimmen (WÖRNER, KLINKE). Ausgehend von der Vorstellung, daß die Hämophilie bei der Frau nicht vorkommt, hat man versucht, mit Ovarialhormonen den hämophilen Organismus umzustimmen (LA FLEUR-BIRCH, CHASSAGNE, MARAZZA und DI FERRANTE u. a.). Auch diese Therapie ist in ihren Ergebnissen unsicher. KUP will neuerdings von einem Corpus luteum-Extrakt (Colutoid) wesentliche Besserungen gesehen haben. Seine daran geknüpften pathogenetischen Vorstellungen sind jedoch nicht haltbar. Aussichtsreicher erscheint die Behandlung mit Placentarextrakten peroral oder parenteral, die von ELEY, GREEN und MCKHANN empfohlen wurden. LIAN, SIGNIER, PIETTE, POULAIN und SARRAZIN sahen nach intravenösen Gaben von Thrombin mit einem Zusatz einer 20%igen Lösung von Polyvinylpyrolidin eine deutliche Gerinnungsverkürzung, die 50 Std andauerte. Doch ist bei dieser Methode größte Vorsicht geboten, da mit jeder intravenösen Thrombingabe die Gefahr einer sofortigen intravasalen Thrombusbildung einhergeht. TAGNON und TAYLOR gaben 10 mg Thrombin oral, wodurch die Gerinnungszeit für wenige Stunden wesentlich verkürzt wurde. Auch die Röntgenstrahlen sind in die Therapie der Hämophilie mit einbezogen worden, und man hat von Bestrahlungen besonders der Milzgegend eine Umstimmung erhofft, leider mit höchst zweifelhaftem Erfolg. PAGE und Mitarbeiter haben mit Oxalsäureinjektionen (8—12 mg täglich intravenös) eine erhebliche Besserung der Blutgerinnungszeit erzielt. Nach Beobachtungen von TRIEBEL soll auch die perorale Therapie mit Pektinen (Sangostop 3mal täglich 1 Eßlöffel) als Dauerbehandlung Gutes leisten. Zur lokalen Behandlung der Blutungen empfiehlt WILKINSON menschliches Thrombin. Wichtig ist es, den Hämophilen vor allen möglichen traumatischen Einwirkungen zu schützen und chirurgische Eingriffe nur aus vitaler Indikation heraus zuzulassen. In diesem Falle wird man vor der Operation stets eine Blut- oder Plasmatransfusion durchführen.

Der Wert aller Behandlungsmethoden der Hämophilie kann heute dahin zusammengefaßt werden, daß der Kranke, wenn er unter ärztlicher Aufsicht steht und alles für sein Leiden tun kann, vor der tödlichen Verblutung bewahrt werden kann, ohne daß das Grundleiden wesentlich zu beeinflussen ist.

Eine schwere Gerinnungsstörung mit demselben pathogenetischen Mechanismus wie bei der Hämophilie, jedoch nicht auf hereditärer Grundlage, wurde von WILLI bei 2 Fällen als „*Hämophiloid des Neugeborenen*" beschrieben. Eine andere hämophile Gerinnungsstörung wurde kürzlich von DEUTSCH mitgeteilt: Sie kommt nach Sensibilisierung durch Bluttransfusionen und Schwangerschaften infolge Bildung eines gegen die Thrombocyten-Thrombokinase gebildeten Hemmkörpers zustande, weswegen sie als *Hemmkörperhämophilie* bezeichnet wird. Ähnliche Fälle wurden von CRADDOCK und LAWRENCE beschrieben. KOLLER berichtete über eine der Hämophilie ähnliche Erkrankung, bei der aber der pathogenetische Mechanismus etwas anders lag insofern, als das Plasma dieses Falles zu Hämophilieplasma zugesetzt die hämophile

Gerinnungsstörung aufzuheben in der Lage war, was bei Zusatz von Hämophilieplasma natürlich nicht möglich ist. Der Erbgang der Erkrankung war genau wie bei der echten Hämophilie. Eine weitere der Hämophilie ähnliche Erkrankung, deren Mechanismus auch nicht restlos geklärt werden konnte, wurde von HEWLETT und HADEN mitgeteilt.

2. Die hereditären und erworbenen Fibrinogenopenien und Afibrinogenämien.

Angeborene Fibrinogenopenien. Neben der echten Hämophilie, bei welcher, wie gezeigt, der Fibrinogengehalt des Blutes normal ist, gibt es seltene Fälle von angeborener Blutungsneigung, welche durch einen völligen Mangel an Fibrinogen gekennzeichnet sind. Das Blut dieser Fälle ist völlig ungerinnbar. Der erste Fall dieser Art wurde von RABE und SALOMON beschrieben und zunächst als Hämophilie aufgefaßt. Es handelte sich um einen 9jährigen Knaben aus einer Familie mit Verwandtenehe, der bereits 14 Tage nach der Geburt mit Darmblutungen und Hautblutungen erkrankte. In der Folgezeit wurden weitere Blutungen nach Verletzungen, sowie Nasen- und Zahnfleischblutungen beobachtet. Die Blutgerinnung war vollständig aufgehoben und konnte nur durch Fibrinogenzusatz herbeigeführt werden. Im Blute des Kranken selbst konnte Fibrinogen mit keiner Methode nachgewiesen werden. Der völlige Fibrinogenmangel konnte auch 6 Jahre später bei einer Nachuntersuchung unverändert festgestellt werden. Weitere Fälle wurden von OPITZ und FREY, von MACFARLANE und neuerdings von SCHÖNHOLZER sowie von GLANZMANN, STEINER und KELLER, PINNIGER und PRUNTY, sowie HEINHILD, CROIZAT, REVOL und FAVRÉ-GILLY, LUCKHAUS und ferner von JEANNERET und RUTISHAUSER beobachtet. In allen diesen Fällen handelte es sich um Kinder; offenbar wird wegen der Schwere der hämorrhagischen Diathese ein höheres Lebensalter kaum erreicht. Nur NISSEN berichtet über einen 25jährigen weiblichen Fall. Im Fall von SCHÖNHOLZER wurde auch eine Knochenmarkspunktion ausgeführt, wobei er eine auffallende Verminderung der Plasmazellen fand, was der von uns vertretenen Meinung der Plasmaeiweißkörperbildungsfunktion dieser Zellelemente entspricht. Die übrigen Zellen waren in normaler Verteilung vorhanden. Das periphere Blut zeigte eine Neigung zu Thrombocytose und geringer Leukocytose. Die Blutungen wurden durch Mikrotraumen ausgelöst, doch scheinen auch Spontanblutungen vorzukommen. Purpuraflecken fehlen, auch kommt es nicht zu Blutergelenken. Die Diagnose gründet sich auf den Nachweis des völligen Fibrinogenmangels und der *völligen* Gerinnungsaufhebung, was bei keiner anderen hämorrhagischen Diathese, auch nicht bei Hämophilie, vorkommt. Die beste Therapie besteht in der Anwendung von Bluttransfusionen, wodurch die Blutungen sofort zum Stehen gebracht werden und das Blut seine Gerinnungsfähigkeit wieder erhält. SCHÖNHOLZER hat berechnet, daß bereits sehr geringe Fibrinogenmengen im zirkulierenden Plasma genügen, um Blutstillung und Blutgerinnung zu normalisieren. In seinem Falle betrug die Fibrinogenkonzentration nach der Transfusion höchstens 0,06 g-%. Neuerdings werden von HOLOUBEK Toluidinblauinjektionen (um 100 mg) als wirksam empfohlen. Auch diese Erkrankung ist eine Erbkrankheit. Nach den Untersuchungen SCHÖNHOLZERs liegt ein recessiver, nicht geschlechtsgebundener Erbgang vor, der bei heterozygoten Merkmalsträgern nur in Form einer Fibrinogenverminderung und nur bei Zusammentreffen zweier Erbanlagen infolge Verwandtenehe als Vollbild einer totalen Afibrinogenämie in Erscheinung tritt. Die einfache Form der bei heterozygoten Merkmalsträgern auftretenden Fibrinogenopenie, bei welcher nach RISAK unter 0,1% Fibrinogen gefunden werden, zeigt keine hämorrhagische Diathese; auch die Gerinnungszeit ist meist nicht verändert. Daß solche Fälle aber in Beziehung zur totalen Afibrinogenämie stehen, geht aus der Beobachtung SCHÖNHOLZERs hervor, der bei einer Schwester eines seiner totalen Fälle nur diese Verminderung des Fibrinogens fand.

Erworbene Fibrinogenopenien. Viel häufiger als die hereditären Fälle kommt ein erworbener Fibrinogenmangel vor. Wie die Beobachtungen von OPITZ und SILBERBERG, JÜRGENS und TRAUTWEIN, RISAK u. a. zeigen, sind es die verschiedensten primären Krankheitszustände, welche einen Fibrinmangel mit hämorrhagischer Diathese hervorrufen können. Ein solcher wurde bei schweren Infekten, bei Tuberkulose, bei Tumoren, bei Leukämien, bei Verbrennungen und besonders bei schweren Leberschädigungen sowie neuerdings als Folge schwerer Resorptionsstörungen von YEAGER, RHOADS und FREEMAN und im Verlauf einer Polycythämie (BJÖRKMAN) beobachtet. Aus diesen Feststellungen geht hervor, daß nicht ein einziges Organ für die Fibrinogenbildung in Frage kommt, da diese Fibrinogenmangelzustände ebenso bei schweren Knochenmarksschäden, wie bei Leberschäden gesehen wurden. Wahrscheinlich ist es das ganze Plasmazellsystem, das sowohl im Knochenmark wie außerhalb desselben seinen Sitz hat und dessen Schädigung zu solchen Fibrinogenopenien führt. Darauf wird in Zukunft besonders zu achten sein.

3. Die Prothrombinmangelstörungen beim Ikterus, bei schweren Lebererkrankungen und bei Neugeborenen. (Vitamin-K-Mangelhämorrhagien.)

a) Der acholurische und hepatopathische Prothrombinmangel des Erwachsenen.

Seit langem ist die schwere Blutungsneigung bei Ikterusfällen besonders dem operierenden Chirurgen bekannt. Diese hämorrhagische Diathese geht ebenfalls mit einer stark herabgesetzten Gerinnungsfähigkeit des Blutes einher. Die genauere Analyse der Gerinnungsstörung hat ergeben, daß hierfür ursächlich ein Mangel an Prothrombin in Frage kommt (KOLLER und WUHRMANN, QUICK, STANLEY-BROWN und BANCROFT, SMITH, WARNER und Mitarbeiter u. a.). Wie QUICK, sowie ZIFFREN und Mitarbeiter gezeigt haben, muß der Prothrombinspiegel im Blute ganz erheblich, sicher unter 30% des normalen Gehaltes absinken, bis eine ernstliche Blutungsstörung in Erscheinung tritt. Eine derartige Verminderung des Prothrombinspiegels wurde bei schweren Lebererkrankungen, bei Lebercirrhosen, bei akuter gelber Leberatrophie, bei Chloroform- und Phosphorvergiftung und ferner bei länger bestehendem Fehlen von Galle im Darm, also bei Verschlußikterus und schwerem Parenchymikterus sowie bei Gallenfistel festgestellt. Wie DAM gezeigt hat, läßt sich im Tierexperiment ein Absinken des Prothrombinspiegels mit schließlicher hämorrhagischer Diathese durch eine Mangelernährung, nämlich durch Fehlen des fettlöslichen Vitamins K in der Nahrung bei Hühnern erreichen. Es war deshalb naheliegend, daran zu denken, daß beim Ikterus mit seiner erschwerten oder sogar fehlenden Fettresorption ein Vitamin-K-Mangel vorliege. Tatsächlich konnte durch K-reiche Ernährung oder durch direkte Zufuhr des reinen Vitamins die Gerinnungsstörung des Blutes beim Verschlußikterus völlig aufgehoben werden (SNELL und Mitarbeiter, KOLLER und WUHRMANN, CAROLI, TAGE-HANSEN, TILK, H. und B. LAVERGNE und BOSE). Den Einfluß auf die Gerinnungszeit des Blutes beim Verschlußikterus nach peroralen Vitamin-K-Gaben, welche zusammen mit (die Fettresorption begünstigenden) Gallensäuren verabreicht wurden, zeigt nebenstehende Abb. 418 (nach KOLLER und WUHRMANN). Beim schweren Parenchymikterus, sowie bei Lebercirrhosen und anderen schweren Leberparenchymerkrankungen mit

Gerinnungsstörung erwies sich dagegen das Vitamin K als unwirksam (SCANLON, BRINKHOUS, WARNER, SMITH und FLYNN u. a.), woraus geschlossen werden muß, daß hier nicht ein Vitamin-K-Mangel, sondern die Schädigung der Leberzellen selbst, welche das Prothrombin erzeugen, verantwortlich zu machen ist. Damit stimmt überein, daß Leberausschaltung beim Hund und experimentelle Leberschädigungen zu einer bedeutenden Verminderung des Prothrombinspiegels im Blute führen (WARREN und RHOADS). Auch bei schwersten Basedowfällen kann die Leber die Fähigkeit verlieren, das Vitamin K auszunutzen, so daß auch dabei Vitamin-K-refraktäre Hypoprothrombinämien entstehen können. KOLLER hat auf Grund dieser Erkenntnisse die Nichtansprechbarkeit der „Prothrombinzeit" nach Vitamin-K-Gaben bei Lebererkrankungen als wichtige Leberfunktionsprüfung ausgearbeitet, die weitgehend der Takata-Reaktion parallel geht. Bei hämorrhagischer Diathese im Gefolge schwerer Lebererkrankungen ist daher auch Vitamin K ohne Erfolg (JEANNERET). Neben einer Prothrombinverminderung wird bei bestimmten Leberstörungen

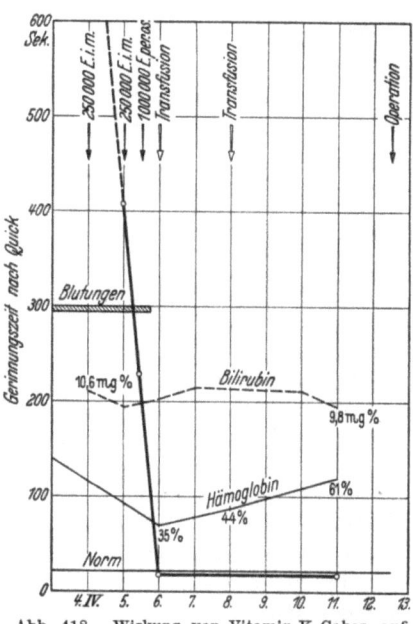

Abb. 418. Wirkung von Vitamin-K-Gaben auf die Gerinnungszeit beim Verschlußikterus. (Nach KOLLER und WUHRMANN.)

manchmal auch eine Vermehrung von Antithrombin gefunden (VOLKERT, KOLLER und FRITSCHY, s. auch S. 812). Untersuchungen von DYCKERHOFF und MARX beim Gallengangsverschluß haben gezeigt, daß das dabei vermehrte Auftretende Antithrombin nicht mit dem Heparin identisch ist. Wie schon im Einleitungskapitel dargelegt, ist das Vitamin K für die Prothrombinbildung in der Leber notwendig. Außer Ikterus kommt ein Vitamin-K-Mangel als Ursache für eine hämorrhagische Diathese bei der Sprue (ENGEL), bei chronischer Dyspepsie (PLUM), bei Colitis ulcerosa, infektiösem Darmkatarrh (STRÖDER und KARP), Polyposis intestinalis, bei Anus coecalis (ARDUINI) und bei der Cöliakie der Kinder (FANCONI) in Frage. In all diesen letztgenannten Fällen kommt es zur Blutungsbereitschaft, weil die

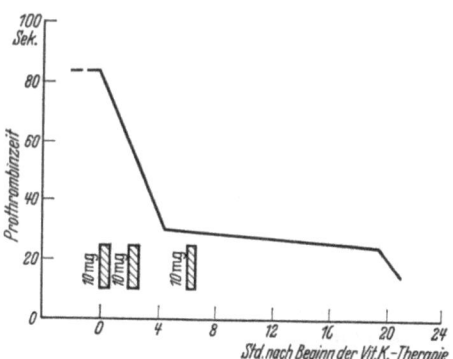

Abb. 419. Wirkung der Vitamin-K-Therapie auf Melaena neonatorum. Rückgang der Gerinnungsstörung auf Vitamin K bereits in 4½ Std. Sistieren der Blutungen. (Nach KOLLER u. a.)

Fettresorption und damit auch die Vitamin-K-Resorption gestört ist. APITZ faßt sie deshalb als „*steatorrhoische*" Prothrombinmangelzustände zusammen und stellt sie den „*hepatoergischen*" bei echten Parenchymschäden der Leber gegenüber. Eine Prothrombinverminderung, die durch Vitamin-K-Gaben zu beheben war und deren Entstehung nicht ganz geklärt ist, wurde von PIRK und ENGELBERG nach Chininsulfatgaben beobachtet. Schließlich beobachtete QUICK in einer Familie eine „*kongenitale Hypoprothrombinämie*", bei der eine angeborene Verminderung des Prothrombins (und zwar der Komponente B nach QUICK) vorlag, ohne daß es zu Spontanblutungen kam. Diese familiär vorkommenden angeborenen Prothrombinmangelzustände scheinen jedoch außerordentlich selten zu sein.

b) Der Prothrombinmangel beim Neugeborenen.

Auch die hämorrhagische Diathese der Neugeborenen, die sich in Hämatemesis, Mealena, intrakraniellen Blutungen, Hautblutungen und anderen Blutaustritten kundtut, beruht im wesentlichen auf einem Prothrombinmangel. Dieser ist teils angeboren und beruht auf einer mangelhaften Verwertbarkeit des Vitamins K durch die fetale Leber, teils ist er postnatal durch die fehlende Vitamin-K-Zufuhr nach der Geburt bedingt. Erst mit der Besiedlung des ursprünglich sterilen Darms mit Bakterien nimmt der Prothrombingehalt infolge Vitamin-K-Bildung durch Bakterien zu. Doch scheinen auch Störungen der Fettresorption dabei eine Rolle zu spielen (PLUM und ULDALL). Durchschnittlich beträgt der Prothrombingehalt des Neugeborenenblutes 60% des Erwachsenen (WESPI). Nach übereinstimmenden Berichten zahlreicher Autoren (WARNER, BRINKHOUS und SMITH, WADDELL und GUERRY, KOLLER, PLUM und DAM, FANCONI, GASSER u. a.) sind auch die Prothrombinmangelstörungen der Neugeborenen durch Vitamin-K-Zufuhr heilbar. Da die gefährlichsten Blutungen vielfach durch das Geburtstrauma ausgelöst werden, käme einer prophylaktischen Vitamin-K-Behandlung der Mutter in den letzten Tagen oder Stunden vor der Geburt eine große Bedeutung zu. Die bisher vorliegenden Berichte darüber (HELLMAN, SHETTLES und EASTMAN sowie FIECHTER, REISS und SCHÖNBERGER, JASO, HEINTZE) lauten günstig, sind aber statistisch wegen der relativen Kleinheit des Materials noch nicht gesichert. SALOMONSEN und NYGAARD haben durch frühzeitige Kuhmilchverabreichung bereits 2 Std nach der Geburt wahrscheinlich durch die so erzielte frühere Bakterienbesiedlung des Darms und damit verknüpfte Vitamin-K-Bildung den postnatalen Prothrombinabfall verhüten können.

Dagegen scheint der *Prothrombinmangel bei Frühgeburten* nicht oder nur teilweise auf Vitamin-K-Zufuhr anzusprechen (MAGNUSSON). Offenbar liegt eine mangelhafte Verwertungsmöglichkeit des K-Vitamins durch die unreife Leber vor.

Bei allen anderen hämorrhagischen Diathesen, etwa bei der Hämophilie oder bei den WERLHOF-Erkrankungen, ist Vitamin K ohne jeden Einfluß auf die hämorrhagische Diathese, seine Anwendung also sinnlos. Zur Bekämpfung der Blutungsneigung beim Verschlußikterus hat sich dagegen das Vitamin K auch in der Praxis bereits bewährt (KOLLER und WUHRMANN, BUTT, SNELL und OSTERBERG u. a.). Da bei schweren Lebererkrankungen außer einem Prothrombinmangel auch Fibrinogenopenien vorkommen, so ist die hämorrhagische Diathese in diesen Fällen verschiedener Genese und ihre Natur jeweils von Fall zu Fall aufzuklären.

Das *Vitamin K* kommt vor allem in den Blättern grüner Pflanzen (400 bis 800 E), besonders der Luzerne, des Spinats, Blumenkohls, der Brennessel, der Roßkastanie, des Weißkohls vor. Es findet sich vorwiegend in den Chloroplasten. Zur Chlorophyllbildung besteht eine gewisse Parallelität (DAM, GLAWIND und NIELSEN). Auch in Bakterien besonders im B. subtilis proteus u. a. ist Vitamin K reichlich vorhanden. In Kuh- und Muttermilch ist der Vitamin-K-Gehalt sehr schwankend (DAM, GLAWIND, LARSEN und PLUM). Da es fettlöslich ist, ist sein Vorkommen häufig mit Vitamin A und E kombiniert und mit Petroläther gut extrahierbar. Von tierischen Organen besitzt die Leber den höchsten Vitamin-K-Gehalt (50—100 E). Seine chemische Konstitution wurde durch DOISY und Mitarbeiter aufgeklärt. Das aus der Luzerne (Alfaalfa) erstmals von KARRER dargestellte Vitamin (K_1) stellte sich als Verbindung eines methylierten Naphthochinons mit einem Phytolrest, jenes im Chlorophyll enthaltenen ungesättigten Alkohols mit 20 C-Atomen ($C_{20}H_{39}OH$) heraus. Es ist also folgendermaßen zu formulieren:

$$\text{[Strukturformel Vitamin } K_1\text{]}$$

Das aus faulendem Fischmehl gewonnene Vitamin K_2 zeigt kleine Unterschiede im Phytolrest. Dieser ist auch ein Bestandteil des Vitamins A und E. Er ist jedoch für die biologische Vitamin-K-Wirkung nicht notwendig, während die Methylgruppe sehr wichtig ist, so daß die Vitamin-K-Wirkung nur dem Methylnaphthochinon zukommt. Diese Erkenntnis war außerordentlich wichtig, denn dadurch wurde es möglich, einfache synthetische *wasserlösliche* Vitamin-K-Präparate herzustellen (KARK und SOUTER)), wie z. B. das Bernsteinsäure-Methyl-hydronaphthochinon, das eine sehr starke Vitamin-K-Wirkung entfaltet und infolge seiner Wasserlöslichkeit parenteral mit guter Resorption und Verträglichkeit gegeben werden kann (Synkavit der Firma La Roche und das Hämodal der I. G. Farben). Im Versuch mit Hefezellen zeigt das Vitamin K weder Wuchsstoffwirkung, noch hat es einen Einfluß auf Atmung und Gärung (DAM und Mitarbeiter). Eine Reduktions-Oxydationsmethode zur Vitamin-K-Bestimmung wurde von TRENNER und BACHER angegeben.

4. Hämorrhagische Diathesen infolge Fehlens des Faktors V (Parahämophilie OWRENS) und die Pseudohypoprothrombinämie QUICKS.

1943 beobachtete OWREN eine 29jährige Frau, die seit ihrem 3. Lebensjahr unter lebensgefährlichen Nasenblutungen litt und seither öfters Hautblutungen, Menorrhagien und Nierenblutungen hatte. Die Gerinnungszeit war stark verlängert, die Prothrombinzeit erhöht. Im Gegensatz zur Hämophilie ließ sich die Gerinnung durch Zusatz von aktiver Thrombokinase nicht normalisieren. Auch Fibrinogen und Calcium waren normal. Zugabe von frischem prothrombinfreiem Oxalatplasma normalisierte die Prothrombinzeit, während Zugabe von reinem Prothrombin ohne Erfolg blieb. OWREN schloß aus dieser Beobachtung, daß in diesem Fall ein zur Blutgerinnung notwendiger 5. Faktor fehle, der außer Prothrombin und Thrombokinase bei Anwesenheit von freien Calciumionen zur Thrombinbildung notwendig ist. Die Anwesenheit dieses neuen Faktors in Ochsen-, Meerschweinchen- und Menschenblut wies er dadurch nach, daß Zugabe von prothrombinfreiem Plasma von Ochsen-, Meerschweinchen und Menschen das Blut der Patientin in normaler Weise zur Gerinnung brachte. Ein ähnlicher Fall, bei dem die Gerinnungsstörung ebenfalls auf Fehlen des Faktors V zurückzuführen war, wurde von FRANK, BILHAN und EKREN mitgeteilt.

Auf Grund der Beobachtung von 2 Familien mit Hypoprothrombinämien, die auf Vitamin-K-Gaben nicht ansprachen, war QUICK schon früher zu der

Überzeugung gekommen, daß das Prothrombin aus verschiedenen Faktoren bestehe und daß eine verlängerte Prothrombinzeit durch eine Verminderung eines dieser drei von ihm angenommenen Faktoren zusammenkommen könnte. Für die Blutungsstörungen mit vermindertem Prothrombingehalt, die nicht auf Vitamin K ansprechen, schlug er daher den Namen „Pseudohypoprothrombinämie" vor; denn nur das eigentliche Prothrombin, die Komponente B von Quick, benötigt zu ihrer Bildung das Vitamin K. Ob in den von Quick mitgeteilten Fällen tatsächlich der Faktor V fehlte, ist jedoch noch sehr fraglich und umstritten, desgleichen die Zugehörigkeit der übrigen bisher als Vitamin-K-retraktäre idiopathische Hypoprothrombinämien beschriebenen Krankheitsbilder, und zwar von Plum 1943, Noref 1945, Feissly 1945, Zondek und Finkelstein 1945, Fautel und Nantze 1946, Hauser 1946. Auch bei der von Halliwell und Brigham als „Pseudohämophilie" beschriebenen Erkrankung ist die Ursache der Gerinnungsstörung noch unklar.

Das klinische Bild ist identisch mit dem der Hypoprothrombinämien bei schweren Leberstörungen und Vitamin-K-Mangel. Wie die Berichte von Quick und Hauser sowie Frank, Bilhan und Ekren zeigen, kommt die Krankheit hereditär vor, doch ist die Vererbbarkeit nicht in allen Fällen nachgewiesen.

5. Gerinnungsstörungen durch körpereigene Antikoagulantien und infolge Veränderungen der Bluteiweißkörper.

Während bei den bisher beschriebenen Gerinnungsstörungen ein Mangel an einem zur Blutgerinnung notwendigen Faktor vorlag, werden die in diesem Kapitel zu besprechenden hämorrhagischen Diathesen durch ein Zuviel an irgendeinem Stoff hervorgerufen.

Wie bereits im Kapitel über die Physiologie der Gerinnung dargelegt, werden heute verschiedene antithrombische Stoffe angenommen, die zum Teil in inaktiver Vorstufe im Blut des Gesunden vorhanden sind und die in den verschiedensten Phasen der Gerinnung eingreifen können. Der wichtigste dieser Stoffe ist das Heparin. Es ist denkbar, daß eine starke Vermehrung eines dieser Antithrombine zu einer hämorrhagischen Diathese führen kann. Fälle dieser Art wurden von Craddock und Lawrence sowie von Castex beschrieben. Klinisch verlaufen sie wie die Gerinnungsstörungen, die auf eine Hypoprothrombinämie zurückzuführen sind. Wie schon andere Autoren, wiesen auch Koller und Fritschy eine Vermehrung von Heparinantithrombin im anaphylaktischen Schock, bei sonstigen allergischen Zuständen, bei Leberkrankheiten, und vor allem beim Okklusionsikterus nach. Die letztgenannten Autoren stehen auf dem Standpunkt, daß Steigerungen des Antithrombinspiegels nur dann eine klinische Bedeutung erlangen können, wenn gleichzeitig Veränderungen anderer für die Gerinnung wichtiger Faktoren nachweisbar sind.

Therapeutisch sind die durch Antithrombinvermehrung hervorgerufenen hämorrhagischen Diathesen dann zu beeinflussen, wenn sie durch einen Heparinüberschuß hervorgerufen werden. Man kann dann versuchen, die Gerinnung durch Gaben von Protaminsulfat oder Toluidinblau, also von Stoffen, die die Heparinwirkung neutralisieren, zu beschleunigen.

Mehrfach wurden in den letzten Jahren Purpurafälle beschrieben, die mit wesentlichen Veränderungen der Bluteiweißkörper einhergingen. 1946 teilte Curtz einen solchen Fall unter dem Titel „Purpura hyperglobulinaemica" in Dänemark mit. Waldenström berichtete 1948 über eigene Beobachtungen dieser Art. Die Krankheit tritt gewöhnlich in Schüben von ganz kleinen Blutpunkten an den Beinen auf. Größere Ekchymosen gehören nicht zum

Krankheitsbild. Als Folge der Blutungen kommt es an den Beinen zu zahlreichen kleinen Pigmentflecken. Nur in einem Fall von WALDENSTRÖM kamen Blutungen nach schwerem Tragen auch an den Armen vor, sonst waren sie stets auf die Beine beschränkt. Blutungen der Schleimhäute wurden nicht beobachtet. Neben den Blutungen findet sich klinisch vor allem eine Hyperglobulinämie mit starker Vermehrung der γ-Globuline. Entsprechend ist die Senkung sehr stark beschleunigt, meist um 100 mm in der 1. Std, und die Cadmiumprobe positiv. In einem von LÜSCHER, LABHART und UEHLINGER mitgeteilten Fall war ein Eiweißkörper stark vermehrt, der der Faktion II/III von COHN angehörte; elektrophoretisch handelte es sich um ein β-γ-Globulin. BUNSENDERNER und WATSON fanden einen Plasmaeiweißkörper in hoher Konzentration, der in der Kälte ausfiel, ein „Kryoglobulin". ENGEL beobachtete bei einer Purpura, die durch Hustenstöße, venöse Stauung und geringfügige äußere Ursachen verstärkt wurde, eine diffuse Paramyloidose mit enormer Schwellung und Brüchigkeit der kleinen und kleinsten Gefäße.

Über die Ätiologie der geschilderten Krankheitsbilder ist noch nichts Sicheres bekannt; zweifellos ist sie auch nicht einheitlicher Natur. WALDENSTRÖM bringt bei einem von seinen 4 Kranken die Eiweißveränderungen mit einer kurze Zeit vorher überstandenen Polyarthritis in Zusammenhang. ENGEL vermutet in seinem Fall ein Myelom, das er noch nicht nachweisen konnte. In einem Fall von LÜSCHER und Mitarbeiter wurde ein Plasmocytom nachgewiesen, in dem zweiten ein solches vermutet, ohne jedoch sicher nachgewiesen zu sein. Die Ätiologie der übrigen Fälle liegt noch völlig im Dunkeln. Auch der pathogenetische Mechanismus der Blutungen ist dabei in den meisten Fällen noch unklar. Im Fall ENGEL liegen offensichtlich Gefäßveränderungen vor, die die Blutungen hinreichend erklären. Auch WALDENSTRÖM denkt an eine verminderte Gefäßabdichtung infolge der pathologischen Eiweißkörper, während LÜSCHER und Mitarbeiter einen pathologischen Eiweißkörper nachweisen konnten, der die Umwandlung des Fibrinogens in Fibrin verhinderte.

In diese Gruppe gehören vielleicht auch noch die erstmals von WALDENSTRÖM mitgeteilten Fälle, die durch eine Makroglobulinämie gekennzeichnet sind und bei denen man morphologisch nicht mit Sicherheit entscheiden kann, ob man es mit atypischen aleukämischen Lymphadenosen oder mit Reticulosen zu tun hat (s. S. 752). Auch bei diesen Erkrankungen kommt es im Verlauf der Erkrankung fast stets zu Schleimhautblutungen, Epistaxis usw. Ein weiterer durch ein körpereigenes Antikoagulanz hervorgerufener Krankheitsfall wurde von DRESKIN und ROSENTHAL beschrieben.

II. Hämorrhagische Diathesen mit Plättchenmangel und Plättchenschädigung (thrombopenische und thrombopathische Purpuraformen).

Unter den hämorrhagischen Diathesen heben sich diejenigen Fälle, denen ein Plättchenmangel zugrunde liegt, als besondere Krankheitstypen scharf heraus. Es mag sein, daß der Plättchenmangel pathogenetisch nicht die überragende Rolle spielt, die diesem Symptom seit den Forschungen FRANKs in der neueren Literatur vielfach zugewiesen wird. Das ändert jedoch nichts an der Tatsache, daß dieses Symptom der markanteste hämatologische Ausdruck derjenigen Blutungsübel ist, die sich auch in ihrem klinischen Bild von anderen hämorrhagischen Diathesen, etwa der Hämophilie oder der SCHÖNLEIN-HENOCHschen Erkrankung unterscheiden. Es mag uns heute der Scharfblick jener Männer wie WERLHOF und SCHÖNLEIN, die allein auf Grund des klinischen

Bildes ohne Kenntnis der Plättchen die Wesensverschiedenheit der einzelnen hämorrhagischen Erkrankungen postulierten, um so wunderbarer erscheinen, nachdem das Symptom des Plättchenmangels ein so greifbares einfaches diagnostisches Merkmal geworden ist. Das Symptom des Plättchenmangels, dessen Entdeckung wir BROHM und KRAUSS 1883 in Deutschland und DENYS 1887 in Belgien verdanken, tritt uns in zweifacher Form entgegen; einmal als hervorstechendes isoliertes Merkmal einer scheinbar selbständigen Erkrankung, die man deshalb als *essentielle Thrombopenie* bezeichnet, zum anderen als Ausdruck schwerster Schädigungen des Knochenmarks infolge verschiedenster Ursachen. Diese letzteren Formen schließen wir als symptomatische Purpuraformen der Beschreibung der primären essentiellen Thrombopenie an. Bezüglich vieler Einzelheiten sei auf die ausgezeichnete Monographie von QUATTRIN verwiesen.

1. Die essentielle Thrombopenie (Morbus maculosus Werlhofii).

Geschichte und Begriffsbestimmung. Um das Jahr 1740 gab WERLHOF Schilderungen einer Blutungskrankheit, die er Morbus maculosus haemorrhagicus nannte, und in deren klinischem Bild vor allem das Auftreten von Blutflecken und Blutflüssen ohne erkennbare Ursache ein hervorstechendes Merkmal bildete. Bis zur Jahrhundertwende fand die WERLHOFsche Erkrankung als selbständiger Krankheitstyp keinerlei Anerkennung; es beherrschte die unitarische Auffassung aller hämorrhagischen Diathesen, besonders unter dem Einfluß LITTENs, das ärztliche Denken, bis die Entdeckung des Plättchenmangels durch BROHM, KRAUSS und DENYS und ihre pathologisch-physiologische Bewertung vor allem durch E. FRANK, das WERLHOFsche Krankheitsbild, nun durch einen sicheren Blutbefund gestützt und dadurch von allen anderen hämorrhagischen Diathesen unterscheidbar, neu aus der Taufe hob.

Vorkommen. Die Erkrankung kommt in allen Ländern und bei allen Rassen vor. Sie bevorzugt das jugendliche Alter. Das Durchschnittsalter von 200 Fällen, die KRACKE aus der Literatur sammelte, war 19 Jahre. Bei alten Menschen ist sie ausgesprochen selten. Sie scheint öfter bei Frauen als bei Männern vorzukommen.

Das klinische Bild. Ich möchte an die Spitze der Schilderungen die klassische Krankengeschichte WERLHOFs stellen, deren Übersetzung W. SCHULTZ mitgeteilt hat.

„Ein erwachsenes kräftiges Mädchen bekam ohne vorhergegangene ersichtliche Ursache neulich gegen die Zeit der Menstruation plötzlich ungeheures Nasenbluten. Es floß helles, aber übelriechendes Blut zugleich mit blutigem Speichel von dickem, sehr schwarzem Blut. Dazu kamen sogleich am Hals und an den Armen Flecken, teils schwarz, teils veilchenblau oder purpurrot, wie man sie oft bei malignen Blattern sieht. Der rasche Verfall der Kräfte und die mir recht bekannte Art dieser seltenen Fleckenkrankheit mit Blutungen (Morbus maculosus haemorrhagicus) verboten eine Venaesectio. Die zweifache Art der Blutung durch die Nase und den Speichel dauerte ununterbrochen fort. Die Ohnmachten und das Verhalten der Extremitäten, verbunden mit schwachem, sehr schnellem Pulsschlag, verlangten ein wirksames Eingreifen, zumal auch die Zahl der Flecken sich vermehrte und die ganze Umgebung beider Augen, des Nasenrückens und die Haut um Mund und Kinn mit einer livid-schwärzlichen Färbung wie infolge eines Stoßes, überzogen waren. Allmählich kam das Nasenbluten zum Stehen, der Speichelfluß nahm ab und hörte am folgenden Tage auf. Die Ohnmachten kamen nicht wieder. Die Flecken nahmen täglich mehr eine rötliche, dann eine blasse Farbe an und verschwanden am 7. Tage, an dem auch der Puls seine natürliche Bewegungsweise wiedergefunden hatte. Die Kräfte stellten sich ungefähr in gleichem Schritt mit der Gesundheit wieder her, wenn auch die Menstruation nicht zur regelmäßigen Zeit kam."

Diese Krankengeschichte WERLHOFs gibt das Typische der Symptomatologie sehr gut wieder. Diese setzt sich einmal aus „Blutflüssen", zum anderen aus

"Blutflecken" zusammen. Aus heiterem Himmel kommt es plötzlich zu einer schweren Schleimhautblutung, am häufigsten aus der Nase oder aus Mund und Rachen. Meist ist bei einem Anfall eine bestimmte Stelle der Ort der Hauptblutung. Gleichzeitige heftige Blutungen aus mehreren Stellen sind seltener. Charakteristisch ist, daß die blutenden Schleimhautstellen keine besondere Entzündung oder Geschwürsbildung erkennen lassen, was zur Unterscheidung gegenüber anderen Blutungen wesentlich ist. Bei der Frau ist die Genitalblutung der häufigste Sitz der WERLHOFschen Erkrankung, entweder als Menorrhagie, die schließlich unstillbar wird, oder auch im Intermenstruum. Ja, sogar vor der Menarche oder nach dem Klimakterium kann der Uterus noch Sitz einer WERLHOF-Blutung sein. Es ist klar, daß solche Patientinnen sehr häufig

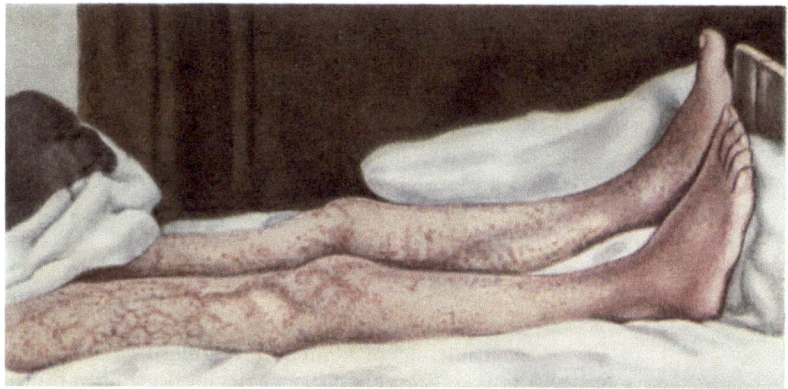

Abb. 420. Morbus maculosus Werlhofii, schwere Form der thrombopenischen Purpura mit kleinen Blutflecken und flächenhaften Blutungen (letztere besonders an den Füßen). (Beobachtung der Med. Univ.-Klinik Jena.)

dem Gynäkologen zum Opfer fallen (DAMESHEK und RHEINGOLD). Sie werden nicht selten röntgenkastriert, ohne daß dadurch die Krankheit gebessert, wohl aber ein schwerer irreparabler Dauerschaden gesetzt wird. Wir haben leider mehrmals solches erlebt. Viel seltener ist die Blase oder der Magen-Darmkanal der Sitz von Blutflüssen. Häufiger sind noch Hämorrhoidalblutungen, die durch ihre lange Dauer und schwere Stillbarkeit das Besondere der Krankheitsgrundlage verraten. Die Folge dieser Blutverluste, die meist viele Tage anhalten, ist eine recht beträchtliche Anämie, die sogar lebensbedrohlichen Charakter annehmen kann. Recht selten sind Blutungen in die inneren Organe. Nur vereinzelt werden Hämovarien, ferner Glaskörper- und Gehirnblutungen gesehen.

Die zweite Erscheinungsform sind die *Blutflecken*, welche der Krankheit den Namen gegeben haben ("Purpura", "Morbus maculosus haemorrhagicus") und dadurch vielleicht etwas zu sehr in den Vordergrund des Krankheitsbildes gerückt sind. Denn Fälle ohne Purpura sind auch nach unseren Erfahrungen nicht selten. Die Blutflecken sind recht verschiedener Art. Man findet allerfeinste, eben sichtbare Blutpünktchen ("Flohstichblutungen") oft dicht aneinandergereiht, besonders an den Unterschenkeln, oder an der Innenseite der Oberschenkel, manchmal auch am Rumpf. In anderen Fällen erreichen sie Stecknadelkopf- bis Linsengröße. Neben diesen kleinfleckigen, meist rot gefärbten Blutungen sieht man nicht selten größere, flächenhafte, blaue oder dunkelviolette Blutflecken von Geldstück- bis Handtellergröße, an den verschiedensten Körperstellen verstreut. Die Kombination dieser beiden Formen ist das häufigste Bild der schweren Erkrankung (s. Abb. 420). Bei leichteren

Fällen besteht nur die kleinfleckige oder häufiger nur die großfleckige Form. Im Gegensatz zum Skorbut bleiben die Haarfollikel frei; auch fehlen die beim Skorbut vorkommenden großen Hautblutungen, die eine ganze Extremität umfassen. Außer an der äußeren Haut finden sich die Blutflecken auch an der Schleimhaut, besonders des Mundes und Rachens; seltener sind subconjunctivale Blutungen. Die Ausdehnung wechselt von vereinzelten Blutflecken bis zu ausgedehntester Aussaat, so daß die ganze Haut dicht gesprenkelt erscheint. Charakteristisch für die thrombopenische Blutfleckenbildung ist das Fehlen jedes exanthematischen Charakters. Es sind einfache Blutaustritte ohne Bildung von Papeln oder Höfen, ohne entzündliche Reaktionen und ohne Ödembildung, wie sie die SCHÖNLEIN-HENOCHsche Purpura kennzeichnen. JÜRGENS hat sie im Capillarmikroskop beobachtet und dabei eine erhebliche Stauung im venösen Schenkel der Capillare gesehen. Er nimmt an, daß hier eine Endothellockerung und Verstopfung mit Eiweiß eine wesentliche Rolle spiele. Auf Grund einer sehr eingehenden Studie vermutet HUMBLE, daß es vor allem aus dem arteriellen Teil der Capillarschlinge blutet.

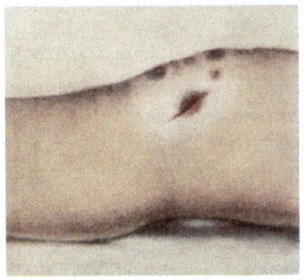

Abb. 421. Kratzer mit blauem Hof bei Morbus maculosus Werlhofii. (Beobachtung Med. Univ.-Klinik Jena.)

Die künstliche Erzeugung der Blutflecken (*Provokationsmethoden*) ist diagnostisch wichtig. Die Kranken berichten meist selbst, daß jeder geringste Stoß einen blauen Flecken erzeugt oder ein Kratzer sich mit einem blauen Hof umgibt (Abb. 421), oder daß das Zahnbürsten zu starken Blutungen führt oder daß Stichwunden sehr lange nachbluten. Ein Beispiel für eine solche mikrotraumatische Blutung zeigt Abb. 422, welche allein durch die Perkussion des Herzens mit Hammer und Plessimeter entstanden ist. Dieser Schilderung entsprechend sind auch alle diagnostischen Blutungsproben positiv: die Blutungszeit nach Einstich ins Ohrläppchen ist stark verlängert; der RUMPEL-LEEDEsche Stauungsversuch oder der JÜRGENSsche Kneifversuch, oder der Klopfversuch auf dem Sternum fallen je nach der Schwere des Falles mehr oder weniger deutlich positiv aus. Eines der genannten Phänomene wird, wie FRANK richtig betont, bei jedem WERLHOF-Fall darstellbar sein, aber sie sind nicht absolut für die WERLHOFsche Erkrankung spezifisch.

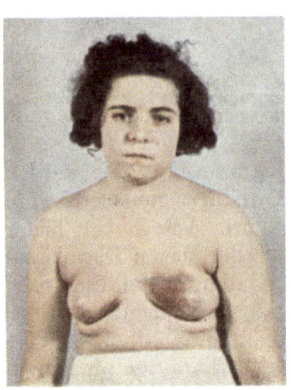

Abb. 422. Große Hautblutung durch Perkussion des Herzens entstanden. (Beobachtung Med. Univ.-Klinik Jena.)

Der Blutbefund. Das rote und weiße Blutbild lassen, abgesehen von der Entstehung sekundärer Anämien nach Blutverlusten, keine charakteristischen Merkmale erkennen. Dagegen ist das 3. Blutelement der Plättchen quantitativ und qualitativ verändert. Auf der Höhe der Erkrankung findet sich immer eine deutlich herabgesetzte Plättchenzahl von meist unter 60 000 im Kubikmillimeter. Die von DUKE, FRANK u. a. betonte enge Abhängigkeit der Blutungsbereitschaft von der Höhe der Plättchenzahl konnte ich in unseren Fällen nicht immer beobachten. Es kommen sowohl Fälle vor, die weniger als 35 000 Plättchen — die kritische Grenze nach FRANK — haben und trotzdem noch nicht bluten, während umgekehrt die Blutung schon bei höheren Plättchenwerten auftreten kann. Trotzdem ist die Thrombopenie diagnostisch ein wichtiges

Symptom der WERLHOFschen Erkrankung, wenn sie auch zeitweise selbst im unmittelbaren Gefolge einer schweren Blutung fehlen kann. Die Thrombopenie läßt die normale Gerinnungszeit des Blutes in vitro meist unbeeinflußt, dagegen verändert sie die Retraktion des Blutkuchens; diese kommt im plättchenarmen Blut nicht oder nur sehr schlecht zustande. Die fehlende Retraktion des Blutkuchens ist also ein wichtiges Zeichen der WERLHOFschen Krankheit. Die stark verlängerte Blutungszeit bei normaler Gerinnungszeit unterscheidet die WERLHOFsche Krankheit grundsätzlich von der Hämophilie, die sich gerade umgekehrt verhält. Dazu kommt als weiteres Zeichen ein positiver Consumptionstest.

Die Blutplättchen sind meist auch qualitativ beim Werlhof verändert. Man findet häufig Riesenplättchen mit verdichtetem Granulomer, die beinahe an Lymphocyten erinnern. Ferner kommen oft zusammenhängende Plättchenzöpfe oder Perlenketten vor, welche deutlich

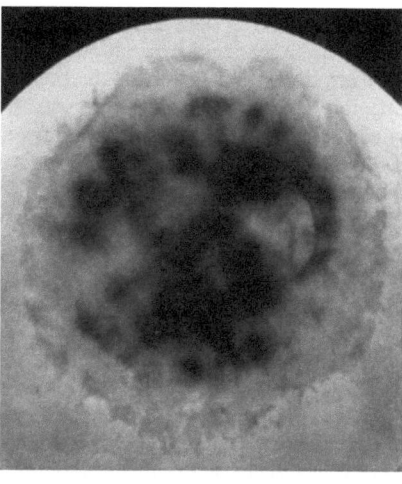

Abb. 423. Normales, menschliches Blutplättchen. Citratblut, Osmiumfixation, El.-opt. 1:11000. (Nach WOLPERS, unveröffentlicht.)

die Störung der Abschnürung aus dem Zelleib der Riesenzellen verraten. ARNETH findet eine starke Linksverschiebung, d. h. Überwiegen großer, rundlicher, stark basophiler, unreifer Plättchen mit geringer Granulation. Dieselben Veränderungen

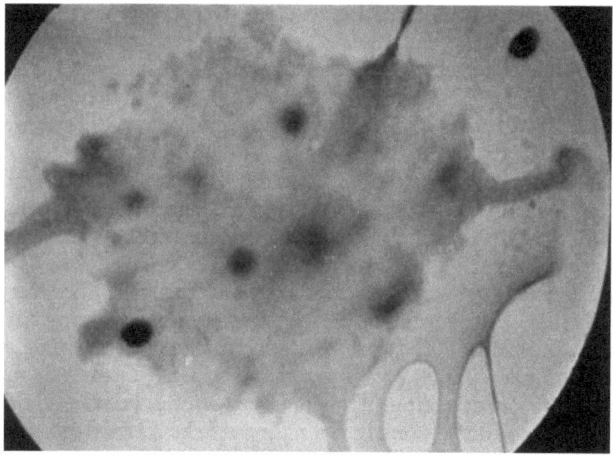

Abb. 424. Blutplättchen bei essentieller chronischer Thrombocytopenie (WERLHOF), Citratblut, Osmiumfixation. Beachte die vereinzelten Fortsätze und spärliche Granulationen. El.-opt. 1:15000. (Nach WOLPERS, unveröffentlicht.)

fand H. WERNER. WOLPERS hat neuerdings auch elektronenoptisch die qualitativen Abweichungen der WERLHOF-Plättchen von der Norm studiert. Die Fehlbeschaffenheit gibt sich vor allem am Granulomer kund, das oft ganz fehlt (Abb. 423 und 424). Zweifellos ist mit diesen morphologischen Abweichungen auch eine funktionelle Störung verknüpft, so daß beim Morbus *Werlhof* nicht nur eine *Thrombopenie*, sondern gleichzeitig eine Thrombopathie vorliegt (APITZ). Diese äußert sich aber nicht hinsichtlich der Thrombokinaseabgabe, so daß WERLHOF-Blut normal gerinnt (H. WERNER). Im Blutplasma fand JÜRGENS eine Vermehrung der Albumine. Die Befunde sind aber nach den mitgeteilten Daten nicht sehr überzeugend und keinesfalls wesentlich.

Der **Sternalmarksbefund** bietet ebenso wie das periphere Blut nur in bezug auf den Plättchenbildungsapparat pathologische Abweichungen. Diese liegen, worin alle neueren Untersucher weitgehend übereinstimmen, in einer zahlenmäßigen Zunahme der Megakaryocyten mit qualitativer Veränderung derselben, die wahrscheinlich im Sinne einer Reifungsstörung zu deuten ist. Ich habe in den letzten Jahren mehrfach Sternalpunktate von WERLHOF-Fällen untersucht und völlig übereinstimmend die deutliche Vermehrung der Riesenzellen gefunden, die besonders bei Betrachtung mit schwacher Vergrößerung in Erscheinung tritt. Aber auch die einzelnen Zellformen selbst weisen deutliche Unterschiede gegenüber der Norm auf. Wenn auch zuzugeben ist, daß normalerweise die allerverschiedensten Riesenzellformen mit allen möglichen Nuancierungen der Protoplasma- und Kerngestaltung vorkommen, so zeigt doch das thrombopenische Markbild einen ziemlich einheitlichen Befund in der überwiegenden Mehrzahl der Riesenzellen. Das Protoplasma ist weniger differenziert als normal, zeigt mehr basisch-bläuliche Färbung, ist wenig oder gar nicht granuliert und läßt meist keine Plättchenbildung erkennen. Der Kern ist gewöhnlich rund, unsegmentiert, so daß die Zelle im ganzen einen unreifen Eindruck hervorruft. Ich komme auf Grund meiner eigenen Beobachtungen zu denselben Schlüssen wie ROHR, SCHRUMPF, KIENLE, JASINSKI, DAMESHEK und MILLER, sowie neuerdings DIGGS und HEWLETT u. a. Der Markbefund ist für den Geübten doch so charakteristisch, daß man schon daraus das Vorliegen einer WERLHOFschen Erkrankung mindestens vermuten kann. Wenn MARKOFF keine charakteristischen Veränderungen an den Riesenzellen gegenüber normalen Zellen findet, so kann ich dem nur für die Betrachtung einzelner Zellformen beipflichten. Das Gesamtbild aller Riesenzellen ist aber zweifellos ein anderes als beim Gesunden. In einem von meiner Schülerin Dr. GOHRBANDT eingehend durchuntersuchten WERLHOF-Fall (4jähriger Junge) verhielt sich das Differentialplättchenbild folgendermaßen:

Promegakaryocyten 1,9 (normaler Durchschnitt 0,8).
Nichtplättchenbildende Megakaryocyten 82 (normaler Durchschnitt 58).
Plättchenbildende Megakaryocyten 3,1 (normaler Durchschnitt 26,5).
Freie Kerne 13 (normaler Durchschnitt 15).

Die Plättchenbildung war also fast völlig eingestellt. Die vereinzelten noch plättchenbildenden Riesenzellen zeigten nur ganz kümmerliche Funktion, 2—5 Plättchen. Größere Haufen fehlten gänzlich. Morphologisch überwogen die kleinen basophilen Megakaryocyten mit rundem jugendlichem Kern. DE LA FUENTE unterscheidet nach dem Knochenmarksbefund drei verschiedene Formen der Erkrankung: Bei der ersten fand er eine starke Vermehrung der Megakaryocyten mit Verminderung der Plättchenbildung, bei der zweiten normale Megakaryocytenzahlen ebenfalls mit Verminderung der Plättchenbildung und bei der dritten verminderte Riesenzellzahlen mit verminderter Plättchenbildung und beschleunigter Reifung. Er schließt daraus ganz allgemein, daß Plättchenbildung und Reifung der Megakaryocyten voneinander unabhängig sind.

Die übrigen Organe bieten mit Ausnahme der Milz keine charakteristischen Abweichungen. Die *Milz* selbst ist perkutorisch und röntgenologisch in der Mehrzahl der Fälle vergrößert, aber nur selten palpabel. Große Milztumoren wie bei Leukämien kommen beim Morbus Werlhof nicht vor.

Der **Krankheitsverlauf** läßt eine akute und eine chronische Form unterscheiden. Es ist fraglich, ob diese beiden Formen zu ein und demselben Krankheitsbild gehören, wie FRANK meint. Aber wir haben vorerst noch nicht das Recht, nur die eine oder andere Form als Morbus Werlhof zu bezeichnen, da Pathogenese und Ätiologie noch zu unklar sind. Gegenüber der neuerdings vertretenen Meinung, nur die chronische Form verdiene den Namen Morbus Werlhof, sei betont, daß die Originalschilderung WERLHOFs (s. o. S. 814) die akute Form betrifft.

Bei der **akuten** (oder rezidivierenden) **Thrombopenie** tritt die Erkrankung ganz plötzlich aus voller Gesundheit heraus in heftigster Form auf. An den verschiedensten Hautstellen bilden sich größere oder kleinere Blutflecken. Gleichzeitig kommt es zur Blutung aus Nase, Mund oder Rachen, oder aus einer anderen Schleimhautgegend. Die Blutungen können so schwer sein, daß eine gefahrdrohende Anämie sich entwickelt. Aber häufig, wenn die Erkrankung bereits in das gefährlichste Stadium eingerückt zu sein scheint, kommt der kritische Umschwung zustande, der im Blut regelmäßig von einem starken Anstieg der Blutplättchen (Plättchenkrise) begleitet ist. Damit hören die Blutungen auf. Die Blutflecken bilden sich langsam zurück, die Anämie bessert sich, und in wenigen Wochen tritt Genesung ein, bis plötzlich wieder eine neue ähnliche Attacke nach Wochen, Monaten oder auch nach Jahren auftritt. Der Umschwung wird wahrscheinlich durch die plötzliche und hochgradige Anämie eingeleitet, welche einen so starken Knochenmarksreiz ausübt, daß es zu gesteigerter Bildung aller Blutzellen einschließlich der Plättchen kommt. Es ist aber auch möglich, daß der plötzliche Plättchenschwund nach Art eines allergischen Schocks auf einer massiven Ansammlung der Plättchen in Leber und Milz beruht, und daß gerade dadurch das auslösende Agens beseitigt wird, worauf dann die Rückkehr zur Norm einsetzt. Es gibt auch Fälle, bei denen die rasche Rückkehr zur Norm ausbleibt und sich an den akuten Beginn eine lange dauernde hochgradige Blutungsbereitschaft anschließt. Die hämorrhagische Krise ist manchmal von Fieber begleitet, das kaum infektiös zu erklären ist. Die zahlreichen Blutergüsse vermögen bei der gesteigerten Fieberempfindlichkeit, die jede schwere Anämie aufweist, Temperatursteigerungen wohl zu erklären. In den Zwischenzeiten während der akuten Anfälle kann das Blutbild völlig normal sein und auch die Plättchenverminderung fehlen. Ich fand allerdings in einem solchen Fall die Riesenzellen im Markpunktat trotzdem typisch verändert. Die akute Thrombopenie kann im Gegensatz zur chronischen spontan völlig ausheilen, was auch JAEGER in seinen katamnestischen Untersuchungen sehr schön zeigen konnte. Der Milztumor fehlt oft.

Bei der **chronischen Thrombopenie** liegt die Krankheit meist schon viele Jahre zurück. Schon seit frühester Jugend ist eine Blutungsneigung deutlich. Es traten schon immer leicht blaue Flecken auf; bei starken Traumen kam es zu großen Hämatomen, oder es wird eine Neigung zu Nasen- oder Zahnfleischblutungen schon immer angegeben. In anderen Fällen tritt die hämorrhagische Diathese erst in der Pubertät oder später in Erscheinung, hält dann aber dauernd an. Die Diathese selbst äußert sich in einem Falle mehr durch Blutfleckenbildung, im anderen mehr durch Blutungsneigung nach außen. Sie hält aber nicht immer in gleicher Weise an. Perioden mit geringer Blutungstendenz wechseln mit solchen extremer Blutungsneigung, so daß aus dem chronischen Zustand heraus ein akutes Krankheitsbild bedrohlicher Art, wie oben geschildert, entsteht. Aber auch in den „stillen" Zwischenpausen ist bei der chronischen Form die Plättchenverminderung stets nachweisbar. Auch ergeben die Provokationsphänomene meist einen Hinweis auf das Fortbestehen des Grundübels.

Die **Pathogenese** der Erkrankung gliedert sich in 2 Hauptfragen: 1. in die Frage nach dem Zustandekommen der Blutflüsse und Blutflecken und 2. in die Frage nach dem Mechanismus der Entstehung des Plättchenmangels.

Die Beantwortung der 1. Frage hängt in weitestem Maße von den Kenntnissen ab, die wir vom physiologischen Vorgang der Blutstillung und der Plättchenbedeutung haben. Was die letztere betrifft, so zeigen die Vorgänge der Plättchenagglutination, der Bildung des Plättchenthrombus, der Abgabe gerinnungsaktivierender Substanzen und ihrer fraglichen Einwirkungen auf die Capillarendothelien, endlich ihre Fähigkeit zur Verfestigung des Blutgerinnsels durch Zusammenziehung des Blutkuchens eindrucksvoll genug, daß der Blutstillungsmechanismus durch den Wegfall oder die weitgehende Verminderung der Plättchen schwer Not leiden muß. Dazu kommt, daß die Plättchen nicht nur vermindert, sondern zweifellos auch funktionell minderwertig sind (JÜRGENS). APITZ erblickt sogar in diesem Punkt das Hauptgewicht der Pathogenese. Die gestörte Plättchenfunktion äußert sich in einer mangelhaften Agglutinabilität und mangelhafter Retraktion des Blutkuchens, verglichen mit einer gleich großen Plättchenmenge von normaler Beschaffenheit. Die Thrombokinaseabgabe ist jedoch nur wenig gestört, da diese nach H. WERNER durch die beim *Werlhof* überwiegend vorhandenen großen protoplasmareichen granulaarmen Plättchen erfolgt. Diese sind in ihrer absoluten Zahl gegenüber Gesunden kaum vermindert. Deshalb ist die Gerinnungszeit des WERLHOF-Blutes unverändert. Doch zeigt der Consumptionstest nach erfolgter Gerinnung noch reichlich Prothrombin im Serum (BASERGA und NICOLA, QUICK, SHANBERG und STEFANI). Beim Morbus *Werlhof* ist es vorwiegend die *3. Phase des Blutstillungsmechanismus*, die schwer beeinträchtigt ist und deshalb zur mangelhaften Blutstillung führen muß. Aber diese Erklärung trifft nur für den Fall eines gesetzten Traumas, das zur Gefäßzerreißung geführt hat, zu. Sie läßt dagegen nicht das Auftreten von Spontanblutungen verstehen, wie sie beim Morbus Werlhof oft in tausendfachen Blutflecken manchmal in einer Nacht auftreten. Wir befinden uns hier in derselben Situation wie bei der Hämophilie. Auch bei dieser kann die humorale Gerinnungsstörung zwar die stark erschwerte Blutstillung, nicht aber das Auftreten von Spontanblutungen erklären. Man hat deshalb auf den Begriff des Mikrotraumas zurückgegriffen. Die traumatische Einwirkung sei so gering, daß sie sich dem Bewußtsein des Trägers entziehe. Ein so geringes Trauma führe normalerweise nur zur Zerreißung vereinzelter Capillaren. Diese würde aber normalerweise durch den sofort einsetzenden Blutstillungsmechanismus der Plättchen sofort kompensiert, so daß eine sichtbare Hautblutung nicht in Erscheinung trete. Beim Morbus Werlhof fehle dieser Heilmechanismus. Diese Erklärung mag für die Entstehung großer Blutflecken, wie sie nach geringem Stoßen, Kneifen und anderen unterschwelligen Traumen entstehen, richtig sein. Das Auftreten der kleinen zahllosen Blutflecken erklärt sie nicht. Hier muß zweifellos ein weiterer besonderer Faktor hinzukommen, der in einer Störung der Gefäße selbst gelegen ist. Freilich drängt der in vielen Fällen zu beobachtende Parallelismus von Plättchenmangel und Blutungsbereitschaft den Gedanken auf, daß hier eine funktionelle Verknüpfung der Plättchen- und Endothelfunktion vorliegen muß, etwa in dem Sinne einer physiologischen Endotheldichtungsfunktion der Plättchen. Neuerdings wiesen AGGELER, HOWARD, LUCIA und MILLS auch bei $^3/_4$ ihrer WERLHOF-Kranken eine erhöhte Capillarfragilität nach. Auch ROSKAM konnte eine Gefäßbeteiligung bei dieser Erkrankung nachweisen. Ferner zeigt die genauere klinische Beobachtung der Einzelfälle, daß diese strenge Abhängigkeit der Blutungsbereitschaft von der Plättchenzahl, wie schon oben betont, keine allgemeine Gültigkeit hat, wie auch andere Autoren bestätigen (ROSEGGER, ROSKAM u. a.). Auch zeigt die Prüfung der Blutungszeit an verschiedenen Körperstellen oft ein starkes Auseinandergehen. Endlich gibt es eine Reihe von Experimenten, welche die Plättchenzahlen stark vermindern, wie Gelatineinjektionen (ROSKAM), Serum-Agarinjektionen (BEDSON), Röntgenstrahlen (LESCHKE und WITTKOWER), ohne daß eine hämorrhagische Diathese entstünde. Anderseits erzeugt das zur Klärung dieser pathogenetischen Frage herangezogene Antiplättchenserum (BEDSON, TOCANTINS u. a.) nicht nur eine Thrombopenie, sondern gleichzeitig auch eindeutige Gefäßläsionen, wodurch sich das Auftreten der hämorrhagischen Diathese erklärt (ROSKAM). Aus all diesen Tatsachen geht hervor, daß das Auftreten von Spontanblutungen immer an eine doppelte Schädigung, einmal des Plättchenapparates, zum anderen der Capillarendothelien gebunden ist. Selbst diejenigen Autoren, welche das Schwergewicht der Betrachtungen auf den Plättchenmangel legen, wie FRANK, geben zu, daß daneben die „capillare Konstellation" von wesentlicher Bedeutung für die Entstehung der Hämorrhagien sei. Die Thrombopenie ist zwar ein diagnostisch bedeutungsvolles Leitsymptom der Erkrankung und auch pathogenetisch bei der gleichzeitig bestehenden Thrombopathie sicherlich von Bedeutung; aber die Plättchenstörung ist nicht der einzige Faktor der Pathogenese des Leidens. In diese sind vielmehr die Geschwisterzellen, als welche die Capillarendothelien, ontogenetisch betrachtet, anzusehen sind, mit einbezogen. Ob bei der Erkrankung auch noch eine Heparinvermehrung eine pathogenetische Rolle spielt, wie das neuerdings von ALLEN, BOGARDUS, JACOBSON und SPURR nachgewiesen wurde, ist noch nicht sicher.

Eine weitere Frage der Pathogenese betrifft das Zustandekommen der Thrombopenie. Grundsätzlich kann diese entweder Folge einer verminderten Plättchenbildung bzw. -abgabe aus dem Knochenmark oder Folge eines gesteigerten Zerfalls sein. Während FRANK das Wesen der essentiellen Thrombopenie in einer Schädigung der Plättchenbildung im Knochenmark sieht, betrachtete KAZNELSON die Ursache der Erkrankung in einem gesteigerten Plättchenzerfall in der Milz (Thrombocytolyse). Für beide Ansichten lassen sich mehr oder weniger gewichtige Beweise beibringen, aber sicher entschieden war bis vor kurzem weder die eine noch die andere Meinung. Zu diesen Meinungen kommt als 3. Möglichkeit für die Entstehung des akuten Werlhof eine plötzliche Verteilungsänderung der Plättchen, in dem Sinne, daß die Plättchen aus dem peripheren Blut verschwinden und sich in den Gefäßen der inneren Organe, etwa der Leber und Milz, anhäufen und dort zerfallen. Tatsächlich spielt sich ein solches Geschehen beim anaphylaktischen Schock ab. Daß die Plättchenbildung im Knochenmark nicht die normale ist, beweisen die zahlreichen Befunde der Sternalpunktion, die wir bereits erwähnt haben. Sie haben im wesentlichen die schon von FRANK und SEELIGER erstmals festgestellten Beobachtungen bestätigt. Die Riesenzellen sind im Knochenmark vermehrt, aber sie zeigen die Zeichen mangelhafter Reife, besonders der fehlenden oder verminderten Azurgranulation und verminderter Plättchenbildung (DAMESHEK und MILLER). Freilich wird diese Deutung nicht von allen Autoren anerkannt. Sie scheint mir aber doch auf Grund meiner eigenen Befunde die zwangloseste zu sein. Keinesfalls scheinen mir die Befunde im Sinne einer vermehrten Tätigkeit der Riesenzellen, wie KLIMA meint, deutbar. Bei solchen Knochenmarksreizungen, etwa im Beginn von Infekten, sieht man alle Stadien der Plättchenbildung, während bei den WERLHOFschen Markbildern kaum jemals eine Plättchenbildung zu beobachten ist. Im Gegenteil erscheint das Protoplasma der Riesenzellen in der überwiegenden Mehrzahl derselben ungefeldert und mehr basophil und verrät keine Anzeichen von Plättchenabschnürung. Die Annahme eines gesteigerten Plättchenzerfalls wurde vor allem durch die Befunde einer vermehrten Ansammlung von Plättchen im Milzparenchym und dadurch bedingtem vermehrten Untergang nahegelegt. Auch an gesteigerte Plättchenphagocytose wurde gedacht, die aber nicht entsprechend vermehrt gefunden wurde (HAAM und AWNY). Aber abgesehen davon, daß alle diese Befunde widerspruchsvoll geblieben sind (KLIMA, LAUDA u. a.), zeigt das Experiment der Milzexstirpation, daß auch danach in vielen Fällen nach anfänglicher Plättchenzunahme die Plättchenzahl wieder stark absinkt, was unerklärlich bleibt, wenn man die Ursache in einem gesteigerten Zerfall der Plättchen in der Milz sucht. In den Fällen aber, in denen die Plättchenzahl nach Milzexstirpation wieder normal wird, kann diese Wirkung ebensogut aus dem Wegfall einer pathologischen Hemmungsfunktion der Milz auf das Knochenmark erklärt werden. Zur Stützung dieser Ansicht hat man vielfach nach „Hemmungsstoffen" in der Milz gesucht. So berichten TROLAND und LEE über starke im Tierversuch beim Kaninchen thrombocytopenisch wirkende Stoffe, die sie in Acetonextrakten von WERLHOF-Milzen nachwiesen. Diese Befunde wurden von HOBSON und WITT, ROSE und BOYER sowie D'AGOSTINO bestätigt, während sie von POHLE und MEYER sowie VIRKKUNEN nicht reproduziert werden konnten. Normale Milzen sollten keine solche Wirkung zeigen. Im Widerspruch dazu fand aber RUBEGNI regelmäßig in normalen Kalbsmilzen einen plättchenvermindernden Stoff, der mit Aceton aus der Milz extrahierbar war; auch Leberextrakte wirkten ähnlich, wenn auch schwächer. Muskelxetrakte hatten dagegen keinerlei Wirkung. Auch TORRIOLI und PUDDU erhielten bei Injektion eines eiweißfreien Extraktes aus gesunder Milz beim Kaninchen einen Thrombocytensturz. Sie beobachteten aber außerdem eine schädigende Wirkung von Extrakten aus WERLHOF-Milzen auf die Megakaryocyten in Knochenmarkskulturen, während Extrakte aus normalen Milzen und ebenso aus anderen Organen eine zwar ähnliche, aber sehr viel schwächere Wirkung entfalteten. Die Wirkungsstärke hängt nach ihrer Meinung von dem Gehalt des untersuchten Organs an reticuloendothelialen Zellen ab. Man mag diese experimentellen Befunde vorerst noch für anfechtbar halten, aber sie stimmen recht gut mit den Beobachtungen am Sternalpunktat von WERLHOF-Fällen vor und nach Milzexstirpation überein, die ich an einem Falle, MALAMOS an 2 Fällen machen konnte. In meinem Falle handelte es sich um einen 4jährigen Knaben mit typischem chronischen Werlhof. Die Thrombocytenzahl lag stets unter 30000, und er zeigte massenhaft Hautblutungen an den verschiedensten Körperstellen. Der Kneifversuch war stark positiv. Im Sternalmark waren die Riesenzellen leicht vermehrt; das Protoplasma stark basophil, nur leicht granuliert, der Kern wenig gelappt, meist rund. Nach Herausnahme der Milz nahm die Zahl der Riesenzellen enorm zu, ohne daß zunächst ihre Struktur sich änderte (Abb. 425). Die Thrombocyten im peripheren Blut traten stoßweise auf; dazwischen kam es immer wieder zur Thrombopenie. Schließlich aber nach etwa 14 Tagen blieben die Thrombocyten dauernd auf mäßiger Höhe. Im Mark nahm die Zahl der Riesenzellen wieder ab, aber gleichzeitig änderte sich ihre Struktur. Das Protoplasma zeigte eine mehr neutrophile Färbung, der Kern war mehr segmentiert, und an einigen Zellen war in der Peripherie deutliche Bildung von wenigen, aber normalen Plättchen zu sehen. Im großen ganzen zeigten die Riesenzellen 3 Wochen nach der Herausnahme der Milz ein normales Aussehen. Die geschilderten Beobachtungen wurden von meiner Schülerin Dr. GOHRBANDT eingehend quantitativ im Differentialmegakaryocytenbild studiert und sind in Abb. 426, S. 824 zu sehen. Man erkennt die gewaltige Zunahme der Riesenzellen im Knochenmarksausstrich nach der Milzexstirpation und vor allem auch die Zunahme der plättchenbildenden Formen. Eine ganz ähnliche Beobachtung machte MALAMOS. Auch er fand zunächst eine starke Vermehrung der Riesenzellen

Ätiologie.

nach Milzexstirpation. In einem seiner beiden Fälle war bereits $^1/_2$ Std nach dem Eingriff die Bildung normaler Plättchen zu sehen, und wenige Tage später konnte an den Riesenzellen ein totaler Zerfall des Protoplasmas zu einer Unzahl normaler Plättchen beobachtet werden. Über eine Normalisierung vorher unreifer Riesenzellen beim Morbus Werlhof berichten auch LIMARZI und SCHLEICHER. Diese sich völlig deckenden Befunde zeigen eindringlich, daß die *chronische* WERLHOFsche Thrombopenie auf einer gehemmten Plättchenbildung im Knochenmark beruht, und daß nach Herausnahme der Milz die Plättchenbildung wieder in Gang kommt. MALAMOS hat durch fortlaufende Sternalpunktionen vor und nach Milzexstirpation gezeigt, daß nach Herausnahme der Milz sich eine starke Plättchenbildung an den Riesenzellen nachweisen ließ, die vorher fehlte. Das spricht ganz im Sinne der Milzhemmungstheorie, die dadurch eine starke Stütze erfährt.

Für den *akuten Werlhof* gilt wahrscheinlich eine etwas andere Pathogenese. Nach unseren heutigen Kenntnissen der Sedormidpurpura, die klinisch genau wie ein akuter Werlhof verläuft, ist anzunehmen, daß hier eine anaphylaktische Reaktion mit plötzlicher Verteilungsänderung der Thrombocyten in der Strombahn und vielleicht auch gleichzeitiger Schädigung der Thrombocytenabgabe im Knochenmark vorliegt.

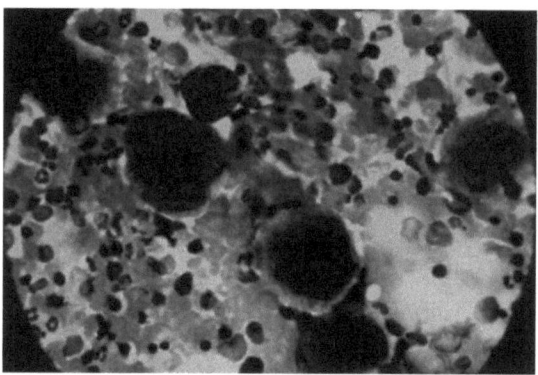

Abb. 425. Sternalmarkausstrich bei Morbus Werlhof. Vermehrung der Zahl der Riesenzellen nach Milzexstirpation.

Sichergestellt ist, daß bereits wenige Stunden nach der Einverleibung des Anaphylaktogens ein totaler Schwund der Plättchen aus dem peripheren Blut auftritt; man findet die Plättchen massenhaft in den Capillaren der Milz, Leber und Lungen angehäuft. Der akute Werlhof wäre danach als eine allergische Erkrankung mit vorerst unbekannter, im einzelnen Fall vielleicht sogar verschiedener auslösender Ursache anzusehen.

Ätiologie. Die eigentlichen Ursachen, die den pathogenetischen Mechanismus des WERLHOFschen Krankheitsbildes auslösen, sind nach dem Gesagten noch weitgehend ungeklärt. Im Gegensatz zu den erblichen Thrombopathien spielen endogene, vererbbare Faktoren beim Morbus Werlhof keine überragende Rolle. In meinen eigenen Fällen war die Familienanamnese stets negativ. Wie bei fast allen internen Erkrankungen sind in der Literatur einige familiäre Fälle mitgeteilt worden (GUTTFREUND, BRÜHL u. a.). Mehrfach ist das Leiden auch bei neugeborenen Säuglingen beobachtet worden (Literatur bei STRÖM). Erbfaktoren spielen also eine gewisse Rolle, aber keinesfalls in dem Maße wie bei den erblichen Thrombopathien, die ich im Gegensatz zu APITZ doch streng vom Morbus *Werlhof* auch auf Grund der morphologischen Befunde abtrennen möchte. Da Thrombopenien regelmäßig durch Infekte ausgelöst werden können, so liegt es nahe, auch für das „essentielle" Bild der Erkrankung nach verborgenen Infekten zu suchen. Die Befunde sind spärlich. Unter unserem eigenen Material fanden sich 2 Fälle mit ausgedehnter verkäsender Tuberkulose der Lymphdrüsen. Auch FRANK fand in 2 Fällen latente Tuberkulose und läßt die Möglichkeit einer ursächlichen Bedeutung für die Entstehung des Krankheitsbildes offen. ALESSANDRI fand in 2 Fällen, die er milzexstirpierte, mikroskopische noduläre Tuberkuloseherdchen. Neuerdings berichtete RAPP über 4 Fälle mit Milztuberkulose, die im Knochenmarksbild vermehrt unreife Megakariocyten aufwiesen und die durch Splenektomie geheilt wurden. In einem weiteren unserer Fälle schienen fokale Herde eine Rolle zu spielen, da nach deren Ausräumung eine Besserung, aber keine Heilung eintrat. Auf ähnliche Befunde wird auch von GILLMANN hingewiesen. Daneben finden sich aber immer wieder Fälle, bei denen keine Spur eines Infektvorganges zu beobachten ist. Für die

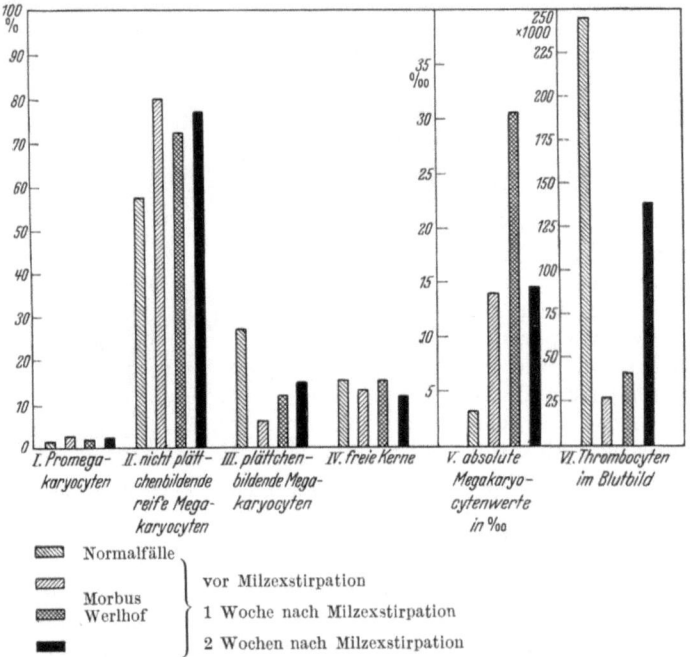

Abb. 426. Ein Fall von Thrombocytopenie (Morbus Werlhof) im Vergleich zu Normalfällen.

plötzlich auftretenden *akuten Fälle* ist, wie schon oben betont, an eine allergische Genese zu denken, wie sie für manche medikamentös ausgelöste Formen sichergestellt ist. So wurde nach Verabreichung von Sedormid (VOGL), ebenso nach Chinin, entweder nach längerem Gebrauch, manchmal aber schon nach der ersten Verabreichung eine akute Thrombopenie mit Purpurabildung beobachtet. In der Rekonvaleszenz solcher Fälle findet man häufig eine Eosinophilie (BEIGLBÖCK).

Die ovariell bedingte Thrombopenie. Vielfach wurde bei den *chronischen* WERLHOF-Fällen auf eine endokrine Komponente hingewiesen. Die schon obenerwähnten Verminderungen der Thrombocyten (S. 776) in der prämenstruellen Phase, die bekannten Wirkungen großer Follikelhormondosen im Sinne einer Thrombocytenverminderung (ARNOLD, HOLTZ, MARX, BAREUTHER und SCHABBEL, SCHRADE u. a.), das häufige erste Einsetzen des WERLHOF-Bildes in der Pubertät, während der Gravidität oder in der Klimax weisen in die Richtung. FALZOI teilte 2 Fälle mit Veränderungen an den weiblichen Sexualorganen mit (Adnexerkrankung und Menstruationsstörung), denen er eine auslösende Bedeutung beimißt, und HOESCH schildert einen Fall mit pluriglandulärer Störung, der auf AT 10-Gaben sich auffallend besserte. Wesentlicher ist ein genau geschilderter Fall von DAGNINI, der nach Milzexstirpation wenig und erst durch subtotale Uterusamputation mit Entfernung der Adnexe total geheilt wurde, weshalb Hyperovarismus als Ursache angenommen wurde. Ein weiterer ähnlicher Fall wurde uns kürzlich von Herrn Dr. FRIMBERGER, Kempten, mitgeteilt:

Jetzt 38jährige Patientin, die im Alter von 15 Jahren eine starke Gewichtszunahme bemerkte. Bald darauf Menarche und zugleich starke Schwellungen mit subcutanen Blutungen am Scheidenausgang, im Gesicht, an Armen und Beinen. Die Periode war weiterhin regelmäßig, doch traten entweder kurz vor oder in den ersten Tagen der Menstrualblutungen jedesmal derartige stark schmerzhafte Schwellungen und Blutungen auf. Später hatte sie mehrfache Abscesse in der Scheide und eine allgemeine Furunkulose. Sie war fast dauernd arbeitsunfähig und an das Bett gefesselt. Zum Teil sehr intensive Behandlungen mit Hormonen aller Art waren völlig wirkungslos. Als es einmal gelang, mit Proluton die Menses für 3 Monate zu unterdrücken, blieben während dieser Zeit auch die Schwellungen und subcutanen Blutungen aus. Dieselbe Wirkung konnte später jedoch nicht mehr erzielt werden. Es ist niemals eine Periodenblutung ohne gleichzeitige Hautblutungen und niemals eine Hautblutung ohne Menstruation aufgetreten. Da Röntgenkastration aus äußeren Gründen nicht möglich war, wurden bei der Patientin im Alter von 36 Jahren im September 1948 die Ovarien operativ entfernt. Im Anschluß an die Operation ist bei über 1jähriger Beobachtung das Blutungsübel spontan nicht mehr aufgetreten. Es hat sich nur noch einmal gezeigt, als der behandelnde Arzt zur Unterdrückung der klimakterischen Ausfallserscheinungen zuviel Follikelhormon peroral gegeben hat. Vor der Operation schwankten die Thrombocyten um 150000.

Eine Beeinflussung der Thrombocytenzahl durch den Menstruationscyclus war nicht festzustellen. Blutgerinnungszeit und Blutungszeit lagen an der oberen Grenze der Norm. 1 Jahr nach der Operation wurden 246000 Thrombocyten gezählt, die übrigen Blutuntersuchungen fielen ebenfalls wieder normal aus.

Über ein vollkommenes Versagen der doppelseitigen Ovariektomie in einem ähnlich gelagerten Fall berichten GILBERT-DREYFUS und MASSON.

Die Erfolge der *Milzexstirpation* weisen immer wieder auf die Milz als Sitz der chronischen Form der Krankheit hin. Wenn auch die Milz zweifellos im Rahmen der Pathogenese des WERLHOF-Syndroms eine wichtige Rolle spielt, so fehlt doch jeder Anhalt für eine primäre Milzerkrankung als Ursache der Krankheit. Das histologische Studium der WERLHOF-Milzen hat bisher keinerlei sichere Aufklärung in dieser Richtung gebracht (FRANK). In eigenen Fällen war eine gewisse Hypertrophie der Sinusendothelien und MALPIGHIschen Körperchen nachweisbar. Diese Befunde, sowie die Tatsache einer Milzvergrößerung, die doch in einer erheblichen Zahl von WERLHOF-Fällen festzustellen ist, sind schwer als *Folge* der Erkrankung deutbar. Der gesteigerte Plättchenzerfall dürfte kaum eine Vergrößerung des Organs auslösen. Vielmehr ist diese doch wahrscheinlich Ausdruck einer bestimmten hypersplenischen Funktionsstörung, als deren Folge die Thrombopenie auftritt. Aber welche Ursachen letzten Endes diese Milzstörung auslösen, ist vorläufig noch weitgehend unbekannt, und es ist fraglich, ob man dafür überhaupt eine einheitliche Ätiologie in Anspruch nehmen darf, und ob nicht etwa die verschiedensten Schädlichkeiten denselben pathogenetischen Mechanismus in Gang setzen können, so daß das ganze WERLHOF-Bild mehr im Sinne eines Syndroms als einer Krankheitseinheit anzusehen wäre.

Prognose. FRANK hat die essentielle Thrombopenie als die Thrombopenia benigna der hämorrhagischen Aleukie oder malignen Thrombopenie gegenübergestellt und damit ein prognostisches Werturteil in die Krankheitsbezeichnung mit aufgenommen, das zwar für die Mehrzahl der Fälle zutrifft, aber doch schwere, tödliche Verläufe bei der benignen Form nicht ausschließt. In der Regel wird allerdings die schwere hämorrhagische Krise in dem Augenblick überwunden, in dem der Blutverlust bedenklich zu werden droht. Dann erwacht vielleicht unter dem Eindruck dieses stärksten Reizes, des Blutmangels, das Knochenmark einschließlich der Riesenzellentätigkeit und führt die Plättchenkrise herbei, in deren Gefolge die Blutflüsse zu fließen aufhören und die Purpuraeruptionen sistieren. Zusammen mit den Plättchen werden massenhaft

Reticulocyten ausgeworfen; die Regeneration der Blutungsanämie setzt ein und führt schließlich wieder zu guter Erholung. Ein Verblutungstod ist selten. FRANK selbst hat 3 tödliche Fälle beobachtet. Ich selbst erlebte einen Todesfall. Noch seltener scheint das Ereignis einer intracerebralen Blutung zu sein. Zwei Fälle dieser Art wurden von PELAEZ-REDONDO, ein weiterer von WATANABE mitgeteilt. Das häufige Auftreten hämorrhagischer Krisen führt zu einer Daueranämie mit Schwächung der gesamten Körperkraft, so daß der chronische Werlhof in bezug auf die Erhaltung der Arbeitsfähigkeit keineswegs eine benigne Erkrankung darstellt.

Essentielle Thrombopenie und Schwangerschaft. Bei allen Graviden mit Thrombopenie ist eine dauernde ärztliche Überwachung notwendig. Die Schwangerschaft wird im allgemeinen gut überstanden. Auch die Geburts- und Nachgeburtsperiode verläuft oft staunenswert gut. Bei stark herabgesetzten Thrombocytenwerten ist prophylaktisch vor der Geburt Stryphnon oft von guter Wirkung. Wir selbst beobachteten kürzlich eine gravide Patientin mit typischem Morbus *Werlhof* und Thrombocytenwerten von etwa 40000. Mit Einsetzen der Wehen gaben wir 3mal in Abständen von je 2 Std je 1 cm³ Stryphnon. Außer einer etwas verstärkten Nachgeburtsblutung verlief die Geburt vollkommen normal. In manchen Fällen können aber auch vor allem infolge von Geburtsverletzungen (Episotomie und Zangenverletzungen) schwere Blutungen auftreten, die nur durch lokale Tamponade zu stillen sind. Kommt es in der 2. Hälfte der Schwangerschaft zu einer schweren Thrombocytenkrise, wird man die Splenektomie in Erwägung ziehen müssen (PATTERSON). Auf jeden Fall sollten während der ganzen Geburt Spender der gleichen Blutgruppe bereit gehalten werden.

Diagnose und Differentialdiagnose. Das klinische Bild der Thrombopenie mit Blutflüssen und Blutfleckenbildung ohne jede entzündliche Reaktion der Umgebung bei normaler Haut und normalem Schleimhautbefund, ohne Fieber, bei normaler Blutgerinnungszeit und stark verlängerter Blutungszeit, bei fehlender Retraktion des Blutkuchens und bei verminderter Plättchenzahl, bei normalem Sternalbefund (abgesehen von den Megakaryocytenveränderungen), ist so eindeutig, daß eine sichere Abgrenzung gegenüber allen anderen Formen von hämorrhagischer Diathese leicht möglich ist. Die Hämophilie ist durch das Fehlen der kleinen Blutflecken auf der Haut, durch die stark verzögerte Gerinnung bei fast normaler Blutungszeit, durch das Vorkommen der Blutergelenke, die beim Werlhof stets fehlen, leicht unterscheidbar. Die maligne Thrombopenie ist als Ausdruck einer schweren Knochenmarkserkrankung (siehe Panmyelopathie) durch die Sternalmarkuntersuchung sofort zu erkennen, soweit nicht bereits das periphere Blutbild mit der dafür charakteristischen Leukopenie und normochromen Anämie die Sachlage klarstellt. Auch die erblichen Thrombopathien sind durch ihre meist normale Plättchenzahl und durch den Nachweis des Erbgangs scharf abgrenzbar. Die SCHÖNLEIN-HENOCHsche Purpura verrät durch die exsudativen Eruptionen ihren exanthematischen Charakter, wobei die begleitenden Gelenkschmerzen und die häufig vorhandenen abdominellen oder nephritischen Komplikationen den allergisch-rheumatischen Rahmen des ganzen Krankheitskomplexes klar erkennen lassen. Im Blut fehlt hierbei auch fast immer die Thrombopenie, da diese Form der hämorrhagischen Diathese einen reinen Gefäßschaden darstellt.

Die **Therapie** zerfällt 1. in die Behandlung der Blutungen durch lokale und allgemeine Blutstillungsmittel und 2. in den Versuch, den pathogenetischen Mechanismus in günstigem Sinne zu beeinflussen. Dazu käme 3. die Ausschaltung einer eventuell möglichen Ursache.

Zur örtlichen Blutstillung dienen dieselben Maßnahmen, die bereits im Abschnitt Hämophilie geschildert sind. Vor allem lokale Blutstillungsmittel, wie

Clauden, Koagulen, Stryphnon, neben Tamponade und anderen chirurgischen Maßnahmen. Unter den allgemein blutstillenden Mitteln verdienen diejenigen eine besondere Empfehlung, welche eine Konstriktion und Dichtung der Capillaren bewirken: hier ist das Calcium als ältest bekannt zu nennen, das am besten intravenös in einer Menge von 10 cm³ einer 10%igen Lösung von $CaCl_2$ gegeben wird. Länger dauernd und tiefer greifend ist die Wirkung von Stoffen, welche den Calciumspiegel im Blut durch Einwirkung auf den Kalkstoffwechsel erhöhen. Am wirksamsten ist nach unserer Erfahrung das Tachysterinpräparat AT 10, wenn es in genügend hoher Dosierung gegeben wird. W. H. VEIL gibt in der akuten Krise einen Eßlöffel (!) täglich, später einen Teelöffel unter Kontrolle des Blutcalciums.

Auf Grund der Kenntnis der Adrenalinwirkung auf die Plättchenmobilisierung bei gleichzeitiger Capillarkonstriktion wäre zu erwarten, daß dieses Hormon ein ideales Blutstillungsmittel beim Morbus Werlhof wäre; jedoch ist seine Wirkung viel zu flüchtig und zu schockartig. Dagegen besitzen wir im Stryphnon, worauf besonders KLIMA hingewiesen hat, einen idealen Adrenalinkörper von milderer und länger dauernder Wirkung. KLIMA gibt 3—6mal täglich 5 cm³ der 5%igen Lösung per os und mehrmalige Injektionen von je 2 cm³ der 0,5%igen Lösung intramuskulär. Bereits nach 24—48 Std nimmt die Blutungsneigung ab. Die Gefäßproben werden negativ oder stark abgeschwächt, und nach einigen Tagen setzt die Plättchenkrise ein, welche das ganze Bild schlagartig ändert. KLIMA geht sogar so weit, daß er beim Ausbleiben des Stryphnonerfolges die Diagnose anzweifelt.

Eine umstrittene Stellung in der Behandlung der WERLHOFschen Blutung nimmt das Vitamin C ein, das BÖGER und MARTIN zuerst empfohlen haben. Wenn auch die Vorstellung, daß dem Morbus Werlhof etwas Ähnliches wie dem Skorbut zugrunde liege, sicher falsch ist, so ist doch eine rein pharmakologische Wirkung des Vitamins, abgesehen vom Bestehen oder Nichtbestehen eines Mangelzustandes, denkbar. Man hat an eine knochenmarksanregende, insbesondere plättchenbildende Funktion (PAPAYANOPULOS und SCHRÖDER) gedacht (von A. H. MÜLLER nicht bestätigt) und daneben noch eine gefäßdichtende Funktion angenommen. Trotz aller Kritik an der Vitamin-C-Wirkung, die vor allem von JÜRGENS, KLIMA, NAGEL, HOLTEN u. a. geübt worden ist, glaube ich doch an einen gewissen Effekt bei genügend hoher Dosierung. Wir haben 1000 mg intravenös gegeben und dann doch mehrfach danach eine Blutstillung erlebt. Auch sah ich mehrfach bei symptomatischer hämorrhagischer Diathese infolge verschiedenster Ursachen eindeutige Besserung nach hohen Vitamin-C-Dosen. Die anderen Vitamine, wie A oder P, scheinen noch weit unsicherer in der Wirkung zu sein. Die Vitamin-A-Wirkung wurde später einem im Lösungsmittel, dem Sesamöl, enthaltenen T-Faktor zugeschrieben (SCHIFF und HIRSCHBERGER). ROSENTHAL, ebenso HEINILD sahen aber auch vom Sesamöl keinerlei Erfolg. Von KOHL wird neuerdings ein Glykokollascorbinsäure-Calciumgemisch (Finestal der Firma Knoll) bei der WERLHOFschen Krankheit empfohlen. In 10 von seinen 14 beobachteten Fällen sah er einen Anstieg der Thrombocytenzahl und eine Besserung der Blutungsneigung. Wir selbst sahen zwar keinen signifikanten Einfluß auf die Thrombocytenzahl, aber vielleicht einen Rückgang der Blutungsbereitschaft. STÖGER beobachtete bei 3 Fällen eine Besserung der Thrombopenie durch Behandlung mit Proluton C. Auch SOIKA sah ebenso wie BENKÖ nach Gaben von Ovarialextrakten eine deutliche Besserung, die er auf das Ansteigen der Plättchen und einen gefäßabdichtenden Faktor zurückführt. Mit gutem Erfolg gab VOGELSANG synthetisches Vitamin E (200 mg täglich), wobei er einen Anstieg der Thrombocytenzahl bis zur Norm sah. Einen ähnlichen Thrombocytenanstieg beobachtete WEICKER nach Verabreichung von

Bal (Dimerkaptopropanol) und LÖVGREN und TÖRNQUIST nach intravenösen Eisengaben.

Zu den allgemeinen Blutstillungsmitteln, welche in den pathogenetischen Mechanismus des Morbus Werlhof eingreifen, gehört vor allem die *Bluttransfusion*. Sind doch im gesunden Blut massenhaft Plättchen und Plättchenzerfallsprodukte enthalten, die dem Thrombopenikerblut fehlen. Eine besonders günstige Wirkung soll Schwangerenblut durch seinen hohen Hormongehalt ausüben (BRINCK und PATRUNKY). Zweifelhaft ist der Erfolg der Behandlung mit Corpus luteum- und Follikelhormon. Bei den hyperovariellen Fällen kann man sogar schaden (s. S. 824). Von dem Gedanken ausgehend, daß ein intravitaler Zellzerfall die Blutungsbereitschaft vermindere, wurde auch Phenylhydrazin 0,1—0,7 g pro die empfohlen. JACOBSON berichtet von einer Besserung der Blutungsbereitschaft in 19 Fällen, doch erscheint mir dieser Erfolg bei der starken

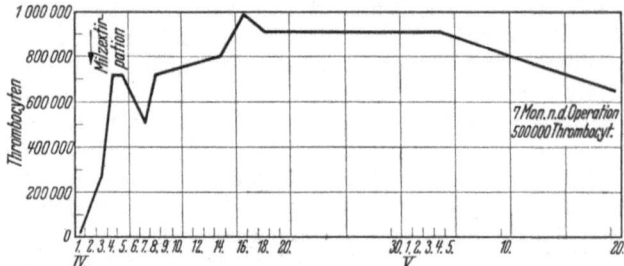

Abb. 427. Wirkung der Milzexstirpation beim Morbus Werlhof (Dauerheilung).

blutzerstörenden Wirkung des Mittels, das auch nur kurze Zeit (höchstens 8 Tage) gegeben werden kann, viel zu teuer erkauft. JÜRGENS hat gezeigt, daß die thrombopenische Blutungsneigung bei alkalischer Kost zu-, bei saurer Kost abnimmt und empfiehlt deshalb eine diätetische Behandlung mit Zusatz von Ammonchlorid (5—6 g tägl.) zur Ansäuerung. Neuerdings empfehlen HOLOUBEK, HENDRICK und HOLLIS intravenöse Gaben von Toluidinblau.

Alle die genannten Maßnahmen vermögen lediglich Augenblickserfolge zu bringen und die Gefahr der schweren hämorrhagischen Krisen herabzumindern, ohne den Grundzustand der Krankheitsanlage zu ändern. Hierfür gibt es heute für den *chronischen Werlhof* nur ein Mittel, die *Milzexstirpation*, die erstmals von KAZNELSON, ausgehend von der Vorstellung einer gesteigerten lienalen Thrombocytolyse, empfohlen und erfolgreich durchgeführt wurde. Mag die Theorie falsch sein, der Erfolg ist unzweifelhaft und ist es heute nach 20jähriger Erfahrung auch geblieben (UMFRAGE, NAEGELI mit DENECKE, HEILMEYER, HOFF, LAUDA, SCHILLING, ferner FALK, VAUGHAN, HOLTEN, BARTELHEIMER, ROSENTHAL, KREMSER, ANSCHÜTZ, LINNEWEH, BASSI, SAPINSKI, DYKE, PETERS, ebenso in Amerika ELIASON, FERGUSON, WHIPPLE, SPENCE). Versager der Milzexstirpation konnte KRACKE auf falsche Diagnosestellung zurückführen. Auf Grund ihrer Statistik schätzen BOGARDUS, ALLEN, JACOBSON und SPURR 5—6% Rückfälle nach Milzexstirpation. Wahrscheinlich liegt die Wirkung des Eingriffs in einer grundlegenden Änderung der Knochenmarksfunktion, vielleicht im Sinne des Wegfalls einer Hemmung oder anderer Funktionsänderungen, die wir vorerst noch nicht kennen. Die erste Wirkung der Milzexstirpation ist eine manchmal schon nach wenigen Stunden einsetzende Plättchenkrise, die auch an den Riesenzellen des Knochenmarks nachweisbar ist (s. o. S. 822). Die Plättchenzahlen steigen oft auf weit über die Norm an und erreichen meist am 2.—3. Tag den Höhepunkt, um dann allmählich wieder abzusinken. In einem Teil der Fälle bleibt der Plättchenspiegel wesentlich höher als vorher, manchmal bleibt er dauernd auf normaler Höhe (Abb. 427, S. 828). In anderen Fällen sinkt er nach der Operation allmählich wieder unter die Norm ab und kann sogar tiefste Werte erreichen (Abb. 428). Doch scheinen in diesen Fällen die Plättchen leichter mobilisierbar als vorher, wie häufig zu beobachtende Schwankungen mit höheren Gipfelwerten beweisen. Trotz der niedrigen Plättchenzahl ist in diesen Fällen das Krankheitsbild nach der Operation jedoch wesentlich günstiger als vorher. Die Blutungsneigung ist deutlich herabgesetzt. Aber es gibt auch Ausnahmen von dieser Regel. So beschreibt LINGLETON einen Fall, der sogar nach Herausnahme der Milz mit einer tödlichen Verblutung endete.

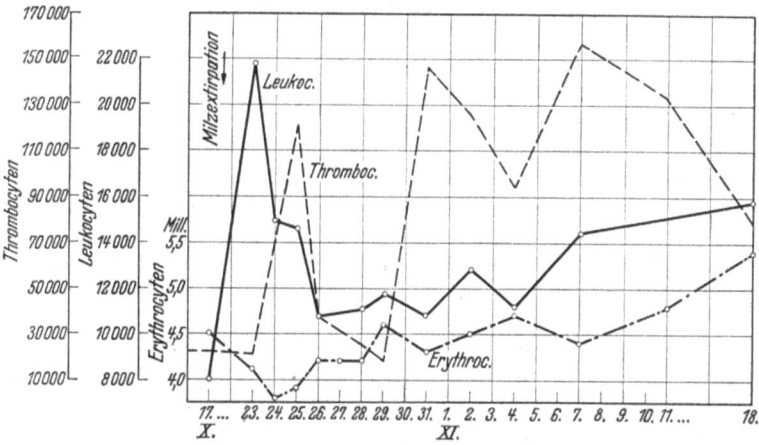

Abb. 428. Wirkung der Milzexstirpation beim Morbus Werlhof (vorübergehende Besserung).

In einem jüngst mitgeteilten Fall von SCHARFF und NEUMANN war die Milzentfernung ohne jeden Einfluß auf Plättchen und klinisches Bild. Auch ich habe Fälle gesehen, die nach anfänglicher glänzender Besserung später doch wieder erheblich bluteten. Aber zweifellos bedeutet die Milzentfernung für die Mehrzahl der *chronischen* Fälle einen wesentlichen Erfolg und nicht selten eine Befreiung aus schwerstem Siechtum. Ich möchte die Erfolge beim *chronischen* Morbus Werlhof denen beim h. I. an die Seite stellen. Hier wie dort kommen Rezidive vor, aber im allgemeinen bringt die Entmilzung eine erfreuliche Wendung zum Besseren, die beim chronischen Werlhof in etwa 70—80% der Fälle auch dauernd bestehen bleibt. GRÉGOIRE sah in 25% Rezidive, WHIPPLE in 16%. Freilich ist der Eingriff nicht ohne Gefahr: postoperative Blutungen, Eiterungen im Milzbett und vor allem schwere Thrombosen, die im Verlaufe der Plättchenkrise auftreten können, bedingen eine Mortalität von 5—10%, wenn der Eingriff im Intervall ausgeführt wird. Viel höher ist die Gefahr während einer hämorrhagischen Krise, die man deshalb immer abwarten und mit den oben besprochenen Methoden behandeln soll, bevor man den Kranken zum Chirurgen bringt. Überhaupt ist die gründliche Vorbehandlung zur Erreichung einer bestmöglichen Körperverfassung ein dringendes und für den Operationserfolg äußerst wichtiges Erfordernis. Man soll also möglichst die sekundäre Anämie vorher beseitigen und alle Mittel der allgemeinen Blutstillung zur Anwendung bringen, besonders die *Bluttransfusion*, die, kurz vor der Operation vorgenommen, die besten Chancen für den Eingriff sichert. Die *Indikation* zur Milzentfernung liegt in der Tatsache des Vorliegens eines *chronischen* schweren Siechtums, das den Kranken durch dauernde oder immer wieder rezidivierende Blutungen nach vergeblicher Anwendung aller konservativen Maßnahmen weder zum Lebensgenuß, noch zu einer zielstrebigen Arbeit kommen läßt. Vielleicht gibt künftig das Knochenmarksbild einen weiteren und sicheren Anhalt für die Indikationsstellung in dem Sinne, daß die typischen Riesenzellbefunde mit ihrer quantitativen Vermehrung die Exstirpation anzeigen, schwere Schädigungen der Riesenzellen aber sie ausschließen. Bei den akuten und ebenso bei den symptomatischen Formen ist die Milzexstirpation im allgemeinen kontraindiziert.

An Stelle der Milzexstirpation haben verschiedene Autoren (v. STUBENRAUCH, V. GOIDSENHOVEN u. a.) die Unterbindung der Arteria lienalis vorgeschlagen. Ich besitze darüber keine eigenen Erfahrungen, doch erscheint sie mir, nach der Literaturdurchsicht zu schließen, als ein zweifelhaftes Surrogat, das nur dann in Frage kommt, wenn aus irgendwelchen vitalen oder technischen Gründen die Exstirpation nicht mehr durchzuführen ist. Noch weniger wirksam ist die Bestrahlung der Milz (PANCOAST, JONES und SMITH, WISEMAN). Die dritte Möglichkeit der Therapie eventuell greifbare Ursachen auszuschalten ist beschränkt. Immerhin sollte man versuchen, alle fokalen Herde zu sanieren, was namentlich auch amerikanische Autoren sehr empfehlen, ferner alle allergisierenden Arzneimittel wegzulassen, Lebensweise und Diät zu regeln. Nach Ablauf einer akuten Krise und Wiederherstellung normaler Blutungsverhältnisse sollte der Patient lange Zeit auf das sorgfältigste beobachtet werden. Möglicherweise vermögen auch Antihistaminika vor neuen Rückfällen zu schützen.

2. Symptomatische Thrombopenien.

Das WERLHOF-Syndrom kennen wir als Begleiterscheinung einer Reihe von Erkrankungen oder als Folge bekannter Ursachen. Da deren Kenntnis für die Beurteilung jedes WERLHOF-Bildes von grundsätzlicher diagnostischer und therapeutischer Bedeutung ist, seien diese symptomatischen Erkrankungen hier kurz angeführt.

a) Die allergischen Arzneimittel- und Nahrungsmittelthrombopenien.

Hierbei handelt es sich um eine meist erworbene, in seltenen Fällen angeborene Überempfindlichkeit gegen einzelne Arzneimittel, die in der gebrauchten Dosierung sonst völlig harmlos sind. An erster Stelle steht hier das Schlafmittel *Sedormid*, ein Allylisopropylazethylkarbamid. Der Verlauf war bei allen Fällen völlig gleichartig; er sei deshalb an Hand einer charakteristischen Krankengeschichte von VOGL, der selbst 12 Fälle beobachtet hat, kurz mitgeteilt:

Der 68jährige, sonst gesunde Prokurist hatte 1933 4 Wochen lang wegen Schlaflosigkeit Sedormidtabletten genommen. Anfang März 1935 nahm er nach $1^{1}/_{2}$jähriger Pause neuerlich abends eine einzige Tablette dieses Präparats. Etwa 1 Std später traten unter Frösteln und allgemeinem Unbehagen zuerst eine schwere Hämaturie, im Laufe der nächsten Stunden kaum stillbare Zahnfleischblutungen und zahlreiche Petechien an den Schleimhäuten und in der Haut, besonders an den unteren Extremitäten auf. Die Blutuntersuchung ergab ein völliges Fehlen der Thrombocyten und eine Verlängerung der Blutungszeit auf 12 Min. Rumpel-Leede war hochgradig positiv. Die bedrohlich aussehenden Blutungen dauerten 2 Tage an und verschwanden danach (nach zweimaliger Röntgenbestrahlung der Milz) wieder vollkommen unter gleichzeitig raschem Anstieg der Plättchenzahl, die am 3. Tag 160000 erreichte. Eine Woche später war der Blutbefund wieder ganz normal. Ein sicheres Urteil über die Ursache des akuten Werlhof erschien damals noch nicht möglich. Vier Monate später wurde auf Wunsch des Patienten eine Blutkontrolle vorgenommen, wobei sich 325000 Thrombocyten fanden. Drei Tage nach dieser Blutkontrolle nahm der Patient zum ersten Male wiederum 1 Tablette Sedormid mit dem Effekt, daß wiederum 1 Std nachher Kälte- und allgemeines Krankheitsgefühl, leichte Temperaturerhöhung und weitere 2 Std später heftiges Zahnfleisch- und Nasenbluten, ferner Hämatombildung an der Mundschleimhaut und diesmal erst im Laufe des Tages Hautblutungen, Hämaturie und Melaena sich einstellten. Der Kneifversuch am Vorderarm führte sofort zu einer mächtigen, in den nächsten Tagen sich noch ausbreitenden Suffusion. Die Blutuntersuchung, die bereits

10 Std nach Einnahme des Medikaments vorgenommen werden konnte, zeigte neuerdings ein völliges Fehlen der Thrombocyten und eine Verlängerung der Blutungszeit auf 11 Min. Erst am 4. Tage nach Beginn der Erkrankung hörten die Blutungen endgültig auf; die Thrombocytenzahl war zu diesem Zeitpunkt 20000, die Blutungszeit 2 Min. Am 8. Tage fanden sich 270000 Plättchen bei einer Blutungszeit von 1 Min., 5 sec. Der Patient ist seitdem völlig wohl, das RUMPEL-LEEDE-Phänomen ist stets negativ.

Es handelt sich dabei durchweg um Patienten, die durch kürzere oder längere Zeit hindurch das Sedormid als Schlafmittel benutzt und dann verschieden lange Zeit damit ausgesetzt haben. Unmittelbar nach neuer Wiedereinnahme einer Normaldosis Sedormid treten dann unter rapid einsetzendem vollkommenem Plättchenschwund Schleimhautblutungen und später generalisierte Purpura auf. Diese Blutungen hören nach Absetzen des Mittels ohne jede therapeutische Beeinflussung meist am 3. oder 4. Tage prompt auf, wobei die Thrombocytenzahl wieder zur Norm zurückkehrt. Es ist völlig klar, daß hier keine echte Vergiftung, sondern eine allergische Überempfindlichkeitserscheinung vorliegt, wobei die Thrombocyten bei dem raschen Sturz und dem unveränderten normalen Riesenzellbefund im Knochenmark wahrscheinlich durch eine schockartige Verteilungsänderung analog dem Peptonschock verschwinden. Von MOESCHLIN wurde der pathogenetische Mechanismus der Sedormidthrombopenie an Hand von Sternalpunktaten, Belastungs- und Transfusionsversuchen eingehend untersucht. Er fand keine sicheren pathologischen Erscheinungen am Megakaryocytenapparat. Nach Sedormidbelastung setzte die Thrombocytenabnahme bereits 30—60 Min. nach Gabe des Mittels ein. Er nimmt einen raschen Untergang an, der durch Sensibilisierung nervöser Regulationszentren ausgelöst wird. Seit der Mitteilung VOGLs sind zahlreiche Bestätigungen der Sedormidpurpura erfolgt (PAGNIEZ und Mitarbeiter, HILL, HOFFMANN und Mitarbeiter, DECASTELLO, FLEISCHHACKER, LIEBERHERR, GRAEBER, MEULENGRACHT, INSTONE, DUVERNE, ACKROYD THIELE [1 Fall nach Saridongebrauch (Saridon enthält Sedormid)], FALCONER und SCHUMACHER u. a.), und ich selbst habe 3 Fälle gesehen, die sich genau mit der oben gegebenen Schilderung VOGLs deckten. Nach Absetzen der Sedormidmedikation blieben sie rezidivfrei, obwohl das Leiden im einen Fall bereits seit Jahren bestand. Interessanterweise wurden die Anfälle immer schwerer und machten zuletzt einen perikulösen Eindruck. Trotzdem wurde weder vom Patienten, noch von den behandelnden Ärzten das Sedormid als Ursache erkannt. Einen tödlich ausgehenden Fall von Sedormidpurpura mit ausgedehnten Arachnoidal- und Ventrikelblutungen teilte WENDT mit.

Außer durch Sedormid wurden ähnliche akute Thrombopenien mit hämorrhagischer Diathese nach Chinin (KLIMA, VOGL, MARITSCHEK und MARKOWICZ, CHAPUIS und HEMMELER), nach Salvarsan = Thrombopenia arsenobenzoica (SCHÜRER-WALDHEIM, HEINSEN und WACHTER), Jod (DENNING), Chinidin (NUDELMANN und Mitarbeiter), nach Goldpräparaten (HATZKY, METTIER, McBRIDE und JONAH, LOCKIE, STENFERT KROESE, NORCROSS und GEORGE), ferner nach Mutterkorn (PESHKIN und MILLER) und nach Nirvanol (JONES und JACOBS), nach Sulfonamiden (Sulfapyridin, RUSSEL und PAGE), Sulfathiazol (KRACKE, HARRESTRUP-ANDERSEN), Sulfaguanidin (NUDELMAN und Mitarbeiter), nach organischen Arsenverbindungen (FALCONER, HAYNES und ORMOND), Acetylsalicylsäure (DANEO und Mitarbeiter), sowie nach Schnakengift (FATZER) beobachtet. Im letzteren Falle trat auch eine Reifungsstörung der Megakaryocyten im Knochenmark auf, so daß nicht nur ein peripherer Thrombocytenschwund, sondern gleichzeitig auch eine allergische Knochenmarkspartiarschädigung pathogenetisch in Frage kommt. Neuerdings berichten SCHMIDT-VOIGT und GENSCH über eine schwere thrombopenische Purpura während einer Behandlung mit Thiosemicarbazon. Da die Blutungsbereitschaft erst 72 Tage nach Beginn der

Behandlung auftrat, ist es jedoch fraglich, ob es sich dabei um eine echte Allergie gehandelt hat.

Aber auch durch Nahrungsmittelallergie kann eine thrombopenische Purpuraform ausgelöst werden. So beschrieb LANDSBERGER eine Purpura nach Kuhmilchgaben bei einem Säugling; ÉMILE-WEIL teilte einen Fall mit, der regelmäßig nach Genuß von Fleisch, Fisch und Eiern an thrombopenischer Purpura erkrankte, und DUTTON beschrieb einen Fall von Purpura, die sich jedesmal nach Besuch einer Citronenpflanzung einstellte. TASSINARI, ARCISPEDALE und NUOVA berichten über einen Fall nach Sardinengenuß.

Diese Fälle werfen ein Licht auf die ,,essentiellen" Fälle von akutem Werlhof, die wahrscheinlich auch einem unbekannten Allergen — in diesem Sinne können auch zeitweise streuende Fokalinfekte wirken — ihre Entstehung verdanken.

b) Thrombopenien bei Knochenmarkserkrankungen.

Viel häufiger als die geschilderten isolierten Störungen der Blutplättchen sehen wir diese als Folge einer allgemeinen Knochenmarkskrankheit. So ist die Panmyelophthise nicht selten von einer hämorrhagischen Diathese mit Plättchenmangel als Folge der Schädigung des Riesenzellenapparates begleitet. FRANK hat diese Fälle wegen ihres fast stets letalen Ausgangs als maligne Thrombopenie der benignen WERLHOFschen Thrombopenie gegenübergestellt. Da die maligne Form immer auch mit einer hochgradigen Verminderung der Granulocyten entsprechend der allgemeinen Knochenmarkskrankheit einhergeht, so gab er diesem Krankheitsbild auch den Namen ,,Aleucia haemorrhagica". Sie erscheint uns heute nur als eine der Verlaufsvarianten der Panmyelopathie, welche eingehend S. 859 beschrieben ist. Es gibt auch in Heilung ausgehende hierher gehörige Fälle, die ich selbst beobachtet habe. Ein solcher Fall wurde auch jüngst von OETTEL und THADDEA als agranulocytäre Reaktion bei akuter thrombopenischer Purpura mitgeteilt. Interessant sind hierbei jene Fälle, bei denen ein bekanntes, zu Panmyelophthise führendes Gift, wie das *Benzol*, zunächst nur eine isolierte Störung des Riesenzellapparates hervorruft und auf diesem Wege zu einer thrombopenischen Purpura führt, wofür KERN Beispiele gegeben hat. Eine gewisse Verminderung der Blutplättchen wird sogar häufig als Früherscheinung der chronischen Benzolvergiftung angesehen (MIGNOLET u. a.). Eine schwere Thrombopenie sah DEMLING bei einer Knochenmarkscarcinose.

Außer den Panmyelopathien sind die *Leukämien* nicht selten von schwerer Thrombopenie begleitet. Das gilt vor allem für die lymphatischen Leukämien, aber auch für die Endstadien der chronischen myeloischen und noch mehr für die akuten Leukämien. Die Diagnose dieser symptomatischen Thrombopenien, die auch oft mit hämorrhagischer Diathese einhergehen, ist bei leukämischem Blutbefund einfach. Handelt es sich aber um aleukämische Bilder, bei denen die hämorrhagische Diathese klinisch im Vordergrund steht, so kann die Entscheidung unter Umständen erst durch die Knochenmarksuntersuchung oder durch Milzpunktion herbeigeführt werden. Ähnlich wie die Leukämien kann auch eine ausgedehnte Knochenmarkscarcinose eine symptomatische Thrombopenie mit hämorrhagischer Diathese bewirken (Fall CANALI). Auch die p. A. geht regelmäßig mit Thrombopenie einher, die aber kaum jemals solche Grade erreicht, daß daraus eine allgemeine schwere hämorrhagische Diathese entsteht. Nur im Augenhintergrund treten manchmal Blutungen auf. Als Ursache der perniziösen Thrombopenie muß die Knochenmarksstörung angesehen werden, welche auch die Riesenzellen mit einbezieht. Diese zeigen oft Zeichen von Überalterung, der Kern zeigt vielfach Übersegmentierung, und eine Thrombocytenbildung ist nur selten zu beobachten. Schließlich gibt es angeborene Thrombopenien, die auf einer Minderwertigkeit des Megakaryocytenapparates beruhen. Zwei derartige Fälle hat LANDOLT mitgeteilt und als „*Hypoplastische Thrombopenien*" bezeichnet. Die Prognose ist in diesen Fällen schlecht.

c) Symptomatische Thrombopenien beim Infekt und anderen Erkrankungen.

Fast bei jeder Infektion findet sich ein Absinken der Thrombocytenzahl, das meist schon in der Inkubationszeit beginnt und in der Fieberperiode seinen Tiefstand erreicht, um nach der Entfieberung wieder anzusteigen. Dieser Vorgang ist Ausdruck eines gesteigerten Plättchenverbrauchs, dem das Knochenmark trotz gesteigerter Funktion nicht völlig nachzukommen vermag. Kommt hierzu bei schweren Infekten noch eine direkte toxische Beeinträchtigung der Markfunktion, so erreicht die Thrombopenie stärkere Ausmaße, so daß allein auf diesem Boden — abgesehen von der meist begleitenden Gefäßschädigung — eine hämorrhagische Diathese entstehen kann. Diese ist als Signum mali ominis eine gefürchtete klinische Erscheinung, so besonders bei den akuten Exanthemkrankheiten wie Masern, Scharlach, Pocken, aber auch bei Meningitis, Diphtherie, Typhus, Miliartuberkulose (REGGIANI, LAPP) und schwerer Sepsis. REGAMEY schildert einen Fall generalisierter Vaccine, die erst 37 Tage nach der Schutzpockenimpfung auftrat und eine schwere thrombopenische Purpura auslöste. Kürzlich teilte FULTON eine symptomatische Thrombopenie im Verlauf einer Thyreotoxikose mit.

d) Splenopathische Thrombopenien.

Stärkere Plättchenverminderungen kommen auch als Folge von Milzerkrankung vor (Thrombopenia splenica), wobei die Milz offenbar eine hormonale Hemmungswirkung auf den Megakaryocytenapparat des Blutes ausübt. Hierher gehören die symptomatischen Thrombopenien beim Morbus Banti, bei splenomegalen Lebercirrhosen (auch bei Lebercirrhosen ohne Splenomegalie kommen Thrombopenien vor!), bei der chronischen Malaria (ROGGE, LENZI), bei der Kala-Azar, beim Morbus Gaucher und bei der Milzvenenthrombose. GARIN teilte eine akute Thrombopenie im Verlauf einer Lymphogranulomatose mit und BERMAN, KLEIN, LIME und BATES schildern eine thrombopenische Purpura bei einem großfollikulären Lymphoblastom der Milz, die nach Splenektomie verschwand. Vielleicht ist auch die Thrombopenie beim Typhus nicht allein durch die Knochenmarksschädigung und den gesteigerten Plättchenverbrauch, sondern auch auf dem Wege über den Milztumor entstanden, also hypersplenisch bedingt. Einen derartigen Mechanismus nimmt VEIL auch bei dem von ihm beobachteten WERLHOF-Bilde im Verlaufe eines schweren chronischen Gelenkrheumatismus mit Milztumor an, wobei eine C-Avitaminose noch unterstützend mitwirkt. Neuerdings wurden thrombocytensenkende Stoffe in bestimmten Milzextrakten durch LUCCHINI und MICHELI nachgewiesen (s. auch oben S. 822).

e) Die thrombotische thrombopenische Purpura.

Von SINGER, PORNSTEIN und WILE wurde kürzlich 1 Fall mitgeteilt und 11 weitere Fälle aus der Literatur referiert, die durch folgende Symptome charakterisiert waren: Petechien und Ekchymosen, Thrombopenie, verlängerte Blutungszeit und mangelhafte Retraktion, ferner fand sich eine schwere Anämie, die durch die Blutungen allein nicht erklärbar war, eine leichte acholurische Gelbsucht und Hepatosplenomegalie, psychische Veränderungen und wechselnde neurologische Erscheinungen. Schließlich wurde im peripheren Blut eine Leukocytose und zum Teil vorübergehende leukämoide Reaktionen gesehen. Histologisch fanden sich Milliarden von kleinen Plättchenthrombosen in den kleinen Arteriolen und Capillaren der verschiedensten Organe. Durch diesen histologischen Befund ist ein Teil des klinischen Bildes erklärt. Vor allen Dingen gibt der histologische Befund eine Erklärung für die periphere Thrombopenie mit Blutungsbereitschaft, die auf die Bildung von einer Unmenge von Plättchenthromben infolge einer vermehrten Thrombocytenagglutinabilität zurückzuführen ist. Vielleicht gehört in diese Krankheitsgruppe auch die erstmals von NYGAARD und BROWN und später von EPSTEIN und RICHTER als „essentielle Thrombophilie" beschriebene Krankheit. Auch dieses Krankheitsbild geht mit multiplen Thrombenbildungen in verschiedenen Organen einher. Wahrscheinlich ist auch für diese multiplen Thromben eine erhöhte Thrombocytenagglutinationsfähigkeit verantwortlich zu machen.

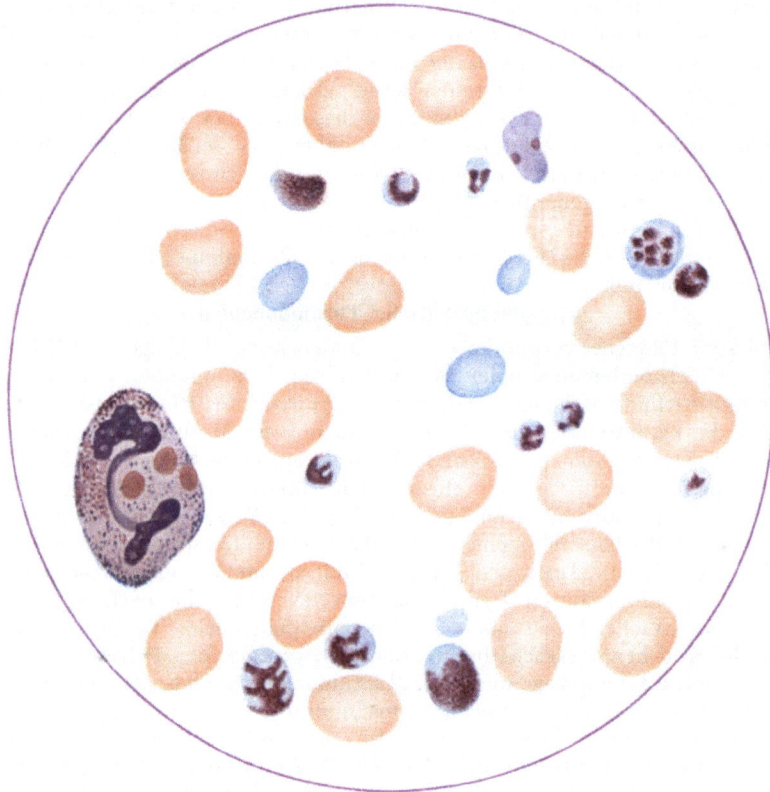

Abb. 429. Blutbild eines Falles von GLANZMANNscher Thrombasthenie. Links ein polymorphkerniger neutrophiler Leukocyt mit phagocytierten Plättchen, oben stark basophiles Plättchen mit 2 Azurgranula. Basophiles Protoplasmascheibchen ohne Granula, Mitte rechts entsprechende Form mit beginnender Granulation, rechts unten Riesenform mit Granulapyknose (kombiniertes Bild).

3. Die erblichen Thrombopathien (Pseudohämophilien).

Unter diesem Sammelnamen hat JÜRGENS eine Gruppe von hämorrhagischen Diathesen zusammengefaßt, die im Gegensatz zum Morbus Werlhof meist eine strenge Heredität aufweisen und weder durch eine Gerinnungsstörung des Blutes, noch durch einen hochgradigen Plättchenmangel gekennzeichnet sind. Dagegen lassen sich in diesen Fällen bestimmte Störungen der Plättchenfunktion, sowie morphologische Veränderungen nachweisen. Früher hat man solche Fälle meist unter die Rubrik „Pseudohämophilien" eingereiht, eine Bezeichnung, die wegen der völlig anderen Pathogenese und des Fehlens jeder Verbindung dieser

Die erblichen Thrombopathien (Pseudohämophilien). 835

Blutersippen mit denen der echten Hämophilie, sowie wegen des völlig anderen Erbgangs, besser vermieden werden sollte. Die erste Schilderung hierher gehöriger Fälle in 4 Familien stammt von A. F. HESS, New York 1916. Zwei Jahre später hat GLANZMANN eine ausführliche Darstellung der von ihm als Thrombasthenie bezeichneten Erkrankung gegeben. Weitere Mitteilungen von erblichen Thrombopathien stammen von BUCKMANN, GIFFIN, MINOT, LITTLE und AYRES, ROSLING, ROTHMANN und NIXON, CICOVAKI, FLEISCHHACKER und GRÜNEIS, GÜNDER, LANDOLT u. a.

JÜRGENS unterscheidet 4 verschiedene Gruppen erblicher Thrombopathien, die wir auch der folgenden Darstellung zugrunde legen wollen.

a) Die hereditäre hämorrhagische Thrombasthenie (GLANZMANN).

Das klinische Bild deckt sich völlig mit dem der WERLHOFschen Erkrankung. Im Vordergrund stehen Blutungen in die Haut und in die Schleimhäute, Blutflüsse nach außen, dagegen keine Gelenkblutungen. Auch ein Milztumor wird stets vermißt. Im Gegensatz zum nichthereditären Werlhof sind jedoch die Blutplättchenzahlen meist völlig normal und manchmal trotz der bestehenden hämorrhagischen Diathese sogar vermehrt. Vereinzelt kommen allerdings auch Plättchenverminderungen vor. Die Blutungszeit ist fast immer stark verlängert, während die Gerinnungszeit gewöhnlich normal ist, doch wurde in einzelnen Fällen auch eine verzögerte Gerinnung beobachtet. Das besondere Charakteristikum der GLANZMANNschen Erkrankung liegt in der Irretraktibilität des Blutkuchens trotz normaler oder sogar erhöhter Plättchenzahlen! In sorgfältigen Analysen hat GLANZMANN gezeigt, daß die Blutplättchen bei dieser Erkrankung, wenn man sie in derselben Weise wie die normalen Plättchen aus dem Blute isoliert, nicht mehr die Fähigkeit haben, eine Retraktion des Blutgerinnsels von plättchenfrei gemachtem Plasma herbeizuführen, was normale Plättchen stets vermögen. Es handelt sich also um eine besondere Funktionsstörung der Plättchen, wobei vielleicht die Bildung eines die Retraktion bewirkenden Ferments (Retraktocym nach GLANZMANN) notleidet. Außer dieser Funktionsstörung der Plättchen läßt sich in diesen Fällen aber auch eine einwandfreie morphologische Strukturveränderung der Plättchen nachweisen (Abb. 429). Es besteht eine hochgradige Plättchenanisocytose mit Mikro- und Makroformen. Besonders zeigen sich Veränderungen an dem vielleicht fermentbildenden Granulomer: Neben starker Auflockerung der Granula und Verringerung ihrer Zahl kommen auch Granulapyknosen vor, wobei die Körnchen zu einem kompakten, schwarz sich färbenden Klumpen verschmelzen. Neben diesen Degenerationsformen findet man auch abnorme Jugendformen mit rein blauem Protoplasma ohne Granula, die offenbar von Megakaryoblasten

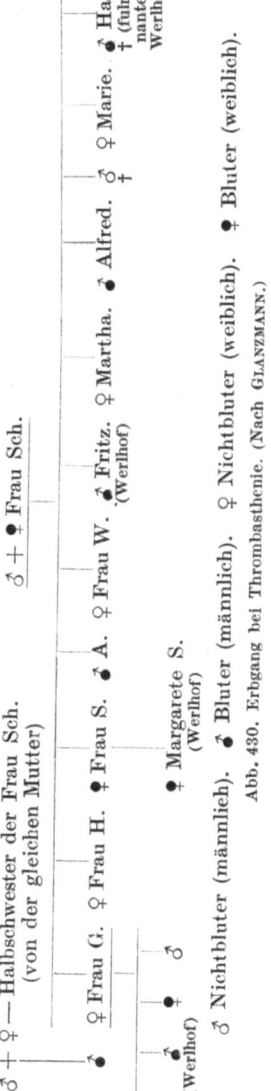

Abb. 430. Erbgang bei Thrombasthenie. (Nach GLANZMANN.)

abstammen. Mitunter finden sich dabei Riesenplättchen, welche fast der Größe eines Erythrocyten gleichkommen.

Der Erbgang der GLANZMANNschen Thrombasthenie ist dominant und betrifft beide Geschlechter in gleicher Weise, wie vorstehender Stammbaum der Familie I von GLANZMANN zeigt (Abb. 430).

Die Therapie erfolgt nach denselben Gesichtspunkten, die bei der WERLHOFschen Erkrankung angegeben wurden.

Anhang: Symptomatische Thrombasthenien. Daß die von GLANZMANN beschriebene, erblich bedingte Funktionsschwäche der Plättchen auch erworben vorkommt, dürfte kaum zweifelhaft sein. Schon lange ist bekannt, daß bei schweren Infektionskrankheiten, besonders bei der Pneumonie, eine Irretraktibilität des Blutgerinnsels trotz normaler, ja sogar hoher Plättchenzahlen vorkommen kann. Eine ähnliche Beobachtung machte GLANZMANN bei einer Streptokokkensepsis. Es bedarf weiterer Untersuchungen, wie weit eine dabei auftretende hämorrhagische Diathese durch eine solche Funktionsschwäche der Plättchen bei normaler Zahl bedingt ist.

b) Die konstitutionelle Thrombopathie (WILLEBRAND und JÜRGENS).

Diese Erkrankung wurde von WILLEBRAND und JÜRGENS an 3 großen Bluterfamilien mit insgesamt 76 Erkrankungen auf den Aalandsinseln und auf dem

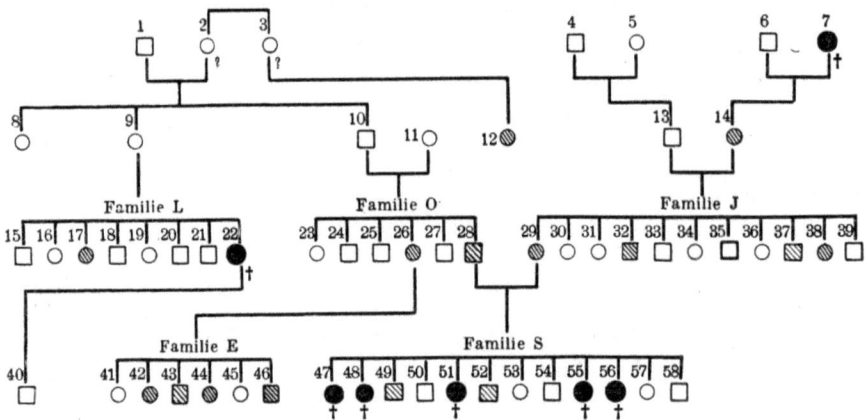

Abb. 431. Erbgang bei konstitutioneller Thrombopathie. (Nach WILLEBRAND und JÜRGENS.)

finnischen Festlande beobachtet. Der Erbgang ist wahrscheinlich ein dominanter, jedoch mit manchmal unterdrückter Durchschlagskraft. Im Gegensatz zur Hämophilie besteht keine Geschlechtsgebundenheit, wenn auch vorwiegend die weiblichen Mitglieder, und diese besonders schwer, befallen werden (Abb. 431).

Klinisch äußert sich die Erkrankung vor allem in Blutungen aus Nase und Zahnfleisch, in Haut und Schleimhäuten, seltener aus Magen, Darm und Harnwegen. Wie bei der Hämophilie kommt es häufig zu schweren bedrohlichen Blutungen aus Wunden, besonders nach Zahnextraktion. Das sehr lange Nachbluten aus Wunden ist besonders charakteristisch; dagegen sind Blutfleckenbildungen selten. Das klinische Bild ist also mehr der Hämophilie als der Thrombopenie ähnlich. Die erste Manifestation der Erkrankung fällt häufig schon ins Säuglings- und Kleinkindesalter; am schwersten ist die Blutungsneigung meist während der Pubertät. Dabei spielen Genitalblutungen eine wichtige Rolle, die manchmal auch tödlich enden. In anderen Fällen konnten trotz erheblicher Blutungsneigung völlig normale Menstruationsblutungen beobachtet werden. Im übrigen finden sich keine pathologischen Organbefunde, auch ein Milztumor fehlt immer. Im Blutbild ist die Plättchenzahl meist über 100000, nach Blutungen steigt sie sogar auf übernormale Werte an. In qualitativer Hinsicht zeigen die Plättchen nur geringe Veränderungen in Form von Mikroplättchen, Granulationspyknosen und Altersformen. Dagegen kommen Riesenplättchen, granulafreie oder blaue Plättchen wie bei GLANZMANNs Thrombasthenie niemals zur Beobachtung. Im Markausstrich eines Falles fand JÜRGENS hochgradig degenerativ veränderte Megakaryocyten mit zahlreichen Vacuolen. Noch mehr als die Morphologie erwies sich die Plättchenfunktion gestört: die Agglutinationsfähigkeit nach JÜRGENS und NEUMANN ist verzögert, vor allem aber war die Thrombosezeit im Capillarthrombometer nach MORAWITZ und JÜRGENS außerordentlich stark verlängert. In Übereinstimmung damit ist auch die Blutungszeit in allen Fällen verlängert. Die Gerinnungszeit und die Retraktion des Blutkuchens, letztere im Gegensatz zu GLANZMANNs Thrombasthenie, waren normal. Das Kneifphänomen und das RUMPEL-LEEDE-Phänomen sind in schweren Fällen positiv, in leichteren negativ. Die Beobachtung einer weiteren Sippe mit 23 Mitgliedern, von denen wahrscheinlich 5 an der Erkrankung gestorben sind, wurde neuerdings von BRUUN mitgeteilt. DRUKKER beschrieb eine holländische Familie, eine weitere PERKINS. In neueren Untersuchungen konnten JÜRGENS und FERLIN auch einen leicht positiven Konsumptionstest bei der Erkrankung feststellen.

c) Der Typus NAEGELI.

Eine weitere Gruppe von erblicher Thrombopathie konnte NAEGELI in der Schweiz beobachten. Auch hier fand sich dominante Vererbung ohne Geschlechtsgebundenheit mit ziemlich gleichmäßiger Beteiligung beider Geschlechter. Das klinische Bild gleicht mehr der hereditären Thrombasthenie GLANZMANNs, wobei nach WERLHOF-Art Haut- und Schleimhautblutungen im Vordergrund stehen, Urogenital- und Zahnfleischblutungen seltener sind. Blutergelenke kommen nicht vor. Die Thrombocytenzahl ist auch hier normal oder nach Blutungen sogar erhöht. Dagegen zeigen die Plättchen beträchtliche qualitative Veränderungen in Form kleiner Plättchen, oft mit fehlenden Granulationen, ganz ähnlich den GLANZMANNschen Formen. Die Agglutination der Plättchen ist stark herabgesetzt, die Thrombenbildung schlecht, die Retraktion des Blutkuchens wie bei GLANZMANNs Fällen verzögert oder aufgehoben, die Blutungszeit stark verlängert, die Gefäßphänomene meist deutlich positiv. Ein weiterer Fall dieser Art wurde von JELKE beschrieben, wahrscheinlich gehört auch die Beobachtung von QUATTRIN in diese Gruppe.

d) Typus JÜRGENS.

Ähnliche Fälle wie NAEGELI hat auch JÜRGENS in Mitteldeutschland beobachtet. Das führende Symptom waren vor allem Hautblutungen, die spontan oder auf Mikrotraumen hin auftraten. Die blauen Flecken wurden meist kaum bemerkt, und erst auf Befragen wird die Neigung zur blauen Fleckenbildung angegeben; sie reicht meist bis in die Kindheit zurück, wo auch Nasenbluten häufig beobachtet wird. Die Thrombocytenzahl ist normal; auch qualitative Veränderungen waren nicht bemerkbar. Blutungszeit und Gerinnungszeit waren normal. Lediglich die Thrombosezeit im Capillarthrombometer war deutlich verlängert. RUMPEL-LEEDE und Kneifversuch waren dagegen immer stark positiv. Die Vererbung war, soweit Prüfung bisher möglich, anscheinend dominant. Inwieweit anderweitig beobachtete Fälle von erblicher Blutungsneigung geringen Grades, wie sie ROSKAM und Mitarbeiter mitgeteilt haben, in diese Gruppe gehören, kann erst durch Prüfung der Plättchenfunktion in solchen Fällen entschieden werden.

e) Typus HEGGLIN.

Wie bereits auf S. 553 erwähnt, findet sich bei der HEGGLINschen Neutrophilenanomalie auch eine hämorrhagische Diathese mit verlängerter Blutungs-, normaler Gerinnungszeit. Neben einer starken Thrombocytenverminderung fielen qualitative Veränderungen der Plättchen mit zahlreichen Riesenformen auf. Im Knochenmark waren die Megakaryocyten nicht vermindert, sie weisen aber eine starke Felderung und zum Teil eine Granulationsarmut auf. Pathogenetisch handelt es sich um eine Reifungsstörung verschiedener Knochenmarksysteme.

Die Therapie der erblichen Thrombopathien kann naturgemäß, ebenso wie bei der Hämophilie, nur eine rein symptomatische sein, die sich gegen die örtlichen Blutungen und gegen die allgemeine Blutungsbereitschaft richtet. Der Bluttransfusion kommt die größte Bedeutung zu; mit ihrer Hilfe läßt sich eine tödliche Verblutung mit Sicherheit verhindern. Daneben treten die anderen Blutstillungsmittel, wie Eigenbluteinspritzungen, Blutseruminjektionen, Calcium, Clauden, AT 10 u. a. Die Splenektomie kommt zur Behandlung der erblichen Thrombopathien nicht in Frage.

III. Die rein vasculär bedingten Blutungsübel.

Als dritte große Gruppe schließen wir diejenigen ätiologisch und pathogenetisch recht verschiedenartigen Blutungskrankheiten an, welche weder eine Gerinnungsstörung des Blutes, noch eine qualitative oder quantitative Plättchenveränderung aufweisen. Wir müssen deshalb bei diesen hämorrhagischen Diathesen das Primäre und Wesentliche in einer Störung der Gefäßfunktion suchen, wie sie auch tatsächlich bei der Mehrzahl dieser Formen in histologischen oder funktionellen Untersuchungen gefunden worden ist. Die Ursachen dieser Gefäßstörungen sind allerdings, entsprechend der Uneinheitlichkeit dieser Gruppe, recht verschiedene: auf der einen Seite stehen die Vitaminmangelkrankheiten (Skorbut und MÖLLER-BARLOWsche Erkrankung; die bei Küken beobachtete hämorrhagische Diathese infolge vermehrter Capillarpermeabilität bei Vitamin-E-Mangel [DAM und GLAVIND] hat klinisch noch keine Bedeutung gewonnen), auf der anderen Seite infektiöse oder allergische Gefäßschädigungen, die dem Formenkreis der rheumatischen Infektion angehören (SCHÖNLEIN-HENOCHsche Erkrankung). Eine 4. Gruppe bilden angeborene hereditäre lokalisierte Gefäßerkrankungen. Hierher gehört als wichtigster Vertreter die OSLERsche Krankheit.

1. Der Skorbut der Erwachsenen (Scharbock, C-Avitaminose).

Der Skorbut ist bereits seit der ältesten Zeit bekannt. Die seefahrenden Völker aller Zeiten haben bei ausgedehnten Expeditionen unter der einseitigen Ernährung auf den Schiffen die Erkrankung kennengelernt, und manche militärische Aktion des Mittelalters bis in die neuere Zeit wurde durch das seuchenhafte Auftreten dieser Krankheit gestört. Die instinktsicher getroffenen Verhütungs- und Heilmaßnahmen haben das Wesentliche der Erkrankung bereits erkannt, das dann erst im Lichte der modernen Vitaminforschung zur letzten Bestätigung gelangte. Bereits damals haben Vitamin-C-reiche Früchte und Gemüse, wie die Citrone („Limonensaft"), ferner Hagebutten (MATHIOLUS 1563), ja sogar Kiefernadelextrakt (CATTIER 1534), der vor der synthetischen Herstellung des Vitamins C als Ausgangsmaterial zur Reindarstellung diente, ferner das Scharbockskraut, das der Erkrankung seinen Namen verdankt, neben vielen anderen frischen Pflanzen eine hervorragende Rolle in der Bekämpfung der Krankheit gespielt. Trotzdem war die Frage, ob die Scharbocksseuche nicht doch eine Infektionskrankheit sei, da sie sich häufig an andere echte Seuchen anschloß, noch bis vor nicht allzu langer Zeit umstritten. Die endgültige Klärung dieser Frage brachten erst die Untersuchungen von HOLST und FRÖLICH, denen es an Meerschweinchen durch einseitige Ernährung mit Cerealien gelang, eine dem menschlichen Skorbut ähnliche Erkrankung zu erzeugen, die durch frisches Grünfutter wieder beseitigt werden konnte. Das Meerschweinchen gehört zu den wenigen Tieren, die ebenso wie Affe und Reh auf die exogene Zufuhr des C-Vitamins angewiesen sind, während alle anderen Tiere das C-Vitamin endogen zu bilden vermögen. Die Reindarstellung des wirksamen, skorbutverhütenden Faktors gelang dem ungarischen Chemiker SZENT-GYÖRGYI in den Jahren 1927—1932; seine Konstitution wurde durch HAWORTH, HIRST, KARRER, MICHEEL u. a. aufgeklärt — und 1933 gelang REICHSTEIN in Zürich die erste Synthese.

Vorkommen. Der schwere Skorbut ist heute in Deutschland eine seltene Erkrankung. Im Weltkrieg war der Skorbut unter den kämpfenden Truppen in Rußland, in Rumänien und in der Türkei eine häufige Erscheinung, wobei die Erkrankung auch vielfach epidemieartig auftrat (SALLE und ROSENBERG, MORAWITZ). Dagegen war trotz der Hungerblockade das Innere Deutschlands nahezu skorbutfrei, während andere Avitaminosen, wie die Hungerosteopathien und das Hungerödem, stark verbreitet waren. Charakteristisch ist die Zunahme der Krankheitsfälle in der gemüsearmen Zeit des Frühjahrs. Wenn auch heute das Vollbild der Erkrankung selten ist, so kommen doch leichtere hypovitaminotische Zustände vor. Das volle Skorbutbild wird heute nur unter besonderen Umständen bei vernachlässigten Landstreichern, schlecht gepflegten Geisteskranken oder nach langen Infekten (Typhus, Rheumatismus) oder bei älteren Leuten mit Resorptionsstörungen des Magen-Darmkanals gesehen.

Das klinische Bild. Von der Gesundheit zum voll ausgebrochenen Skorbutbild ist ein weiter Schritt. Aber gerade dieses *hypovitaminotische Vorstadium* muß heute der Hauptangriffspunkt ärztlicher Betätigung sein. Bei Vitamin-C-armer Ernährung dauert diese „Inkubationszeit" bis zum Ausbruch der ersten Skorbuterscheinungen im allgemeinen etwa 4 Monate (SALLE), doch können Infektionskrankheiten und Magen-Darmstörungen den Ausbruch wesentlich früher herbeiführen, während gute Vitamindepots aus der vorhergehenden Zeit den Ausbruch verzögern. Außer den klinischen Erscheinungen geben heute die Nachweisverfahren

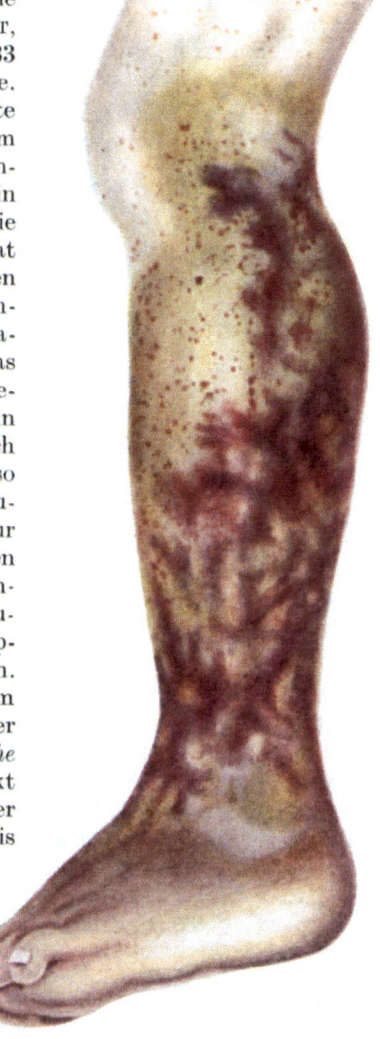

Abb. 432. Ältere und frischere skorbutische Hautblutungen, entstanden nach längerem Wickeln des Beines. (Nach SALLE.)

des Vitaminmangels eine sichere Auskunft über ein bestehendes Vitamindefizit (s. u.). Anamnestisch hat sich die Diagnose präskorbutischer Zustände besonders auf die genaue Art der genossenen Speisen und ihre Zubereitung, ferner auf das Vorliegen eines erhöhten Vitamin-C-Verbrauches durch Schwangerschaft, Wochenbett und chronische Infekte, sowie auf Magen-Darmstörungen, welche mit einer Einschränkung der Vitamin-C-Resorption einhergehen, zu erstrecken. Symptomatologisch mögen Klagen über Mattigkeit besonders im

Frühjahr („Frühjahrsmüdigkeit"), über Appetitabnahme, ziehende Wadenschmerzen, Neigung zu Zahnfleischblutungen, gesteigerte Nervosität und Schlaflosigkeit, Nachlassen der geistigen Leistungen, zunehmende Erregbarkeit des Nervensystems, vermehrte Zahncaries und eine erhöhte Anfallsbereitschaft gegenüber banalen Infekten auf eine bestehende C-Hypovitaminose aufmerksam machen.

Die eigentlich *skorbutische hämorrhagische Diathese* besteht aus kleinen Hautblutungen, großen Massenblutungen und Zahnfleischblutungen. Die bei manchen Skorbutkranken anzutreffende Nachtblindheit, die schon SALLE und ROSENBERG als eine vom Skorbut gesonderte Stoffwechselstörung erkannten, ist wohl sicher auf eine begleitende A-Avitaminose zurückzuführen. Ebenso haben Ödembildungen nichts direkt mit dem C-Mangel zu tun, sondern weisen auf gleichzeitige Eiweiß- oder B-Mangelzustände hin. Die kleinen petechialen Hautblutungen finden sich hauptsächlich an den unteren Extremitäten, besonders am Unterschenkel (Abb. 432). Die zahlreichen kleinen Blutflecken sind besonders um die Haarbälge herum lokalisiert. Die Haut zeigt dort oft eine rauhe, reibeisenähnliche Beschaffenheit (Keratosis suprapapillaris, Lichen scorbuticus). Auch sklerodermieähnliche Hautveränderungen wurden beschrieben. Die Blutflecken, die bis zu Münzengröße erreichen, können in sämtlichen Hautgebieten vorkommen; nur die Haut des Gesichts und die Kopfhaut bleiben stets frei. Seltener als die kleinen Hautblutungen sind die großen Massenblutungen, die besonders

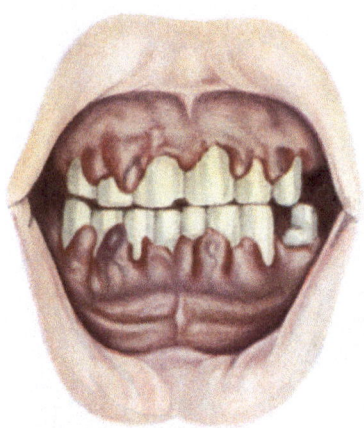

Abb. 433. Skorbutische Gingivitis, rein hämorrhagischer Prozeß ohne ulcerative Komplikation. (Nach SALLE.)

intramuskulär auftreten und sich über ganze Extremitäten erstrecken können. Örtliche Schmerzen, Hitzegefühl und Fieber täuschen dann nicht selten eine Phlegmone oder Osteomyelitis vor. Sie führen zu einer reaktiven Bindegewebsvermehrung (bindegewebige Induration oder „skorbutische Sklerose"). Außerdem kommen subperiostale Blutungen, auch Gelenkblutungen wie bei Hämophilie aber ohne sekundäre Gelenkveränderungen, ferner hämorrhagische Ergüsse in die serösen Höhlen vor.

Außer den Hautblutungen ist die *Stomatitis scorbutica* (Abb. 433) ein führendes Symptom. Sie beginnt meist am äußeren Rand des Zahnfleisches der Schneidezähne. Die interdentalen Zahnfleischpapillen schwellen blaurot an und sind oft von Blutungen durchsetzt. Schon bei leichter Berührung kommt es zur Blutung nach außen. Von den interdentalen Papillen aus greift die Erkrankung auf das ganze Zahnfleisch über, das hochgradig anschwillt, schmerzhaft wird und ein schwammiges, blaurotes Aussehen annimmt. Bei jeder Kauaktion blutet es, und im weiteren Verlauf kommt es durch hinzutretende Sekundärinfektion durch die sonst harmlosen Saprophyten des Mundes in dem widerstandslosen Gewebe zu Geschwürsbildungen mit weißen Belägen, zu fauligem Geruch, zu mißfarbenem Aussehen und starker Behinderung der Nahrungsaufnahme. Der Entzündungsreiz führt zu Speichelfluß. Außer am Zahnfleisch macht sich die skorbutische Erkrankung schließlich auch an den Zähnen und Alveolarfortsätzen selbst geltend. Die Zähne werden locker und fallen aus, die Alveolarfortsätze können einer ausgedehnten Nekrose verfallen. Die geschilderte skorbutische Stomatitis tritt in dieser Form nur beim bezahnten Menschen auf, wobei cariöse

Zähne der Entwicklung Vorschub leisten. Am zahnlosen Kiefer der Greise und Kinder fehlt sie gewöhnlich.

Zum Vollbild des Skorbut gehört auch eine *Anämie*, die durchaus nicht allein als Folge von Blutverlusten zu deuten ist, sondern sich als selbständiges Symptom der Avitaminose entwickelt. Die Anämie ist hypochromer Art. Bei ihrer Entstehung spielt die mangelhafte Eisenresorption aus dem Magen-Darmkanal infolge Wegfalls des Vitamins C eine Rolle, welches das Eisen in die resorptionsfähige Form überführt (HEILMEYER, ROMINGER). Das übrige Blutbild ist beim Skorbut im wesentlichen normal. Es sind zwar die verschiedensten Leukocytenänderungen beobachtet worden, jedoch ohne strenge Gesetzmäßigkeit. Auch die Plättchenzahlen sind meist normal, nur in schweren Skorbutfällen soll es zu einer schweren Knochenmarksschädigung kommen, die sich anatomisch als Fasermark dokumentiert (NAEGELI). In solchen Fällen kann eine Leukopenie und Thrombopenie hinzutreten. Die gesamten Knochen, besonders Tibien, Sternum, Rippen sind beim schweren Skorbut stark druckschmerzhaft. Nach leichten Traumen oder auch spontan entstehen subperiostale Blutungen, ferner kommen Osteoporosen und Spontanfrakturen auch beim Skorbut des Erwachsenen vor. Der schwere Skorbut zeigt ein ernstes Allgemeinbild mit hochgradiger Abmagerung, Schwäche und Kachexie. Die bei rechtzeitiger Hilfe harmlose Erkrankung entwickelt sich bei Fortdauer der fehlerhaften Ernährung zu einem lebensbedrohlichen Zustand. Im Verlaufe von Wochen wächst die zunehmende Erschöpfung und Anämie. Final kommt es zu pleuritischen und perikarditischen Ergüssen mit Fieber, wohl als Ausdruck der Resistenzlosigkeit des Organismus den parasitären Streptokokken gegenüber. Deshalb erfolgt der Tod recht häufig unter den Erscheinungen einer finalen Pneumonie oder eines septischen Zustandsbildes. Die Gefährlichkeit der Erkrankung geht aus alten Berichten, nach denen ganze Schiffsbesatzungen und Expeditionsheere zu einem großen Teil zugrunde gingen, eindrucksvoll genug hervor.

Pathologisch-anatomisch findet man außer den Blutungen keine besonderen Organbefunde. Lediglich die Hypertrophie der Nebennierenrinde gilt als besonders charakteristisch. Diese ist ja ein Speicherdepot des C-Vitamins, das hier offenbar ganz besondere Funktionen erfüllt.

Pathogenese und Ätiologie. Die skorbutischen Blutungen beruhen auf einer Diapedese der Erythrocyten durch die unverletzten Capillarendothelien. Das Endothelgefüge wird aufgelockert, wahrscheinlich weil unter dem völligen Vitamin-C-Mangel keine Kittsubstanz zwischen den Endothelzellen mehr gebildet werden kann. In diesem Sinne sprechen die Versuche von JENEY und TÖRÖ an Gewebskulturen, nach welchen bei Vitamin-C-Mangel die Bildung einer intracellulären Kittsubstanz verlorengeht. Auch die histologischen Befunde sind in diesem Sinne zu deuten. So halten ASCHOFF und KOCH, sowie M. B. SCHMIDT die Lockerung der Kittsubstanz der Capillarendothelien für das Wesentliche der skorbutischen Blutung. Dementsprechend fällt auch der RUMPEL-LEEDEsche Stauungsversuch positiv aus. Freilich geht die Capillarfestigkeit dem Grade des Vitamin-C-Mangels nicht völlig parallel und kann deshalb nicht als direktes Maß dafür betrachtet werden (STEPP, KÜHNAU und SCHROEDER). Außer an den Capillaren werden auch Anomalien und Funktionsstörungen der größeren peripheren Gefäße beobachtet (LEE und LEE). Außer an den Capillarendothelien macht sich der Vitaminmangel auch am Knochenmark (Skorbutanämie) und an der Funktion der knochenbildenden Zellen bemerkbar. Bei völligem Vitamin-C-Mangel kommt es zur Störung der Dentinbildung durch die Odontoblasten (EULER), sowie Zerstörung der Knochenbildung und des Wachstums. Auch die Keimdrüsen können ihre Tätigkeit einstellen, wie Tierversuche gezeigt haben (WINKLER). Schließlich konnten MARX und BAYERLE im Tierversuch zeigen, daß der Vitamin-C-Mangel in vielen Fällen mit einer Prothrombinverminderung und einem Fibrinogenanstieg einhergeht, was manchmal bei der Entstehung der Blutung eine Rolle spielen mag. Ätiologisch sind alle diese Störungen durch den Mangel an Vitamin C bedingt. Wenn STEPP, KÜHNAU und SCHROEDER neuerdings auf die komplexe Genese des Skorbut hinweisen und diese Erkrankung als nicht einheitlich ansehen, so widerspricht das nicht nur den tierexperimentellen Studien, sondern auch der von den Autoren selbst sehr scharf vertretenen therapeutischen Feststellung, daß „alle Skorbutkranken durch Ascorbinsäure in kurzer Zeit geheilt werden". Freilich wird jede menschliche Avitaminose nie völlig das reine Bild der experimentell erzeugten Störung zeigen, weil die Entstehungsbedingungen gewöhnlich nicht so streng einseitige sind. Bei Ernährungsschäden werden sich meist die verschiedensten Mängel mehr oder weniger gleichzeitig einstellen. So habe ich oben schon darauf hingewiesen, daß die beim Skorbut manchmal zu beobachtende Nachtblindheit auf einem gleichzeitigen Vitamin-A-Mangel beruht. Ebenso lassen sich B-Mangel-Symptome beim Skorbut manchmal nachweisen. Aber das Hauptsymptom, die hämorrhagische Diathese, ist sicher durch den C-Mangel bedingt. Wie weit dabei noch ein Ausfall des von SZENT-GYÖRGYI neuerdings gefundenen P-Faktors (Permeabilitätsvitamin oder Citrin), eines Flavongemisches, das neben Vitamin C in der Citrone und im Paprika vorkommt, Bedeutung hat, ist heute noch nicht endgültig entschieden. Die ursprünglichen Versuche SZENT-GYÖRGYIs, nach denen die hämorrhagische Diathese skorbutkranker Meerschweinchen nicht durch C-Vitamin allein, sondern nur durch gleichzeitige Verabreichung von Vitamin C und P zu beseitigen war, konnten durch Nachuntersuchungen durch ZILVA und MOLL nicht bestätigt werden. Überhaupt ist die Vitaminnatur des Citrins noch durchaus strittig, und die anfänglichen klinischen Erfolgsmeldungen haben einer skeptischeren Beurteilung Platz gemacht (GIMSING, GAARENSTROOM u. a.). Aus alldem erhellt, daß die dominierende Stellung des C-Vitamins im Rahmen der Skorbuterkrankung vorerst noch unerschüttert ist.

Das Vitamin C, l-Ascorbinsäure, ist ein Hexosederivat von der allgemeinen Formel $C_6H_8O_6$; seiner Konstitution nach ist es ein einfach gebautes Derivat der 3-Keto-l-Gulosäure mit beistehender Formel. Die OH··C = C·OH-Gruppe verleiht dem Molekül seine besondere Reaktivität, da die Doppelbildung leicht imstande ist, 2 OH-Gruppen aus dem Wasser zu addieren, sich also mit 2 Äquivalenten zu oxydieren. Die dabei aus dem Wassermolekül frei werdenden H-Atome wirken stark reduzierend (SZENT-GYÖRGYI). Das Vitamin C ist also ein starkes, und zwar reversibles Reduktionsmittel. Dadurch nimmt es eine besondere Stellung im biologischen Redoxsystem ein, was seine universelle Wirkung auf den gesamten Zellstoffwechsel erklärt, ohne daß wir heute schon etwa absolut klare und sichere Vorstellungen von diesem Wirkungsmechanismus hätten (SZENT-GYÖRGYI). Die Substanz selbst, die in farblosen Krystallen darstellbar ist, ist leicht wasserlöslich. Durch längeres Erhitzen wird sie teilweise zerstört.

```
        CO
       / \
   HO·C   \
       ‖   O
   HO·C   /
       \ /
       HC
        |
   HO·C·H
        |
       CH₂OH
   l-Ascorbinsäure
      (reduz.).
```

Der Nachweis des Vitamin C erfolgt *biologisch* im Meerschweinchentest. Vitamin-C-frei ernährte Meerschweinchen zeigen vom 15. Tage an einen Gewichtsabfall; die kleinste Vitamin-C-Menge, welche diesen Gewichtsabfall verhütet, wird als kleinste Vitamin-C-Schutzdosis bezeichnet. Dabei entsprechen 0,5 mg Ascorbinsäure etwa 1,5 cm³ frischem Citronensaft. Einfacher ist die *chemische* Bestimmung: sie beruht auf der stark reduzierenden Eigenschaft des C-Vitamins. Am meisten benützt wird die Titration nach TILLMANS mit 2,6-Dichlorphenolindophenol, wobei der blaue Farbstoff bei stark saurer Reaktion in Rot oder bei schwach saurer Reaktion in seine Leukoform umgewandelt wird. Ein weiteres Verfahren beruht auf der Entfärbung des Methylenblaus (MARTINI-BONSIGNORE).

Der Normalbedarf an C-Vitamin wird, wenn man darunter nicht ein eben die Erkrankung verhinderndes Minimum, sondern ein Optimum versteht, gewöhnlich mit 50 mg pro die veranschlagt. Zweifellos ist aber längere Zeit auch ohne Krankheitserscheinungen mit einer viel geringeren Menge auszukommen (RIETSCHEL). Bei Infekten, bei starkem Wachstum und in der Gravidität sind jedoch die benötigten Mengen wesentlich größer.

Diagnose. Die Erkennung des voll ausgeprägten Skorbutes ist auf Grund der geschilderten Symptome leicht. Die typischen Zahnfleischveränderungen, der charakteristische Sitz der Blutungen, das Fehlen von Blutveränderungen, eine entsprechende Ernährungsanamnese, wobei auf lang durchgeführte Ulcuskuren oder auf lange Infekterkrankungen, vor allem Typhus, chronischen Rheumatismus ferner auf Magen-Darmstörungen, besonders zu achten ist, müssen stets an Skorbut denken lassen. Schwieriger ist die Erkennung hypovitaminotischer Zustände. Das Hervortreten im Frühjahr, die ausgesprochene Müdigkeit (*Vitamin-C-Mangeladynamie*), die Infektneigung, die Abnahme der Capillarresistenz, vermehrte Zahncaries, Blutungen beim Zähnebürsten sind klinische Hinweise, welche durch eine erfolgreiche Vitamin-C-Behandlung ihre Bestätigung finden. Exaktere Einblicksmöglichkeiten gewähren heute die chemischen Nachweismethoden des Vitamins im Harn und Blut.

Im Harn hat sich hierfür die Belastungsprobe am besten bewährt: Man verabreicht täglich 300 mg Ascorbinsäure und beobachtet danach beim Gesunden eine von Tag zu Tag ansteigende Ausscheidung im Harn, die am 4. Tage ihren Höchstwert (etwa 80% der gegebenen Dosis) erreicht. Bei Vitamin-C-Mangel bleibt dieser Anstieg in der Ausscheidung aus oder tritt nur verzögert ein, um so mehr, je höher das Vitamin-C-Defizit im Organismus ist. Noch sicherer ist die allerdings kompliziertere Bestimmung im Blut, für die STEPP die Methode von EEKELEN, EMMERIE und WOLFF empfiehlt. Bei einer gesunden, gut ernährten Normalperson finden sich 8—12 mg-% C-Vitamin im Blut. Bei schwerer Avitaminose kann der Wert bis unter 1 mg-% absinken. Werte zwischen 4—8 mg-% gelten als Hypovitaminose.

Therapie. Im Gegensatz zur früheren, rein diätetischen Behandlung hat heute das isoliert dargestellte C-Vitamin in der Therapie aller skorbutischen Erscheinungen den ersten Platz. Am schnellsten und schlagartigsten gelingt die Heilung mit großen intravenösen Dosen (500—1000 mg täglich i.v.). Diese Behandlungsart ist vor allem dann heranzuziehen, wenn die perorale Behandlung wegen bestehender Resorptionsstörungen versagt. Die Gefahr einer Überdosierung besteht beim Vitamin C im Gegensatz zu anderen Vitaminen niemals. Auch größte Mengen werden reizlos vertragen. Bei peroraler Behandlung gibt man 3—6mal täglich 1 Tablette zu 50 mg. Der Behandlungserfolg ist so sicher, daß er diagnostisch verwertet werden kann. Allerdings ist dabei zu beachten, daß auch nicht skorbutische Blutungen manchmal günstig auf große Vitamin-C-Dosen ansprechen. Im übrigen wird man gegen die Blutungen lokale Maßnahmen, wie bei Hämophilie geschildert, ergreifen. Eine besondere Beachtung erfordert die schwere Zahnfleischerkrankung, gegen die man mit dünner Permanganatlösung oder mit Ratanhiatinktur (30—40 Tropfen auf ein Glas Wasser) vorgeht, eventuell auch durch Pinselungen mit Myrrhentinktur. Bei größeren Blutungen gibt man sofort 500 mg Vitamin C intravenös. Im Handel ist das Vitamin C in Form von Tabletten und Ampullen zu 50, 100 und 500 mg (Cebion-Merck, Cantan-I.G.-Farben, Redoxon-Hoffmann-Laroche und Fructamin-Nordmarck). Die diätetische Behandlung dient heute vor allem der Prophylaxe und der Sicherung des einmal Erreichten. Hierfür müssen besonders Vitamin-C-reiche Nahrungsmittel herangezogen werden, die folgende Tabelle nach STEPP, KÜHNAU und SCHROEDER angibt.

Da das C-Vitamin fast ausschließlich im Obst und in grünen Gemüsen vorkommt, so geht daraus hervor, daß der Vitamin-C-Bedarf im Sommer, Herbst und Winter relativ gut gedeckt werden kann, daß aber im Frühjahr, wo die

Gemüse- und Obstbeschaffung schwierig wird, die Vitamin-C-Versorgung Not leidet. Auch die Kartoffeln, das wichtige Vitamin-C-haltige Volksnahrungsmittel verliert, wie die obige Tabelle zeigt, im Frühjahr sehr stark an seinem Vitamin-C-Gehalt. Neben der Auswahl der Nahrungsmittel kommt es sehr auf die Art

Tabelle 43. *Vitamin-C-Gehalt der Nahrungsmittel (nach STEPP, KÜHNAU und SCHROEDER) in 100 g Substanz sind enthalten:*

Hagebutten	500—1400 mg-%	
Paprika	150— 200 ,,	
Dill	150— 200 ,,	
Petersilie	100— 200 ,,	
Schwarze Johannisbeeren	90— 160 ,,	
Rosenkohl	70— 120 ,,	
Meerrettich	100 ,,	
Citronen	60 ,,	
Apfelsinen	60 ,,	
Mandarinen	20— 30 ,,	
Melonen	20— 30 ,,	
Erdbeeren	40— 90 ,,	
Stachelbeeren	20— 50 ,,	
Nüsse	30—50 mg-%	
Tomaten	25—40 ,,	
Zuckererbsen	25—70 ,,	
Grünkohl	60—80 ,,	
Blumenkohl	50—70 ,,	
Kohlrabi	30—90 ,,	
Spinat	30—60 ,,	
Rotkohl	30—50 ,,	
Weißkohl	20—40 ,,	
Radieschen	25 ,,	
Kartoffeln im Herbst	10—30 ,,	
Kartoffeln im Frühjahr	6—14 ,,	
Kartoffeln im Juni	5— 9 ,,	

der Zubereitung an. Durch das Kochwasser wird das wasserlösliche C-Vitamin herausgelöst und geht so verloren. Deshalb sind die Gemüse im eigenen Saft zu dünsten und die Kartoffeln nur im Dampf zu erhitzen und möglichst in der Schale! Durch langes Erhitzen wird das C-Vitamin außerdem zerstört. Deshalb keine Kochkiste und kein langes Aufwärmen! Das sind nur einige Küchenregeln, die für die Prophylaxe der C-Avitaminose aber eine wichtige Rolle spielen. Ausführlicheres darüber findet man in den modernen Lehrbüchern der Diätetik.

2. Die C-Avitaminose der Kinder (MÖLLER-BARLOWsche Krankheit).

Beim Säugling und Kleinkind zeigt die C-Avitaminose infolge der Eigenart der kindlichen Wachstumsverhältnisse ein anderes Bild als beim Erwachsenen. Die kindliche Erkrankung wurde zuerst von MÖLLER 1859 als „akute Rachitis" beschrieben und erst von BARLOW 1883 als identisch mit dem Skorbut der Erwachsenen erkannt. 1913 führten HART und LESSING den tierexperimentellen Nachweis der Identität der beiden Erkrankungen. Der kindliche Skorbut trat im 1. Weltkrieg und in den folgenden Inflationsjahren in großer Zahl in Deutschland auf, ist aber jetzt ebenso wie der Skorbut der Erwachsenen eine seltene Erscheinung und ist auch im 2. Weltkrieg und den anschließenden Hungerjahren relativ selten geblieben.

Symptomatologisch stehen auch beim Kinde *Hämorrhagien* obenan, aber sie sind anders lokalisiert als beim Erwachsenen: Nicht die Extremitäten, sondern das Gesicht wird bevorzugt befallen. Um die Augen und auf den Wangen, Ohrmuscheln und den Halsfalten treten punktförmige Hautblutungen auf. Daneben kommt es auch zu flächenhaften Hautblutungen, besonders auf den Wangen. Wenn Zähne vorhanden sind, so zeigen sich dieselben Zahnfleischveränderungen wie beim Erwachsenen. Beim zahnlosen Säugling fehlen sie oder sind durch Blutungen am Gaumen, auf der Wangenschleimhaut oder auf der Zunge ersetzt. Aphthöse und ulceröse Prozesse infolge Sekundärinfektion können sich anschließen, sind aber seltener als beim Erwachsenen. Ein nicht seltenes Symptom des kindlichen Skorbut ist die *Haematuria minima*, die sich nur durch das mikroskopische Blutkörperchensediment verrät. Seltener kommt es zu großen Blutungen aus den Harnwegen oder aus dem Darm. Besonders charakteristisch für die MÖLLER-BARLOWsche Krankheit sind die *Blutungen unter das Periost* und in das Innere des Knochens, die sich durch schmerzhafte Auftreibungen, Weichteilschwellung, durch Pseudoparesen mit großer Berührungsfurcht („Hampelmannphänomen HEUBNERs bei Berührung der Oberschenkel), ferner durch Zerstörung der Knochenstruktur, nicht selten sogar durch Epiphysenlösung oder Spontanfrakturen verraten. Die Gelenke bleiben aber im Gegensatz zur Hämophilie stets frei. Im Röntgenbild sieht man dabei periostale Verbreiterungen und eine hochgradige Zerstörung der Knochenstruktur, besonders an den Epiphysen („Trümmerfeldzone"). Histologisch zeigen diese Knochenherde außer der Strukturzerstörung an Stellen der Blutung auch eine Hemmung der enchondralen und perichondralen Ossifikation, manchmal auch eine Umwandlung des normalen Knochenmarks in Fasermark (NAEGELI).

Die *Allgemeinerscheinungen* des Vitaminmangels treten naturgemäß beim wachsenden Kind viel deutlicher in Erscheinung als beim Erwachsenen: Die Kinder gedeihen schlecht, das Körpergewicht bleibt stehen, auch das Längenwachstum kann ausbleiben. Die Nahrungsaufnahme wird oft verweigert. Das vorher frohe Kind wird unlustig, verstimmt und launisch. Seine Gesichtsfarbe wird blaß als Ausdruck der Anämie, die auch ohne Blutverluste auftritt. Auch die Verminderung der Abwehrkräfte gegenüber Infekten („Dysergie") nimmt beim kindlichen Skorbut stärkste Grade an. Harmlose, sonst rasch und leicht verlaufende Infektionen werden zu langdauernden fieberhaften Erkrankungen mit allen möglichen Komplikationen. Langhinziehende Pneumonien, Hauteiterungen, Mittelohr- und Nebenhöhleneiterungen, chronische Infektionen der Harnwege u. a. beweisen die starke Herabsetzung der Widerstandskraft und verschlechtern ihrerseits wiederum die skorbutische Störung, da jeder Infekt zu einem erhöhten Vitamin-C-Verbrauch führt. So entsteht ein verhängnisvoller Circulus vitiosus, der das Leben der Kinder auf das schwerste bedroht und nicht selten auch zerstört. Neben dem voll ausgeprägten Krankheitsbilde gibt es auch symptomarme Erkrankungen, die nur durch Dystrophie oder Dysergie gekennzeichnet sind.

Auch der kindliche Skorbut entwickelt sich erst nach einem mehrere Monate dauernden präskorbutischen Vorstadium, jedoch niemals vor dem 4. Lebensmonat. Bis dahin reicht offenbar das von der Mutter erhaltene Vitamin-C-Depot des Säuglings. Am häufigsten tritt die Erkrankung gegen das Ende des ersten oder am Beginn des 2. Lebensjahres auf. Wie beim Erwachsenen ist die präskorbutische Zeit nur durch unbestimmte Allgemeinerscheinungen erkennbar: Appetitmangel, Gewichtsabnahme, zunehmende Anfälligkeit gegenüber Infekten. Ein positiver Rumpel-Leede, das vorübergehende Aufschießen kleiner Petechien oder der röntgenologische Nachweis subperiostaler Blutungsherde sichern schon in dieser Zeit die Diagnose.

Die MÖLLER-BARLOWsche Krankheit tritt fast nur bei künstlich besonders mit Soxhletmilch oder Mehlsuppen ernährten Kindern auf, während die natürliche Ernährung infolge des viel höheren Vitamin-C-Gehalts der Frauenmilch gegenüber den Kuhmilchmischungen vor der Erkrankung schützt, vorausgesetzt, daß die Mutter nicht selbst an einem starken Vitamin-C-Mangel leidet. Auch ist der Vitamin-C-Bedarf der einzelnen Kinder sehr verschieden, und die Neigung zu skorbutischer Erkrankung hängt wie bei anderen Avitaminosen auch von der Konstitution ab. Zum Teil spielen auch vorausgegangene Infekte, die zu einem raschen Aufbrauch des Vitamin-C-Bestandes führen, eine Rolle. Nicht selten tritt die BARLOWsche Erkrankung im unmittelbaren Anschluß an eine Pneumonie, einen Scharlach oder eine andere Infektionskrankheit erstmals in Erscheinung.

Die *Behandlung* ist auch in fortgeschrittenen Fällen äußerst dankbar. Schon wenige Tage nach der Zufuhr des Vitamins, am einfachsten in Form von Vitamin-C-Tabletten, die in der Milch aufgelöst werden (50—200 mg pro die), verschwinden die Blutungen, aber auch die Begleitinfekte oft zauberhaft schnell. Die zusätzliche Vitamin-C-Zufuhr ist auch nach Abklingen der akuten Erscheinungen noch längere Zeit fortzusetzen.

Besonders wichtig ist die Prophylaxe, welche bei künstlicher Ernährung durch Vitamin-C-haltige Beikost vom Ende des 3. Lebensmonats an erfolgen muß. Die Kinderärzte empfehlen zur Milch die Zugabe von 30 g Obstsaft, besonders Citronen- und Apfelsinensaft, oder $1/2$ Banane, geriebene Äpfel oder Birnen, auch Gemüsesäfte, besonders Möhren- und Tomatensaft. Statt dessen genügt aber auch die Zugabe von $1/4$—$1/2$ Tablette Cebion, Redoxon oder Kantan täglich.

3. Die SCHOENLEIN-HENOCHsche Purpura.

[Capillartoxikose (FRANK), anaphylaktoide Purpura (GLANZMANN), essentielle athrombopenische Purpura, Peliosis (Purpura) rheumatica.]

Die Existenz und Besonderheit dieses Krankheitsbildes gegenüber anderen hämorrhagischen Diathesen verdanken wir dem Scharfblick SCHOENLEINs, der zuerst in seinen Vorlesungen eine Blutfleckenkrankheit darstellte, die von gleichzeitiger Schmerzhaftigkeit und Schwellung der Gelenke begleitet war. Er schildert den schubartigen Verlauf der Erkrankung und sieht die Besonderheit des Bildes in den gleichzeitigen eruptiven exanthematischen Hauterscheinungen, wie Urticariaquaddeln, Knötchenbildungen, Ödembildungen des Handrückens, der Füße, der Augenlider und des Gesichts. Er stellte diese Blutfleckenkrankheit in den großen Rahmen der rheumatischen Erkrankungen, worauf vor allem die Begleiterscheinungen, wie Schmerzhaftigkeit und Schwellung der Gelenke, Muskelschmerzen und Neuralgien hinwiesen. Eine wesentliche Erweiterung erfuhr das Krankheitsbild durch HENOCH, der dem Bilde noch abdominelle Erscheinungen im Sinne einer hämorrhagischen Colitis mit Darmkrämpfen, Erbrechen und Blutstühlen und eine hämorrhagische Nephritis hinzufügte. Heute erscheint uns die SCHOENLEIN-HENOCHsche Purpura als Teilerscheinung des rheumatischen Geschehens, das möglicherweise als Ausdruck einer streptomykotischen Infektwirkung auf einen hyperergisch umgestimmten Organismus anzusehen ist (W. H. VEIL, KLINGE, RÖSSLE u. a.).

Das **klinische Bild** sei zunächst an Hand einiger charakteristischer Krankengeschichten wiedergegeben.

1. Purpura rheumatica simplex mit gleichzeitigen Gelenkerscheinungen. Der 48jährige Telegraphenassistent war immer gesund und hat früher niemals an einer Blutungsneigung gelitten. Auch bei Stößen sind niemals Blutflecken aufgetreten. Auch jetzt erzeugen mechanische Einwirkungen keine Blutflecken. Aber seit 3 Jahren merkt er, daß zeitweise in der Haut der Arme und Beine stecknadelkopfgroße Blutflecken auftreten, die oft etwas erhaben sind. Sie verschwinden meist nach einigen Tagen wieder, um dann an anderen Hautstellen neu aufzutreten. Gleichzeitig mit dem Erscheinen der Blutflecken treten jedesmal rheumatische Schmerzen in den Schulter-, Ellenbogen- und Kniegelenken auf, ohne daß er dadurch bettlägerig würde. Aber er fühlt sich seit dieser Zeit schlapp und weniger arbeitsfähig. Bei kaltem Wetter, besonders wenn er Zugluft ausgesetzt sei, nehmen die Gelenkbeschwerden zu, und die Blutfleckenbildung setzt stärker ein.

Die Untersuchung ergibt: Schwer cariöse Zähne und faule Zahnwurzelreste, sowie chronisch entzündete Mandeln, die rechtsseitig auf Druck Eiter ausdrücken lassen. An der Haut der Arme und Beine, besonders auf den Streckseiten, finden sich massenhaft flohstichartige, zum Teil bis erbsengroße Blutflecken, die oft *knötchenförmig über die Haut hervorragen*. Im übrigen findet sich deutliches Knirschen im linken Kniegelenk. Im Röntgenbild beider Kniegelenke sind die Zeichen einer chronischen Arthritis in Form von Auflagerungen auf den Gelenkhöckern und feine Zäckchen am Gelenkflächenrand der Tibia, sowie eine leichte Verengerung des Gelenkspaltes feststellbar. Das Blutbild zeigt nichts Besonderes. Blutplättchen 102500, Blutungs- und Gerinnungszeit normal. Senkung 5/7 nach 1 und 2 Std.

Die Verknüpfung der Purpuraentstehung mit den Gelenkerscheinungen ist hier eine sehr enge. Die Ursache ist mit Wahrscheinlichkeit in einer allergischen Reaktion gegenüber dem oralen Infekt zu suchen. In einem ähnlichen Falle trat nach Tonsillektomie vollkommene Heilung der Purpura ein (W. H. VEIL).

2. Peliosis rheumatica mit „Neuralgien" und Blutungen nach außen. Der 55jährige Maurer erkrankte scheinbar aus voller Gesundheit heraus plötzlich in der Nacht vom 28. zum 29. 11. 1937 mit heftigen brennenden Schmerzen in den Knien, Oberschenkeln und im Gesicht. Gleichzeitig kommt es dabei zum Auftreten rötlichblauer Flecken. Eine ähnliche Erkrankung hat er erstmals im März desselben Jahres durchgemacht; damals sind die Blutflecken besonders an den Ohren aufgetreten. In der Zwischenzeit seien hin und wieder vereinzelte Blutflecken entstanden, die nach einigen Wochen wieder verschwanden, wobei *die Haut sich darüber schälte.* Manchmal habe er auch aus den Blutflecken nach außen geblutet. Die Untersuchung ergibt am rechten Oberarm, an den Streckseiten von Händen und Vorderarmen, an beiden Oberschenkeln, an den Knien, Fersen, an der Innenseite der Füße, sowie am Scrotum diffuse Blutaustritte unter die Haut von hellroter bis schwarzer Verfärbung. An mehreren Stellen zeigt die Haut über alten Blutflecken, die sich durch Pigmentierung verraten, eine leichte *Schuppung,* so besonders am Scrotum. An anderen Stellen sind die Blutflecken mit einem schwarzen Schorf bedeckt. Die Blutaustritte sind überall *sehr druckempfindlich.* Die Organuntersuchung ergibt lediglich über den Lungen die Zeichen einer chronischen Bronchitis und Bronchiolitis (Asthmakatarrh). Blutbild normal. Blutungszeit und Gerinnungszeit normal. Thrombocyten in mehrfachen Zählungen zwischen 70000—114000, Calciumspiegel 8,9 mg-%.

Die Blutfleckenbildung zeigt deutlich den angiotoxischen und angioneurotischen Charakter: die Flecken sind *erhaben,* bilden sogar teilweise Schorfe und bluten vereinzelt nach außen. Bei der Abheilung kommt es zur *Schuppung,* was schon SCHOENLEIN als besonders charakteristisches Symptom seiner Blutfleckenkrankheit aufzählt. Besonders stark treten hier Schmerzempfindungen in den Vordergrund, die zum Teil auf die Eruptionsstellen beschränkt sind und auf die Mitbeteiligung des Nervensystems hinweisen.

3. Peliosis rheumatica, mit rheumatischer Endokarditis und rheumatischer Coronarerkrankung mit zeitweiser abdomineller Purpura.

Der 65jährige Wirkermeister erkrankte plötzlich nachts mit hochgradiger Atemnot und schwersten Beklemmungen auf der Brust. Das Herz zog sich ihm krampfartig zusammen. Gleichzeitig traten heftige Schmerzen im linken Arm und hochgradige Atemnot auf. In den folgenden 3 Wochen hatte er mehrfach ähnliche Beklemmungszustände. Es kam zu Schwellungen der Beine. In der folgenden Zeit traten plötzlich *krampfartige Leibschmerzen mit blutigen Durchfällen auf,* wobei *hellrote Blutstühle* entleert wurden. Auf blutstillende Mittel gingen diese Anfälle wieder zurück. Nun traten aber *Hautblutungen* auf, die zum Teil konfluierten und einen *knötchenförmigen, fast bullösen Charakter* annahmen. Diese Blutflecken und Blutblasen waren *enorm schmerzhaft.* Gleichzeitig damit kam es zu Schmerzen in den Schultergelenken, die ihm das Heben der Arme unmöglich machten.

Der *Untersuchungsbefund* ergab Ödeme an den abhängigen Körperpartien. An Armen und Beinen zahlreiche teils einzelstehende, teils konfluierende, petechiale Blutungen. Herz linksdilatiert mit systolischem und diastolischem Geräusch an der Spitze. Klinisch Mitralstenose und -insuffizienz. Perpetuelle Arhythmie. Stauungslunge und Stauungstranssudate in beiden Pleurahöhlen. Im Harn *Erythrocyten* und *Cylinder, Albumen positiv,* Urobilin positiv. Blutbild normal, Thrombocyten 400000, Blutungs- und Gerinnungszeit normal. 14 Tage nach Klinikaufnahme Exitus.

Pathologisch-anatomisch: Teils alte, teils frische Endokarditis der Mitralis und Aorta, Hypertrophie und Dilatation des rechten und linken Herzens, Coronarthrombose mit Hinterwandinfarkt. Im Magen-Darmkanal leichter Stauungskatarrh, jedoch kein Anhaltspunkt für die stattgefundenen schweren Blutungen.

Dieselbe Blutfleckenbildung wie im Fall 2, ebenfalls sehr schmerzhaft, zum Teil blasenbildend, nach außen blutend und verkrustend, tritt hier auf dem Boden eines großen rheumatischen Krankheitsbildes mit Endokarditis und coronarer Angitis auf. Dazwischen kommt es vorübergehend zu hämorrhagischer

Colitis, für die sich kein autoptischer Befund wenige Wochen später mehr nachweisen läßt.

Symptomatologie. Die dargestellten Krankengeschichten zeigen das Wesentliche der SCHOENLEIN-HENOCHschen Erkrankung. Die Blutfleckenbildung ist nur Ausdruck eines größeren Grundvorganges, der sich im Rahmen der rheumatischen Infektion abspielt. Das hat bereits SCHOENLEIN selbst klar zum Ausdruck gebracht, indem er sagt, daß diese Erkrankung besonders bei Personen vorkommt, ,,bei denen infolge von Erkältung gleichzeitig neben den Erscheinungen der *Peliosis* die der *Rheumarthritis* auftreten". Die Blutflecken selbst sind dabei meist Folge eines Exanthems, das sekundär hämorrhagisch wird. Wir sehen dabei erythematöse, urticarielle oder papulöse Efflorescenzen, die oft stark jucken, und die später zentral blutig werden. Deshalb sind die Blutflecken meist papulös oder bullös, verkrustend oder nach außen blutend. Die Blutung ist Folge einer hyperergischen Capillarentzündung. Die Blutflecken sitzen am häufigsten an den unteren Extremitäten, aber auch an den Armen, am Rumpf, seltener im Gesicht. Sie sind stecknadelkopf- bis linsengroß, oft dicht gedrängt und dann etwas zusammenfließend. Aber niemals entstehen große oder ausgedehntere Massenblutungen. Die Farbe der Blutflecken ist anfangs hellrot bis blaurot, später blassen sie ab und hinterlassen einen bräunlichen Fleck. Wenn zuerst die allergische Papel aufschießt und dann sekundär in der Mitte die Blutung auftritt, dann entsteht ein kokardenähnliches Aussehen *(Kokardenpurpura)*. SEIDLMAYR teilte vor kurzem 10 Fälle von solcher Kokardenpurpura bei Kindern im Alter von 7 Monaten bis zu $2^{3}/_{4}$ Jahren mit. Als allergisierende Ursache fand er in 9 Fällen einen länger dauernden grippalen Infekt, einmal eine aktive Hilustuberkulose. KRAEMER berichtete kürzlich über einen Fall, der mit hämorrhagischer Blasenbildung einherging. Auf die gleichzeitige Beteiligung des Gefäßnervensystems bei der SCHOENLEINschen Purpura weist die *Schmerzhaftigkeit der Blutflecken*, die von mir mehrfach beobachtet wurde, und ihre symmetrische Anordnung hin. Das Auftreten der Blutflecken verläuft meist in Schüben, jeder neue Schub kann mit Fiebersteigerungen, neuen Gelenkschwellungen und anderen rheumatischen Manifestationen verbunden sein. Mechanische Reize sind für die Auslösung der Blutflecken wenig wirksam. Wie der Patient im 1. unserer Fälle von selbst bemerkt hat, kann man nicht, wie beim Morbus Werlhof auf Druck oder Stoß ein Hämatom erzeugen, wenn auch der Blutdruck in den Gefäßen eine gewisse Rolle spielt. So kann das RUMPEL-LEEDEsche Phänomen durch Stauung am Arm ausgelöst werden, oder durch Aufstehen nach langer Bettruhe entsteht in einem neuen Schub eine ,,orthostatische" Purpura an den unteren Extremitäten. Viel wirksamer aber als mechanische Reize sind, wie schon FRANK richtig betont hat, entzündungsaktivierende chemische Reize wie Eiweißkörper oder Tuberkulin, welch letzteres dabei in völlig unspezifischer Weise bei der hyperergischen Reaktionslage des Kranken das ganze Purpurabild zum Aufflackern bringen kann.

Der **Blutbefund** ist in der Regel normal. Blutungszeit kann verlängert sein, die Gerinnungszeit ist normal, die Thrombocyten sind normal oder manchmal vermindert, aber niemals so schwer wie bei thrombopenischer Purpura. Im akuten Anfall soll manchmal eine Hypoprothrombinämie nachweisbar sein (HOET und VYVE). In diesen Fällen dürfte gleichzeitig auch die Leber von dem allergischen Geschehen betroffen sein. Im weißen Blutbild kommt manchmal entsprechend der allergischen Grundlage eine *Eosinophilie* zum Vorschein, ferner eine *Leukocytose* in Abhängigkeit von der Grundkrankheit.

Gegenüber den Hauterscheinungen treten Schleimhautblutungen stark zurück. Wohl kommen Blutungen aus den Harnwegen und aus dem Verdauungskanal vor. Diese sind aber oft von einer *allergischen Entzündung* des *Darms* oder der *Nieren* begleitet. Die Blutungen aus dem Darm bieten ein charakteristisches Symptombild, das, wie erwähnt, HENOCH der SCHOENLEINschen Erkrankung zugefügt hat und das seitdem als HENOCHsche *Purpura abdominalis* bezeichnet wird. Es kommt dabei anfallsweise zu krampfartigen Schmerzen im Leib, die den heftigen Grad einer Kolik erreichen können. Gleichzeitig mit dem Auftreten dieser Schmerzattacken beweisen die aufschießenden Purpuraflecken der Haut den klaren Zusammenhang und sichern die Diagnose. Die Hautblutungen können jedoch auch fehlen, oder, wie in unserem Falle 3, erst später erscheinen. Dann kann die Diagnose schwierig sein, und man wird die Möglichkeit einer Invagination, eines Tumors oder einer Colitis haemorrhagica oder ulcerosa in Erwägung ziehen. Begleitende Gelenkschwellungen oder eine gleichzeitige *hämorrhagische Nephritis*, vor allem frühere Purpuraschübe in der Anamnese geben wichtigste Hinweise. Die Purpura abdominalis kommt vor allem bei Kindern vor und ist bei Erwachsenen seltener.

Eine weitere Variante der SCHOENLEIN-HENOCHschen Erkrankung stellt die *gastrische Purpura* CHEVALLIERs dar. CHEVALLIER und MOUTIER haben mit Hilfe der Gastroskopie zeigen können, daß die Magenschleimhaut sich an der universellen Hautpurpura beteiligen kann. Mitunter kommt aber auch eine isolierte monosymptomatische Magenpurpura vor, die völlig ohne Hauterscheinungen abläuft und von CHEVALLIER selbst in nahe Beziehung zur SCHOENLEINschen Erkrankung gesetzt wird. Merkwürdigerweise fehlen dabei Magenschmerzen und bestehen keinerlei Zeichen einer Verdauungsstörung. Als einziger Ausdruck der Magenpurpura ist neben dem positiven Blutbefund im Stuhl eine mehr oder weniger schwere Anämie von chlorotischem Typ nachweisbar. Außer Darmblutungen können auch Hämorrhagien an den Schleimhäuten allein das Bild beherrschen. Ich erlebte einen Fall, bei dem jahrelang schwerste Zahnfleischblutungen, ferner Nasenbluten im Vordergrund standen. Dabei war das Zahnfleisch skorbutartig aufgelockert und livid verfärbt. Die Blutungszeit betrug am Ohrläppchen und in der Fingerbeere 6—8 Std (!) bei normaler Gerinnungszeit. Die Blutplättchen waren eher vermehrt (585000). Erst durch radikale Sanierung zahlreicher Granulome konnte die Blutungsbereitschaft zum Verschwinden gebracht werden. Die monatelange Behandlung mit Cebion, Citrin und anderen capillarabdichtenden Stoffe hatte nicht die geringste Besserung gebracht.

Die **Pathogenese und Ätiologie** der SCHOENLEIN-HENOCHschen Purpura ist durch ihre Einreihung in den rheumatischen Formenkreis bereits festgelegt. Die Erkrankung ist keine Blutkrankheit, sondern eine Capillarerkrankung, welche den hyperergischen Gefäßerkrankungen, wie sie vor allem KLINGE und RÖSSLE pathologisch-anatomisch und W. H. VEIL klinisch dargestellt haben, durchaus an die Seite zu stellen ist. Die Aktivierung der SCHOENLEINschen Purpura durch Eiweißstoffe, Streptokokkenfiltrate (CELLINA) oder Tuberkulin, die nicht seltene Eosinophilie und die Verminderung des Komplementtiters (VEIL) zeigen eindrucksvoll die allergische Genese. Im selben Sinne spricht der Versuch von MINSEN, der das Serum von Kindern, die eine SCHOENLEIN-HELLERsche Purpura durchgemacht haben, anderen Purpurarekonvaleszenten injizierte, worauf diese mit einem Purpurarezidiv reagierten. Daß dabei auch das Gefäßnervensystem oder eine Histaminaktivierung eine Rolle spielt, ist bei der Mitbeteiligung dieser Vorgänge an jedem allergischen Geschehen ohne weiteres verständlich. Ätiologisch spielen Sensibilisierungen von streptomykotischen Herden aus eine wichtige Rolle. Aber auch andere vorangegangene Infekte vermögen sensibilisierend zu wirken. Es ist bezeichnend, daß man schon vor

Erkenntnis dieser Zusammenhänge die SCHOENLEIN-HENOCHsche Erkrankung vielfach als eine „mitigierte Sepsis" (FRANK) angesehen hat, eine Auffassung, die heute bei der Betrachtung des Rheumatismus eine wichtige Rolle spielt (VEIL). Doch kommen auch Sensibilisierungen gegen bestimmte Nahrungsmittel in Betracht. So teilte HAMPTON einen Fall mit, bei dem Milch und Milchprodukte als Allergene wirkten und einen anderen, der durch verschiedene Obstsorten hervorgerufen wurde. Die Einreihung der Erkrankung in den rheumatisch-allergischen Formenkreis geht auch aus Sippenforschungen hervor, die eine eindeutige Belastung der Sippe mit allergischen Erkrankungen verschiedenster Art ergeben (SEIDLMAYER).

Die **Therapie** der SCHOENLEIN-HENOCHschen Purpura muß folgerichtig in einer antirheumatischen Behandlung gesehen werden. Eine gründliche Entfernung sensibilisierender Herde, die nicht immer nur in Zähnen und Mandeln, sondern auch in Gallenblase, Prostata und Adnexen zu suchen sind, ferner Anwendung antirheumatischer Mittel, wie Salicyl, Atophan, besonders in Form des intravenös injizierbaren Atophanyls (W. H. VEIL), sowie von Pyramidon oder Melubrin (SACK) sind erfolgreich. Einen allein durch Atophanyl wesentlich gebesserten und durch Tonsillektomie später endgültig geheilten sehr eindrucksvollen Fall mit gleichzeitiger Nephritis und rheumatischen Ödemen der Hände und Arme hat VEIL in seinem Rheumatismuswerk mitgeteilt. Weiter ist eine antiallergisierende Behandlung mit den verschiedenen Antihistaminica, ferner mit Calcium oder Vitamin C, sowie mit dem sulfhydrilreichen Schwefelpräparat Diasporal Klopfer oder mit Calciumthiosulfat zu empfehlen. Unterstützend wirkt eine blande Diät, eventuell Rohkost. Inwieweit das Vitamin P (50 mg Citrin täglich) gerade bei dieser Purpuraform wirksam ist, wie JERSILD und NORPOTH und BALDUS meinen, bedarf noch der Nachprüfung. Daß das Citrin bei der rheumatischen Purpura vielleicht eine Rolle spielt, dafür bieten die Untersuchungen von ARMENTANO, HATZ und RUSZNYAK, die eine verminderte Sättigung von Flavonen nach intravenösen Citringaben (durch Untersuchung des Harns) bei solchen Purpurafällen nachweisen konnten, einen gewissen Anhaltspunkt. Gegen die Lebenswichtigkeit des Vitamin P spricht allerdings sein Fehlen in der Milch (NEUWEILER). Sehr gut hat sich auch das dem Citrin verwandte Rutin bewährt (Rutinion, Birutin, S. 855). In Amerika hat die Behandlung mit Schlangengift viel von sich reden gemacht. Man gibt davon 2mal wöchentlich 0,5—1 cm³ in einer Verdünnung von 1 : 3000 intramuskulär. DAVIS konnte bei einem Fall durch Penicillin eine rasche Besserung erzielen.

4. Die Purpura fulminalis (HENOCH).

Anhangsweise sei hier noch kurz ein Krankheitsbild erwähnt, das HENOCH 1887 erstmals beschrieben hat. Bis 1905 sind nur etwa 12 Fälle dieser Art bekannt geworden, die RISEL zusammengestellt hat. Alle diese Fälle haben, wie schon HENOCH schilderte, das gemeinsam, „daß Blutungen aus Schleimhäuten absolut fehlen, daß aber mit enormer Schnelligkeit ausgedehnte Ekchymosen zustande kommen, welche binnen weniger Stunden ganze Extremitäten blau- und schwarzrot färben und eine ziemlich derbe Blutinfiltration der Cutis darstellen. Auch zur Bildung blutig-seröser Blasen auf der Haut kam es in 2 Fällen, niemals aber zur Gangrän, nicht einmal zu einem fötiden Geruch. Der Verlauf ist enorm schnell; kaum 24 Std vergingen von der ersten Bildung der Blutflecke an bis zum Tode; die längste Dauer betrug 4 Tage. Dabei fehlte jede Komplikation, und die Sektionen ergaben mit Ausnahme einer allgemeinen Anämie ein durchaus negatives Resultat, insbesondere keine Spur von embolischen oder thrombosierenden Prozessen. Ebenso unklar ist die Ätiologie. Der eine meiner (Henochs) Fälle entwickelte sich 2 Tage nach der vollständigen Krise einer Pneumonie; der andere 1½ Wochen nach einem ganz leichten Scharlach. Für die beiden anderen Fälle fehlt jeder ätiologische Halt." Soweit die Schilderung Henochs, über die wir bei der Seltenheit des Krankheitsbildes auch bis heute noch nicht hinausgekommen sind. In dem genau mitgeteilten Falle von Risel entwickelte sich in 36 Std eine ausgedehnte fast zusammenhängende Sugillation, die Arme, Bauch und Beine umfaßte. Die eingehende histologische Untersuchung ließ auch hier stärkere entzündliche oder nekrotische Veränderungen vollkommen vermissen. Frank glaubt, daß es sich bei diesen Fällen um das Zusammentreffen einer Capillartoxikose mit Thrombopenie handele. Eine ähnliche Auffassung vertritt Dyggve. Im Falle Risel waren aber nach seiner Schilderung Blutplättchen vorhanden, wenn der Autor auch keine Zahlen dafür angibt. Ich bin der Meinung, daß es sich nur um eine gewaltige Intensivierung einer allergischen Capillarschädigung handelt, also im Grunde um denselben pathogenetischen Mechanismus, wie er bei der Schoenlein-Henochschen Peliosis rheumatica vorliegt. Die allergische Genese geht aus den 2 Fällen Henochs deutlich hervor, welche im Anschluß an eine Pneumonie, bzw. an einen Scharlach auftraten. Weitere postscarlatinöse Fälle wurden von Ström und Arctander mitgeteilt; ebenso trat der gut beobachtete Fall von Risel nach einem Scharlach auf. Bei dem von Frödin mitgeteilten Fall, der ebenfalls nach einem Scharlach auftrat, wurde eine deutliche Fibrinogenopenie beobachtet. Dasselbe war auch bei einem von Dyggve beobachteten Kranken der Fall. Differentialdiagnostisch kommt manchmal ein Erythema exsudativum multiforme Typ *Lortat-Jakob* in Frage. Dieses geht jedoch meistens mit hohem Fieber einher. Auch gehen die dabei auftretenden Ekchymosen meist nicht so in die tiefen Unterhautschichten wie bei der Purpura fulminans. Die Diagnose ist aus prognostischen Gründen sehr wichtig, da das Erythema exsudativum multiforme relativ gutartig ist, während die Purpura fulminans stets zum Tode führt.

5. Purpura annularis teleangiectoides (Purpura Majocchi).

Der Schoenlein-Henochschen Purpura steht die seltene Form der Purpura *Majocchi* nahe. Es kommt dabei besonders an den Unterschenkeln zu ringförmigen, meist symmetrischen Blutungen, die aus einem entzündlich exsudativen Stadium hervorgehen und unter Pigmentbildung abheilen. Es handelt sich auch hier um eine erhöhte Capillarpermeabilität und Zerbrechlichkeit, deren Ursache nach Schoch eine neurovasculäre Dysfunktion ist. Silvestri gelang es, die charakteristischen ringförmigen Herde experimentell durch lokale Stase nach vorhergehender Ischämie zu erzeugen. Die Erkrankung ist selten, die Prognose günstig.

6. Andere Purpuraformen.

Tritt die Blutfleckenbildung nur in geringem Maße in der Haut auf, so spricht man von einer *Purpura simplex*. Die Blutflecken alter, schlecht ernährter Leute, die auf eine abnorme Gefäßbrüchigkeit, besonders der Unterschenkel zurückgeführt werden können, werden als *Purpura senilis* oder als *Purpura orthostatica* bezeichnet, da sie vielfach nur bei aufrechtem Gehen und Stehen infolge der hydrostatischen Druckerhöhung in Erscheinung tritt. Davis beschrieb 11 Familien mit Neigung zur Purpura besonders der Extremitäten bei völlig normalem Blutbefund. Er bezeichnet sie als hereditäre familiäre *Purpura simplex*.

Über eine Purpura, die erstmals im letzten Krieg in England beobachtet wurde und die als *Purpura necrotica* bezeichnet wird, berichtet Sheldon. Die

Krankheit befällt vorwiegend Kinder, sie beginnt meist ohne Vorboten unter dem Symptombild einer anaphylaktischen Purpura. Bei den bisher beobachteten Fällen war die Blutfleckenbildung auf die Gefäßgegend und die unteren Extremitäten beschränkt und griff nur vereinzelt auf die Gegend des Schulterblattes über. Es handelt sich dabei meist um erhabene Efflorescenzen, die von einem schmalen, roten entzündlichen Hof umgeben sind. Das Charakteristikum der einzelnen Efflorescenzen ist die Ausbildung einer zentralen Blutblase. Das Heilungsstadium wird durch eine Verhärtung der nekrotischen Haut eingeleitet. Sofern keine tieferen Gewebsschäden auftreten, schält sich die harte schwarze Haut dann ohne Hinterlassung einer Narbe über der neuen gesunden Haut ab. Veränderungen der Schleimhäute oder sonstige charakteristische Allgemeinsymptome wurden nicht beobachtet. Fieber besteht in der Regel nicht. Über die Natur der Erkrankung ist noch nichts bekannt. Die Prognose ist günstig.

7. Symptomatische, vasculäre Purpuraformen.

a) Bei Arzneimittelallergie kommt es gewöhnlich zu urticariellen, papulösen, juckenden Exanthemen, die sich auch hämorrhagisch imbibieren können, so daß petechiale Hautblutungen entstehen. Solche allergische Purpurabildungen ohne Thrombopenie sind nach Chinin, Pyramidon, Phenacetin, Jod, Salicyl und Barbitursäurepräparaten beobachtet worden.

b) Infektiöse Purpurafälle. Der infektiöse Vorgang greift meist an den verschiedensten Stellen an, und die einzelnen pathogenetischen Mechanismen überschneiden sich in der verschiedensten Art und Weise. So führen schwere Infekte zu einer Markschädigung, wobei sich eine Thrombopenie und nicht selten auch eine gleichzeitige Granulocytopenie entwickelt. Dieselbe Noxe trifft aber auch die Gefäße, und endlich besteht auch die Möglichkeit einer Beeinflussung des Knochenmarks von der infektiös erkrankten Milz aus. Eine solche ist z. B. von dem Milztumor der Kala-Azar oder der chronischen Malaria aus bekannt. Es wird im einzelnen Fall oft schwer entscheidbar sein, welcher pathogenetische Mechanismus am Zustandekommen der hämorrhagischen Diathese vorzugsweise beteiligt ist. Wir wissen aber, daß bestimmte Infektionskrankheiten eine besondere Neigung zu Blutungen haben, so die Meningitis epidemica, die besonders beim Kind eine schwere hämorrhagische Diathese hervorrufen kann. Die hämorrhagischen Formen des Scharlachs und der Diphtherie sind als besonders maligne Krankheitsbilder bekannt. Dasselbe gilt für den hämorrhagischen Verlauf der Pocken (Purpura variolosa oder schwarze Blattern), während ein hämorrhagisches Masern- oder Varicellenexanthem eine weniger schwerwiegende Bedeutung hat. Über eine schwere hämorrhagische Gewebsreaktion beim Typhus abdominalis während der Epidemie von 1945 in Berlin, berichtete RÖSSLE. Fast regelmäßig kam es bei den Typhus-Schutzgeimpften kurz nach der Ansteckung zu einer hämorrhagischen Diathese. Häufig wurden dabei eine hämorrhagische Lymphadenitis, daneben aber auch Blutungen in Milz und Niere beobachtet. Auch tödliche Blutungen in die Hirnhaut oder das Darmlumen wurden gesehen. RÖSSLE ordnet diese Beobachtungen in die Gruppe der durch Sensibilisierung entstandenen Pathergien ein. Auch die verschiedenen Formen der Sepsis durch hämolytische Streptokokken, durch Staphylokokken und besonders durch den Streptococcus viridans sind häufig von kleineren oder größeren Hautblutungen begleitet. Auch die spezifischen Infektionen Lues und Tuberkulose können bei ihrem sepsisartigen Verlauf (Miliartuberkulose, floride Lues der Säuglinge) von einem hämorrhagischen Exanthem begleitet sein. Bekannt sind ferner die vorzugsweise subconjunctivalen Blutungen beim Keuchhusten, wobei neben einer Gefäßschädigung die Drucksteigerung bei den schweren Hustenattacken wesentlich am

Zustandekommen mitwirkt. Aber es kommen davon unabhängig dabei auch Blutungen aus dem Darm und den Harnwegen vor (LEHNDORFF). Von JÜRGENS und PFALTZ wurde kürzlich eine „*alimentäre hämorrhagische Diathese*" bei Ratten beobachtet, die nach einseitiger Ernährung mit geröstetem Mais auftrat. Blutgerinnung, Prothrombinzeit und Thrombocytenzahl waren dabei normal. Es kam zu zum Teil symmetrisch angeordneten großen Purpuraflecken des Fells, ferner zu Lungen-, Leber-, Magen-, Darm-, Blasen-, Nieren- und Nebenhodenblutungen. Von den Autoren wird eine toxische Wirkung infolge einseitiger Maisernährung angenommen. Diese Beobachtungen verdienen besonderes Interesse, nachdem in Südafrika während der Maisernte, bei der gerösteter Mais die Hauptnahrung der dortigen Neger ist, diese ebenfalls an einer schweren Purpura erkranken mit Schleimhautblutungen des Mundes, der Nase und des Darms sowie Petechien der Haut und in schweren Fällen Blutungen innerer Organe. Auch bei diesen Erkrankungen sollen die Blutgerinnung und Thrombocyten normal sein, so daß es sich wahrscheinlich um eine toxisch-vasculäre Purpuraform handelt. Durch den Genuß der Rinde bestimmter tropischer Bäume kann diese Purpuraform angeblich geheilt werden. Die Laboratoriumerkrankungen der Ratte konnten durch hohe Dosen von Vitamin-B-Komplex, besonders von Nicotinsäureamid gebessert werden.

c) **Hämorrhagische Diathesen durch endogene Giftbildung** finden sich bei schwerer Urämie recht häufig. Endogene Stoffwechselgifte zusammen mit Ernährungsschäden mögen bei der *Purpura cachecticorum*, die nach schweren zehrenden Krankheiten, wie Tuberkulose oder malignen Tumorbildungen oder einfach bei alten Leuten als *Purpura senilis* in Erscheinung tritt, mitwirken. Auch in den schweren Hungerjahren nach dem letzten Krieg wurden häufiger Blutungsbereitschaften gefunden, vielleicht als Folge von nichtentgifteten Produkten des intermediären Eiweißstoffwechsels (BUDING).

d) **Neurotische Blutungen.** Daß auch durch rein funktionell nervöse Störungen Blutaustritte per Diapedesin möglich sind, bezeugen die Hautblutungen der Stigmatisierten (Wundmale Christi). Bei schweren Neuropathen wurden abhängig von seelischen Einflüssen Nasenbluten und Genitalblutungen beobachtet, die sich durch Suggestivbehandlung oft schlagartig beseitigen ließen. Daß solche Suggestivwirkungen auf dem Wege über das Gefäß-Nervensystem auch bei organischen Blutungsübeln wirksam sein können, dafür ist der Einfluß Rasputins auf den hämophilen Zarensohn, der stärker war als die therapeutischen Maßnahmen der Ärzte, ein schlagendes Beispiel.

8. Die OSLERsche Krankheit.

(Hereditäre hämorrhagische Teleangiektasie seu Angiomatose.)

Diese Erkrankung, durch die Trias: multiple Teleangiektasien — Neigung zu Haut- und Schleimhautblutungen — Heredität gekennzeichnet, wurde erstmals durch OSLER 1901 scharf definiert und gegen andere hämorrhagische Diathesen klar abgegrenzt, nachdem schon ältere Berichte von BABINGTON 1865, CHIARI 1887, RENDU 1896 u. a. vorlagen. Der Morbus Osler ist eigentlich nicht unter die Blutkrankheiten, sondern unter die Gefäßerkrankungen einzureihen. Denn es handelt sich nicht um eine hämorrhagische Diathese allgemeiner Art, sondern um scharf umschriebene, äußerlich erkennbare Gefäßmißbildungen, welche zu umschriebenen Blutungen Anlaß geben. Es sind deshalb alle Funktionsprüfungen der Gefäße an den übrigen, nicht veränderten Hautstellen normal. Die Mißbildungen bestehen aus Teleangiektasien der Capillaren und arteriellen Präcapillaren, welche auf der Basis angiomartiger Sprossungen entstehen. Sie liegen als leicht erhabene, punktförmige bis linsengroße, scharf umschriebene rote Flecken in der Haut und Schleimhaut. Die kleineren Flecken verschwinden unter dem Druck des Glasspatels, während die größeren dabei oft nicht ganz zum Schwinden gebracht werden können. Sie sind vorzugsweise in der Nasenschleimhaut, aber auch an Zunge und Gaumen, ferner in der Haut des Gesichts, besonders der Wangen, der Stirn und der Lippen, aber auch an den Händen, manchmal an den Fingern, sogar unter den Nägeln, seltener am Rumpf und an den Extremitäten lokalisiert. Auch in den tieferen Schleimhäuten des Verdauungskanals, der Luftwege und des Urogenitalsystems, seltener im Nervensystem und an den Sinnesorganen kommen diese Gefäßveränderungen vor. Die Gefäße sind im Bereiche dieser Mißbildungen aufs äußerste verdünnt und bestehen

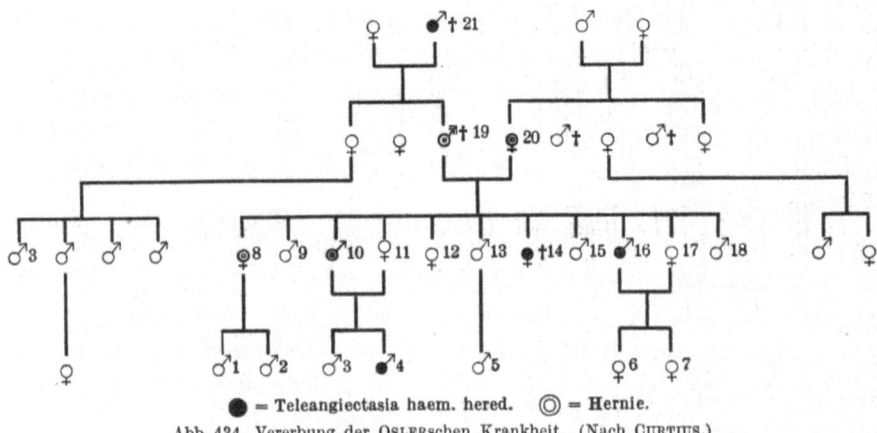

● = Teleangiectasia haem. hered.   ◎ = Hernie.
Abb. 434. Vererbung der Oslerschen Krankheit. (Nach Curtius.)

manchmal nur aus einer dünnen Endothelschicht. Infolgedessen kommt es zu Blutungen, besonders häufig aus der Nase. Das Nasenbluten ist ein sehr konstantes und schon in der Jugend auftretendes Symptom der Erkrankung. Sicherlich gehören viele Fälle von familiärem oder hereditärem Nasenbluten hierher. So hat jüngst Cattaneo eine auf Nasenbluten allein beschränkte Erkrankungsform bei 8 Mitgliedern einer Familie mitgeteilt. Das Nasenbluten trat dabei meist schon im Alter unter 2 Jahren auf.

Außerdem kommen Blutungen aus der Mundhöhle oder aus den Harnwegen vor. Sind letztere allein der Blutungssitz, so entsteht das Bild der familiären oder idiopathischen Hämaturie (Apert, Foggie). Auch Blutungen aus den Luftwegen, häufig als familiäre Hämoptysen geschildert (Libman und Ottenberg, Gössl), sowie aus dem Magen-Darmkanal werden beobachtet. Auch die Teleangiektasien der äußeren Haut, ja selbst diejenigen unter den Nägeln geben zu Blutungen bei den geringsten Traumen oder auch spontan Anlaß. Da die Blutungen oft nur aus einer Prädilektionsstelle erfolgen, so sind Fehldiagnosen recht häufig: bei Atemwegsblutungen wird eine Tuberkulose, bei Nierenblutungen eine Nierenerkrankung, bei Magenblutungen ein Ulcus ventriculi angenommen. Ich selbst kannte einen jungen Kollegen, der jedes Jahr eine schwere Magenblutung hatte, ohne daß jemals ein Ulcus gefunden wurde. Ähnliche Fälle haben Wittkower und Rarey, sowie Schulten gesehen, wobei durch den Nachweis der Heredität und der typischen Teleangiektasien an der Haut die Diagnose sicher gestellt werden konnte. Das Blutbild zeigt außer einer sekundären Anämie nach größeren Blutungen keinerlei Abweichungen; ebenso sind Blutungs- und Gerinnungszeit stets normal. Johnson und Nordensen machen darauf aufmerksam, daß die Krankheit auffallend häufig mit einer Leberschädigung kombiniert ist, die oft in eine atypische Cirrhose ausgehe.

Die Erkrankung ist ein ausgesprochenes Erbleiden und wird dominant unter gleichmäßiger Beteiligung beider Geschlechter vererbt (GJESSING, CURTIUS u. a.), wie der beigefügte, der Arbeit von CURTIUS entnommene Stammbaum zeigt. Von STEIGER wird das Auftreten eines Letalfaktors infolge Homocygotwerdens der bei gewöhnlicher Manifestation nur heterocygoten Anlage erwogen.

Die *Prognose* ist trotz der sehr heftigen Blutungen meist günstig, wenn auch vereinzelt Todesfälle beobachtet worden sind (CHIARI, METZ u. a.). Die *Diagnose* ist, wenn man das Krankheitsbild kennt, auf Grund der geschilderten Merkmale, besonders an Hand der meist irgendwo nachweisbaren Teleangiektasien leicht zu stellen. Familienanamnese und das schon in der Jugend auftretende Nasenbluten geben wichtige Hinweise. ROSENTHAL und UNNA, ebenso CURTIUS u. a. stellten durch histologische Untersuchungen fest, daß nicht nur die Gefäße im Bereich der erkrankten Stellen, sondern auch das Bindegewebe der nicht kranken Umgebung eine Auflockerung, Quellung und eine Neigung zu abnormer Färbung zeigt, so daß daraus auf eine Systemerkrankung im Bereich des ganzen Mesenchyms zu schließen ist. Mit einer allgemeinen Bindegewebsanomalie wird auch die Ödemneigung in Zusammenhang gebracht, die in manchen Fällen von OSLERscher Krankheit beobachtet wurde (OSLER, ARRAK, EDEL). CICOVACKI macht auf den Zusammenhang mit Leberfunktionsstörungen aufmerksam. Da man bei Lebercirrhosen recht häufig Teleangiektasien findet (EAST), vermutet er einen pathogenetischen Zusammenhang im Sinne von Reizstoffen, die infolge der Funktionsstörung der Leber entstehen und zur teleangiektatischen Gefäßveränderung führen.

Eine allgemeine Bindegewebsschwäche kombiniert mit Gefäßmißbildungen liegt beim *Status varicosus* von CURTIUS, der nächste Beziehungen zur OSLERschen Krankheit hat, sowie beim *Status dysvascularis* (BOHNENKAMP und SACK) vor. Bei beiden Erkrankungen handelt es sich um Mißbildungen auch im Bereich der größeren Gefäße, vor allem der Venen. Bei einem Fall von Status dysvascularis beobachtete SACK eine spontane Zerreißung von Arterien, die zu großen Massenblutungen ins Gewebe Anlaß gab. Bei einem Fall von COHN und ROSENTHAL war die Mißbildung nicht allein auf das Gefäßsystem beschränkt, sondern es bestanden auch Degenerationen des kollagenen und elastischen Gewebes der Haut.

Eine Gruppe von Blutungsübeln, die auf eine mangelhafte Retraktion der Capillaren zurückzuführen war, wurden kürzlich von ESTREN, MÉDAL und DAMESHEK unter dem irreführenden Namen „Pseudohämophilie" beschrieben.

Therapeutisch kommt vor allen Dingen Rutin in Frage. Es handelt sich dabei um das krystallinische Glykosid des Quercetins, das in Tabak, Tomaten und vor allem im Buchweizen vorkommt und dem STANNO folgende Formel zuschreibt: Es ist wahrscheinlich mit dem Vitamin P identisch. In Deutschland wird es von der Firma Reinchemie unter dem Namen Rutinion und von der Firma Merck als Birutin in den Handel gebracht. MARKOFF, BRINKMANN, PETCH u. a. sahen davon bei der OSLERschen Erkrankung ausgezeichnete Erfolge, die allerdings nur so lange anhielten, wie das Mittel gegeben wurde. Nach Absetzen des Rutins kam es zu Rückfällen mit erneuten Blutungen und Zunahme der Capillarbrüchigkeit. Außer bei der OSLERschen Erkrankung sahen wir selbst nach Rutingaben bei allen möglichen vasculären Purpuraformen eine gute Besserung der Blutungsbereitschaft.

9. Die Angiomatosis retinae (HIPPEL-LINDAUsche Erkrankung).

Bei dieser erstmals 1903 von E. v. HIPPEL abgegrenzten Erkrankung handelt es sich „um eine systematische, mesenchymale" Fehlbildung. Sie geht mit einer Angiomatosis der Netzhaut und anderer Teile des Zentralnervensystems einher. Oft ist sie mit multiplen Tumoren und Mißbildungen anderer Organe verbunden. Bei Befall des Gehirns tritt dabei manchmal eine Polycythämie auf (CARPENTER, SCHWARTZ und WALKER). Da die Augenbeschwerden im Mittelpunkt des klinischen Bildes stehen, kommen die Kranken meist in ophthalmologische Behandlung, weshalb hier auf die Lehr- und Handbücher der Augenheilkunde verwiesen sei.

IV. Hämorrhagische Diathesen infolge Fehlens verschiedener Gerinnungsfaktoren.

Wie bereits in den vorhergehenden Kapiteln ausgeführt, finden sich bei sehr genauer Untersuchung bei den verschiedenen hämorrhagischen Diathesen meist Störungen mehrerer Gerinnungsfaktoren. Daneben kommen ganz vereinzelt Blutungsübel vor, die nur schwer in eine der oben beschriebenen Hauptgruppen einzuordnen sind, da bei ihnen nicht Störungen eines bestimmten Gerinnungsfaktors dominieren. Derartige Krankheitsbilder sind unter den Bezeichnungen *Teleangio-Thrombopathie*, *Plasmothrombopathie* und *Plasmo-Teleangio-Thrombopathie* in der Literatur mitgeteilt. Das klinische Bild dieser verschiedenen Erkrankungen ergibt sich aus der Kombination von Störungen der verschiedenen betroffenen Gerinnungsfaktoren. Auch diese Krankheiten kommen hereditär oder sekundär als Folge anderer Erkrankungen vor. Bezüglich aller Einzelheiten sei auf die große Monographie von N. QUATTRIN verwiesen.

Die aplastischen und hypoplastischen Myelopathien (Knochenmarksaplasien).

Definition und Einteilung. Wir fassen in diesem Kapitel alle jene Störungen der Knochenmarksfunktion zusammen, bei denen eine Verminderung oder Aufhebung der Zellbildung im Knochenmark ohne Vorliegen irgendeiner auslösenden Primärerkrankung im Mittelpunkt des Krankheitsbildes steht. Es ist klar, daß es sich dabei nur um ein Symptombild handeln kann, dem die verschiedensten Ursachen teils bekannter, teils unbekannter Natur zugrunde liegen. So wird das Bild einer Knochenmarksaplasie durch Zerstörung des Marks infolge Überwucherung durch andere Zellelemente bei ausgedehnter Metastasierung, bei leukämischen und osteosklerotischen Prozessen hervorgerufen. Ferner können schwere Knochenmarksgifte, wie das Benzol, oder Infektgifte, sowie Strahlenwirkungen eine Zerstörung des Knochenmarks bewirken. Aber auch nach Ausschaltung aller dieser bekannten Noxen bleibt noch ein großer Teil von Markaplasien übrig, bei denen eine greifbare Ursache zu fehlen scheint. Hier krystallisiert sich allmählich die Erkenntnis einer besonderen organeigenen Knochenmarksreaktion heraus, die als eine Überempfindlichkeitsreaktion gegenüber sonst harmlosen chemischen oder infektiösen Noxen in Erscheinung tritt. Wir wissen heute, daß das Knochenmark seine ihm eigene allergische Reaktion unter dem Bilde einer Aplasie äußert. Diese Reaktion ist bis zu einem gewissen Grade reversibel; aber es gibt Stadien, die schließlich irreversibel sind und zum tödlichen Ende führen. Als weitere Ursachen einer Aplasie, wobei der Begriff Aplasie stets nur auf den endgültigen Effekt einer mangelhaften Bildung von Blutkörperchen für das periphere Blut und nicht auf den Zustand des Marks anzuwenden ist, entsteht durch einen hormonalen Hemmungsmechanismus von einer krankhaft veränderten Milz aus (Myelopathia seu Anaemia splenica). Ihre Kenntnis ist besonders wichtig, weil sie durch Splenektomie heilbar ist. Endlich entwickelt sich eine Knochenmarksaplasie nicht selten als Vorstadium einer akuten Leukämie, wahrscheinlich auf dem Boden derselben Noxe.

Wechselnd wie die Ätiologie ist auch der *anatomische Befund* der Markaplasien. Während man ursprünglich für das Versagen der Zellbildung eine anatomische Zerstörung des Knochenmarks, also eine Umwandlung blutbildenden Markgewebes in Gallert- oder Fettmark forderte und auch vielfach fand, hat die moderne Sternalpunktion gezeigt, daß recht häufig eine echte ,,Myelophthise" vermißt wird und statt dessen ein zellreiches Mark angetroffen wird, das jedoch durch ein Überwiegen jüngerer, unreifer Zellelemente und durch eine Verarmung an reiferen Formen gekennzeichnet ist. Die mangelhafte Belieferung des peripheren Blutes erfolgt also durch eine verzögerte Reifung. Freilich darf ein solches Ergebnis einer einzigen Markpunktion nicht überschätzt werden. Es ist sehr wohl möglich und durch die anatomischen Befunde auch sichergestellt (DOMARUS, HELPAP, FRANCKE), daß neben einer ausgedehnten Markatrophie sich Inseln hochregenerativen Gewebes vorfinden können, die zufällig bei der Punktion getroffen werden. Andererseits haben aber auch anatomische Untersuchungen (WIENBECK) gezeigt, daß bei ausgesprochenem Versagen der Zellieferung an die Peripherie trotzdem ein universeller Reichtum des Marks an unreifen Zellelementen vorliegen kann, so daß die Vorstellung einer allgemeinen Reifungshemmung und dadurch bedingter Ausschwemmungssperre vollkommen zu Recht besteht.

Totale und partielle Aplasien. Dem Aufbau des Knochenmarks aus verschiedenen Zellsystemen entsprechend, kann der aplastische Prozeß entweder das gesamte Knochenmark in allen seinen Funktionen treffen; dann sprechen wir von *Panmyelophthise* oder, da, wie eben erörtert, eine eigentliche Phthise oft fehlt, besser von *Panmyelopathie*. Es können aber auch die einzelnen Zellsysteme, die gegenüber bestimmten Noxen mehr oder weniger empfindlich sind, von dem aplastischen Prozeß getroffen werden: dann resultiert das Bild entweder der rein leukocytären Aplasie, die man als *Agranulocytose* bezeichnet, oder das Bild der rein erythrocytären Aplasie, die als *aplastische Anämie* im engsten Sinne zu bezeichnen wäre, oder das Bild der isolierten Störung der Riesenzellen, also eine *aplastische Thrombopenie*. Wenn es sich bei dieser Einteilung zunächst auch mehr um rein gedankliche Scheidungen handelt, die in Wirklichkeit nicht immer rein zutreffen, so ist doch die isolierte Störung des leukocytären Apparates, die *Agranulocytose*, auch in ihrer reinen Form relativ häufig und oft durch spezifische Ursachen ausgelöst; sie verdient als besonderes Symptombild besprochen zu werden. Das Bild der isolierten thrombopenischen Markschädigung wurde wegen ihres engen Zusammenhangs mit den hämorrhagischen Diathesen bereits dort eingehend behandelt (s. S. 832). Das Bild der aplastischen Anämie im engsten Sinne ohne jede Beteiligung des leukocytären und thrombocytären Systems ist äußerst selten und wird in Wirklichkeit nur mit einer gewissen Annäherung erreicht. Die feinere hämatologische Untersuchung von Blut und Mark deckt dabei doch meist eine leichte Störung auch der anderen Systeme auf. In den meisten Fällen ist diese sogar recht häufig schon im peripheren Blut als begleitende Leukopenie und Thrombopenie erkennbar. Aber die Anämie beherrscht doch den klinischen Eindruck, so daß man vielfach synonym für Panmyelopathie auch von aplastischer Anämie im weiteren Sinne spricht, was freilich mehr historisch als begrifflich gerechtfertigt scheint. Die Beziehung der einzelnen aplastischen Partiarstörungen zum Gesamtbilde der Panmyelopathie hat H. E. Bock in ein anschauliches Schema gebracht, das hier wiedergegeben sei (Abb. 435).

Folgen des Ausfalls der einzelnen Knochenmarkszellsysteme. Der Funktionsausfall der einzelnen Mutterzellsysteme des Knochenmarks führt zu charakteristischen klinischen Symptombildern. Der Ausfall der *Erythropoese* bewirkt eine langsam fortschreitende Anämie, die dadurch zustande kommt, daß der normal weitergehende Blutzerfall nicht mehr genügend gedeckt werden kann. Da gleichzeitig die Bildung der vermindert gelieferten Erythrocyten qualitativ minderwertig ausfällt, kann der Blutzerfall sogar relativ gesteigert sein, jedoch nie so weit, daß das Bild einer hämolytischen Anämie entsteht. In morphologischer Hinsicht bildet diese aplastische Anämieform keine Besonderheit. Da das Verhältnis der Zellbildung zur Hämoglobinbildung das normale bleibt, so liegt der Färbeindex um 1,0. Die mangelhafte Regenerationsfähigkeit der erythrocytären Markaplasie zeigt sich besonders nach größeren Blutverlusten. Die reaktive Zunahme der Reticulocyten fehlt danach vollkommen. In schweren Fällen können die Reticulocyten überhaupt dauernd fehlen (vollkommen aplastische Anämie).

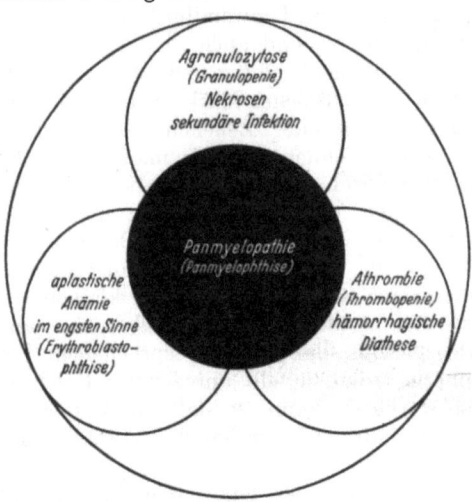

Abb. 435. Schema der Aplasien. Der schwarze Kreis in der Mitte stellt das Vollbild der Panmyelophthise (oder Panmyelopathie) dar, das die Erscheinungen der Agranulocytose aplastischen Anämie und Athrombie vereinigt. (Nach H. E. Bock.)

Der Ausfall der *Granulocytenbildung*, wie er im reinen Fall bei der Agranulocytose vorliegt, führt durch den Wegfall dieser wichtigen Kampftruppe zu einer hochgradigen Schwächung der lokalen und allgemeinen Abwehrkräfte des Organismus. Das Versagen der lokalen Abwehrkraft gegenüber physiologischen Einflüssen, wie z. B. der normalen Schleimhautflora gegenüber, zeigt sich in einem Auftreten von Entzündungen und Ulcerationen an der Schleimhaut der Mund- und Rachenhöhle, des Verdauungstraktes, der Vagina, des Praeputiums und des Rectums oft in eindrucksvollster Weise. In schweren Fällen kommt es zu ausgedehnten Nekrosen, zu nomaartigen Anschwellungen und Zerstörungen der Wangen und Lippen, ja selbst zu Nekrosen des Kiefers. Das Ende bildet nicht selten eine septische Allgemeininfektion, hervorgerufen durch Streptokokken, Staphylokokken, aber auch durch Tuberkelbacillen, die von irgendeinem Herde aus übermächtig werden und eine allgemeine Miliartuberkulose oder Typhobacillose hervorrufen.

Der Ausfall der *Blutplättchenbildung* bedingt eine periphere Thrombopenie, die, falls sie hochgradig wird, zur hämorrhagischen Diathese führt. Es entsteht das Symptombild des Morbus Werlhof, das eingehend S. 814 geschildert wurde.

Das Totalbild der *Panmyelopathie* vereinigt in seiner schwersten Form alle genannten drei Symptombilder. Meist steht allerdings nur das eine oder andere Symptombild im Vordergrund, weil die Schädigung nicht alle drei Systeme gleichmäßig schwer trifft. Dadurch entstehen verschiedene klinische Verlaufsvarianten dieser Erkrankung. Die bevorzugte Schädigung des Riesenzellapparates bedingt das von FRANK besonders geschilderte Bild der malignen Thrombopenie oder „Aleucia haemorrhagica". In anderen Fällen besteht zunächst nur eine „aplastische Anämie" ohne hämorrhagische Diathése, ohne Nekrosen, bis dann im Endzustand auch diese Symptome hervorbrechen und das Vollbild der Panmyelophthise offenkundig wird. So ist es verständlich, daß die Bezeichnung aplastische Anämie meist gleichbedeutend mit Panmyelophthise oder Panmyelopathie gebraucht wird. In folgendem sollen die einzelnen klinischen Bilder geschildert werden.

I. Die aplastische Anämie (Panmyelophthise, Panmeyelopathie, Aleucia haemorrhagica, primäre refraktäre Anämie).

Geschichtliches. Die aplastische Anämie als besondere Anämieform wurde erstmals von EHRLICH 1888 beschrieben. Er fand eine schwere aregeneratorische Anämie mit starker Leukopenie und 2000 Leukocyten unter besonders starker Verminderung der Neutrophilen mit relativer Lymphocytose und ausgesprochener Blutungsneigung. Er schloß daraus auf eine Zerstörung des funktionierenden Markgewebes, was durch die Autopsie bestätigt wurde. In der Folgezeit wurden mehrfach ähnliche Fälle unter verschiedenen Namen veröffentlicht. So beschrieb PAPPENHEIM (1900) eine asthenische oder paralytische Anämie, HIRSCHFELD (1905) sprach von aregeneratorischer Anämie. ENGEL (1900) wies die Zerstörung des blutbildenden Markgewebes in den Rippen nach. Eingehend hat sich dann FRANK (1915) mit dem Krankheitsbild, vor allem im Hinblick auf die hämorrhagische Diathese beschäftigt und diese Erkrankung als maligne Thrombopenie der benignen, im Morbus Werlhof vertretenen Erkrankung gegenübergestellt. Er nannte die durch Leukopenie und hämorrhagische Diathese gekennzeichnete Krankheit auch „*Aleucia haemorrhagica*" und sah ihre Ursache in einer primärtoxischen Myelopathie. Er schied sie scharf von allen anderen Anämieformen und sah darin eine wohl umschriebene Erkrankung sui generis. Wegen der hochgradigen Markzerstörung gebrauchte er auch die schon von PAPPENHEIM inaugurierte Bezeichnung „Panmyelophthisie". Gegenüber dieser scharf präzisierten Stellungnahme FRANKs sah NAEGELI mit vielen anderen Klinikern in der aplastischen Anämie nur eine „biologische Variante" beliebiger Anämieformen, wie z. B. der p. A. oder der chronischen Blutungsanämie. Zweifellos trug diese mangelhafte Abtrennung der aplastischen Anämie durch NAEGELI dazu bei, daß das Krankheitsbild lange Zeit bei der Mehrzahl der Ärzte unbekannt blieb. Erst nach Abtrennung der Mangelanämien, die sich durch Leber- und Eisenbehandlung therapeutisch so glänzend beeinflußbar erwiesen, hob sich die Gruppe der therapierefraktären aplastischen Anämien, nun auch dem allgemeinen ärztlichen Blick erkennbar, scharf heraus.

Das klinische Bild. *Anamnese.* Die Mehrzahl der Kranken bietet eine relativ kurzfristige Anamnese. Seit mehreren Wochen oder seit einigen Monaten vor Aufnahme in die Klinik, fühlen sie sich nicht mehr so leistungsfähig wie früher. Sie sind arbeitsunlustig, klagen über Mattigkeit, Abgeschlagenheit, Kopfschmerzen, Appetitlosigkeit, Gewichtsabnahme, Übelkeit, manchmal auch über Nachtschweiße. Auf die schleichend einsetzende Blutarmut wird der Kranke durch Herzklopfen, Atemnot bei körperlichen Anstrengungen, die er früher nie kannte, aufmerksam. Mitunter fällt zuerst der Umgebung das blasse Aussehen auf, ohne daß er selbst Beschwerden verspürt. Bei verschiedenen unserer Fälle war es zuerst die einsetzende hämorrhagische Diathese, die den Kranken zum Arzt führte. Meist waren es ein mehrfach auftretendes Nasenbluten oder

Zahnfleischblutungen, oder ein auffällig langes Bluten aus kleinen Wunden, ferner gesteigerte Menstruationsblutungen, oder das Erscheinen von purpuraähnlichen Flecken auf der Haut oder größerer subcutaner Hämatome. Alle diese Beobachtungen werden als neuartig empfunden, da früher gar keine Neigung zu Blutungen vorhanden war. Manchmal ist es eine erstmalige, foudroyante Blutung aus einer Stelle, wie etwa nach einer Zahnextraktion oder ein unstillbares Nasenbluten, oder eine schwerste Genitalblutung, die eine sofortige dringende ärztliche Hilfe verlangen. Seltener sind diejenigen Fälle, die bereits mit einer ausgesprochenen Gewebsstörung in ärztliche Behandlung kommen, mit einer ulcerösen Stomatitis, einer nekrotisierenden Angina, mit Darmgeschwüren und blutigen Durchfällen, mit einer schweren Noma, mit einer gangräneszierenden Pneumonie, mit schweren nekrotisierenden Entzündungen der Harnwege oder gar mit dem vollendeten Bilde einer Sepsis oder Miliartuberkulose. Einer unserer Fälle zeigte als Initialsymptom eine Nierenblutung, für die der behandelnde Hausarzt keine Ursache auffinden konnte. 8 Monate später wurde bei demselben Kranken eine Staroperation ausgeführt, wobei es zu Nekrose und Vereiterung des ganzen Auges kam. Die daraufhin vorgenommene Blut- und Markuntersuchung deckte eine schwere Panmyelophthise auf. Wenn die Vorgeschichte der Kranken auch häufig kurzfristig zu sein scheint, so läßt eine genauere Befragung doch oft ein längeres Bestehen der Erkrankung erkennen. So berichtet einer unserer Fälle, der mit einer schweren unstillbaren Zahnfleischblutung bei schwerer Stomatitis in die Klinik kam, daß er schon vor 2 Jahren erstmals an stärkerem Zahnfleischbluten und an einer Mundfäule gelitten habe. Das sei dann wieder besser geworden. Seit etwa einem Monat hätten aber die Erscheinungen wieder zugenommen. Da wir mehrfach jahrelange Verläufe mit weitgehenden Besserungen beobachtet haben, erscheint es mir wahrscheinlich, daß auch in diesem Falle eine zusammenhängende Erkrankung vorlag.

Der Befund. Die voll ausgeprägte Erkrankung bietet schon äußerlich ein charakteristisches Bild: Hochgradige Blässe mit Fehlen des subikterischen Untertones, der die perniciöse Anämie charakterisiert. Der Bilirubingehalt des Blutserums ist deshalb in der Regel normal. Nur bei ausgedehnten Hämatombildungen kommt es zu einer deutlichen Vermehrung des indirekten Bilirubins mit Subikterus, wodurch eine Perniciosa vorgetäuscht wird. Fanden umgekehrt stärkere Blutverluste nach außen statt, so kann der Bilirubingehalt des Serums abnehmen, und auch das Blutbild tendiert dann, ebenso wie der Serum-Eisenspiegel in der Richtung der hypochromen Eisenmangelanämie. Die Haut zeigt in einigen Fällen eine Neigung zu allergischen Reaktionen, wie Ekzem, Urticaria, QUINCKE-Ödem. Wir haben in der letzten Zeit zwei schwere Panmyelophthisen gesehen, die uns aus der Hautklinik mit einem schweren universellen Hautekzem zugelegt wurden. Das Ekzem heilte unter antiallergischer Behandlung ab, aber die Panmyelophthise schritt unaufhaltsam fort. Einer der beiden Fälle ist nach einem Jahr ad exitum gekommen, der andere nach 4 Wochen.

Der übrige Organbefund bietet, abgesehen von den Sekundärerscheinungen der hämorrhagischen Diathese, der Nekrosen und septischen Erkrankungen meist nichts Besonderes. Die Milzdämpfung ist manchmal etwas vergrößert, doch sind auch Milzatrophien beobachtet (FRANK). Ein ausgesprochener palpabler Milztumor fehlt gewöhnlich. Sein Vorhandensein muß stets an eine Leukämie oder an eine splenopathische Erkrankung denken lassen. Ebenso fehlen Lymphdrüsen- und Leberschwellungen. Eine besondere Erwähnung verdient noch das Verhalten der Magensekretion. Hier fehlt auffallend häufig die freie Salzsäure, was auch SCHULTEN betont. Freilich liegt keineswegs eine Gesetzmäßigkeit wie bei der Perniciosa vor.

Die verminderte Gewebsresistenz, immer Ausdruck einer schon weit fortgeschrittenen Erkrankung, zeigt sich hauptsächlich im Bereich der Mundhöhle: Das Zahnfleisch wird aufgelockert, entzündlich geschwollen und erinnert an eine skorbutische Gingivitis. Die Entzündung mit Geschwürsbildung kann auf Wangen, Gaumen, Tonsillen, Pharynx, Ösophagus und Kehlkopf übergreifen, so daß Bilder einer pseudodiphtherischen Erkrankung oder einer PLAUT-VINCENTschen Angina entstehen. Die nekrotisierende Entzündung kann die gesamten Weichteile von Wangen und Lippen durchsetzen. Dann entstehen unförmige Auftreibungen dieser Teile mit schwerer Entstellung des Gesichts, also das ausgeprägte Bild der Noma, das Abb. 436 (von einem Endstadium eines unserer Fälle) zeigt. Dann treten auch auf der äußeren Haut Geschwüre, Nekrosen und Blutungen auf. Viel seltener lokalisieren sich diese Nekrosen im Darm, wobei typhusähnliche Geschwüre entstehen, welche die Diagnose eines Typhus sogar noch auf dem Sektionstisch vortäuschen. Die nekrotischen Geschwüre in den Harnwegen, vor allem in der Blase, gehen mit den Erscheinungen einer schweren hämorrhagischen Cystitis einher. Aber auch die Schleimhäute der Nase und ihrer

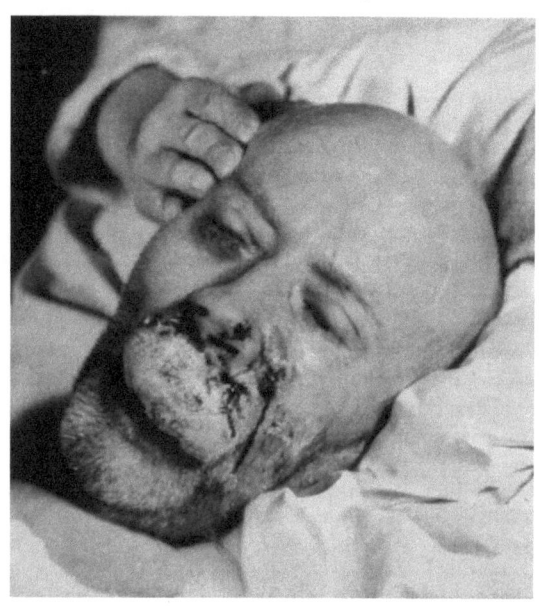

Abb. 436. Gesichtsnekrosen bei Endzustand von aplastischer Anämie.

Nebenhöhlen, der Trachea, der Bronchien und Lungen — hier in Form der gangräneszierenden Pneumonie — sind Sitz des Gewebszerfalls als Folge des völligen Zusammenbruchs der Granulocytenbildung. Wenn auch die panmyelophthisischen Nekrosen ebenso wie die agranulocytären Ulcerationen auf dem Wegfall des Granulocytenschutzes beruhen, so sind die ersteren meist doch viel schwerer, jauchiger und hämorrhagischer, wahrscheinlich infolge der viel schwereren Blutstörung, die ja noch durch das Fehlen der Thrombocyten und durch die starke Verminderung der Erythrocyten gekennzeichnet ist.

Die *hämorrhagische Diathese* bietet bei den einzelnen Fällen ein wechselndes Bild. Von einer leichten Blutungsneigung bis zu den schwersten Fällen, die fast an eine Purpura fulminans erinnern, kommen alle Übergänge vor. Ich erlebte an der Medizinischen Klinik Jena den Fall eines Japaners, der innerhalb weniger Tage mit schwerster hämorrhagischer Purpura, welche die gesamte Haut bedeckte, sowie mit unstillbaren Blutungen aus den Schleimhäuten ad exitum kam. Meist ist jedoch die hämorrhagische Diathese viel geringer und äußert sich nur in Zahnfleischblutungen, Nasenbluten, seltener in Blutungen aus dem Darm und den Harnwegen, ferner in kleineren oder größeren Blutfleckenbildungen der Haut. Der Typ der hämorrhagischen Diathese ist der des Morbus maculosus und beruht ja auch wie dieser auf einem extremen Thrombocytenmangel.

Es muß aber scharf betont werden, daß weder die nekrotisierenden Prozesse, noch die hämorrhagischen Diathesen obligat zum Bilde der aplastischen Anämie gehören. Sowohl das eine wie das andere Symptom kann fehlen, meist treten diese Erscheinungen erst im Endstadium der Erkrankung hervor, während die Blutbildveränderungen, vor allem die Anämie, bei relativ gutem Allgemeinbefinden Monate bis Jahre vorausgehen können. Das geht aus mehrfachen eigenen Beobachtungen der letzten Zeit hevor, die sich mit denen anderer Autoren wie GÄNSSLEN, MATTHES, ROHR weitgehend decken. Es kommt auch vor, daß Nekrosen und hämorrhagische Diathese bis zum Ende der Krankheit fehlen und der Tod infolge der hochgradigen Anämie und Erschöpfung eintritt.

Kennt man das lange, symptomarme und nur im Blutbild nachweisbare Vorstadium der Erkrankung, so wird man auch die im Endstadium hervortretenden *Fiebererscheinungen* und *bakteriellen Allgemeininfektionen* nicht als etwas Primäres, sondern als sekundäre Erscheinungen ansehen. Tatsächlich ist das Endstadium der Erkrankung sehr häufig durch hohe Temperaturen, bis 40° und durch ein septisches Allgemeinbild gekennzeichnet. Zahlreiche verschiedene Erreger wurden dabei aus dem Blute gezüchtet: Am häufigsten Streptokokken und Staphylokokken, aber auch Bacterium coli (SCHULTZ), Pneumokokken, sogar Pyocyaneus (FRIEDEMANN). In einem von PHILIPTSCHENKO mitgeteilten Fall war sogar der sonst harmlose Soorpilz von einem großen Ösophagusgeschwür aus tief in das Gewebe eingedrungen und hatte die Gefäßwände durchbrochen. Ich betrachte auch die mehrfach beobachtete Miliartuberkulose und besonders die Typhobacillose, jene schwerste Form der Tuberkulose, welche die völlige Widerstandslosigkeit des Organismus beweist, als eine Sekundärerscheinung, verursacht durch den Wegfall des Gewebsschutzes, der alte abgekapselte Tuberkuloseherde zum Aufbruch bringt und das akute Endbild herbeiführt. Es ist merkwürdig, daß die örtlichen Nekroseerscheinungen ganz allgemein als Folge der Knochenmarkserkrankung anerkannt werden, die allgemeine Sepsis oder septische Tuberkulose aber meist als Ursache gedeutet werden, obwohl diese nichts anderes als den Ausdruck der allgemeinen Schutzlosigkeit, so wie jene der örtlichen, bedeuten und auf derselben Grundlage entstehen wie die örtlichen Nekrosen.

Die Blutbildveränderungen. Die aplastische Anämie ist durch die Blutbildtrias: Aregenerative und anhämolytische normochrome *Anämie, Leukopenie* und *Thrombopenie*, sowie durch ausgesprochene Therapieresistenz gekennzeichnet. Die Anämie erreicht meist hohe Grade; Fälle mit 10% Hb sind keine Seltenheit. Erythrocyten und Hb sind annähernd gleichmäßig vermindert, so daß sich ein Färbeindex um 1,0 ergibt. Nur nach ausgedehnten Blutungen kann der Färbeindex unter 1 absinken. Entsprechend der Normochromie halten sich auch die durchschnittlichen Erythrocytenmaße im Rahmen der Norm. Geringe Rechts- und Linksverschiebungen des Gipfels der PRICE-JONES-Kurve kommen vor (Abb. 437). Immer ist auch die Kurvenbasis verbreitert, doch ist die Anisocytose nie so ausgesprochen wie bei der perniciösen Anämie. Poikilocyten sieht man selten. Charakteristisch ist das Fehlen aller regeneratorischen Zeichen: Keine basophile Punktierung, keine Polychromasie. Kernhaltige Rote kommen vereinzelt vor, sind aber kein Zeichen einer gesteigerten Blutbildung, sondern nur der Ausdruck der schweren Knochenmarkserkrankung. Zum Teil stammen sie auch aus extramedullären Bildungsherden. Entsprechend der mangelhaften Regeneration sind auch die Reticulocytenzahlen immer absolut, meist auch relativ vermindert. Ich habe Fälle gesehen, bei denen die Reticulocyten vollständig fehlten. Die *Leukopenie* umfaßt alle Grade von 5000 bis unter 1000.

Sie betrifft meist nur die aus dem Knochemark stammenden Granulocyten, während die Lymphocyten häufig relativ vermehrt sind. Es kommen auch Fälle mit starker Verminderung der Lymphocyten vor, ein Zeichen dafür, daß der Prozeß auch über das Knochenmark hinaus auf das lymphatische System übergreifen kann. Ganz selten sind Fälle mit normaler Leukocytenzahl, und eine Leukocytose läßt die Diagnose höchst zweifelhaft erscheinen. Im Differentialblutbild fällt manchmal eine stärkere Linksverschiebung auf, die bis zu den Myelocyten gehen kann. Eosinophile und Basophile fehlen meist völlig; doch sind erstere im Knochenmark nicht selten vermehrt.

Die Werte für die *Thrombocyten* liegen oft unter 100000, nicht selten sogar unter der ,,kritischen Grenze'' von 30000. Dann ist meist die hämorrhagische Diathese auch im klinischen Bilde offenkundig. Auch qualitative Plättchenveränderungen der verschiedensten Art, wie Riesenplättchen oder Granulationsveränderungen wurden beobachtet. Die Blutungszeit ist bei schwerer hämorrhagischer Diathese immer verlängert; das RUMPEL-LEEDE-Phänomen und andere Gefäßproben sind dann meist positiv. Die Gerinnungszeit ist immer normal.

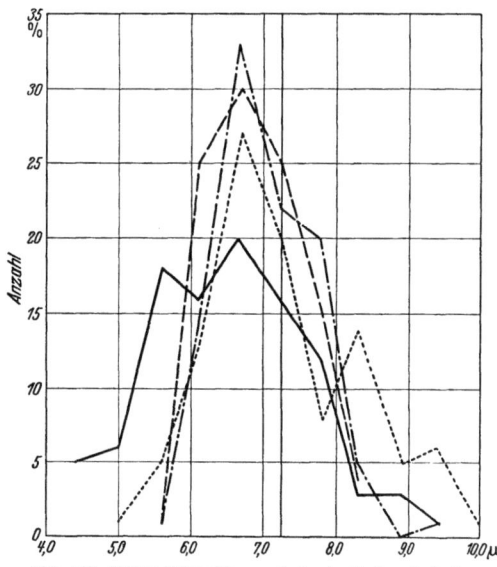

Abb. 437. PRICE-JONES-Kurven bei aplastischen Anämien. Mittlerer Kreisdurchmesser: ——— 6,5 μ —·— 7,0 μ —— 6,9 μ ······ 7,3 μ. (Nach HEILMEYER.)

Der Knochenmarksbefund. Der Ausdruck Panmyelophthise im strengen Sinne besagt Markschwund, also weitgehende oder völlige Zerstörung des spezifischen Knochenmarkgewebes, woraus dann ein Fettmark oder Gallertmark resultiert, das nurmehr ein spärliches Fasergerüst mit vereinzelten Reticulumzellen enthält. Tatsächlich wurde ein solches Mark in den ältest beschriebenen Fällen, wie z. B. im Falle EHRLICHs, auch gefunden. Neuere histologische Untersuchungen (GERLACH, WIENBECK), vor allem aber die Knochenmarkspunktion am Lebenden haben gezeigt, daß Fälle, die sich klinisch und hämatologisch völlig gleichen, ja sogar bei derselben Ätiologie, ein sehr verschiedenes Markbild zeigen können, und daß keineswegs immer, ja sogar nur in der Minderzahl der Fälle, ein wirklicher ,,Markschwund'' gefunden wird. Das ist der Grund, warum man besser von Panmyelopathie als von Panmyelophthise spricht. Über die Art der Markveränderungen liegen bereits zahlreiche Beobachtungen in der Literatur vor (SCHULTEN, HENNING, ROHR, THOMPSON und Mitarbeiter, STODTMEISTER, NORDENSON, ÉMILE-WEIL und ASCHKENASY u. a.). Ich habe in meiner zusammenfassenden Darstellung der Anämien in den Ergebnissen der inneren Medizin und Kinderheilkunde (Bd. 55) folgende Einteilung der von uns erhobenen Markbefunde bei der Panmyelopathie (mit kleiner Abänderung) gegeben:

1. Totale Markaplasie. Äußerst zellarmes Mark, das nur wenige Lymphocyten und lymphoide Reticulumzellen enthält. Die spezifischen Knochenmarkszellen fehlen fast völlig. Die Oxydase und Peroxydasereaktion ist fast völlig negativ (Abb. 438).

2. Erythroblastenarmes Mark bei noch relativ gut erhaltenem leukocytärem Mark, das jedoch bei genauerer Ausdifferenzierung bereits einen Mangel an reiferen Formen erkennen läßt.

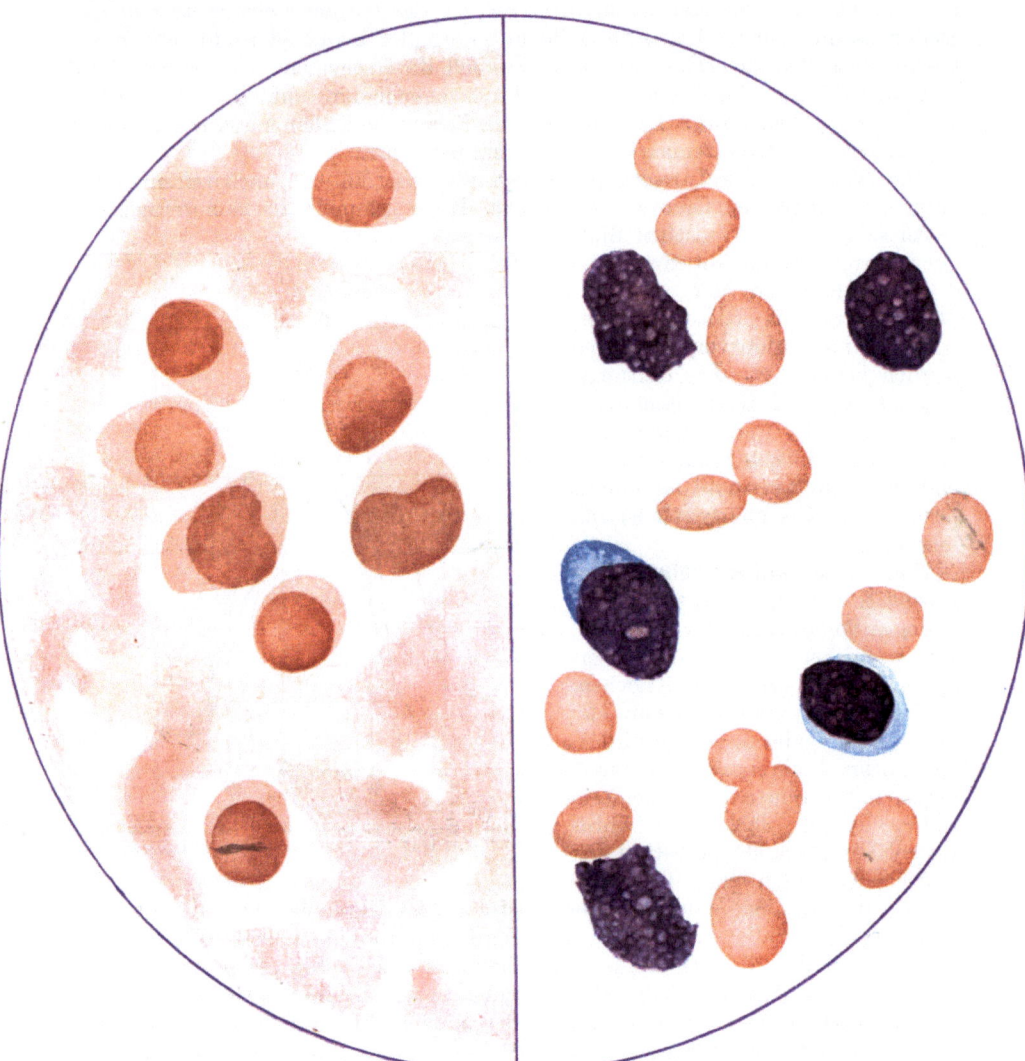

Abb. 438. Peroxydasereaktion (links) und normale Färbung (rechts) eines Markausstrichs bei totaler Markphthise.

3. Hypoplastisches Mark mit Verminderung der spezifischen Knochenmarkszellen und mit relativer Vermehrung der Lymphocyten. Die Abgrenzung gegen dieselben Formen markbeschränkter Lymphadenosen ist sehr schwierig und oft unmöglich.

4. Zellreiches Mark mit Vermehrung unreifer Vorstufen der weißen und roten Reihe. Hier ergeben sich Markbilder, die an aleukämische Myelosen erinnern.

5. Verminderung aller spezifischen Knochenmarkszellen bei gleichzeitiger Vermehrung der Reticulumzellen (retikuläre Markhyperplasie ROHRs). In manchen Fällen sind auch die Gewebsbasophilen vermehrt (ROHR, LEITNER).

Bei Würdigung der Knochenmarkspunktionsbefunde muß aber betont werden, daß gerade bei Panmyelopathien die Markverhältnisse in den verschiedenen Knochenmarksabschnitten oft stark divergieren. So finden sich häufig aplastische Markstellen neben stark hypertrophischen Inseln. Aus einer einzigen Punktion lassen sich deshalb oft keine sicheren Schlüsse ziehen. Aber selbst wenn der Befund einheitlich ausfällt, so ergeben sich daraus für die Prognose keine entscheidenden Anhaltspunkte. Ich habe Fälle mit einfacher Reifungshemmung des Marks ebenso zugrunde gehen sehen wie Fälle mit totalem Markschwund. Wechselnd ist auch das Verhalten der Riesenzellen im Markpunktat. In der Mehrzahl der Fälle sind die Riesenzellen stark vermindert oder fehlen ganz. Aber es kommen auch Fälle mit normaler Riesenzellbildung zur Beobachtung (Fall STEINBRINCK histologisch untersucht von WIENBECK). RHOADS und MILLER berichten sogar über eine ausgesprochene Megakaryocytenwucherung im Mark, welche in einem Falle auch extramedullär festzustellen war. Im übrigen decken sich die Befunde dieser Autoren, die sie an 69 Fällen gewonnen haben, ebenso wie diejenigen ROHRs an 20 Fällen weitgehend mit unseren Befunden.

Die histologischen Untersuchungen des Knochenmarks, die an einer größeren Zahl von Panmyelophthisefällen von WIENBECK nach neueren Gesichtspunkten durchgeführt worden sind, ergeben im großen und ganzen eine gute Übereinstimmung mit den Sternalmarkbefunden. Neben Fällen mit ausgesprochener Markatrophie in Form von Fettmark oder Gallertmark, oder von Markfibrose teilt er auch einen Fall mit ausgesprochener allgemeiner Reifungshemmung an einem sehr zellreichen hyperplastischen Wirbelmark mit. In einem weiteren Falle WIENBECKs fand sich eine Plasmazellhyperplasie.

Senkungsgeschwindigkeit. Ganz besonders auffallend bei den idiopathischen Fällen ist die abnorm hohe Senkungsgeschwindigkeit der Erythrocyten, die in keinem unserer schweren Fälle fehlte. Meist liegen die Werte in der 1. Std über 100. Das geht weit über das hinaus, was man sonst bei schweren Anämien sieht und kann also auf keinen Fall nur auf die Anämie bezogen werden, sondern muß an dem Grundvorgang liegen. Es ist kein Zweifel, daß hier ein wichtiges Symptom der Panmyelopathie vorliegt, das mit der veränderten Zusammensetzung der Plasmaeiweißkörper und vielleicht letzten Endes mit der reaktiven Wucherung der Reticulumzellen (besonders Plasmazellen?) zusammenhängt. Daneben spielen aber auch Erythrocyteneigenschaften eine gewisse Rolle, wie MARMONT und CATALDI zeigen konnten. Vielleicht kann man darin die Verwandtschaft mit allergischen, rheumatischen Vorgängen sehen, die ebenfalls durch eine abnorm hohe Senkungsreaktion gekennzeichnet sind.

Die **Erythrocytenmauserung** erwies sich in einem von mir untersuchten Falle als leicht erhöht. Dasselbe fand FRANCKE. Doch geht diese Umsatzsteigerung nicht über das hinaus, was man bei sekundären Anämien der verschiedensten Art sieht. Keinesfalls ist sie so hochgradig, daß man von einer hämolytischen Anämie sprechen könnte, wie ja schon aus der Betrachtung der normalen Bilirubinwerte im Serum hervorgeht.

Der Serumeisenspiegel wurde von HEILMEYER und PLÖTNER bei der Panmyelophthise immer normal oder leicht erhöht gefunden. Interessanterweise sieht man auch keine Verminderung des Serumeisens trotz hochgradiger Blutverluste. Dieses Verhalten ist ein Beweis dafür, daß das aplastische Knochenmark nicht mehr imstande ist, das Eisen für den Neuaufbau von Hb zu verwerten. Aber auch beim Eintreten eines septischen Infektes, der beim Gesunden stets von einem Serumeisensturz beantwortet wird, blieb in einigen von uns untersuchten schweren Fällen die Senkung des Eisenspiegels aus, was dafür spricht, daß die panmyelophthisische Störung in den schwersten Fällen zu einer Lähmung der Reticuloendothelien führt. Besonders schön konnte BÜCHMANN an einem Falle von Panmyelophthise das allmähliche Erlahmen der Eisenspeicherungsfähigkeit des Reticuloendothels durch fortlaufende Untersuchung des Serumeisens nachweisen. Während anfangs bei jeder Fieberreaktion eine entsprechende Senkung des Serumeisens eintrat, blieb diese im schwersten finalen Stadium trotz hohen Fiebers vollkommen aus. Diese Beobachtungen bilden ein Teilstück aus dem Bilde des allgemeinen Zusammenbruchs der Abwehrreaktionen des Organismus.

Die **verschiedenen Verlaufsformen** der Panmyelopathie sind durch die von Fall zu Fall verschieden starke Beteiligung der drei Knochenmarkssysteme an dem ganzen Geschehen, ferner durch das verschiedene Verlaufstempo gekennzeichnet. Man hat zwischen akuten und chronischen Fällen unterschieden. Aber bei den *akuten Formen*, die vor allem FRANK unter dem Bilde der *Aleucia haemorrhagica* geschildert hat, ist meist nicht zu sagen, inwieweit nicht schon lange vorher eine klinisch unbemerkt gebliebene Blut- und Knochenmarksveränderung den akuten Zusammenbruch vorbereitet hat. Eine geringe zusätzliche Noxe infektiöser, toxischer oder hormonaler Natur kann dann plötzlich den akuten Zusammenbruch herbeiführen. Je genauer man die Anamnese solcher Fälle verfolgt, und je häufiger man Panmyelopathien in frühen Stadien sozusagen zufällig entdeckt und deren Schicksal verfolgt, um so mehr kommt man zu der Auffassung, daß das akute Versagen nur die letzte Phase eines schon lange Zeit vorausgehenden chronischen Krankheitsstadiums ist. Sehr häufig besteht zunächst nur eine Anämie. Die Leukocyten- und Thrombocytenverminderung ist zwar nachweisbar, aber sie ist doch so geringgradig, daß es nicht zu Störungen des Gewebsschutzes und nicht zur hämorrhagischen Diathese kommt. Aber auch nach sehr langem Verlauf können diese Symptome plötzlich hervorbrechen und dann das Ende einleiten. Auch können Anämie und Leukopenie durch Einspringen extramedullärer Blutbildungsherde lange Zeit kompensiert werden, trotzdem die Knochenmarkspunktion bereits schwere Störungen der gesamten Hämopoese aufdeckt (HEMMELER und REYMOND). Andere Fälle kommen einfach an der fortschreitenden Anämie zum Exitus, ohne daß jemals Blutungen oder Nekrosen auftreten. In wieder anderen Fällen besteht zunächst nur eine Leukopenie. Zu dieser gesellt sich dann später die Anämie, während die Thrombocytenzahlen noch lange Zeit normal bleiben. Fälle, in denen nur eine Leukopenie besteht ohne begleitende Anämie und ohne Thrombopenie sollen als reine *Agranulocytosen* gesondert besprochen werden. Aber auch diese gehen manchmal noch in das Bild der Panmyelopathie über. Endlich kann die Erkrankung mit einer hämorrhagischen Diathese beginnen und erscheint also zunächst unter dem Bilde einer WERLHOFschen Krankheit. Aber die Knochenmarkspunktion kann in diesen Fällen im Gegensatz zur essentiellen Thrombopenie schon eine Verminderung der Riesenzellen aufdecken. Auch ergibt die genaue Untersuchung des übrigen Markpunktates meist schon eine leichte Störung in der Bildung der Leukocyten oder Erythrocyten. Im weiteren Verlauf tritt dann die Anämie und Leukopenie auch im peripheren Blute hervor. EPPINGER hat über Fälle berichtet, bei denen zunächst eine schwere Anämie und Thrombopenie bestand, das leukopoetische Markgewebe aber noch resistent blieb. Einen ähnlichen Fall hat auch FRANK gesehen. Sehr selten sind jene Fälle, bei denen eine isolierte Störung der Erythrocytenbildung ohne Leukopenie und Thrombopenie besteht *(aplastische Anämie sensu strictissimo, Erythroplastophthise)*. Sie sollen wegen ihrer prinzipiellen Bedeutung besonders besprochen werden (s. S. 882).

Vorkommen und Häufigkeit. Die Panmyelopathie ist ebenso wie die Agranulocytose eine vorzugsweise Erkrankung der Kulturländer. Außer in Europa wurde vor allem in Japan das Krankheitsbild häufig beobachtet, während die perniciöse Anämie in Japan kaum vorkommt. Zweifellos haben die aplastischen Knochenmarkserkrankungen in den letzten Jahren an Häufigkeit sehr zugenommen. Aus einer Zusammenstellung der Fälle aus der Klinik von STAEHELIN in Basel geht hervor, daß dort in den Jahren 1915—1925 höchstens 1 Fall von Agranulocytose und 2 Fälle von Panmyelophthise zur Beobachtung kamen, während in der Zeitspanne von 1925—1938 16 Agranulocytosen und 12 Panmyelophthisen gesehen wurden. Wenn man auch zugeben mag, daß sich die hämatologische Diagnostik in den letzten 12 Jahren gegenüber früher sehr gebessert hat, so glaubt doch auch STAEHELIN, daß bei der relativ gleichbleibenden Untersuchungsmethodik einer Klinik diese sehr starken Unterschiede in der Häufigkeit nicht durch Verschiedenheit der Diagnostik erklärt werden können. Genau dieselben Beobachtungen wie STAEHELIN wurden von LICHTENSTEIN in Stockholm, sowie von KÜPPER in Köln gemacht, und RÖSSLE fand nach einer Zusammenstellung von ZANATY unter über 15000 Sektionen in den Jahren 1923—1933 im ganzen 10 Agranulocytosen und davon nur einen einzigen Fall in den Jahren 1923 bis 1928, die restlichen 9 Fälle dagegen in den 3 Jahren von 1929—1932. Genau dieselben Beobachtungen konnten wir in der Medizinischen Klinik in Jena machen. In den Jahren 1925—1929 fand sich überhaupt kein Fall, von 1929 bis 1934 waren es 5 Fälle von Knochenmarksaplasien, und in den 4 Jahren, von 1935—1939, konnten 23 Fälle beobachtet werden. Aus all diesen Beobachtungen ist mit größter Wahrscheinlichkeit zu schließen, daß die aplastischen Knochenmarkserkrankungen, genau so wie die Leukämien, in den letzten 10 Jahren ganz erheblich an Häufigkeit zugenommen haben. Die *Geschlechtsverteilung* läßt keine sichere Gesetzmäßigkeit erkennen. Unter unseren 28 Fällen fanden sich 17 Männer und 11 Frauen.

Krankheitsdauer und Prognose. Die Beurteilung der Krankheitsdauer ist sehr schwierig, da der Beginn des Leidens meist unbemerkt einsetzt, bis eine plötzlich auftretende hämorrhagische Diathese, Angina oder Schleimhautnekrose oder eine einsetzende septische Erkrankung das *akute* Bild der Aleucia haemorrhagica vortäuschen. Es ist natürlich durchaus möglich, daß es solche akute Verlaufsformen gibt, und daß die Knochenmarksleistung ziemlich plötzlich aus voller Gesundheit heraus zusammenbricht. Aber in der Mehrzahl der Fälle läßt sich meist ein länger dauerndes chronisches und symptomarmes Vorstadium nachweisen. Die Krankheitsdauer hängt also sehr von dem Termin ihrer ersten Feststellung ab. Wird sie frühzeitig entdeckt, so ist sogar mit einem 1—2jährigen Verlauf zu rechnen, falls nicht schon vorher ein plötzlicher Zusammenbruch dem Leben ein Ende macht. Ist einmal das volle Bild der Panmyelophthise ausgeprägt vorhanden, so ist die Prognose infaust. Nur äußerst selten kommen dann noch Ausheilungen vor. Dagegen sind beginnende Fälle der Behandlung noch zugänglich und können durch rechtzeitige Entfernung der schädlichen Ursachen gerettet werden. Günstiger ist die Prognose, wenn es nur zu einer aplastischen Störung eines Teilsystems des Knochenmarks gekommen ist. In solchen Fällen kommen Ausheilungen viel öfter zur Beobachtung. Von unseren gesamten aplastischen Knochenmarkserkrankungen kamen 64% aller Fälle zum Exitus.

Ätiologie. Es wurde schon eingangs betont, daß die Panmyelopathie ein bestimmtes klinisches Symptombild, aber keine ätiologische Krankheitseinheit darstellt. Die schon erwähnten Ursachen seien im folgenden eingehender diskutiert.

1. Exogene Giftwirkungen. Es gibt ein spezifisches Gift, das die Panmyelopathie mit allen ihren klinischen Färbungen und Verlaufsarten mit der Sicherheit eines stets reproduzierbaren Experimentes hervorruft, das ist das *Benzol*. Könnte man über die Einheitlichkeit der oben besprochenen verschiedenen klinischen Bilder und der verschiedenen Knochenmarksbefunde im Zweifel sein, so liefert gerade die Benzolaplasie den experimentellen Beweis dafür, daß ein und dieselbe Noxe recht variable Bilder erzeugen kann. In der Mehrzahl der Fälle entsteht eine typische Panmyelophthise mit Hypoplasie des Marks, doch kommen auch hyperplastische Markbilder zur Beobachtung (MALLORY). Seit den ersten Schilderungen der Benzolvergiftung durch SANTESSON 1897 und den experimentellen Studien von SELLING 1911 ist die ausgesprochen myelotoxische Wirkung allgemein bekannt und durch zahlreiche Untersuchungen gesichert. Schon die ersten Beobachtungen haben gezeigt, daß die Benzolwirkung auch nach Absetzen des Giftes noch lange weitergeht und von einem bestimmten Grade der Schädigung an oft unaufhaltsam bis zum tödlichen Ende fortschreitet, während anfangs bei rechtzeitiger Entfernung des Giftes eine Restitutio noch möglich ist (RÖSCH und HOLLAND u. a.), doch kommen manchmal noch Monate bis Jahre nach scheinbarer Ausheilung neue Schübe von Knochenmarksinsuffizienz vor (STODTMEISTER). Auch in diesem Verhalten ist die Benzolaplasie den übrigen nicht benzolbedingten Aplasien durchaus ähnlich. Jeder depressive Befund an Erythrocyten, Leukocyten oder Thrombocyten im Blutbild von benzolgefährdeten Arbeitern verlangt daher eine sofortige Entfernung aus dem Giftbereich. Aber auch bei scheinbar rechtzeitiger Entfernung des Giftes kommen noch Erkrankungen nach einer längeren Latenzzeit vor, wie die Beobachtungen von DIMMEL zeigen. Interessant sind die tierexperimentellen Untersuchungen von KRACKE, wonach kleine Dosen eine isolierte Aplasie der Granulocyten, also eine Agranulocytose, hervorrufen, größere Dosen eine Aplasie des ganzen Markes bewirken. Die Empfindlichkeit gegen Benzolvergiftung ist bei einzelnen Individuen verschieden. Im allgemeinen erkranken jüngere Frauen leichter als ältere oder als Männer. Genau wie die Panmyelopathien unbekannter Genese zeigt auch die Benzolvergiftung des Knochenmarks nähere Beziehungen zur Leukämie. In seltenen Fällen bewirkt die Benzolschädigung an Stelle einer Aplasie eine leukämische Markreaktion, wie im Kapitel Leukämie bereits ausgeführt wurde (s. S. 584).

Überblickt man die gesamten, bisher vorliegenden Beobachtungen über Benzolwirkung auf das Knochenmark, über die bis heute bereits eine umfangreiche Literatur vorliegt, so erkennt man, daß dieses Gift sowohl das Bild der reinen Erythroblastophthise, einer Agranulocytose, einer hämorrhagischen Aleukie oder auch das Bild einer reinen Thrombopenie, ebenso wie das einer totalen Panmyelophthise oder aber einer myeloischen Leukämie meist akuter Art hervorrufen kann. Neben der Art des Giftes und seiner Dosierung bestimmt die jeweils besonders gelagerte konstitutionelle Reaktionsweise des Knochenmarks das entstehende klinische Krankheitsbild, worauf auch HUMPERDINCK besonders hinweist. Außer dem Benzol, das heute im Zeitalter der Motorisierung, aber auch im Druckereigewerbe, in der Feinmechanik, in der Elektrotechnik, in der Gummi- und Farbindustrie ein außerordentlich weites Verwendungsbereich gefunden hat, spielen neuerdings auch Lösungsmittel, wie *Trichloräthylen* und *Tetrachlorkohlenstoff* als Ursache für die Entstehung von Myelopathien eine wichtige Rolle (GÜNTHER, MATTHES, GÄNSSLEN, RAWSON, PARKER und JACKSON). Es können durch diese ebenfalls als Lösungsmittel verwendeten Stoffe dieselben Bilder wie durch Benzol hervorgerufen werden. Viel weniger giftig, aber bei Empfänglichen doch nicht ganz ohne Wirkung auf das Blutbild, sind die einfachen Kohlenwasserstoffe, die im Benzin enthalten sind (FRUMINA und FAINSTEIN, GRAN). Die Benzinanämie scheint aber nach diesen Berichten viel harmloser zu sein als die Benzolanämie. In dem Falle von GRAN bestand eine hochgradige Anämie von 1,6 Millionen Erythrocyten, 120000 Thrombocyten und eine Leukocytose von 11800, woraus schon der wesentliche Unterschied zur Benzolwirkung hervorgeht. Tierexperimentell läßt sich auch durch *Diäthylstilboestrol* in hohen Dosen eine Panmyelophthise beim Hund erzeugen (ARNOLD). Schädliche Wirkungen durch diese Ersatzstoffe des Follikelhormons sind jedoch bisher am Menschen nicht bekannt geworden. Weitere Gifte, die regelmäßig bei Überdosierung eine Panmyelophthise bewirken, sind die Senfgase (s. S. 698), ferner Trichloräthylenmelamin (TEM) und unter bestimmten Voraussetzungen das Urethan (s. S. 619).

2. *Allergische (idiosynkrasische) Giftwirkungen durch Arzneimittel.* Führen die obengenannten Gifte sowohl im Tierexperiment als auch beim Menschen, wenn sie genügend lang und in genügender Konzentration einwirken, stets zum Zusammenbruch der Blutbildung, so gibt es doch andererseits einzelne Stoffe, welche nur beim Vorliegen einer ganz besonderen Konstitution den schweren Zusammenbruch des Knochenmarks auslösen, während sie gewöhnlich keinerlei Schädigung bewirken. Eine gewisse individuelle Empfindlichkeit läßt sich freilich auch beim Benzol bereits nachweisen, indem in manchen Fällen schon sehr kleine Dosen genügen, um eine schwere Schädigung herbeizuführen, während bei anderen Fällen sehr große Mengen notwendig sind. Häufig zeigt sich die besondere Empfindlichkeit durch eine Eosinophilie im Knochenmark an, was auf die allergische Genese hinweist. Unter diesen Stoffen, welche eine solche allergische Panmyelopathie oft mit tödlichem Verlauf hervorrufen können, stehen das *Arsenobenzol* und andere organische und seltener anorganische Arsenverbindungen (LOVISATO, SEMENZA, LEGER, BERMIER, FARLEY, LACHNIT, ROSENTUL, WINNIKOWA, STUDNIZYN, HECKER, AUER, MCCARTHY und WILSON [79 Fälle der Weltliteratur] u. a.), ferner die *Goldpräparate* (WEISSENBACH und Mitarbeiter, E. WEIL, GAUTIER, SEIDMANN und BAUDOUIN) an erster Stelle. Aber im Verhältnis zu der außerordentlich großen Anwendung, die diese Mittel in der Medizin finden, handelt es sich doch bei diesen Fällen nur um verschwindende Ausnahmen. Wie VEIL, MATTHES, ROHR u. a. betonen, läßt sich in diesen Fällen bereits häufig eine Knochenmarksinsuffizienz schon vor der Anwendung des Giftes auf dem Boden einer chronischen Infektion nachweisen. Vor allem der chronische Rheumatismus, ferner Lues und Tuberkulose scheinen in besonderem Maße das Knochenmark für solche Gifteinwirkungen empfänglich zu machen. Im Gegensatz zum Gold und Salvarsan bewirken das Amidopyrin, ebenso wie Wismut und Quecksilber, vorzugsweise eine Schädigung nur des weißen Markanteils. Es kommt zur *Agranulocytose*, die nur in seltenen Fällen in die totale Markaplasie übergeht, während Chinin meist Thrombopenie (siehe S. 831), in seltenen Fällen aber auch eine totale Myelopathie herbeiführt (Fall CHAPUIS und HEMMELER) aber auch nach Wismut und Quecksilber sind selten einmal aplastische Anämien gesehen worden (NAEGELI, RASTELLI). FRANK und HOLLAND sowie ENGLAND und MCEACHERN und ROHRBACH sahen aplastische Anämien nach *Mesantoin*, einem neuen amerikanischen Antikrampfmittel.

3. *Strahlenwirkungen.* Eine seit langem bekannte Noxe, die zu schweren Knochenmarksschädigungen führt, bilden die kurzwelligen Strahlen, wie Röntgen-, Radium- und Thoriumstrahlen. Mancher Röntgenologe fiel in der Anfangszeit, in der der Strahlenschutz noch schlecht ausgebildet war, einer aplastischen Knochenmarkserkrankung zum Opfer (Radiologenanämie), wie das Beispiel des italienischen Radiologen TIRABOSCHI zeigt, dessen Erkrankung GAVAZZENI und MINELLI mitgeteilt haben. Doch liegen auch aus den letzten Jahren noch verschiedene Mitteilungen über solche Strahlenschäden vor (FIESSINGER und GAULTIER, GROEDEL und LOSSEN, WEGELIN, SCHULTEN, COSTA, ZACCARIA u. a.).

Einen ausgezeichneten Überblick gibt MARTLAND 1929. DEN HOED, LEVIE und STRAUB berichten über einen Fall mit ausgedehnten Carcinommetastasen, der nach einer therapeutischen Totalbestrahlung mit schwerster Panmyelophthise erkrankte. GOUDSMIT und LEVIE teilen den Fall eines Rheumatikers mit, der zur Behandlung seines Rheumaleidens stark emanationshaltiges Wasser getrunken hatte. Auch hier mag die zugrunde liegende rheumatische Erkrankung sensibilisierend gewirkt haben. In einem von SCHRETZENMAYR beobachteten Falle trat die Panmyelophthise nach Röntgenbestrahlung einer Analfistel in Erscheinung. Hier hatte aber bereits vorher eine Leukopenie als Zeichen einer Knochenmarksinsuffizienz bestanden. Ähnlich wie beim Benzol sind auch bei Straheinwirkungen sehr lange Nachwirkungen und Spätauslösungen möglich, wie ZADEK im Tierexperiment zeigen konnte. Pathologisch-anatomisch handelte es sich auch bei der Radiologenanämie teils um eine echte Markphthise, teils um Reifungshemmung eines zellreichen Marks. ROSENTHAL und GRACE haben experimentelle Untersuchungen über Radiumwirkung auf das Knochenmark durch Verabreichung von Radiumsulfat durchgeführt und dabei zunächst eine Hypoplasie, später eine Aplasie des Marks gefunden.

Zweifellos ist auch die Erfinderin des Radiums selbst, *Madame* CURIE, den tückischen Einwirkungen des Radiums erlegen. Das Krankenbuch des Sanatoriums, in dem sie verstarb, meldet: „Madame CURIE ist in *Sancellemoz* am 24. Juli 1934 verschieden. Es handelte sich um eine schnell verlaufende, von Fieber begleitete ‚perniziöse' Anämie. Das Knochenmark hat nicht reagiert, anscheinend weil es durch die dauernden Einwirkungen der Strahlungen Veränderungen erlitten hatte."

Strahlenwirkungen größten Ausmaßes wurden durch die Atombombenexplosion in Hiroshima und Nagasaki 1945 festgestellt, bei denen insgesamt 185000 Personen getötet oder verletzt wurden. Die Kernumwandlung während der Explosion führt zur Emission von α-, β- und γ-Strahlen. Daneben traten hohe Intensitäten von Neutronenstrahlen auf. Am stärksten wirksam erwiesen sich die dabei auftretenden außerordentlich harten γ-Strahlen. Bereits wenige Stunden nach der Explosion zeigten die Strahlengeschädigten Übelkeit und Erbrechen und es kam zu Fieber und Durchfällen. Bereits in wenigen Tagen entwickelte sich das Bild einer schwersten Paramyelophthise mit erheblicher Verminderung oder vollständigem Schwund der Leukocyten und Blutplättchen. Danach kam es zu ausgedehnter Purpura und Blutungen in den inneren Organen. Das Knochenmark war blaß und sehr zellarm, Milz und Lymphknoten sehr klein. Bei denjenigen Personen, die den höchsten Dosen von γ-Strahlen ausgesetzt waren, erfolgte der Tod unter dem Bild einer Purpura nach 4—7 Tagen.

Bei den länger Lebenden kam es nach 7—28 Tagen zum Haarausfall, Magen-Darmstörungen, Purpura, Fieber, Leukopenie bis zu etwa 100 Zellen/cm^3 und Anämie, dazu entzündliche Erscheinungen in den Schleimhäuten des Mund- und Rachenraumes wie bei Agranulocytose, schwere septische Infekte und Pneumonien bildeten die Todesursache. Weniger schwer war der Verlauf bei Patienten, die erst zwischen der 3. und 5. Woche die ersten Krankheitserscheinungen zeigten. Die Leukopenien waren mäßig, nicht unter 1500/cm^3, dazu mäßige Anämie. Doch kamen auch hier noch Todesfälle nach 2—4 Monaten vor.

Durch frühzeitige Bluttransfusionen, durch Flüssigkeitszufuhr und Penicillin wurden viele Fälle gerettet (LE ROY). Ähnliche Beobachtungen wurden auch bei Tierversuchen bei der Atombombenexplosion in Bikini gemacht (TULLIS und WARREN).

4. Bedeutung des Infekts. Innig verschlungen sind die Beziehungen der Knochenmarkserkrankung zum Infekt. Ursache und Wirkung sind oft schwer trennbar, und man hat vielfach den Eindruck eines verhängnisvollen Circulus vitiosus. Niemand wird leugnen, daß infektiöse Schäden das Knochenmark zu schwerst treffen können. Am Beispiel des Typhus und mancher septischen Erkrankung wird das deutlich sichtbar; aber niemand wird auch leugnen können, daß ein in seiner Funktion schwer geschädigtes Mark der Infektausbreitung nicht mehr *den* Widerstand entgegenzusetzen vermag wie ein normal funktionierender leukocytärer Abwehrapparat. So entstehen neben den Gewebsnekrosen sekundäre Allgemeininfektionen mit den verschiedensten Erregern. Das müssen nicht immer die banalen Streptokokken sein, die als uralte Symbionten zweifellos am häufigsten beim Zusammenbruch der Abwehr übermächtig werden können; auch aus alten, abgekapselten Tuberkuloseherden kann mit dem Nachlassen der Abwehr ein foudroyanter Prozeß aufflackern, der in Form einer Miliartuberkulose (A. H. MÜLLER) oder noch häufiger in der Form einer Sepsis tuberculosa acutissima (Typhobacillose Landouzi), bei welcher es überhaupt nicht mehr zur Abwehr des Gewebes, sondern nur mehr zu miliaren Nekrosen kommt, schließlich das Ende herbeiführt (eigene Beobachtung, STEINBRINCK, SIEGMUND). In meinem eigenen Fall bestand eine linksseitige proliferative Tuberkulose und außerdem eine ältere Endokarditis der Mitralis; auf dem Boden dieser beiden Erkrankungen dürfte die Knochenmarksschädigung entstanden sein, welche dann ihrerseits die finale Katastrophe in Form einer Sepsis tuberculosa acutissima herbeigeführt hat. Die Autopsie ließ in den miliaren Nekroseherden außer den Tuberkulosebacillen auch noch Staphylokokken erkennen. Dieser Einbruch verschiedener Erreger ist ein besonders eindrucksvoller Hinweis dafür, daß die Ursache der Sepsisbildung nicht in den Erregern, sondern im Zusammenbruch der Abwehr gesucht werden muß, der bei den schwersten Panmyelophthisen weit über das Knochenmark hinausgreift und das gesamte RES, wie aus dem Wegfall der reaktiven Serumeisenverschiebungen hervorgeht (s. o. S. 865), mit einbezieht.

Was die primäre Bedeutung des Infekts betrifft, so verhält sich das infektiöse Gift zum Knochenmark ebenso wie exogene Gifte. Die infektiöse Noxe kann das Knochenmark durch direkte Einwirkung lähmen; solche Beobachtungen liegen bei Tuberkulose, Lues, Typhus und anderen Bakterien der Samonella-Gruppe (DELL'ACQUA), Kala-Azar, chronischer Malaria und schwerer Grippeinfektion vor. Ich selbst habe eine ausgesprochene Panmyelopathie mit schwerer Anämie, Leukopenie und Thrombopenie, aber ohne Nekrosen und ohne hämorrhagische Diathese bei einer sicheren luischen Infektion (Wa.R. +++) unter einer antiluischen Behandlung mit Salvarsan, das doch gerade als besonderes Knochenmarksgift gilt, abheilen sehen! Das erscheint mir als ein sicherer Beweis dafür, daß in diesem Falle die luische Infektion den Markschaden verursacht hat. Auch PRETI berichtet über 2 Fälle von luischer Panmyelophthise. Die Knochenmarkserkrankung beim Typhus und Kala-Azar geht vielleicht auch von der stets vergrößerten und retikulär gereizten und deshalb das Knochenmark hemmenden Milz aus.

Neben der einfachen toxischen Wirkung entstehen die infektiösen Myelopathien aber auch auf der Basis eines allergischen Vorgangs. In diesem Sinne ist die Entstehung der Panmyelopathie beim rheumatischen Infekt aufzufassen, was besonders VEIL betont hat. Für diese Auffassung einer allergischen Genese spricht die häufige Vermehrung der Eosinophilen im Markpunktat, während sie im peripheren Blut meist fehlen. Auch das Zusammentreffen mit allergischen Hauterkrankungen ist in diesem Sinne zu deuten. So wurden uns 2 Fälle von schwerer tödlich verlaufender Panmyelopathie von der Hautklinik überwiesen, wo sie wegen eines ausgedehnten, universellen Ekzems lagen. Das Ekzem heilte schließlich ab, aber die Knochenmarkserkrankung ging ihren verhängnisvollen Weg bis zum tödlichen Ende weiter, das in einem Falle nach 4 Wochen, im anderen nach erst über einem Jahre eintrat.

Auch ROHR kennt die Panmyelopathie bei chronischer Polyarthritis und bei Fokalinfektion; er glaubt, daß in diesen Fällen im Knochenmark eine unspezifische chronische Entzündung („chronische interstitielle Myelitis", „chronische Myelitis") vorliege. Er unterscheidet dabei die plasmocyto-reticulophagocytäre und die plasmocyto-reticulo-mastocyto-fibrocytäre Form. Wie der Name schon sagt, geht die letztgenannte Form schließlich in eine bindegewebige Umwandlung des Marks mit Verödung über (Abb. 439). Sie ist daher als die

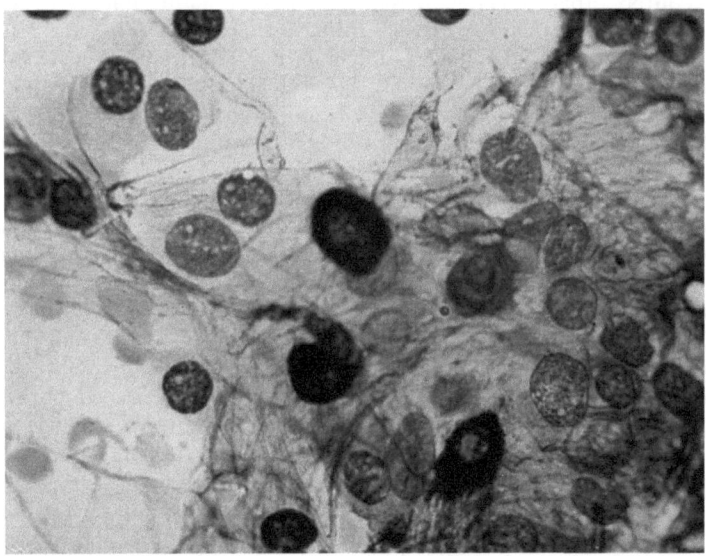

Abb. 439. Reticulofibrose und Mastocytose bei einer familiären FANCONI-Anämie (Knochenmark). (Nach ROHR.)

bösartigere von beiden zu betrachten. Klinisch bietet sie das typische Bild der therapieresistenten aplastischen Anämie. Bemerkenswert ist bei dieser Form vor allem auch das vermehrte Auftreten von Gewebsbasophilen, denen in derartigen Fällen eine große differentialdiagnostische Bedeutung zukommen soll. Besonders schön zeigte ROHR die bei den interstitiellen Knochenmarksentzündungen auftretenden Granulombildungen im histologischen Bild von Knochenmarkspunktionen (Abb. 440). Wenn zu einer solchen Markentzündung noch eine weitere Noxe wie ein exogenes Gift in Form von Salvarsan, Gold oder Amidopyrin hinzutrete, so komme es zur schweren Katastrophe. Auch wir konnten die Beobachtung machen, daß in mehreren unserer tödlich verlaufenen Fälle gleichzeitig eine exogene Giftwirkung und ein chronischer rheumatischer Infekt (Endokarditis) vorlag. Ähnliche Beobachtungen machte MATTHES.

Reversible myelopathische Störungen durch Infekt, die nach Abheilen des letzteren zur Ausheilung kommen, bezeichnen STODTMEISTER und BÜCHMANN als „aplastische Krise".

5. *Beziehungen zur Leukämie.* Ähnlich verschlungen wie die Beziehungen der Panmyelopathie zum Infekt sind auch diejenigen zur Leukämie. Die Panmyelophthise — immer gemessen am peripheren Blut — kann sowohl am Anfang wie am Ende des leukämischen Prozesses stehen. Steht sie am Ende,

dann wird vielfach die Röntgenbehandlung als Ursache in Frage kommen, wie folgender Fall zeigt.

Der 41jährige Garagenmeister kam erstmals am 19. 10. 39 in die Klinik. Er fühlte sich schon seit 2 Jahren nicht mehr recht gesund, machte aber trotzdem Dienst, zuletzt sogar beim Militär, bis er Ende September 1939 wegen einer „Grippe" den Arzt aufsuchte, der eine Leukämie feststellte und ihn der Klinik zur Bestrahlung einwies. Bei der Aufnahme bot er den typischen Befund einer myeloischen Leukämie mit 75% Hb, 4,0 Mill. Erythro und 97000 Leuko, davon 7% Myeloblasten, 32% Myelocyten, 4% Jugend, 9% Stab, 43% Segm, 1% Eosin, 4% Lympho. Noch während der Beobachtung und vor Beginn der Bestrahlung stiegen die Leukocyten auf 142000 an. Die Leber stand 2 Querfinger unter dem

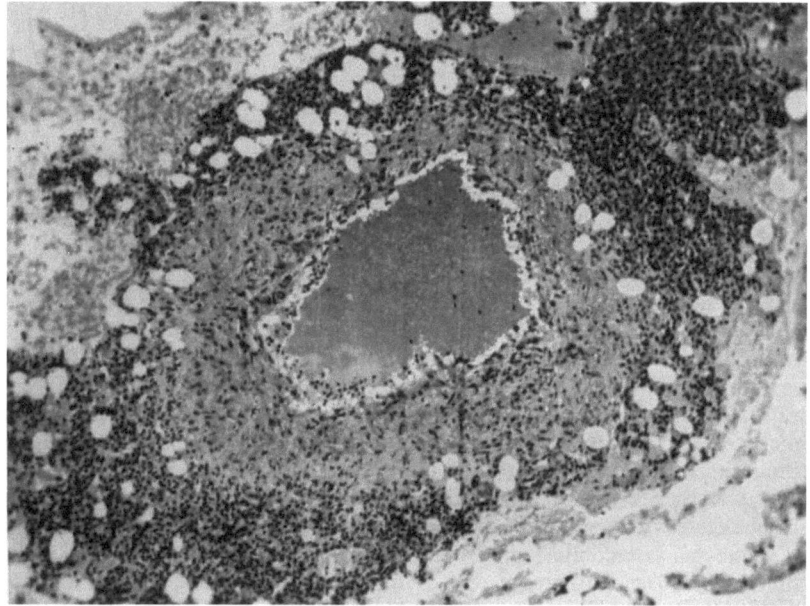

Abb. 440. Knochenmarksgranulom (Fibro-Reticulose) aus einem Sternalpunktat mit zentraler Nekrose. (Nach ROHR.)

Rippenbogen; die riesige Milz reichte bis ins kleine Becken. Am 24. 10. wurde die Bestrahlung unter sorgfältiger Kontrolle des Blutbildes mit vorsichtigen Dosen begonnen. Er reagierte ausgezeichnet. Nach 4 Bestrahlungen gingen die Leukocyten auf 27000 zurück. Da danach nochmals ein Anstieg bis 34200 erfolgte, wurde nochmals eine Bestrahlung durchgeführt, in deren Gefolge die Leukocyten kontinuierlich bis 9000 absanken. Das Differentialblutbild normalisierte sich: Myeloblasten nur mehr 1%, Myelocyten 12%, Jugend 9%, Stab 5%, Segm 58%, Lympho 12%, Mono 3% Hb 80%, Erythro 4,0 Mill. Die Milz war stark verkleinert und überragte nur mehr ein wenig den Rippenbogen. Der Patient verließ in gutem Allgemeinzustand am 2. Dezember die Klinik. Aber bereits 8 Tage später berichtete seine Frau, daß er sich sehr elend fühle und hohe Temperaturen habe. Er kommt jedoch zunächst nicht in die Klinik, weil er Angst hat „operiert zu werden". Am 30. 12. suchte er aber doch die Klinik auf. Er macht jetzt einen schwerkranken Eindruck. Er blutet aus dem Zahnfleisch und Oberkiefer und zeigt septische Temperaturen bis 39,8°. Das Blutbild hat sich bedeutend verschlechtert. Hb 64%, Erythro 3,0 Mill., Leuko 24000, davon Myelocyten 12%, Jugend 9%, Stab 6%, Segm 58%, Lympho 12%, Mono 3%. Senkung 105 in der 1. Std. Trotz Bluttransfusion sinken Hb und Erythrocytenzahlen, sowie die Leukocyten kontinuierlich weiter ab, zuletzt 0,92 Mill. Erythro, 13% Hb, Leuko 1800, davon 7% Myelocyten, 2% Jugend, 5% Stab, 16% Segm, 1% Baso, 67% Lympho und 2% Mono. Reticulocyten bis auf 2%/$_{00}$ vermindert, ebenso Thrombocyten bis auf 4300!. Also das volle Bild der Panmyelophthise, der er wenige Tager später 12. 1. 40 erliegt. Die kurz vor dem Tode durchgeführte Sternalpunktion ergab ein Sternalmark, das nur mehr ganz unreife und mißgebildete Myeloblasten enthielt. Alle reiferen Formen fehlten völlig.

Zwei ganz ähnliche Fälle teilte neuerdings auch KLIMA mit. Es handelt sich also dabei, vielleicht als Folge der Röntgenbestrahlung, vielleicht auch als Folge eines interkurrenten septischen Prozesses, der auf dem Boden der Leukämie entstanden ist, oder vielleicht auch als eigengesetzliche Entwicklung des leukotischen Prozesses, um einen totalen Reifungsverlust des Marks mit weitgehender Hemmung der Ausschwemmung. Man kann sagen, daß die chronische myeloische Leukämie in eine aleukämische Myeloblastose umgeschlagen ist, welche zu dem peripheren Bilde einer totalen Panmyelophthise mit hämorrhagischer Diathese und finaler Sepsis geführt hat. Diesen Verlauf ohne vorausgegangene Strahlenbehandlung fand ich 1945 bei einem Italiener in Düsseldorf. Große Milz und Leber mit enormer leukämischer Infiltration, im peripheren Blut nur 1300 Leukocyten in normaler Verteilung, im Knochenmarkspunktat myeloblastische Inseln, im klinischen Bild hämorrhagische Diathese, septisches Fieber und Exitus nach wenigen Wochen. Nicht selten werden solche Verläufe auch durch eine Urethanbehandlung ausgelöst.

Das periphere Blutbild einer Panmyelophthise kann aber auch der leukämischen Phase vorausgehen. Wir sehen dann Fälle, die im peripheren Blutbild zuerst lange Zeit als eine aplastische Anämie ohne alle leukämischen Zeichen imponieren, bis dann im weiteren Verlauf die Leukämie oft plötzlich in Erscheinung tritt. Vor allem die unreifzelligen Leukosen verlaufen sehr häufig unter dem Bild einer aplastischen Anämie. Solche Fälle sind in großer Zahl beobachtet worden (MILHIT und LAMY, WEBER und WEISSWANGE, WEIL und ASCHKENASY, HENNING, BÜTTNER, SEGERDAHL, BORCHARDT, KLIMA und SEYFRIED, SCHULTEN, STODTMEISTER, BÜCHMANN, MURALTER, MEUWSEN, PALMÉN, SCHMIDT, GALLENKAMP, FRANK u. v. a.). Die Verarmung des peripheren Blutes an Erythrocyten, Leukocyten und Thrombocyten ist verständlich, wenn es sich um eine diffuse leukämische Infiltration des gesamten Knochenmarks mit unreifen myeloischen oder lymphatischen Zellen mit fehlender Ausschwemmung handelt, wenn also eine Aleukämie vorliegt, die erst später in eine leukämische Phase übergeht. Vor allem bei aleukämischen Lymphadenosen kommen solche aplastischen Anämien vor. Der Milztumor, die Lymphdrüsenschwellungen und die diffuse lymphatische Durchsetzung des Marks, im Sternalpunktat eindeutig erkennbar, sichern die Diagnose. Man hat das Zustandekommen der aplastischen Anämie bei der leukämischen Markinfiltration einfach durch Verdrängung des normalen Markgewebes durch die Leukämiezellen erklärt. Geht man von der Tumortheorie der Leukämie aus, so ist dieser Vorgang ohne weiteres verständlich. Der Prozeß ist dann gleichbedeutend mit einer diffusen carcinomatösen Markdurchsetzung, die ja ebenfalls zu einem aplastischen Blutbild führen kann. Außer der lymphatischen und myeloischen Leukämie können auch die seltenen *Erythroblastosen* (s. S. 420) sozusagen „aleukämisch", also ohne periphere Ausschwemmung verlaufen. Auch dann resultiert das Bild einer aplastischen Anämie, häufig begleitet von Leukopenie und Thrombopenie. Auch Reticulosen (RIMBAUD, SERRE, CAZAL u. a.) und Myelome (HEILMEYER, BEGEMANN) können zu ähnlichen Krankheitsbildern führen.

Schwieriger wird die Deutung, wenn weder im Sternalpunktat noch im klinischen Bild ein leukämischer Prozeß erkennbar ist und später doch die Leukämie auftritt, oder bei der Autopsie eine myeloblastische Wucherung in Milz, Leber und Lymphdrüsen in Erscheinung tritt, so daß der Pathologe eine Myeloblastenleukämie diagnostiziert. Ich habe allein in einem Jahre 3 Fälle von typischer Panmyelophthise auch im Sternalpunktat klinisch diagnostiziert, die dann sub finem oder bei der Autopsie eine diffuse leukämische Infiltration zahlreicher Markabschnitte, sowie von Leber und Milz darboten. In einem dieser Fälle war allerdings bei mehrfachen Markkontrollen die zunehmende Myeloblastenwucherung schon intra vitam erkennbar, so daß die erste Markpunktion das Bild einer Panmyelophthise, die letzte dagegen das Bild einer Myeloblastenleukämie bot. Soll man aber diese myeloblastische Wucherung nicht einfach reaktiv als einen letzten Versuch des Organismus zur Zellbildung, der aber nicht mehr zur Zellreifung führt, auffassen? ROHR ist dieser Meinung und tritt deshalb für eine scharfe Scheidung zwischen Leukämie und Panmyelopathie ein. HENNING u. a. dagegen betrachten den Prozeß einheitlich und erkennen einen Übergang von Panmyelopathie zur Leukämie an. Zweifellos gibt es Fälle, in denen monatelang eine echte Panmyelophthise im Knochenmark, wenigstens im untersuchten Sternalmarkabschnitt und im peripheren Blut, vorliegt, und die am Schluß in Mark und Peripherie das Bild einer akuten Leukämie zeigen. Ich selbst habe einen solchen Fall an der Medizinischen Klinik Jena beobachtet (der Fall ist ausführlich von W. H. VEIL in seinem Rheumatismuswerk mitgeteilt). In solchen Fällen kann keine Rede davon sein, daß etwa ein leukämischer Prozeß infiltrativ das Mark durchsetzt hätte. Wir müssen in diesen Fällen annehmen, daß ein und dieselbe Noxe zuerst die Panmyelophthise und anschließend die Leukämie hervorruft. Diese Annahme fällt um so weniger schwer, als die bekannten leukämieerzeugenden Agentien, wie Benzol oder Röntgenstrahlen, bekanntermaßen in gleicher Weise eine Panmyelophthise wie eine Leukämie hervorrufen können. BÜNGELER und HESS haben in ihren bekannten Tierversuchen mit Indol und Benzol bei einem Teil der Versuchstiere nach vorausgehender Panmyelophthise eine Leukämie erzeugen können. Diese Befunde mögen darauf hinweisen, daß die scharfe Trennung dieser beiden Markreaktionen nicht nur klinisch und hämatologisch vielfach nicht möglich ist, sondern daß eine solche Trennung auch dem Wesen nach vielleicht unbegründet ist. Für die genetische Verwandtschaft dieser beiden Erkrankungen könnte auch ihre gemeinsame starke Zunahme in den letzten 10—20 Jahren ins Feld geführt werden. Auch STODTMEISTER und BÜCHMANN kommen in ihrer Arbeit über die funktionell-pathologischen Beziehungen zwischen aplastischer Anämie und akuten Leukämien, nach gründlicher Durcharbeit der Gesamtliteratur und an Hand eigener Beobachtungen ebenfalls zu der Auffassung, daß die aplastische Anämie mit ihrer Markhyperplasie, die zunächst als kompensatorisch gedeutet wird, als das präblastomatöse Stadium der als Tumoren zu deutenden Leukämien aufzufassen ist. „So wird es immer wieder Fälle geben, bei denen es auch auf dem Sektionstisch kaum möglich ist, zu entscheiden, ob es sich „noch" um eine aplastische Knochenmarksinsuffizienz mit starker kompensatorischer Markhyperplasie handelt, oder ob „bereits" infolge „maligner Entartung" derjenige Zustand vorliegt, den wir als Leukämie bezeichnen müssen". Zu ähnlichen Ergebnissen kommt auch NORDENSON.

Daß die Beziehungen zur Leukämie in letzter Zeit erheblich zugenommen haben, zeigen die Befunde HEILMEYERs. Er fand unter 17 Fällen von aplastischer Anämie der letzten Jahre in 16 Fällen einen leukämischen Markbefund (siehe Tabelle 44). Man sieht daraus, daß doch viel häufiger, als früher angenommen wurde, eine Leukose die Ursache einer aplastischen Anämie ist. BEGEMANN konnte in 3 Fällen von aplastischer Anämie ein diffuses Plasmocytom als Ursache aufdecken. Mit Verfeinerung der cytologischen Knochenmarksdiagnostik können heute akute Leukämien und diffuse Myelome häufig erkannt werden, wo sie früher übersehen worden wären.

6. Aplastische Anämie als Folge maligner Entartung des erythropoetischen Markgewebes. Ähnliche Beziehungen wie zur Leukämie bestehen auch zur „Leukämie des roten Systems", die wir als Erythroblastosen bezeichnen. Dabei

Tabelle 44. *Befunde bei idiopathischen aplastischen Anämien.* (Nach HEILMEYER.)

Nr.	Fall		Peripheres Blut				Knochenmark	Art der Ausbreitung [1]				
	Patient	Geschlecht	Hb %	Erythro (Mill.)	Leuko	Thrombocyt.		Knochenmark	Extramedulläre Herde		Ly.-knoten	Leukocyten Schub
									Milz	Leber		
1	B.	♀	60	2,2	900	137000	Myeloblasten, Promyelocyten	+	+	0	0	0
2	M.	♂	29	1,3	2900	76000	Lymphoblasten	+	0	0	0	+
3	H.	♀	17	1,25	2500	17000	Paramyeloblasten	+	+	0	0	0
4	B.	♀	51	2,7	3000	81000	Lymphatische Zellen	+	+	0	+	0
5	St.	♂	70	3,7	3000	90000	Lymphocyten und Lymphoblasten	+	+	+	+	0
6	L.	♀	50	2,4	2500	21000		—	+	+	+	0
7	D.	♂	28	1,1	2600	—	Myeloblasten	+	+	0	0	0
8	J.	♂	26	1,4	2500	22000	Paramyeloblasten	+	0	+	0	0
9	S.	♀	30	1,2	500	—	Paramyeloblasten	+	0	+	0	0
10	K.	♂	36	1,8	1500	7000	Myeloblasten, Promyelocyten	+	+	0	0	0
11	D.	♂	50	2,6	2000	124000	Lymphoblasten	+	+	+	+	0
12	G.	♀	38	1,47	4500	92000	Myeloblasten, Promyelocyten Megaloblasten	+	+	+	+	+
13	T.	♂	56	2,7	3400	173000	Reticulumzellen, Myelomknoten im Femur	+	0	0	0	0
14	H.	♂	27	1,6	1800	32000	Plasmazellen	+	0	0	0	0
15	S.	♂	60	2,8	4300	190000	Reticulumzellen, Myelomzellen	+	0	0	0	0
16	F.	♀	37	1,6	1200	35000	Myeloblasten	—	0	0	0	+
17	B.	♂	16	0,8	1600	22400	zellarm, Reticulumzellen	—	—	—	—	—

[1] Die Metastasierung dieser Fälle war durchweg geringgradig, oft nur mikroskopisch. Fälle mit großer makroskopischer Metastasierung wurden als offensichtliche aleukämische Leukosen aus dieser Betrachtung der „aplastischen Anämie" weggelassen, da man sie nicht als solche, sondern als Leukose auch früher diagnostiziert hätte.

handelt es sich um eine maligne Entartung der Erythroblasten (s. S. 420). Auch diese Erkrankung kann „aleukämisch", also ohne Ausschwemmung von kernhaltigen Roten verlaufen und dann das Blutbild einer aplastischen Anämie hervorrufen. Im Mark solcher Fälle findet man dann regelmäßig eine starke Vermehrung der kernhaltigen Roten in allen Reifestadien, besonders auch Proerythroblasten. Dem genauen Kenner der Kernstrukturen fällt in solchen Fällen nicht ganz selten eine megaloblastenähnliche Umwandlung der Erythroblastenkerne auf, so daß Verwechslungen mit Perniciosamark vorkommen. Sicher gehört auch ein Teil der Fälle von achrestischer Anämie, die WILKINSON als leberresistente Anämieformen beschrieben hat, hierher. Ich selbst habe einen solchen Fall in Düsseldorf gesehen. Zwei weitere ähnliche Fälle s. S. 427.

7. *Aplastische Anämien bei anderen markverdrängenden Prozessen.* Hierher gehören die symptomatischen Panmyelopathien, die man bei Knochenmarkscarcinose oder anderen Knochenmarkstumoren, ebenso bei seltenen Fällen von Lymphogranulomatose manchmal findet. Wenn man die schweren Zerstörungen des Knochenmarks durch die dort wuchernden Tumorzellen (Abb. 18 — 20, S. 41—43) sieht, welche zu einem völligen Verschwinden der spezifischen Knochenmarks-

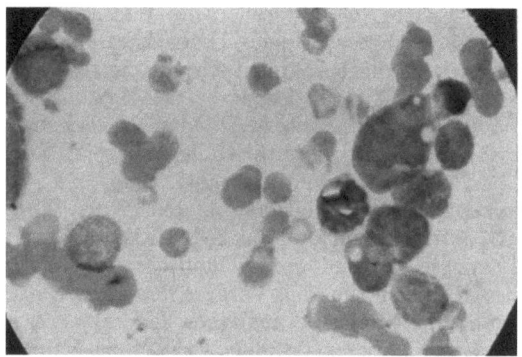

Abb. 441. Tumorzellmark bei einem primären Bronchialcarcinom.

parenchymzellen führen, so ist die Verarmung der Peripherie an allen 3 Blutzellsorten verständlich. Die Durchsetzung des Knochenmarks mit Tumorzellen kann klinisch völlig latent bleiben und wird nur durch die Sternalpunktion aufgedeckt. Auch autoptisch brauchen in einem vollständig von Carcinomzellen diffus durchsetzten Mark makroskopisch keinerlei „Metastasen" erkennbar zu sein, wie ich mehrfach gesehen habe. In den meisten Fällen sieht man allerdings da und dort verstreut knotige Metastasenbildungen neben der diffusen mikroskopischen Zelldurchsetzung. Es gibt aber Fälle, in denen eine solche diffuse Zelldurchsetzung des Marks vermißt wird und trotzdem ein weitgehender Markschwund eintritt. Dieses Verhalten sah ich einmal bei einem Prostatacarcinom, das nur vereinzelte Metastasen im Knochenmark aufwies, im übrigen aber ein zellarmes Mark mit relativ reichlicher Reticulumzellbildung zeigte. Es ist natürlich möglich, daß hier in anderen Markbezirken doch eine weitgehende diffuse Zelldurchsetzung mit Carcinomzellen vorlag.

8. *Panmyelopathie als Mangelkrankheit.* Diejenigen Fälle, welche ein zellreiches, reifungsgehemmtes Mark zeigen, lassen den Gedanken aufkommen, daß hier, ähnlich wie bei der perniciösen Anämie, ein Reifungsfaktor fehle, und daß darin die Ätiologie der Erkrankung zu suchen sei. Schon BIERICH konnte zeigen, daß schwerste Skorbutfälle unter dem Bilde einer aplastischen Anämie verlaufen können, die sich unter der Behandlung wieder zurückbildeten. Einer seiner schwersten Fälle bot folgendes Blutbild: 0,98 Millionen Erythro, 21% Hb, Leuko 3800 mit relativer Lymphocytose, 28 600 Plättchen, also eine Blutzusammensetzung, wie sie für Panmyelopathie typisch ist. Die völlige Rückbildung solcher Fälle zur Norm unter energischer antiskorbutischer Behandlung ist eindeutig festgestellt. Es muß aber betont werden, daß diese Form der

skorbutischen Anämie außerordentlich selten ist und nur schwerste, fast moribunde Skorbutfälle betrifft. Die gewöhnliche Skorbutanämie ist hypochromer Natur mit normalen oder sogar vermehrten Leukocytenzahlen und reichlichem Plättchengehalt. Doch ist das sicher beobachtete Vorkommen aplastischer Fälle von prinzipieller Bedeutung, weil sie zeigen, daß es eine echte ,,Mangelpanmyelopathie" gibt. Neuerdings haben MILLER und RHOADS durch eine Mangeldiät, welche nach GOLDENBERG die Schwarzzungenkrankheit der Hunde hervorruft, aplastische Knochenmarkserkrankungen experimentell erzeugt. Es handelt sich dabei um einen im Vitamin-B_2-Komplex enthaltenen Faktor (Vitamin M = aleukieverhütender Faktor nach DAY), der mit der Folsäure (s. S. 290) identisch ist. Hierher gehören vielleicht die seltenen Fälle der aplastischen Anämie, die bei Sprue und bei Ziegenmilchernährung beobachtet worden sind. Auch die aplastischen Anämieformen, die WEIL und seine Mitarbeiter bei Darmstenosen und Magendarmstörungen beobachtet haben, sind wahrscheinlich in die Gruppe dieser B_2-Mangel-Anämien einzureihen. Durch ,,Folsäureantagonisten" (s. S. 647) können bei Überdosierung solche Myelopathien erzeugt werden.

9. Leukotoxine und endogene Knochenmarksgifte. E. FRANCKE fand bei mehreren Panmyelophthisefällen, daß das Blutserum dieser Kranken die Fähigkeit hat, die eigenen, aber auch gesunde Leukocyten aufzulösen, was er auf das Vorkommen eines zellzerstörenden Toxins (Leukotoxins) im Blute dieser Kranken zurückführt. Nun sind uns zellauflösende Gifte weniger bekannt als proteolytische Fermente, welche eine zellauflösende Wirkung haben. Man könnte deshalb versucht sein, an das Vorkommen proteolytischer Abwehrfermente zu denken, wie man sie auch bei malignen Tumoren (ABDERHALDEN) vorfindet. Die weitere Verfolgung dieser Befunde FRANCKES durch meine Mitarbeiter WEIGELIN und v. MUTIUS hat nicht zu eindeutigen Ergebnissen geführt. Neuere Untersuchungen von RHOADS und Mitarbeitern haben Hinweise dafür ergeben, daß in manchen Fällen von idiopathischen aplastischen Anämien eine Störung der Entgiftungsfunktion der Leber für aromatische Kohlenwasserstoffe vorliegt, wie sich durch Studien der Glucuronsäure-Ausscheidung ergab. Dadurch würden aromatische Kohlenwasserstoffe, ohne entgiftet zu werden, im Blutkreisen und teils vermehrte Hämolyse, teils eine Knochenmarksaplasie, ähnlich wie Benzol herbeiführen.

10. Panmyelophthise als Viruskrankheit. Wenn wir auch beim Menschen bisher keinerlei Beweise, ja nicht einmal Hinweise für eine virusbedingte Entstehung der Panmyelophthise besitzen, so soll diese Möglichkeit hier doch erörtert werden, da in jüngster Zeit nahezu gleichzeitig in Deutschland und Amerika durch KIKUTH, GÖNNERT und SCHWEICKERT sowie durch HAMMON und ENDERS, ferner durch LAWRENCE und SYVERTON eine virusbedingte schwere panmyelophthisische Knochenmarkskrankheit entdeckt worden ist (die sog. infektiöse Aleukocytose der Katzen). Unter geringen klinischen Erscheinungen werden die befallenen Tiere müde, apathisch, appetitlos und sterben meist plötzlich. Charakteristisch ist das Absinken aller weißen Blutzellen auf niedrigste Werte; auch die Erythrocyten nehmen ab, wenn auch in geringerem Grade. Die Erkrankung ist äußerst infektiös. Die Inkubationszeit beträgt 3—5, bis höchstens 12 Tage. Die Krankheitsdauer 2 bis höchstens 7 Tage. Die Letalität ist außerordentlich hoch und liegt zwischen 60 und 70%. Pathologisch-anatomisch findet sich eine schwere Zerstörung des Marks mit Untergang des gesamten Parenchyms. In den Zellkernen des Darms, der Milz, des Knochenmarks und der Lymphfollikel finden sich acidophile Kerneinschlüsse, wie man sie bei anderen Viruskrankheiten vielfach findet. Die Erkrankung hinterläßt eine hochgradige Immunität. Das Serum immuner Katzen ist prophylaktisch und therapeutisch hochwirksam. Positive Übertragungsversuche mit ultrafiltriertem Material sind LAWRENCE und SYVERTON auf gesunde Katzen mit Wahrscheinlichkeit geglückt, auf andere Tiere ist diese Übertragung bisher nicht gelungen.

Diese Feststellungen sind bedeutungsvoll, weil sie zeigen, daß die Panmyelophthise ebenso wie die Leukämie beim Tier als Viruskrankheit vorkommt.

11. Der hereditäre konstitutionelle Faktor. Da in vielen Fällen von Panmyelophthise die Ursache nicht erkennbar ist, in anderen Fällen relativ geringfügige

Gifte, die bei vielen Menschen bedeutungslos sind, die schwere Knochenmarkskrankheit hervorrufen können, so liegt es nahe, endogene, konstitutionelle Momente für die Entstehung des Leidens verantwortlich zu machen. Die meisten Autoren stellen ein solches konstitutionelles Moment, eine „erbbedingte Knochenmarksschwäche" in Rechnung, ohne daß sichere Beweise dafür vorgebracht werden. Die Beobachtungen, die in dieser Richtung sprechen, sind bis jetzt noch sehr dürftig, selbst wenn man die verwandte Agranulocytose mit hereinzieht. So hat ZINNINGER eine Agranulocytose bei 2 Schwestern gesehen, die beide im Alter von 63 bzw. 52 Jahren daran starben. DOXIADES fand bei der Schwester eines Agranulocytosefalles eine Leukopenie. AUBERTIN sah bei den Geschwistern eines aplastischen Anämiefalles ebenfalls Anämie und Thrombopenie, ähnlich berichten RAYNAUD-IMBERT und D'ESLONGUES. In Deutschland haben H. HUBER und GÄNSSLEN ausgedehnte Untersuchungen bei Familienmitgliedern von 4 Panmyelophthisefällen vorgenommen und bei 3 Fällen einzelne Mitglieder mit auffälliger Neutropenie und relativer Lymphocytose gefunden, aber sonst weder Anämie noch Thrombopenie, noch Leukopenie (unter 4000) festgestellt. Die Ergebnisse sind also dürftig, besonders wenn man bedenkt, wie häufig man auch sonst geringfügige Neutropenien beobachten kann. Auch Funktionsprüfungen mit Adrenalin bei solchen Familienmitgliedern ließen keine eindeutigen Unterschiede erkennen, so daß vorerst die Frage des endogenen Anteils am Zustandekommen der schweren Knochenmarkserkrankung noch sehr unsicher ist. Zweifellos gibt es *konstitutionelle Anämien*, die in die Gruppe der hypoplastischen Anämien gehören. So beobachtete ich vor kurzem in der Medizinischen Klinik Jena einen 40jährigen Arbeiter, der schon in der Jugend immer als blutarm angesehen wurde. Am Ende des Weltkrieges wurde eine sichere Anämie bei ihm festgestellt und bei mehrfachen Untersuchungen in späteren Jahren bestätigt. Wir fanden einen Hb-Gehalt von 75%, 3,9 Millionen Erythro, 4000 Leuko und 80000 Thrombocyten. Im Knochenmark eine leichte Reifungshemmung und relative Vermehrung der Eosinophilen. Ursachen für die Anämie ließen sich nicht auffinden. Niemals war es zu hämorrhagischer Diathese, geschweige denn zu Geschwürsbildung gekommen. Im Gegensatz zu den schweren Panmyelopathiefällen war die Blutkörperchensenkungsgeschwindigkeit völlig normal. Bei der langen Dauer der Erkrankung und der Harmlosigkeit des Krankheitsbildes ist eine konstitutionelle Knochenmarksschwäche, vielleicht eine konstitutionelle Knochenmarksallergie, anzunehmen. Daß auch bei der Entstehung der entzündlichen Knochenmarkserkrankungen, die schließlich zur totalen Markaplasie führen können, ein konstitutionelles Moment eine Rolle spielt, konnte kürzlich ROHR zeigen. Er fand die typischen morphologischen Knochenmarksveränderungen bei 2 Brüdern. Wegen der gleichzeitig bestehenden Konstitutionsanomalien ordnete er die Krankheit ein als „FANCONI-Syndrom beim Erwachsenen".

Differentialdiagnose. Das Symptom Anämie, Leukopenie und Thrombopenie ist so greifbar, daß es die Diagnose einer aplastischen Anämie mit Sicherheit gestattet. Nur der Morbus Biermer besitzt dieselbe Trias, wenn auch meist in geringerer Ausprägung. Jedoch macht das Fehlen der wesentlichen perniziösen Symptome wie des typischen Megaloblastenmarks, der HUNTERschen Glossitis, der Achylia gastrica, der viel stärkeren hämolytischen Erscheinungen sowie der Nervensymptome und nicht zuletzt das Versagen der Lebertherapie eine sichere Unterscheidung stets möglich. Mit dieser Feststellung entfallen auch alle die früher behaupteten Beziehungen der aplastischen Anämie zum Morbus Biermer. Es handelt sich hier um völlig wesensverschiedene Erkrankungen des Knochenmarks, die keinerlei Übergänge untereinander aufweisen. Niemals ist die aplastische Anämie ein Endzustand des Morbus Biermer.

Vielleicht etwas schwieriger ist die Abgrenzung gegenüber der WERLHOFschen Krankheit, wenn diese mit einer starken Anämie einhergeht. Doch zeigt der akute Werlhof so gut wie immer eine Leukocytose, und nur die chronische WERLHOF-Erkrankung kann manchmal mit niedrigen Leukocytenwerten einhergehen. In diesem Falle liegt dann auch die Trias: Anämie, Leukopenie und Thrombopenie vor. Doch ist die WERLHOF-Anämie stets eine chronische Blutungsanämie und damit von hypochromem Charakter; sie spricht vorzüglich auf eine richtige Eisenbehandlung an, in deren Gefolge dann auch die Leukocytenzahlen normal werden. Im übrigen bestehen zwischen WERLHOFscher Erkrankung und Panmyelophthise ebensowenig Übergänge wie zwischen letzterer und perniciöser Anämie. Auch hier handelt es sich um völlig wesensverschiedene Vorgänge. Kommt ein scheinbarer WERLHOF-Fall, der in Panmyelopathie übergeht, zur Beobachtung, dann lag sicher kein echter Werlhof, sondern einer jener seltenen Fälle vor, in denen die Schädigung des plättchenbildenden Apparates das erste Symptom der Panmyelophthise ist, wie es bei manchen Benzolfällen zu beobachten ist.

Die differentialdiagnostischen Schwierigkeiten gegenüber Leukämien wurden bereits oben bei Besprechung der Ätiologie eingehend erörtert. Eine Unterscheidung, namentlich gegenüber der aleukämischen Myeloblastose kann hier unmöglich sein und ist wahrscheinlich auch problematisch, weil in diesen Fällen eine genetische Verwandtschaft der beiden Erkrankungen vorliegt.

Jede Feststellung einer Panmyelophthise darf sich niemals mit dieser Diagnose begnügen, sondern muß nach der Ätiologie forschen, die deshalb so ausführlich dargestellt wurde.

Therapie. Da das oft jahrelang vorausgehende Frühstadium einer Panmyelopathie meist noch reversibel ist, das fortgeschrittene akutere Stadium meist nicht mehr, so kommt alles auf eine rechtzeitige Erkennung einer beginnenden Aplasie und auf die Auffindung der Ursache an. Eine sorgfältige und fortlaufende Kontrolle des Blutbildes mit besonderer Berücksichtigung der Leukocyten und Thrombocyten ist vor allem in gewerblichen Betrieben, in denen Aplasie erzeugende Gifte Verwendung finden, ein unbedingtes Erfordernis. Die wesentlichste Maßnahme der Behandlung muß selbstverständlich die Beseitigung der Noxe sein. Man wird in allen Fällen sämtliche zur Aplasie führenden Gifte fernhalten, auch wenn sie im vorliegenden Einzelfall nicht als Ursache bekannt sind; doch möchte ich nicht so weit gehen, daß man etwa die Behandlung einer floriden Lues mit Rücksicht auf die mögliche schädliche Wirkung des Salvarsans ablehnt. Wie schon erwähnt, sah ich eine schwere Panmyelopathie bei einem Luetiker unter Salvarsanbehandlung abheilen. Große Vorsicht erscheint auch mit der Anwendung von Röntgen- oder Radiumstrahlen am Platze. Aus der Erkenntnis heraus, daß es häufig das Zusammenwirken von Infekt und Gift ist, welches das Krankheitsbild verursacht, wird man vorliegende Infektionen frühzeitig radikal behandeln. Das gilt auch für orale Infektionsherde, deren Entfernung, soweit keine hochgradige hämorrhagische Diathese besteht, geboten ist. Es ist übrigens erstaunlich, wie gut selbst schwere Panmyelophthisen eine Tonsillektomie überstehen, und wir haben mehrfach danach, ähnlich wie bei der Milzexstirpation, eine Belebung der Knochenmarkstätigkeit gesehen (W. H. VEIL), die allerdings nicht lange vorhält. Auf der anderen Seite wurden vereinzelt auch Heilungen nach Sanierung des auslösenden Infekts gesehen (JÉQUIER-DOGE). Daneben ist aber auch die Bekämpfung der durch das Fehlen der Leukocyten entstandenen sekundären Infekte notwendig. Dabei hat sich in den letzten Jahren vor allem das *Penicillin* bewährt. Wir geben davon in der Regel 100000—500000 OE täglich intramuskulär. Die durch das Penicillin heute möglische Beseitigung aller Sekundärinfekte wirkt sich auf das Krankheitsbild günstig und lebensverlängernd aus, ohne eine endgültige Heilung herbeizuführen.

Unter den weiteren Behandlungsmitteln stehen Bluttransfusionen an erster Stelle. Sie sind in diesen Fällen als eine Substitutionstherapie für das nur mehr wenig tätige Knochenmark aufzufassen. Es gelingt damit immer, den Erythrocyten- und Hb-Spiegel für einige Zeit zu heben. Das Erreichte geht jedoch immer wieder infolge des ständigen, wenn auch nicht sehr gesteigerten Blutabbaus verloren. Durch immer wieder neue Blutübertragungen können die Fälle oft über viele Monate bis Jahre gehalten werden. Den Rekord stellt wohl der Fall von HURST und KARK dar, welcher mit 290 Transfusionen 11 Jahre am Leben erhalten werden konnte, bis er allmählich unter den Zeichen einer Hämochromatose und allergischer Reaktionen, wie Erbrechen, Durchfälle, Kollaps, Anurie zugrunde ging. Die Herausbildung einer Überempfindlichkeit auch gegen gruppengleiches Blut, die dann zu einem beschleunigten Abbau der Erythrocyten führt, scheint der Transfusionsbehandlung früher oder später ein Ende zu setzen. Durch die Entdeckung der Rh-Faktoren (s. S. 166) sind ein Teil dieser erworbenen Überempfindlichkeitsreaktionen heute vermeidbar geworden. In solchen lang hingehaltenen Fällen sieht man schließlich oft nur mehr körperfremde Erythrocyten des Empfängers in der Blutbahn (LUSENA). Man soll trotz des immer wieder erneuten Absinkens der Blutwerte den Mut zur Weiterbehandlung nicht sinken lassen. In seltenen Fällen konnten damit doch noch Dauererfolge erzielt werden. So schildert BIRK eine Dauerheilung nach 40 Blutübertragungen. Ob die Übertragung von ultraviolett bestrahltem Blut oder von Fieberblut (LAINER), wobei der Spender 4—5 Std vor der Blutentnahme 15 cm^3 Milch intraglutäal gespritzt erhält oder intrasternale Transfusionen, wie das TRAUTWEIN behauptet, besseres leistet als gewöhnliche Transfusionen, ist noch unbewiesen.

Außer den Bluttransfusionen ist eine große Zahl von Mitteln zur Behandlung der Knochenmarksaplasie empfohlen worden: Neben den antianämischen Mitteln, wie Eisen, Arsen und Leberextrakten wurden Nucleotide (Nucleotrat, „Nordmark"), Adrenalininjektionen (GIBSON), Detoxin (TOENIESSEN und BECKER), ferner die verschiedensten Vitamine, besonders A-, B-Komplex und C, sowie Kupferpräparate angewandt. Nach den Untersuchungen von MILLER und RHOADS, ferner von GYÖRGY und Mitarbeitern, sowie von BALZAR und GIOVANNI scheint im B_2-Komplex ein vielleicht auch bei Aplasien wirksamer, unbekannter Reifungsfaktor enthalten zu sein. Ich gebe seit langem reichlich Hefe und Hefeextrakte, wie ich glaube mit etwas Nutzen. Vermutlich ist das wichtigste Wirkungsprinzip dabei die *Folsäure*, welche in einzelnen Fällen sehr günstig wirkt. Es müssen jedoch genügend große Dosen gegeben werden. So sah GENDEL nach Tagesdosen von 150—400 mg eine Besserung des Blutbildes. Wir selbst sahen ebenfalls bei einer Panmyelophthise unklarer Genese durch Folsäuregaben einen deutlichen Anstieg der Leukocyten, die vorher gegen jede Behandlung refraktär waren. Die Zukunft wird zeigen, ob aus der Gruppe der aplastischen Anämien sich diese Fälle, die vielleicht auf einem endogenen Folsäuremangel beruhen, herausheben.

OKINARA, ASAI und INO sahen nach Acetylcholin (50—200 mg subcutan) eine Besserung des Blutbildes. Eine Nachprüfung durch CREMER ließ nur einen Anstieg der Reticulocyten und eine vorübergehende Zunahme der Erythrocyten wohl als Folge vermehrter Zellausschwemmung, aber keine grundsätzliche Änderung des Krankheitsbildes erkennen.

Die von verschiedenen Seiten vorgeschlagene Milzexstirpation hat meines Erachtens nur dann Sinn, wenn dieses Organ am Zustandekommen der Aplasie pathogenetisch beteiligt ist, wenn also eine splenopathische Markhemmung (s. u.) vorliegt. Dieser Fall ist bei Vorhandensein eines größeren Milztumors, beim Auftreten von Magenblutungen oder eines Ascites anzunehmen. In den nicht splenopathischen Fällen halte ich die Splenektomie für völlig kontraindiziert, wenn auch vorübergehende Besserungen danach gesehen worden sind (GOTTLIEB). Von HEINSEN und LEZIUS wurde eine Markknochenimplantation (Kalbsmark) in die Oberschenkelmuskulatur in einem Fall durchgeführt. Die Leukocyten- und Thrombocytenwerte kehrten daraufhin zur Norm zurück. Der schließliche Exitus konnte jedoch nicht verhindert werden. Auch Übertragungen von frisch aspiriertem Knochenmark Gesunder sind ohne Erfolg (BUTZENGEIGER). Beruht die Panmyelopathie auf einer aleukämischen Erkrankung, wird man durch Anwendung antileukämischer Mittel wie Urethan oder Röntgenstrahlen manchmal vorübergehende Erfolge erzielen.

In der überwiegenden Mehrzahl aller voll ausgeprägten Fälle von aplastischer Anämie lassen meist alle therapeutischen Maßnahmen im Stich, und der Exitus kann höchstens hinausgeschoben, aber nicht mehr verhindert werden.

II. Die echte aplastische Anämie im engsten Sinne (Erythroblastophthise).

1. Chronische Formen.

Während die Panmyelophthisen, also die Schädigung des gesamten blutbildenden Markapparates, und isolierte Aleukien und Athrombien keine allzu große Seltenheit sind, ist der vollkommene und isolierte Ausfall der Erythropoese ein sehr seltenes Ereignis. Insgesamt sind unseres Wissens bisher 3 Fälle in der Weltliteratur berichtet worden, bei denen ein vollkommener Ausfall der Erythropoese beobachtet wurde. Zur Charakterisierung des Krankheitsbildes seien die Krankengeschichten dieser Fälle hier kurz angeführt:

Fall HEILMEYER. Es handelte sich um eine chronische Benzolvergiftung eines jungen Chauffeurs. Bei ihm kam es zu einer völligen Einstellung der Erythroblastenbildung im Knochenmark. Während der Beobachtungszeit, die sich über 2 Jahre erstreckte, wurde bei zahlreichen Sternalpunktionen kein einziger kernhaltiger Roter im Mark gefunden. Ebenso war während dieser Zeit kein einziger Reticulocyt im peripheren Blut oder im Markausstrich nachweisbar. Die genauere Markuntersuchung deckte eine leichte Reifungsstörung der Granulopoese (Vermehrung der Myelocyten und Promyelocyten mit Verminderung der reifen Formen) im Mark auf, obwohl die Leukocytenzahl im peripheren Blut immer normal war (6000—8000). Die Differenzierung der Leukocyten im peripheren Blut ließ allerdings eine starke Linksverschiebung bis zu vereinzelten Myelocyten erkennen. Auch die Blutplättchen waren annähernd in normaler Zahl vorhanden; zeitweise Verminderungen bis 120000 wurden beobachtet. Die Megakaryocyten im Knochenmark wurden im Sternalpunktat in normaler Zahl und Form gefunden. Nach fast 3jähriger Behandlung mit über 100 Bluttransfusionen setzte schließlich wieder eine eigene Erythrocytenbildung im Knochenmark ein.

Fall MOESCHLIN und ROHR. Dabei handelt es sich um ein 20jähriges Mädchen, bei dem während einer 2$^{1}/_{2}$jährigen Beobachtung niemals erythropoetische Elemente im Knochenmark nachgewiesen werden konnten. Es fehlten im peripheren Blut und im Knochenmark dauernd die Reticulocyten. Bemerkenswert war in diesem Fall eine seit dem 13. Lebensjahr bestehende Neigung zu polyarthritischen Schüben. Da außerdem vorübergehend eine Eosinophilie im Knochenmark nachzuweisen war, schlossen die Verfasser auf eine allergische Genese des Krankheitsbildes. Da alle therapeutischen Maßnahmen versagten, konnte das Mädchen nur durch Bluttransfusionen am Leben erhalten werden. Während der Berichtszeit bekam sie 120 Übertragungen.

Fall BEGEMANN. Es handelte sich um einen 59jährigen Landwirt, bei dem während einer 4jährigen Beobachtungszeit im Knochenmark bei wiederholten Untersuchungen niemals erythropoetische Elemente festgestellt wurden. Das weiße Blutbild und die Thrombocytenzahl waren stets vollkommen normal. Während der Berichtzeit wurde er ein halbes Jahr lang aus äußeren Gründen weder beobachtet noch behandelt. Merkwürdigerweise ging es dem Patienten während dieser Zeit relativ gut. Die Krankheit trat erstmalig nach einer Magen-Darmverstimmung auf und die zweite akute Verschlechterung erfuhr sie im Anschluß an eine Colicystitis. Ein Wiedereinsetzen der Erythropoese konnte durch die verschiedensten Behandlungsmethoden nicht erreicht werden. Durch dauernde Bluttransfusionen (in der Berichtszeit 80) gelang es jedoch den Allgemeinzustand des Patienten einigermaßen zu halten.

Ähnliche Krankheitsbilder wurden auch von KAZNELSON, HURST und KARK, ferner von SCHORFF und NEUMANN beschrieben. Bei dem Fall der letztgenannten Autoren handelt es sich um eine isolierte Schädigung des roten Markanteils nach Salvarsan-Wismutbehandlung. Es kam dabei jedoch nicht zu einem völligen Erythroblastenschwund, sondern nur zu einer starken Verminderung der Erythropoese. Nach 6 Bluttransfusionen wurde vollständige Heilung erzielt.

Wie aus den angeführten Krankengeschichten ersichtlich, ist die Granulo- und Thrombopoese in der Regel ungestört. Es treten in diesen Fällen daher weder Nekrosen noch hämorrhagische Diathesen auf und der Krankheitsverlauf ist daher weniger dramatisch als bei den üblichen partiellen oder totalen Knochenmarksaplasien. Die Patienten klagen meist über zunehmende Müdigkeit und Leistungsminderung, Atemnot und zunehmende Blässe. Die klinische Untersuchung ergibt außer einer hochgradigen Anämie nichts Besonderes. Die Leuko- und Thrombocytenwerte sind normal oder nur mäßig vermindert, während in den klassischen Fällen die Reticulocyten im peripheren und Knochenmarksblut vollkommen fehlen. Gesichert wird dann die Diagnose durch den Nachweis des vollkommenen Fehlens aller roten Vorstufen im Knochenmark.

Ebenfalls in diese Gruppe gehören die von DIAMOND und BLACKFAN sowie von BENJAMIN beschriebenen Fälle von kongenitalen aplastischen Anämien. Diese sind gekennzeichnet durch hochgradige Anämie bei normalem weißem Blutbild und Thrombocytengehalt, starke Herabsetzung bis zum völligen Fehlen der Reticulocyten, stark verminderte Erythropoese im Knochenmark mit vermehrtem Auftreten von Leuko- und Lymphopoese sowie Reticulumzellen. Ferner finden sich dabei gewisse dystrophische Merkmale, wie Genitalmißbildung und Hemmung der körperlichen und geistigen Entwicklung bei einem leicht pseudomongoloiden Habitus. Diese Krankheit findet sich bei Säuglingen und Kleinstkindern. Ein neuer Fall wurde von M. ESSER beobachtet.

Die *Prognose* der Krankheit ist schlecht, wenn es auch oft gelingt durch Bluttransfusionen den mangelnden Nachschub an roten Blutkörperchen oft über Jahre zu kompensieren. Die Kranken sterben schließlich an Transfusionszwischenfällen, oder durch Versagen des Kreislaufs. Hinzu kommt, daß durch die dauernden Bluttransfusionen dauernd große Eisenmengen dem Organismus zugeführt werden, während auf der anderen Seite kein Eisen für den Hb-Aufbau benötigt wird. Die Folge davon ist eine tiefgreifende Störung im Eisenstoffwechsel, der früher oder später unter den Erscheinungen einer Hämochromatose zum tödlichen Ausgang führt. So wurden ungewöhnlich große Eisenspeicherungen in den Fällen von Hurst und Kark sowie Moeschlin und Rohr gesehen.

Die *Therapie* erstreckt sich im wesentlichen auf dauernde kleine Bluttransfusionen, wobei jedoch auf vollkommene Gruppengleichheit besonders auch im Rh-System zu achten ist, um vorzeitige Transfusionszwischenfälle zu vermeiden. Ferner wird man versuchen durch Gaben von Leber und reichlicher Vitaminzufuhr besonders von Vitamin der B-Gruppe einschließlich der Folsäure, schließlich doch noch die Erythropoese wieder in Gang zu bringen. Einen besonders guten Erfolg sah Esser 1941 durch die intramuskuläre Gabe von 40 cm³ Nabelschnurblut.

Bezüglich der *Pathogenese* gilt das schon bei den Panmyelophthisen Gesagte. Im Fall Heilmeyer war eine Benzolvergiftung, im Fall Schorff und Neumann eine Schädigung nach Salvarsan-Wismutbehandlung, im Fall Moeschlin und Rohr wahrscheinlich eine besondere Allergie und im Fall Begemann wahrscheinlich ebenfalls eine toxisch-allergische Disposition Ursache der Erkrankung. Die kindlichen Fälle entstehen auf dem Boden einer heredodegenerativen Erkrankung. Daneben wird neuerdings von Smith diskutiert, ob derartige Knochenmarksschädigungen nicht im Verlauf von fetalen Erythroblastosen, vor allem durch eine Sensibilisierung der Mutter gegen kindliche A-, B-Agglutinine entstehen können. Tatsächlich wurde bei mehreren Fällen dieser Art ein aplastisches oder hypoplastisches kindliches Knochenmark gefunden (Smith, Wiener und Mitarbeiter). Die Knochenmarksaplasie ist in diesen Fällen als Folge einer Schädigung während der Fetalzeit bzw. als Erschöpfungszustand aufzufassen. In Frage kommen schließlich noch Entzündungen des Knochenmarks auf infektiöser Grundlage und zentrale Regulationsstörungen des Knochenmarks auf Grund einer Störung im Zwischenhirn oder der inneren Sekretion (Moeschlin und Rohr).

2. Akute Formen.

Gasser hat das Verdienst, das Gegenstück der Agranulocytose auch für die rote Blutbildung nachgewiesen zu haben. Diese Form ist in bisherigen Untersuchungen aus dem einfachen Grunde entgangen, weil die Lebensdauer der Erythrocyten im strömenden Blut rund 100 Tage beträgt, also sehr viel länger ist als die der Granulocyten. Kürzer dauernde Störungen der Erythropoese werden daher nicht bemerkt, da sie infolge der Langlebigkeit der Erythrocyten nicht zur Anämie führen. Durch wiederholte Knochenmarkspunktionen konnte aber Gasser vorübergehende aplastische Krisen im Knochenmark nachweisen. Sie waren in der Mehrzahl der Fälle Folge von allergischen Reaktionen, und zwar einmal nach einem Insektenstich, einmal nach Luminal und einmal nach einer Wurmkur mit Ol. chenopodii, zum Teil waren sie aber auch ohne nachweisbare Ursache entstanden. Während der Krisen verschwanden die Normoblasten vollkommen aus dem Mark. Es waren vereinzelt Riesenformen der Proerythroblasten nachweisbar. Die aplastische Krise dauerte meist mehrere Tage, dann kam die Blutbildung wieder in Gang. Tritt dasselbe Ereignis bei einem kongenitalen h. I. ein, so führt die aplastische Krise infolge der Kurzlebigkeit der Kugelzellen zu einer erheblichen Anämie. Es tritt dann das ein, was Owren als aplastische Krise beim h. I. (s. dort) beschrieben hat.

III. Die osteosklerotischen Anämien und Myelosklerosen.

Als eine besondere Form von aplastischer Anämie seien die mit osteosklerotischen Prozessen verknüpften Bluterkrankungen hier angeführt, deren Natur noch umstritten ist. Sie scheiden sich nach dem klinischen Bilde in zwei große Gruppen, nämlich in die bei Kindern vorkommende eigentliche Marmorknochenkrankheit von ALBERS-SCHÖNBERG und in die bei Erwachsenen beobachteten osteosklerotischen Anämien, die scheinbar mit den verschiedensten Bluterkrankungen verknüpft auftreten.

1. Die infantile Form: Typ ALBERS-SCHÖNBERG (eigentlich Marmorknochenkrankheit).

Im Jahre 1904 beobachtete Albers-Schönberg bei einem 26jährigen Manne, der aus geringfügigste Ursache sich einen Bruch beide Oberschenkel zugezogen hatte, in Röntgenbild eine völlige Aufhebung der normalen Knochenstruktur Spongiosa und Corticalis waren nich zu unterscheiden; vielmehr schier der ganze Oberschenkelknochen ohne jede Strukturzeichnung und nur mit der Andeutung einer Markhöhle Der ganze Knochen erschien in seiner gesamten Ausdehnung „wie aus Marmor gebildet". Dieselbe Veränderung fand sich an allen übrigen Knochen (Abb. 442). Nur an den Fußwurzelknochen und in den proximalen Hälften der Metatarsen war noch etwas Struktur zu erkennen. Die Proc. clinoid. post der Sella turcica bestanden au einem derben keulenförmig aufgetriebenen Knochenvorsprung, wodurch die Sella eingeengt wurde Auch die Gesichtsknochen zeigten die marmorne Beschaffenheit. Die Schädeldecke war dagegen normal.

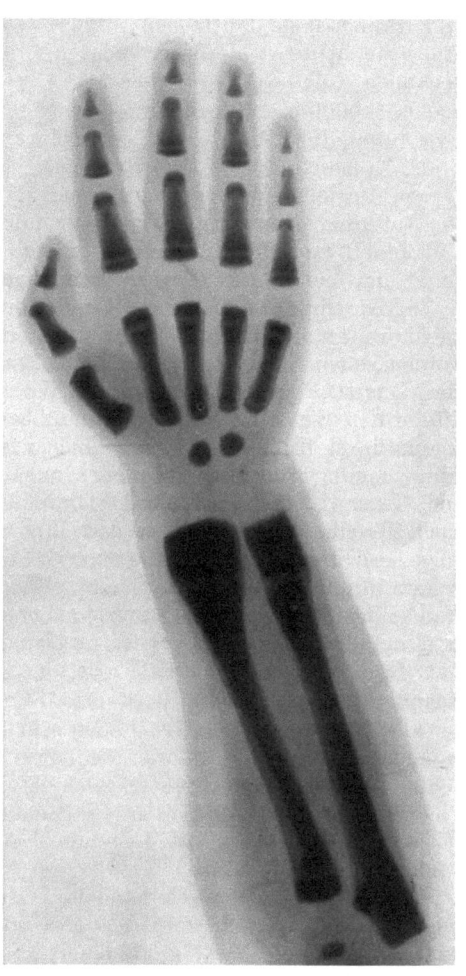

Abb. 442. Echte Marmorknochenkrankheit (bei Kindern). (Nach FANCONI.)

Die Veränderung betraf das ganze Skelet gleichmäßig. In den Diaphysen der Knochen der Hände und Füße, der Fibula und Rippen waren parallel verlaufende Bänder erkennbar, die möglicherweise besonders dichten Kalkablagerungszonen entsprechen. Die Vorgeschichte dieses Falles ergab eine Lues beider Eltern. Beim Kranken selbst war die Wa.R. ebenfalls positiv, ohne daß andere Zeichen von Lues bestanden hätten. Die Vorgeschichte war durch zahlreiche Knochenbrüche, der erste bereits mit 4 Jahren, ausgezeichnet. Im Blutbild bestand eine hochgradige Anämie von 30% Hb, 5800—6400 Leukocyten mit relativer Lymphocytose; besonders auffällig waren die *zahlreichen kernhaltigen Roten* bis zu einem Verhältnis 1 auf 17 Leukocyten, darunter zahlreiche pathologisch entartete, als *,,Megaloblasten"* bezeichnete Formen. An den inneren Organen fand sich eine beträchtliche Vergrößerung von Leber und Milz, sowie eine Schwellung der Lymphdrüsen. Der von REICHE bis zum tödlichen Ende verfolgte Fall bot in den späteren Jahren eine immer mehr zunehmende Anämie. In den Jahren 1915—1924 kam es wiederholt zu Nasen- und Hämorrhoidalblutungen. 1922 erfolgte die 18. Spontanfraktur; aber sämtliche heilten auffallend leicht ab und bildeten einen guten Callus. 1924 begannen Nekrosen im Unterkiefer, später auch im linken Oberkiefer mit Sequesterbildung. Die Anämie erreichte 1926 einen Grad von 10% Hb, dabei stets kernhaltige Rote, besonders auch pathologische Megaloblasten im peripheren Blut! Außerdem starke Polychromasie, basophile Punktierung, mäßige Poikilocytose, Urobilinogen im Harn positiv! Der Kranke starb im 49. Lebensjahr. Die Autopsie (GERLACH) ergab eine ziemlich hochgradige Hämosiderose in Leber, Milz und Lymphdrüsen, ferner in diesen Organen auch kleine Blutneubildungsherde und eine starke Erythrocytenphagocytose!

Im Anschluß an die erste Schilderung von ALBERS-SCHÖNBERG sind zahlreiche weitere kindliche Fälle (bis 1938 etwa 25 Fälle nach CONRAD) beobachtet worden, so von SICK, LOREY und REYE, SCHULZE, KRAUS und WALTER, ALBRECHT und GEISER, FANCONI, VERCO u. a. (WORTIS berichtete 1936 über 80 Fälle der Literatur). Sie stimmen alle darin überein, daß der Beginn der Erkrankung bereits in die früheste Kindheit fällt; ja in mehreren Fällen scheint die Erkrankung bereits intrauterin begonnen zu haben (KRAUS und WALTER, ALBRECHT und GEISER). Mehrfach wurde familiäres Vorkommen beobachtet, vielleicht auch Heredität. Mehrfach wurden Fälle nach Verwandtenehen in der Stammfolge berichtet (LAMB und JACKSON). Stets ist die Knochenerkrankung durch Spontanfrakturen gekennzeichnet. Wiederholt wurden auch Verbiegungen und kolbenförmige Verdickungen an verschiedenen Knochen gesehen. Typisch ist ferner die Einengung der Sella turcica, die mehrfach zu Opticusatrophie geführt hat. In der Mehrzahl der Fälle tritt der Exitus schon in der Kindheit ein. Die Anämie ist kein absolut konstantes Symptom, noch weniger der Milztumor, der allerdings in den meisten Fällen sehr groß war. Im Röntgenbild aller Fälle imponiert die totale Marmorierung, sowie die weitgehende Einengung der Markhöhle. Als besonders charakteristisch gelten die Querbänder in den Metaphysen. Eine luische Infektion spielt in der Mehrzahl der Fälle keine Rolle, so daß die ätiologische Bedeutung der Lues auch in dem ALBERS-SCHÖNBERGschen Falle fraglich erscheinen muß.

Pathologisch-anatomisch handelt es sich um eine eigenartige Störung der enchondralen Verknöcherung, die den Knochen in der Periode des Längenwachstums befällt. Aus verkalktem Knorpel und umgewandelter Knochensubstanz wird eine ,,Marmormasse" (GERSTEL) gebildet, die den ganzen Knochen einschließlich der Markhöhle ausfüllt. In späteren Stadien beobachtete GRIESHAMMER öfter Osteoid- und Mosaikstrukturen. Durch die Ausfüllung der Markräume mit der Marmormasse wird die Strahlenundurchlässigkeit und die enorme Brüchigkeit des Knochens erklärt.

2. Die osteosklerotische Anämie der Erwachsenen (Typ HEUCK-ASSMANN, sekundäre Osteosklerosen bei Blutkrankheiten).

Bereits 1879 fand HEUCK bei einer Leukämie eine diffuse Osteosklerose der Knochen. Dieses selbe Zusammentreffen wurde später von SCHMORL, SCHWARZ, NAUWERCK und MORITZ beobachtet. 1907 berichtete ASSMANN über 4 Fälle bei Erwachsenen, die neben einer allgemeinen Osteosklerose ein anämisches, aber nicht leukämisches Blutbild zeigten, sowie bestimmte Knochenmarksveränderungen und eine mehr oder minder deutliche Hyperplasie der anderen blutbildenden Organe aufwiesen. Später sind zahlreiche weitere Fälle dieser Art beschrieben worden (GRASSER, LESZLER, APITZ, CHAPMANN, OVERGAARD, M. B. SCHMIDT, GRIESHAMMER, BURKERT, BINDER und RIEDL, CONRAD, BEGEMANN, SJÖGREN, SCHULTZER, FERRIMAN, WINDHOLZ und FOSTER, LIÈVRE und MALLARMÉ u. a.). Bei diesen Erwachsenenfällen fehlen fast immer die Spontanfrakturen (ausgenommen im Falle GRASSER), sowie die Deformierungen des Knochens. Es kommt deshalb auch meist nicht zu einer solchen Einengung der Sella turcica, daß Schädigungen des Sehnerven entstehen. Die Knochenveränderungen werden also meist zufällig im Röntgenbild oder bei der Autopsie entdeckt. Die osteosklerotische Neubildung erfolgt vorwiegend im Innern des Knochens in Form einer Verdichtung der Spongiosa. Die Diploeschicht im Schädelknochen wird reduziert und verschwindet oft völlig. Neben osteosklerotischen Prozessen wurden in seltenen, vielleicht nicht ganz hierhergehörigen Fällen, osteoplastische Vorgänge gleichzeitig beobachtet. Ein von FRANK und BREITKREUZ mitgeteilter Fall bot röntgenologisch das Bild einer Knochenmarkscarcinose. Dabei bestanden hochgradige rheumatische Knochenschmerzen. Der Fall verlief besonders bösartig. Der Exitus erfolgte nach 7 Monaten. Der von BEGEMANN mitgeteilte Fall zeigte röntgenologisch Ähnlichkeiten mit der PAGETschen Krankheit. Solche Fälle mit gleichzeitiger Osteoporose zeigen Ähnlichkeit mit der vielleicht genetisch verwandten VAUGHANschen Myelosklerose (s. S. 890). Auf Grund ähnlicher Beobachtungen schlug schon GRIESHAMMER für beide Krankheiten den zusammenfassenden Begriff „Osteomyelosklerose" vor. Eine genaue Analyse des „Baustils" der Knochen bei den osteomyelosklerotischen Anämien wurde zuerst von M. B. SCHMIDT und neuerdings von ACHENBACH gegeben: „Vom endostalen Reticulum aus erfolgt schubweise, ohne Ausbildung typischer Osteoblastensäume, ein großstreckiger An- und Einbau osteoidaler Substanz, lamellären und geflechtartigen Knochens in Spongiosabälk und Compacta. Daneben läßt sich ein ganz geringer kurzstreckiger Abbau nachweisen, der für die Gesamtgestaltung jedoch nahezu keine Bedeutung hat. Dieser sklerosierende Prozeß manifestiert sich herdförmig und ergreift nacheinander alle Knochen des Skeletsystems. Im floriden Krankheitsherd findet sich stets Zellmark, auch dort, wo man beim Erwachsenen Fettmark erwartet. Die Grenzzone zur Knochensubstanz, allerorts, wo osteoid gebildet wird, besteht jedoch aus Fasermark. Nach einer gewissen Zeit klingen die Umbauerscheinungen ab, der Herd beruhigt sich, und das Zellfasermark wird wieder durch das orthotope Mark ersetzt. Der so gekennzeichnete Baustil des osteomyelosklerotischen Prozesses unterscheidet diesen eindeutig von dem Bauplan der übrigen Knochenerkrankungen." Die mit der Osteosklerose zusammen auftretenden Blutveränderungen wurden bei den verschiedenen Fällen als aplastische Anämie, als Polycythämie, oder als aleukämische oder leukämische Myelose beschrieben. Wir werden bei Betrachtung der Pathogenese sehen, daß hier wahrscheinlich nicht verschiedene Blutkrankheiten, sondern nur verschiedene Ausdrucksformen ein und desselben Geschehens vorliegen. Immer ist die Erkrankung von einem erheblichen Milztumor begleitet. Daneben kommen Lebervergrößerungen und Lymphdrüsenschwellungen vor. Der folgende, von mir selbst beobachtete Fall, bei dem auch eine Knochenmarks- und Milzpunktion durchgeführt wurde, mag das geschilderte Krankheitsbild illustrieren:

Der 61jährige Reichsbahninspektor begab sich wegen eines heftigen Schnupfens im Januar 1939 zum Arzt, der eine stark beschleunigte Blutkörperchensenkung, eine Schwellung der Milz und einen Subikterus feststellte. Er wurde mit Leber- und Eisenpräparaten, sowie mit Vitamin C behandelt. Er fühlte sich daraufhin besser und konnte seiner Arbeit nachgehen. Ein Jahr später fiel die starke Blässe auf und er wurde mir zur Klärung der Diagnose überwiesen.

Die Untersuchung ergab als Hauptbefund einen sehr großen Milztumor, der sich ziemlich hart anfühlte und bis zum Nabel reichte. Aussehen anämisch, aber keineswegs kachektisch. Großer kräftiger Mann (1,80 m und 96 kg Gewicht). Im Blutbild 67% Hb, 3,4 Mill. Erythro, FI. 1,0, Leuko 5500, davon 2% Myelocyten, 5% Jugend, 9% Stab, 48% Segm, 3% Eosin, 2% Baso, 12% Mono, 18% Lympho. Vereinzelt Normoblasten, zahlreiche punktierte Erythrocyten, deutliche Polychromasie, starke Anisocytose, Bilirubin im Blutserum leicht vermehrt (Eb 1,21). Im Harn Spuren von Albumen, starke Urobilinogenreaktion. Bei der Sternalpunktion fiel auf, daß sehr große Kraft zum Durchstoßen der Knochenschale angewandt werden mußte. Der Markausstrich ergab einen weitgehenden Schwund des leukopoetischen Markanteils. Dagegen fanden sich zahlreiche Erythroblasteninseln mit kernhaltigen Roten in allen Reifungsstadien, sowie Riesenzellen. Die Milzpunktion lieferte dasselbe Bild. Im wesentlichen fanden sich im Milzausstrich kernhaltige Rote, zum Teil pathologische Erythroblastenformen, sowie Normoblasten, ferner Riesenzellen neben zahlreichen Milzreticulumzellen. Zellen der Granulocytenreihe waren nur vereinzelt nachweisbar. Die Röntgenuntersuchung der Knochen ergab eine allgemeine, ziemlich hochgradige Osteosklerose (Abb. 443), besonders deutlich an Becken, Wirbelsäule, Oberschenkel und Schädel. Zeichen von Frakturen fanden sich nirgends; auch aus der Anamnese war nichts über Spontanfrakturen zu erfahren.

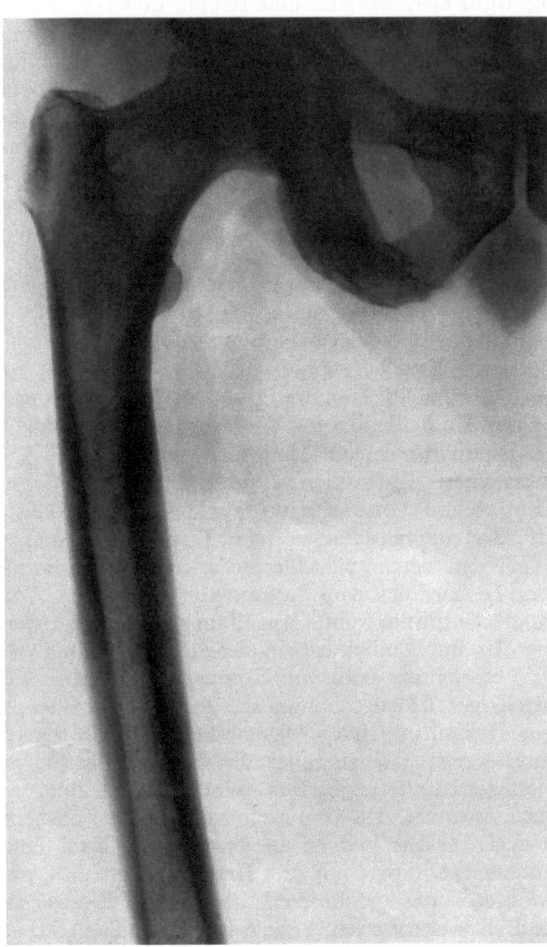

Abb. 443. Osteosklerotische Anämie.

Der dargestellte Fall stimmt weitgehend mit den Fällen II und III von Assmann, ferner mit dem pathologisch-anatomisch genau durchuntersuchten Fall von M. B. Schmidt, sowie mit den Fällen von Leszler, Grasser, Conrad, Apitz, Storti und Klima sowie Begemann überein. Charakteristisch ist die Trias: Allgemeine Osteosklerose, Milztumor und ein Blutbild, das man früher meist als *aleukämische Myelose* aufgefaßt hat. Typisch dafür ist die Anämie und die verhältnismäßig geringe Zahl von Leukocyten, die aber eine starke Linksverschiebung bis zu den Myelocyten aufweisen. Besonders auffällig in den meisten Fällen ist das Vorhandensein kernhaltiger Roter im peripheren Blut, oft in pathologischen, megaloblastenartigen Formen. Die Sternal- und Milzpunktion deckt in unserem Falle einen besonders wichtigen Befund auf: Es fand sich eine

Wucherung der kernhaltigen Roten in Knochenmark und Milz mit ausgesprochener Aplasie der weißen Blutbildung. Es handelt sich also nicht um eine gewöhnliche Myelose, sondern um eine Erythroleukämie. Diese ist oft auch, wie in unserem Falle, von einer starken Vermehrung der Riesenzellen begleitet. Diese kann sogar ganz im Vordergrund stehen, wie der jüngst von HITTMAIR mitgeteilte Fall zeigt. Auch der von KLIMA mitgeteilte 2. Fall ist als Erythroleukämie aufzufassen; denn er zeigt im Knochenmark ein Überwiegen der kernhaltigen Roten über die weiße Blutbildung (57 R: 43 L). Die Blutplättchen können vermehrt oder vermindert sein. Im letzteren Falle kommt auch eine hämorrhagische Diathese vor.

Pathogenese. Bei Erörterung der Pathogenese steht seit Kenntnis der osteosklerotischen Anämien die Frage nach dem primären Vorgang im Mittelpunkt des Interesses. Eine primäre Erkrankung des Knochensystems wird ziemlich einheitlich von allen Autoren abgelehnt und wird höchstens bei den kindlichen Fällen, also bei der eigentlichen Marmorknochenkrankheit diskutiert. Meist wird die Knochenerkrankung als eine sekundäre Folge der Blutkrankheit angesehen, sei es als eine Art Vernarbungsvorgang (v. BAUMGARTEN) oder als Reaktion auf die primäre Markerkrankung (CLAIRMONT und SCHINZ). M. B. SCHMIDT dagegen ist der Meinung, daß die Knochen- und Bluterkrankungen als koordinierte Vorgänge aufzufassen seien. Will man die verschiedensten bei Osteosklerose beobachteten Bluterkrankungen unter dem Gesichtswinkel einer einheitlichen Erklärung betrachten, so kommt man in der Tat zu der Auffassung koordinierter Vorgänge. Man muß annehmen, daß der Erkrankung ein pathologischer Fehldifferenzierungsprozeß des Reticulums zugrunde liegt, das einerseits zu Bindegewebsbildung und osteoblastischer Wucherung, andererseits zu erythroblastischen oder leukotischen Fehlbildungen führt. Wie so häufig, entstehen auf dem Boden der Fehldifferenzierung ungehemmte Wucherungen nicht nur im Mark, sondern auch extramedullär in Leber und Milz. Aber nur im Mark kann ein Teil der Reticulumzellen osteoblastische Fähigkeiten entwickeln, während außerhalb desselben eine erythroblastische Wucherung oft gleichzeitig mit Riesenzellenbildung, seltener eine leukoblastische Wucherung einsetzt. Die Vorstellung einer primären pathologischen Fehldifferenzierung der Stammzellen erklärt auch die an manchen Stellen zu beobachtenden Markaplasien, die dort entstehen, wo die Fehlentwicklung der Reticulumzellen zur Bindegewebs- und Knochenentwicklung auf Kosten der Bildung von Parenchymzellen führt. Wäre die Knochenbildung nur eine Reaktion auf die Parenchymerkrankung des Marks, dann müßten wir sie viel häufiger beobachten; aber wir sehen sie nur in den seltensten Fällen. Das Heer der Leukämien, der Polycythämien oder der Panmyelophthisen zeigt nicht die Spur einer osteosklerotischen Markreaktion. Bei Polycythämien ist im Gegenteil eine Rarefizierung des Knochens nachweisbar. Die Annahme einer primären Fehldifferenzierung erklärt auch die Entstehung der fast immer vorhandenen Anämie am besten. Diese ist, wie schon M. B. SCHMIDT kar gezeigt hat, keinesfalls Folge der mechanischen Einengung der Markräume. Vielmehr findet sich manches Zeichen eines gesteigerten Blutzerfalls, so die Hämosiderose in Leber und Milz, der häufig erhöht gefundene Bilirubinspiegel im Blutserum, die erhöhte Urobilinogenausscheidung und nicht zuletzt die regeneratorischen Zeichen im Blutbild. Es ist anzunehmen, daß die Fehldifferenzierung zur Produktion minderwertiger Erythrocyten führt, die rascher als normal der Hämolyse zum Opfer fallen. In ähnlicher Weise hat neuerdings DUESBERG die Entstehung der Anämie bei Erythroblastosen erklärt. Die Fehldifferenzierung der Erythroblasten kommt auch morphologisch bei den osteosklerotischen Anämien zum Ausdruck. Viele Untersucher berichten von

Megaloblasten, wie sie sonst nur bei perniciöser Anämie beobachtet werden. Auch wir haben bei Erythroblastosen megaloblastenähnliche Zellen mit pathologischem Kernbau gesehen. Daß es bei starker Wucherung der Erythroblasten auch zur Polycythämie kommen kann, ist verständlich und auch bei nicht osteosklerotischen Erythroblastosen beobachtet, ebenso wie ein späterer Übergang in leukämische Bilder. So lassen sich auf dieser *Theorie der Fehldifferenzierung* alle beobachteten Erscheinungen im Blutbild und am Knochen bei den osteosklerotischen Anämien zwanglos erklären. Es liegt also eine Art polyblastischer Retotheliose vor, die gewöhnlich nach der osteoblastischen und erythroblastischen Richtung geht, manchmal aber auch eine leukoblastische und häufig auch eine megakaryoblastische mit einschließt. Der ätiologische Boden, auf dem sich diese Bildungen entwickeln, ist wahrscheinlich derselbe wie bei den Leukosen.

Ob ein grundsätzlicher Unterschied zwischen dem infantilen und dem Typ der Erwachsenen besteht, erscheint zweifelhaft, eine Auffassung, die auch von HEINE vertreten wird. Die Tatsache, daß die Art der Sklerosierungsprozesse bei der osteosklerotischen Anämie grundsätzlich anders ist, als bei der Marmorknochenkrankheit (ACHENBACH), könnte auch dadurch erklärt werden, daß der zur Sklerose führende Reiz einmal einen erwachsenen und das andere Mal einen wachsenden Knochen trifft. Auch das klinische Bild der infantilen Fälle kann durch die besonderen Verhältnisse des wachsenden Knochens bedingt sein. Übrigens zeigt der von GRASSER mitgeteilte Fall, daß auch beim Erwachsenen Spontanfrakturen vorkommen, so daß diesem Symptom keine prinzipielle Bedeutung für die Unterscheidung dieser beiden Formen zuzusprechen ist. Andererseits zeigen diese Spontanfrakturen, daß sich die Folgen der Fehldifferenzierung nicht nur in einer minderwertigen Erythroblastenbildung, sondern auch in einer minderwertigen Knochenbildung äußern.

Prognose und Verlauf liegen von Fall zu Fall verschieden. Während die Fälle ASSMANNs nur eine Krankheitsdauer von wenigen Monaten zeigten, bestand die Erkrankung im Falle M. B. SCHMIDTs etwa 2 Jahre. Der von mir beobachtete Fall hat sich in 2jähriger Beobachtung nahezu unverändert gehalten; der Fall von GRASSER zeigte schon 16 Jahre vorher die ersten Zeichen von Osteosklerose, und der ALBERS-SCHÖNBERGsche Fall, der schon mit 4 Jahren die erste Spontanfraktur hatte, erreichte sogar ein Alter von 49 Jahren. Die Erkrankung kann also, ähnlich wie die Leukämien akut und bösartig oder chronisch und relativ gutartig verlaufen. Ein tödlicher Endausgang scheint allerdings immer unvermeidbar.

Die **Therapie** kann leider nur eine symptomatische sein und ist nach den bei der aplastischen Anämie gegebenen Richtlinien zu gestalten. Vor einer Splenektomie oder einer Röntgenbestrahlung der Milz wurde früher stets gewarnt. HITTMAIR hat aber gezeigt, daß die Splenektomie gut vertragen wird und bei sehr großen Milzen eine wesentliche Entlastung darstellt. Die Neigung zu aplastischen Vorgängen macht die Fälle besonders strahlensensibel, wie auch KLIMA betont. Mit einer allgemein roborierenden Behandlung, mit Gaben von Eisen, Leberextrakten oder Vitamin C glaube ich noch immer am meisten zu nützen. In einem Fall konnte ich mit Leber jeweils die Erythrocytenzahl, mit Eisen den Hb-Gehalt steigern. In einem anderen Fall, der auf Röntgenstrahlen sehr schlecht reagierte, konnten wir durch Urethan (s. S. 619) vorübergehend eine Besserung erzielen.

3. Die Anaemia leuco-erythroblastica mit Myelosklerosis (Typ VAUGHAN).

Diese chronische Erkrankung ist durch folgende Befunde charakterisiert: 1. Splenomegalie; der Milztumor ist meist sehr beträchtlich und von leukämieartigem Charakter. 2. Eine besondere Struktur des Knochengewebes, die durch unregelmäßige Dichte der Spongiosa, verknüpft mit abnehmender Dicke der Corticalis besonders an den langen Röhrenknochen, gekennzeichnet ist. Der innere Rand der Corticalis ist unregelmäßig aufgerauht (Abb. 444). An den Enden finden sich oft periostale Wucherungen. 3. Durch ein typisches Blutbild einer leukoerythroblastischen Anämie mit kernhaltigen Erythrocyten, die zum großen Teil sehr unreifer Natur sind (Proerythroblasten, basophile Erythroblasten und megaloblastenähnliche Zellen). Neben den unreifen Roten kommen auch unreife Leukocytenformen in geringer Zahl vor, Myeloblasten, Promyelocyten und Mylocyten. Die Gesamtzahl der Weißen ist sehr schwankend und liegt etwa zwischen 4000 bis über 20000.

Die Anämie ist meist geringgradig zwischen 50—80%, kann aber mit fortschreitender Erkrankung viel schwerere Grade erreichen. Im Beginn liegt oft eine Polyglobulie vor, so daß die Diagnose auf VAQUEZsche Krankheit lautet. In den von VAUGHAN und HARRISON sowie von ROHLF beschriebenen Fällen liegt auch eine deutliche Resistenzminderung der Erythrocyten (0,50—0,42% NaCl) vor, sowie eine vermehrte Erythrocytendicke (2,46—2,65 μ). Eine Resistenzminderung wurde in einem solchen Falle auch von FIESSINGER und OLIVIER gefunden.

Histologisch findet sich in Milz und Knochenmark eine hochgradige *Fibrose* (Abb. 445); ferner kommen extramedulläre Blutbildungsherde entweder

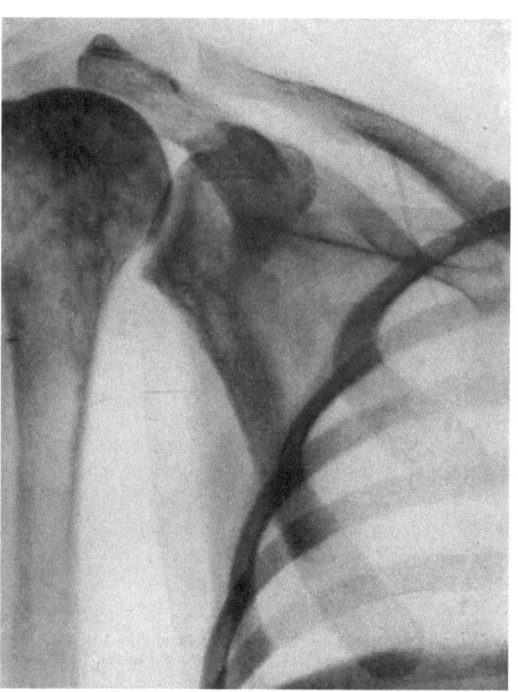

Abb. 444. Knochenstruktur im Röntgenbild bei VAUGHANscher Myelosklerose. (Aus VAUGHAN und HARRISON.)

weit verbreitet in Leber, Milz, Nieren, Nebennieren, Ovarien u. a. Organen oder nur auf die Milz selbst beschränkt, vor. Neben der Wucherung des erythrocytären und leukocytären Gewebes findet sich in ähnlichen Fällen auch eine Wucherung der Megakaryocyten, was zu eigenen Namengebungen Anlaß gegeben hat, wie Splenomegalie myeloide megacaryocytaire amyelocythemique (ÉMILE-WEIL, CHEVALIER und SÉE 1933) oder aleukämische megalocytäre Myelose (WAITZ und WARTER) oder hepatolienale hämatopoetische Endotheliose (LINDEBOOM). Ähnliche Bilder sind schon vor langem von deutschen Autoren, wie ASSMANN, STERNBERG und ASKANAZY beschrieben worden.

Wesen der Erkrankung. Es ist von manchen Autoren angenommen, daß die hierhergehörigen Krankheitsbilder eine deutliche Beziehung zu leukämischen Erkrankungen aufweisen. Sie sind vielfach als atypische Leukämien aufgefaßt worden. Aber die Besonderheit der von VAUGHAN und HARRISON vor allem sorgfältig studierten Veränderungen des Knochengewebes läßt doch eine sichere Unterscheidung zu. Mit Recht machen die genannten beiden Autoren darauf aufmerksam, daß vier Zelltypen dabei betroffen sind: Osteoblasten, Fibroblasten,

Hämocytoblasten (= Erythro- und Myeloblasten) und Megakaryocyten. Alle diese vier Zelltypen stammen von demselben primitiven Mesenchymgewebe ab, und ihre gemeinsame Wucherung ist auf ein und denselben unbekannten Reiz zurückzuführen. Es liegen hier ähnliche Verhältnisse wie bei den osteosklerotischen Anämien vor (s. S. 886), zu denen die VAUGHANsche Myelosklerosis allernächste Beziehungen hat. FRANK und BREITKREUZ beschrieben jüngst einen Fall, der eine ausgesprochene Mischform zwischen osteosklerotischer und

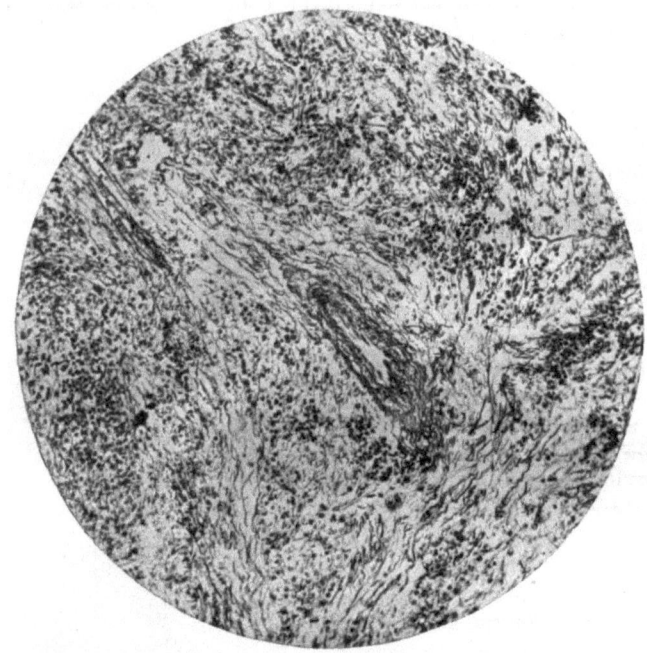

Abb. 445. Histologisches Bild des Knochenmarks bei Myelosklerose mit Fibrillenfärbung, um die Zunahme der Reticulumfasern zu zeigen. (Aus VAUGHAN und HARRISON.)

myelosklerotischer Erkrankung darstellt, in dem neben osteosklerotischen auch osteoblastische Herde im Knochenmark sich vorfanden.

Verlauf und Prognose der Erkrankung sind relativ gutartig, jedenfalls viel gutartiger als die von Leukämien. Auch darin liegt ein wichtiger klinischer Unterschied zu letzteren. In der Mehrzahl der geschilderten Fälle dauerte die Erkrankung viele Jahre. Ätiologisch ist nichts Sicheres bekannt. STONE und WOODMAN machen auf tuberkulöse Herde aufmerksam; bei VAUGHAN und HARRISON lag in einem Fall eine RAYNAUD-ähnliche Gefäßerkrankung, im anderen Falle eine akute rheumatische Arthritis vor.

Die **Therapie** ist mit allgemeinen antianämischen Mitteln ohne Erfolg versucht worden. Röntgenbestrahlungen sind im Gegensatz zu Leukämien völlig erfolglos. Wenn die Vergrößerung der Milz vielleicht einen Versuch darstellt, die Unterfunktion des Knochenmarks zu kompensieren, wäre die Milzexstirpation und -bestrahlung kontraindiziert. Aus der Tatsache, daß oestrogene Stoffe im Tierversuch ein ähnliches Krankheitsbild erzeugen, das durch Verabreichung von männlichem Keimdrüsenhormon verhindert wird, ist auch eine Behandlung mit männlichem Keimdrüsenhormon empfohlen worden (ERF und HERBUT, ROSENTHAL und ERF). Von der Überlegung ausgehend, daß es sich in manchen

Fällen dieser Erkrankung um eine maligne Entartung des Knochenmarks handelt, halten wir in einzelnen Fällen auch einen vorsichtigen Versuch mit Urethan angezeigt.

Differentialdiagnostisch kommt vor allem die Knochenmarkscarcinose in Frage, daneben auch ausgedehnte Metastasierungen bei Lymphogranulomatose und Speicherkrankheiten, die ähnliche Blut- und Röntgenbilder der Knochen hervorrufen. Sorgfältige Durchuntersuchung, besonders im Hinblick auf einen Primärtumor, ist deshalb bei jedem leukoerythroblastischen Blutbild wichtig. Der große Milztumor weist allerdings auf die selbständige Erkrankung des Blutsystems hin. Auch können manche Gifte wie Fluor- und Phosphorvergiftungen, sowie Vergiftungen mit Vitamin D_2 wie auch mit oestrogenen Stoffen ähnliche Bilder hervorrufen.

Zusammenfassende Betrachtung des chronischen Knochenmarkversagens mit Myelosklerose, Myelo-Osteosklerose und extramedullärer Blutbildung. In einer groß angelegten Arbeit fassen WYATT und SOMMERS die oben genannten Erkrankungen unter einheitlichen Gesichtspunkten an Hand von 30 eigenen und 129 Fällen der Literatur zusammen. Danach handelt es sich dabei um ein fortschreitendes Geschehen, das mit zunächst umschriebenen Nekrosen der erythroblastischen und myeloischen Knochenmarkszellen beginnt. Darauf folgt ein reaktives übermäßiges Wachstum mehr unreifer Zellformen, sowie die Entwicklung extramedullärer Blutbildungsherde. Im Knochenmark selbst schreitet der degenerative Prozeß weiter. Größere Markpartien werden atrophisch. Man findet dort nurmehr Reticulumzellen und Gefäßendothelien, sowie eine gelatinöse Grundsubstanz mit zahlreichen erweiterten leeren Gefäßen umgeben von kleinen Gruppen von Megakaryocyten und hämopoetischen Stammzellen. In der Grundsubstanz kommt es zu kollagener Faserbildung (Myelosklerose). Bei manchen Fällen kommt es bei längerer Dauer der Erkrankung zunächst zu granulärer Kalkeinlagerung in die gelatinöse Matrix entlang der Knochentrabekel. Später wird diese Kalkschicht ossifiziert. In schweren Fällen kommt es auf die gleiche Weise auch zu neuer irregulärer Trabekelbildung in der Markhöhle (Myelo-Osteosklerose). Die extramedullären Herde werden als kompensatorisch bedingt angesehen. Mit leukämisch-neoplastischen Prozessen haben diese Veränderungen nichts zu tun.

Die Erkrankung bevorzugt das mittlere bis höhere Alter. Frauen und Männer sind gleichmäßig befallen. Ätiologisch kommen die verschiedensten Ursachen in Frage. Recht häufig deckt die Anamnese Knochenmarksgifte wie Benzol, aromatische Kohlenwasserstoffe, Anilinderivate, Tetrachlorkohlenstoff auf, also Stoffe, wie sie auch zur aplastischen Anämie führen. In anderen Fällen wurden Lebererkrankungen, endokrine und Kreislaufschäden, schwere chronische Blutverluste und primäre hämolytische Vorgänge beobachtet. Chronische Infekte wirken unterstützend. Pathogenetisch stellen die Autoren den Vorgang im Knochenmark der Entwicklung der Lebercirrhose an die Seite. Beides sind morphologische, aber keine ätiologischen Einheiten. Bei beiden Krankheiten bedingen toxische Stoffe oder Mangelzustände primäre Parenchymnekrosen, die von reparativen Hyperplasien der überlebenden Zellen gefolgt sind. Die Fortdauer des Parenchymschadens führt zur Hyperplasie der Stromazellen (Sklerose). Die Verfasser glauben, daß die Myelosklerose ebenso wie die aplastische Anämie im Sinne von BOMFORD und RHOADS durch exogene oder endogene Benzolderivate verursacht wird, während Entgiftung und Ausscheidung durch die Leber unzureichend erfolge. Die leukämisch-neoplastische Genese wird strikt negiert. Alle antileukämischen Behandlungsmethoden seien deshalb kontraindiziert, ebenso die Milzexstirpation, welche nur lebensverkürzend wirke.

Die Arbeit von WYATT und SOMMERS ist insofern sehr bedeutungsvoll, als sie die bis dahin unklaren Krankheitsbilder der chronischen aplastischen Anämie, der Myelosklerose und Myelo-Osteosklerose an Hand eines außerordentlich großen Materials morphogenetisch und pathogenetisch einheitlich auffaßt und ein Verständnis der Krankheitsentwicklung anbahnt. In einem der Fälle von WYATT und SOMMERS handelte es sich allerdings um eine leukämische Entartung. Es muß die Möglichkeit offengelassen werden, daß das myelosklerotische Krankheitsbild die Entwicklung einer echten Leukämie begünstigt.

IV. Die splenopathische Markhemmung.
Die Anaemia splenica oder der Morbus Banti (Pseudobanti).
1. Die portale Hypertension.
Die hämodynamische Milzdekompensation (EWERBECK).

Bereits 1882 hat BANTI unter der Bezeichnung „Anaemia splenica", die er von GRETSCHEL aus dem Jahre 1867 übernommen hatte, Fälle veröffentlicht, deren Kennzeichen ein beträchtlicher Milztumor und eine zunehmende tödliche Anämie waren. Anatomisch zeigte die Milz bedeutende Strukturveränderungen des Reticulums im Sinne einer *Fibroadenie*. Auch in der Leber fanden sich Parenchymzellentartungen und zuweilen auch eine ziemlich leichte Hyperplasie des interlobulären Bindegewebes. Später hat BANTI (1894) sein bekanntes Krankheitsbild, eben die BANTIsche Krankheit, aufgestellt, deren anämisches Stadium mit der beschriebenen Anaemia splenica weitgehende Ähnlichkeit zeigt, so daß er glaubt, daß die Anaemia splenica möglicherweise nur ein besonderes Stadium der BANTIschen Krankheit sei. Auf jeden Fall erwies sich bei beiden Krankheitsbildern die Anämie als direkte Folge der Splenomegalie. „Diese Behauptung wird, außer durch die klinischen Vorgänge auch durch den am Menschen gemachten Versuch gestützt; denn die Splenektomie, auch wenn sie in Perioden vorgeschrittener Krankheit ausgeführt wurde, hat zu rascher und vollständiger Heilung der Anämie geführt." BANTI machte sich auch bereits Gedanken, in welcher Weise die Anämie entsteht. „Gewiß nicht, weil in der Milz eine bluterzeugende Funktion aufhört: Wir wissen heute, daß eine solche Funktion bei Erwachsenen nur vom Knochenmark ausgeht. Man kann auch nicht eine übermäßige Zerstörung roter Blutkörperchen in der Milz annehmen, denn es fehlt in dieser die hämatogene Pigmentierung, und die blutkörperchenhaltigen Zellen sind sehr selten. Man bemerke auch, daß die Pigmentablagerungen auch in anderen Organen fehlen, wo sie als Folge übermäßiger Blutzersetzung sich finden können. Demnach halte ich für die wahrscheinlichste Hypothese, daß die Anämie die Wirkung einer chronischen Vergiftung ist, deren Ausgangspunkt nur in der Milz liegen kann, weil, wenn diese beseitigt ist, die Anämie heilt."

Einen weiteren Schritt in der Erkenntnis des hier vorliegenden pathogenetischen Mechanismus verdanken wir E. FRANK. Die genaue Untersuchung der Blut- und Knochenmarksveränderungen bei solchen klinischen Fällen vor und nach Splenektomie hat gezeigt, daß die Milz auf dem Wege einer besonderen Fernwirkung die Entwicklung und Reifung der Zellen im Knochenmark hemmt. Aber in den Vorstellungen FRANKs ist es nicht mehr ein Gift, sondern ein hormonartiger Stoff, der schon von der normalen Milz abgesondert wird. Er hemmt nicht nur die Bildung der roten Blutkörperchen, sondern noch mehr die Bildung der weißen und der Blutplättchen. „Die splenopathische Hypoleukie oder Aleukie ist die Übertreibung und höchste Steigerung einer normalen Milzfunktion; schon in der Norm gibt es eine, wenn man will, inkretorische

Milztätigkeit, die dauernd im Kleinen das leistet, was wir bei den „makrophagischen Milztumoren" als schwer pathologische Aberration sehen." Diese Auffassung FRANKs fand in der Folgezeit mehr und mehr Anerkennung, und man schrieb die Hemmungswirkung der inkretorischen Tätigkeit der beim Morbus Banti und der Anaemia splenica stark gewucherten Reticuloendothelzellen zu (NAEGELI, W. SCHMIDT). M. B. SCHMIDT spricht von einer „*depressorischen Hypersplenie*"; doch fehlten dafür lange Zeit experimentelle Beweise. Erst in jüngster Zeit wurde das Problem auch von dieser Seite her in Angriff genommen. Wir haben bereits bei der Besprechung der Pathogenese des Morbus Werlhof von solchen experimentellen Versuchen berichtet (s. S. 822), aus denen auf eine Hemmungswirkung der Milz auf das Knochenmark mit einer gewissen Wahrscheinlichkeit geschlossen werden kann. Vor kurzem haben nun BOCK und FRENZEL einen weiteren wichtigen experimentellen Baustein zu dieser Frage beigetragen. Sie unterbanden bei Kaninchen die Vena lienalis und die Vena coronaria ventriculi und zwangen so den Abstrom des Milzvenenblutes unter Umgehung der Pfortader und der Leber über die Vena gastroepiploica sinistra direkt in die Vena cava inferior. Der Effekt dieses Vorgangs auf das Blutbild war ein sehr eindrucksvoller: Es entwickelte sich eine wochenlang anhaltende ziemlich hochgradige Anämie mit Leukopenie und Thrombopenie. Die osmotische Resistenz der Erythrocyten war herabgesetzt. In den ersten 7 Wochen waren auch die Reticulocyten vermindert. Die Leukopenie entstand auf Kosten der Granulocyten, die um 50% abnahmen. Auch die Plättchenverminderung betrug etwa 50%. Während die Anämie nach 10 Wochen sich allmählich wieder ausglich, bestand die Leukopenie und Thrombopenie 35 Wochen unverändert fort. Nach dieser Zeit haben die Autoren durch starke Knochenmarksreize (Nucleotratinjektionen) die Störung allmählich zum Ausgleich gebracht. BOCK und FRENZEL deuten ihre Versuche so, daß die normale Milz Hemmungsstoffe für das Knochenmark absondert, die beim Durchfluß durch die Leber ihrer Wirkung beraubt werden. Ich muß allerdings dazu bemerken, daß bei diesen Versuchen auch die normale Blutzirkulation zwischen Magen und Leber beeinträchtigt wird, und daß so durch den Wegfall des Zustroms eines fördernden Stoffes zur Leber vom Magen aus die Störung der normalen Knochenmarksfunktion zustande kommen könnte. Es wäre ja denkbar, daß der wirksame Stoff erst in der Leber aus vom Magen kommenden Vorstufen gebildet wird, wobei es sich um einen Stoff handeln müßte, der nichts mit dem Antiperniciosastoff zu tun hat. Einen solchen Stoff will neuerdings WOLLHEIM im Tierversuch nachgewiesen haben, er soll in den Fundusdrüsen gebildet werden.

In der Klinik tritt uns die splenopathische Markhemmung häufig als Folge verschiedener Erkrankungen im hepatolienalen System entgegen.

Sekundäre splenopathische Markhemmung. Den höchsten Grad dieser Störung erreichen die Blutveränderungen anscheinend bei der *Kala-Azar*. Bei dieser chronischen, fieberhaft verlaufenden Leishmaniose steht die Entwicklung eines außerordentlich großen Milztumors ganz im Vordergrund des Krankheitsbildes. Histologisch ist dieser durch eine starke Pulpahyperplasie bedingt. Hand in Hand mit der Entwicklung des Milztumors geht eine Abnahme der Granulocyten, die sich bis zum vollkommenen Schwund, also bis zur totalen Agranulocytose steigern kann. Auch die Blutplättchen nehmen an der Verminderung teil. Die Neigung der chronischen Kala-Azarkranken zu septischen Sekundärinfektionen und Nekrosen sowie zu Purpura und anderen hämorrhagischen Erscheinungen werden mit der Entwicklung dieser splenomegal bedingten Aleukie in Zusammenhang gebracht.

Meist nicht so hochgradig, aber doch sehr deutlich ist die Hemmungsfunktion der Milz bei anderen Milztumoren. FRANK verweist hier vor allem auf den *Typhus abdominalis*, bei dem jedoch zweifellos auch direkte knochenmarksschädigende Wirkungen des Typhusgiftes eine wesentliche Rolle spielen. Viel eindeutiger ist die Wirkung der erkrankten Milz beim *abdominellen Lymphogranulom* erkennbar, da diese Erkrankung sonst gesetzmäßig mit Leukocytose einhergeht. Nur wenn Milz und Leber isoliert befallen werden, tritt immer eine Leukopenie in Erscheinung (SCHOUSBOE, MARCHAL, MAHONDEAU und FRESSINAUD). Weitere leukopenische Milztumoren finden sich bei *chronischer Malaria*, bei der BANGschen Krankheit, dem *Maltafieber* (DE FILIPPI) und bei *luischen Milztumoren*, bei Milztuberkulose (ENGELBRETH-HOLM), beim FELTY-Syndrom (CREMER, BREU und FLEISCHHACKER u. a.), ferner bei manchen Formen von *Lebercirrhose* mit und ohne Milztumor, beim *Morbus Gaucher* (HATZKY) und bei der *Milzvenenthrombose*.

Die portale Hypertension. Eine wesentliche Bedeutung für den ganzen Fragenkomplex haben die neueren Untersuchungen über den portalen Kreislauf und seine Störungen gewonnen. Von der Überlegung ausgehend, daß das Pfortaderblut nach Überwindung des Darmcapillargebietes kaum in der Lage sein dürfte, ein zweites Capillargebiet, nämlich das der Leber, ohne einen erneuten Bewegungsimpuls zu passieren, wurden die Kreislauf- und Druckverhältnisse in der Vena portae einer eingehenden Prüfung unterzogen. BURTON-OPITZ fand beim Hund einen portalen Venendruck von 8,9 mm Hg, bei einem Femoralvenendruck von 5,4 mm Hg, und nach USADEL schwankt der Pfortaderdruck zwischen 4,5 und 20 mm Hg. Dieser Pfortaderdruck, der also zum Teil größer zu sein scheint als in den peripheren Venen, wird vor allem durch folgende Faktoren aufrechterhalten: 1. Die Darmperistaltik mit Hilfe der Klappen in den kurzen und langen Darmvenen bis in ihre Einmündung in die Vena portae, 2. die Längsmuskulatur der Pfortader selbst, durch deren Besitz sie „eine gewisse Sonderstellung im Venensystem als besonders kräftiges hämodynamisch wirksames Rohr, dem eine gewisse arterielle Wirkung nicht abzusprechen ist", einnimmt (KIRSCHER), 3. durch die Kontraktionsfähigkeit der Milz (LUBARSCH, HEIDENHAIN, BRAUS), die mit Hilfe autonomer, rhythmischer Kontraktionen (MALAMANI) in der Lage ist, beträchtliche Drucksteigerungen in der Pfortader zu erzeugen (RICHBERG). Ferner wird der Pfortaderdruck durch Erhöhung oder Verminderung des Leberwiderstandes reguliert. Dieser wird ebenso wie die Milzkontraktionen nervös gesteuert (GUILLERY, BARCROFT). Es kann hier nicht auf physiologische Einzelheiten und das recht komplizierte Zusammenspiel der verschiedenen Faktoren eingegangen werden. Der daran Interessierte findet eine ausführliche Literaturwiedergabe in den sehr schönen Zusammenstellungen von CREMER und EWERBECK.

Es ist einleuchtend, daß in diesem auf das Zusammenwirken zahlreicher Faktoren angewiesene Kreislaufsystem zahlreiche Störungsmöglichkeiten bestehen. Neben zentralen Stauungen durch zwischen Herz und Leber gelegene Kreislaufhindernisse oder infolge Herzinsuffizienz kommen vor allem auch periphere, also in der Milzvene bzw. der Pfortader selbst gelegene Hindernisse in Frage. Als solche kommen in Betracht: echte Thrombosen der Milzvene oder der Pfortader, sklerotische Veränderungen der Venenwand, Gefäßanomalien, Kompressionsstenosen z. B. durch Lymphome, Einengungen der Venen durch peritoneale Verwachsungen und schließlich nervöse Dysregulationen der Gefäße. Wie sich Hindernisse im Abflußgebiet der Milzvene, bzw. der Pfortader bezüglich der Ausbildung von Kolateralkreisläufen auswirken, zeigen die der Arbeit von BLAKEMORE und LORD entnommenen Abb. 446. Daraus geht klar hervor, daß 3 große Gruppen von Kreislaufstörungen unterschieden werden müssen: Störungen, die lediglich auf die Milzvene beschränkt sind, solche, die in der Vena portae außerhalb der Leber liegen und solche, die in der Leber selbst gelegen

Die portale Hypertension. Die hämodynamische Milzdekompensation (EWERBECK). 897

sind und daher zu einer Störung der Leberfunktion und Schädigung des Lebergewebes führen müssen. Da diese verschiedenen Stauungserscheinungen mit

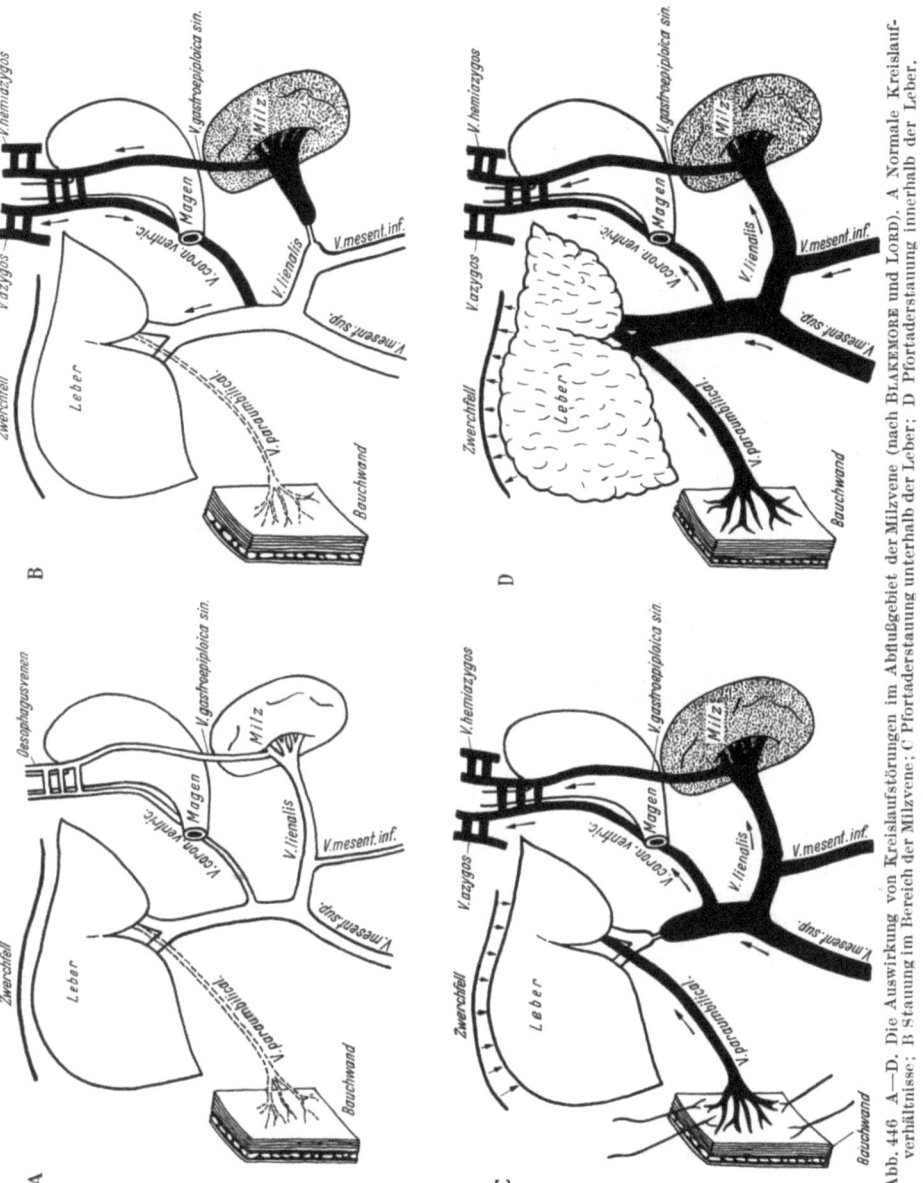

Abb. 446 A—D. Die Auswirkung von Kreislaufstörungen im Abflußgebiet der Milzvene (nach BLAKEMORE und LORD). A Normale Kreislaufverhältnisse; B Stauung im Bereich der Milzvene; C Pfortaderstauung unterhalb der Leber; D Pfortaderstauung innerhalb der Leber.

einem Druckanstieg im Bereich der Pfortader einhergehen, hat man von dem Krankheitsbild der „portalen Hypertension" gesprochen. Der negative anatomische Befund bei dem klinischen Bild der Milzvenenthrombose findet seinen Ausdruck im Begriff der „Pseudomilzvenenthrombose" (LICHTENSTEIN und PLENGE) oder „Milzvenenstenose" (WALLGREN). Außerdem können aber auch primäre Milzerkrankungen wie eine kongenitale Dysplasie oder nervöse Dysregulationen

Handbuch der inneren Medizin. 4. Aufl. Bd. II. 57

der Milz ähnliche Bilder auslösen. Da diese verschiedenen Veränderungen nicht immer mit einem Anstieg des Pfortaderdrucks einhergehen, ist der von EWERBECK geprägte Begriff der „dynamischen Milzdekompensation" umfassender. Jede Kreislaufbehinderung im portalen Kreislauf muß zunächst zu einer Stauung in der Milz führen. Aus ihr entwickelt sich dann im Laufe der Zeit das anatomische Bild der Fibroadenie.

Ein einheitliches Krankheitsbild, in dessen Mittelpunkt pathogenetisch ein solcher fibröser Milztumor mit gesteigerter Hemmungsfunktion auf das Knochenmark steht, wurde erstmals am Ende des letzten Jahrhunderts von BANTI beschrieben. Dieses Krankheitsbild figuriert heute meist unter dem Namen einer „Anaemia splenica" oder „Morbus Banti", auch „Morbus Pseudobanti" in der Literatur.

2. BANTI-Syndrom.

Die BANTISche Krankheit ist „die gequälte Geschichte einer genialen Idee" wie GREPPI mit Recht sagt. Es ist hier nicht der Ort die leidige Diskussion über den Morbus Banti ausführlich wiederzugeben. Im Rahmen der Blutkrankheiten interessiert nur der im Morbus Banti primär hervortretende Mechanismus der Markhemmung im Zusammenhang mit Splenomegalie.

Als BANTI 1894 erstmals sein neues Krankheitsbild beschrieb, das er Splenomegalie mit Lebercirrhose nannte, fand er diese Krankheit einmal bei Jugendlichen, zum anderen auch bei Erwachsenen. Die Symptomatologie gliederte er in 3 Stadien: 1. Anämisches Stadium, 2. Übergangsstadium, 3. Ascitisches Stadium. Zuerst tritt eine langsam zunehmende Milzvergrößerung auf, die anfangs völlig unbemerkt bleibt und vom Kranken meist zufällig entdeckt wird. Der Milztumor erreicht schließlich eine beträchtliche Größe, ähnlich der leukämischer Milzen; er hat eine glatte Oberfläche, abgerundete Ränder, ist schmerzlos und gut atemverschieblich. Nach dem Auftreten des Milztumors kommt es zu den Erscheinungen der Anämie. Im Blutbild findet sich eine gleichmäßige Verminderung der Erythrocyten und des Hämoglobins ohne regeneratorische Zeichen, sowie eine Leukopenie, keine Urobilinvermehrung im Harn. Dieses anämische Stadium dauert viele Jahre. Die Anämie ist während dieser Zeit völlig unbeeinflußbar.

Im Übergangsstadium tritt ein Subikterus von Haut und Skleren ein, die Harnmenge vermindert sich, Urobilin wird positiv. Daran schließt sich das ascitische Stadium mit Schrumpfung der Leber und Zunahme des Ikterus. Der Stuhl wird jedoch niemals entfärbt. Öfter bestehen Temperaturen, besonders abends. Der Verfall schreitet fort, und es kommt im Laufe von Monaten zum Exitus.

Pathologisch-anatomisch bestehen nach der BANTIschen Schilderung die wesentlichen Veränderungen in einer bedeutenden Vermehrung und Verdickung des Reticulums der stark vergrößerten Milz. Diese findet sich vor allem an den MALPIGHIschen Körperchen periarteriell in Form einer Verdichtung aus hyalinem Bindegewebe, das sich nach der Peripherie des MALPIGHIschen Körperchens zu allmählich auflockert und am Rande in normales Gewebe übergeht (Abb. 447). In der Milzpulpa zeigen die feinen Venen ebenfalls Verdickungen der Endothelien, sowie eine perivasculäre Verdickung des Reticulums. Auch das übrige Pulpanetz zeigt stark verdickte Reticulumfasern. Dieser Vorgang ist um so stärker, je älter die Krankheit ist, und es kann schließlich zu einer völligen fibrösen Umbildung der Milzpulpa kommen. Diesen ganzen Vorgang an Milzkörperchen und Pulpa bezeichnete BANTI als *Fibroadenie*. Ob auch der von AIMES und CAZAL als Morbus Banti beschriebene Fall mit eosinophilen Infiltrationen und periarterieller Reticulofibrose der Milz hierher gehört, ist noch fraglich.

Außer den Milzveränderungen finden sich regelmäßig an der Milzvene und an den Pfortaderästen alle Zeichen eines atheromatösen Prozesses mit starker Verdickung der Intima sowie mit atheromatösen und verkalkten Herden und mit endophlebitischen Prozessen. Die Leber zeigt im ascitischen Stadium den typischen Befund einer ausgedehnten Cirrhose, jedoch nie mit der Hochgradigkeit einer LAËNNECschen Cirrhose. BANTI betont jedoch ausdrücklich, daß die Lebercirrhose stets das Ende des ganzen Krankheitsvorganges sei. Im anämischen Stadium der Erkrankung wurde die Leber bei chirurgischen Eingriffen *normal* gefunden.

BANTI selbst erörtert eingehend die Beziehung dieser geschilderten Erkrankung zur Anaemia splenica und bekennt sich zu der Möglichkeit einer einheitlichen Auffassung.

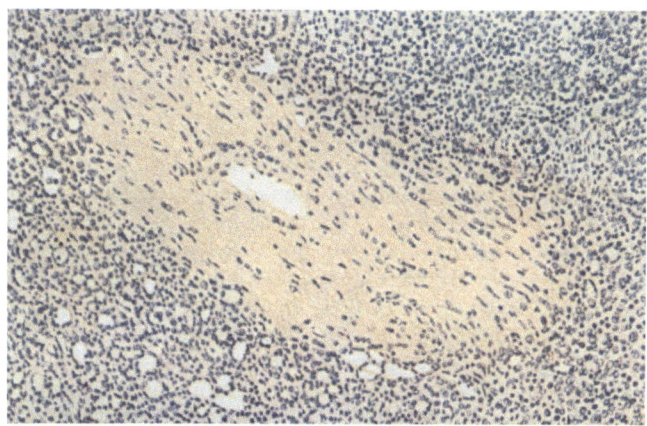

Abb. 447. Vorgeschrittenes Stadium der Fibroadenie (III. Stadium). Fibroadenie der MALPIGHIschen Körperchen der Milz (nach BANTI; aus EPPINGERs hepatolienalen Erkrankungen).

Leider ist in der Folgezeit die BANTIsche Krankheit ein Zielpunkt zahlreicher und fruchtloser Diskussionen von Pathologen und Klinikern geworden — ich nenne hier nur die Namen CHIARI, MINKOWSKI, NAEGELI, EPPINGER, — was dazu führte, das ganze Krankheitsbild überhaupt aufzugeben. EPPINGER kommt auf Grund des histologischen Studiums der deutschen und italienischen Fälle zu der Auffassung, daß es in Deutschland überhaupt keine Erkrankung gäbe, welche der Schilderung BANTIs anatomisch entspräche. Die weitere anatomische Analyse von „BANTI-Milzen" ließ im wesentlichen 2 Typen erkennen: Einmal das Bild der fibroadenitischen Splenomegalie (oder hyperplastische Splenomegalie), wobei die Anordnung der Fibroadenie durchaus nicht immer der ursprünglichen follikulären Form BANTIs entspricht. Zum zweiten zeigt sie das Bild der fibrokongestiven Splenomegalie, die sich nach früherer Ansicht auf dem Boden einer Stauung oder Stase entwickelt. Die Endzustände beider Formen sind histologisch und auch klinisch kaum zu trennen. Als wesentlich für beide Formen sieht PATRASSI, dem wir das eingehendste Studium des Morbus Banti in der Gegenwart verdanken, eine primär hyperplastische Milzpulpitis an, also eine *Entzündung der Milzpulpa*, welcher eine begleitende zur Cirrhose führende Hepatitis mehr oder weniger beigeordnet ist, da dasselbe krankmachende Agens auch die Leber gleichzeitig trifft und zu entsprechenden Reaktionen veranlaßt, als deren Folge Milzpulpitis und Hepatitis und schließlich fibröser Milztumor (warum sagt man nicht auch Milzcirrhose?) und Lebercirrhose entstehen.

Wir verstehen also heute unter *Morbus Banti* oder *Anaemia splenica* die primären *fibroadenitischen* oder *fibrokongestiven Splenomegalien* (mit oder ohne begleitende Lebercirrhose), aber *stets mit pathologisch gesteigerter Knochenmarkshemmung* im Sinne einer „*depressiven Hypersplenie*" *und ihren Auswirkungen auf das periphere Blutbild*.

Auch in der anglo-amerikanischen Literatur ist man seit langem zu einer einheitlichen und positiven Auffassung der Anaemia splenica im Sinne einer Identifizierung mit dem Morbus Banti gekommen. So definiert OSLER (1920) die Anaemia splenica als eine primäre Erkrankung der Milz unbekannten Ursprungs, charakterisiert durch progressive Vergrößerung, Anämie mit Neigung zu Blutungen und in einigen Fällen mit einer sekundären Lebercirrhose mit Ikterus und Ascites. Daß die Milz selbst Sitz der Krankheit sei, werde durch die Tatsache gezeigt, daß eine vollständige Wiederherstellung nach ihrer Entfernung möglich sei. ROLLESTON in London (1914) versteht unter Morbus Banti nur den Endzustand der Anaemia splenica; er faßt diese also als Frühstadium der BANTIschen Krankheit auf, das nicht immer von dem BANTIschen Endstadium abgelöst würde. Er charakterisiert die Anaemia splenica folgendermaßen: 1. chronische Splenomegalie ohne irgendeine nachweisbare Ursache, 2. Abwesenheit von Drüsenschwellungen, 3. chronische (meist hypochrome) Anämie, 4. Fehlen einer Leukocytose, meist mit Leukopenie, 5. Neigung zu zeitweisen abundanten Magen-Darmblutungen, 6. protrahierter Verlauf ohne Neigung zur Heilung. Letztere erfolge dagegen nach Splenektomie. Auch in Italien hat der Morbus Banti volle Anerkennung gefunden und wird von PATRASSI, dem besten Kenner der Krankheit in Italien, in ähnlichem Sinne definiert wie von uns oben. Er bezieht diese sekundären Milztumoren mit bekannter Ätiologie unter dem Begriff der BANTI-Syndrome mit ein.

Symptomatologie. Die Erkrankung kommt in allen Lebensaltern vor. Der jüngste Kranke CHANEYs war $2^1/_2$ Jahre alt. Die Krankheit ist bei Jugendlichen häufig durch eine allgemeine Entwicklungshemmung charakterisiert (splenischer Infantilismus). Am häufigsten kommt die Krankheit im mittleren Lebensalter vor; das Durchschnittsalter der Erkrankung liegt bei den einzelnen Statistiken zwischen 30 und 40 Jahren. Die beiden Geschlechter sind gleich häufig befallen. Die Erkrankung beginnt schleichend und dauert viele Jahre. CHANEY gibt eine Durchschnittsdauer von 7 Jahren an. LUCCHI beschrieb einen Fall mit 20jähriger Dauer.

Die meisten Kranken kommen wegen Beschwerden von seiten der vergrößerten Milz zum Arzt. Sie klagen über Schmerzanfälle in der Milzgegend, über Seitenstechen, über Druck und Völlegefühl in der Magengegend und über die verschiedenartigsten Verdauungsstörungen, die man bei großen Milztumoren häufig findet. Nicht selten führt eine große, abundante Magenblutung die Kranken erstmals zum Arzt, der dann gewöhnlich eine Ulcusblutung annimmt, bis der Befund eines Milztumors auf die Besonderheit der Erkrankung aufmerksam macht. Die Anaemia splenica gehört nicht eigentlich zu den zehrenden Krankheiten. Die Gewichtsabnahme ist selbst nach jahrelangem Verlauf meist nur geringgradig. Häufig wird aber eine allgemeine Schwäche oder Mattigkeit angegeben. Manchmal macht die fahle, blaß-gelbe Hautfarbe der fortschreitenden Anämie zuerst auf das Leiden aufmerksam.

Bei der Untersuchung imponiert als wichtigster und konstantester Befund der *Milztumor*, der in allen Fällen nachweisbar ist. Seine Größe schwankt zwischen einer eben am Rippenbogen tastbaren Milz und zwischen Milzen, die bis ins kleine Becken reichen, so daß man zunächst eine Leukämiemilz vor sich zu haben glaubt. Der Milztumor ist stets verschieblich, derb, glatt; eine Kerbe ist häufig fühlbar. Ein sehr charakteristisches Symptom der Erkrankung sind die meist mehrfach auftretenden *Magen-Darm-Blutungen*, für die sich anatomisch häufig kein Befund nachweisen läßt. Nur in den mit ausgesprochener Lebercirrhose kombinierten Fällen stammt das Blut manchmal aus geplatzten Ösophagusvaricen. In anderen Fällen liegen reine Schleimhautblutungen ohne organischen Befund vor. Die venöse Stauung der Magenschleimhaut wird aus Betrachtung der Abb. 446 verständlich. Unter dem Material Chaneys litten 41 von seinen 69 Fällen an Blutungen. Bei 38 lag eine Hämatemesis vor, bei 27 wurden Blutstühle beobachtet. Die Blutungen sind oft lebensbedrohlich und zwingen zur Transfusion. Die nicht seltenen Schmerzanfälle in der Milzgegend sind durch *Milzinfarkte* und *perisplenitische Prozesse* bedingt, die sich manchmal durch ein Reibegeräusch verraten.

Im Laufe der Erkrankung nimmt die Leber mehr oder weniger an dem Krankheitsprozeß teil. Im Frühstadium jedoch ist die Leber manchmal noch völlig unbeteiligt, und es gibt Fälle, bei denen sie dauernd unbeteiligt bleibt. An einer größeren Zahl selbst beobachteter Fälle konnte ich auch mit feineren Funktionsprüfungen keine Störung der Leberfunktion nachweisen. Ein von mir auch hinsichtlich des Blutfarbstoffwechsels eingehend untersuchter jugendlicher Fall sei im folgenden kurz wiedergegeben.

Es handelt sich um einen 15jährigen Jungen, mit ausgesprochener Entwicklungshemmung und sehr großem Milztumor. Die Anämie war mit 33% Hb und 2,3 Mill. Erythro ziemlich hochgradig, dazu Leukopenie von 4000 und leichte Thrombocytopenie von 150000. Der Blutfarbstoffwechsel ergab eine absolut verminderte Gesamturobilinausscheidung von 72 mg je Tag; im Harn fanden sich nur 0,39 mg im Tag. Der Urobilinquotient lag unter 0,5%, war also außerordentlich tief, ebenso der Harnfarbwert von durchschnittlich F_0 0,5, ebenso der Serumfarbwert Eb 0,56. Die Leber erwies sich also im gesamten Farbstoffwechsel als völlig unversehrt. Tatsächlich ergab sich auch bei der Autopsie während der Splenektomie eine zarte, weiche und glatte Leber. Die Operation führte zu einem vollen Erfolg. Die in der Anamnese mehrfach angegebenen Magenblutungen, für die bei der Operation keine Ursache feststellbar war, verschwanden, und die gehemmte Entwicklung ging gut voran.

Bei dem großen Material, das Chaney an der Mayo-Klinik gesehen hat, wurde bei jeder Splenektomie jeweils auch ein Leberstückchen zur mikroskopischen Untersuchung entnommen. Dabei ergaben sich allerdings häufiger Zeichen einer leichten bis schweren interstitiellen Hepatitis. In mehreren Fällen war jedoch die Leber auch bei subtilster mikroskopischer Untersuchung völlig normal. Makroskopisch war in den Fällen Chaneys in etwas weniger als der Hälfte eine Cirrhose erkennbar. Mehrfach fand sich eine leicht vergrößerte Leber, doch ließen sich in dem Material Chaneys keine Beziehungen zwischen Leber- und Milzvergrößerung feststellen. In etwa einem Drittel der Fälle kommt es im Endstadium zu Ascitesbildung. In diesen Fällen ist immer eine ausgedehnte Lebercirrhose vorhanden. Sieht man die Fälle erst im Endstadium, so ist eine Unterscheidung gegenüber splenomegalen Cirrhosen meist nicht mehr möglich.

Im **Blutbild** findet sich in allen Fällen eine Anämie, meist von hypochromem Charakter. Letztere ist besonders dann ausgeprägt, wenn mehrere Magen-Darm-Blutungen erfolgt sind. Doch ist die Anämie keinesfalls nur durch die Blutungen hervorgerufen. Sie findet sich auch in Fällen, die noch keine Magen-Darm-Blutung durchgemacht haben. Daß bei ihrer Entstehung eine Hemmung der Knochenmarksfunktion mitwirkt, geht aus der die Anämie meist begleitenden Leukopenie hervor, die sich meist in mittleren Grenzen bewegt (3000—5000). Mehrfach ist mir auch die geringe Ansprechbarkeit des Knochenmarks nach einer größeren Blutung aufgefallen. Es fehlt die posthämorrhagische Reticulocytose und Leukocytose. Auch die Blutplättchen sind meist etwas vermindert (100000—200000) und steigen nach einer Blutung nicht in normaler Weise an. Im Differentialblutbild sind nicht selten auch die Lymphocyten relativ und auch absolut vermindert.

Im *Knochenmark* fand ich in allen unseren Fällen eine Reifungshemmung mit Zunahme der unreifen Vorstufen bei im ganzen hyperplastischem Mark. Dasselbe fand RIPPS in einem Falle, sowie SCHOUSBOE.

Eingehendere **pathologisch-anatomische Untersuchungen der Milz** hat CHANEY an dem großen Material der MAYO-Klinik durchgeführt (69 Fälle). Um auch über die quantitativen Verhältnisse der Befunde Anhaltspunkte zu gewinnen, hat er eine statistische Variationskurve aufgestellt, worin der Normalzustand als 0, der Grad der Zunahme von Gewebe gegenüber der Norm mit $+1$ bis $+5$ und die Verminderung von Gewebe mit -1 bis -5 bezeichnet wird. Dabei ergab sich das in Abb. 448 wiedergegebene Bild. Man sieht, daß in allen Milzen das Bindegewebe und Reticulumgewebe auf Kosten des lymphatischen Gewebes stark gewuchert sind. Der Ausdruck „fibröser Milztumor" besteht also völlig zu Recht. Im einzelnen sind die feineren histologischen Befunde sehr wechselnd, so daß es kaum möglich erscheint, auf Grund solcher Untersuchungen eine weitergehende Scheidung des Krankheitsbildes durchzuführen. In manchen Fällen ist die Fibroadenie mehr um die Follikel, die (nach Fox) nach Größe und Zahl vermehrt sind, in wieder anderen mehr im Pulpagewebe vorhanden, oder es findet sich die Bindegewebs- und Reticulumvermehrung hier wie dort (Abb. 449). Manchmal findet sich eine ausgesprochene Hyperplasie der Sinusendothelien (W. SCHMIDT). Immer aber ist das Reticulumgewebe gegenüber dem lymphoiden Gewebe vermehrt, was die Anschauung, daß die Knochenmarkshemmung auf einer Überfunktion des reticulären Milzgewebes beruht, auch von anatomischer Seite aus rechtfertigt.

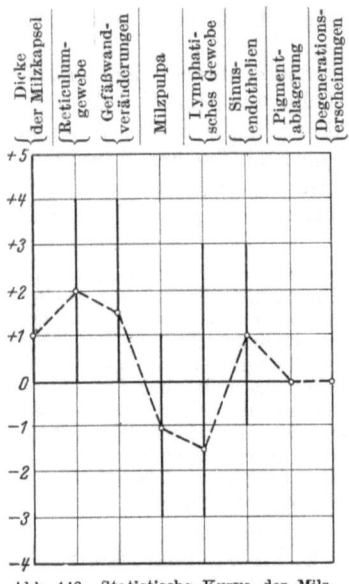

Abb. 448. Statistische Kurve der Milzbefunde bei Anaemia splenica. (Nach CHANEY.)
----- Durchschnittswerte aller Befunde. Die senkrechten schwarzen Striche | geben die Streubreite der Befunde an.

Die **Prognose** des Leidens ist stets sehr ernst. Ein großer Teil der Fälle geht an der zunehmenden Lebercirrhose im Laufe der Jahre zugrunde. Es gibt allerdings Fälle, bei denen die Cirrhotisierung der Leber ausbleibt und die auch ohne Behandlung auszuheilen scheinen (HOWELL).

Die **Ätiologie** ist in der Mehrzahl der Fälle völlig unklar. Konstitutionelle erbmäßige Momente werden vielfach angeschuldigt, sind aber kaum beweisbar. In dem großen Material CHANEYs fanden sich dafür keinerlei Anhaltspunkte. Nur CERZA berichtet über kindliche familiäre Fälle. Es liegt nahe, an chronische Infekte zu denken, die vor allem vom Abdomen aus auf Milz und Leber einwirken. GUTZEIT und WENDT machen dafür vor allem chronische gastro-enteritische Prozesse verantwortlich. In dem großen Material der MAYO-Klinik fand sich unter 69 Fällen 11mal eine Erkrankung der Gallenblase, darunter 8mal Gallensteine. In 7 Fällen bestand eine Appendicitis, so daß also rund in einem Viertel aller Fälle ein chronischer Krankheitsherd des Bauchraums vorlag. VEIL macht auf die Bedeutung oraler Infektionsherde aufmerksam und konnte durch radikale Sanierung eine wesentliche Besserung erzielen. Es gibt aber viele Fälle, die jedes ätiologische Wahrscheinlichkeitsmoment vermissen lassen. Die viel angeschuldigte Lues spielte in dem Material CHANEYs gar keine Rolle, und auch bei unseren Fällen war die Wa.R. immer negativ. In manchen Fällen scheint eine chronische kryptogenetische BANG-Infektion dem Krankheitsbild zugrunde zu liegen.

Therapeutisch wird man zunächst durch konservative Maßnahmen versuchen, das Gesamtbefinden zu heben, durch Bluttransfusionen, Eisen- und Lebergaben der Anämie entgegenzuwirken, durch Vitamin C, Traubenzucker, Nicotinsäureamid, Pyridoxin (LEVY), und vor allem durch eiweißreiche Diät unter eventuellem Zusatz von Methionin und Cholin die Leber zu schützen sowie durch Ausrottung bestehender Infektionsherde in Tonsillen, Zähnen, Gallenblase dem Fortschreiten der Erkrankung entgegenzuwirken. Von der Überlegung ausgehend, daß Stauungserscheinungen im Pfortadergebiet pathogenetisch führend am Krankheitsbild beteiligt sind, wurde von THONNARD-NEUMANN nach Vorschlag italienischer Autoren (MISSIROLI, BONFIGLIO, CIOCHITTO, RIOLO u. a.) bei einem durch eine Malaria hervorgerufenem Krankheitsbild dieser Art eine Behandlung mit kleinen intravenösen Suprareningaben (3mal täglich 0,06 mg) mit Erfolg durchgeführt. Doch auch bei den übrigen Formen der Erkrankung, vor allem denen, die mit Stauungserscheinungen im Pfortadergebiet einhergehen, sollte ein derartiger Versuch unternommen werden. Wenn alle diese Maßnahmen nicht zum Ziel führen, wird man sich die Frage der Milzexstirpation vorlegen. Sie erscheint nur dann erfolgreich, wenn eine klinisch eindeutige Lebercirrhose noch nicht vorliegt, obwohl es Autoren gibt, die auch bei ausgesprochener Lebercirrhose noch zur Splenektomie raten. Bei großen, flächenhaften Verwachsungen ist der Eingriff kontraindiziert.

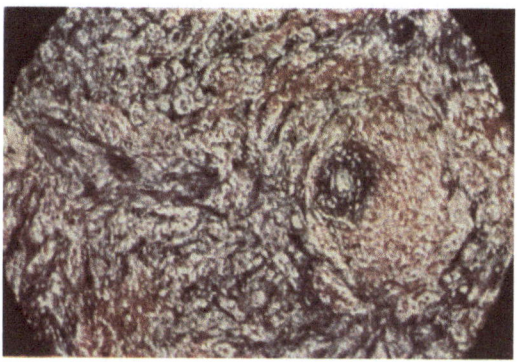

Abb. 449. Fibroadenie der Milz bei einem deutschen Fall von Morbus Banti (Präparat des Pathologischen Instituts Jena, von einem unserer Fälle gewonnen).

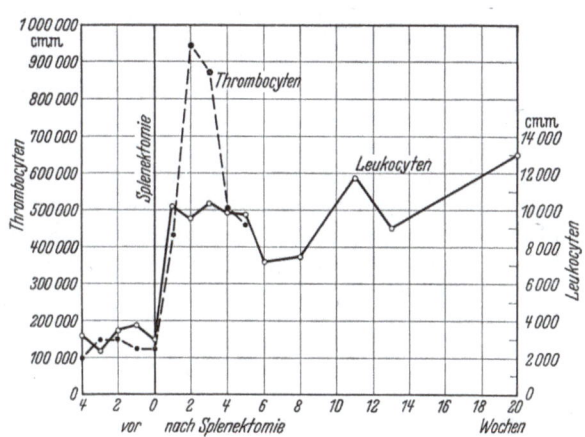

Abb. 450. Wirkung der Milzexstirpation beim Morbus Banti (Anaemia splenica). (Eigene Beobachtung.)

Der Erfolg der Milzexstirpation ist zunächst immer ein günstiger; in allen Knochenmarkssystemen macht sich der Wegfall der splenopathischen Markhemmung bemerkbar: Die Leukopenie schwindet und macht einer oft langdauernden Leukocytose Platz, ebenso steigt die Thrombocytenzahl an (siehe Abb. 450). Die Anämie, die oft monate- oder jahrelang jeder Behandlung trotzte, kommt jetzt rasch zur Ausheilung. Hand in Hand damit setzt eine wesentliche Besserung des Gesamtbefindens ein. Die Zirkulation im Pfortadergebiet wird gebessert und manchmal ein dauerndes Schwinden des Ascites herbeigeführt.

Bei kindlichen Fällen kommt die zurückgebliebene Entwicklung voran, und die Kräftigung der Gesamtkonstitution tritt erfreulich in Erscheinung. Freilich ist die Operation immer ein gefährlicher Eingriff, um so mehr, je älter und größer der Milztumor ist und je mehr perisplenitische Verwachsungen vorliegen. So schwankt die Operationsmortalität in den einzelnen Statistiken zwischen 10—20% (GIFFIN u. a.). Bei vorliegender Lebercirrhose ist die Mortalität stets höher als bei unversehrter Leber. Das Gesamtergebnis ist nach einer Zusammenstellung KRUMBHAARs aus der gesamten Weltliteratur, die 293 Fälle von Anaemia splenica umfaßt, doch ein recht günstiges: 178 Fälle sind wesentlich gebessert, jedoch nur 35 Fälle endgültig geheilt bei einer Operationsmortalität von 40 Fällen, wozu noch 24 Spättodesfälle kommen. HOWELL fand nur 40% gebessert oder geheilt.

FUKUCHI berichtet aus Japan über 24 operierte Fälle, wovon 5 an der Operation starben, 4 Fälle ungebessert und 15 Fälle nach einer Beobachtungszeit von 1 bis 6 Jahren als geheilt bezeichnet werden. Der Autor hat auch eingehende Nachuntersuchungen bei älter operierten Fällen vorgenommen und mehrfach noch 7—9 Jahren nach der Splenektomie völliges Wohlbefinden festgestellt. SELANDER berichtet über einen besonders guten Erfolg bei einem 11jährigen Kind. In unserem eigenen Material war ein Früherfolg immer unverkennbar. In mehreren Fällen machte aber die weiter fortschreitende Lebercirrhose dem Leben ein Ende. In einem besonders schweren Fall, der mit 10% Hämoglobin und 0,9 Millionen Erythrocyten fast moribund in die Klinik kam, konnte eine monatelang durchgeführte konservative Behandlung nichts erreichen. Bluttransfusionen halfen nur vorübergehend. Die immer wieder neu auftretenden schweren Magen-Darm-Blutungen bedrohten das Leben stets wieder von neuem und machten alle Behandlungserfolge immer wieder zunichte. Erst die Splenektomie führte zu einer glänzenden Besserung. Es wiederholten sich zwar die schweren Magen-Darm-Blutungen auch in den ersten Wochen nach der Splenektomie noch mehrmals, was auch SCHMIEDEBERG berichtet. Nach mehreren Wochen hörten die Blutungen auf, und das Blutbild besserte sich kontinuierlich. Die obenstehenden Daten mögen den Wandel des Bildes zeigen.

Wie man sieht, hat die Regeneration in allen 3 Knochenmarkssystemen in stärkstem Maße eingesetzt. Eine Nachuntersuchung ein halbes Jahr später ergab eine vollkommne Wiederherstellung des normalen Blutbefundes. Zwei Jahre später hat die Nachfrage ergeben, daß der Patient aus völligem Wohlbefinden heraus an einer neuen schweren Magenblutung akut verstorben ist. Man ersieht daraus, daß die Splenektomie zwar die Knochenmarkshemmung aufhebt, die anderen Krankheitserscheinungen aber, wie Zunahme der Lebercirrhose und die zur Blutung führenden Kreislaufstörungen im Pfortadergebiet meist nur vorübergehend zu beseitigen vermag.

Es ist verständlich, daß portale Stauungserscheinungen, deren Ursache in oder außerhalb der Leber gelegen ist, nicht durch eine einfache Splenektomie

Tabelle 45.

	Blutbild	
	bei der Aufnahme	4 Monate nach Splenektomie
Hb	10%	46%
Erythro . . .	0,96 Mill.	3,1 Mill.
FI.	0,52	0,72
Leuko . . .	1700	9600
Myelocyten .	6%	1%
Jugend . . .	2%	1%
Stab	8%	10%
Eosin	3%	16%
Baso	1%	5%
Segm	57%	42%
Mono	1%	7%
Lympho . . .	22%	18%
Reticulocyten	30 °/$_{00}$	214 °/$_{00}$
Thrombocyten	25000	578000

zu beseitigen sind (s. Abb. 446, S. 897). Aus dieser Überlegung heraus haben BLAKEMORE und LORD 1945 bei dieser Form der Erkrankung, die vor allem mit einer gestörten Leberfunktion einhergeht, eine eingreifendere Operation empfohlen: Sie gehen dabei so vor, daß sie nach Splenektomie und linksseitiger Nephrektomie eine Anastomose der Vena lienalis und renalis links durchführen, so daß das gestaute Pfortaderblut über die neue Anastomose in die Vena cava inferior abfließen kann. Ein schematisches Bild dieser Operation gibt Abb. 451. Voraussetzung für die Operation ist eine nicht zu tiefgreifende Leberschädigung. Die Leber muß noch in der Lage sein, Prothrombin zu bilden, der Albuminspiegel soll nicht auffallend vermindert sein. Außer von den oben genannten Autoren

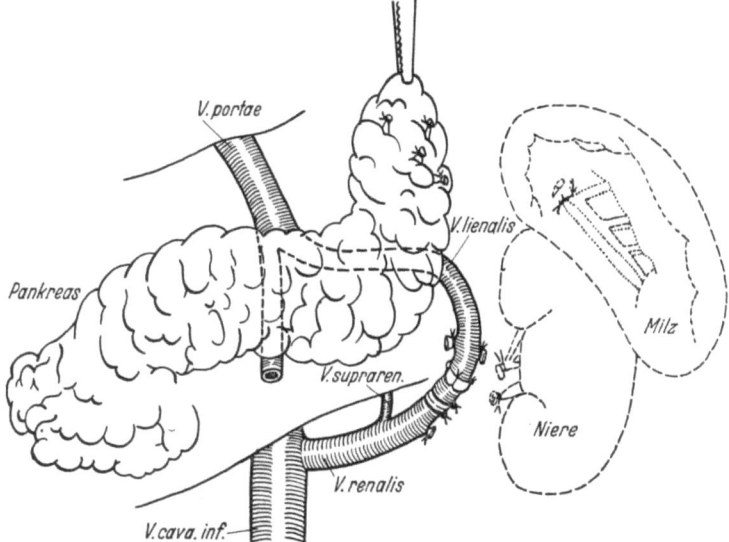

Abb. 451. Operationsschema nach BLAKEMORE und LORD.

wurde die Operation von LEARMONTH und MACPHERSON mit Erfolg durchgeführt. Nach erfolgter Öffnung der Anastomose sinkt der Pfortaderdruck oft überraschend schnell zur Norm ab, in einem Fall z. B. von 310 auf 190 mm H_2O. Neuerdings wird als Ersatz der Splenektomie, namentlich dann, wenn diese nicht mehr ausgeführt werden kann, die Abbindung der Arteria lienalis empfohlen. Von italienischen Autoren wird über gute Erfolge berichtet (Literatur bei PATRASSI). Der Milztumor geht an Größe zurück und Zirkulationsstörungen bessern sich. Ferner wurde daneben zur Besserung der Blutstauungen empfohlen, die Milz an die Bauchwand anzuheften (Splenopexie), um neue Gefäßverbindungen zum Abfluß des Milzblutes zu schaffen. Bei Hämatemesisneigung ist es zweckmäßig, die oberen Venen des Milzhilus abzubinden, um die Magengefäße zu entlasten.

V. Die splenopathische Neutropenie.

Während bei der Anaemia splenica oder dem BANTI-Syndrom alle Knochenmarksysteme eine Hemmung erfahren, so daß das Bild einer aplastischen Anämie mit Thrombopenie, Granulocytopenie und Verminderung der Erythrocyten entsteht, gibt es bevorzugte Hemmungswirkungen auf einzelne Zellsysteme, etwa auf die Plättchenbildung (essentielle Thrombopenie, Morbus *Werlhoff*) oder auf die Granulocytenbildung. So entsteht das Bild der splenopathischen Neutropenie. Die erste Beobachtung dieser Art wurde 1939 in der angelsächsischen

Literatur von WISEMAN und DOAN mitgeteilt. Weitere ähnliche Beobachtungen folgten von MOORE und BIERBAUM, MUETHER, MOORE, STEWART und BROWN, AUGER, JOBIN und LAROCHELLE sowie ROGERS und HALL. Die erste eindeutige französische Mitteilung stammt von POUMAILLOUX. Neuerdings teilte MALLARMÉ, auf dessen ausgezeichnete Darstellung verwiesen sei, 4 Fälle mit. In der amerikanischen Literatur berichteten WEISS und COLLINS kürzlich über einen weiteren Fall. Ein typischer Fall wurde 1946 von HEILMEYER beobachtet: Dabei handelte es sich um eine 60 Jahre alte Frau mit langsam zunehmender Milzvergrößerung. Die Leukocyten sanken zeitweise bis auf 400 je Kubikmillimeter ab. Weiterhin bestand eine leichte Anämie, während *keine* Thrombocytenverminderung oder hämorrhagische Diathese beobachtet wurde. Es kam bei ihr zu Geschwürs-

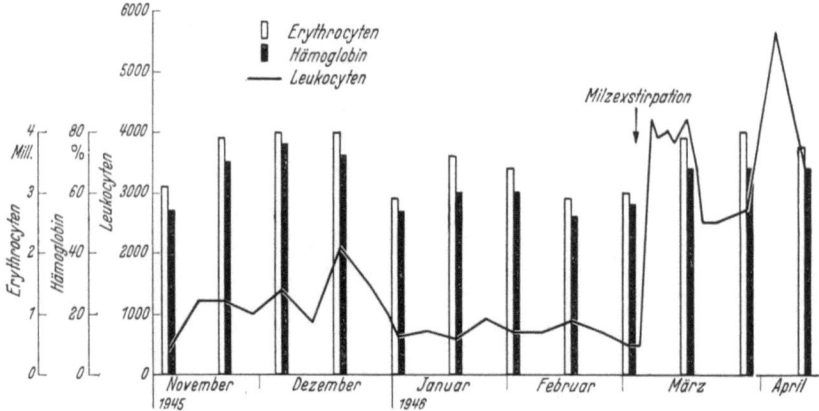

Abb. 452. Verlauf einer splenopathischen Leukopenie vor und nach Milzexstirpation (eigene Beobachtung).

bildungen im Mund und am Rachen und in der Gesäßgegend. Nach Milzexstirpation stiegen die Leukocyten auf normale Werte an. Die Geschwüre heilten ab, es trat subjektives Wohlbefinden ein. Die Leukocyten-, Erythrocyten- und Hb-Werte vor und nach Milzexstirpation sind auf Abb. 452 graphisch dargestellt. Die Patientin ist heute noch voll arbeitsfähig.

Die Krankheit befällt vor allem jüngere Erwachsene, Frauen häufiger als Männer. Die Kranken klagen über zunehmende Müdigkeit und Appetitlosigkeit. In einzelnen Fällen kommt es zu Fieberschüben, sehr oft fehlt aber auch jede Temperaturerhöhung. Schließlich treten infolge der Granulocytenverminderung Angina, Stomatitiden, Aphthen, Entzündungen der Luftwege und andere Infekte auf. Die klinische Untersuchung ergibt vor allem eine leicht tastbare, deutlich vergrößerte, harte, druckempfindliche Milz ähnlich dem Morbus Banti. Leber- und Lymphknotenschwellungen fehlen in der Regel. Das Blutbild zeigt eine mehr oder weniger hochgradige Leuko- und Granulocytopenie mit Gesamtleukocytenzahlen bis auf wenige 100 je Kubikmillimeter. Eine stärkere Anämie und Thrombopenie fehlt in den reinen Fällen.

Das Knochenmark ist uneinheitlich: Neben Hypoplasien kommen auch Hyperplasien vor. Fast stets ist jedoch eine Verminderung der reifen Formen, also eine Linksverschiebung der Granulopoese nachweisbar. Bei der *Milzpunktion* fällt vor allen Dingen auf, daß oft reichlich Myelocyten, Polynucleäre, Eosinophile und Erythroblasten gefunden werden.

Prognose. Die Krankheit geht meist über viele Jahre. Spontanremissionen wurden beobachtet. Dauernd besteht jedoch eine Leistungsminderung. Bei unbehandelten Fällen erfolgt schließlich der Tod infolge der hochgradigen

Granulocytenverminderung und der dadurch bedingten entzündlichen Sekundärerkrankungen.

Pathogenese. Die Entstehung ist meist unklar. Es kommen auch symptomatische Formen bei Erkrankungen vor, die mit einer ausgesprochenen Milzschwellung einhergehen. So beobachtete MALLARMÉ eine ausgesprochene Neutropenie im Verlauf einer chronischen Malaria, KUTSCHE bei einer Lymphogranulomatose und HEILMEYER bei einer infektiösen Mononucleose. Schließlich kann die Krankheit als Ausdruck eines hochgradigen allergischen Geschehens in Verbindung mit einer Polyarthritis vorkommen. Man spricht dann vom sog. FELTY-Syndrom (SMITH und McCABE, ERF und FRY, PETRIDES und SCHMENGLER u. a.). Vor allen Dingen führen die guten Erfolge der Splenektomie klar vor Augen, daß die Milz die führende Rolle bei der Erkrankung spielt. Über die Art der Milzwirkung stehen sich 2 Ansichten gegenüber. Auf der einen Seite wird ein vermehrter Abbau der Granulocyten in der vergrößerten Milz bei normaler Granulocytenausschüttung durch das Knochenmark angenommen, während andere Autoren eine Bremsung des Knochenmarks mit Reifungshemmung durch einen von der vergrößerten Milz gebildeten Stoff annehmen. In den letzten Jahren hat sich die letztgenannte Ansicht als am wahrscheinlichsten mehr und mehr durchgesetzt (MALLARMÉ). Es wird darauf hingewiesen, daß es sich bei den in der Milz gefundenen Leukocyten stets um intakte Formen handelt und daß im Knochenmark fast stets eine Reifungshemmung nachweisbar ist.

Therapie. Die Behandlung der Wahl besteht in der Splenektomie. Der Erfolg der Operation zeigt sich schon nach wenigen Tagen in einem starken Anstieg der Granulocyten, oft sogar über die Norm hinaus bis auf 30000 und mehr, die dann im Laufe der folgenden Tage langsam zur Norm absinken. Meistens kommt es gleichzeitig auch zu einem Ansteigen der Erythrocyten und Thrombocyten. Von PIERI und BENOÎT ist mit gutem Erfolg die Röntgenbestrahlung der Milz angewendet worden. Mit ihrer zunehmenden Verkleinerung kam es zu einer langsamen Zunahme der Leukocyten. Die Röntgenbestrahlung der Milz wird von ihnen empfohlen, da sie bedeutend weniger eingreifend ist als die Operation. Doch ist ihre Wirkung nach unseren Erfahrungen unsicher. In den Fällen, in denen die Ursache der Krankheit bekannt ist, führt eine ätiologische Behandlung meistens zum Ziel. So sah MALLARMÉ bei seinem Fall, der im Verlauf einer chronischen Malaria aufgetreten war, eine Normalisierung des weißen Blutbildes nach einer erfolgreichen Malariakur.

Die Anatomie der Milz. Histologisch fällt vor allen Dingen eine Hypertrophie der BILLROTHschen Stränge und eine Verminderung der MALPIGHIschen Körperchen auf. Das reticuläre Gewebe ist vermehrt. Eine stärkere Sklerose oder Fibroadenie wird jedoch in der Regel vermißt.

VI. Kombinierte hämolytische und depressorische Hypersplenie.

Wir haben eine zweifache wesensverschiedene Funktionsstörung der Milz im Sinne einer pathologischen Funktionssteigerung (Hypersplenie) kennengelernt: Einerseits eine krankhafte Steigerung der hämolytischen, d. h. erythrocytenauflösenden Funktion, andererseits eine Hemmung der Zellbildung im Knochenmark. Bei beiden Funktionsänderungen findet sich anatomisch eine Vergrößerung des Gesamtorgans, welche vorzugsweise durch die Wucherung des Reticulumgewebes erzeugt ist. Die histologische Untersuchung ergibt heute noch keine Möglichkeit, diese beiden, klinisch sich so grundverschieden auswirkenden Funktionsstörungen der Milz zu trennen. Doch müssen letzten Endes verschiedene Teile des Reticulumzellsystems der Milz daran beteiligt sein, wenn man nicht annehmen will, daß die beiden so wesensverschiedenen und fast gegensätzlichen Funktionen in ein und derselben Zelle lokalisiert sind. Die klinische Erfahrung lehrt, daß im allgemeinen das Vorliegen der einen Störung die andere ausschließt. Die Anaemia splenica und der h. I. erscheinen meist als völlig verschiedene, ja gegensätzliche Krankheitsbilder. Und doch gibt es Fälle, in denen diese beiden Funktionsstörungen der Milz in einem einzigen Falle vereint sind, was freilich oft erst eine subtile hämatologische Untersuchung aufdeckt. Der folgende Fall gibt dafür ein Beispiel:

Es handelte sich um einen 39jährigen Rechtsanwalt, der bereits vor 5 Jahren die Klinik wegen einer akuten hämolytischen Anämie aufsuchte. Die Blutuntersuchung ergab damals 20% Hb und 0,93 Mill. Erythro, 10200 Leuko, 192⁰/₀₀ Reticulocyten, stark positiv indirekten Serumdiazo, leicht verminderte Erythrocytenresistenz und eine ausgesprochene Mikrosphärocytose, sowie einen Milztumor. Im Laufe der Jahre schwanden alle diese pathologischen Erscheinungen vollkommen, auch Mikrosphärocytose und Resistenzverminderung waren nicht mehr nachweisbar. Im Herbst 1940 trat jedoch im Anschluß an einen grippalen Infekt die hämolytische Anämie mit allen oben beschriebenen Zeichen sowie dem Milztumor erneut in Erscheinung. Neuartig in dem Bilde war jetzt jedoch eine ausgesprochene Leukopenie und leichte Thrombopenie, sowie das anfängliche Fehlen jeder erythropoetischen Regeneration; im peripheren Blut waren bei der Aufnahme keinerlei Reticulocyten nachweisbar. Diesem peripheren Befund entsprach auch der Sternalmarkbefund: Es fand sich ein hyperplastisches Mark mit starker Reifungshemmung der Granulocytenbildung, dazu eine Verminderung der Erythroblastenbildung ebenfalls mit starker Reifungshemmung (auf 100 Weiße kamen nur 2 Proerythroblasten und 3 Erythroblasten, Normoblasten fehlten völlig). Ich war auf Grund dieses Befundes schon geneigt, diesmal hinsichtlich der Restitutio eine schlechtere Prognose zu stellen als das letzte Mal, da außer der hämolytischen Funktionsstörung diesmal unzweifelhaft noch eine splenopathische Markhemmung dazugekommen war. Nach Bekämpfung des Infektes mit Albucid kam es jedoch zu einem plötzlichen Umschwung der Markfunktion: Es setzte plötzlich eine lebhafteste Erythroblastenbildung und -reifung ein, massenhaft tauchten jetzt Normoblasten auf; kurz, es entstand innerhalb weniger Tage ein Markbild, wie man es gewöhnlich beim h. I. sieht. Im peripheren Blut trat jetzt eine hochgradige Reticulocytenkrise in Erscheinung, und in den folgenden Wochen stiegen Erythrocyten und Hb ununterbrochen zur Norm an. Nach etwa 6 Wochen war das rote Blutbild völlig wiederhergestellt. Die Reifungshemmung der Granulocyten hielt jedoch auch jetzt noch an und dementsprechend auch die Leukopenie im peripheren Blut. Aber auch diese schwand in den nächsten Monaten mit dem Milztumor allmählich völlig.

Will man diesen seltenen Fall deuten, so muß man annehmen, daß auf einer wahrscheinlich konstitutionellen Basis ein Infekt das Reticuloendothel der Milz so aktiviert hat, daß eine hämolytische und depressorische Hypersplenie gleichzeitig entstanden ist. Durch den enormen Blutzerfall und vielleicht auch durch die therapeutischen Maßnahmen wurde die erythropoetische Reifungshemmung zuerst durchbrochen. Später erfolgte mit Abheilung der Erkrankung auch die Lösung der granulopoetischen Reifungshemmung. Eine ganz ähnliche Auffassung einer kombinierten hämolytischen und markhemmenden Milzwirkung wird neuerdings auch von DAMESHEK und BLOOM vertreten (s. S. 352). Sie sehen ganz allgemein in der Kombination dieser beiden Milzfunktionen eine wesentliche Voraussetzung für das Zustandekommen der hämolytischen Krisen. Auch von GRIFONI wurden 2 ähnliche Krankheitsbilder mitgeteilt.

VII. Die Agranulocytose.
(Maligne Neutropenie, SCHULTZsche Agranulocytose.)

Definition. Die Agranulocytose stellt den rein ausgeprägten Sonderfall einer isolierten aplastischen Störung des Granulocytenapparates im Knochenmark dar. Diese Definition schließt also eine gleichzeitige Beteiligung der anderen Systeme, also das Vorkommen einer Anämie und Thrombopenie, aus. Wenn auch H. E. BOCK bei Fällen von reiner Agranulocytose auf Grund quantitativer

Zellauszählungen im Markpunktat eine leichte Schädigung der Erythropoese auffinden konnte, so kommt es doch niemals auf dieser Basis zur Anämieentwicklung. Bei der nahen ätiologischen und pathogenetischen Verwandtschaft zu den anderen Knochenmarksaplasien werden selbstverständlich Übergänge von reiner Agranulocytose in Panmyelopathie nicht ganz selten sein. Trotzdem ist an der Sonderstellung der Agranulocytose festzuhalten, da ein Teil der Fälle als eine ganz bestimmte allergische Reaktion des Knochenmarks auftritt. Auch ist das klinische Allgemeinbild der reinen Agranulocytose von dem der allgemeinen Panmyelopathie verschieden.

Bis zum Jahre 1922 war die Agranulocytose trotz vereinzelter früherer Beobachtungen (TÜRK 1907, VEIL 1910) nahezu unbekannt. 1922 beschrieb

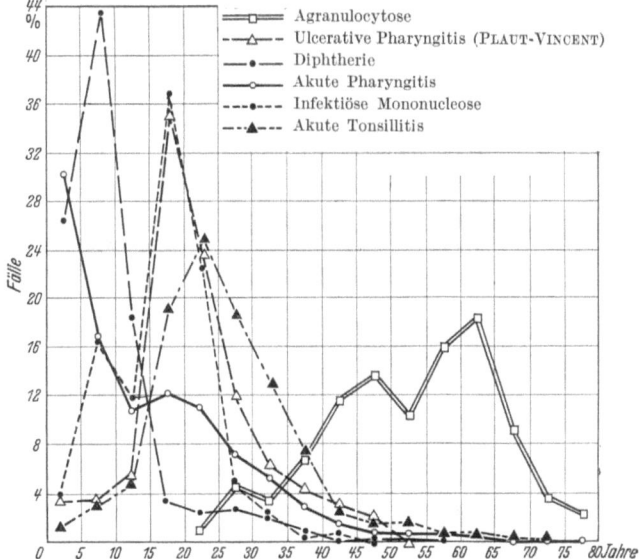

Abb. 453. Altersverteilung der verschiedenen Anginaformen und der Agranulocytose. (Nach PLUM.)

WERNER SCHULTZ das klinische Bild einer sich anscheinend aus völliger Gesundheit heraus entwickelnden, akut einsetzenden, mit Verschwinden der Granulocyten aus der Blutbahn einhergehenden Erkrankung, die er zuerst mutmaßlich als eine spezifische Infektionskrankheit ansah. Im Vordergrund des klinischen Bildes standen Schleimhautnekrosen, vor allem auf den Tonsillen, was auch zu der Bezeichnung ,,Angina agranulocytotica" Veranlassung gab. Als Komplikation wird ein Ikterus erwähnt. Im Anschluß an die ersten Beobachtungen von W. SCHULTZ und fast gleichzeitig von FRIEDEMANN häufen sich die Mitteilungen in der Literatur (REYE, BANTZ, MUMME). Es wird die außerordentliche Vielseitigkeit des klinischen Bildes mit mehr akutem, oder mehr chronischem Verlauf, mit oder ohne Nekrosen, sowie mit oder ohne Angina festgestellt, so daß als immer vorhandenes Kardinalsymptom nur der typische Granulocytenschwund in allen Fällen bestehen bleibt (HARTWICH). Auch in der Auffassung des Krankheitsbegriffes setzt sich ein Wandel durch, derart, daß an Stelle einer ätiologisch einheitlichen Erkrankung nur ein einheitlicher pathogenetischer Mechanismus als Grundlage erkannt wird, dem möglicherweise eine Vielheit von Ursachen zugrunde liegt, wobei vor allem allergische Vorgänge eine wesentliche Rolle spielen. Wie bei anderen Blutkrankheiten, kann der pathogenetische

Mechanismus im Gefolge anderer bekannter Erkrankungen auftreten, dann sprechen wir von *symptomatischen* oder *Begleitagranulocytosen.*

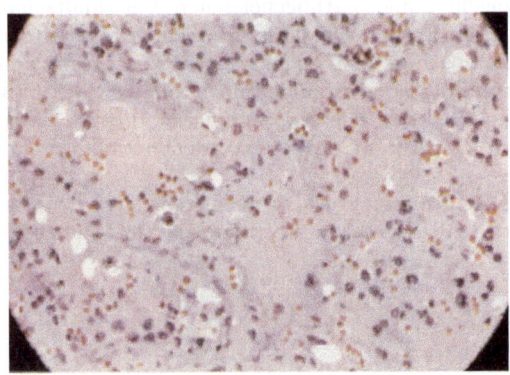

Abb. 454. Fehlen der Granulocyten im Entzündungsgebiet bei einer Agranulocytose mit Pneumonie. (Präp. des Pathologischen Instituts, Jena.)

Wir finden diese bei vereinzelten Erkrankungen von Typhus, bei Kala-Azar, bei Malaria, bei Grippe und bei echter Diphtherie. Bei den erstgenannten Erkrankungen spielt der mächtige Milztumor mit seiner Hemmungswirkung auf das Knochenmark für die Entstehung der Begleitagranulocytose eine maßgebende Rolle. WOLF konnte durch Typhustoxin auch im Tierversuch eine Ausschwemmungshemmung der Leukocyten erzielen. Vereinzelt wurde das Bild der Agranulocytose auch bei der Lymphogranulomatose und bei der Miliartuberkulose und bei STILLscher Krankheit (TÜRK) gesehen. Über die Beziehungen zur Leukämie wurde bereits eingehend im Abschnitt Panmyelophthise gesprochen. Auch Schwangerschaft und Wochenbett scheinen disponierend für die Entstehung einer Agranulocytose zu wirken (ABICHT und WIENBECK).

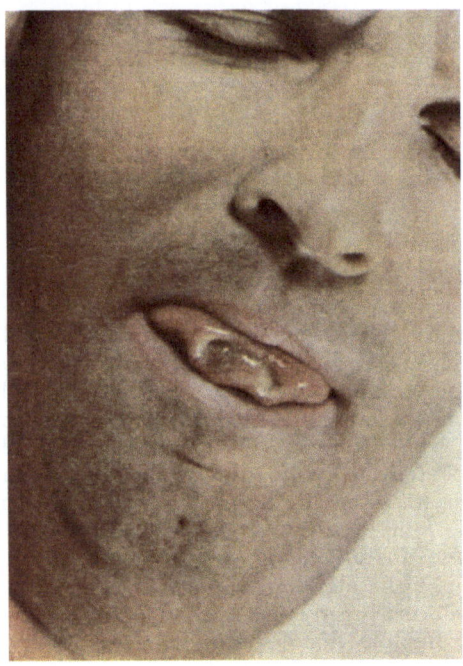

Abb. 455. Abgeheiltes agranulocytotisches Geschwür der Zungenspitze (eigene Beobachtung).

Im folgenden soll von der essentiellen Form der Erkrankung, bei welcher also keine primäre Krankheit als Ursache in Frage kommt, eingehender gesprochen werden. Man hat diese Form auch als „SCHULTZsche Agranulocytose" bezeichnet. Man hat mit Recht vielleicht in Zweifel gezogen (W. H. VEIL), ob man die Agranulocytose als Krankheitsbegriff anerkennen kann und ob nicht vielmehr nur ein bestimmtes Symptombild oder besser gesagt, ein bestimmter pathogenetischer Mechanismus vorliegt. Aber diese Kritik kann man letzten Endes bei vielen Krankheitsbildern vorbringen. Denn auch der Diabetes, der Morbus Basedow, der Morbus Addison, der Diabetes insipidus und viele andere „Krankheiten" sind streng genommen nur bestimmte pathologische Mechanismen mit verschiedener Ätiologie.

Das klinische Bild. Die Häufigkeit der essentiellen Agranulocytose ist nach SCHULTZ, ROHR, H. E. BOCK u. a. beim weiblichen Geschlecht höher als beim männlichen. Die Kurve der Altersverteilung ergibt ein überwiegendes

Befallensein des reiferen Alters zwischen 30 und 70 Jahren (PLUM, ROHR, GOETZ u. a.). Die höchsten Häufigkeitsziffern liegen nach PLUM zwischen dem 45. und 63. Jahr. Die Altersverteilung liegt also wesentlich anders als bei den infektiösen Erkrankungen der Halsorgane, wie aus der vorstehenden Abbildung nach PLUM deutlich hervorgeht (Abb. 453, S. 609). Im Kindesalter ist die reine Agranulocytose seltener, die Prognose vielleicht etwas günstiger (GLANZMANN). PLUM erwähnt 9, SCHMEREL 4 kindliche Fälle in der Literatur und 1 eigenen Fall, BRUCK 1 Fall. REZNIKOFF berichtet über eine Sulfonamidagranulocytose bei einem Neugeborenen und bei einem 6jährigen Knaben und PARSCHATKA bei einem 13 Tage alten Säugling auf infektiös toxischer Basis. Bei den kindlichen Fällen von POISSEAU, FERROIR und GAUTIER handelt es sich nicht um reine Agranulocytosen, sondern teils um Panmyelopathien, teils um aleukämische Myelosen. Als Ursachen kindlicher Agranulocytosen wurden Nirvanol (FEER), Sulfonamide (GLANZMANN, BERUSKIN u. a.), Arsen (WHEELIHAN), Spirocid (RUPILIUS), viel seltener Amidopyrin (FITZ-HUGH) angegeben. Die *Häufigkeit* der Agranulocytose hat in den letzten Jahren nach dem übereinstimmenden Urteil fast aller Autoren ebenso wie die anderen Knochenmarksaplasien erheblich zugenommen. So wurden in USA. von 1932—1934 1500 Todesfälle an Agranulocytose verzeichnet (KRACKE). Besonders häufig tritt die Erkrankung bei den Heilberufen auf, was auf die häufige Anwendung von Amidopyrinen bei diesen Personen bezogen wird (KRACKE und PARKER).

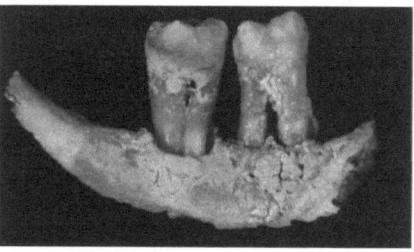

Abb. 456. Kiefersequester bei Agranulocytose mit Ausgang in Heilung. (Nach ROHR.)

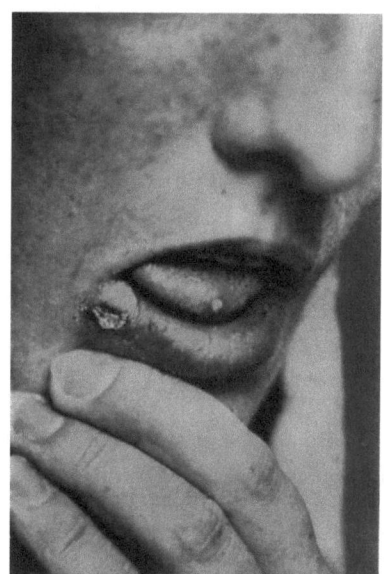

Abb. 457. Agranulocytotische Geschwüre an Schleimhautumschlagstellen der Lippen und der Zunge.

Symptomatologie. Ebenso wie bei den Thrombopenien kennen wir bei der Agranulocytose eine mehr akut und mehr chronisch verlaufende Form. Die akute Form bietet das Bild einer plötzlichen anaphylaktoiden Reaktion mit Fieber, oft mit Schüttelfrost und mit raschem Abfall der Granulocyten bis auf 0, mit rasch einsetzender Nekrosenbildung, mit schnellem Ende oder mit ebenso rasch wieder einsetzender Heilung. Die chronischen Fälle zeigen dagegen mehr das Bild einer toxisch-infektiösen Dauerschädigung des granulocytenbildenden Apparates, mit lange hinziehendem, mehrfach durch Remissionen und Rezidiven unterbrochenem, also mehr in Schüben vor sich gehendem Krankheitsverlauf. Heilung oder tödliches Ende entwickeln sich langsam und allmählich. Diese chronische Form zeigt vielfach Übergänge zu den Panmyelopathien, deren Bild oft im finalen Stadium hervortritt. Es erscheint mir sehr fraglich, ob die akute und die chronische Agranulocytose überhaupt auf einem ähnlichen Krankheitsprozeß beruhen, oder ob hier nicht ganz wesensverschiedene Krankheitsprozesse vorliegen, die nur in der gleichen Wirkung auf das Knochenmark zu einem äußerlich ähnlichen Bilde führen.

Die *klinischen Allgemeinerscheinungen* sind vielfach unbestimmt. Bei der chronischen Form ist der Eintritt der Erkrankung meist nicht scharf erkennbar.

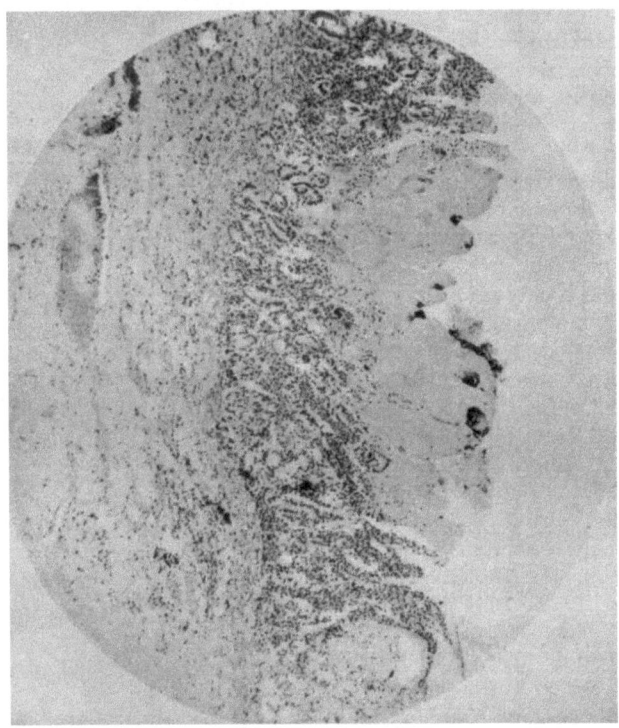

Abb. 458. Agranulocytotische Geschwüre im Colon und Dünndarm. (Nach ROSENBACH.)

Allmähliche Müdigkeit bis zur Erschöpfung (REZNIKOFF) und mangelhafte Leistungsfähigkeit, Störungen der Appetenz, Kopfschmerzen, Schlaflosigkeit, Übelkeit, Durchfälle, Meteorismus, Sodbrennen sind manchmal unbestimmte Hinweise auf die Erkrankung. Die meist im schweren finalen Stadium hervortretende Schutzlosigkeit gegenüber bakteriellen Einbrüchen führt zu den verschiedensten Formen septischer Allgemeininfektion (Sepsis ex neutropenia). Nicht selten sind es Pneumonien, die das tödliche Ende herbeiführen. Im histologischen Schnitt solcher Pneumonien fällt der völlige Mangel an Leukocyten im pneumonischen Exsudat auf, ebenso bei Nephritiden (Abb. 454). Charakteristischer noch sind die *örtlichen Nekrosen*, die sich vorzugsweise auf den Schleimhäuten, am häufigsten im Bereich der Mund- und Rachenhöhle entwickeln. Der häufige Sitz der Nekrosen an den Tonsillen hat zu der irreführenden Bezeichnung Angina agranulocytotica geführt, die aber keineswegs immer die Agranulocytose begleitet. Wie ZANGE gezeigt hat, sitzen die Tonsillennekrosen nicht auf der Oberfläche, sondern in der Tiefe der Krypten, meist um eingeschlossene Bakteriennester herum. Äußerlich zeigen die Mandeln oft keine besondere Vergrößerung, dagegen oft einen schmierig-grauen Belag (pseudodiphtherische

Angina), oder ein Ulcus mit PLAUT-VINCENTscher Flora. Recht häufig sitzen die Geschwüre auch an anderen Teilen des WALDEYERschen Rachenringes, besonders im Bereich der Seitenstränge. Auch andere Teile der Schleimhäute des Gaumens und der Zunge werden befallen. In einem unserer Fälle entstand auf der Zungenspitze ein großes Geschwür. Bei der Heilung stieß sich die nekrotisch gewordene Zungenspitze ganz ab (Abb. 455, S. 910). OPPIKOFER beobachtete eine schwere Otitis und Rhinitis necroticans mit Zerstörung des Trommelfells und Freilegung der knöchernen Gehörwand. Häufig wird auch das Zahnfleisch zuerst nekrotisch, nicht selten im Anschluß an zahnärztliche Eingriffe. In einem Falle ROHRs griff die Nekrose vom Zahnfleisch auf den Kieferknochen über, wobei sich im Heilungsstadium ein riesiger Sequester abstieß (Abb. 456, S. 911). Außer in Mund- und Rachenhöhle sind andere Umschlagsstellen der Schleimhäute, wie Lippen, Konjunktiven, Praeputium, Anus und Vulva nicht selten Sitz von agranulocytotischen Geschwüren (Abb. 457, S. 911). Viel häufiger als klinisch erkennbar finden sich die Geschwüre im Magen-Darmtractus. Von 50 daraufhin untersuchten Fällen ROSENBACHs fand sich 36mal eine Mitbeteiligung der Magen-Darmschleimhaut an der Geschwürsbildung. Starke

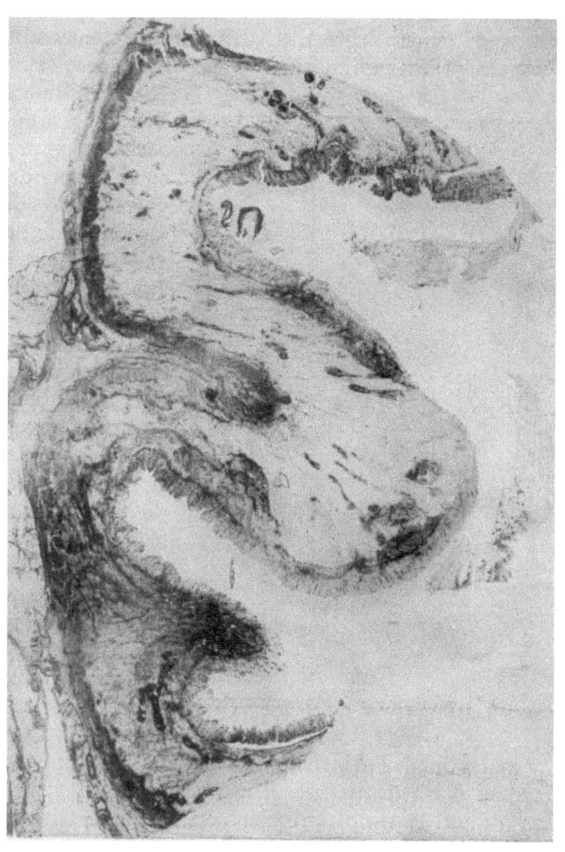

Abb. 459. Agranulocytotische Geschwüre im Colon und Dünndarm. (Nach ROSENBACH.)

Schluckschmerzen weisen auf Ösophagusgeschwüre hin, die häufig vom Soorpilz besiedelt sind. Die Magen-Darmgeschwüre machen nur unbestimmte Symptome, wie Erbrechen, Leibschmerzen, Durchfälle, Druckempfindlichkeit des Leibes oder Meteorismus. Eine umschriebene Druckempfindlichkeit in der Blinddarmgegend weist auf den häufigsten Sitz der abdominellen Geschwürsbildung im Ileocöcalgebiet hin (Abb. 458 und 459).

Viel seltener sind Nekrosen auf der Haut (Abb. 460, S. 914) oder in den inneren Organen. W. KOCH beschrieb miliare Nekrosen in der Leber, ähnliche Befunde wurden auch an den Nieren und anderen inneren Organen erhoben. Klinische Erscheinungen werden dadurch jedoch nicht hervorgerufen.

Dagegen gehört zum klinischen Bild, namentlich der akuten Fälle, nicht selten ein *Ikterus*, den ich als akute Hepatitis auf dem Boden einer allergischen Reaktion auffassen möchte, vielleicht aber doch durch die Nekrosen in der

Leber hervorgerufen wird. Lymphdrüsenschwellungen finden sich nur lokal als regionäre Drüsen im Bereich der Nekrosen. Allgemeine Drüsenschwellungen, sowie ein Milztumor gehören nicht zum Bilde der Agranulocytose und müssen stets Verdacht auf eine aleukämische Leukose erwecken, die unter dem Bilde einer Agranulocytose verläuft.

Die Entstehung der Nekrosen wird allgemein auf das Fehlen einer normalen Schutzleistung der Granulocyten für das Gewebe aufgefaßt. Man hat ebenso wie von einer kritischen Thrombocytenverminderung von einer kritischen Granulocytenverminderung gesprochen, die etwa bei 500 Granulocyten im Kubikmillimeter liegt. Aber weder hier wie dort läßt sich eine solche scharfe Grenzziehung rechtfertigen. Ich habe mehrfach Fälle gesehen, bei denen lange Zeit die Granulocyten fast völlig fehlten, ohne daß es zur Geschwürsbildung gekommen ist, wie umgekehrt Nekroseentwicklung bei noch relativ zahlreichen Granulocyten manchmal beobachtet wird. Die Feststellung ZANGEs, daß sich die Nekroseherde besonders um Bakteriennester herum zuerst entwickeln, läßt darauf schließen, daß die normale Abwehrreaktion gegenüber sonst harmlosen Schmarotzern insuffizient und dadurch die Bakterienflora übermächtig wird. Das Einbrechen des sonst harmlosen Soorpilzes in tiefe Schleimhautschichten, ja selbst in die Gefäße, läßt diesen Vorgang klar erkennen. Aber es ist unwahrscheinlich, daß alle Nekrosen nur auf bakterielle Einwirkungen zurückzuführen sind. Die Befunde an den inneren Organen und die oft infarktähnlichen Bilder der Schleimhautnekrosen, die vor allem ROSENBACH dargestellt hat, lassen mehr auf ein von der Blutbahn aus einwirkendes Gift schließen. Es wäre denkbar, daß bei der stürmischen Antigen-Antikörperreaktion, welche wahrscheinlich bei den akuten Agranulocytosen vorliegt, sich Giftstoffe im Organismus bilden und so die multiplen Nekroseherde entstehen.

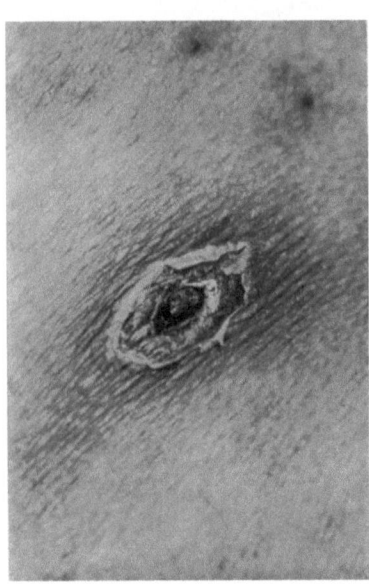

Abb. 460. Hautnekrosen bei Agranulocytose.

Das **Blutbild** zeigt so markante Veränderungen, daß daraus am sichersten die Diagnose gestellt werden kann. Die Leukocytenzahl ist im ganzen stark vermindert, meist unter 2000, aber auch herab bis auf einige Hundert, so daß in manchen Fällen nicht nur eine Granulocytopenie, sondern gleichzeitig auch eine hochgradige Lymphopenie, absolut gerechnet, vorliegt. Aber im allgemeinen trifft die Verminderung ausschließlich die Granulocyten, so daß im Blutbild fast nur mehr Lymphocyten und Monocyten vorliegen. Letztere sind manchmal sogar reaktiv vermehrt *(Agranulocytose mit Monocytose)*, was man im allgemeinen als prognostisch günstiges Zeichen bewertet (LICHTENSTEIN, STRASSER, BOCK, ROHR, THADDEA und BAKALOS u. a.). Ebenso gilt das Erhaltenbleiben der Eosinophilen als prognostisch günstig, was auch ich bestätigen kann. Die Basophilen fehlen so gut wie immer. Manchmal finden sich auch vereinzelt reticuläre Zellelemente (BERGER). Die noch vorhandenen Neutrophilen zeigen meist eine Linksverschiebung, in seltenen Fällen bis zu den Myelocyten. Manchmal findet man an ihnen die Zeichen einer „toxischen Schädigung" mit Kernverklumpung, Granulapyknose

u. a. m. Wesentlich für das Vorliegen einer reinen Agranulocytose ist das Fehlen einer Anämie und Thrombopenie. Doch wies ARNETH auch bei reinen Agranulocytosen qualitative Veränderungen der Thrombocyten nach. Sind auch diese Blutzellen vermindert, so sollte man besser von Panmyelopathie als von Agranulocytose sprechen, es sei denn, die Anämie rühre von anderen Ursachen oder vorausgegangenen Erkrankungen her.

Das **Knochenmark** zeigt bei der Agranulocytose dieselben beiden grundsätzlich verschiedenen Markbilder, die wir schon bei den Panmyelopathien dargestellt haben; nur beschränkt sich die Störung allein auf die Granulocytopoese. Wir finden entweder ein aplastisches Mark mit weitgehendem Schwund aller Granulocyten und ihrer Vorstufen, oder ein sehr zellreiches Mark (hyperplastische Form) mit ausgesprochener Reifungshemmung der Granulocyten (Abb. 461a u. b). H. E. BOCK sieht in letzterer Form nur ein anderes regeneratorisches Stadium der Erkrankung und glaubt, daß primär immer eine Zellverminderung vorliege.

Bei der *aplastischen Form* ist das Mark im ganzen zellarm; es fehlen alle Neutrophilen, Segment- und Stabkernigen und Myelocyten. Nur da und dort sind vereinzelt Promyelocyten und Myeloblasten nachweisbar. Aber auch letztere können ganz fehlen. Die kernhaltigen Roten sind dagegen relativ reichlich vorhanden, so daß man oft 100—300% und mehr zählt. Auch Riesenzellen fehlen nicht. Auffällig vermehrt sind ferner die Zellen des Reticulums, besonders die lymphoiden Reticulumzellen und vor allem bei den anaphylaktoiden Formen auch die Plasmazellen. Sie treten zahlenmäßig im Markpunktat stark hervor, nicht nur relativ, auch absolut. Man hat darin einen letzten Versuch der „Stammzellen" zur Wiederherstellung der Granulopoese gesehen. Aber die Vermehrung der Plasmazellen ist wohl mehr als Folge der allergischen Abwehrreaktion aufzufassen, bei welcher die Plasmazellen wahrscheinlich durch ihre Fähigkeit zur Antikörperproduktion eine besondere Rolle spielen. Bei manchen aplastischen Formen sind auch Lymphocyten reichlich im Mark vorhanden. ROHR hat eine Vermehrung der Lymphknötchen auch im Knochenmarksschnittbild nachgewiesen.

Bei *der hyperplastischen Form*, nach BOCK mehr ein Stadium der Erkrankung, ist das Mark außerordentlich zellreich. Aber der Zellreichtum beruht allein auf der Vermehrung unreifer Vorstufen, besonders der Promyelocyten, während die reiferen Myelocyten, vor allem die Stab- und Segmentkernigen vollständig fehlen. Es ist beachtenswert, daß bei dieser Form der Agranulocytose ausgesprochene myeloblastische oder paramyeloblastische Wucherungen gewöhnlich nicht beobachtet werden, was differentialdiagnostisch auch nach meinen eigenen Erfahrungen zur Abgrenzung gegenüber aleukämischen Myeloblastosen von grundsätzlicher Bedeutung ist. Der Reifungsstop kann aber auch bei den reiferen Myelocyten oder gar bei den Jugend- oder Stabkernigen auftreten. Ich habe einen letal verlaufenden Fall gesehen, bei dem die Ausreifung bis zu den Stabkernigen ging. Nur die Segmentkernigen waren vollständig aus dem Mark verschwunden.

Zwischen diesen beiden Grundtypen des Markbefundes kommen alle Übergänge vor. Nicht selten sieht man auch Fälle, bei denen in den verschiedenen Markabschnitten neben hyperplastischen Stellen auch aplastische Inseln auftreten, woraus man die Unsicherheit der Markbeurteilung bei nur monotoper Markpunktion ersieht. Auch kann der Markbefund im Verlauf der Erkrankung stark wechseln und einmal ein aplastisches, ein andermal ein hyperplastisches Bild zeigen. Es geht auch keineswegs an, wie es vielfach geschieht und wozu vor allem der Unerfahrene neigt, die aplastische Form als prognostisch viel ungünstiger als die hyperplastische Form hinzustellen. Ich habe mehrmals

Agranulocytosen mit aplastischen Markbildern ausheilen und solche mit hyperplastischen Markbildern sterben sehen, was auch BOCK bestätigt. In klinisch leichten, rasch vorübergehenden Fällen kann der Markbefund nur wenig gegen-

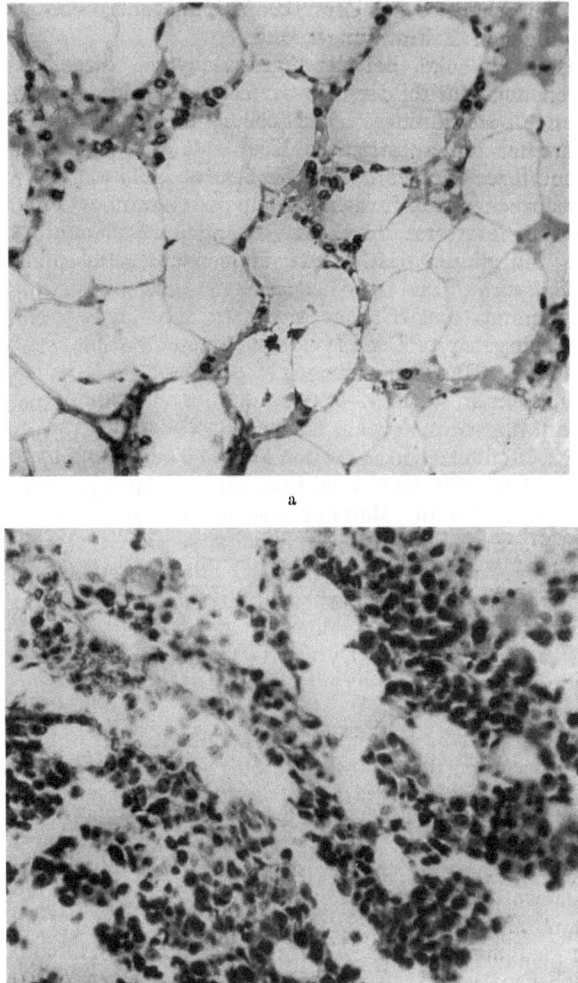

Abb. 461 a u. b. Knochenmarksformen bei Agranulocytose. a aplastische, b hyperplastische Form.
(Nach ROHR.)

über der Norm verändert sein. Erst die genauere Auszählung läßt dann eine leichte Linksverschiebung mit Abnahme der Stab- und Segmentkernigen und Zunahme der Myelocyten im Markpunktat erkennen. Ein solcher Markbefund ist dann als prognostisch günstig zu bewerten.

Ganz besonders eindrucksvoll sind die Veränderungen, die das Knochenmark bei in Heilung ausgehenden Fällen von schwerer Agranulocytose durchmacht, und die man an Hand mehrfacher Markpunktionen jetzt zu sehen bekommt.

Man ist immer wieder erstaunt, wie dabei in wenigen Tagen sich ein völliger Wandel in der Zellentwicklung des Marks vollzieht. ROHR hat dafür sehr schöne Beispiele gebracht, wie die folgenden Abbildungen zeigen (Abb. 462 und 463, S. 917 und 918). Auf dem Höhepunkt der Erkrankung fanden sich in dem abgebildeten Falle (Abb. 462) nur mehr 840 Leukocyten im peripheren Blut, darunter nur 1% Stabkernige, 9% Monocyten und 90% Lymphocyten. Der Markbefund zu dieser Zeit ergab 4% Myeloblasten, 62% Promyelocyten, 2% reifere Myelocyten

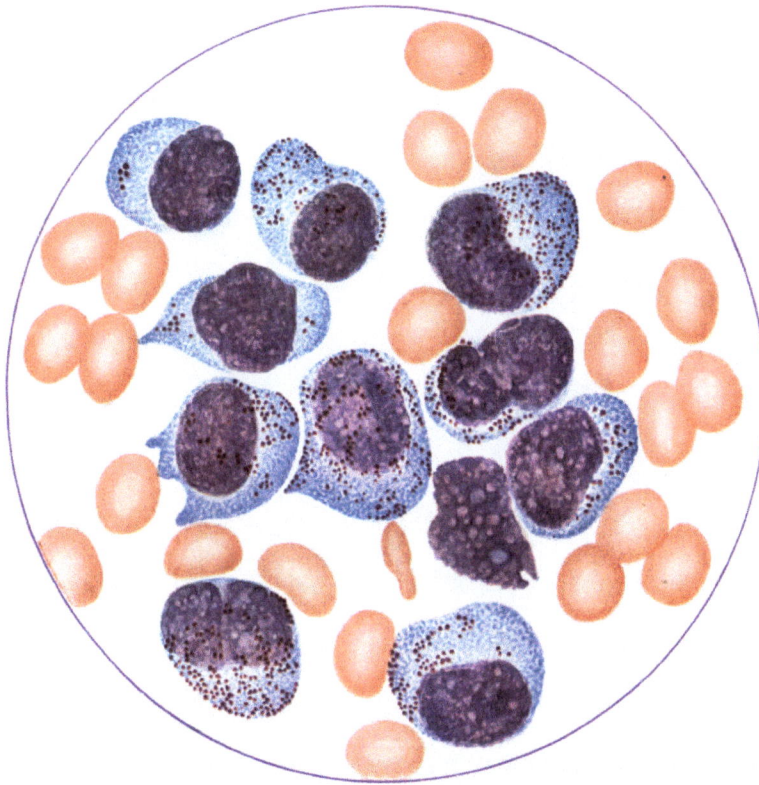

Abb. 462. Promyelocytenmark bei Agranulocytose auf dem Höhepunkt der Erkrankung.

7% Stabkernige und 25% Lympkhocyten. Bereits 4 Tage später fanden sich im peripheren Blut 5300 Leukocyten mit 23% Stabkernigen und 51% Segmentkernigen. Das Mark ist zu dieser Zeit bereits viel zellreicher geworden. Es sind nur mehr außer den 3 Myeloblasten, 13 Promyelocyten vorhanden, dafür aber jetzt 9% reifere Myelocyten, 12% Metamyelocyten, 53% Stabkernige, 7% Segmentkernige und 4% Lymphocyten. Weitere 8 Tage später sind die Leukocyten im peripheren Blut auf 9700 mit 3% Stab- und 77% Segmentkernigen angestiegen. Das Knochenmark ist jetzt außerordentlich zellreich. Auf 100 Weiße entfallen nur noch 2% Myeloblasten, 1% Promyelocyten, dagegen 11% Myelocyten, 52% Stabkernige, 26% Segmentkernige und 9% Lymphocyten. Das Mark wird also mit zunehmender Ausheilung einerseits zellreicher, andererseits reifer. Es tritt eine Rechtsverschiebung im Markbild ein. Mitunter geht diese Reifungsentwicklung noch viel stürmischer vor sich, so daß bestimmte Entwicklungsstufen sozusagen übersprungen werden. In einem von mir beobachteten

Fall von Arsenagranulocytose fand sich ein völliger Schwund aller Granulocytenvorstufen mit Ausnahme der Eosinophilen. Die vorhandenen Zellen bestanden nur mehr aus Zellen, die nach Kern und Protoplasmastruktur das Aussehen von Reticulumzellen hatten. Mit Einsetzen der Ausheilung kam es zunächst einfach zur Einlagerung von Granulis in die noch ganz unreifen Zellformen, so daß Zellbilder entstanden, die man als FERRATA-Zellen bezeichnen möchte

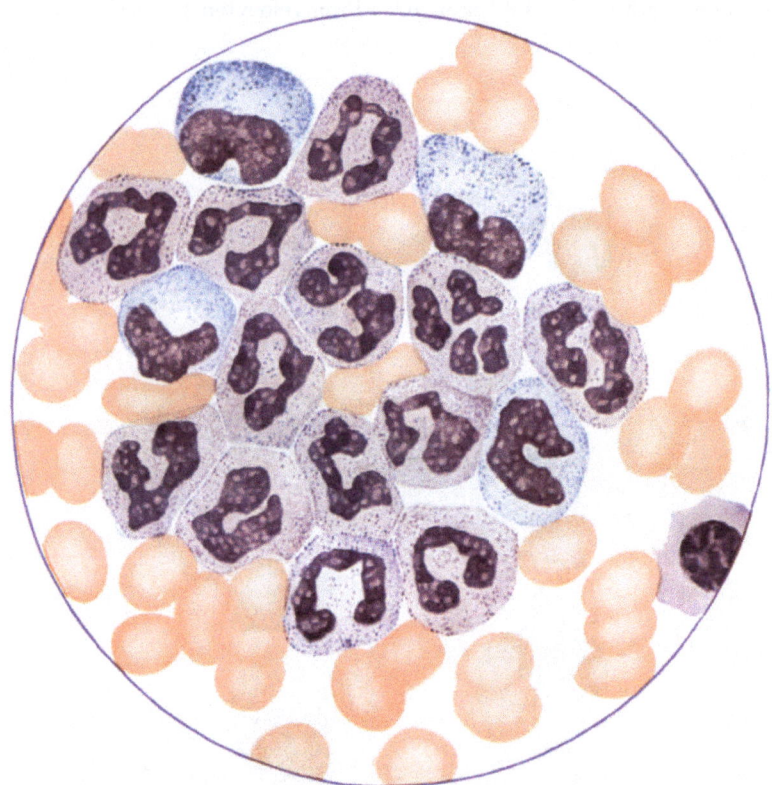

Abb. 463. Derselbe Fall wie Abb. 462 in Abheilung. (Die Ausreifung der Promyelocyten ist in Gang gekommen; Umwandlung zu Myelocyten und Stabkernigen.) (Nach ROHR.)

In den nächsten Tagen reiften diese Zellen dann weiter zu Myelocyten und Stabkernigen aus.

Die Verlaufsformen der Agranulocytose wurden schon eingangs auf die beiden Grundtypen der akuten anaphylaktoiden Form und der chronischen Form zurückgeführt. Die akuten Formen können in wenigen Stunden aus voller Gesundheit mit völligem Schwund der Neutrophilen einhergehen. Diese perakuten Fälle hat NYFELDT als Granulocytopenia paroxysmatica bezeichnet. Der Beginn erfolgt mit Schüttelfrost und hohem Fieber. Bei der Heilung solcher Fälle kommt es oft zu schnellem Anstieg der Leukocyten, manchmal mit einer stark überschießenden leukämoiden Reaktion (SCHILLING, KISSLING, u. a.). Sieht man nur diese Phase, so sind Verwechslungen mit akuten Leukämien möglich. Daneben stehen die chronischen Fälle, die sich über viele Jahre hinziehen können und deren Verlauf meist in Schüben erfolgt. Es sind Fälle bekannt geworden, die über 10 Jahre verfolgbar waren (DIMMEL). Nicht selten tritt nach jahrelangem Verlauf das tödliche Ende doch noch an einem akuten

Rezidiv ein (SCHULTEN, STRASSER). Dabei kann der Blutbefund entweder dauernd leukopenisch, häufiger aber oft über längere Zeiträume hin völlig normal sein, und die Agranulocytose tritt nur in schubartigen Rezidiven, die aber immer wieder abheilen, hervor (BARTON) (s. auch Abschnitt über cyclische Agranulocytose S. 925).

An außermorphologischen Blutbefunden ist das Absinken des Histaminspiegels bei der Agranulocytose zu erwähnen (TANZI). Diese Befunde finden ihre Erklärung darin, daß das Histamin an die Leukocyten, vor allem an die Eosinophilen, gebunden ist (CODE und MACDONALD).

Die **Prognose** richtet sich nach den geschilderten klinischen Verlaufsformen. Stets ist die Agranulocytose als eine sehr ernste Erkrankung mit hoher Mortalität anzusehen, die nach früheren Erfahrungen (PLUM, WITTS, SEGGEL u. a.) zwischen 70 und 90% beträgt, mit besserer und frühzeitiger Behandlung aber auf etwa 50% herabgedrückt werden kann (HEILMEYER, KRACKE u. a.). Heute ist sie mit Hilfe der Penicillinbehandlung noch geringer geworden. Prognostisch günstige Zeichen sind in einer geringen Veränderung des Knochenmarks, in einer starken Blutmonocytose (bei Fehlen der Anämie und Thrombopenie!), in noch vorhandenen Eosinophilen im Blut oder in Eosinophilie des Marks zu erblicken. So ging der oben mitgeteilte, von mir beobachtete Fall von Arsenagranulocytose trotz schwerster Markveränderung in Heilung aus. Er hatte trotz völligen Fehlens aller Neutrophilen im peripheren Blut noch 5% Eosinophile und eine deutliche Eosinophilie im Mark, obwohl auch dort alle anderen granulierten Elemente vollkommen fehlten. Prognostisch ungünstig wird die Prognose bei langer Dauer eines völligen Granulocytenschwundes, bei Zunahme der Nekrosen und besonders beim Hinzutreten septischer Sekundärinfektionen oder Pneumonien. Dagegen ist das Auftreten eines *Ikterus* keineswegs als infaustes Symptom zu werten.

Differentialdiagnose. Die akuten Formen mit ihrer ersten Nekroselokalisation im Hals sind vor allem gegen Monocytenangina abzugrenzen. Letztere wird vor allem meist dann diagnostiziert, wenn eine stärkere Blutmonocytose die Agranulocytose begleitet. Doch sollte man die Monocytenangina oder besser lymphoidzellige Angina heute von der Agranulocytose scharf abgrenzen und allein auf die infektiöse Mononukleose (PFEIFFERsches Drüsenfieber) beschränken. Dieser gegenüber ist aber die Agranulocytose meist unterscheidbar. Für die echte Monocytenangina (infektiöse Mononukleose) spricht die meist viel höhere Gesamtleukocytenzahl, ferner der Befund typischer Lymphomonocyten, ferner Lymphdrüsenschwellungen und eventuell ein Milztumor, vor allem aber die positive DEICHERsche Reaktion. Schwieriger ist die Unterscheidung bei den leukopenischen Formen, die mit starker Granulocytopenie einhergehen können (s. S. 561). Bei der günstigen Prognose der infektiösen Mononucleose ist natürlich die Differentialdiagnose von großer Bedeutung.

Schwierig, ja unmöglich ist manchmal die Entscheidung gegenüber einer akuten aleukämischen Myelose, die nicht selten mit dem Bilde einer Agranulocytose beginnt. Die Nekrosen und Geschwürsbildungen bei den akuten Myelosen sind natürlich dieselben und entstehen auf derselben Grundlage des Fehlens reifer, funktionell vollwertiger Leukocyten. Viel häufiger jedoch als unter dem Bilde einer reinen Agranulocytose verläuft die aleukämische Myelose unter dem Bilde einer Panmyelopathie. Das Auftreten von hämorrhagischer Diathese sowie von Anämie weist deshalb in diese Richtung und macht die Diagnose Agranulocytose hinfällig. Differentialdiagnostisch ist deshalb die Thrombocytenzahl sehr wichtig. Starke Thrombopenie spricht gegen Agranulocytose und für Panmyelopathie. Verwechslungen mit leukämischen Myelosen kommen auch im leukämoiden Heilstadium einer Agranulocytose vor. Dabei können die Leukocytenzahlen auf über 100000 ansteigen und eine starke Linksverschiebung bis zu den Myelocyten oder Promyelocyten aufweisen. Die Entscheidung geht erst aus dem weiteren Verlauf hervor, der bei solchen Heilkrisen immer zur Heilung, bei den Leukämien dagegen zum unvermeidbaren Ende führt. Bei der Agranulocytose liegt die Störung eben außerhalb, bei den Leukämien *innerhalb* der Zelle; insofern sind diese beiden Prozesse letzten Endes wesensverschieden. Bei den mit Monocytose einhergehenden Fällen ist die Unterscheidung gegenüber aleukämischer Monocytenleukämie oft besonders schwierig, aber praktisch nicht unwichtig, weil die mit Monocytose einhergehenden Agranulocytosefälle eine relativ günstige Prognose haben, die Monocytenleukämien dagegen stets prognostisch infaust sind. Für letztere spricht der Befund eines Myeloblastenmarks, ferner eine begleitende Anämie und Thrombopenie, sowie Milztumor und Drüsenschwellungen. Die letztgenannten beiden Erscheinungen können jedoch auch bei akuter Monocytenleukämie fehlen.

Pathogenese und Ätiologie. Die Entstehung der Agranulocytose kann auf 2 Faktoren beruhen, 1. auf einer verminderten Leukocytenbildung bzw. Abgabe an die Blutbahn, 2. auf einer gesteigerten Zerstörung in der Peripherie. Die Verhältnisse liegen also ganz ähnlich wie bei den Thrombopenien, und wie bei diesen scheinen auch bei den Agranulocytosen die beiden Faktoren in der Genese eine Rolle zu spielen. Die akut einsetzende Granulocytopenie, bei der oft schon in wenigen Stunden ein völliges Verschwinden der polymorphkernigen Leukocyten in der Blutbahn eintritt, kann unmöglich durch ein plötzliches Versagen des Knochenmarks allein erklärt werden; denn die Lebensdauer der Leukocyten wurde auf Grund experimenteller Untersuchungen durchschnittlich auf 2—3 Tage berechnet. Würde also das Knochenmark plötzlich seine Tätigkeit einstellen, so müßte es mindestens einige Tage dauern, bis die Granulocyten vollständig aus dem Blute verschwunden sind. Der ganz plötzliche Schwund in wenigen Stunden zeigt aber, daß hier ein plötzlicher Zerfall oder eine Abwanderung in die inneren Organe vorliegen muß, wie wir das vom anaphylaktischen Schock her kennen. Daß den akuten Agranulocytosen ein solcher Vorgang tatsächlich zugrunde liegt, dafür sprechen auch die übrigen klinischen Erscheinungen wie das Auftreten von Schüttelfrost, plötzliche Temperatursteigerung, plötzliches schweres Krankheitsgefühl, rasch einsetzende Nekrosenbildung, plötzlicher Ikterus und ähnliches mehr. Aber der Vorgang führt nicht nur zum peripheren Schwund, sondern zweifellos auch, wie die Knochenmarksbilder zeigen, zur Einstellung der Leukocytenbildung oder -reifung, so daß es nicht mehr zur Ausschwemmung reifer Leukocyten kommen kann. Daneben kommt es auch schon im Knochenmark zu einer Zerstörung reifer Granulocyten und Phagocytose der Zelltrümmer durch die Reticulumzellen, wie das JASINSKI nachweisen konnte. Die unreifen Vorstufen der Granulocyten bleiben im Knochenmark liegen (Maturationsarrest nach FITZ-HUGH und KRUMBHAAR), so daß es zu einem hyperplastischen Markbild kommt. In anderen Fällen geht die Schockreaktion noch weiter bis zur völligen Unfähigkeit zur Bildung differenzierter Leukocyten; es kommt nunmehr zur reticulären Markreaktion mit Hyperplasie der Reticuloendothelien und besonders der Plasmazellen. Es kann heute keinem Zweifel mehr unterliegen, daß mindestens ein Teil der Agranulocytosefälle als eine solche anaphylaktische Krise des Knochenmarks im Gefolge einer Antigen-Antikörperreaktion aufzufassen ist (SCHILLING, BOCK, ROHR, FITZ-HUGH u. a.), wenn auch ein exakter Beweis in Form des Antikörpernachweises bisher noch nicht geglückt ist. Experimentell konnten STAVITSKY, STAVITSKY und ECKER neuerdings am Kaninchen den Beweis erbringen, daß infolge von Antigen-Antikörperreaktionen schwere Granulocytopenie ausgelöst werden können. Regelmäßig nach einer erneuten Antigeninjektion kam es gleichzeitig mit dem Komplementschwund zu einem starken Absinken der Granulocyten. Die anaphylaktische Genese scheint vorzugsweise für die akuten, durch Arzneimittel ausgelösten Fälle Bedeutung zu haben. Die chronischen Fälle dagegen erscheinen mir mehr und mehr Ausdruck einer besonderen Giftwirkung, einer Knochenmarkstoxikose, zu sein, bei welcher chronische Infekte eine wichtige Rolle spielen. Daß der Infekt als solcher das Bild der Agranulocytose erzeugen kann, beweisen ja die schon eingangs aufgeführten Fälle von symptomatischer Agranulocytose bei Typhus, Tuberkulose, Diphtherie und anderen Infektionskrankheiten (granulocytopenische Sepsis von MAGRINI und FURBETTA).

Ein besonderes Aufsehen haben die Beobachtungen amerikanischer und holländischer Ärzte (KRACKE, DE VRIES, MADISON und SQUIER) über die Bedeutung bestimmter Arzneimittel für die Entstehung der Agranulocytose erregt. An der Spitze steht dabei das Pyramidon (Amidopyrin) und seine Derivate, nach KRACKE 80% aller Arzneimittelfälle, ferner Salvarsan und andere organische As-Verbindungen (Stovarsol [MALLARMÉ]), Wismutverbindungen, Quecksilber (eigene Beobachtung, ferner ein kindlicher Fall von WIEDEMANN), Goldpräparate (Sanocrysin, Solganal [Literatur bei MIRICK]), Dinitrophenol, Barbitursäurepräparate, letztere nur in Verbindung mit Amidopyrin, während sie allein nur selten oder gar nicht Agranulocytose erzeugen sollen, sondern lediglich eine Neutropenie mit Lymphocytose hervorrufen (ROHR). Zu dieser Liste kommen in jüngerer Zeit noch die Sulfonamide, besonders Sulfapyridin (LINDEBOOM, BANG, CAMERON und EDGE, STJERNBERG, DUBOIS-FERRIÈRE, große Literaturübersicht bei BICKEL), aber auch Marbadal (HANSEN), Sulfamethyldiazin (DEROT), und ganz selten Sulfathioazol (FRIIS-HANSEN) und besonders häufig das Thiouracil (s. S. 531), während das Propylthiouracil (LIVINGSTON und LIVINGSTON) und das Methylthiuracil nur in ganz wenigen Fällen allergische Agranulocytosen auslöst. In neuerer Zeit sahen wir auch ebenso wie MERKEL bei Behandlung mit Thiosemicarbazonderivaten (TB I, CONTEBEN) vereinzelt das Auftreten einer typischen Agranulocytose. MAKAY und GOTTSTEIN, GENTRY und HILL, FORSTER, WATSON und NEUMARK beobachteten Agranulocytosen nach Tridon, einem dem Amidopyrin chemisch nahestehenden Stoff, der in den USA. in den letzten Jahren viel bei Epilepsien verwendet wird, und BLANTON und OWENS nach Pyribenzamin. Nach eigener Beobachtung sowie nach Mitteilung von WHEELIHAN kann auch das reine Arsen in Form der FOWLERschen Lösung eine akute Agranulocytose hervorrufen.

Antipyrin
(Phenyldimethylpyrazolon)

Dimethylamido-antipyrin
(Amidopyrin = Pyramidon)

m-Diamino-p-dioxy-arsenobenzol (Salvarsan)

Sulfonamid

Wie aus den Formelbildern ersichtlich, enthält die Mehrzahl der agranulocytoseerzeugenden Stoffe den Benzolring; KRACKE und PARKER haben deshalb die Vermutung ausgesprochen, daß die Agranulocytose durch Oxydationsprodukte des Benzols in Form der Chinone hervorgerufen würde. Doch ist diese Vorstellung unbewiesen. Eigenartig erscheint auch die verschiedene Häufigkeit der durch Pyramidon und andere Arzneimittel hervorgerufenen Agranulocytose. Während sie in Deutschland offenbar recht selten ist, und wir sie in Deutschland nur ganz vereinzelt zu Gesicht bekommen, scheint sie in Amerika und auch in nordischen Ländern recht häufig vorzukommen. Eine Statistik von P. PLUM zeigt den auffallenden Parallelismus von Agranulocytosehäufigkeit und Pyramidongebrauch. Wie Abb. 464 zeigt, hat der Pyramidonverbrauch in Dänemark vom Jahre 1931—1934 ganz erheblich zugenommen und mit ihm die Zahl der Agranulocytosefälle. Vom Jahre 1934 an wurde unter dem Eindruck der Entdeckung dieser Zusammenhänge der Rezeptzwang für die pyramidonhaltigen Heilmittel eingeführt, was eine rasche Abnahme des Pyramidonverbrauchs und Hand in Hand damit der Erkrankungen an Agranulocytose herbeigeführt hat.

Auf der anderen Seite steht die Tatsache, daß Hunderttausende von Menschen Pyramidon oft in den größten Mengen brauchen, ohne jemals an einer Agranulocytose zu erkranken (SCHOTTMÜLLER, ZONTSCHEFF, SCHILLING, VEIL u. a.).

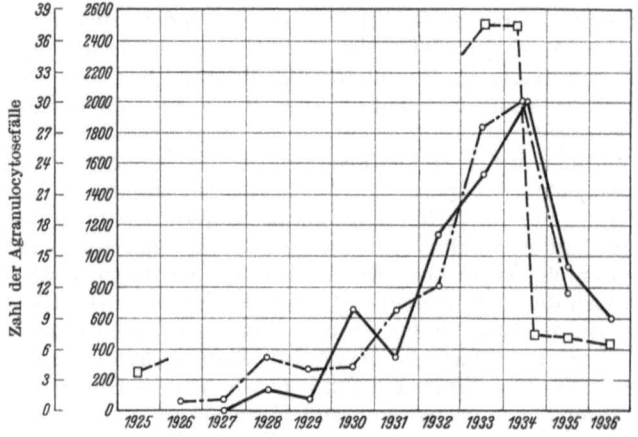

o—·—·—o Amidopyrinverbrauch nach Importziffern berechnet.
☐- - - -☐- - - -☐ Totalverbrauch von Amidopyrin nach Schätzung von N. JANSEN.
o———o———o Agranulocytosehäufigkeit.
Abb. 464. Parallelismus von Agranulocytosehäufigkeit und Amidopyrinverbrauch in Dänemark. (Nach PLUM.)

Auch im Tierversuch gelang es nur selten, agranulocytoseähnliche Zustände zu erzeugen und dann nur mit schwerst toxischen Dosen (BUTT, HOFFMANN und SOLL), dagegen nicht mit Dosen, die der menschlichen therapeutischen Verwendung entsprechen (HANSEN). Es handelt sich also um eine ganz besondere Idiosynkrasie vereinzelter Individuen. Diejenigen Personen, die eine solche Überempfindlichkeit aufweisen, zeigen auch im Testversuch einen Sturz der Leukocyten schon nach kleinen Pyramidongaben (BOCK, NIEKAU, PLUM, ROHR u. a.). Besonders eindrucksvoll zeigt der in Abb. 465 wiedergegebene Fall ROHRs die Amidopyrinüberempfindlichkeit und ihre Wirkung auf das leukocytäre System: nach jeder kleinen Pyramidongabe, aber auch nach Gaben verwandter Mittel, wie Causyth, Isopropyl-Antipyrin, kommt es zu Temperatursteigerung oft bis 39° und gleichzeitig zu einer Leukopenie, die fast nur die Neutrophilen betrifft; in der Mehrzahl der Versuche verschwinden diese sogar völlig aus der Blutbahn. Ich selbst habe einen Fall erlebt, der auf eine Gabe von 0,3 g Pyramidon mit einem Exanthem und einem Granulocytensturz antwortete. Sehr wichtig und oft zu wenig beachtet ist die Beobachtung PLUMs, daß die Agranulocytose im Blutbild oft erst nach Tagen einsetzt. Bis zum völligen Granulocytenschwund können 8—14 Tage vergehen! Von Bedeutung ist auch die Beobachtung STODTMEISTERs, wonach eine solche Überempfindlichkeitsreaktion manchmal eine dauernde Bereitschaft zur Neuerkrankung des Knochenmarks in dieser Richtung hinterläßt. Der Fall STODTMEISTERS erkrankte 5 Jahre und später nochmals 8 Jahre nach einer ausgeheilten Pyramidon-Agranulocytose im Anschluß an eine Cystopyelitis ohne exogene Gifteinwirkung erneut an typischer Agranulocytose, die ebenfalls wieder abheilte. Es geht aus dieser Beobachtung der enge Zusammenhang von Giftallergie und Infekteinwirkung eindrucksvoll hervor. Auch bei unseren Beobachtungen in Mitteldeutschland konnten wir immer wieder auf die Wichtigkeit chronisch infektiöser Einwirkungen beim Zustandekommen

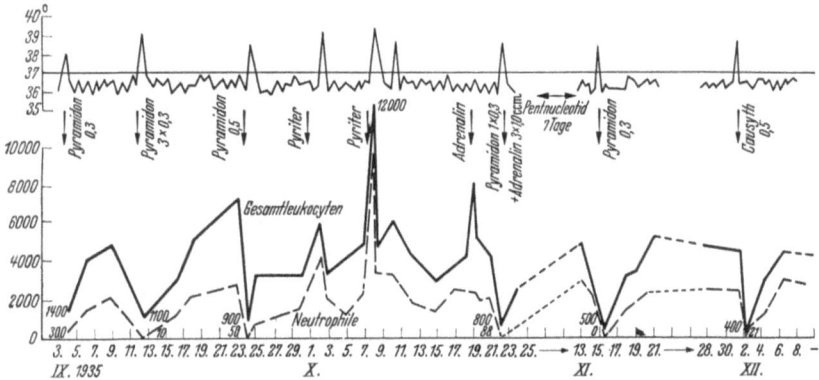

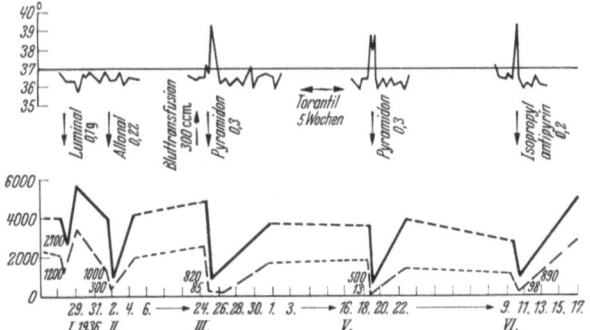

Abb. 465. Experimentelle Amidopyrin-Agranulocytose (zahlreiche experimentell ausgelöste Schübe). (Nach ROHR.)

von Knochenmarksaplasien hinweisen. Die sensibilisierende Wirkung chronischer Herdinfekte, chronischer Rheumatismus, aber auch Tuberkulose, besonders verkäsende Lymphdrüsentuberkulose, spielen beim Zustandekommen der Agranulocytose sicher eine erhebliche Rolle (W. H. VEIL, KÄMMERER, KISSLING, DENNIS, HARTWICH, ROHR). Auch konstitutionelle Momente mögen bei der Neigung zur Agranulocytoseerkrankung mitspielen, und diese sind auch von verschiedenen Autoren immer wieder betont worden (WITTS, STRASSER, KIRBERG, RAYNAUD und Mitarbeiter u. a.), ohne daß überzeugende Beweise dafür beigebracht worden wären. Im übrigen kommen für die Entstehung der Agranulocytose alle jene ätiologischen Momente in Frage, die im Abschnitt Panmyelopathie eingehend erörtert wurden, weshalb hierauf verwiesen sei.

Therapie. Als Hauptgrundsatz muß die Entfernung des auslösenden Agens und Vermeidung weiterer Knochenmarksschäden durch neue Medikamente gelten. Wenn auch feststeht, daß die Überempfindlichkeit meist spezifisch ist, eine Pyramidonagranulocytose also nicht durch Salvarsan verschlechtert wird, so wird man grundsätzlich doch alle Agranulocytose fördernden Medikamente vermeiden. Das wirksamste Mittel in der Behandlung der Agranulocytose sind Bluttransfusionen, die möglichst im Beginn der Erkrankung reichlich angewandt werden sollen, und Penicillin, das den fehlenden Gewebsschutz der Leukocyten ersetzt. Man gibt am besten große Transfusionen von 300—800 cm³ jeden 2. Tag, im ganzen 3—5mal und unterstützen die Wirkung durch Zufuhr knochenmarksaktivierender Vitamine, vor allem des B_2-Komplexes in Form von täglichen Gaben von Hefe, Leber und Leberextrakten, B_{12}, ferner durch Vitamin C. am besten intravenös, in möglichst großen Dosen (500 mg pro die), was auch ROLLE sowie WESTERGAARD und RION empfahlen. Während KNUTSON, OLDFELD und WISING vom Pyridoxin keine Besserung sahen, wird es von TAYLOR. CADOTSCH und SELIGMANN empfohlen. Auch durch Folsäure wurden mehrfach Besserungen gesehen (BLACK und STANBURY, LIVINGSTON und LIVINGSTON. MURATOVA, WILLENBÜCHER). Prophylaktische Gaben von Folsäure zur Verhütung von Thiouracilagranulocytosen sind erfolglos (NEWMAN und JONES). H. E. BOCK und vor ihm schon SCHITTENHELM haben die Übertragung von Leukämieblut empfohlen, um möglichst viele Leukocyten zuzuführen. Tatsächlich gelingt es damit vielfach, den Leukocytenspiegel zu heben, die Nekroseneigung zu bessern und durch den Zerfall der übertragenen Leukocyten neue Aufbau- und Reizstoffe aus der Gruppe der Nukleinsäuren zuzuführen, die man schon lange in der Behandlung der Agranulocytose angewandt hat. BOCK hat gezeigt. daß der Untergang der übertragenen Leukocyten bei der Agranulocytose außerordentlich groß ist. Erst nach 14 Leukämiebluttransfusionen mit dem Blute eines chronischen Myelosefalles mit 270000 Leukocyten wurde die Leukocytenbilanz positiv. Um diese zahlreichen Blutentnahmen bei ein und demselben Leukämiekranken zu ermöglichen, wurde das entnommene Leukämieblut stets durch die entsprechende Menge gesunden Blutes ersetzt, was die Leukämieerkrankung vielleicht sogar günstig beeinflußt.

Von amerikanischer Seite (JACKSON, PARKER und TAYLOR 1931) wurden die Nukleotide in die Agranulocytosebehandlung, zunächst wohl mit etwas übertriebenem Optimismus, eingeführt. Sie haben kaum das gehalten, was davon versprochen wurde. Ich selbst habe ebenso wie ROHR u. a. davon wenig Überzeugendes gesehen. Als Präparat steht in Deutschland hierfür das Nukleotrat der Nordmark-Werke Hamburg zur Verfügung. Man gibt 10—50 cm³ täglich i. m. LIBRACH und CRONIN empfehlen 120 cm³ Pentosenucleotid in 1620 cm³ physiologischer Kochsalzlösung über 3×24 Std (10 Tropfen/Min.) als intramuskuläre Dauertropfinfusion. Eine andere Reiztherapie wurde in Form von Röntgenreizbestrahlung der langen Röhrenknochen oder durch Herbeiführung künstlicher Abscesse mit Terpentin versucht. Von Röntgenbestrahlung habe ich selbst nie etwas Entscheidendes gesehen, und ich habe manchmal den Eindruck gehabt, damit mehr zu schaden als zu nützen. Auch die Behandlung mit Knochenmarksbrei (CORNER, TUDYKA und BERLIN) oder Knochenmarksextrakten wird kaum mehr erreichen. BAUMANN hat allerdings einen in Knochenmark, Leber, Magen- und Dünndarmschleimhaut vorkommenden leukocytensteigernden Wirkstoff ,,Granocytan" in die Therapie eingeführt und davon ebenso wie PFEIFFER und BAYER Erfolge gesehen. Doch müssen darüber noch weitere Erfahrungen gesammelt werden; dasselbe gilt für Fieberbluttransfusionen (LAINER), deren Überlegenheit über Normalbluttransfusionen meines Erachtens noch nicht erbracht ist. Einen angeblich besonders wirksamen Extrakt aus gelbem Knochenmark haben MARBERG und WILS hergestellt, der auch bei Agranulocytose sehr erfolgreich sein soll. Nachprüfungen liegen darüber noch nicht vor. Von ISENSTEAD wurde eine Mischung von Leber-, Milz- und

Pankreasextrakten „Pronor" mit Erfolg verwendet. Er führte die günstige Wirkung auf eine Reizung des RES. zurück. Von Cramer und Brodersen sowie Gonzalez ist auf die günstige Wirkung des Follikelhormons bei leukopenischen Zuständen hingewiesen worden. Progynon 50000 E haben in etwa 5tägigen Abständen bei Agranulocytose günstig gewirkt.

Sehr wichtig ist eine sorgfältige Pflege und gute Ernährung der Agranulocytosekranken. Auf die Nekroseneigung ist vor allem bei der Mundpflege zu achten. Soorpilzwucherungen sind durch Borglycerin und Borwasserspülungen zu bekämpfen, nekrotische Teile nach Möglichkeit zu beseitigen. In den letzten Jahren hat sich bei der Bekämpfung der Sekundärinfekte das *Penicillin* außerordentlich bewährt. Über besonders gute Erfolge damit berichten Faber, Cadotsch, Boland, Headley und Hench, Paraf und Lewi, Lapp und Hemmeler, Dérot, Bernard und Mitarbeiter, Buttaro und Furbetta, Layani und Aschkenasy, Michálek u. a., Urbach und Goldburgh, Tyson und Mitarbeiter, Seligmann, Rothendler und Vorhaus, Pelaez-Redondo, Desmonts und Tuffou, Mulle und Mitarbeiter, Maroncelli, Graham, Magrassi, Mackenzie u. a. Bei dem oft verblüffend rasch einsetzenden Umschlag des Krankheitsbildes nach Penicillingaben hat man den Eindruck, daß durch das Penicillin nicht nur die vorhandenen Sekundärinfekte bekämpft werden, sondern daß man dadurch in vielen Fällen direkt in den pathogenetischen Mechanismus der Krankheit eingreift, bei dem, wie oben ausgeführt, die Infektion oft eine führende Rolle spielt. Prophylaktisch wichtig ist die Entfernung von Bakteriennestern in Form von Fokalinfekten in Zähnen und Tonsillen. Natürlich wird man nicht auf dem Höhepunkt der Agranulocytose eine Tonsillektomie vornehmen; aber nach Überbrückung des ersten Schubs möchte ich doch zu dieser Maßnahme raten, deren Nutzen ein so erfahrener Laryngologe wie Zange gerade bei der Agranulocytose stark betonte. Zur *Prophylaxe* gehört selbstverständlich die Weglassung all jener Mittel, die agranulocytoseauslösend wirken; Bennhold hat 130 verschiedene Arzneimittel dieser Art zusammengestellt, die oft die blühendsten Phantasienamen besitzen, so daß weder der Arzt, geschweige denn der Laie, ihre Zusammensetzung kennt. Durch Einführung des Rezeptzwanges für diese Mittel konnte die Agranulocytosemorbidität bereits bedeutend herabgesetzt werden. Der Arzt muß wenigstens eine Kenntnis der Schadensmöglichkeit besitzen, damit er auf solche Idiosynkrasien achtet. Es wäre aber falsch, überängstlich zu sein und wegen der sehr seltenen Einzelfälle auf die wertvolle Hilfe der Amidopyrinpräparate zu verzichten.

VIII. Die cyclische Agranulocytose.

Mehrfach sind in den letzten Jahren Agranulocytosefälle beschrieben worden, die sich oft über mehrere Jahre hinziehen und die dadurch gekennzeichnet sind, daß es in ganz regelmäßigen Abständen meistens von 3—4 Wochen zu einem starken Absinken der Granulocyten und oft sogar für wenige Tage zu ihrem vollkommenen Verschwinden aus dem peripheren Blut kommt (Vahlquist, Reznikoff, Doan, Embleton, Imerslund, Fullerton und Duguid, Löffler, Muratova, Schilling). Die Krankheit kann in jedem Lebensalter vorkommen. Bei dem Fall von Muratova handelt es sich um ein 15jähriges Mädchen, bei dem von Fullerton und Duguid um einen 62jährigen Mann. Die Patienten klagen in der Regel über eine allgemeine Leistungsminderung, Müdigkeit, Appetitlosigkeit. Während der agranulocytotischen Tage kommt es dann meistens zu Entzündungen im Bereich der Mundhöhle, des Rachens oder zu Furunkeln, Entzündungen der Bindehäute usw. Gleichzeitig damit tritt meistens für einige

Tage Fieber auf, das dann in den Wochen der Remissionen vollkommen verschwindet. Im Fall von FULLERTON und DUGUID kam es regelmäßig in Abständen von 23—28 Tagen zu einem Granulocytensturz. Es verschwanden dann für 4—5 Tage die Granulocyten vollkommen aus dem Blut. Das rote Blutbild zeigte keinerlei Schwankungen. Auch leichte Schwankungen der Blutplättchen waren uncharakteristisch und von den agranulocytotischen Schüben unabhängig. Eine genaue Untersuchung des Knochenmarks zeigte, daß im selben Rhythmus wie im peripheren Blut die Granulopoese sehr stark vermindert war, so daß die periphere Granulocytopenie auf eine Knochenmarkshemmung zurückgeführt werden mußte.

Über die Pathogenese der Erkrankung ist noch nichts sicheres bekannt. Von verschiedenen Autoren (IMERSLUND, THOMPSON, FULLERTON und DUGUID u. a.) wurde vor allem bei den meistens um 4 Wochen dauernden Cyclen an periodische Störungen gedacht, die mit einem veränderten Sexualhormonspiegel zusammenhängen sollten. Tatsächlich wurden auch zum Teil parallel den Granulocytenschwankungen verschieden hohe Hormonausscheidungen im Urin nachgewiesen. Besonders eindrucksvoll waren diese Verhältnisse im Fall von MURATOVA, der ein 15jähriges Mädchen beobachtete, bei dem es regelmäßig mit der Menstruation zu einem Granulocytensturz kam. Auch die Milz spielt zweifellos beim Zustandekommen dieser Störungen eine gewisse Rolle. So verschwanden in dem Fall von FULLERTON und DUGUID nach der Splenektomie die agranulocytotischen Schübe zwar nicht, aber der Granulocytenspiegel lag doch dauernd wesentlich höher, auch kam es nie mehr zu einem vollkommenen Verschwinden der Granulocyten aus dem peripheren Blut. Daß auch allergische Momente bei der Pathogenese eine wesentliche Rolle spielen können, geht deutlich aus den mehrfach beobachteten Beziehungen zum FELTY-Syndrom hervor (LÖFFLER und MAIER, SCHMENGLER und PETRIDES, STODTMEISTER). Die *Behandlung* wird im allgemeinen genau so durchgeführt wie bei den sonstigen Agranulocytosefällen. Wie der Fall von FULLERTON und DUGUID zeigt, kann eine Milzexstirpation unter Umständen das Krankheitsbild wesentlich bessern. Da die Milz aber offenbar nicht das auslösende Organ dieser cyclischen Agranulocytosen ist, sollte eine Milzexstirpation nur für wirklich schwere und lebensbedrohliche Fälle aufgespart bleiben.

IX. Die alimentär-toxische Aleukie.

Diese Krankheit wird seit dem Jahre 1932 in Rußland beobachtet, wo sie auch unter dem Namen „septischer Angina" bekannt ist. Die Krankheit beginnt regelmäßig mit einer schweren Stomatitis (1. Stadium), die auf eine Reizwirkung des die Aleukie auslösenden Giftes auf die Schleimhaut zurückgeführt wird. Diese Stomatitis heilt nach einiger Zeit infolge Gewöhnung an das Gift ab. In der 2. Phase der Krankheit tritt eine schwere Leukopenie mit Hypo- oder Agranulocytose auf. Das myeloische Gewebe atrophiert in diesem Stadium langsam, die Lymphopoese ist gesteigert. Schließlich treten im 3. Stadium Hautnekrosen, Schleimhautblutungen, Purpurahämorrhagien und schwere Allgemeininfektionen als Folge der Abwehrschwäche auf. Die Krankheit verläuft jetzt unter dem typischen Bild einer aplastischen Anämie. Neben der Agranulocytose findet sich eine hochgradige Anämie und Thrombopenie. Der Tod erfolgt in wenigen Tagen durch Massenblutungen, Kreislaufversagen und Pneumonie. Die Krankheit tritt vor allem im Mai und Juni auf, während sie im Juli fast vollkommen verschwindet. Meistens treten gleichzeitig oder hintereinander mehrere Krankheitsfälle in einem Dorf auf, daneben kommen aber auch sporadische Erkrankungen vor.

Die auslösende Ursache der Krankheit ist der Genuß verdorbenen Getreides. Das Getreide, das in Rußland vielfach auf den Feldern geschnitten oder auf dem Halm überwintert, wird von Schimmelpilzen befallen, die dem Getreide ein schwärzliches Aussehen geben. Durch Ätherextrakte dieses Getreides konnten bei Tieren schwere Hautentzündungen mit nachfolgender Nekrose hervorgerufen werden. Doch ist bis heute noch nicht geklärt, welcher Pilz die Krankheit hervorruft. Es wird angenommen, daß die Pilze im Getreide chemische Veränderungen hervorrufen, durch die dann die toxischen Wirkungen ausgelöst werden. Für diese Theorie spricht die Tatsache, daß die Giftigkeit der verschiedenen Getreidearten sehr verschieden ist. Der Giftigkeitsgrad der verschiedenen Getreidearten ist mit abnehmender Giftigkeit: Hirse, Buchweizen, Weizen, Roggen, Gerste und Hafer.

Die Behandlung sollte möglichst vor Eintritt der Leukopenie beginnen. Sie erstreckt sich dann vorwiegend auf Magenspülungen, Abführ-Brechmittel. Im Stadium der Leukopenie kann man versuchen durch Gaben von roher Leber, Fischtran, Vitaminen der B-Gruppe einschließlich der Folsäure und Vitamin C eine Besserung zu erzielen. Die Behandlung im 3. Stadium der Krankheit wird genau so durchgeführt wie bei den übrigen aplastischen Anämien (s. S. 880). Durch diese verschiedenen Maßnahmen, vor allem durch die rechtzeitige Erkennung und Behandlung ist die Sterblichkeit, die anfangs 100% betrug, bis 1944 auf 32% herabgedrückt worden. Bezüglich weiterer Einzelheiten dieser im übrigen Europa sonst kaum vorkommenden Krankheit verweisen wir auf das Übersichtsreferat von L. C. BRUMPT.

X. Die essentielle Lymphocytophthise.

Neuerdings wurde von GLANZMANN und RINIKER ein Krankheitsbild mitgeteilt, das sich pathologisch-anatomisch durch einen fast vollkommenen Schwund des lymphatischen Gewebes in den Lymphknoten, in Milzfollikeln, den PEYERschen Platten und Solitärfollikeln des Darms auszeichnet. Entsprechend zeigt das Blutbild eine hochgradige Lymphopenie. In einem der mitgeteilten Fälle fand sich als Ersatz für die Lymphocyten entsprechend einer Wucherung von reticulären Zellen innerhalb der Milz auch eine Vermehrung von Monocyten und Übungsformen im peripheren Blut. Im Vordergrund des klinischen Bildes stand in beiden mitgeteilten Fällen eine ausgedehnte und hartnäckige Soormykose, die nicht nur die ganze Mund- und Rachenhöhle befiel, sondern sich auch auf den Kehlkopf und den ganzen Ösophagus bzw. auf andere Abschnitte des Magen-Darm-Kanals ausdehnte. Die Krankheit war von Erbrechen und gelegentlichen Durchfällen begleitet. In späteren Stadien traten schubweise großfleckige, masernähnliche, septische Erytheme auf. Weiterhin entwickelten sich zunehmend bronchopneumonische Herde, die zum Teil in kleine Lungenabscesse übergingen. Die Soormykose wurde ebenso wie die übrigen Krankheitserscheinungen von den Autoren als der Ausdruck einer Senkung der natürlichen Immunität infolge der hochgradigen essentiellen Lymphopenie und Lymphocytophthise aufgefaßt. Interessant ist ferner, daß sich in den späteren Stadien der Erkrankung zu der Lymphocytophthise auch eine Myelophthise hinzugesellte, was auf eine konstitutionelle Schwäche der blutbildenden Organe hinwies. Eine eingehende hämatologische Untersuchung bei Geschwistern der beiden erkrankten Kinder ergab in einem Fall das Vorliegen einer Panmyelophthise, so daß bei der Krankheit eine familiäre Disposition eine Rolle zu spielen scheint. Bisher wurden von den Autoren 2 Säuglinge mit dieser Krankheit beobachtet, die beide innerhalb der ersten Lebensmonate starben.

Blutparasiten.

Der Einteilung des Handbuches entsprechend, kommen hier nur die vorwiegend im Blute oder im Lymphgefäßsystem lebenden Helminthen (Bilharzia und Filaria) zur Besprechung, da die parasitären Protozoen im ersten Bande unter Infektionskrankheiten abgehandelt sind. Die Abbildungen zu diesem Kapitel sind sämtlich dem Buche von RUGE, MÜHLENS, ZUR VERTH: „Krankheiten und Hygiene der warmen Länder" entnommen.

I. Bilharziose (Schistomiasis).

Man versteht darunter Krankheitserscheinungen, die durch **drei** nahverwandte (zu den Trematoden gehörende) Wurmarten: Bilharzia haematobia, B. mansoni und B. japonica verursacht werden. Sie kommen nur in den tropischen und subtropischen Ländern vor. Die genannten Würmer leben in den Venen des Pfortadergebietes und erzeugen durch Gifte und Eierablage schwere, mitunter sogar tödliche Krankheitszustände.

Die **Bilharziawürmer** sind getrennt geschlechtlich. Die 9—20 mm langen Männchen sind viel dicker und bilden durch Einrollung ihrer Leibränder einen Kanal (Canalis gynaecophorus), in welcher das meist etwas längere und fadenförmig dünne Weibchen (12—16 mm) aufgenommen wird (Abb. 466). Beide Geschlechter besitzen am Vorderende einen Mundsaugnapf und dicht dahinter einen Bauchsaugnapf. Am Mundsaugnapf beginnt der Darm; dieser gabelt sich in der Gegend des Bauchsaugnapfes in zwei Äste, die sich später wieder zu einem gemeinsamen Stamm vereinigen. Die Exkretionsöffnung liegt am Ende des Körpers etwas dorsal. Der Gemitalporus liegt unmittelbar hinter dem Bauchsaugnapf. Die drei Bilharziaarten unterscheiden sich nur wenig. B. mansoni ist etwas kleiner als die beiden anderen Arten. B. japonica besitzt eine glatte Haut, während die Haut der beiden anderen mit kleinen Wärzchen bedeckt ist. Auch besteht ein Unterschied in der Zahl der Hoden, von denen die Haematobiamännchen 4—5, die Mansonimännchen 7—9 und das Japonicamännchen 7 in einer Reihe angeordnet besitzen. Praktisch wichtiger ist die Unterscheidung der *Eier:* B. haematobia-Eier sind 120—160 μ, im Mittel 146 μ lang und besitzen einen endständigen Stachel (Abb. 467), B. mansoni-Eier sind 110—160 μ lang und haben einen seitenständigen Stachel, während die Japonicaeier nur 70 bis 100 μ lang sind und keinen deutlichen Stachel besitzen (nur ein kleines seitliches Rudiment). Neben den drei besprochenen B.-Arten wurde von FISHER (1934) noch eine 4., in Französisch-Äquatorial-Afrika und im Kongogebiet vorkommende Art mit größeren Endstacheleiern (140—240 μ, durchschnittlich 175 μ) beschrieben und Schistosoma intercalatum genannt. Die Eier werden im Gegensatz zu Haematobiaeiern nur im Stuhl abgesetzt. Ob es sich hier um eine biologische Varietät oder tatsächlich um eine besondere Art handelt, ist noch nicht endgültig entschieden.

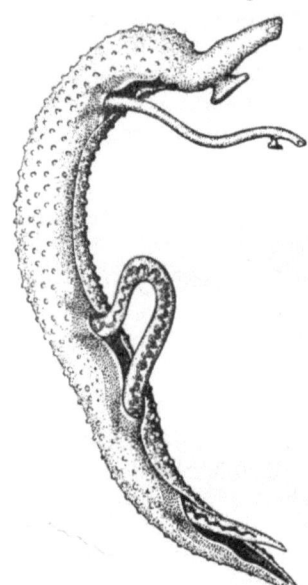

Abb. 466. Pärchen von Bilharzia mansoni. Die bedeckte rechte Körperseite ist mit einer längsverlaufenden Stachelleiste versehen, welche den Verschluß des Canalis gynaecophorus gewährleistet. Vergr. 10mal (nach GÖNNERT).

Pathologische Anatomie.

Entwicklung und Übertragung (Abb. 468). Diese erfolgt bei allen Arten in gleicher Weise. Aus den abgesetzten Eiern entwickelt sich noch im Wirtskörper eine bewimperte Larve, das Miracidium (Abb. 467). Dieses bricht bei Entleerung von Stuhl oder Harn in Wasser durch die Eihülle und schwimmt frei im Wasser umher, um dann zur Weiterentwicklung in Süßwasserschnecken der Gattung Bulinus oder Physopsis (Haematobia) oder Planorbis (Mansoni) oder Oncomelania (Japonica) als Zwischenwirt einzudringen. In den Weichteilen der Schnecke wächst das Miracidium zur Muttersporocyste heran; diese erzeugt Tochtersporocyten, welche in die Verdauungsdrüsen der Schnecke einwandern und zahlreiche gabelschwänzige Cercarien hervorbringen, welche 3—6 Wochen nach Infektion der Schnecke in das Wasser ausschwärmen. Ihre Lebensdauer beträgt nur 1—2 Tage, wenn es ihnen nicht vorher gelingt, in einen Endwirt (Mensch oder Tier) einzudringen. Kommen die Cercarien mit der menschlichen Haut in Berührung, so bohren sie sich unter Verlust des Schwanzes in die Haut ein und gelangen auf dem Blutwege nach den Pfortaderästen der Leber, wo sie zu jungen Würmern heranwachsen. Nach Eintritt der Geschlechtsreife siedeln sich die gepaarten Würmer in den Urogenital- oder Darmvenen an, wo sie ihre Eier ablegen. Außer durch die Haut ist auch eine perorale Infektion durch Wassertrinken möglich, wobei sich die Cercarien in die Schleimhaut der Mundhöhle einbohren und so in die Blutbahn gelangen. Die Lebensdauer der Bilharzien beträgt viele Jahre. Außer dem Menschen sind auch zahlreiche Säugetiere für die Infektion empfänglich.

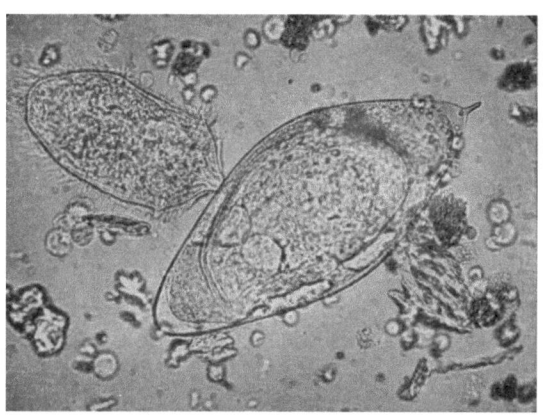

Abb. 467. Ei von Bilharzia haematobia und freies Miracidium. Nach 12 Std untersuchtes Urinsediment. (Bild aus der Chirurg. Universitäts-Klinik Frankfurt a. M., KEIL, phot.)

Aus dem Geschilderten geht hervor, daß zum Auftreten der Bilharziose folgende Voraussetzungen erfüllt sein müssen: Verunreinigungen der Gewässer mit Bilharziaeiern enthaltendem Kot oder Urin von infizierten Menschen oder Tieren, Vorhandensein der Schneckenzwischenwirte in einem Wasser von mindestens 20^0 und endlich Kontakt der menschlichen Haut oder Schleimhaut mit dem verseuchten Wasser. Die menschliche Infektion erfolgt vor allem beim Baden oder Durchwaten von verseuchtem Wasser oder auch beim Wäschewaschen in solchem.

Pathologische Anatomie. In den von den Würmern bewohnten Venen können sich Endo-, Peri- und Thrombophlebitiden entwickeln. Die abgesetzten Eier gelangen in die Schleimhäute des Darmes (bei B. mansoni und japonica) oder die Blase (bei B. haematobia) und werden dort in das Lumen entleert, wobei der Mechanismus noch nicht ganz klargestellt ist. Vielfach kommt es durch Obliteration der eihaltigen Capillaren zur Verschleppung der Eier ins perivasculäre Gewebe mit entzündlicher, oft tuberkelähnlicher Reaktion oder bei massenhafter Ablagerung zur Bildung von Granulationsgewebe, das sich aus Leukocyten, besonders Eosinophilen, Fibroblasten und retikulären Riesenzellen aufbaut. Durch diese Gewebsreaktion werden die Eier vielfach aufgelöst oder verkalkt. Mitunter kommt es zur Bildung großer Gewebswucherungen, wie zu Papillombildung, sowie maligner Entartung. Bei B. mansoni und japonica werden die Eier auch in der Leber abgelagert, was zu periportaler Cirrhosebildung, manchmal mit Splenomegalie führt. Selten wurden die Eier auch in der Lunge, in den Lymphdrüsen, sowie in Gehirn und Rückenmark gefunden. Das akute initiale Krankheitsbild ist am Anfang für alle Arten ziemlich gleich.

Die Einbohrung der Cercarien in die Haut führt zu Juckreiz, manchmal mit Bildung flohstichartiger Flecken oder Papeln. Nach einer 4—6wöchigen Inkubation kommt die Krankheit mit dem akut fieberhaften Krankheitsstadium zum Ausbruch: Unter starker Mattigkeit mit Rumpf- und Gliederschmerzen tritt höheres remittierendes Fieber auf, das einige Tage bis Wochen anhält und später mehrfach rezidivieren kann. Auf der Haut kann sich dabei eine großfleckige Urticaria entwickeln (Bei B. japonica als Yangtse- oder Urticariafieber bezeichnet). Auch Ödembildung an Haut und Schleimhäuten kommt vor. Dabei entstehen Katarrhe der Luftwege oder des Magen-Darmkanals mit Erbrechen, Durchfällen, Verstopfung und Leibschmerzen. In diesem akuten,

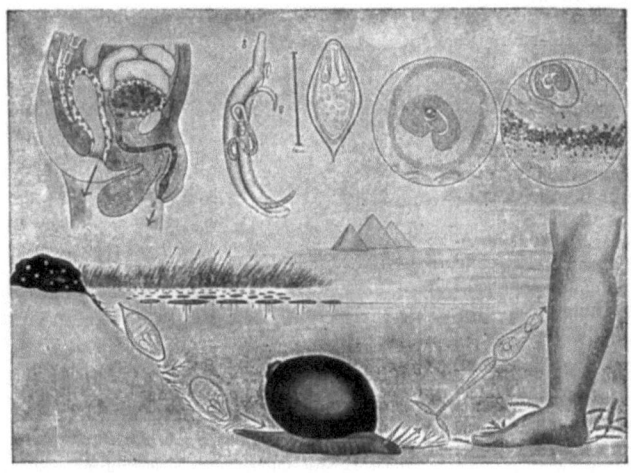

Abb. 468. Infektionsweg der Bilharziose. (Unterrichtstafel des Tropeninstituts Hamburg. FÜLLEBORN, comp.)

wahrscheinlich durch die Giftstoffe der Würmer oder ihrer Eier hervorgerufenen Stadium findet sich im Blut eine ausgesprochene Leukocytose mit starker Eosinophilie von 10—80%, am stärksten in der 3.—4. Krankheitswoche. Bei B. japonica sind auch schwere zentralnervöse Symptome beobachtet worden. Anschließend an das akute Allgemeinstadium folgt das durch die lokale Eiablagerung verursachte chronische Krankheitsstadium, das bei den drei Bilharziaarten verschieden ist:

Die *chronische* **Bilharziosis haematobia (Blasen- oder Urogenitalbilharziose)** ist vor allem in Afrika sehr weit verbreitet, besonders in Ägypten und Südafrika, auch auf den Inseln Madagaskar, Mauritius und Réunion, ferner in Vorderasien, besonders in Palästina, Syrien, Mesopotamien und Arabien. In Europa wurden kleinere Herde in Südportugal und auf Cypern beobachtet.

Die Erkrankung beginnt 3 Monate bis $2^1/_2$ Jahre nach der Infektion und äußert sich zuerst durch Brennen der Harnröhre beim Urinieren, durch Harndrang und Schmerzen über dem Schambein, am Damm oder im Kreuz. In dieser Zeit bildet die dauernde oder periodische *Hämaturie* das charakteristische objektive Symptom. Manchmal ist nur die Endportion des entleerten Harns blutig. In Ruhe bessert sich die Hämaturie, bei körperlicher Bewegung nimmt sie zu. Im Sediment finden sich Erythrocyten, Leukocyten und Schleimflocken und ferner die typischen und für die Diagnose ausschlaggebenden Endstacheleier, die vorübergehend fehlen können, weshalb mehrfache Untersuchung besonders der Endportionen, welche erfahrungsgemäß die meisten Eier enthalten, notwendig ist. Die Eiablagerung findet bevorzugt im Trigonum und in der Gegend der Ureterenöffnungen statt, und ist cystoskopisch in Form hyperämischer Flecken und gelber Knötchen erkennbar. Ältere Herde können wie „feuchter Sand" aussehen. Mitunter kommt es zu tumorartigen Knoten- und Papillombildungen und schließlich oft zu Carcinomentstehung. So ist es zu erklären, daß in Ägypten 20% der Krebstodesfälle auf Blasencarcinome zu beziehen sind, während diese in Europa nur 1% ausmachen (zit. nach VOGEL). Durch Mischinfektion entsteht nicht selten eine chronische Cystitis. In schweren chronischen Fällen kann es zu Harnverhaltung, Hydronephrose, ferner durch aufsteigende Infektion zu Pyelitis und Pyonephrose mit Urämie kommen. Um abgelagerte Eier können sich Blasensteine entwickeln. Auch die männlichen und weiblichen Genitalorgane können miterkranken und zum Sitz von Harnfisteln, elephantiastischen Wucherungen oder Papillombildungen werden. Durch Eiablage in den Lungen entstehen dort Verdichtungsherde meist ohne klinische Erscheinungen. In schweren Fällen entsteht eine sekundäre hypochrome Anämie mit mäßiger Eosinophilie. In leichten Fällen kann die Erkrankung fast symptomlos verlaufen und spontan ausheilen.

Die Bilharziosis mansoni (Darmbilharziose). Verbreitung in Afrika, besonders im Nildelta, Sudan, Ostafrika, Madagaskar, Südafrika, Französisch Guinea, Senegal; ferner in Südamerika, besonders Brasilien, Holländisch Guyana, Venezuela, Puerto Rico und auf den Antillen.

Bei dieser Erkrankung stehen Darmstörungen im Vordergrund. Leichte Fälle können völlig symptomlos verlaufen. Gewöhnlich kommt es aber zu Durchfällen oder Verstopfung mit Druckgefühl im Rectum und Stuhldrang. Der Stuhl enthält oft blutigen Schleim. Häufig ist auch das Colon druckempfindlich. Schwerere Fälle bieten das Bild der „Bilharziadysenterie" mit starkem Abgang schleimig-blutigen Stuhls. Im Stuhl werden die typischen Seitenstacheleier gefunden. Die Eiablagerungen finden besonders in der Schleimhaut des Enddarms statt, wo sich zottenförmige Granulationen und polypenartige Wucherungen entwickeln, während Abstoßung Geschwüre hinterläßt. Nicht selten sieht man am Anus Fisteln, Abszeßbildungen oder einen Prolaps der gewucherten Rectumschleimhaut. In der Appendix kann Eiablagerung unter dem Bilde einer Appendicitis vorkommen. Auch in der Leber finden Eiablagerungen statt, wodurch es bei wiederholten massigen Infektionen zu schwerer Lebercirrhose mit Splenomegalie und in deren Gefolge zu Anämie mit Leukopenie und Ascitesbildung kommt. Die Eier können in solchen chronischen Fällen im Stuhle fehlen. Viel seltener sind klinische Lungenerscheinungen mit Eiablagerung dort.

Bilharziosis japonica (Katayamakrankheit). Verbreitung nur in Ostasien, besonders im Yangtsegebiet, kleinere Herde in Japan, in Südchina, auf Formosa und den Philippinen.

Die klinischen Erscheinungen sind denen der Darmbilharziose sehr ähnlich. Neben symptomlosen Fällen finden sich nicht selten Diarrhoen, blutig-schleimige Stuhlentleerungen und Tenesmen, im Stuhl die stachellosen Eier. Frühzeitig leidet oft der Allgemeinzustand: Schwäche, Schlappheit, Gewichtsabnahme und Blutarmut treten auf. Viel häufiger als bei der Bilharziosis mansoni kommt es hier zu Veränderungen der Leber und Milz, oft mit Ascites, allgemeiner Kachexie und mit symptomatischer Anaemia splenica mit Leukopenie. Die hepatolienale Form findet sich vor allem bei wiederholten Infektionen, denen besonders die chinesischen Reisbauern ausgesetzt sind. Erkranken Jugendliche, dann bleiben sie häufig in der körperlichen und geistigen Entwicklung zurück (Abb. 469). In diesen Spätstadien sind die Eier oft nicht mehr im Stuhl nachweisbar. Durch Eiablagerung im Gehirn können selten auch cerebrale Erscheinungen ausgelöst werden.

Die chronische Japonicaerkrankung hat im Endstadium große Ähnlichkeit mit Kala-Azar oder chronischer Malaria, sowie mit Lebercirrhose. Der Eiernachweis im Stuhl kann besonders durch Untersuchung des blutigen Schleims oder durch den Schlupfversuch FÜLLEBORNs verfeinert werden.

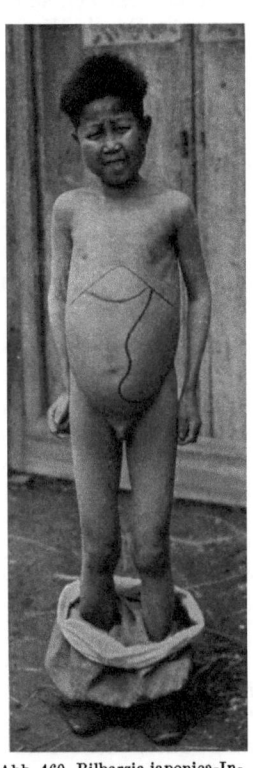

Abb. 469. Bilharzia japonica-Infektion bei 21jährigem Chinesen. Milz- und Leberschwellung markiert. Wachstumshemmung und Infantilismus. (Phot. H. VOGEL.)

Nach letzterem werden etwa 10 g Stuhl mit $^1/_2$ Liter physiologischer Kochsalzlösung fein verteilt und $^1/_2$ Std stehen gelassen. Danach Abgießen der überstehenden Flüssigkeit und Neuauffüllung mit physiologischer Salzlösung bis zur Klärung der letzteren. Zuletzt wird diese wiederum abgegossen und durch warmes Leitungswasser von 30—40° ersetzt und ins Sonnenlicht gestellt. Nach ein bis mehreren Stunden sind die Larven (Miracidien) ausgeschlüpft und können mit der Lupe besonders bei seitlicher Beleuchtung gegen dunklen Hintergrund beobachtet werden.

Die **Prognose** einer einmaligen Bilharziainfektion ist relativ günstig. Die Krankheit kann nach einigen Jahren spontan ausheilen und ist außerdem der spezifischen Behandlung gut zugänglich. Die chronischen, wiederkehrenden, massigen Infektionen dagegen, die zum hepato-lienalen Krankheitsbild führen, sind sehr ernster Natur und in den Endstadien der Behandlung kaum mehr zugänglich.

Die **Therapie** besitzt in Antimonpräparaten, wie Brechweinstein und Fuadin spezifische Heilmittel, welche die Würmer abzutöten vermögen. Der von CHRISTOPHERSON 1918 in die Behandlung eingeführte Brechweinstein wird beim Erwachsenen intravenös in 1%iger und 6%iger Lösung 3mal in der Woche gegeben, und zwar am besten 0,06 g bei der 1., 0,1 g bei der 2. und 0,13 g bei der 3.—12. Injektion, also 1,66 g in 4 Wochen. Eventuell sind darüber hinaus noch 2—3 weitere Injektionen nötig. Kinder und schwächliche Personen erhalten kleinere Dosen, Unterbrechungen machen die Kur wertlos; Nebenwirkungen, wie Erbrechen, Schwindel, Kopfschmerzen müssen in Kauf genommen werden. Leider kommen auch plötzliche Todesfälle, wenn auch selten, vor. Bei organischen Herz-, Nieren- und Leberleiden ist die Kur kontraindiziert. Der Erfolg macht sich schon nach einigen Injektionen durch Zurückbildung der Symptome, Abnahme und schließliches Verschwinden der Eier bemerkbar. Rezidive nach einigen Wochen bis Monaten machen Wiederholung der Kur notwendig.

Das *Fuadin* (H. Schmidt, Elberfeld), ein dreiwertiges Antimonkomplexsalz, zeichnet sich durch geringere Nebenwirkungen, durch kürzere Kurdauer und durch intramuskuläre Injizierbarkeit aus. Es wird bei Erwachsenen von 60 kg Gewicht am 1. Tag in einer Menge von 3,5 cm³ der 6,3%igen Lösung injiziert, am folgenden und jeden übernächsten Tag werden je 5 cm³, im ganzen 48,5 cm³, gegeben. Ganz selten wurden auch hier Todesfälle beobachtet. Kinder bekommen entsprechend, je nach Körpergewicht weniger (so viele Kubikzentimeter als das Kind Kilogramm wiegt).

Neuerdings wird für die Therapie auch das *Miracil* (KIKUTH, GÖNNERT MAUSS) empfohlen. Es handelt sich um ein metallfreies Xanthonderivat nachfolgender Formel:

$$\text{Xanthon-Gerüst mit } \text{NH} \cdot \text{CH}_2 - \text{CH}_2 \cdot \text{N}(\text{C}_2\text{H}_5)_2 \cdot \text{HCl}$$

Das Miracil hat den großen Vorteil der oralen Verabreichbarkeit, weiter zeichnet es sich durch die kurze Behandlungsdauer aus. Nach den bisher vorliegenden Erfahrungen wird bei der Bilharziosis haematobia bei Gabe von 60 mg/kg in 3—6 Tagen in 70—90% der Fälle Heilung erzielt.

Neben diesen beiden Präparaten wird auch das *Emetin*, besonders bei gleichzeitiger Amöbenruhr, angewandt. Die Resultate sind nicht ganz so gut. Bei ausgesprochener Splenomegalie wird nach vorheriger Antimonbehandlung die Splenektomie empfohlen, welche zweifellos wertvoll ist und, wie bei der Anaemia splenica, die Blutarmut und den Gesamtzustand wesentlich bessert. Bei Kachexie und Ascites ist sie nicht mehr zu empfehlen. Die Mortalität nach Splenektomie bei dieser Erkrankung ist ungewöhnlich hoch. Nach VOGEL beträgt sie 10%. Man wird daher die Indikation zur Splenektomie bei dieser Erkrankung sehr eng fassen. Bei Polypenbildung im Darm, in der Blase oder am Genitale kommen lokale chirurgische Maßnahmen in Frage. Die Cystitis und andere Komplikationen sind wie üblich zu behandeln.

Zur **Prophylaxe** ist das Baden, Waschen und Herumwaten in verseuchten Wässern streng zu vermeiden; wenn dies nicht möglich, dann hohe Gummi- oder Lederschuhe! Nur abgekochtes Wasser trinken! Zur Düngung in Endemiegebieten soll nur 1—2 Monate alter Kot Verwendung finden, da in diesem die Eier abgestorben sind. Auch Bekämpfung der übertragenden Schnecken durch Desinfektionsmittel (Carbolsäure oder Kupfersulfat) ist empfohlen worden.

II. Filariasis.

Man versteht darunter Erkrankungen, die durch das Eindringen verschiedener Filariaarten hervorgerufen werden. Die Filarien sind fadendünne, langgestreckte Rundwürmer (Nematoden), meist von Fingerlänge, die im Bindegewebe und Lymphsystem leben. Die Männchen sind kleiner als die Weibchen und an ihrem hinteren gekrümmten Schwanzende durch zwei ungleich gestaltete Spicula ausgezeichnet. Die Weibchen bringen zahlreiche Embryonen (Mikrofilarien) zur Welt, die sich in der Blutbahn oder in den Lymphbahnen aufhalten. Sie sind 0,2—0,3 mm lang und etwa so breit wie ein Erythrocyt. Sie sind in der Blutbahn oder in den Lymphspalten nachweisbar. Manche Arten sind nur periodisch im Hautblut vorhanden, wahrscheinlich in Anpassung an die Stechgewohnheiten der Zwischenwirte. So wird die nur im Nachtblut vorhandene Mikrofilaria bancrofti durch nachts stechende Moskitos übertragen, während die im Tagblut nachweisbare M. loa durch Tagsauger (Stechfliegen) verbreitet wird.

Für die *Diagnose* der Filariasis ist der Nachweis der Mikrofilarien im Blute von besonderer Wichtigkeit. Dieser erfolgt entweder im Nativpräparat, in dem sich die Mikrofilarien durch ihre Eigenbewegung verraten. Die genauere Differenzierung der einzelnen Filariaarten ist nur durch Hämatoxylinfärbung im dicken Tropfenpräparat möglich, eventuell nach Anreicherung mit der FÜLLEBORNschen Lösung (5%iges Formalin 95 cm³, Eisessig 5 cm³ und konzentrierte alkoholische Gentianaviolettlösung 2 cm³; ein Teil Blut + 3 Teile dieser Lösung). Im Bodensatz Leukocyten und gefärbte tote Mikrofilarien.

1. Filaria bancrofti (Wuchereria bancrofti).

Der Wurm kommt in fast allen tropischen und subtropischen Ländern endemisch vor und ist weit verbreitet. Das erwachsene Männchen ist 3—4,5 cm, das Weibchen 7—8 cm lang mit sondenknopfförmigem Kopfende. Die Würmer bewohnen die Lymphgefäße und Lymphdrüsen besonders der Genitalgegend. Die mit einer Scheide versehenen Mikrofilarien gehen mit nächtlichem Turnus in das Blut über (daher Bezeichnung Mikrofilaria nocturna). Sie erscheinen dort am Abend, erreichen um Mitternacht die höchste Zahl und verschwinden am Morgen. Nur auf einigen Südseeinseln kommt eine turnuslose Bancroftivarietät vor, die durch eine tags- und nachtsstechende Mücke (Aëdes variegatus) übertragen wird. Die Überträger der gewöhnlichen Bancroftiarten sind nachts stechende Moskitos der Gattungen Anopheles, Culex, Mansonia und Aëdes. Die mit dem Blute aufgesaugten Mikrofilarien gelangen in den Mückenmagen, verlieren dort ihre Scheide, durchbohren die Magenwand und gelangen in die Thoraxmuskeln, wo sie sich im Verlaufe von 1—2 Wochen zu einem 1—2 mm langen Wurm entwickeln (Jugendstadium). Dieser dringt nun aktiv durch den Mückenkopf in die Rüsselscheide und bohrt sich von dort beim Mückenstich selbst in die menschliche Haut. Die Übertragung der Erkrankung ist also an die Anwesenheit übertragungsfähiger Moskitos geknüpft. Für die Infektion sind alle Rassen empfänglich, doch kann eine relative Immunität gegen Reinfekte erworben werden. Männer werden häufiger als Frauen befallen, am seltensten Kinder.

Symptomatologie. Die Krankheitserscheinungen sind sehr verschiedenartig. Die Erkrankung beginnt meist mit einer Lymphangitis, auf deren Boden sich Lymphstauungen in den verschiedensten Gebieten und mit verschiedenen Folgen entwickeln. Doch kommen vielfach auch symptomlose Infektionen vor. Die Lymphgefäß- und Lymphdrüseninfektion kann zur Bildung von *Lymphvaricen* oder zu *schwammigen Lymphdrüsentumoren*, die sich ausdrücken lassen und sich wieder füllen, oder zur Entwicklung derber *fibröser Drüsenschwellungen* führen. Vorzugsweise sind die Leistendrüsen und Genitalorgane befallen, doch kommt auch eine Erkrankung der Achseldrüsen und anderer Lymphdrüsen vor. Durch Lymphstauung entsteht das *Lymphscrotum*, dessen bläschenartige Vorwölbungen sich zeitweise öffnen und eine gelbe, blutige oder chylöse Lymphe mit Mikrofilarien austreten lassen. Weiterhin kommen *chylöse Lymphergüsse* vorzugsweise im Hodensack *(Chylocele* oder *Hydrocele)*, aber auch im Darm und im Peritoneum vor. Am Scrotum und am Oberschenkel entwickeln sich nicht selten Abscesse *(Filarienabscesse)*. In allen Stadien der Erkrankung kommen Schübe der *Filarienlymphangitis* vor, die unter Fieber, Schüttelfrost, Kopfschmerzen oder Erbrechen zu schmerzhafter Schwellung der Lymphgefäße und der benachbarten Lymphdrüsen führt, wobei die zugehörigen Hautabschnitte oft eine ödematöse oder urticariaähnliche Schwellung zeigen. Nach einigen Tagen oder Wochen klingt die Lymphangitis unter Entfieberung wieder ab. Am häufigsten ist diese Filarialymphangitis an den Beinen, an den Leistendrüsen, an Scrotum und Samenstrang, an Hoden und Nebenhoden *(Filariaorchitis* und *-epididymitis)* lokalisiert. Besonders schwerwiegend wird das Krankheitsbild bei Lokalisation am Peritoneum *(Lymphangitis perniciosa)*, wobei unter den Erscheinungen einer Peritonitis ein sepsisähnliches Bild wohl durch Mischinfektion mit Bakterien entsteht, das zum Tode führen kann. Selbst an Knie und Hüftgelenken kann sich die Entzündung etablieren *(Filariasynovitis)*, wobei Ankylosen entstehen können.

Eine besonders charakteristische Erscheinung der Filariasis ist die *Chylurie*, d. h. die Entleerung eines durch Fette und Lipoide milchig getrübten Harns, der häufig auch durch Blutbeimengung rötlich gefärbt ist *(Hämatochylurie)*. Dieses Symptom entsteht durch Platzen der gestauten Lymphgefäße in der Harnblase oder in anderen Teilen der Harnwege. Der Harn enthält das Chylusfett in Form kleinster Tröpfchen, sowie Lipoide, besonders Lecithin und Cholesterin. Auch ist der Harn meist eiweißhaltig. Der Fettgehalt kann in manchen Fällen über 2% betragen, so daß der Urin nach der Entleerung in toto gerinnt. Bei längerem Stehen entstehen dann Schichtenbildungen. Manchmal kommt es schon innerhalb der Harnwege zu Gerinnselbildung, so daß vorübergehend Harnsperre eintritt. Die Gerinnsel werden unter starken Tenesmen aus der Urethra entleert. Im Harnsediment findet man Lymphocyten, Erythrocyten und meist auch Mikrofilarien, deren Nachweis die Diagnose gegenüber anderen Formen von Chylurie sichert. Die Dauer der Chylurieanfälle schwankt zwischen einigen Tagen und mehreren Monaten; sie sind im allgemeinen nicht unmittelbar gefährlich; doch wiederholen sich die Anfälle meist mehrmals und führen dann zu einer erheblichen Schwächung des Gesamtzustandes, zu Anämie und schließlicher Kachexie mit Todesfolge.

Die zweite Haupterscheinung der Filariose ist die *Elephantiasis*, die auf dem Boden der rezidivierenden Lymphangitiden entsteht. Durch die dauernde Lymphstauung kommt es zu riesenhaften Wucherungen der befallenen Gewebe, vor allem der Beine und der Genitalien. Seltener sind andere Körperteile, wie Arme und Brüste, betroffen. Sie tritt fast nur bei Erwachsenen auf, vor dem 15. Lebensjahr ist diese Form der Erkrankung äußerst selten.

Meist schwellen zuerst die Unterschenkel als Folge mehrfacher lymphangitischer Attacken an. Die Haut wird derb, rauh und höckerig. Es kommt zur Ausbildung riesiger Hautlappen, die sackartig herunterhängen. Sehr häufig ist das Scrotum befallen und nimmt ungeheuerliche Dimensionen an. Wenn auch die Schwellung gewöhnlich nicht den Grad erreicht, den der meist zitierte monströse Fall mit einem Scrotumgewicht von 110 Pfund aufwies, so ist doch die Verunstaltung außerordentlich. Der Penis liegt meist innerhalb der riesigen Geschwulst; die umgestülpte Haut und Vorhaut bilden einen Kanal, durch welchen der Harn nach außen fließt. Der gesamte Hodensack besteht aus einem schwammigen, lymphreichen Bindegewebe, in dessen hinterer Portion die Hoden eingebettet liegen. Die stark verdickte Epidermis ist häufig von Ulcerationen bedeckt. Doch macht die ganze Erkrankung kaum größere Beschwerden als durch die Schwerbeweglichkeit und durch das Gewicht der Wucherungen hervorgerufen werden. Quo ad vitam ist die Filariainfektion relativ günstig zu beurteilen, wenn auch vereinzelte Todesfälle vor allem durch die bakteriellen Komplikationen vorkommen.

Pathologische Anatomie. Die durch Filiarien hervorgerufenen Gewebserkrankungen sind teils durch die mechanische Abflußverlegung der Lymphe, teils durch toxische Einwirkungen der lebenden und toten Würmer, teils durch bakterielle Mischinfektionen bedingt. An der Lymphstauung sind neben der Verlegung der Lymphbahnen durch die oft in großer Zahl, bis zu Hunderten, vorhandenen Würmer, hauptsächlich sekundäre, durch Toxine hervorgerufene, entzündlich-reaktive Veränderungen der Gefäßwände, die zu Verengerungen bis zum völligen Verschluß führen, maßgebend beteiligt. Folge der Lymphbahnverlegung sind die varicösen Erweiterungen, Blasenbildungen und Lymphaustritte. Dazu kommen die wahrscheinlich durch bakterielle Mischinfektion hervorgerufenen entzündlichen Prozesse und Abszeßbildungen, wobei Streptokokken eine besondere Rolle spielen. Die letzte Folge, die Elephantiasis, beruht auf einer Wucherung des Bindegewebes in den gestauten Hautgebieten. Der Zusammenhang der Elephantiasis mit der Filariose geht aus der Übereinstimmung der geographischen Verbreitung und aus dem Zusammenhang mit anderen Erscheinungen dieses Krankheitsbildes hervor, dagegen ist nur in seltenen Fällen der direkte Beweis durch Auffinden der Mikrofilarien zu erbringen, da die Elephantiasis als Endzustand der Erkrankung häufig erst nach Absterben der Würmer auftritt.

Therapie. Im Gegensatz zur Bilharziose ist die spezifische Therapie der Filarieninfektionen erst in neuester Zeit möglich geworden durch die Auffindung des Hetrazan (HEWITT, KURSHNER, STEWARD, WHITE, WALLACE und SUBBAROW, PEARL-RIVER). Hetrazan ist ein Piperazinderivat nachstehender Formel:

$$CH_3-N\begin{array}{c} \overset{H_2}{C}-\overset{H_2}{C} \\ | \quad\quad | \\ C-C \\ \overset{|}{H_2} \overset{|}{H_2} \end{array} N-\overset{O}{\underset{\|}{C}}-N\begin{array}{c} C_2H_5 \\ \\ C_2H_5 \end{array} \cdot HCl$$

Die mit diesem neuen Heilmittel erzielten Ergebnisse scheinen befriedigend zu sein. Die Verträglichkeit ebenfalls. Auch bei anderen Filarien scheint Wirksamkeit vorhanden zu sein. Daneben ist eine symptomatische Behandlung notwendig. Bei Hämatochylurie sind Bettruhe und Blasenspülungen nützlich. Die Lymphangitiden werden wie sonst durch Ruhigstellung und Hochlagerung der befallenen Extremitäten, sowie durch Schutz vor Sekundärinfektionen behandelt. Neuerdings wird, ausgehend von der Vorstellung, daß bei den Lymphangitiden stets bakterielle Sekundärinfektionen eine Rolle spielen, die Behandlung mit Autovaccine von Strepto- oder Staphylokokken empfohlen (ROSE, ANDERSON). Dadurch sollen Schwere und Häufigkeit der Anfälle erheblich gebessert werden. Gegen beginnende Elephantiasis der Beine ist das Anlegen elastischer Binden anzuraten; später sind chirurgische Maßnahmen notwendig, die vor allem bei Elephantiasis scroti sehr gute Resultate ergeben.

Die **Prophylaxe** hat sich vor allem gegen die als Zwischenwirte dienenden Moskitos und ihre Brutstätten zu richten; sie geht also mit der Malariaprophylaxe weitgehend Hand in Hand.

2. Andere Filariaarten.

Filaria loa (F. diurna oder Loa loa) ist auf das tropische Westafrika beschränkt. Sie ist kleiner als Filaria Bancrofti (Männchen bis 34 mm, Weibchen bis 63 mm). Die Mikrofilarien besitzen eine Scheide und treten, wie der Name sagt, im Tagblut auf. Als Überträger kommen tagsaugende Bremsen (Chrysops dimidiatus und silaceus) in Frage. Die Entwicklung innerhalb der Fliege dauert 10—12 Tage. Die F. loa wandert im Bindegewebe der Haut, was Juckreiz und flüchtige Schwellungen ohne Fieber verursacht, die 2—3 Tage dauern (Calabar oder Kamerunschwellungen). Sie werden durch Stoffwechselprodukte der Filaria hervorgerufen. Auch Muskelabscesse können entstehen. Mitunter treten die Filarien unter der Haut oder besonders in der Conjunctiva des Auges sichtbar in Erscheinung und können dann durch einen Einschnitt herausgezogen werden. Die Lebensdauer der F. loa beträgt bis zu 15 Jahren. Eine spezifische Behandlung ist bis jetzt nicht gefunden, eventuell ist auch hier Hetrazan wirksam.

Filaria perstans (Dipetalonema perstans), so benannt, weil ihre Mikrofilarien ständig ohne Perioden im Blute anwesend sind. Die Würmer selbst sind fast ebenso groß wie Filaria Bancrofti. Sie verursachen keine besonderen Krankheitserscheinungen und sitzen vorzugsweise im Binde- und Fettgewebe des Bauchraums. Diese Filariaart ist im tropischen Afrika sehr verbreitet.

Auch die **Filaria ozzardi** (Mansonella ozzardi) macht keine Krankheitserscheinungen und ist in Süd- und Mittelamerika verbreitet.

Im tropischen Afrika und in Mittelamerika kommt die Bindegewebsknoten erzeugende **Onchocerca** (Filaria volvulus) vor. Das Männchen ist 2—4,5 cm, das Weibchen bis 50 cm lang. Die Würmer leben in Bindegewebsknoten der Haut und erzeugen scheidenlose

Mikrofilarien, die nur ausnahmsweise im Blut, dagegen in großer Zahl im subcutanen Bindegewebe angetroffen werden. Sie werden durch Stechfliegen der Gattung Simulium übertragen. Die erwachsenen Würmer liegen meist zu mehreren in einem bindegewebigen Knoten, der für den Träger ohne besondere Beschwerden ist. Dagegen können die Mikrofilarien entzündliche Infiltrate in der Haut, sowie in der Hornhaut des Auges erzeugen. Die fibromähnlichen Onchocercaknoten erreichen Erbsen- bis Walnußgröße; sie sind mit der Haut auf der Unterlage gut verschieblich und nicht druckschmerzhaft. Die durch die Mikrofilarien erzeugten Entzündungen am Auge bewirken Lichtscheu, tränen- und punktförmige Hornhauttrübungen. Mit dem Hornhautmikroskop können in der Cornea und im Kammerwasser die beweglichen Mikrofilarien direkt beobachtet werden. In schweren Fällen kommt es zu Erblindung. Die Behandlung besteht in chirurgischer Entfernung der Knoten. Ein spezifisches Heilmittel gibt es nicht. Vielleicht ist Hetrazan auch hier wirksam.

Ein naher Verwandter der Filiarien ist der **Medinawurm** (Dracunculus medinensis). Er kommt herdweise in Asien, Afrika und Amerika vor.

Das wie eine Violinsaite aussehende Weibchen ist 60—100 cm lang und 1 mm breit. Das Männchen ist nur 2—3 cm lang und wird nur selten beobachtet, ist aber durch den Tierversuch gesichert. Es hat keine Bedeutung als Krankheitserreger und geht offenbar bald nach vollzogener Begattung zugrunde. Die Übertragung erfolgt dadurch, daß der Medinawurm, dessen Kopf die Haut des Trägers durchbricht, seinen Kopfende aus Uterus aus dem Kopfende herausstülpt, sobald dieses mit Wasser in Berührung kommt und dabei zahlreiche, $1/2$—$1/3$ mm große Larven ins Wasser entleert. Diese werden von kleinen Krebsen der Gattung Zyklops (Wasserflöhe) gefressen, in deren Leibeshöhle sie nach 4—6 Wochen zu infektionsfähigen Tieren heranreifen. Durch Trinken solchen Wassers erfolgt die Infektion bei Mensch und Tier. Dort wächst der Wurm im Laufe eines Jahres zum ausgewachsenen Exemplar heran, das in einer Bindegewebsscheide der Haut, am häufigsten an den Füßen, liegt. Am Kopfende wird die Haut nekrotisch, und es entwickelt sich ein Geschwür. Oft treten mehrere Würmer gleichzeitig auf. Die Geschwüre bilden eine Infektionsquelle für Bakterien, woraus sich Phlegmonen und Arthritiden entwickeln können. Die Prognose ist günstig. Im allgemeinen heilt das Geschwür nach der Entfernung des Wurmes rasch aus. Die Behandlung besteht in der chirurgischen Entfernung des Parasiten. Nach alter Methode der Eingeborenen wird der Wurm auf ein Stäbchen gewickelt und langsam Stück für Stück aufgerollt und so aus der Haut gezogen, was längere Zeit in Anspruch nimmt. Neuerdings wird der Wurm durch mehrere Querincisionen in einer Sitzung entfernt (FAIRLEY). Die Prophylaxe besteht in Abkochen des Trinkwassers oder in einwandfreier Brunnenwasserversorgung. Auch können die Wasserflöhe durch Einsetzen kleiner Fische beseitigt werden.

Anhang.
I. Zusammenfassende Übersicht über Diagnostik und Klinik der Milzerkrankungen.

Die Milz als wichtiges Organ im Blutauf- und Blutabbau, sowie als Hauptorgan des RES hat im Rahmen dieser Darstellung bereits an zahlreichen Stellen eine eingehende Betrachtung in physiologischer und pathologischer Hinsicht erfahren. Diese Darstellung hat gezeigt, daß die Milz selten alleiniger Krankheitssitz ist, sondern daß sie meist nur an einem umfassenderen Geschehen im Blutzell- oder Reticulumzellsystem teilnimmt. Aus rein praktischen Gesichtspunkten heraus aber erscheint es angezeigt, eine kurze Übersichtsdarstellung der Milzerkrankungen zu geben, da recht oft die kranke Milz sowohl dem Kranken, noch häufiger aber dem untersuchenden Arzt als erstes Krankheitssymptom entgegentritt und dann sehr oft zu schwierigen und vielseitigen differentialdiagnostischen Überlegungen Anlaß gibt.

1. Allgemeine Diagnostik der Milz.

Die *Lage* der Milz (Abb. 470). Das Organ befindet sich normalerweise im linken Hypochondrium zwischen der 9. und 11. Rippe und folgt mit seiner Längsachse etwa dem Verlauf der 10. Rippe. Der hintere, obere Pol erreicht die Höhe des 10. Brustwirbels, etwa 2 Querfinger von der Wirbelsäule entfernt;

der vordere, untere Pol liegt etwa ebenso weit oberhalb des Rippenrandes. Er überragt gewöhnlich nicht die Sternocostallinie, die vom Sternoclaviculargelenk zur Spitze der 11. Rippe gezogen wird (s. Abb. 470). Die obere Hälfte der Milz wird vom Zwerchfell überdeckt; hier schiebt sich die Lunge darüber. Nach rechts zu grenzt der Magen mit seinem Fundusteil an, nach unten das Colon mit seiner linken Flexur; nach hinten grenzt die Milz an die linke Niere. Das normale Organ besitzt eine Länge von 12—14 cm, eine Breite von 8—9 cm, eine Dicke von 3—4 cm und ein Gewicht von 150—250 g.

Perkussion. Die verwickelte topographische Lage, die Nachbarschaft der Lunge und der Hohlorgane des Bauchraumes, die Überdeckung durch massive Rückenmuskulatur gestalten die Perkussion der normalen Milz äußerst schwierig. Immerhin gelingt es dem Geübten bei rechter Seitenlage des Kranken und mit leiser Perkussion die untere, unterhalb der Lungengrenze gelegene Hälfte des Organs verhältnismäßig gut abzugrenzen. Am deutlichsten ist die Perkussionsgrenze nach vorn rechts gegen den TRAUBEschen Raum zu ziehen. Freilich können auch hier starke Luft- oder Ingestafüllungen von Magen und Darm große Schwierigkeiten machen. Der hintere und obere Teil des Organs ist durch die Lungenüberlagerung einerseits, durch die massive Rückenmuskulatur und durch die angrenzende Niere andererseits niemals perkutorisch abgrenzbar. Wesentlich sicherer als die normale Milz lassen sich Milzvergrößerungen perkutorisch nachweisen, und ich habe die *Perkussion präpalpabler Milztumoren* entgegen anfänglicher Skepsis doch allmählich schätzen gelernt.

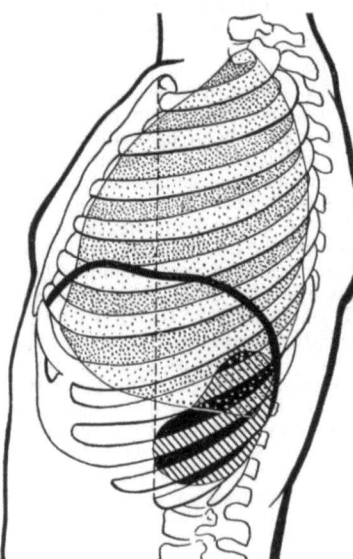

Abb. 470. Topographisches Bild der Milzlage.

Palpation. Die normale Milz ist gewöhnlich nicht palpabel. Bei hochgradiger Ptose kann auch das normale Organ fühlbar werden; doch gehört dieser Befund zu den großen Seltenheiten. Im allgemeinen ist die Fühlbarkeit der Milz mit der Diagnose „Milzvergrößerung" identisch. Man führt die Palpation in rechter Halbseitenlage am besten bei über den Kopf geschlagenem linkem Arm durch. Der Untersucher tritt auf die rechte Seite des Kranken und legt die Fingerspitzen der rechten Hand in die Gegend des unteren Milzpols. Die linke Hand versucht von hinten her das Organ der rechten Hand entgegenzudrücken. Durch eine tiefe Inspiration läßt man den unteren Milzpol gegen die Fingerspitzen der rechten Hand andrängen. Es ist dabei wichtig, so weich wie möglich zu palpieren, um keine Bauchdeckenkontraktionen hervorzurufen, die einen Milzpol vortäuschen können. Bei sehr weichen Bauchdecken, besonders bei Kindern, kann man auch von oben her mit der linken Hand den linken Rippenbogen umgreifen, um beim tiefen Atemholen sich den unteren Pol der vergrößerten Milz zugänglich zu machen. Die Palpation verschafft nicht nur ein Urteil über die Größe, sondern vor allem auch über die Konsistenz des Milztumors. Man kann sehr gut den weichen Milztumor eines akuten Infekts von den derben leukämischen oder chronisch infektiösen Milztumoren unterscheiden. Sehr große Milztumoren können schon durch die Bauchdecken hindurch sichtbar werden, oder man erkennt eine allgemeine Vorwölbung der linken oberen Bauchseite; oft ist auch der linke

Rippenbogen vorgedrängt. Zur Entscheidung der Frage, ob der im linken Oberbauch festgestellte Tumor der Milz angehört oder nicht, sind folgende Kriterien zu beachten: Der Milztumor ist sehr gut atemverschieblich; er ist gewöhnlich glattrandig und läßt nicht selten am vorderen Rand eine typische Milzkerbe des „Margo crenatus" erkennen. Die Oberfläche ist gewöhnlich glatt; das Colon wird von der vergrößerten Milz stets nach vorne unten verdrängt, während es bei Nierentumoren meist über das Organ läuft. Sehr große Nierentumoren können sich aber in dieser Beziehung wie Milztumoren verhalten. In diesem Falle ist die bimanuelle Palpation mit der linken Hand im linken Nierenlager äußerst wichtig. Bei Nieren- und Nebennierentumoren rückt die Geschwulst um denselben Betrag nach vorne wie die hintere Hand das Nierenlager eindrückt; man hat das Gefühl einer festen Masse zwischen den beiden Händen. Das ist bei Milztumoren, auch wenn sie sehr groß sind, niemals der Fall, da das Nierenlager von der Milz nicht eingenommen wird. Zur Abgrenzung eines Milztumors gegenüber Tumoren des linken Leberlappens ist Luftaufblähung des Magens nützlich, wodurch Milz und Leber auseinandergedrängt werden. Über größeren Milztumoren ist manchmal ein feines Reiben zu fühlen, das sich auskultatorisch wie pleuritisches Reiben anhört. Es ist durch perisplenitische Prozesse der Milzkapsel bedingt.

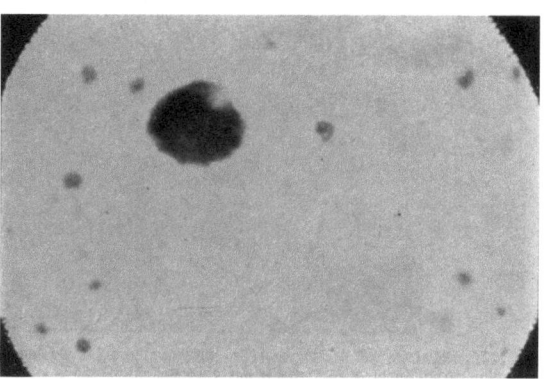

Abb. 471. JOLLY-Körper im dicken Tropfen nach Milzexstirpation (eigene Beobachtung).

Die Milzpunktion, die heute wieder zu einem wichtigen diagnostischen Eingriff geworden ist, wurde bereits ausführlich S. 62 mit ihren Ergebnissen dargestellt.

Nachweis von JOLLY-*Körpern*. Das Auffinden von Erythrocyten mit Kernresten in Form von JOLLY-Körpern (s. S. 75 und 78) im strömenden Blut ist ein für die Milzdiagnostik wichtiger Befund. Es ist daraus auf den Wegfall einer hormonalen Einwirkung der Milz auf die Knochenmarksfunktion zu schließen. Fällt diese normale Milzhormonwirkung weg oder ist sie gestört, so erleidet die physiologische Entkernung der Normoblasten im Knochenmark eine Störung, die zum Auftreten der JOLLY-Körper führt. Wir finden sie deshalb nach Milzexstirpation, oft noch nach Jahrzehnten, ferner bei Milzatrophien oder anderen Störungen der normalen Milzfunktion, die auch bei Milztumoren vorkommen können. Das Auffinden von JOLLY-Körpern ist durch die Methode des dicken Tropfens nach V. SCHILLING sehr erleichtert (Abb. 471).

Lienaler Infantilismus. Sehr häufig beobachtet man bei großen Milztumoren im jugendlichen Alter eine allgemeine Entwicklungshemmung (lienaler Infantilismus). Nach neueren experimentellen Untersuchungen von TEODORI ist ein hemmender Einfluß der Milz auf den Hypophysenvorderlappen anzunehmen, der bei pathologischer Steigerung das klinische Bild der Entwicklungshemmung hervorrufen würde. Nach Milzexstirpation sieht man in solchen Fällen eine rasche sexuelle Entwicklung eintreten.

Die *röntgenologische Untersuchung der Milz* beginnt mit einer Übersichtsaufnahme des Abdomens; sie läßt manchmal schon deutlich einen Milztumor an der Rechtsverschiebung des Magens und an der Verdrängung der linken Colonflexur nach rechts unten erkennen. Häufig führt ein Milztumor auch zum Hochstand des linken Zwerchfells, der so bedeutend sein kann, daß die Atmung eingeengt wird. Eine bessere Darstellung der Milzgröße erhält man durch Anlage eines Pneumoperitoneums nach RAUTENBERG. Dabei wird durch eine Punktionsnadel Luft in das Peritoneum eingeblasen, was zur Abhebung der Bauchdecken und zur Abgrenzung aller massiven Organe der Bauchhöhle führt (Abb. 472); auch perisplenitische Verwachsungen werden dadurch sichtbar gemacht. Vielfach läßt sich jedoch dieser Eingriff durch die einfachere und harmlosere Luftaufblähung des Magens ersetzen; gegen die große Luftblase

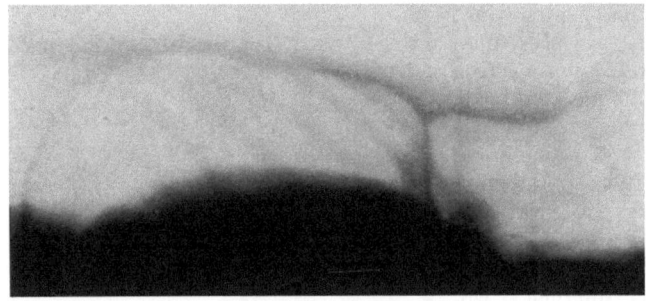

Abb. 472. Milztumor bei Polyserositis, aufgenommen im Pneumoperitoneum. Vom unteren Milzpol zieht ein peritonitischer Strang nach der Bauchwand. (Nach MORAWITZ, 2. Aufl. dieses Handbuchs.)

des Magens hebt sich bereits der normale Milzschatten gut ab, so daß sich auch geringgradige Vergrößerungen der Milz deutlich nachweisen lassen. DELL und KLINEFELTER, die in Amerika ausgedehnte röntgenologische Studien über die Milzgröße machten, glauben ebenfalls bei der röntgenologischen Beurteilung der Milzgröße ohne ein Pneumoperitoneum auskommen zu können. Als Maß für die Milzgröße schlagen sie einen Vergleich mit der Größe der linken Niere vor. Dabei soll die Milzgröße 85% der Nierengröße nicht überschreiten. Eine Milzbreite über 6 cm halten sie für vergrößert.

2. Die Splenomegalien.

a) Der infektiöse Milztumor. Man unterscheidet einen akuten und einen chronischen Milztumor beim Infekt. Bei jeder Infektion nimmt die Milz an Größe zu. Die Ursache dafür liegt in einer vermehrten Blutfüllung und in den reaktiven Sprossungen des RES, die S. 657 bereits eingehend erörtert worden sind. Das Ausmaß des Milztumors ist bei den einzelnen Infekten sehr verschieden, so daß die Milz bei manchen Infektionskrankheiten palpabel wird, bei anderen nicht. Bekannt und differentialdiagnostisch wichtig ist der Milztumor beim Typhus, bei der Malaria, beim Rückfallfieber, bei der WEILschen Krankheit, bei den verschiedenen Formen der schweren Sepsis, bei der Endocarditis lenta, bei manchen cholangitischen Prozessen, beim Morbus Bang und Maltafieber, bei chronischen Darminfektionen. Geringer und von wechselnder Größe ist der Milztumor bei der Schlafkrankheit und beim Flecktyphus.

Hochgradige chronische Milztumoren entstehen bei der Kala-Azar, bei der chronischen Malaria und bei der chronischen Bilharziosis („Ägyptische Splenomegalie"). Unter den europäischen chronischen Infektionskrankheiten spielt die Lues als Ursache reizloser Milztumoren eine wichtige Rolle. Vor allem bei hereditär luischen Kindern kommen oft große, glatte, erscheinungslose Milztumoren vor. Auch die chronische Tuberkulose der verschiedenen Organe führt hin und wieder zu Milztumoren, am häufigsten bei der generalisierten Lymphdrüsentuberkulose. Bekannt ist der akute Milztumor bei der Miliartuberkulose, wobei in der Milz miliare Tuberkel vorkommen, aber auch fehlen können. Selten ist die *isolierte Tuberkulose der Milz* als einzige Manifestation der Erkrankung, die manchmal mit Polyglobulie einhergeht. Die Diagnose ist dann häufig durch Milzpunktion zu stellen, wenn es gelingt, im Milzpunktat Epitheloidzellen oder LANGHANSsche Riesenzellen (s. Abb. 473) nachzuweisen. Auch latente septische Infektionen, oft in Begleitung chronischer Arthritiden oder Endokarditiden können einen Milztumor hervorrufen (rheumatischer Milztumor). Erwähnung verdient ferner noch der Milztumor, der beim PFEIFFERschen Drüsenfieber auftreten kann. Selten können bei den verschiedenen Krankheiten auf hämatogenem Wege Milzabscesse entstehen, wie sie kürzlich bei einem Typhus und einer Colicholecystitis von DA-RIN beschrieben wurden.

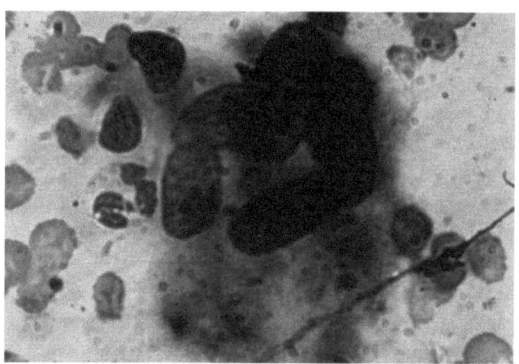

Abb. 473. Kleine LANGHANSsche Riesenzelle aus einem Milzpunktat bei Milztuberkulose (eigene Beobachtung).

b) *Milztumoren bei Erkrankungen der Leber und des Pfortaderkreislaufes.* Hierher gehören die Milztumoren bei Lebercirrhosen (splenomegale Cirrhosen), bei der perikarditischen Lebercirrhose, bei Pfortaderthrombosen, bei der Hämochromatose und bei der isolierten Milzvenenthrombose, sowie beim Morbus Banti und Morbus Wilson, zusammengefaßt als Milzdekompensation bei allen Erkrankungen, die mit portalem Hochdruck einhergehen (s. S. 896).

c) *Milztumoren bei Granulombildungen.* Hier ist an erster Stelle die Lymphogranulomatose zu nennen, die fast stets typische Veränderungen in der Milz hervorruft und ebenso wie das großfollikuläre Lymphoblastom auch isoliert in der Milz vorkommt (s S. 661 und 704). In seltenen Fällen kann auch das Lymphogranuloma benignum (SCHAUMANN-BOECK) einen Milztumor, mitunter auch isoliert, hervorrufen.

d) *Milztumoren bei Speicherkrankheiten.* Beim Morbus Gaucher und Niemann-Pick treten bekanntlich gewaltige Milztumoren auf. Ihre Diagnose ist heute durch die Milzpunktion verhältnismäßig leicht zu sichern.

e) *Milztumoren bei den Retotheliosen* leukämischer und aleukämischer Art. Diese Erkrankungen sind S. 713 eingehend dargestellt.

f) *Milztumoren bei Anämien.* Hier steht obenan der konstitutionelle und erworbene h. I. (s. S. 335). Bei den anderen Anämieformen ist der Milztumor viel weniger regelmäßig und meist auch nur in geringerem Ausmaße vorhanden. Die Milztumoren bei den Eisenmangelanämien, die besonders von der essentiellen hypochromen Anämie berichtet werden, sind meines Erachtens mehr Ausdruck eines begleitenden Infekts als des Eisenmangels selbst. Ähnlich bei der Perniciosa. Die Angaben der älteren Lehr- und Handbücher, daß die p. A. mit palpablem oder gar „sehr erheblichem Milztumor" einhergehe, ist dringend revisionsbedürftig. Nach meiner Erfahrung gehört ein palpabler Milztumor bei der Perniciosa zur großen Ausnahme. Wahrscheinlich liegen bei den älteren Beobachtungen Verwechslungen mit Erythroleukämien und Erythroblastosen des Erwachsenenalters vor, die in der Vorleberära von der echten p. A. kaum unterscheidbar waren. Sowohl die akute wie die chronische Erythroblastose (s. S. 420) geht mit oft beträchtlicher Splenomegalie einher. Die Milz ist hier eine Bildungsstätte der wuchernden Erythroblasten. Dieselbe Stellung nimmt die Milz bei den osteosklerotischen Anämien ein (s. S. 885). Hierbei handelt es sich wahrscheinlich um eine Ersatzwucherung.

Regelmäßige und große Milztumoren finden wir bei der Anaemia splenica (im engeren Sinne). Die Anämie beruht in diesem Falle auf der Hemmung des Knochenmarks durch das gewucherte reticuloendotheliale Gewebe (s. S. 895). Das histologische Bild dieser „fibrösen" Milztumoren wurde S. 898 eingehend geschildert.

Recht häufig finden wir Milztumoren bei den verschiedenen Anämien des Kindesalters (s. S. 433). Es scheint, daß die kindliche Milz viel häufiger und in viel größerem Ausmaße als die Milz des Erwachsenen an den Störungen des Blutsystems teilnimmt.

g) Milztumoren bei Polycythämien. Sowohl bei der essentiellen wie bei den sekundären Polycythämien kommen erhebliche Milztumoren vor, die vor allem durch eine enorme Blutfüllung hervorgerufen sind; dazu kommt ein gesteigerter Blutabbau, nicht selten aber auch eine erythroblastische Metaplasie.

h) Die leukotischen Milztumoren gehören zu den größten, die überhaupt zur Beobachtung kommen. Am größten sind diejenigen der chronischen Myelose; kleiner sind die Milztumoren der chronischen Lymphadenose, und am kleinsten ist die Milz bei den akuten Leukämien; sie überragt dabei oft nicht einmal mehr den Rippenbogen.

i) Der Milztumor bei den Thrombocytopenien kann sowohl bei der primären wie bei den sekundären Formen beobachtet werden. Er ist meist nicht sehr groß und oft nicht palpabel. Diagnose und Klinik der Erkrankung s. S. 813ff.

k) Die Amyloidmilz. Auch die amyloide Entartung der Milz bewirkt eine Vergrößerung des Organs, so daß es meist palpabel wird. Histologisch erfolgt die Amyloidablagerung entweder um die MALPIGHIschen Körperchen lokalisiert und erscheint auf dem Schnitt als Sagomilz, oder die Ablagerung erfolgt diffus als Speck- oder Schinkenmilz. Diese Erkrankung der Milz macht an sich keine klinischen Erscheinungen. Sie ist nur Ausdruck einer allgemeinen Amyloidose, die sich bekanntlich im Gefolge chronischer Eiterungen, chronischer Ruhr, chronischer Tuberkulose, aber auch bei malignen Tumoren, bei der Lymphogranulomatose und beim schweren chronischen Gelenkrheumatismus einstellen kann. Diagnostisch ist die Beachtung anderer amyloider Lokalisationen, besonders in Niere und Darm wichtig. Entscheidend wird die Diagnose durch die BENNHOLDsche Kongorotprobe gesichert; die Behandlung hat sich auf das Grundleiden zu richten.

l) Milzgeschwülste und Milzcysten. Beides sind sehr seltene Erkrankungen. Es ist eine bekannte Erscheinung, daß das Milzgewebe nur eine geringe Tumortendenz aufweist. *Primäre Milzsarkome* sind deshalb Raritäten. Sie sollen in Nordafrika aber häufiger beobachtet werden (BENHAMOU und LAFFARQUE, MUMME). Am häufigsten beteiligt sich die Milz bei der generalisierten Lymphosarkomatose, sei es, daß diese vom lymphatischen Gewebe oder vom Retothelgewebe ausgeht. Sonst kommen sekundäre Milztumoren meist nur durch direktes

Übergreifen aus der Nachbarschaft, von einem Magen-, Pankreas- oder Coloncarcinom aus vor. Die Diagnose ist nur durch Aufdeckung des primären Tumors zu stellen. Viel häufiger als eine direkte Tumoransiedlung in der Milz kommt ein thrombotischer Stauungsmilztumor durch Verlegung der Milzvene durch Tumormassen vor. Ich sah einen solchen Fall bei einem Pankreastumor, der gleichzeitig durch Druck auf den Ductus choledochus einen Stauungsikterus machte und durch Verlegung der Vena lienalis einen großen Milztumor hervorrief, so daß das Ganze zunächst als splenomegale Lebercirrhose imponierte. Hämatogene Tumormetastasen gehören in der Milz zu den großen Seltenheiten, was man auf die starke Abwehrkraft dieses reticuloendothelialen Organs bezogen hat.

Cysten der Milz kommen als parasitäre und nichtparasitäre vor. Zu ersteren zählt der Milzechinococcus, der überaus selten ist und die Milz meist mit zahlreichen Cysten durchsetzt. Die klinischen Erscheinungen hängen von der Größe der Cystenbildung ab. Kleinere Echinococcuscysten können völlig symptomlos verlaufen. Größere machen Druckerscheinungen auf Magen und Colon und erzeugen dadurch Brechreiz, Übelkeit, Obstipation und ziehende Schmerzen in der Lumbalgegend. Große Cysten sind meist palpabel; sind dazu noch Fluktuation oder sogar das „Hydatidenschwirren" nachweisbar, dann kann die Diagnose auch klinisch gestellt werden. Im Zweifelsfall ergibt die Komplementbindungsreaktion einen Anhaltspunkt. Eine Punktion der Cysten soll nur bei der Möglichkeit eines sofortigen chirurgischen Eingriffs ausgeführt werden. Die Punktionsflüssigkeit ist eiweißarm, kochsalzreich und enthält meist Teile des Bandwurms wie Scolices oder Haken.

Die nichtparasitären Cysten sind Blutcysten, Lymphcysten und seröse Cysten. Die ersteren enthalten Blut oder Blutabbauprodukte und scheinen manchmal traumatischen Ursprungs zu sein. Der Inhalt der serösen Cysten ist im Gegensatz zu den Echinococcuscysten meist eine eiweißreiche Flüssigkeit. In diagnostischer Hinsicht gelten dieselben Überlegungen wie bei den parasitären Cysten. Therapeutisch wird man nur die großen Cysten, wenn sie starke Druckerscheinungen auslösen, auf chirurgischem Wege angehen.

3. Milzinfarkt und Milzabsceß.

Der Milzinfarkt ist ein häufiges Ereignis. Gewöhnlich handelt es sich um Embolien bei einer bestehenden Endokarditis oder bei marantischen Herzthromben in die Milzarterie. Seltener sind Thrombenbildungen auf dem Boden arteriitischer Wandprozesse. Kleine Infarkte machen meist keine klinischen Erscheinungen; größere Infarkte führen zu Schmerzen in der Milzgegend, die besonders beim tiefen Atemholen als heftige Stiche empfunden werden. Objektiv ist nicht selten über einem größeren Milzinfarkt ein Reibegeräusch auskultatorisch festzustellen, das durch eine frische Entzündung des peritonealen Milzüberzugs über der Infarktstelle hervorgerufen wird (Infarktperisplenitis). Ist der Milzinfarkt sehr groß, so nimmt die ganze Milz an Größe zu und kann dann palpabel werden. Eine besondere Behandlung des Milzinfarkts erübrigt sich. Es hängt hier alles von der Entwicklung des Grundleidens ab. Meist heilen die Infarkte komplikationslos ab. Bei septischen Embolien kann es zur Absceßbildung kommen.

Der Milzabsceß ist meist Folge einer septischen Infarktbildung, oder er entsteht im Anschluß an eine schwere Infektionskrankheit wie Rückfallfieber, Typhus und andere. Kleinere Abscesse entgehen meist dem klinischen Nachweis; bei größeren kommt es zur Entwicklung eines fühlbaren Milztumors, zu hohem

Fieber und zu Schmerzen in der Milzgegend. Man wird in einem solchen Falle chirurgisch eingreifen, wenn nicht ein hoffnungsloser septischer Allgemeininfekt von vornherein jeden Eingriff als aussichtslos erscheinen läßt.

4. Lageveränderungen und Mißbildungen der Milz.

Eine tiefstehende, den Rippenbogen überragende Milz kann im Gefolge einer allgemeinen Enteroptose als bedeutungsloser Nebenbefund vorkommen. Seltener ist eine ausgesprochene *Wandermilz*, die irgendwo ins Abdomen verlagert ist, während das normale Milzbett leer ist. Es liegt hier also ein Zustand vor, wie wir ihn bei vielen Säugetieren (Kaninchen, Hunden u. a.) finden, die eine viel beweglichere Milz besitzen als der Mensch. Manchmal wird bei solchen Wandermilzen über ein Druckgefühl im Leib, über Schwere oder Fremdkörpergefühl geklagt, ohne daß man immer berechtigt wäre, diese Erscheinungen tatsächlich auf die Milzverlagerung zu beziehen. Derartig verlagerte Milzen chirurgisch zu entfernen, erscheint mir deshalb nur dann berechtigt, wenn durch Stieldrehung ernstere Zirkulationsstörungen in der Milz hervorgerufen werden.

Die Mißbildungen der Milz, wie abnorme Lappungen oder Zweiteilung, Auftreten zahlreicher Nebenmilzen und andere Vorkommnisse haben lediglich ein anatomisches Interesse und sind klinisch bedeutungslos, da die Funktion meist normal erhalten ist. Ihr Vorhandensein ist bei Splenektomien beachtenswert, da durch Zurückbleiben von Teilmilzen oder Nebenmilzen der Erfolg der Splenektomie natürlich in Frage gestellt ist. Zu den Mißbildungen rechnet man auch das vollständige Fehlen oder die angeborene Milzhypoplasie. Das Vorhandensein von JOLLY-Körpern im strömenden Blut kann dafür ein Hinweis sein.

II. Zusammenfassende Übersicht über Diagnostik und Klinik der Lymphknotenerkrankungen.

1. Allgemeine Gesichtspunkte.

Bei allen Lymphknotenschwellungen ist die Feststellung wichtig, ob man es mit einem einzelnen oder mehreren vergrößerten Lymphknoten oder mit multiplen oder generalisierten Schwellungen zu tun hat. *Einzelschwellungen* findet man im lymphatischen Abflußgebiet bei banalen Infekten, Eiterungen, Anginen, Diphtherie, Nebenhöhlenerkrankungen, Zahngranulomen, Herpes zoster usw. Auch bei Tuberkulosen des Rachens oder der Tonsillen kommen isolierte regionäre Lymphknotenschwellungen vor. Daneben haben wir in den letzten Jahren aber auch immer wieder einzelne Lymphknotenschwellungen gefunden, die sich schließlich als tuberkulösen Ursprungs entpuppten. Auch die Lymphogranulomatose und andere genuine Lymphknotentumoren können mit einer einzelnen Lymphknotenschwellung beginnen. Bekannt ist auch die metastatische Lymphknotenschwellung links supraclavicular an der Einmündungsstelle des Ductus thoracicus in den Angulus venosus bei Carcinomen des Magens und oberen Dünndarms (VIRCHOWsche Drüse). Auch beim glandulären Typ der Tularämie und bei der Aktinomykose kommen bisweilen Einzelanschwellungen von Lymphknoten vor. *Multiple oder generalisierte* Lymphknotenschwellungen finden wir nach Infektion mit lymphotropen Viren, vor allem bei der infektiösen Mononucleose (PFEIFFERsches Drüsenfieber) und in geringerem Ausmaß bei der Lymphocytosis infectiosa acuta, bei Rubeola, wobei vorzugsweise die cervicalen Lymphknoten befallen sind, bei allen diffusen eitrigen Erkrankungen der Haut, bei der Lues II und bei der Lepra. Auch bei den tuberkulösen Lymphknotenerkrankungen sind meist mehrere Drüsen betroffen. Selten finden sich diffuse Lymphknotenschwellungen bei der BANGschen Krankheit. Vor allem muß bei allen multiplen Lymphknotenschwellungen an die Lymphadenose, die Lymphogranulomatose, die verschiedenen Formen der Reticulosen und das Reticulosarkom gedacht werden.

Die *Verschieblichkeit* der Lymphknoten gegen die Unterlage und die Haut hat ebenfalls eine gewisse diagnostische Bedeutung. Bei entzündlichen Schwellungen ist die Verschieblichkeit häufig infolge von periglandulären Entzündungen nur mäßig, desgleichen bei Sarkomen und Carcinomen mit Übergreifen der malignen Wucherung auf die Umgebung. Bei der Lymphogranulomatose ist die Verschieblichkeit in den Anfangsstadien meistens gut, sie läßt dann unter gleichzeitigem Verbacken einzelner Lymphknotengruppen miteinander nach. Bei der Tuberkulose ist die Verschieblichkeit zunächst ebenfalls gut, doch läßt dabei ebenso wie bei der Aktinomykose infolge häufigen Übergreifens des entzündlichen Prozesses auf die äußere Haut die Verschieblichkeit gegenüber der Haut nach, während die Verschieblichkeit gegenüber der Unterlage oft gleichzeitig gut bleibt. Bei vielen entzündlichen Prozessen, besonders aber bei der Lymphogranulomatose, bei Sarkomen und Carcinomen wird immer wieder ein Verbacken einzelner Lymphknoten beobachtet.

Der *Härte* der Lymphknoten kommt eine große Bedeutung zu. Frisch entzündliche Lymphknoten sind nur mäßig hart. Auch bei der Lymphogranulomatose sind die Lymphknotenschwellungen anfangs meist relativ weich, nehmen dann aber mit zunehmender Bindegewebseinlagerung an Härte zu. Das gleiche gilt für tuberkulöse Lymphknoten, die im Laufe der Zeit infolge von Kalkeinlagerungen fast Knochenhärte annehmen können. Auch alte Lymphknotenschwellungen nach banalen Infekten können jahrelang als sehr harte Knoten nachweisbar bleiben. Besonders hart sind die Lymphknotenschwellungen bei malignen Tumoren, besonders bei Carcinomen, wo sie oft Knochenhärte erreichen.

Verschieden ist auch die *Geschwindigkeit der Entwicklung*. Besonders rasche Anschwellungen finden wir bei frischen entzündlichen Prozessen und lymphotropen Erkrankungen. Infolge starker Kapselspannung sind die Lymphknoten dabei oft schmerzhaft. Eine verhältnismäßig langsame Entwicklung und jahrelang stationär bleibende Schwellungen sehen wir bei Tuberkulosen. Auch bei Lymphadenosen ist die Entwicklung oft sehr langsam. Bei der Lymphogranulomatose können sich die Schwellungen sehr rasch entwickeln, besonders bei den Formen mit stark allergischem Einschlag, also mit starker Eosinophilie, hohem Fieber und ödematösen Schwellungen. Andererseits werden auch immer wieder Lymphogranulomatosen beobachtet, bei denen sich die Lymphknotenschwellungen verhältnismäßig langsam entwickeln. Verschieden rasch, je nach dem Grad der Malignität ist auch die Entwicklung der Drüsenschwellungen bei Carcinomen und Sarkomen. *Durchbrüche durch die Haut* mit anschließender Fistelbildung werden nur bei entzündlichen Prozessen, besonders bei der Tuberkulose und Aktinomykose, dagegen nie bei Carcinomen, Sarkomen und Lymphogranulomatosen gesehen. Dasselbe gilt auch für Einschmelzungen der Lymphknoten im allgemeinen.

Diagnostisch wichtig ist bei allen Lymphknotenschwellungen eine klinische Allgemeinuntersuchung und die Beobachtung des Allgemeinbefindens. Auffallend gut ist der Allgemeinzustand bei den lymphotropen Viruserkrankungen. Auch bei manchen Lymphadenosen fühlen sich die Kranken jahrelang wohl und bleiben, wenn auch beschränkt, arbeitsfähig. Bei der Lymphogranulomatose und allen malignen Prozessen wird meist eine rasche Reduktion des Allgemeinzustandes gesehen, wenn das Allgemeinbefinden auch bei manchen gutartigen Formen der Lymphogranulomatose oft lange Zeit auffallend gut ist. Wichtig ist auch das Alter der Patienten. Lymphatische Reaktionen und lymphotrope Infektionen kommen fast nur bis zum 30. Lebensjahr vor. Das Lymphogranulom ist im Kindesalter verhältnismäßig selten, es befällt vorwiegend jüngere Erwachsene. Metastasen von malignen Tumoren werden vorwiegend im höheren Lebensalter gesehen, während die Lymphknotentuberkulose in allen Lebensaltern vorkommt, wenn sie auch im Kindesalter und in der Pubertät besonders gehäuft auftritt.

Subfebrile Temperaturen und manchmal auch Fieberfreiheit sehen wir bei der Tuberkulose, aber auch hohe septische remittierende oder intermittierende Temperaturen können bei der Tuberkulose vorkommen. Für die Lymphogranulomatose ist das periodische Fieber (PEL-EPSTEINsches Fieber) typisch. Oft sehen wir aber auch septische Temperaturen und selten eine hohe Kontinua. Die *Senkung* ist bei der Lymphogranulomatose oft sehr hoch, über 100 in der 1. Std, was bei entzündlichen Erkrankungen und der Tuberkulose verhältnismäßig selten vorkommt. Starke Senkungsbeschleunigungen werden auch bei malignen Tumoren gesehen. *Veränderungen des Blutbilds* einschließlich dem Knochenmark sind charakteristisch bei den Lymphadenosen. Bei Carcinometastasen sehen wir oft hohe Leukocytosen mit Linksverschiebung bis zu den Myelocyten. Bei der Lymphogranulomatose besteht meist eine Leukocytose bis 20000 mit absoluter Lymphopenie und manchmal eine Vermehrung der Eosinophilen. *Serologische Blutuntersuchungen* können bei der infektiösen Mononucleose und bei der Lues entscheidend sein. An wichtigen anderen Symptomen ist vor allem der Mediastinaltumor zu nennen, der bei der Lymphogranulomatose oft die typische Form des „Schornsteins" hat, während bei der Tuberkulose mehr „Kartoffeldrüsen" gefunden werden. Mediastinaltumoren finden wir ferner häufig bei Lymphadenosen und Lymphosarkomatosen. Ein Milztumor ist häufig bei der Lymphogranulomatose und den Lymphadenosen. In den letzten Jahren haben wir mehrfach aber auch Lymphknotentuberkulose gesehen, die mit einem Milztumor einhergingen. Hautinfiltrate werden bei den Lymphadenosen häufig gesehen, vor allem im Gesicht und an den Mammae, ferner finden wir sie bei Reticulosen und Lymphogranulomatosen oft. Leberschwellungen finden sich häufig bei Lymphogranulomatosen und Lymphadenosen, ferner aber auch bei infektiös toxischen Prozessen. Knochenveränderungen werden bei Lymphogranulomatosen, bei der Tuberkulose, bei Carcinomen und bei Myelomen gesehen. Besonders charakteristisch sind die Knochenveränderungen als Ostitis multiplex cystoides (JÜNGLING) beim Morbus *Boeck*.

Von diagnostisch entscheidender Bedeutung ist in sehr vielen Fällen die *Lymphknotenpunktion*. Eine ausführliche Darstellung dieser Methode findet sich auf S. 65 und bei den einzelnen Krankheitsbildern. Sollte die Lymphknotenpunktion nicht zu einem eindeutigen Ergebnis führen, wird man zur Probeexcision zurückkehren müssen. Wichtig ist, daß Probepunktion und Excision möglichst an unbehandelten Lymphknoten durchgeführt werden.

2. Einzelne Erkrankungen mit Lymphknotenschwellungen.

Entzündliche Lymphknotenschwellungen. Beim größten Teil aller banalen Entzündungen und Eiterungen treten regionäre Lymphknotenschwellungen auf. Es kommt zur akuten Lymphadenitis mit entzündlicher Hyperämie, leukocytärer Infiltration der Lymphsinus, sowie Wucherung und Abschuppung der Sinusendothelien, zum Sinuskatarrh. Dazu kommt eine Hyperplasie des lymphatischen Gewebes der Follikel. Durch Einschwemmung von Bakterien kann eine eitrige Lymphadenitis entstehen, die schließlich zur Einschmelzung des ganzen Lymphdrüsengewebes mit Durchbruch nach außen kommen kann. Infolge der schnellen Größenzunahme und Kapselspannung sind die betroffenen Lymphknoten oft schmerzhaft. Beim Übergreifen auf die Lymphknotenkapsel läßt die Verschieblichkeit der Drüse nach. Bei der Punktion findet man ein zellreiches Gewebe mit Vermehrung der Lymphopoese, vielen reifen Lymphocyten, vielen Reticulumzellen und unter Umständen großen Makrophagen, den Fremdkörperriesenzellen. Bei chronischer Einschleppung von entzündungserregenden Stoffen

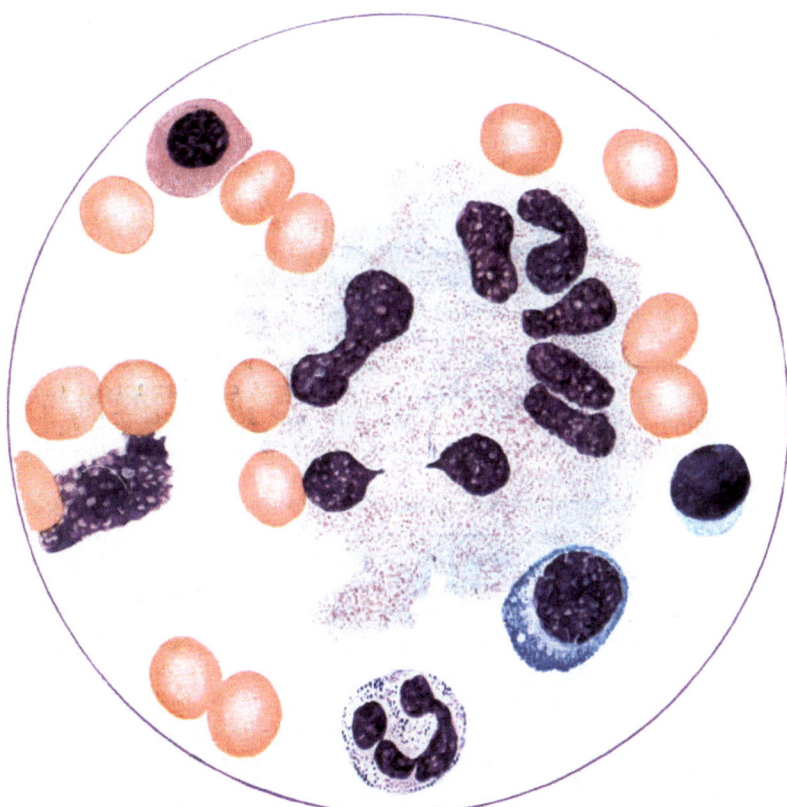

Abb. 474. LANGHANSsche Riesenzelle bei Lymphknotentuberkulose.

entsteht die chronisch-hyperplastische Lymphadenitis. Bei ihr herrscht neben einer anfänglich cellulären Hyperplasie die Bindegewebsbildung vor, die schließlich zur fibrösen Umwandlung des Gewebes auf Kosten der zelligen Elemente führt, die Lymphknoten werden klein und hart. Besonders harte, indolente Lymphknotenschwellungen finden wir bei der Syphilis als Bubonen, und zwar im Primärstadium regionär zum Primäraffekt, später dann auch andere Lymphknotengruppen befallend. Diese syphilitische Lymphknotenschwellung beruht auf einer Vermehrung der follikulären Apparate und der Lymphsinus, sowie eine Vermehrung des interstitiellen Bindegewebes, unter Umständen mit fettiger oder hyaliner Degeneration. Echte gummöse Prozesse sind eine Seltenheit.

Die tuberkulösen Lymphknotenschwellungen (Abb. 474) entwickeln sich meist sekundär vom Primäraffekt auf die regionären Lymphknoten übergreifend. Häufig werden aber auch tuberkulöse Lymphknotenschwellungen gefunden, ohne nachweisbaren Primärherd, also als Organtuberkulose der Lymphknoten.

Manchmal sind ganze Lymphknotengruppen befallen, die dann untereinander verbacken und schließlich einschmelzen können, wobei es zum Durchbruch nach außen mit Fistelbildung kommen kann. Mehrfach haben wir in den letzten Jahren Lymphknotentuberkulosen gesehen, die mit einer Milzvergrößerung vergesellschaftet waren. Histologisch findet man ein tuberkulöses Granulationsgewebe, cytologisch das typische Bild der Epitheloid- und LANGHANSschen Riesenzellen.

Cytologisch und histologisch ähnlich gebaut sind die Lymphknotenschwellungen beim Morbus *Boeck*. Oft kommen Verwechslungen der häufig vergrößerten Speicheldrüsen mit Lymphknotenschwellungen vor. Ein genaues Abtasten der Oberfläche kann vor einem solchen Irrtum schützen: Die Oberfläche der Lymphknoten ist glatt, die der Speicheldrüsen höckerig. Im cytologischen Bild sind LANGHANSsche Riesenzellen ebenso wie bei der histologischen Untersuchung meist häufiger anzutreffen als bei der Tuberkulose. Auch schmelzen die Lymphknoten beim Morbus *Boeck* praktisch nie ein.

Lymphknotenschwellungen bei *Tularämie*. Auch bei dieser Krankheit kommt es oft zu Lymphknotenschwellungen mit besonderer Bevorzugung der Hals- und auriculären Lymphknoten. Histologisch finden sich Epitheloidzellvermehrungen ähnlich wie bei der Tuberkulose. Die Diagnose kann durch Erregernachweis im Punktat gesichert werden.

Lymphknotenschwellungen bei *Aktinomykosen*. Meist findet sich nur eine Beteiligung der regionären Lymphknoten. Die Haut darüber macht einen entzündlichen Eindruck, nicht selten kommt es zur Einschmelzung mit Fistelbildung. Die Diagnose kann durch Nachweis von Drusen im Punktat oder Eiterabstrich gesichert werden.

Lymphknotenschwellungen bei *lymphotropen Viruserkrankungen*. Bei einem großen Teil aller infektiösen Mononucleosen stehen Lymphknotenschwellungen im Vordergrund des klinischen Bildes (PFEIFFERsches Drüsenfieber). Fast stets ist dabei auch ein Milztumor nachweisbar. Lymphknoten und Milz sind in diesen Fällen die Bildungsstätten der vom RES abstammenden Lymphomonocyten. Bei der akuten infektiösen Lymphocytose sind Lymphknotenschwellungen und Milztumor nur im geringeren Maße vorhanden als bei der infektiösen Mononucleose. Bei beiden Krankheiten ist der Blutbefund entscheidend. Auch bei den Röteln, die stets mit Lymphknotenschwellungen vor allen Dingen des Nackens einhergehen, wird die Diagnose unschwer aus dem klinischen Bild gestellt.

Auch bei hochgradigen Allergisierungsvorgängen werden häufig diffuse Lymphknotenschwellungen und oft auch ein Milztumor beobachtet. Es sind das zum Teil die Fälle, die häufig als eosinophile Leukämien imponieren. Die Lymphknotenschwellungen kommen dabei durch eine sehr heftige seröse Ausschwitzung in den Lymphknoten und bisweilen auch durch eine eosinophile Infiltrierung zustande. Eine ähnliche Ursache dürften auch die im Rahmen gewisser rheumatischer Erkrankungen vorkommenden diffusen Lymphknotenschwellungen haben. Diese werden beobachtet bei der *Endokarditis, Typ Libman-Sachs*. Das Blutbild zeigt dabei eine Neigung zur Leukopenie. Ferner gehört zum Krankheitsbild eine Perikarditis, oft eine Herdnephritis und als Komplikation kommt manchmal eine Capillaritis der Haut mit den Erscheinungen eines Lupus erythematodes vor. Oft ist auch die Milz vergrößert. Die STILL-CHAUFFARD*sche Krankheit* kommt vorwiegend im Kindesalter vor. Es handelt sich um eine chronische Gelenkaffektion ohne stärkere entzündliche Reaktionen. Das Endokard ist häufig mit beteiligt. Die Leukocytenzahlen sind normal. Neben den Lymphknotenschwellungen findet sich meist auch ein Milztumor. Das FELTY*sche Syndrom* ist gekennzeichnet durch chronisch rezidivierende Gelenkaffektionen. Das Endokard ist meist nicht beteiligt, dagegen sind Herdnephritiden recht häufig. Häufig finden sich Granulocytopenien, manchmal vom Typ der cyclischen Agranulocytose. Die Eosinophilenzahlen sind meistens erhöht. Schließlich finden sich sehr häufig Lymphknotenschwellungen und Milzvergrößerung bei der *Endocarditis parietalis fibroplastica* (LÖFFLER). Dabei steht die wandständige Endokarditis mit hämodynamischen Störungen im Vordergrund des klinischen Bildes, meist besteht eine Leukocytose mit hoher Eosinophilie.

Eine allgemeine Schwellung aller lymphatischen Systeme, und zwar der Lymphknoten, der Lymphfollikel des Darms, des Zungengrundes usw., meist verbunden mit einer Thymusvergrößerung findet man häufig bei Kindern als „*Status thymolymphaticus*". Auch bei der sog. „*lymphatischen Konstitution*" sind oft einzelne Lymphknotengruppen vergrößert. Meistens findet sich in diesen Fällen auch eine erhöhte Lymphocytenzahl im peripheren Blut. Wenn diese Konstitutionsanomalien im allgemeinen auch als harmlos gelten, so ist die allgemeine Resistenz dieser Menschen doch oft sehr reduziert und häufig fallen die Träger dieser Konstitution banalen Infekten zum Opfer (s. S. 548).

Lymphknotenschwellungen bei *Lymphadenosen*. Meist sind von vornherein mehrere Lymphknotengruppen vergrößert. In der Regel kommt es sehr schnell zur Generalisierung. Fast stets gehört der Milztumor zum klinischen Bild. Die Lymphknoten sind nie sehr hart und behalten oft über Jahre denselben Härtegrad. Häufig verbacken verschiedene Lymphknoten zu kleineren Paketen. Die Diagnose wird aus dem Blutbild und dem Knochenmarksbefund gestellt.

Lymphknotenschwellungen bei *unreifzelligen Leukosen*. Bei den unreifzelligen Lymphadenosen werden meistens schon bei Beginn der Erkrankung Lymphknotenschwellungen beobachtet. Auch bei den akuten Myelosen kommt es in einem großen Teil der Fälle im Laufe der Erkrankung zu Lymphknotenschwellungen. Dabei handelt es sich entweder um Metastasen der entarteten Zellen in den Lymphknoten, oder um regionäre Lymphknotenschwellungen bei den sekundären Infekten. Im 1. Fall sind die Lymphknotenschwellungen multipel oder generalisiert, im 2. Fall auf einzelne Lymphknotengruppen im Abflußgebiet des infektiösen Herdes beschränkt.

Lymphknotenschwellungen bei *Lymphosarkomatosen*. Die Lymphknotenschwellungen stehen im Mittelpunkt des klinischen Bildes. Sie nehmen oft rasch an Größe zu. Der Härtegrad ist ähnlich wie bei den lymphatischen Leukämien. Mit zunehmender Größe nimmt meistens auch die Härte der Knoten zu. Manchmal kommt es zur Generalisierung, zur Lymphosarkomatose. Da die malignen Zellen die Kapsel durchwachsen, verbacken die einzelnen Knoten zu großen Paketen miteinander, deren Verschieblichkeit dabei stark nachläßt. Die Diagnose wird durch Punktion oder Excision gestellt.

Lymphknotenschwellungen bei *Lymphogranulomatose*. In der Regel sind verschiedene Lymphknotengruppen betroffen, doch können im Beginn manchmal auch nur einzelne Lymphknotenschwellungen nachweisbar sein. Meistens findet sich auch ein Milztumor. Die Lymphknoten sind anfangs mäßig hart, nehmen dann aber mit der Bindegewebseinlagerung an Härte zu. Nahegelegene Lymphknoten verschmelzen zu Paketen. Einschmelzungen gehören zu den größten Seltenheiten. Die Diagnose ist meist durch Punktion zu stellen (ausführliche Darstellung S. 681).

Lymphknotenschwellungen bei *Reticulosen*. Ein großer Teil der Reticulosen geht mit Lymphschwellungen einher. Auch hier sind meist verschiedene Lymphknotengruppen betroffen. Das klinische Bild ist oft ähnlich der Lymphogranulomatose, doch kommt es häufiger bei Kindern vor, auch der Verlauf ist in der Regel noch akuter. Die Diagnose ist meist durch Punktion zu stellen.

Lymphknotenschwellungen beim *Reticulosarkom*. Das klinische Bild und der Verlauf sind ähnlich wie beim Lymphosarkom. Entweder werden einzelne Lymphknotengruppen befallen oder generalisiert das ganze lymphatische System betroffen. Die Diagnose und Abgrenzung vom Lymphosarkom ist oft durch Punktion möglich, manchmal aber nur durch Probeexcision zu stellen.

Lymphknotenschwellungen bei der *Lipoidgranulomatose*. Viel seltener als bei der Lymphogranulomatose kommt es bei der Lipoidgranulomatose zu Lymphknotenschwellungen. Es sind dann meist nur einzelne Lymphknotengruppen betroffen. Die Knoten sind mittelhart, bisweilen verbacken einzelne Lymphknoten zu kleineren Paketen. Auf die nahe Verwandtschaft der Lipoidgranulomatose zur HAND-SCHÜLLER-CHRISTIANschen Krankheit wurde bereits auf S. 703 hingewiesen. Bei den übrigen sog. Speicherkrankheiten sind Lymphknotenschwellungen eine große Seltenheit.

Lymphknotenschwellungen beim *großfollikulären Lymphoblastom* (BRILL-SYMMERSsche Krankheit). Meist werden weiche, oft über Jahre gleichbleibende Lymphknotenschwellungen gefunden, meist zuerst am Hals, später auch andere Lymphknotengruppen befallend. Eine sichere Diagnose ist vorerst nur durch histologische Untersuchung möglich (s. S. 704).

Lymphknotenschwellungen bei *Carcinom- und Sarkommetastasen*. Zunächst kommt es zur Metastasenbildung der regionären Lymphknoten. Typisch dafür ist die „VIRCHOWsche Drüse" an der Einmündungsstelle des Ductus thoracicus in die V. subclavia bei Carcinomen im Bereich des Magens und oberen Dünndarms. Carcinomatöse Lymphknoten sind die härtesten überhaupt bekannten Lymphknotenschwellungen. Von einem Lymphknoten ausgehend kommt es manchmal zur Generalisierung. Meist verbacken viele Lymphknoten zu großen Paketen. Der maligne Prozeß greift auch auf die Umgebung über. Die Lymphknoten sind dann nicht mehr verschiebbar.

Lymphknotenschwellungen bei *Myelomen*. Sehr selten kommt es auch bei Myelomen zu Lymphknotenschwellungen. Dabei handelt es sich oft um Metastasen. Die primäre Bildung von extramedullären Plasmocytomen ist noch sehr umstritten. Meistens sind nur einzelne Lymphknotengruppen befallen. Die Lymphknoten bleiben mäßig hart. Die Diagnose kann durch Punktion und Nachweis der Plasmazellen gesichert werden.

Lymphknotenschwellungen bei *Agranulocytose und aplastischen Anämien*. Bei Agranulocytosen sind Lymphknotenschwellungen in der Regel nur Folge der sekundären Entzündungen. Bei aplastischen Anämien sind sie meist Ausdruck einer unreifzelligen Leukose als Grundkrankheit.

Literatur.

Zusammenfassende Darstellungen.

(Diese sind bei den einzelnen Kapiteln nicht jedesmal zitiert.)

ABDERHALDEN, E.: Handbuch der biologischen Arbeitsmethoden, Bd. IV/3 u. 4. Wien u. Berlin: Urban & Schwarzenberg 1924—1927. — ALDER, A.: Atlas des normalen und pathologischen Knochenmarkes. Berlin u. Wien 1939. — ARNETH, J.: (1) Die qualitative Blutlehre, Bd. 1—4. Münster: Stenderhoff 1920—1926. — (2) Spezielle Blutkrankheiten, Bd. 1—4. Münster: Stenderhoff 1928—1936. — (3) Qualitative Blutlehre und Blutkrankheiten. Leipzig: Johann Ambrosius Barth 1942.

BASERGA, A., e P. DE NICOLA: Le malattie emorragiche. Milano: Società Editrice Libraria 1950. — Bericht über den internationalen Kongreß für Hämatologie. Montreux (Schweiz) vom 15.—17. Sept. 1949. Ärztl. Forschg 3, II, 321 (1949). — BERNARD, JEAN: Maladies du sang et des organs hématopoiétiques. Paris: Flammarion 1948. — BETHE-BERGMANN-ELLINGER: Handbuch der normalen und pathologischen Physiologie, Bd. 6: Blut. Berlin: Springer 1928. (Viele Autoren.) — BOROS, J. v.: Klinische Hämatologie. Stuttgart: Ferdinand Enke 1944. — BREMY, P.: Die Gewebsmastzellen im menschlichen Knochenmark. Stuttgart: Georg Thieme 1950.

DAMESHEK, WILLIAM, and SOLOMON ESTREN: The spleen and hypersplenism. New York: Grune & Stratton 1947/1948. — DOWNEY, H.: Handbook of Haematology. New York a. London 1938. (Viele Autoren.)

ÉMILE-WEIL, P., G. VITRY et J. PARAF: Maladies du sang et des organs hématopoiétiques. Cancer Intoxications par M. MOSINGER. Tome 1. Paris: Masson & Co. 1946.

FERRATA, A.: La Emopatia. Milano 1937. — FERRATA, ADOLFO, e E. STORTI: Malatti del Sangue. Milano 1946. — FIESCHI, AMINTA e GIOVANNI ASTALDI: La cultura in vitro del midollo osseo. (Die Knochenmarkskultur in vitro.) Pavia 1946. — FLEISCHHACKER, H.: Klinische Hämatologie, Bd. VIII. Wien: Wilhelm Maudrich 1948.

GLANZMANN, E.: Krankheiten des Blutes. In Lehrbuch der Kinderheilkunde, 2. Aufl. Berlin: Springer 1942.

HADEN, R. L.: Principles of hematology, 3. Aufl. Philadelphia: Lea & Febiger 1946. — Hämatologische Tafeln, herausgeg. von E. UNDRITZ. Basel: Sandoz A.G. 1950. — HEMMELER, G.: Leitfaden der Blutdiagnostik. Lausanne: F. Roth 1947. — HENDERSON, L. J.: Blut. Seine Pathologie und Physiologie. Dresden: Theodor Steinkopff 1932. — HIRSCHFELD, H., u. A. HITTMAIR: Handbuch der allgemeinen Hämatologie. Wien u. Berlin: Urban & Schwarzenberg 1933. (Viele Autoren.) — HITTMAIR, ANTON: (1) Blutdiagnostik für den praktischen Arzt, 6. Aufl. Wien u. Berlin: Urban & Schwarzenberg 1947. — (2) Kleine Hämatologie. Wien u. Berlin: Urban & Schwarzenberg 1949.

ISRAELS, M. C. G.: An atlas of bone marrow pathology. London: Heinemann 1948.

JAGIČ, V., u. KLIMA: Klinik und Therapie der Blutkrankheiten, 2. Aufl. Wien u. Berlin: Urban & Schwarzenberg 1934.

KOMIYA-FURUSHO: Atlas der Blutkrankheiten, 3. Aufl. 1937. — KRACKE: Disease of the blood. Philadelphia a. London: Montreal 1941. — KRAUS-BRUGSCH: Handbuch der speziellen Pathologie und Therapie innerer Krankheiten, Bd. III: Blutkrankheiten. Berlin 1920. (Viele Autoren.)

MERKLEN, PR., et R. WAITZ: Atlas d'hématologie. Paris: Maloinel 1942. — MORAWITZ, P.: Die Blutkrankheiten in der Praxis. München: J. F. Lehmann 1923. — MORAWITZ u. DENECKE: Blut und Blutkrankheiten. In BERGMANN-STAEHELINS Handbuch der inneren Medizin, 2. Aufl. 1926. — MUSSER and WINTROBE: Diseases of the blood in tices practice of medicine. Hagerstown (USA.) 1936.

NAEGELI, O.: Blutkrankheiten und Blutdiagnostik, 5. Aufl. Berlin: Springer 1931.

OPITZ: Erkrankungen des Blutes und der blutbildenden Organe. In v. PFAUNDLER-SCHLOSSMANNS Handbuch der Kinderheilkunde, 4. Aufl., Bd. 1. Leipzig: F. C. W. Vogel 1931. — OSGOOD and ASHWORTH: Atlas of hematology. San Francisco: Stacy 1938.

PONDER, E.: Hemolysis and related phenomena. New York: Grune & Stratton 1948.

ROGER, WIDAL et TEISSIER: Nouveau traité de médicine, Tome IX: Affections du sang et des organs hématopoiétiques. Paris 1927. (Viele Autoren.) — ROHR, K.: (1) Das menschliche Knochenmark. Leipzig: Georg Thieme 1940. — (2) Das menschliche Knochenmark, 2. Aufl. Stuttgart: Georg Thieme 1949.

Schilling, V.: (1) Das Blutbild und seine klinische Verwertung, 9. u. 10. Aufl. Jena: Gustav Fischer 1933. — (2) Praktische Blutlehre, 8. u. 9. Aufl. Jena: Gustav Fischer 1938. — Schittenhelm, A.: (1) Die Krankheiten des Blutes und der blutbildenden Organe. Berlin: Springer 1925. (Viele Autoren.) — (2) Die Krankheiten des Blutes und der blutbildenden Gewebe. Im Lehrbuch der inneren Medizin, 5. Aufl., Bd. 2. Berlin: Springer 1942. — Schleip, Karl, u. A. Alder: Atlas der Blutkrankheiten, 4. Aufl. Berlin u. München: Urban & Schwarzenberg 1949. — Schoen, R., u. W. Tischendorf: Klinische Pathologie des Blutes. Stuttgart: Georg Thieme 1950. — Schudel, L.: Leitfaden der Blutmorphologie. Leipzig: Georg Thieme 1947. — Schulten, H.: (1) Die Sternalpunktion als diagnostische Methode. Leipzig: Georg Thieme 1937. — (2) Lehrbuch der klinischen Hämatologie, 4. Aufl. Stuttgart: Georg Thieme 1948. — Sternberg: Blutkrankheiten. In Henke-Lubarsch' Handbuch der speziellen pathologischen Anatomie und Histologie, Bd. I. Berlin: Springer 1926. — Storti, E.: Diagnostica differenziale delle emopatie. Milano 1939.

Whitby, L. E. H., and C. J. C. Britton: Disorders of the blood: Diagnosis, pathology, treatment and technique, 5. Aufl. Blakiston: Churchill 1946. — Wintrobe, M. M.: Clinical Hematology. Philadelphia: Lea u. Febiger 1947.

Einzelarbeiten.

Allgemeiner Teil.

Blutzusammensetzung.

Anderson, R. S.: The use of radioactive phosphorus for determining circulating erythrocyte-volumes. Amer. J. Physiol. 137, 539 (1942).

Behring, E. v.: Die Antitoxinmethode zur Blutmengenbestimmung. Münch. med. Wschr. 1911, 655. — Bischoff: Zit. nach Rowntree, Brown u. Roth. Philadelphia 1929. — Brines, J. K., J. G. Gibson and P. Kunkel: The blood volume in normal infants and children. J. of Pediatr. 18, 447 (1941).

Culbertson, J. T.: The determination of the plasma volume and the blood volume of the rabbits by the injection of homologous anti-crystallized-Egg-Albumin-Serum. Amer. J. Physiol. 107, 120 (1934).

Dieckmann, W. J., and C. R. Wegner: Studies of the blood in normal pregnancy. I. Blood and plasma volumes. Arch. int. Med. 53, 71 (1934).

Gibson, J. G., and W. A. Evans: The relation of plasma and total blood volume to venous pressure, blood velocity rate, physical measurements, age and sex in ninety normal humans. J. clin. Invest. 16, 317 (1937). — Gregerson, M. J., and H. Schiro: The behavior of the dye T 1824 with respect to its absorption by red blood cells and its fate in blood undergoing coagulation. Amer. J. Physiol. 121, 284 (1938). — Gréhand u. Quinquaud: Zit. nach Rowntree, Brown u. Roth. Philadelphia 1929.

Hahn, P. F., W. M. Balfour, J. F. Ross, W. F. Bale and G. H. Whipple: Red cell volumen, circulating and total, as determined by radio iron. (Das zirkulierende und das gesamte Erythrocytenvolumen, bestimmt mit radioaktivem Eisen.) Science (Lancaster, Pa.) 1941 I, 87. — Hahn, P. F., J. F. Ross, W. F. Bale, W. M. Balfour and G. H. Whipple: (1) Red cell and plasma volume (circulating and total) as determined by radio iron and by dye. J. of exper. Med. 75, 221 (1942). — (2) Amer. J. Physiol. 136, 314 (1942); 141, 363 (1944). — Heilmeyer, L.: Medizinische Spektrophotometrie. Jena 1933. — Hooper, J. jr., H. Tabor and A. W. Winkler: Simultaneous measurements of the blood volume in man and dog by means of Evans Blue dye, T 1824, and by means of carbon monoside. J. clin. Invest. 23, 628, 636 (1944).

Rowntree, L. G., G. E. Brown and G. M. Roth: The volume of blood and plasma in health and disease. Philadelphia a. London: Saunders 1929.

Smith, H. P., H. R. Arnold and G. H. Whipple: Blood volume studies. Amer. J. Physiol. 56, 336 (1921).

Thomson, K. J., A. Hirsheimer, J. G. Gibson and A. W. Evans: Studies on the circulation in pregnancy. III. Blood volume changes in normal pregnant women. Amer. J. Obstetr. 36, 48 (1938).

Welcker: Zit. nach Rowntree, Brown u. Roth. Philadelphia 1929.

Blutplasma.

Abramson, H.: (1) J. gen. Physiol. 11, 743 (1928). — (2) J. gen. Physiol. 12, 711 (1929). — (3) J. gen. Physiol. 14, 163 (1930).

Balint, P., u. M. Balint: Zum Mechanismus der Takata-Reaktion. Biochem. Z. 313, 201 (1942). — Baumann, J.: Methodisches zur Fibrinogenbestimmung. Z. exper. Med. 68, 707 (1929). — Beckmann, P.: Über die praktische Verwertung der Kenntnisse von den Fehlerquellen der Blutkörperchensenkungsreaktion. Dtsch. med. Wschr. **1938 I**, 83. — BENDIEN, W. M., NEUBERG u. SNAPPER: Beitrag zur Theorie der Senkungsgeschwindigkeit der roten Blutkörperchen. Biochem. Z. **247**, 306 (1932). — BENDIEN, W. M., u. I. SNAPPER: Zusammenhang zwischen der Senkungsgeschwindigkeit der roten Blutkörperchen und dem Eiweißspektrum. Biochem. Z. **235**, 14 (1931). — BENNHOLD, H.: (1) In BENNHOLD, KYLIN, RUSZNYÁK, Die Eiweißkörper des Blutplasmas. Dresden: Theodor Steinkopff 1938. — (2) Ist das Blutplasma ein strömendes Eiweißdepot oder ein Transportorgan. Dtsch. med. Wschr. **1947**, 401. — BERGENHEM, B., u. FÅHRAEUS: Über spontane Hämolysinbildung im Blut, unter besonderer Berücksichtigung der Physiologie der Milz. Z. exper. Med. **97**, 555 (1936). — BING, J.: Acta med. scand. (Stockh.) **103**, 547 (1940). — BUTLER, A. M., and H. MONTGOMERY: The solubility of the plasma proteins. J. of biol. Chem. **99**, 173 (1932/33).

COHN, E. I.: (1) Eiweißfraktion des menschlichen Plasmas. (2) J. clin. Invest. **23**, 417 (1944) oder Amer. philos. Soc. **88**, 159 (1944). — (3) Science (Lancaster, Pa.) **101**, 51 (1945). — (4) Chemical, physiological and immunological properties and clinical use of blood derivatives. (Chemische, physiologische und immunologische Eigenschaften und klinischer Gebrauch der Blutderivate.) Experientia **3**, 125 (1947). — COHN, ONCLEY, STRONG, HUGHES and ARMSTRONG: J. clin. Invest. **23**, 417 (1944).

DECKER, C. TH.: (1) Der Einfluß der Temperatur auf die Blutkörperchensenkungsgeschwindigkeit. Klin. Wschr. **1939 II**, 1524. — (2) Die kalte Blutkörperchensenkungsreaktion. Klin. Wschr. **1941 II**, 1192.

ÉMILE-WEIL, P., G. VITRY et J. PARAF: Maladies du sang et des organs hématopoiétiques. Paris: Masson & Co. 1946.

FÅHRAEUS: The suspension-stability of the blood. Stockholm 1921. — FRIEMBERGER, F.: (1) Klin. Wschr. **1933 II**, 1220. — (2) Klin. Wschr. **1937 I**, 90. — (3) Z. klin. Med. **130**, 461 (1936). — (4) Z. klin. Med. **131**, 463 (1937). — (5) Z. exper. Med. **109**, 577 (1941). — (6) Erg. inn. Med. **61**, 680 (1942). — (7) Getrennte Bestimmung von Blutkörperchengehalt (Minimalsediment) und Plasmaeigenschaften (Ballungsfaktor) durch verfeinerte Methodik der Blutsenkungsreaktion. Z. Tbk. **89**, 38 (1942).

GIBEL: Diss. Leipzig 1948. — GROS, W.: Klin. Wschr. **1940 I**, 130; **1942 II**, 969. — GÜNTER, H.: Abhängigkeit der Sedimentierung der Erythrocyten von äußeren Einflüssen. Ärztl. Wschr. **1948**, 675.

HANGER: (1) Trans. Assoc. Amer. Physicians **53**, 148 (1938). — (2) J. clin. Invest. **18**, 262 (1939). — HERKEN, H., u. H. REMMER: Über die Veränderungen der Serumeiweißkörper bei Ödemkranken. Dtsch. Gesdh.wes. **1946**, 683. — HERRLINGER, R.: (1) Das Blut in der Milzvene des Menschen. Anat. Anz. **96**, 226 (1947). — (2) Die Blutkörperchensenkungsreaktion in der Landpraxis. Dtsch. med. Rdsch. **2**, 71 (1948). — HÖBER, R.: Kataphorese, Ladung und Agglutination der Erythrocyten; die Senkungsreaktion. In Handbuch der normalen und pathologischen Physiologie, Bd. VI/1, S. 656. Berlin: Springer 1927. — HOWE, P. E.: J. of biol. Chem. **49**, 93, 109 (1921).

JANEWAY, C. A., S. T. GIBSON, L. H. WOODRUFF, J. T. HEYL and O. T. BAILEY: Konzentriertes menschliches Blutserum. J. clin. Invest. **23**, 465 (1944). — JAYLE: (1) Ann. Biol. clin. **1**, 1 (1942). — (2) Expos. Ann. Biochim. Méd. **5**, 105 (1945). — (3) Bull. Soc. Chim. Biol. **28**, 63 (1946). — JEZLER, A.: (1) Klin. Wschr. **1934 II**, 1276. — (2) Z. klin. Med. **111**, 48 (1929). — (3) Z. klin. Med. **114**, 739 (1930). — JORES, A.: (1) Die 24-Stundenperioden des Menschen. Med. Klin. **1934**, 468. — (2) Physiologie und Pathologie der 24-Stundenrhythmen des Menschen. Erg. inn. Med. **48**, 574 (1935). — JÜRGENS, R. u. GEBHARD: Arch. exper. Path. u. Pharmakol. **175**, 558 (1934).

KILCHLING, H.: Noch unveröffentlicht. — KLIMA, R., u. F. BODART: Blutkörperchensenkung, Koagulationsband und Blutbild. Wien u. Berlin: Urban & Schwarzenberg 1947. — KNOLL, W.: (1) Handbuch der Entwicklungsgeschichte (im Druck). — (2) Z. Fischerei, Beih. 2 (1942). — KNOLL, W., u. C. SIEVERS: Das Verhältnis Albumin : Globulin im embryonalen Blutserum. Fol. haemat. (Berl. u. Lpz.) **69**, 61 (1949). — KORÁNYI, A.: In H. BENNHOLD, E. KYLIN u. ST. RUSZNYÁK, Die Eiweißkörper des Blutplasmas, S. 309. Dresden: Theodor Steinkopff 1938.

LEFFKOWITZ, M.: Die Blutkörperchensenkung. Berlin 1937. — LINZENMEIER: Pflügers Arch. **181**, 169 (1920). — LIPPROSS, U., u. H. ENGEL: Klin. Wschr. **1941 I**, 453. — LUETSCHER: J. clin. Invest. **20**, 99 (1941).

MACLAGAN: (1) Nature (Lond.) **154**, 670 (1944). — (2) Brit. J. exper. Path. **25**, 243 (1944). — (3) Brit. med. J. **20**, 363 (1944). — MALMROS u. BLIX: (1) Acta med. scand. (Stockh.) **105**, 287 (1940). — (2) Acta med. scand. (Stockh.) Suppl. **70**, 284 (1946). — MANCKE, R., u. J. SOMMER: Münch. med. Wschr. **1936 II**, 1707. — MARIS, E. P., and S. S. GELLIS: J. clin. Invest. **1944**, 531. — MOORE, D. H., R. M. DU PAN and C. L. BUXTON: An electrophoretic study of maternal, fetal, and infant sera. (Elektrophoretische Studien an mütterlichem, fetalem und kindlichem Serum.) Amer. J. Obstetr. **57**, 312 (1949).

Nasse, H.: Das Blut in mehrfacher Beziehung, physiologisch und pathologisch untersucht. Bonn 1836.
Ohlson, B., u. O. Rundqvist: Über die Bedeutung der Plasmalipoide für die Suspensionsstabilität des Blutes. Biochem. Z. **247**, 249 (1932). — Oncley s. Cohn.
Phillips, van Slyke u. a.: US. Navy research unit hospital of the Rockefeller Institute for medical research New York City. Zit. nach M. Reiser.
Reichel, H.: Die Blutkörperchensenkung. Wien 1936. — Reiser, M.: Die Kupfersulfatmethode zur schnellen quantitativen Bestimmung von Eiweiß im Blut und anderen Körperflüssigkeiten. Dtsch. med. Wschr. **1948**, 532. — Robertson, T. B.: (1) J. of biol. Chem. **11**, (1912). — (2) J. of biol. Chem. **22**, 233 (1915). — Rosegger, H.: Das Weltmannsche Hitzekoagulationsband. Erg. inn. Med. **57**, 183 (1939). — Rothe: Dtsch. med. Wschr. **1924**, 44.
Russel, L. H.: Principles of hematology, 3. Aufl. Philadelphia: Lea a. Febiger 1946.
Schmitz, A., u. F. Wulkow: Biochem. Z. **245**, 408 (1932). — Schneiderbaur, A.: Die Takatareaktion. Wien: Franz Deuticke 1946. — Slyke, van: Zit. nach M. Reiser, Dtsch. med. Wschr. **1948**, 532. — Staub, H.: Schweiz. med. Wschr. **1929**, 308. — Stokes and Neefe: Gamma-Globulin. J. Amer. med. Assoc. **127**, 144 (1945). — Surgenov, M., B. A. Koechlin and L. E. Strong: Chimical, clinical and immunological studies on the products of human plasma fractionation. XXXVII. The metal-combining globulin of human plasma. (Chemische, klinische und immunologische Untersuchungen an den Produkten der Fraktionierung menschlichen Plasmas. XXXVII. Das metallbindende Globulin des menschlichen Plasmas.) J. clin. Invest. **28**, 73 (1949). — Svedberg, T., u. Kai O. Pedersen: Die Ultrazentrifuge. Dresden u. Leipzig 1940. — Svedberg, T., and N. D. Scott: J. Amer. chem. Soc. **46**, 2700 (1924). — Svedberg, T., and A. Tiselius: J. Amer. chem. Soc. **48**, 2272 (1926).
Takata, M.: (1) Transactions of the 6th Congress of the Far Eastern. Assoc. of trop. Med. Tokyo **1**, 693 (1925). — (2) Über die Takatareaktion im Blut. Kobe 1935. — Takata, M., u. K. Ara: Tokio 1926. — Taylor: J. clin. Invest. **21**, 225 (1942). — Thorn, G. W.: S. H. Armstrong and V. D. Davenport: J. clin. Invest. **25**, 304 (1946). — Tiselius, A.: (1) Nova Acta Reg. Soc. Sci. Upsaliensis **7**, 4 (1930). — (2) Trans. Faraday Soc. **33**, 524 (1937). — (3) XII. Verhandlungsbericht der Kolloidgesellschaft, Dresden u. Leipzig 1938, S. 129. — (4) Kolloid-Z. **83**, 129 (1938). — (5) Svensk. kem. Tidskr. **50**, 58 (1942).
deVries: Acta med. scand. (Stockh.) **98**, 95 (1938).
Waldenström, J.: Zwei interessante Syndrome mit Hyperglobulinämie. Schweiz. med. Wschr. **1948**, 927. — Walther: Klin. Wschr. **1940 I**, 547. — Westergren, A.: Die Senkungsreaktion. Erg. inn. Med. **26**, 577 (1924). — Westergren, A., Theorell u. Widström: Plasmaeiweiß, Blutlipoide, Erythrocyten und Senkungsreaktion. Z. exper. Med. **75**, 668 (1931). — White, H. L., and B. R. Monaghan: J. gen. Physiol. **19**, 715 (1935/36). — Wöhlisch, E.: Z. exper. Med. **40**, 137 (1924). — Wuhrmann, F.: Über die Bedeutung und Bewertung der Blutkörperchensenkungsreaktion in der Praxis. Schweiz. med. Wschr. **1945**, 1001. — Wuhrmann, F., u. F. Leuthardt: Takatareaktion und Bluteiweißfraktion. Klin. Wschr. **1938 I**, 409. — Wuhrmann, F., u. Ch. Wunderly: (1) Die Bluteiweißkörper des Menschen. Untersuchungsmethoden und deren klinisch-praktische Bedeutung. Basel: Benno Schwabe & Co. 1947. — (2) Helvet. med. Acta Suppl. **10**, 85, 94 (1943). — Wuhrmann, F., Ch. Wunderly u. F. Hugentobler: Über die Kombination der Weltmann-Calcium-Chloridhitzekoagulation mit der Kadmiumsulfattrübungsreaktion zur Abschätzung der Globulinfraktionen α_1, β_1, β_2 und γ. Dtsch. med. Wschr. **1949**, 1263. — Wunderly, Ch., u. F. Wuhrmann: (1) Über strukturbedingte Wirkungen des Blutplasmas. Dargestellt auf Grund von Versuchen zur Senkungsreaktion der Erythrocyten. Klin. Wschr. **1943**, 587. — (2) Schweiz. med. Wschr. **1945**, 1128. — (3) Reaktionsmechanismus der Blutkörperchensenkung und Plasmamodelle. Schweiz. med. Wschr. **1947**, 185.

Allgemeine Cytologie. Knochenmarks-, Milz- und Lymphknotenpunktion. Färbetechnik.

Arinkin, J.: Die intravitale Untersuchungsmethodik des Knochenmarks. Fol. haemat. (Lpz.) **38**, 233 (1929). — Arneth, J.: (1) Qualitative Blutlehre und Blutkrankheiten. — Blutzellreaktion. — Qualitative Rechtsverschiebung. — Qualitative Scharlach- und Diphtheriebefunde, insbesondere bei den Blutplättchen. Z. klin. Med. **141**, 35 (1942). — (2) Zur qualitativen Blutlehre. Klin. Wschr. **1943 I**, 213. — Astaldi, Giovanni: Ricerche sulla maturazione degli eritroblasti e di sogetti con nitroblastose. (Untersuchungen über die Reifung der Erythroblasten und Retikulocyten beim Normalen und Kranken mit Erythroblastosen.) L' informatione Med. clin. Sci. **1**, 6 (1948). — Astaldi, G., A. Allegri e C. Mauri: Experimental investigations of the proliferative activity of erythroblasts in their different stages of maturation. Experientia **3**, 499 (1947). — Astaldi, Giovanni e Carlo Mauri: Indice mitotico e istogramma cariocinetico degli eritroblasti nelle varie fasi maturative.

Ricerche sull nomo adulto normale. Hematologica (Palermo) 30, Fasc. 6. — ASTALDI, G., C. MAURI e A. ALLEGRI: (1) Ricerche sperimentali sui processi riproduttivi del midollo osseo normale e pathologico. Boll. Soc. Biol. sper. 23, 1 (1947). — (2) I veleni della mitosi. Il Farmaco 2, 5 (1947). — ASTALDI, GIOVANNI e PAOLO TOLENTINO: (1) Ricerche sulla maturazione in vitro degli eritroblasti e dei reticolociti nella leishmaniosi infantile. (Untersuchungen in vitro über Reifung der Erythroblasten und Reticulocyten der kindlichen Leishmaniosen). Haematologica (Palermo) 1947. — (2) Ricerche sulla genesi della mikroeritrocitosi. I. (Untersuchungen über die Entstehung der Mikroerythrocytose. I.) Estratto da Policlinico Infantile 1947, 5.

BAKALOS, D., u. S. THADDEA: Das Knochenmark als Organ. Ergebnisse der Sternalpunktion im Rahmen allgemeiner nosologischer Probleme. Erg. inn. Med. 63, 303 (1943). — BARGMANN, W.: Z. Zellforschg 11, 1 (1930). — BEER, A. G.: Untersuchungen über die Regulation des roten Blutbildes. Verh. dtsch. Ges. inn. Med. 1939, 399. — BEGEMANN, H., u. W. HEMMERLE: Die Mitosetätigkeit des menschlichen Knochenmarks und ihre Beeinflussung durch cytostalische Substanzen. Klin. Wschr. 1949, 521. — BENDA, R., et J. NICOLAS: La glycomyélie. Bull. Soc. méd. Hôp. Paris 54, 378 (1938). — BENHAMOU: Exploration fonctionelle de la rate. Paris: Masson & Co. 1933. — BENNINGHOFF, A.: Zur Kenntnis und Bedeutung der Amitose und amitoseähnlicher Vorgänge. Sitzgsber. Ges. Naturwiss. Marburg. Anhang 1922, 45. — BERNARDI, E. DE, e G. MODUGNO: Azione dell' emanoterapia per via orale sulla crasi sanguigna. (Die Wirkung der oralen Emanationstherapie auf das Blutbild.) Scr. ital. Radiobiol. 8, 165 (1941). — BICKL, G., e R. DELLA SANTA: La ponction spinovertebrale, méthode nouvelle d' exploration de la moelle osseuse. Acta haemat. 1949. — BLOOM, W.: Tissue cultures of blood and blood foming-tissues. In DOWNEY, Handbook of Hematology, Bd. 2, S. 1469. New York: Hoeber 1938. — BLOOM, W., and L. O. JACOBSEN: Some hematology effects of irridiation. (Einige hämatologische Wirkungen der Bestrahlungen.) Blood 3, 586 (1948). — BOCK, H. E.: (1) Das Hämomyelogramm. Klin. Wschr. 1939 II, 1565. — (2) Zur pathologischen Physiologie der Erythrocytopoese. Verh. dtsch. Ges. inn. Med. 52, 372 (1940). — (3) Zur funktionellen Pathologie der Milz. Vortrag gehalten auf der 3. Hämat. Tgg Pyrmont 1949. — BOCK, H. E., u. K. FELIX: Der Sauerstoffverbrauch des menschlichen Sternalpunktates. Z. exper. Med. 107, 169 (1940).

CACCURI, G.: Über den Sauerstoffverbrauch des Knochenmarks und der Leber bei akuten Kohlenoxydvergiftungen. Haemat. Arch. 23, 165 (1941). — CAPPELL, D. F., H. E. HUTCHISON and G. HARVEY: Marrow biopsy. (Knochenmarksbiopsie.) Brit. med. J. 1947, No 4499, 403. — CASPERSSON, T.: Studien über den Eiweißumsatz der Zelle. Naturwiss. 29, 33 (1941). — CHILD, C. M.: Anat. Anz. 25, 545 (1904). — CHUN, L.: Studien über die Bedeutung der direkten Kernteilung. Schr. physik.-ökonom. Ges. Königsbg. 31 (1890). — CLAUDE: (1) Cold Spring Harbor Sympos. 9, 263 (1941). — (2) Science (Lancaster, Pa.) 90, 213 (1939). — COTT, L.: Fol. haemat. (Lpz.) 61, 369 (1939).

DENSTAD, T.: Die Strahlensensibilität des Knochenmarks. Acta radiol. (Stockh.) 22, 347 (1941). — DOAN, A. CH., R. S. CUNNINGHAM and F. SABIN: Contrib. to Embryol. 83, 16, 163 (1925). — DUESBERG, R.: Zur pathologischen Physiologie der Anämien. Klin. Wschr. 1938 I, 553. — DUSTIN, P. jr.: Recherches sur la basophilie cytoplasmique des cellulessanguines. (Untersuchungen über die Protoplasmabasophilie der Blutzellen.) Sang 15, 193 (1942).

EILERS, TH.: Der latente Erythrocytenumsatz. Klin. Wschr. 1949, 29. — ELLERMANN, V.: Fol. haemat. (Lpz.) 61, 369 (1939). — ÉMILE-WEIL, P.: La ponction de la rate. Paris: Masson & Co. 1936. — ÉMILE-WEIL, P. ISCH-WALL et S. PERLÈS: Diagnostic de la maladie de HODGKIN par la ponction ganglionnaire. Presse méd. 1936, 1540. — ESSER, M.: (1) Die Diagnose der Cystinkrankheit. Jb. Kinderheilk. 156, 344 (1941). — (2) Osteoblasten und Osteoklasten in Knochenmarksausstrichen. Schweiz. Ges. inn. Med. 14. Mai 1945. Helvet. med. Acta 12, 265 (1945).

FELIX, K., A. GRASSMÜCK, K. KUCK u. K. MATZEN: Ein Beitrag zur Physiologie des Knochenmarks. Hoppe-Seylers Z. 221, 137 (1933). — FERRATA, H.: (1) Fol. haemat. (Lpz.) 5, 655 (1908). — (2) Fol. haemat. (Lpz.) 7, 549 (1910). — FERRONI, M.: Il quadro biochimico del midollo osseo. 3. Curve cloro glicomieliche da carico di glucosi e di NaCl. (Der biochemische Aufbau des Knochenmarks. 3. Die Chlor- und Zuckerkurve des Knochenmarks nach Belastung mit Glucose und NaCl.) Arch. Pat. e Clin. med. 23, 1 (1942). — FEULGEN u. ROSSENBECK: Z. physiol. Chem. 135, 203 (1924). — FIESCHI, A.: (1) Semeiologia del midollo osseo. Pavia: Bianchi 1938. — (2) Semeiologie des Knochenmarks. Erg. inn. Med. 59, 382 (1940). — (3) Knochenmarkskulturen. Schweiz. hämatol. Ges. Aaraul 7. Nov. 1947. Ref. in: Schweiz. med. Wschr. 1947, Nr 7, 244. — FIESCHI, A., e G. ASTALDI: (1) Su di un sistema pratico per la cultura in vitro del midollo osseo e di altri tessuti. Boll. Soc. Biol. sper. 14, 328 (1939). — (2) Cultura in vitro del midollo osseo umano normale. Haematologica (Palermo) (It.) 22, 6 (1940). — (3) Züchtung des normalen menschlichen Knochenmarks in vitro. Arch. exper.

Zellforschg **24**, 241 (1941). — (4) Genesi ed evoluzione del megaloblasto studiate con il metodo della cultura in vitro dei tessuti. Nota I, II, III. Boll. Soc. Biol. sper. **21**, 1944/45. — FLEISCHHACKER, H., u. R. KLIMA: Zellbilder von Lymphknotenpunktaten und ihre diagnostische Verwertbarkeit. Münch. med. Wschr. **1937**, 661. — FLEMMING, W.: Entwicklung und Stand der Kenntnisse über Amitose. Erg. Anat. **2**, 37 (1892). — FLORENTIN u. BINDER: Zit. nach ROHR, Das menschliche Knochenmark 1949, S. 145. — FORCONI, A.: Pour confirmer l'importance des ponctions de la rate et de la moelle osseuse dans les myéloses erythrémiques etc. Le Sang **13**, 380 (1939). — FREY-WYSSLING, A.: (1) Z. physiol. Chem. **135**, 203 (1924). — (2) Submikroskopische Morphologie des Protoplasmas und seiner Derivate. Berlin: Gebrüder Bornträger 1938.

GÄNSSLEN, M.: Erbpathologie des Blutes und der blutbildenden Organe. In Handbuch der Erbpathologie des Menschen von BAUER, HANHART u. a. — GIBB, R. P., and R. E. STOWELL: Glykogen in human blood cells. Blood **4**, 569 (1949). — GOMORI, G.: A new histochemical test for Glykogen and mucin. Amer. J. clin. Path. **16**, 177 (1946). — GREIF: Methodische Unterlagen zu einer quantitativen Auswertung des Sternalmarkpunktates. Fol. haemat. (Lpz.) **59**, 328 (1938). — GREIF, STEFAN: Knochenmarksinsuffizienz. Wien. Z. inn. Med. **29**, 108, 147 (1948).

HABELMANN, G.: Blutverlust und Blutersatz. Leipzig: Georg Thieme 1942. — HAENEL, ULRICH: Über die Genese der megaloblastischen Blutbildung. Klin. Wschr. **1948**, 8. — HAYASHIHAVA: Zit. nach NAGY, Klin. Wschr. **1924**, 274. — HEIDENHAIN, M.: Anat. H. **56**, 323 (1914). — HEILMEYER, L. u. HÄCKEL: Nicht veröffentlicht. — HEITZ: (1) Planta (Berl.) **18** (1932). — (2) Z. Abstammgslehre **70** (1935). — HENNING, N., u. H. KEILHACK: Die Ergebnisse der Sternalpunktion. Erg. inn. Med. **56**, 372 (1939). — HITTMAIR, A.: (1) Die Knochenmarkspunktion. Med. Rdsch. **1947**, Nr 8. — (2) Eine übersichtliche Darstellung der Markpunktionsbefunde. Dtsch. med. Wschr. **1949**, 107. — HOFF, F.: Fortschr. Neur. 8, 299 (1936). — HOTCHKISS, R. D.: Arch. Biochem. **31**, 131 (1948). — HUBER, W.: Gleichzeitiges Vorkommen von PELGERscher Varietät und chronischer Myelose. Schweiz. med. Wschr. **1939**, 556. — HYNES: Lancet **1939 I**, 1373.

INTROZZI, P.: (1) La puntura della milze nella anemia perniciosa progr. Boll. Soc. med.-chir. Pavia **4**, 389 (1929). — Haematologica (Palermo) **10**, 437 (1929). — (2) La puntura della milza nel granuloma maligno. Haematologica (Palermo) **13**, 571 (1932).

JAKOBJ, W.: (1) Roux' Arch. **106** (1925). — (2) Z. mikrosk.-anat. Forschg **38** (1935). — JUDINE: Zit. nach ROHR: Das menschliche Knochenmark, 2. Aufl., S. 103. Stuttgart: Georg Thieme 1949. — JÜRGENS, R.: (1) Eiweißkörper und Blutplättchen im Knochenmarksblut. Verh. dtsch. Ges. inn. Med. **1935**, 325. — (2) Der Ursprung der Plasmaeiweißkörper. Aus: Die Eiweißkörper des Blutplasmas. Dresden: Theodor Steinkopff 1938.

KATO u. DOWNEY: The hematology of erythroblastic anemia (Type Cooley). Fol. haemat. (Lpz.) **50**, 55 (1933). — KEILHACK, H.: Über das Eiweiß im normalen und pathologisch veränderten Knochenmark des Menschen. Dtsch. Arch. klin. Med. **182**, 56 (1938). — KEN KURÉ: Die Frage nach der trophischen Innervation des passiven Gewebes durch Spinalparasympathicus. Klin. Wschr. **1936**, 822. — KIENLE, F.: (1) Über Amitosen und Pseudoamitosen der Erythroblasten. Dtsch. Arch. klin. Med. **189**, 239 (1942). — (2) Über Knochenmarksfunktion im Lichte der Sternalpunktion. Allgemeines über Evolution und Proliferation in der Erythropoese. Zbl. inn. Med. **1942**, 49. — (3) Über Knochenmarksfunktion im Lichte der Sternalpunktion. Die Differentialdiagnose der hypochromen Anämien durch Vermehrung der Proliferations- und Evolutionskurve der Erythroblasten und anderer Markbefunde. Zbl. inn. Med. **1942**, 65. — (4) Über Knochenmarksfunktion im Lichte der Sternalpunktion. Praktisches System der Diagnose und Differentialdiagnose hypochromer Anämien durch Sternalpunktion. Zbl. inn. Med. **1942**, 169, 193. — (5) Die Sternalpunktion in der Diagnostik. Leipzig: Georg Thieme 1943. — KLIMA, R.: Neuere hämatologische Forschungen in Beziehung zur Klinik der Blutkrankheiten. Sitzsprotokoll der Wien. ärztl. Ges. 31. März 1944. Zit. in Wien. klin. Wschr. **1944**, 207. — KORNFELD, W.: Zit. nach FIESCHI, Erg. inn. Med. **59**, 382 (1940). — KÜNKEL u. HOFER: Virchows Arch. **306**, 212 (1946).

LAVES, P.: Vortrag gehalten in Bad Pyrmont. Hämatol.-Tagg 1949. — LAWRENCE, J. S., W. N. VALENTINE and A. H. DOWDY: The effect of radiation on hemopoiesis. Is there an indirect effect? (Die Wirkung der Bestrahlung auf die Blutbildung. Handelt es sich um eine indirekte Wirkung?) Blood **3**, 593 (1948). — LEITNER, ST. J.: (1) Die intravitale Knochenmarksuntersuchung. Basel: Benno Schwabe & Co. 1945. — (2) Die diagnostische Verwertbarkeit der Lymphknotenpunktion bei entzündlichen Lymphknotenaffektionen. Acta med. scand. (Stockh.) **105**, 558 (1940). — (3) Die klinische Bedeutung der intravitalen Knochenmarksuntersuchung. Untersuchungen mittels der Sternalpunktion. Fol. haemat. (Lpz.) **65**, 1 (1941). — LICHTENSTEIN, H.: Acta med. scand. (Stockh.) Suppl. **49** (1932). — LILLIE, R. D.: Bull. internat. Assoc. med. Mus. **1947**, No 27, 23. — LOGE, J. PH.: Spinou Process puncture. Blood **3**, 198 (1948). — LOPEZ, F. J., et C. BIDOT: Akute hämocytoblastische Leukämie und Ovalocytose bei ein und demselben Kranken. Arch. Med. int. 5, 395 (1939) (span.). — LÜDIN, H.: Tumorzellnachweis in Organpräparaten mit dem Phasenkontrastverfahren. Schweiz. med. Wschr. 1948, 710.

MACCARTY: Amer. J. Canc. 31, 104 (1939). — MCMANNS, J. F. A.: Nature (Lond.) 158, 122 (1947). — MARKOFF, N.: (1) Die Beurteilung des Knochenmarks durch Sternalpunktion. Dtsch. Arch. klin. Med. 179, 113 (1937). — (2) Die myelogene Osteopathie. Die normalen und pathologischen Beziehungen vom Knochenmark zum Knochen. Erg. inn. Med. 61, 132 (1942). — MAXIMOW, A.: (1) Über Amitose in den enchymalen Geweben der Säugetiere. Anat. Anz. 33, 89 (1908). — (2) Über die Entwicklungsfähigkeit der Blutleukocyten und des Blutgefäßendothels bei Entzündung und in Gewebskulturen. Vorl. Mitteil. Klin. Wschr. 1925, 31. — MECHANIK, N.: Z. Anat. 79, 58 (1926). — MÉLÉ, A.: Utilité de la ponction de la rate en clinique. Thèse d'Alger 1925. — MICHELAZZI, L.: Der Sauerstoffverbrauch des Knochenmarks von Meerschweinchen unter verschiedenen experimentellen Bedingungen. Arch. di Fisiol. 38, 101 (1938). — MÖLLENDORFF, W. v.: (1) Arch. exper. Zellforschg 20 (1937). — (2) Z. Zellforschg 27, 301 (1938). — MOESCHLIN, S.: (1) Ausreifungszeit, Mitosedauer und täglicher Umsatz der granulierten Leukocyten. Schweiz. med. Wschr. 1946, 1051. — (2) Helvet. med. Acta 15, H. 2 (1948). — (3) Experien ia 3, 5, 195 (1947). — (4) Schweiz. med. Wschr. 1947, 1351. — (5) Die Milzpunktion. Technik, diagnostische und hämatologische Ergebnisse. Basel: Benno Schwabe 1947. — MOESCHLIN, S., u. K. ROHR: Klinische und morphologische Gesichtspunkte zur Auffassung der Myelose als Neoplasma. Erg. inn. Med. 57, 723 (1939). — MOHR, H.-J.: Zur Krebsdiagnose aus dem Ausstrichpräparat nach PAPANICOLAOU unter besonderer Berücksichtigung der Methodik, der Leistungsfähigkeit und der Anwendungsbereiche dieser Methode. Dtsch. med. Wschr. 1949, 1399. — MOMMSEN, H.: Theorie der Färbung mit besonderer Berücksichtigung der Hämatologie. In Handbuch der allgemeinen Hämatologie, Bd. II/1, S. 29. Berlin u. Wien: Urban & Schwarzenberg 1933. MORIKAYA, K.: Die autonome Innervation des Knochenmarks. Klin. Wschr. 1938 I, 57. — MÜNTZER, F. TH.: Experimentelle Studien über die Zweikernigkeit der Leberzelle. Arch. mikrosk. Anat. 104, 138 (1925).

NAEGELI, O.: (1) Blutkrankheiten und Blutdiagnostik, 5. Aufl. Berlin: Springer 1931. — (2) Die akuten Blutkrankheiten. Verh. dtsch. Ges. inn. Med. 192 (1935). — (3) Über die Entstehung und Behandlung der Anämien. Wien. klin. Wschr. 1935 I. — (4) Probleme des reticuloendothelialen Systems in klinischer Betrachtung. Dtsch. med. Wschr. 1936 I. — NAGY, G. V.: Über die Technik der Milzpunktion und ihren diagnostischen Wert. Klin. Wschr. 1924, 274. — NAKAHARA, W.: Studies of amitosis; its physiological relations in the adipose cells of innerts, and its probable significance. J. Morph. a. Physiol. 30, 483 (1918). — NICOLLE, CH.: Technique de la ponction de la rate. Zit. nach MÉLÉ, Arch. Inst. Pasteur Tunis 1909. — NORDENSON: (1) Histologisches und quantitatives Studium des normalen und pathologischen Knochenmarks. Hygiea (Stockh.) 96, 193 (1934). — (2) Studies on bone marrow from sternal puncture. Stockholm: Generalstabens lithographica anstalts förlag 1935. — (3) Hematopoiesis from sternal puncture. Acta med. scand. (Stockh.) Suppl. 77, 185 (1936). — (4) Knochenmarksbefunde am Lebenden und Prognosestellung bei Granulocytopenie. Sv. Läkartidn. 1936, 1145.

ORR, J. W., u. B. H. STUCKLAND: Der Stoffwechsel des Knochenmarks. Biochem. Z. 32, 567 (1938). — OSGOOD, E.: (1) Culture of human marrow. J. Amer. med. Assoc. 109, 933 (1937). — (2) Culture of human marrow: an improved apparatus for large scala culture. Amer. J. med. Sci. 195, 141 (1938). — (3) Culture of human marrow. A comparatio study of the effect of sulfanilamide and antipneumococcus serum on the course of experimental pneumococcic infection. Arch. int. Med. 62, 181 (1938). — (4) Culture of human marrow. Studies of the relative effectiveness of neoarsphenamine, mapharsen sulfanilamide, sulfapyridine, sulfathiazole, and sulfamethylthiazole on infections with streptococcus viridans. Amer. J. med. Sci. 200, 596 (1940). — OSGOOD, E., and G. BRACHER: Culture of human marrow. Studies of the effects of Roentgen rays on normal and malignant cells. Ann. int. Med. 13, 563 (1939). — OSGOOD, E., and J. BROWNLEE: Culture of human bone marrow. A simple method for multiple cultures. J. Amer. med. Assoc. 107, 123 (1936). — OSGOOD, E., und A. MUSCOVITZ: Culture of human bone marrow. Preliminary report. J. Amer. med. Assoc. 106, 1888 (1936).

PACHIOLI, R.: Sulle modificazioni dell' attività eritropoietica midollare nelle cardiopatic congenite. (Über die Änderung der erythropoetischen Knochenmarkstätigkeit bei angeborenen Herzkrankheiten.) Clin. pediater. 24, 195 (1942). — PAPANICOLAOU, G. N.: (1) Amer. J. Obstetr. 51, 3 (1946). Weitere Literatur s. bei RUST. — (2) Diagnostic value of exfoliated cells from cancerous tissues. J. Amer. med. Assoc. 131, 372 (1946). — PAPANICOLAOU, G. N., and V. F. MARSHALL: Urine sediment smears as a diagnostic procedure in causes of the urinary tract. Science (Lancaster, Pa.) 101, 519 (1945). — PAPANICOLAOU, G. N., and H. F. TRAUT: The diagnostic value of vaginal smears in carcinoma of the uterus. Amer. J. Obstetr. 42, 193 (1941). — PAPPENHEIM: Fol. haemat. (Lpz.) 9, 553 (1910). — PATTERSON, J. TH.:

Anat. Anz. **32**, 117 (1908). — PIECHL, N.: (1) Beiträge zur Knochenmarksforschung; Versuche über die Lösbarkeit der Zellen der einzelnen Systeme aus dem Markverband. I. Mitt. Z. klin. Med. **141**, 788 (1942). — (2) II. Mitt. Krankheiten der Erythropoese. Z. klin. Med. **142**, 637 (1943). — (3) III. Mitt. Krankheiten der Granulo- und Thrombopoese. Z. klin. Med. **142**, 655 (1943). — (4) Die Sternalpunktion. Med. Mschr. **1947**, 66. — PIGNOLI, R.: Ricerche sull 'emopoiesi midollare durante to stato puerperale fisiologico. (Untersuchungen über die Blutbildung im Knochenmark während des normalen Puerperiums). Haematologica (Pavia) **24**, 1103 (1942). — PIRWITZ, J.: Über die O^2-Atmung menschlichen Knochenmarks, Blutes und Serums. Arch. exper. Path. u. Pharmakol. **207**, 594 (1949). — PITTALUGA, G.: La ponction de la rate comme moyen d'exploration aux fins de diagnostic. Rev. méd. franc. **1935**. Zit. nach ÉMILE-WEIL. — PLUM, C. M.: Eine modifizierte MAY-GRÜNWALD-Färbung zur Gewebsmikroskopie mit Berücksichtigung der Erythropoese. Nord. med. (Stockh.) **1941**, 2867. — POLITZER, G.: Zit. nach FIESCHI, Erg. inn. Med. **59**, 382 (1940). — PONTONI, L.: Haematologica (Pavia) **17**, 883 (1936).

RABINOVITCH, M., and D. ANDREUCCI: A histochemical study of „Acid" and „Alkalin" phosphatase distribution in normal human bone marrow smears. Blood **4**, 580 (1949). — RASMUSSEN, H.: Über das Verhalten von Knochenmark in der Gewebskultur. Arch. Zellforschg **14**, 285 (1933). — RASTELLI, M.: La puntura sternale. Roma: Edizione italiane 1943. — RÖHLICH, K.: (1) Verh. anat. Ges. **47**, 242 (1939). — (2) Über die Beziehungen der Knochensubstanz und der Blutbildung im Knochenmark. Z. mikrosk.-anat. Forschg **49**, 425, 616 (1941). — ROER, H.: Ein tödlicher Zwischenfall bei einer Sternalpunktion. Med. Klin. **1947**, 67. — ROGGE, K.: Über den Wert der Knochenmarkspunktion als diagnostisches Hilfsmittel beim Typhus abdominalis im Kindesalter. Arch. Kinderheilk. **134**, 1 (1947). — ROHR, K.: (1) Das menschliche Knochenmark, 2. Aufl. Stuttgart: Georg Thieme 1949. — (2) Helvet. med. Acta **5**, 544 (1938). — (3) Funktionelle Knochenmarkspathologie. Schweiz. med. Wschr. **1945**, 773. — RUBINSTEIN, M. A.: Iliac crest verms sternal bone marrow punktion. Amer. med. Assoc. **1947**. — RUST: Schweiz. med. Wschr. **1947**, 903.

SABIN, F. R.: (1) Entstehung der Blutzellen. Physiologic. Rev. **2** (1922). — (2) Bone marrow. Physiologic. Rev. **8**, 19 (1928). — SANDKÜHLER, ST.: Begriff und Beurteilung der Knochenmarksinsuffizienz. Med. Klin. **1948**, 221. — SATO: (1) Peroxydasereaktion. Kongreßzbl. inn. Med. **51**, 775 (1928). — (2) J. Chosen med. Assoc. **29**, Nr 5 (1939). — SCHILLING, V.: (1) Das Knochenmark als Organ. Dtsch. med. Wschr. **1925** I, 51, 261, 344, 467, 516, 598. — (2) Zur erythrokaryogenen Plättchengenese. Fol. haemat. (Lpz.) **69**, 86 (1949). — SCHILLINGS, P. H. M.: Die Mitosenwinkelmessung als Klassifikationsmittel bei einem Fall von akuter Monoblastenleukämie. Nederl. Tijdschr. geneesk. **1949**, 24, 1954. — SCHRETZENMAYR, A., u. H. BRÖCHELER: Über die Atmung des menschlichen Knochenmarks. Klin. Wschr. **1936**, 998. — SCHULTEN, H.: Die Sternalpunktion als diagnostische Methode. Leipzig: Georg Thieme 1937. — SCHULTZE, W. H.: (1) Münch. med. Wschr. **1909**. — (2) Zbl. path. Anat. **28**, Nr 1 (1917). — SEGERDAHL, E.: (1) Fol. haemat. (Lpz.) **52**, 68 (1934). — (2) Acta med. scand. (Stockh.) Suppl. **64** (1935). — STAHEL, R.: (1) Diagnostische Drüsenpunktion. Leipzig: Georg Thieme 1939. — (2) Reaktionen um Granulationsgewebe im Knochenmark bei Miliartuberkulose und BOECKscher Krankheit. Fol. haemat. (Lpz.) **61**, 345 (1939). — STASNEY, J., u. G. M. HIGGINS: A cytologic study of the marrow in the flat bones of man. Fol. haemat. (Lpz.) **61**, 334 (1939). — STEIN, E.: Über die Frage des Zellwachstums und der Chromosomenvermehrung. Klin. Wschr. **1948**, 673. — STODTMEISTER, R., u. P. BÜCHMANN: Beeinflussung der Blutbildung durch die Sternalpunktion. Fol. haemat. (Lpz.) **61**, 312 (1939). — STOLL, P.: Überblick über den Stand der Zelldiagnostik nach PAPANICOLAOU. Dtsch. med. Rdsch. **3**, 1033 (1949). — STORTI, E.: Importanza diagnostica della puntura di milza per alcune varietà di linfogranuloma maligno. Riforma med. **1935**, 779. — STRUNGE, T.: La ponction des ganglions lymphatiques. Kopenhagen: Franz. Edit. Paris: Klincksieck 1944.

TÉCILAZIC, F.: (1) Ricerche ematologiche „in vivo" sul midollo osseo nella prima infanzia I. Il midollo osseo nel neonato a termine e nel prematuro. Pediatria **43**, 658. — (2) V. L'azione dell adrenalina sul midollo osseo e sul sangue periferico. Pediatria **43**, 653. — TEMPKA, T., u. M. KUBICZEK: Das normale und pathologische Splenogramm im Lichte eigener Untersuchungen. Fol. haemat. (Lpz.) **60**, 18 (1938). — THADDEA, S.: Die Sternalpunktion und ihre klinische Verwertung. Stuttgart: Ferdinand Enke 1943. — THORELL, B.: Acta med. Scand. (Stockh.) **117**, 3 (1944). — TISCHENDORF, W.: (1) Über die Verwertbarkeit der Lymphdrüsenpunktate zur Differentialdiagnose der Lymphdrüsenerkrankungen. Dtsch. Arch. klin. Med. **183**, 448 (1939). — (2) Cytologische Tumordiagnostik an Organpunktaten. Klin. Wschr. **1941**, 398. — (3) Morphologisch-klinische Beobachtungen bei Entstehung der lymphatischen Gewebe. Leipzig 1942. — TISCHENDORF, W., u. W. NAUMANN: Funktionelle Beziehungen zwischen Knochenmark und Knochen. Dtsch. Arch. klin. Med. **193**, 533 (1948). — TÖPPNER, R.: (1) Die Wirkung der Röntgenstrahlen auf das Knochenmark. Experimentelle Untersuchungen an der Ratte. Z. exper. Med. **109**, 369 (1941).

UNDRITZ, E.: (1) Blut- und Knochenmarksuntersuchungen. I. Neue Ergebnisse bei Vollträgern der PELGER-HUETschen Varietät. Dtsch. med. Wschr. **1937** II, 1686. — (2) Die PELGERsche Varietät, nebst Mitteilungen über bisher noch nicht beschriebene besondere Form (Teilträger). Fol. haemat. (Lpz.) **56**, 416 (1937). — (3) Die nicht zur Blutbildung gehörenden Zellen intravitaler Knochenmarkspunktate usw. Schweiz. med. Wschr. **1946**, 333. — (4) Vergleichende hämatologische Untersuchungen über Mitosen im Blut und Knochenmark. Fol. haemat. (Lpz.) **68**, 221 (1944). — (5) Zwillings- und Mehrlingsmißbildungen, die Natur der Riesenzwillinge und Amitosen der Blutzellen. Fol. haemat. (Lpz.) **68**, 225 (1944).

VAN DEN BERGH u. BLITSTEIN: Ponction medullaire de la crête iliaque. Presse méd. **53**, 419 (1945). — VEENEKLAAS, G. M. H.: Über einige Funktionen des Knochenmarks. Mschr. Kindergeneesk. **11**, 141 (1942) (holl.). — VEREBY, KARL: Die Blutbildung im Knochenmark und die Knochensubstanz. Dtsch. med. Wschr. **1943**, 660. — VIDAL: 1890. Zit. nach NAGY. Klin. Wschr. **1924**, 274. — VIDEBAEK: Zit. nach ROHR, Das menschliche Knochenmark, 2. Aufl., S. 98. 1949. — VOGT, C., u. O. VOGT: Lebensgeschichte, Funktion und Tätigkeitsregulierung des Nucleolus. Ärztl. Forschg **1**, 8, 43 (1947). — VOIT, K.: Arch. exper. Path. u. Pharmakol. **122**, 66 (1927). — VOIT, K., u. P. BORGARD: Zur Nucleareaktion des myeloischen Blutbildes. Klin. Wschr. **1939**, 754. — VOIT, K., u. K. W. DAISER: Nuclealstudien am normoblastischen Blutbild. Klin. Wschr. **1936** II, 1646.

WACHSTEIN, M.: The distribution of histochemically demonstrable glycogen in human blood and bone marrow cells. Blood **4**, 54 (1949). — WARREN, CH. O. jr.: Der Stoffwechsel des Kaninchenknochenmarks im Serum. Amer. J. Physiol. **128**, 455 (1940). — WASSERMANN, F.: In Handbuch der mikroskopischen Anatomie, Bd. I/2. Berlin: Springer 1929. — WEISE, W.: Vergleichende Untersuchungen zur Methodik der Hämoglobinbestimmung im Blute. Biochem. Z. **293**, 64 (1937). — WENDEROTH, H.: Cytoplasmaveränderungen in unreifen Blutzellen während der Teilung. Fol. haemat. (Lpz.) **69**, 116 (1949). — WIEDEMANN, H. R.: Zwischenfälle bei der Sternalpunktion. Med. Klin. **1946**, 265. — WILLI, H.: (1) Über den Bau und die Funktion der Megakaryocyten und ihre Beziehungen zur thrombopenischen Purpura. Fol. haemat. (Lpz.) **53**, 426 (1935). — (2) Die Leukosen im Kindesalter. Abh. Kinderheilk. **43** (1936). — (3) Ergebnisse der Knochenmarkspunktion bei Anämie und hämorrhagischer Diathese. Mschr. Kinderheilk. **68**, 228 (1937). — (4) Hyporegeneratorische Kinderanämien mit lymphoider Metaplasie des Knochenmarks. Jb. Kinderheilk. **151**, 3 (1938). — WINKLER: Siehe W. H. SCHULTZE. — WIRTH, D., u. J. QUEREDER: Blutuntersuchungen mit dem Fluorescenzmikroskop. Wien. tierärztl. Mschr. **1946**, 5, 207. — WISLOCKI, G. B., J. J. RHEINGOLD and E. W. DEMPSEY: The occurence of the periodic acid-Schiff-Reaction in various normal cells of blood and connections tissues. Blood **4**, 562 (1949).— WRIGHT, J. H.: Virchows Arch. **186**, 55 (1906).

ZERNIKE, F.: Z. techn. Physik **16**, 454 (1935).

Das erythrocytäre System.

A. Morphologie und Physiologie des erythrocytären Systems.

I. Erythrocytenmorphologie. Untersuchungsmethoden.

ADELUNG, W.: Das normale Blutbild von Freiburg. Inaug.-Diss. Freiburg 1948. — AEMMER: Fol. haemat. (Lpz.) **67**, 17 (1943). — ALDER: (1) Z. klin. Med. **88**, 74 (1919). (2) Problem der Erythrocytengröße. Klin. Wschr. **1938**, 413. — ALLEN, VAN: Münch. med. Wschr. **1926** II, 1890. — AMMUNDSEN, E.: (1) Hämometerstandardisierung und inaktives Hb. Acta med. scand. (Stockh.) **101**, 451 (1939). — (2) Ugeskr. Laeg. (dän.) **1937**, 908. — ANTOPOL, W., L. GOLDMAN and W. L. SAMPSON: Erythrocyte fragility changes produced by sulfanilamide (Änderung der Erythrocytenresistenz durch Sulfanilamid). Amer. J. med. Sci. **202**, 163 (1941). — AUB: Zur Methode der Erythrocytenmessung nach PIJPER. Med. Klin. **1933** I, 779.

BARBOUR, H. G., and W. F. HAMILTON: The falling drop method for determining specific gravity. J. biol. Chem. **69**, 625 (1926). — BARKAN, G.: Die optische Bestimmung des Blutfarbstoffs als Oxyhämoglobin, Hämoglobin und Hämatin und die Zuverlässigkeit der Ergebnisse. Biochem. Z. **294**, 239 (1937). — BARKAN, G., u. J. OLESK: Über den Farbwert saurer Hämatinlösungen. Biochem. Z. **289**, 251 (1937). — BARREK, A. M.: A special form of erythrocyte possessing increased resistence to hypotonic saline. J. of Path. **46**, 603 (1938). Ref. Kongreßzbl. inn. Med. **97**, 212 (1939). — BASERGA, A.: Ricerche sperimentali sul significato dei globuli rossi massimo e minimo-resistenti. (Experimentelle Untersuchungen über die Bedeutung von Maximal- und Minimalresistenz der Erythrocyten. Haematologica (Pavia) **24**, 341 (1942). — BERGENHEM, B., u. R. FÅHRAEUS: Über spontane Hämolysinbildung im Blut, unter besonderer Berücksichtigung der Physiologie der Milz. Z. exper.

Med. **97**, 555 (1936). — BERNSTEIN: Fol. haemat. (Lpz.) **52**, 456 (1934). — BOCK, H. E.: (1) Über ein neues, einfaches Erythrocytenmeßgerät für praktisch-klinische Zwecke (Erythrocytometer). Klin. Wschr. **1933 II**, 1141. — (2) Neue Möglichkeiten praktischer Anämiediagnostik. Münch. med. Wschr. **1934 II**, 1646, 1686. — (3) Erythrocytenmessung. Zbl. inn. Med. **1940**, 332. — BOCK, H. E., u. P. JOMBRES: Strittige Ansichten über die klinische Bedeutung der Erythrocytengröße. Klin. Wschr. **1939 I**, 844. — BOGENDÖRFER u. HALLE: Biochem. Z. **100**, 190 (1925). — BOLTON, J. H.: (1) The distribution curve of erythrocyte fragility. Die Verteilungskurve der Erythrocytenfragilität. J. Hematology **4**, 172 (1949). — (2) The distribution curve of erythrocyte fragility. Blood **4**, 172 (1949). — BOMMEL VAN VLOTEN: Nederl. Tijdschr. Geneesk. **1932**, 2777. — BONSMANN, M. R.: Zur Beurteilung einer amerikanischen Feldmethode zur Bestimmung von Hämoglobin- und Serumeiweißgehalt im Blut. Dtsch. med. Wschr. **1947**, 710. — BOROS, v. J.: (1) Wien. Arch. inn. Med. **12**, 242, 255 (1926). — (2) Wien. Arch. inn. Med. **14**, 219 (1927). — (3) Die Behandlung der Anämien. Erg. inn. Med. **42**, 635 (1932). — (4) Die Bedeutung der Meßmethoden in der Diagnose der Anämien. Verh. dtsch. Ges. inn. Med. **1940**, 260. — BREMER: Arch. mikrosk. Anat. **45**, 433 (1895). — BRINKMANN and SZENT-GYÖRGYI: J. of Physiol. **58**, 209 (1923). — BROWN and BRIGS: J. Labor. a. clin. Med. **19**, 886 (1934). — BRÜCK, M.: Liefert die Messung der Erythrocytendurchmesser mit Hilfe des Okularmikrometers genügend genaue Werte? Fol. haemat. (Lpz.) **65**, 331 (1941). — BRUGSCH, J.: Fol. haemat. (Lpz.) **51**, 261 (1934). — BÜRKER: (1) ABDERHALDENS Handbuch der biologischen Arbeitsmethoden, Abt. IV, Teil 9, Lieferg 148. — (2) Pflügers Arch. **209**, 387 (1925). — (3) Handbuch der normalen und pathologischen Physiologie, Bd. VI/1, S. 3. Berlin 1928. — (4) Colorimetrie des Blutfarbstoffs mit reduziertem Hämoglobin. Verh. dtsch. Ges. inn. Med. **1940**, 351. — (5) Hb-Werte im höheren Alter. Arch. Kreislaufforschg **7**, 84 (1940). — BÜRKER, K.: Zur Methode der Hämoglobinbestimmung nach BÜRKER. Erwiderung auf die Arbeit von R. HAVEMANN. Klin. Wschr. **1941 II**, 1199.

CASE, R. A. M.: Siderocytes in hemolytic diseases: A new index of severity and prognosis. J. of Path. **57**, 271 (1945). — DE CASTRO: Endocrinology **10**, 200 (1935). — CHEN-TING, CHIN: Determination of normal mean corpuscular weight (Erythrocyte). (Bestimmung des normalen Durchschnittsgewichtes eines Erythrocyten.) J. Labor. a. clin. Med. **32**, 66 (1947). — COLLANDER, C.: Ber. physiol.-ökon. Ges. Königsbg **69**, 251 (1937). — CROSSMON, G., and B. G. GALLASCH: The counting of blood cells by dark field illumination. (Die Blutzellzählung im Dunkelfeld.) J. Labor. a. clin. Med. **32**, 206 (1947).

DETERMANN: Münch. med. Wschr. **1925 II**, 1420. — DOMARUS, A. v.: Methodik der Bl tuntersuch ng. Berlin 1921. DONIACH, E. H., H. GRÜNEBERG and J. E. C. PEARSON: The occurence of siderocytes in adult human blood. J. of Path. **55**, 23 (1943).

ENGHOFF: Quantitative Hb-Bestimmungen und Erythrocytenuntersuchungen. Uppsala. Univ. Arskr. **1937**. — ERLSBACHER, O., u. F. KINDERMANN: Die Saponinresistenz der Erythrocyten bei der Anaemia perniciosa. Z. exper. Med. **75**, 454 (1931). — EVELYN: Zit. nach WINTROBE, Clinical haematology. Philadelphia 1947.

FALISI: Amer. J. med. Sci. **186**, 94 (1933). — FREERKSEN, E.: Das Problem der Erythrocytengröße — eine anatomische Frage? Klin. Wschr. **1937 II**, 1238.

GALLO, V., e B. TOLENTINO: Die Schwelle der Hämolyse der Erythrocyten. Minerva med. **1949**, 6, 153. — GASTALDI, e E.: Il quadro eritrocitometrico della crescenza. — GEDDA, L., (Das Verhalten der Erythrocytendurchmesser beim Wachstum.) Acta med. patavina **3**, 364 (1942). — GERSTENBERG, H. W.: Untersuchungen des Blutes und des Blutumsatzes bei Hepatitis epidemica. Zit. nach VOIGT, Klin. Wschr. **1948**, 176. — GRAWITZ: Klinische Pathologie des Blutes. Berlin 1902. — GRIPWALL: Zur Klinik und Pathologie des hereditären hämolytischen Ikterus. Uppsala 1938. — GÜNTHER: (1) Fol. haemat. (Lpz.) **35**, 306, 417 (1928). — (2) Dtsch. Arch. klin. Med. **161**, 18 (1928). — (3) Dtsch. Arch. klin. Med. **162**, 215 (1928). — GUEST, G. M.: Osmotic behaviour of normal and abnormal human erythrocytes. In G. R. Minot: Symposium of hematology. New York 1949.

HADEN: (1) Amer. J. med. Sci. **181**, 597 (1931). — (2) Amer. J. med. Sci. **188**, 441 (1934). (3) J. Labor. a. clin. Med. **23**, 508 (1938). — HAHNEMANN: Inaug.-Diss. Jena 1935. — HAM, TH. H., S. CH. SHEN, E. M. FLEMING and W. B. CASTLE: Studien über die Zerstörung der Erythrocyten. IV. Hitzeschädigung. Die Wirkung der Hitze auf eine erhöhte Sphärocytose, osmotische und mechanische Fragilität und Hämolyse der Erythrocyten; Beobachtungen über den Mechanismus der Zerstörung solcher Erythrocyten bei Hunden und bei einem Kranken mit schweren Verbrennungen. Blood **3**, 373 (1948). — HAMBURGER: Osmotischer Druck und Ionenlehre. Wiesbaden 1902. — HARNAPP u. MÖBIUS: Pflügers Arch. **236**, 261 (1935). — HAVEMANN, R.: Die Bestimmung von Hämoglobin mit dem lichtelektrischen Colorimeter. Klin. Wschr. **1940 I**, 503. — HEILMEYER, L.: (1) Med. Spektrophotometrie. Jena 1933. — (2) Handbuch der allgemeinen Hämatologie, Bd. II/1, S. 345. 1933. Dort Literaturquelle über Erythrocytenvolumen, Refraktometrie und Viskosimetrie. (3) BAMANN und MYRBÄCK. In Methoden der Fermentforschung. Refraktometrie, S. 877. Spektrophotometrie, S. 893. Leipzig: Georg Thieme 1941. — HEILMEYER, L., u. J. HAUSOLD: Der Hämoglobingehalt gesunder Männer und Frauen, eine Studie zur Definition des relativen Maßsystems der Hb-Bestimmung und zur Aufstellung des normalen Färbeindex. 2. Mitteilung zur Hämometerstandardisierung. Dtsch. Arch. klin. Med. **179**, 94 (1936). — HEILMEYER, L., u. J. v. MUTIUS: Über die optische Bestimmung des Hämoglobins als Oxyhämoglobin, reduziertes Hämoglobin und Hämatin. Dtsch. Arch. klin. Med. **182**, 164 (1938). HEILMEYER, L., u. A. SUNDERMANN: Gasbindungsvermögen, Eisengehalt und spektrophotometrische Konstanten von reinem, durch Elektrodialyse gewonnenen Hämoglobin, sowie von Vollblut als Grundlagen zur Eichung von Hämometern. Dtsch. Arch. klin. Med. **178**, 397 (1936). — HEINZ: (1) Virchows Arch. **122**, 112 (1890). — (2) Beitr. path. Anat. **29** (1901). HENATSCH, J. D.: Die vegetative Regulation der osmotischen Erythrocytenresistenz. Inaug.-Diss. Göttingen 1946. — HERNBERG, C. A.: Die roten Blutkörperchen bei neugeborenen Kindern. Acta med scand. (Stockh.) **109**, 366 (1941). — HEUBNER, W.: Diskussionsvortrag: Hämoglobinbestimmung. Verh. dtsch. Ges. inn. Med. **1940**, 352. — HEVESY, G. v., u. K. ZERAHN: Determination of the red corpuscle content. (Bestimmung des Gehaltes an roten Blutkörperchen.) Acta physiol. scand. (Stockh.) **4**, 376 (1942). — HIRSCHFELD: Normale und pathologische Physiologie der Milz. Handbuch der allgemeinen Hämatologie, Bd. I/2, S. 1033. Wien u. Berlin: Urban & Schwarzenberg 1932. — HITTMAIR, A.: (1) Fol. haemat. (Lpz.) **51**, 437 (1934). — (2) Klinische Untersuchungsmethoden. Wien u. Berlin. Urban & Schwarzenberg 1948. — HORNEFFER: Pflügers Arch. **220**, 703 (1928). — HORSLEY: Münch. med. Wschr. **1897**, 625. — HUBER: Virchows Arch. **126**, 240 (1891). — HYNES u. MARTIN: J. of Path. **43**, 99 (1936).

IRIGOYEN, A., F. GARCIA PALACIOS u. P. T. LIinares: Untersuchung über die Messung des Volumens des roten Blutkörperchens (mittleres Blutkörpervolumen) bei normalem Neugeborenen und Säuglingen. Med. españ. **5**, 21 (1941) (spanisch). — ISAACS: Arch. int. Med. **33**, 197 (1924). — Anat. Rec. **29**, 299 (1925). — ITAMI u. PRATT: Biochem. Z. **18**, 302 (1909).

JACOBS, M. H., and W. J. BROWN: Permeabilitätsmethoden zur Erkennung abnormer Erythrocyten. Amer. J. med. Sci. **1946**, No 897. — JACOBS M. H., and D. R. STEWART: Osmotic properties of the erythrocyte. VII. Ionic and osmotic equilibria with a complex external solution. (Osmotische Eigenschaften der Erythrocyten. VII. Ionen und osmotische Gleichgewichte bei zusammengesetzten Außenlösungen.) J. cellul. a. comp. Physiol. **30**, 79 (1947). — JANSSEN, F.: Blutbilder 1947/48. Med. Klin. **1949**, 409. — JANOUŠEK: Zvláštní otisk z časopisu lékařů českých. **87**, 1339 (1948). — JASINSKI, B.: (1) Die Bedeutung der Eisenresorptionsversuche für die Diagnose und Differentialdiagnose der Eigenmangelanämie, insbesondere für die Erkennung der Eigenmangelzustände ohne Anämie. Schweiz. med. Wschr. **1949**, 291. — (2) Eisenmangelzustände und ihre Therapie mit neuen Ferrosalzen. Helvet. med. Acta. **16**, 67 (1949). — JÖRGENSEN u. WARBURG: Acta. med. scand. (Stockh.) **66**, 109, 135, 499 (1937). — JONXIS, J. H. P.: Bepaaling van het aantal rode bloedlichampjes med behulp van een photo-elektrische colorimeter. (Bestimmung der Zahl der roten Blutkörperchen im Blut mittels eines photoelektrischen Colorimeters.) Nederl. Tijdschr. Geneesk. **93**, 2, 102 (1949). — JÜRGENS, R., u. W. SCHÜRER: Über HEINZche Innenkörper und RÖHLsche Randkörperchen in den Erythrocyten. Schweiz. med. Wschr. **1945**, 1055. — JÜRGENS, R., u. A. STUDER: Erythrocytendurchmesser der Ratte bei verschiedenen experimentellen Avitaminosen. Schweiz. med. Wschr. **1948**, 978. — JUNG, F.: (1) Zur Pathologie der roten Blutkörperchen. 1. Veränderungen durch einfache physikalische Einwirkungen. Klin. Wschr. **1942** II, 917. — (2) Degenerationserscheinungen an Erythrocyten. Naturwiss. **30**, H. 30/31 (1942). — (3) Über toxische Schädigungen an Erythrocyten. Klin. Wschr. **1947**, 459. — (4) Zur Theorie der Chloratvergiftung. Arch. exper. Path. u. Pharmakol. **204**, 157 (1947). — (5) Zur Pathologie der roten Blutkörperchen. (Wirkungen einiger Metallsalze.) Arch. exper. Path. u. Pharmakol. **204**, 139 (1947).

KALK, H.: Die chronischen Verlaufsformen der Hepatitis epidemica in Beziehung zu ihren anatomischen Grundlagen. Dtsch. med. Wschr. **1947**, 308. — KELLER, H. R.: Die klinische und praktische Bedeutung der Durchmesserbestimmung mit Hilfe der Diffraktionsmethode (Halometrie) unter besonderer Berücksichtigung der Perniciosadiagnose. Z. Klin. med. **127**, 132 (1935). — KINDER, W.: Zeiß-Nachr., 2. F. **1937**, H. 3, S. 100. — KIRK: Klin. Wschr. **1938** II, 1222. — KLAN: Fol. haemat. (Lpz.) **47**, 145 (1932).

LAMBRECHT, K.: Die Elliptocytose (Ovalocytose) und ihre klinische Bedeutung. Erg. inn. Med. **55**, 295 (1938). — LANGE, H., u. H. PALMER: The normal erythrocyte values, especially in war time. (Die normalen Erythrocytenwerte, insbesondere in Kriegszeiten.) Acta med. scand. (Stockh.) **127**, 1 (1947). — LEPEL, G.: Zur Frage der Pathogenese des hämolytischen Ikterus. Dtsch. Arch. klin. Med. **180**, 245 (1937). — LEPESCHKIN, W. W.: Resistenz der roten Blutkörperchen gegen Hypotonie und ihre Veränderung in vivo. Wien.

klin. Wschr. **1946**, 512. — LEWIS, GL. K., M. A. OHLSON, D. CEDERQUIST and E. G. DONELSON: The corpuscular constants of college women of north central states. (Die Erythrocytenkonstanten von Studentinnen in den nördlichen Zentralstaaten. J. Labor. a. clin. Med. **32**, 419—422 (1947). — LINDEMANN, B.: (1) Dissoziationstheorie der osmotischen Hämolyse. Arch. exper. Path. u. Pharmakol. **206**, 197 (1949). — (2) Zur Feinstruktur der Erythrocytenmembran. Arch. exper. Path. u. Pharmakol. **206**, 439 (1949). — (3) Über die Natur der sog. CABOTschen Ringkörper der Erythrocyten. Arch. exper. Path. u. Pharmakol. **207**, 67 (1949).

MALAMOS, B.: Das rote Blutbild bei Lebererkrankungen. Dtsch. Arch. klin. Med. **177**, 209 (1935). — MATTHES, M.: Über die mechanische Resistenz der Erythrocyten. Vortrag 3. Tagg der Ges. Dtsch. Hämatologen. Pyrmont 1949. — MILLER, J.: Hämatologische Werte im Alter. J. Labor. a. clin. Med. **24**, 1172 (1938/39). — MOESCHLIN, S.: Fol. haemat. (Lpz.) **65**, 345 (1941). — MOGENSEN, E.: Studies on the size of the red blood cells. Kopenhagen a. London 1938. — MOISE: Ann. Med. nav. e colon. **38**, 385 (1932). — MONASTERIO, G.: Sulla valutazione quantitativa della resistenza globulare osmotica. (Über die quantitative Erfassung der osmotischen Erythrocytenresistenz.) Rass. Fisiopat. **15**, 29 (1943). — MONTALDO, G.: Blocco, splenectomia e resistenza osmotica delle emazie. (Blockade des Retikuloendothels. Splenektomie und osmotische Resistenz der Erythrocyten. Boll. Soc. Biol. sper. **17**, 459 (1942). — MORAWITZ u. PRATT: Münch. med. Wschr. **1908 II**, 1817. — MORRIS: Arch. int. Med. **1915**. — MUSTAFA, K.: Untersuchungen über die Erythrocytengröße bei verschiedenen Anämieformen und deren graphische Darstellung (PRICE-JONES-Kurve). Z. klin. Med. **136**, 416 (1939).

NAEGELI: Blutkrankheiten und Blutdiagnostik. Berlin 1931. — NAGAI, R.: Klinische Untersuchungen über den Durchmesser und das Volumen der roten Blutkörperchen unter normalen und pathologischen Verhältnissen. I. Mitt. Über die normale Erythrocytengröße und die physiologische Anisocytose beim gesunden Japaner. Mitt. med. Ges. Tokyo **48**, 1136 (1934). — NEERGARD: Sitzgsber. 1. hämatol. Tagg Münster-Pyrmont 1937.

ØRSKOV, S. L.: (1) Untersuchungen über die Permeabilität der roten Blutkörperchen bei normalen Menschen. Die Bedeutung von Alter, Blutgruppe und Schwangerschaft. Acta physiol. scand. (Stockh.) **2**, 366 (1941). — (2) Untersuchungen über die Wirkung von per os zugeführtem Leberextrakt und Vertikalschleimhaut auf die Permeabilität der roten Blutkörperchen beim normalen Menschen. Acta physiol. scand. (Stockh.) **3**, 82 (1941). — OSGOOD, E.: Arch. int. Med. **56**, 849 (1935). — OSGOOD, HASKINS and TROTMANN: J. Labor. clin. Med. **17**, 859 (1932). — OVERTON, E.: Vierteljahrhundert-Schr. naturforsch. Ges. Zürich **1895**, Nr 40, 1.

PAPPENHEIM: Fol. haemat. (Lpz.) **12**, 289 (1912). — PENATI: Arch. Sci. med. **54**, 189 (1930). — PEPPER: J. Amer. med. Assoc. **78**, 1840 (1922). — PIJPER, A.: Brit. med. J. **1929**, 635. — PIJPER, A.: The Diffraction method of measuring red blood cells. (Das halometrische Verfahren zur Messung des Erythrocytendurchmessers.) J. Labor. a. clin. Med. **32**, 857 (1947). — PLEHN: Dtsch. med. Wschr. **1899**, Nr 28. — PONA: Boll. Soc. med.-chir. Catania **3**, 177 (1935). — PONDER, E.: (1) A method for determining the form of the distribution of red cell resistances to simple hemolysins. (Methode zur Bestimmung der Art der Verteilung der Erythrocytenresistenz durch einfache Hämolysine.) Blood **3**, 556 (1948). — PONDER, E., and W. G. MILLER: Quart. J. exper. Physiol. **14**, 67 (1924). — PRICE-JONES: J. of Path. **32**, 479 (1929). — PRICE-JONES, C.: Red blood cell diameters. London, Oxford: Medical publication 1933. — PROBST, E.: Weiterer Beitrag zu den Methoden der Bestimmung des Volumens des einzelnen roten Blutkörperchens. Dtsch. Arch. klin. Med. **182**, 455 (1938).

RÖHL: Diss. Rostock 1890. — ROTH: Z. klin. Med. **76**, 23 (1912).

SAHLI: Klinische Untersuchungsmethoden, 7. Aufl. Leipzig: Franz Deuticke 1928. — SCHALM, L.: Über eine merkwürdige Erythrocytenform im Ausstrichpräparat. Nederl. Tijdschr. Geneesk. **1941**, 2939. — SCHILLING, V.: (1) Fol. haemat. (Lpz.) **14**, 95 (1912). — (2) Klin. Wschr. **1924 I**, 43. — (3) Klin. Wschr. **1928 I**, 473. — (4) Das Blutbild und seine klinische Verwertung, 9. u. 10. Aufl. Jena 1932. — (5) Anleitung zur Diagnose im dicken Bluttropfen, 4. Aufl. Jena: Gustav Fischer 1933. — (6) Praktische Blutlehre, 8. u. 9. Aufl. Jena 1938. — (7) Die Pathologie der Erythrocyten. Med. Welt **1938**, 130. — SCHLUMM, FR.: Beitrag zur Größe der Erythrocyten. Verh. dtsch. Ges. inn. Med. **1933**, 108. — SCHMAUCH: Virchows Arch. **156**, 201 (1899). — SCHNEIDER, H.: Blutbilder 1947/48. Med. Klin. **1948**, 634. — SCHRÖDER: Fol. haemat. (Lpz.) **48**, 1 (1932). — SCHRÖDER u. STRASSMANN: Vjschr. gerichtl. Med. **1891** (Suppl.-H., April). — SCHULTEN: (1) Lehrbuch der klinischen Hämatologie, 4. Aufl. Stuttgart: Georg Thieme 1948. — (2) Zur Hämoglobinbestimmung. Verh. dtsch. Ges. inn. Med. Wiesbaden **1933**, 118. — SCHWAN, H.: Eine elektrische Methode zur Bestimmung der Erythrocytenzahl. Pflügers Arch. **251**, 550 (1949). — SHEN, SHU CHU, W. B. CASTLE and E. M. FLEMING: Experimental and chemical observation on increased mechanica fragility of cythrocytes. Science (Lancaster, Pa.) 100, 387 (1944). — SILVESTRONI, E., e J. BIANCO: Policlinico Sez. med. 50, 47 (1943). — SIMMEL: Handbuch der allgemeinen Hämatologie, Bd. II, Teil 1. Literaturverzeichnis über Resistenzbestimmungen. Wien u. Berlin: Urban & Schwarzenberg 1934. — SÖRENSEN: Hämoglobinbestimmung mit unverdünntem Blut. Med. Welt 1942, 470. — STARLINGER: (1) Z. exper. Med. 47, 406 (1925). (2) Z. exper. Med. 51, 198 (1926). — STRÖDER, J.: (1) Änderungen des Zustands roter Blutkörperchen durch experimentelle diphtherische Intoxikation. Fol. haemat. (Lpz.) 67, 1 (1943). (2) Die Porengröße in den Eiweißphasen der Erythrocytenmembranen des gesunden Kindes. Arch. Kinderheilk. 131, 125 (1944).

TOYAMA: Mitt. med. Ges. Chiba 16, 123 (1938). — TSAMBOULAS u. MALIKIOSIS: Dtsch. Arch. klin. Med. 184, 183 (1939).

VALENTINE, W. N., and J. V. NEEL: The artifical production and significance of target cells. Amer. J. med. Sci. 209, 741 (1945). — VRIES, S. J. DE: (1) The osmotic resistance of erythrocytes. (Die osmotische Resistenz von Erythrocyten.) Acta brev. neerl. Physiol. etc. 11, 167—172 (1941). — (2) Die Bestimmung des osmotischen Widerstandes der Erythrocyten. Nederl. Tijschr. Geneesk. 1941, 4178. — VOGT, E.: Die Erkrankung des Neugeborenen. Stuttgart: Ferdinand Enke 1940.

WEDEMEYER: Hämatologische Werte Jugendlicher weiblichen Geschlechts. Fol. haemat. (Lpz.) 62, 203 (1939). — WEISE, W.: Vergleichende Untersuchungen zur Methodik der Hämoglobinbestimmung im Blute. Biochem. Z. 293, 64 (1937). — WENDEROTH, H.: Gesetzmäßige Mitosestrukturen im Cytoplasma reifender Blutzellen. Klin. Wschr. 1948, 182. — WIECHMANN u. SCHÜRMEYER: Dtsch. Arch. klin. Med. 146, 362 (1925). — WILLIAMSON: Arch. int. Med. 18, 521 (1916). — WINKLER, K. C., and H. G. BUNGENBERG DE JONG: Structure of the erythrocytenmembran. (Der Feinbau der Erythrocytenzellhaut.) Arch. néerl. Physiol. 25, 431, 467 (1941). — WINTROBE: (1) Arch. int. Med. 54, 256 (1934). — (2) Clinical haematology. Philadelphia 1947. — WOLF-HEIDEGGER, G.: Zur Frage der Geschlechtsunterschiede in der Zahl der roten Blutkörperchen beim Menschen. Med. Ges. Basel am 7. Dez. 1944. Ref. in Schweiz. med. Wschr. 1945, 1123. — WOLPERS, C.: Zur Feinstruktur der Erythrocytenmembran. Naturwiss. 29, 416 (1941). — WOLPERS, C., u. K. ZWICKAU: Zur Frage der Erythrocytenmembran. Fol. haemat. (Lpz.) 66, 211 (1942).

YOUNG: N. Y. State J. Med. 47, 1875 (1947).

ZADEK u. BURG: Fol. haemat. (Lpz.) 41, 333 (1930). — ZELLER: Dtsch. med. Wschr. 1923 II, 120.

II. Die Erythropoese.

ABBOT, O. D., and C. F. AHMANN: Effect of avitaminosis on the blood picture of albino rats. Amer. J. Physiol. 122, 589 (1938). — ÅBERG, M. L.: The reticulocytes at the formation of rouleaux an the sedimentation reaction. (Die Retikulocyten bei der Geldrollenbildung und die Blutsedimentierung.) Acta med scand. (Stockh.) 111, 555 (1942). — ANDREA: Siehe URRA, ANDREA, BAENA. — ANTONELLI: Policlinico 1914. — APITZ, K.: (1) Med. Welt 1940 I, 85. — (2) Allgemeine Pathologie der menschlichen Leukämie. Erg. Path. 35, 1 (1940). — ARNOLD, O., H. HAMPERL, F. HOLTZ, K. JUNKMANN u. J. MARX: Über die Wirkung des Follikelhormons auf Knochenmark und Blut bei Hunden. Arch. exper. Path. u. Pharmakol. 186, 1 (1937). — ASCHNER: Pflügers Arch. 146, 1 (1912). — ASHER: (1) Dtsch. med. Wschr. 1911 II. — (2) Klin. Wschr. 1926 I, 163. — ASKANAZY: Handbuch der speziellen Anatomie und Histologie, Bd. 1/2. 1927.

BAENA: Siehe URRA, ANDREA, BAENA. — BARKROFT: Die Atmungsfunktion des Blutes. Deutsch von FELDBERG. Teil I. Berlin 1927. Teil II. Berlin 1929. — BASERGA: Policlinico, sez. med. 41, 17, 193 (1934). — BEARD, MYERS u. Mitarb.: J. of biol. Chem. 94, 71 (1931). — BEER, A. G.: Untersuchungen über die Regulation des roten Blutbildes. Verh. dtsch. Ges. inn. Med. 1939, 399. — BEER, A. G., u. G. BEDACHT: (1) Nebenniere und Blutregulation. Klin. Wschr. 1941, 1000. — (2) Untersuchungen über die Reaktionsfähigkeit der blutbildenden Organe nach Splanchnicusdurchschneidung. Klin. Wschr. 1941, 1048. — BENARD, H., M. GAJDOS-TOROK et A. GAJDOS: Sur l'action de la méthionin. (Über die Wirkung des Methionin.) Presse méd. 1947, 135. — BILGER, R.: Noch unveröffentlicht. — BLUM: Erythropoese. Rev. méd. Suisse rom. 62, 225 (1942). — BOCK u. FRENZEL: Klin. Wschr. 1938 II, 1316. — BÖHM, K.: Erythrocytenregulation. Inaug.-Diss. Würzburg 1939. — BORST u. KOENIGSDÖRFFER: Untersuchungen über die Porphyrie. Leipzig 1929. — BOSTRÖM, L.: Werden die Erythrocyten durch Abschnürung von Normoblastencytoplasma gebildet? Acta med. scand. (Stockh.) 131, 303 (1948). — BREUER u. SEILLER: Wien. klin. Wschr. 1903. — BREWER, P.: Amer. J. Physiol. 128, 345 (1940). — BRUMPT: Zit. nach V. SCHILLING. — BUCCIERO, M. C., and J. M. OSTEN: The effect of cobalt on the oxygen capacity and the methemoglobin content of the blood. (Einfluß von Kobalt auf die Sauerstoffsättigung und den Methämoglobingehalt des Blutes.) Blood 4, 395 (1949). — BÜRGI, E.: Das Chlorophyll als Pharmakon. Leipzig 1932. — BÜRKER: (1) Münch. med. Wschr. **1905** I. — (2) Münch. med. Wschr. **1911** I, 769. — (3) Münch. med. Wschr. **1913** II, 2442. — BÜTTNER, H. E.: Über die Beziehung der Panmyelophthise zu anderen Blutkrankheiten, insbesondere der BIERMERschen Blutarmut. Verh. dtsch. Ges. inn. Med. **47**, 204 (1935).

DE CANDIA, S.: Thymus und Blutbildung. Klin. Wschr. **1942** II, 648. — CARNOT et DEFLANDER: C. r. Acad. Sci. Paris **143**, 384, 432 (1906). — CARTWRIGHT, G. E.: Dietary factors concerned in Erythropoiesis. Noch nicht veröffentlicht. — CARTWRIGHT, G. E., M. M. WINTROBE, W. H. BUSCHKE, R. H. FOLLIS jr., A. SUSKA and S. HUMPHREYS: Anemia, hypoproteinaemia, and cataracts in swine fed casein hydrolysate or zein, comparison with pyridoxin deficierncy anemia. J. clin. Invest. **24**, 268 (1945). — CATSCH, A., K. G. ZIMMER u. O. PETER: Strahlenbiologische Untersuchungen mit schnellen Neutronen. Z. Naturforschg **2**b, 1 (1947). — CESARIS-DEMEL: Fol. haemat. (Lpz.) **4**, 4 (1907). — CORNER: Brit. med. J. **1939**, No 4098, 169. — COTTI, L.: Il ricambo emoglobinico nel morbo di Basedow. Contributo allo studio della regolazione endocrina del ricambo ematico. Arch. Pat. e clin. med. **14**, 156 (1934).

DANIELOPOLU u. BRAUNER: Die Wirkung des Cholins auf die Morphologie des Blutes. Z. klin. Med. **115**, 261 (1931). — DAVIS, J. I.: (1) Amer. J. Physiol. **127**, 322 (1939). — (2) J. of Pharmacol. **73**, 162 (1941). — DA RIN e COSTA: Erythropoese. Clin. med. ital. **65** (1934). — DEMOLE, H. M.: Traitement des anémies par la caséine. Schweiz. Ges. inn. Med. Jverslg 11. u. 12. Mai 1946 in Montreux. Ref. Schweiz. med. Wschr. **1946**, 615. — DENECKE, G.: (1) Über die vegetative Regulation der Hämopoese. Verh. dtsch. Ges. inn. Med. **1935**, 243. — (2) Gibt es ein hämopoetisches Zentrum im Gehirn? Münch. med. Wschr. **1936** I, 636. — DENECKE, G., u. JOSAM: Verh. dtsch. Ges. inn. Med. **39**, 324 (1927). — DIETRICH, H.: Arch. klin. Chir. **184**, 166 (1925). — DOAN, C. A.: Proc. Inst. Med. Chicago **16**, 178 (1946). — DOCKHORN: Fol. haemat. (Lpz.) **54**, 148 (1936). — DODDS, HILLS, NOBLE and WILLIAMS: Lancet **1935** II, 1099. — DUESBERG, R., u. W. SCHROEDER: Zur Pathophysiologie und Therapie des Entblutungszustandes. Klin. Wschr. **1942** II, 981.

EDERLE: Fol. haemat. (Lpz.) **50**, 15 (1933). — EILERS, TH.: Der latente Erythrocytenumsatz. Klin. Wschr. **1949**, 29. — ENGEL: Wien. Arch. inn. Med. **7**, 192 (1924). — EULER, H. v., u. M. MALMBERG: (1) Einfluß der Eingaben von Ascorbinsäure und Citrin auf den Gehalt des Meerschweinchenblutes an vital färbbaren Erythrocyten. Z. physiol. Chem. **256**, 243 (1938).

FALKENHAUSEN, v.: Zit. nach ASKANAZY. — FARBER, B.: Über die Zeit des Auftretens von hämatopoetischen Reaktionen, die durch Hypoxämie ausgelöst werden. Klin. Med. (russ.) **24**, 57 (1946). Ref. Dtsch. Gesdh.wes. **1946**, Nr 22, 711. — FEENDERS: Frankf. Z. Path. **49**, 411 (1936). — FELLINGER, K.: Experimentelle Untersuchungen über den Einfluß des Bilirubins auf die Erythropoese. Z. exper. Med. **85**, 369 (1932). — FERRARI: Haematologica (Pavia) **11** (1930). — FEUCHTINGER, O.: Schilddrüse, Ovarium und Blutbildung. Z. exper. Med. **112**, 55 (1943). — FIESSINGER, N., M. AUSSANAIRE, A. LAFONTAINE et A. GAJDOS: Ein schwerer Anämiefall trotzt jeder Behandlung und heilt durch Methionin. Presse méd. **1946**, 273. — FILLA, E.: L'iperglobulia eritrocitica d'attività quale metodo per determinare la capacità lavorativa. (Die Erythrocytenvermehrung nach Belastung als Maß für die Bestimmung der körperlichen Leistungsfähigkeit. Boll. Soc. Biol. exper. **16**, 644 (1941). — FILO: Fol. haemat. (Lpz.) **50**, 21 (1933). — FISCHER, E., u. F. VERZÁR: Über die Wirkung von Aminosäuren, anämischem Serum und Leberextrakt auf die rote Blutkörperchenzahl, verglichen mit der Wirkung von Bilirubin. Z. exper. Med. **80**, 385 (1932). — FITZ-HUGH and KRUMBHAAR: Amer. J. med. Sci. **183**, 104 (1932). — FLAKS, HIMMEL et ZLOTNIK: Presse méd. **1938** II, 1506. — FOA: (1) Arch. di Sci. biol. **21**, 113 (1935). — (2) Arch. di Fisiol. **35**, 170 (1935). — FOUTS, P. J., O. M. HELMER and S. LEPKOVSKY: Nutritional microcytic hypochromic anemia in dogs cured with crystalline factor I. Amer. J. med. Sci. **199**, 163 (1940). — FRANK, E., u. E. HARTMANN: Über akute Entstehung makrocytär-erythroblastischer Blutbilder ohne Anämie bei hochgradiger Schwäche der rechten Herzkammer. Klin. Wschr. **1931** I, 195. — FRIEDLANDER and WIEDEMER: Arch. int. Med. **44**, 209 (1941).

GAJDOS, A.: (1) Methionin in treatment of anemia. (Methionin zur Behandlung der Anämien.) Rev. d'hemat. Paris **1946**, 117. — (2) L'action de la méthionine sur l'erythropoiese en pathologie humaine. (Die Wirkung des Methionins auf die Erythropoiese bei Krankheiten des Menschen.) Presse méd. **1946**, 349. — GALLO, VITTORIO: Ricerche di citometria nel tessuto mieloide dei soggetti normali. (Cytometrische Untersuchungen im normalen Knochenmark.) Haematologica (Pavia) **24**, 245 (1942). — GONNERMANN, W.: Klinischer Beitrag zum Problem der hormonal bedingten Blutarmut. Dtsch. med. Wschr. **1938** II, 1140. — GORDON, A. S., and M. DUBIN: On the alleged presence of „Hemopoietine" in the blood serum of rabbits either rendered anemic or subjected to low pressures. Amer. J. Physiol **107**, 704 (1934). — GORKA, TH. v.: Die Wirkung des Insulins auf die Retikulocytenzahl. Wien. med. Wschr. **1943**, Nr 28/29. — GRANDJEAN, E.: L'adaptation de l'organisme humain à la montagne. Schweiz. med. Wschr. **1949**, 515. — GROBER u. SEMPELL: Dtsch. Arch. klin. Med. **129**, 305 (1919). — GRUBER, G. B.: Z. Kinderheilk. **30**, 336 (1921). — GÜNTHER, H.: Dtsch. Arch. klin. Med. **165**, 41 (1929). — GUNTEN, H. v.: Untersuchungen bei Kindern über den Einfluß des Vitamin C, A und B_2 auf die Retikulocytose. Z. Vitaminforschg **12**, 321 (1942).

HABELMANN, G.: Die Erythroblastenentleerung unter normalen und pathologischen Umständen. Klin. Wschr. **1942 II**, 1005. — HAENEL, U.: Beobachtungen über Achromocyten. Schweiz. med. Wschr. **1949**, 843. — HAHN, P. F., and G. H. WIPPLE: Hemoglobin production in anemia limited by low protein intake. J. of exper. Med. **69**, 315 (1939). — HALBERSTAEDTER u. SIMONS: Handbuch der allgemeinen Hämatologie, Bd. I/2, S. 1419. Wien u. Berlin: Urban & Schwarzenberg 1933. — HANSEN u. v. STAA: Die einheimische Sprue. Leipzig 1936. — HARMS, P.: Blutregenerationsstudien. Inaug.-Diss. Jena 1936. — HAYASHIDA: Zit. nach HOFF, Japanische Beiträge zum Problem der zentralnervösen Blutregulation. Klin. Wschr. **1938 II**, 638. — HEATH u. DALAND: Arch. int. Med. **46**, 533 (1930). — HEILMEYER, L.: (1) Blutfarbstoffwechselstudien. 3. Mitt.: Blutmauserung und Leberfunktion beim Morbus Basedow. Dtsch. Arch. klin. Med. **171**, 515 (1931). — (2) Ber. der internat. Kropfkonferenz, Bern 1933. — HEILMEYER, L., u. TH. EILERS: Der kryptogene Erythrocytenumsatz. Schweiz. med. Wschr. **1948**, 975. — HEILMEYER, L., u. GINZBERG: Arch. f. Psychiatr. **97**, 719 (1932). — HEILMEYER u. GITTER: Klinische Farbmessungen. XI. Mitt.: Der Einfluß parenteraler Gaben von Hämoglobin und Hämoglobinabbauprodukten auf den Blutfarbstoffwechsel mit besonderer Berücksichtigung der Harnfarbstoffausscheidung. Z. exper. Med. **77**, 594 (1931). — HEILMEYER, L. u. W. OETZEL: Blutfarbstoffwechselstudien. II. Mitt.: Ergebnisse bei Gesunden. Diätversuche. Der Blutfarbstoffwechsel im Hunger. Dtsch. Arch. klin. Med. **171**, 365 (1931). — HEILMEYER, L. u. OORTGIESE: Zbl. inn. Med. **55**, 36, 737 (1934). — HEILMEYER, L., u. K. PLÖTNER: Das Serumeisen und die Eisenmangelkrankheit. Jena 1937. — HEILMEYER, L., K. RECKNAGEL u. L. ALBUS: Blutbestand, Zusammensetzung, Blutumsatz und Leberfunktion im Höhenklima. Z. exper. Med. **90**, 573 (1933). — HEILMEYER, L., u. R. WESTHÄUSER: Reifungsstudien an überlebenden Reticulocyten in vitro und ihre Bedeutung für die Schätzung der täglichen Hämoglobinproduktion in vivo. Z. klin. Med. **121**, 361 (1932). — HEINEKE: (1) Mitt. Grenzgeb. Med. u. Chir. **14** (1904). — (2) Münch. med. Wschr. **1913 II**, 2657. — HELLY, K.: Beitr. path. Anat. **37**, 171 (1901). — HEMPEL: Retikulocyten im Wochenbett. Inaug.-Diss. Jena 1934. — HERZOG, G.: Experimentelle Untersuchungen über die Einteilung von Fremdkörpern. Beitr. path. Anat. **91**, 329 (1915). — HESS, W. R.: Die Methodik der lokalisierten Reifung und Ausschaltung subkortikaler Hirnabschnitte. Leipzig: Georg Thieme 1932. — HIRSCHFELD, H.: Handbuch der allgemeinen Hämatologie, Bd. I/2, S. 1033. Wien u. Berlin: Urban & Schwarzenberg 1933. — HIRSCHFELD, H., u. WEINERT: (1) Berl. klin. Wschr. **1914 I**. — (2) Berl. klin. Wschr. **1917 II**. — HOBERT: Klin. Wschr. **1923 I**. — HOFF, F.: Fortschr. Neur. **8**, 299 (1936). — HOGAN, A. G., E. L. POWELL and R. E. GUERRANT: Anemia from lysine deficiency in deaminized casein. J. of biol. Chem. **137**, 41 (1941). — HOLBOLL: Ugeskr. Laeg. (dän.) **1929 II**, 1077. — HOLLER, G.: Handbuch der allgemeinen Hämatologie, Bd. II/2, S. 1479. Wien u. Berlin: Urban & Schwarzenberg 1933. — HOUSSAY, ROYER et ORIAS: C. r. Soc. Biol. Paris **108**, 496 (1931). — HUGGINS, CH., B. H. BLOCKSOM, JR. and W. J. NOONAN: Temperature conditions in the bone marrow of rabbit, pigeon and albino rat. Amer. J. Physiol. **115**, 395 (1936). — HUGHES and LATNER: (1) J. of Physiol. **86**, 388 (1936). — (2) J. of Physiol. **89**, 403 (1937). — HUMPERDINCK, K., u. A. RUMMEL: Klinische Beobachtungen über das Auftreten der basophilen Punktierung der Erythrocyten. Ärztl. Forschg **1947**, 157. — HURTADO, A.: Studies at high altitude. Amer. J. Physiol. **100**, 487 (1932). — HUWER, G.: Zbl. Gynäk. **106** (1933).

ISTOMANOWA: Experimentelle Untersuchungen über Erythropoese. I. Über den Gehalt des Blutes an vitalgranulären Erythrocyten als Maß der Erythropoese. Z. exper. Med. **52**, 140 (1930). — ITAMI: Arch. exper. Path. u. Pharmakol. **62**, 104 (1910).

JACOBSEN, E., u. C. M. PLUM: (1) Die mitroiden Erythroblasten: eine Variante der Erythroblasten und ihre biologische Bedeutung. Klin. Wschr. **1941 II**, 1150. — (2) On the chemical nature of the retikulocyt ripening principles in liver. (Über die chemische Natur der die Retikulocytenreifung fördernden Bestandteile in der Leber.) Acta physiol. scand. (Stockh.) **4**, 272 (1942). — (3) Amino acides and tyrosine-like substances as activators of the retikulocyte ripening principle. (Aminosäuren und tyrosinähnliche Substanzen als Aktivatoren des die Retikulocytenreifung fördernden Prinzips. Acta physiol. scand. (Stockh.) **4**, 278 (1942). — (4) Über die embryonale Produktion roter Blutkörperchen bei der Ratte. Fol. haemat. (Lpz.) **66**, 164 (1942). — (5) Über die humorale Regulierung der Reifung der roten Blutkörperchen im frühen Lebensalter. Klin. Wschr. **1943**, 491. — JACOBSEN, E., C. M. PLUM and G. RASCH: On the accuracy of reticulocyte counts. Acta path. scand. (Københ.) **24**, 554 (1947). — JACOBSON, L. O., E. K. MARKS and E. L. SIMMONS: The effect of total body x-irradiation on a preexisting induced anemia. (Die Wirkung der Totalbestrahlung auf eine vorher bestehende künstlich hervorgerufene Anämie.) J. Labor. a. clin. Med. 32, 341—342 (1947). — JAKOBJ, W.: (1) Roux' Arch. 116 (1925). — (2) Roux Arch., 141, 584 (1941). — (3) Z. Anat. 81, 563 (1926). — (4) Z. mikrosk.-anat. Forschg 38, 161 (1935). — JANOUŠEK, ST.: Populač né haematologická studie. Čas. lék. česk. 87, 1339 (1948). — JÜRGENS, R., u. A. STUDER: Erythrocytendurchmesser der Ratte bei verschiedenen experimentellen Avitaminosen. Schweiz. med. Wschr. 1948, 978. — JUNG, FR., u. H. ASEN: Über Reticulocyten. Klin. Wschr. 1944, 115.

KÄMMERER, H.: Zur Methodik der Retikulocytenzählung. Münch. med. Wschr. 1932 I, 308. — KAULBERSZ, J.: Resistenz der roten Blutkörperchen und die Zahl der Reticulocyten im Höhenklima. Z. exper. Med. 86, 785 (1933). — KELLER u. SEGGEL: Fol. haemat. (Lpz.) 52, 241 (1934). — KNOLL, W.: (1) Blutbildung beim Embryo. In Handbuch der allgemeinen Hämatologie, Bd. I, Teil 1, S. 553. Wien u. Berlin: Urban & Schwarzenberg 1932. — (2) Der Gang der Erythropoese beim menschlichen Embryo. Schweiz. med. Wschr. 1948, 979. — (3) Polychromasie, basophile Granulation und Vitalfärbung beim menschlichen Embryo. Ärztl. Forschg 2, 233 (1948). — KNOLL, W., u. H. J. STARK: Sind die Megaloblasten des Embryo und der perniziösen Anämie wesensgleich? Fol. haemat. (Lpz.) 69, 48 (1949). — KOELLIKER: Handbuch der Gewebelehre, Bd. III. Leipzig 1902. — KRACKE: Disease of the blood, 2. Aufl. New York 1941. — KRUPSKI u. ALMASY: Blutphysiologische Studien im Hochgebirge. Ausführliche Literatur. Helvet. med. Acta 4, 94 (1937).

LAFONTAINE, A., et A. GAJDOS: Variations de la sidéremie et de la cuprémie au cours de la régénération des anémies par la methionine. Sang 1947, 242. — LAMBIN, P., et A. LETO: Sur la présence d'hématies semilunaires au cours de l'anémie pernicieuse. Rev. belge Sci. méd. 2, Nr 3 (1930). — LANDSBERG: Med. Klin. 1927 II, 1827. — LAVES, W., u. K. THOMA: Histoenzymatische Untersuchungen an den Formelementen des Blutes und Knochenmarks. Vortrag geh. auf der 3. Tagg d. Ges. Dtsch. Hämat. in Pyrmont 1949. — LEIBETSEDER, FR.: Erythropoese und Zellkerngröße. Wien. Z. inn. Med. 29, 397 (1948). — LHERMITTE: Guy's Hosp. Rep. 103, 36 (1930). — LICHTWITZ, L.: Hypophysäre Symptome und Hypophysenkrankheiten. Verh. dtsch. Ges. inn. Med. 42, 35 (1930). — LINDENBAUM: Fol haemat. (Lpz.) 39, 501 (1930). — LÖWY u. FÖRSTER: Biochem. Z. 145, 328 (1924). — LÜBBERS, P.: Untersuchungen zur zentralnervösen Beeinflussung der Blutzellen. Ärztl. Forschg 1, 147 (1947).

MANSFELD, G.: Pflügers Arch. 152, 23 (1913). — MANSFELD, G., u. J. SOS: Über die Beziehungen der Schilddrüse zur perniziösen Anämie. Klin. Wschr. 1938 I, 386. — MARDERSTEIG, C.: (1) Strahlenther. 59, 4 (1936). — (2) Strahlenther. 61, H. 1/2 (1936). — MAXIMOW, A.: Bindegewebe und blutbildende Gewebe. In v. MÖLLENDORFFS Handbuch der mikroskopischen Anatomie des Menschen, Bd. 2, Teil 1. Berlin 1927 ff. — MERMOD and DOCK: Arch. int. Med. 55, 52 (1935). — METHIER and CHEW: J. of exper. Med. 55, 971 (1932). — MEYER, P. F.: Chemische Untersuchung der Blutregeneration bei experimentellen Anämien. Z. klin. Med. 117, 375 (1931). — MEYER, P. F. u. SEYDERHELM: Dtsch. med. Wschr. 1916 I, 41. — MIGONE, J.: Anemie spermentali da salasso nei cani normali e castrati. (Experimentelle Aderlaßanämie bei normalen und kastrierten Hunden.) Ateneo parm. 14, 141 (1942). — MILCO, ST.-M., et M. PITIS: Les réticulocytes dans les syndromes thyroidiennes. (Die Retikulocyten bei den Schilddrüsenerkrankungen.) Bull. Soc. roum. Endocrinol. 7, 177 (1941). — MILLER and RHOADS: J. of exper. Med. 59, 333 (1934). — MINOUCHI, T., u. H. SCHWALM: Beeinflussung der Erythrocytenregeneration durch Follikelhormon. Klin. Wschr. 1934 II, 1565. — MOESCHLIN, S., u. K. ROHR: „Aplastische Anämie" mit jahrelangem vollständigem Fehlen der Erythroblasten (Erythroblastophthise). Dtsch. Arch. klin. Med. 190, 117 (1943). — MOLDAWSKY, J. W.: Über die Regulierung der Konstanz des roten Blutes. Z. klin. Med. 114, 346 (1930). — MOLTENI: Haematologica (Pavia) 10 (1929). — MORAWITZ, P.: Arch. f. exper. Path. 60, 298 (1909). — MORAWITZ, P., u. KÜHL: Klin. Wschr. 1925 I, 7. — MÜLLER, P.: (1) Arch. f. Hyg. 75, 290 (1911). — (2) Neuro-endokrines System und Blutbildung. Verh. dtsch. Ges. inn. Med. 1935, 449.

NAEGELI: Blutkrankheiten und Blutdiagnostik, 5. Aufl. Berlin: Springer 1931. — NEUMANN, E.: Zit. nach ASKANAZY. In Handbuch der speziellen pathologischen Anatomie und Histologie, Bd. 1/2, S. 784. 1927. — NICOLLE, P.: Recherches sur le rôle des hormones dans les variations physiologiques du taux retikulocytaire chez la lapine. C. r. Acad. Sci. Paris 203, 1184 (1936). — NIGST, P. F.: Experimentelle Untersuchungen über die Beeinflussung der Blutregeneration durch das weibliche Sexualhormon. Schweiz. med. Wschr. 1932 II, 1156. — NINNI, M.: I reticolociti. Morfologia, fisiologia, clinica. Pavia: Tipografia del libro 1949. — NIZET, A.: (1) Vitesse de maturation des réticulocytes chez l'homme normal in vitro et in vivo. (Reifungsgeschwindigkeit der Retikulocyten beim normalen Menschen in vitro und in vivo.) Acta biol. Belge 2, 170 (1942). — (2) Durée de vie des hématies du sang circulant chez l'homme normal. (Lebensdauer der Blutkörperchen im zirkulierenden Blut beim normalen Menschen.) Acta biol. Belge 2, 174 (1942). — (3) Nouvelles recherches sur la physiopathologie des hématies. 3. Durée de maturation normale des réticulocytes de l' homme in vitro et in vivo. (Neue Untersuchungen zur Physiopathologie der roten Blutkörperchen. 3. Normale Reifungsdauer der menschlichen Retikulocyten in vitro und in vivo.) Acta med. scand. (Stockh.) **124**, 424 (1947). — (4) Nouvelles recherches sur la physiopathologie des hématies. III. Mitt. Acta med. scand. (Stockh.) **127**, 424 (1947). — (5) IV. Mitt. Acta med. scand. (Stockh.) **127**, 565 (1947). — (6) Basophile Tüpfelung von Erythrocyten bei „Thyreotoxikosen". Acta clin. Belg. Bruxelles **1947**, 2, 334.

OKA: Jap. J. of exper. Med. **10**, 395 (1932). — ONO, M.: An experimental study on the erythropoetic function of the bone marrow. Scient. reports from the government inst. f. infect. dis. Tokyo, Bd. 5, S. 471. 1927. — ORTEN, A. U., and J. M. ORTEN: The rôle of dietary protein in hemoglobin formation. J. Nutrit. **26**, 21 (1943); **30**, 137, (1945). — OSGOOD, E., and MABLE: J. Labor. a. clin. Med. **19**, 1129 (1934).

PATEK and MINOT: Amer. J. med. Sci. **188**, 206 (1934). — PEABODY, F. W.: Amer. J. Path. **3**, 179 (1927). — PERAGALLO u. FIORI: Z. Vitaminforschg **8**, 132 (1938). — PERRI, G. C.: Un nuovo metode spezifico di determinazione della d'attività antianemico perniciosa. Experientia **5**, 122 (1949). — PIECHL, N.: Bei welcher Menge entnommenen Blutes setzt das Knochenmark mit gesteigerter Blutneubildung ein? Dtsch. med. Wschr. **1941**, 950. — PIRWITZ, J.: (1) Über einen die Erythrocytenatmung steigernden Faktor im Serum. Klin. Wschr. **1946/47**, 263. — (2) Über die O_2-Atmung menschlichen Knochenmarks, Serums und Blutes. Arch. exper. Pathol. u. Pharmakol. **207**, 594 (1949). — PIRWITZ, J., u. HAAF: Adenosintriphosphorsäure als atmungssteigernder Faktor im menschlichen Serum. Arch. exper. Path. u. Pharmakol. **210**, 374 (1950). — PITTINI, A., e V. MESSINA: Arch. pharmacol. e Ther. **7**, 1 (1899). — Arch. pharmacol. sper. **11**. — PLUM, C. M.: (1) Reticulocyte ripening substances in plasma in animals with increased erythropoiesis. (Reticulocytenreifungssubstanzen im Plasma bei Tieren mit vermehrter Erythropoese.) Acta physiol. scand. (Stockh.) **5**, 175 (1943). — (2) On the amount of reticulocyte ripening substances in the plasma of various adult mammals. (Über die Menge der Retikulocytenreifung anregenden Substanzen im Plasma verschiedener ausgewachsener Säugetiere.) Acta physiol. scand. (Stockh.) **1943**, 165. — (3) Knochenmarksstudien in vitro. IV. Untersuchung der Erythropoese in der Knochenmarkskultur. Schweiz. med. Wschr. **1948**, 988. — (4) Extra medulary blood production. Blood **4**, 142 (1949). — PLUM, R.: (1) Über die Reifung der Retikulocyten. Schweiz. med. Wschr. **1948**, 990. — (2) Retikulocyten modingsindex under normale og pathologiske forhold. Kliniske og experimentelle Undersøgelser. Københaven: Muncksgaard 1947.

RECHENBERGER: Inaug.-Diss. Jena 1934. — RIDDLE: Arch. int. Med. **46**, 417 (1930). — RIVA, G.: Dunkelfelduntersuchungen an Retikulocyten und basophil punktierten Erythrocyten. Schweiz. med. Wschr. **1949**, 840. — ROBSCHEIT-ROBBINS, F. S., L. L. MILLER and Q. H. WHIPPLE: Hemoglobin and plasma protein. J. of exper. Med. **77**, 375 (1943). — ROESE: Z. klin. Med. **102**, 454 (1925). — ROHR, K.: (1) Knochenmarksmorphologie des menschlichen Sternalpunktates. In Neue Deutsche Klinik, 4. Erg.-Bd., S. 498. 1936. — (2) Das menschliche Knochenmark, 2. Aufl. Stuttgart: Georg Thieme 1945. — ROSENOW: (1) Verh. dtsch. Ges. inn. Med. **40**, 385 (1928). — (2) Z. exper. Med. **64**, 452 (1929). — RUHENSTROTH-BAUER: Versuche zum Nachweis eines spezifischen erythropoetischen Hormons. Arch. exper. Path. u. Pharmakol. **1950**.

SABIN: Entstehung der Blutzellen. Physiologic Rev. **2** (1922). — SACK, G.: Über die Zählung der Retecyten (sog. Reticulocyten). Klin. Wschr. **1939 II**, 1598. — SAKURAI, K.: Zentralnervöse Regulation des Blutes. Fukuoka-Ikwadaigaku-Zasshi (jap.) **26**, 101 (1933). — SALUS, F.: Zur zentralnervösen Regulation des roten Blutbildes. Dtsch. Arch. klin. Med. **175**, 214 (1933). — SAVINO, M., e V. BACCARI: Boll. Soc. Biol. sper. **16**, 761, 765 (1941). — SCHILLING, V.: (1) Arch. Schiffs- u. Tropenkrankh. **15** (1911). — (2) Fol. haemat. (Lpz.) **14**, 114 (1912). — (3) Klin. Wschr. **1924 II**. — SCHLACHTER, J.: Arch. mikrosk. Anat. **64**, 405 (1904). — SCHULHOFF u. MATTHIES: J. Amer. med. Assoc. **89**, 2093 (1927). — SCHWARZHOFF, E., u. K. VOSSSCHULTE: Über die Beeinflussung der Blutneubildung durch das Ovar beim Meerschweinchen und Kaninchen. Z. exper. Med. **107**, 419 (1940). — SERGENT: Zit. nach V. SCHILLING. — SEYDERHELM u. GREBE: Vitamine und Blut. Leipzig 1935. — SEYFARTH: (1) Dtsch. med. Wschr. **1923 I**, 180. — (2) Klin. Wschr. **1927 I**, 487. — (3) Fol. haemat. (Lpz.) **34** (1927). — SHAPIRO, L., u. F. A. BASSEN: Sternal marrow changes during the first week of life. Correlation with peripheral blood findings. (Veränderungen im Sternalmark während der 1. Lebenswoche. Beziehungen zum peripheren Blut. Amer. J. med. Sci. **202**, 341 (1941). — SILVESTRONI, E., e J. BIANCO: Influenza del propionato di testosterone e della colesterina sull' ematosi. (Ricerche sperimentali nel ratto albino e sull' uomo.) (Die Beeinflussung von Blutkrankheiten durch Testosteronpropionat und durch Cholesterin.) Policlinico sez. med. **48**, 381 (1941). — SIMMEL: (1) Verh. dtsch. Ges. inn. Med. **36**, 137 (1924). (2) Handbuch der allgemeinen Pathologie. Berlin 1933. — SINGER, K.: Studien zum Problem der Blutmauserung. II. Mitt.: Über den Einfluß der Leberdiät auf die Funktion des erythrolytischen Systems. Z. exper. Med. **71**, 137 (1930). — STANLEY, A. J., H. C. HOPPS and A. A. HELLBAUM: Proc. Soc. exper. Biol. a. Med. **61**, 130 (1946). — STASNEY, J., G. M. HIGGINS and F. C. MANN: The effect on the developing red blood cells in the fetus, of administering human and hog gastric juice to the adult vat during pregnancy. Amer. J. med. Sci. **197**, 690 (1939). — STEPHENS u. CHRISTOPHERS: Zit. nach V. SCHILLING. — STODTMEISTER, R.: Hypophyse und Blutbildung. Dtsch. med. Wschr. **1936 II**, 2010. — STODTMEISTER, R., u. R. HOCK: Blutbildung und Vitamine. Erg. inn. Med. **62**, 239 (1942). — STORTI, E.: Stimulo ematogeno e propabile meccanismo d'azione degli estratti linfogangliari. Monit. Endocrin. **2**, 394 (1934). — SYDENSTRICHER u. Mitarb.: Science (Lancaster, Pa.) **95**, 176 (1942).

TALLO, G.: Influenza del ciclo mestruale sulla crasi sanguigna. Giorn. ostetricia e Ginec. **12**, 339. — TEPLOFF, I., u. R. MESCHERITSKAJA: Die Veränderungen des Blutumsatzes unter dem Einfluß systematischer Quarzlampenbestrahlung. Dtsch. Arch. klin. Med. **174**, 399 (1932). — THADDEA, S.: Arch. exper. Path. u. Pharmakol. **166**, 276 (1932). — TISCHENDORF, W.: Die Bedeutung des Retikulums für die normale und pathologische Erythropoese. Dtsch. Arch. klin. Med. **187**, 557 (1941). — TOMASZEWSKI, W.: Studien über Retikulocyten. Polskie Arch. Med. wewn. **12**, 711 (1934). — TRUFFI: Boll. Soc. Biol. sper. **2**, 863 (1927). — TSUKAMOTO: Tohoku J. exper. Med. **6**, 286 (1925). — TYLER and BALDWIN: Proc. Soc. exper. Biol. a. Med. **31**, 823 (1934).

UNDRITZ, E.: Über das Vorkommen von Sichelzellerythrocyten und anderer Blutzellvarianten unter normalen Verhältnissen und als Anomalie bei Mensch und Tier. Aus 6. Jber. der Schweizerischen Ges. für Vererbungsforschg S. S. G.: Arch. Klaus-Stiftg **21**, 288 (1946). — UNGRICHT, M.: Fol. haemat. (Lpz.) **60**, 145 (1938). — URRA, ANDREA u. BAENA: Klin. Wschr. **1933 II**, 1903.

VALENTINE, W. N., and J. V. NEEL: The artificial production and significance of target cells. Amer. J. med. Sci. **209**, 741 (1945). — VANNOTTI, A., u. H. MARKWALDER: Blutumsatz und Hochgebirge. Z. exper. Med. **105**, 1 (1939). — VARELA: Rev. méd. lat. Amer. (Arg.) **17**, 199, 967. — VEREBY: Magy. orv. Arch. **44**, 165 (1943). — VERZÁR, F.: Die Regulation der Erythrocytenzahl in großen Höhen. Schweiz. med. Wschr. **1947**, Nr 1/2, 6. — VERZÁR, F., A. ARVAY, J. PETER u. H. SCHOLDERER: Serumbilirubin und Erythropoese im Hochgebirge. Biochem. Z. **257**, 113 (1933). — VERZÁR, F., u. A. ZIH: Biochem. Z. **205**, 388, 402 (1929). — VILLA, L., e A. SALA: Neteriori ricerche sul fattore reticulocitogeno contenuto nel sangue sovraepatico. Haematologica (Pavia) **18**, 453 (1937).

WADDEL, STEENBOCK and HART: (1) J. of biol. Chem. **83**, 243 (1929). — (2) J. of biol Chem. **84**, 115 (1929). — WAGNER, K. H., u. L. SCHULZE: Hämatopoese und Vitamin A bei Ratte und Mensch. Vitamine u. Hormone **1**, 384 (1941). — WAISMAN, H. A.: Production of Riboflavin deficiency in the monkey. Proc. Soc. exper. Biol. a. Med. **55**, 69 (1944). — J. Nutrit. **30**, 45 (1945). — WALTNER, K.: Arch. exper. Path. u. Pharmakol. **141**, 123 (1929).— Klin. Wschr. **1929**, 313. — WEGELIN: Handbuch der speziellen pathologischen Anatomie und Histologie, Bd. VIII. 1926. — WEIL, J.: Z. Kinderheilk. **1923**, 35. — WEISSBECKER, L.: Kobalt als Spurenelement und Pharmakon. Habil.-Schrift, Freiburg i. Br. 1948. - Stuttgart, Wissenschaftliche Verlagsgesellschaft 1950. — WEISSBECKER, L., u. R. MAURER: Kobaltwirkungen am Menschen. Klin. Wschr. **1947**, 855. — WEISSCHEDEL, E.: Der Einfluß der Schilddrüse und Hypophyse auf das Wachstum. Langenbecks Arch. u. Dtsch. Z. Chir. **262**, 117 (1949). — WESPI-WALDVOGEL, H.: Beeinflussung des Blutbildes durch herdförmige Elektrokoagulation im Hypothalamus. Helvet. med. Acta **14**, 490 (1947). — WHIPPLE: J. of exper. Med. **62**, 457 (1935). — WHIPPLE and HOOPER: Amer. J. Physiol. **45**, 573 (1918). — WHIPPLE, G. H., and S. C. MADDEN: Hemoglobin, plasma protein and cell protein. — Their interchange and construction in emergenicies. Medicine **23**, 215 (1944). — WHIPPLE, G. H., and F. S. ROBSCHEIT-ROBBINS: (1) Amer. J. Physiol. **72**, 395 (1925). — (2) Amer. J. Physiol. **79**, 271 (1927). — (3) Amer. J. Physiol. **80**, 391 (1927). — (4) Amer. J. Physiol. **83**, 60 (1927).— (5) Blood regeneration in severe anemia. XVI. Optimum iron therapy and salt effect. Amer. J. Physiol. **92**, 362 (1930). — (6) Blood regeneration in severe anemia. XVII. Influence of manganese, zinc, copper, aluminium, jodine and phosphates. Amer. J. Physiol. **92**, 378 (1930). — (7) Blood regeneration in severe anemia. XVIII. Influence of liver and blood sausage, veal, eggs, chicken and gelatine. Amer. J. Physiol. **92**, 388 (1930). — (8) Blood regeneration in severe anemia. XIX. Influence of spinach, cabbage, onions and orange juice. Amer. J. Physiol. **92**, 400 (1930). — (9) Hemoglobin production factors in the anemie horse liver. Amer. J. Physiol. **108**, 270 (1934). — (10) Hemoglobin production factors in normal liver of domestic animals. Amer. J. Physiol. **108**, 279 (1934). — (11) Control basal diets in anemic dogs. Method factors and hemoglobin production. Amer. J. Physiol. **115**, 651 (1936). — (12) Proc. Soc. exper. Biol. a. Med. **36**, 629 (1937). — (13) Proc. Soc. exper. Biol. a. Med. **41**, 361 (1939). — WHIPPLE, G. H., F. S. ROBSCHEIT-ROBBINS, ELDEN and SPERRY: Proc. Soc. exper. Biol. a. Med. **25**, 748 (1928). — WHITBY and BRITTON: Lancet **1933 I**, 1173. — WIGODSKY, H. S., O. RICHTER and A. C. IVY: The presence of the antipernicious

anemia factor in an extract of fetal bovine livers. Amer. J. med. Sci. **197**, 750 (1939). — WILLIAMS: Zit. nach SYDENSTRICKER u. Mitarb., Science (Lancaster, Pa.) **95**, 176 (1942). — WINTROBE, M. M., R. H. FOLLIS, M. H. MILLER, H. J. STEIN, R. ALCAYAGA, S. HUMPHREYS, A. SUKSTA and G. E. CARTWRIGHT: Pyridoxine deficency in swine. Bull. Hopkins Hosp. **75**, 102 (1944). — WOLFER, R.: (1) Festschrift Schweiz. naturforsch. Ges. 1929. — (2) Über eine vereinfachte und verbesserte Färbetechnik der vitalgranulierten Erythrocyten nebst Bemerkungen zum Auszählverfahren. Klin. Wschr. **1931 II**, 1541. —
ZIH, A.: (1) Die erythropoietische Wirkung des Bilirubins bei Gallenblasenfistelanämie der Hunde. Z. exper. Med. **99**, 657 (1936). — (2) Z. exper. Med. **104**, 672 (1938). — (3) Z. exper. Med. **104**, 675 (1938). — (4) Über den Einfluß des Bilirubins auf die Regeneration bei Aderlaßanämien. Z. exper. Med. **106**, 132 (1939). — (5) Über die erythropoietische Wirkung des Bilirubins bei anämischen Menschen. Z. exper. Med. **106**, 136 (1939). — (6) Pflügers Arch. **231**, 510 (1933). — (7) Die Beeinflussung der Erythrocytenzahl durch Ernährung mit Fleisch und chlorophyllhaltigen Gemüsen. Schweiz. med. Wschr. **1939 I**, 577. — ZUNTZ, LOEWY, MÜLLER u. CASPARI: Höhenklima und Bergwanderungen. Berlin 1906.

III. Der Hämoglobinstoffwechsel und seine Beziehung zur Blutbildung und Blutzerstörung.

ADLER: Z. exper. Med. **46**, 371 (1925). — ADLER u. BRESSEL: Dtsch. Arch. klin. Med. **155**, 326 (1928). — ADLER u. SACHS: Z. exper. Med. **31**, 370 (1923). — ADLER, E., u. L. STRAUSS: Beitrag zum Mechanismus der Bilirubinreaktion im Blutserum. J. of exper. Med. **44**, 1 (1925). — ANSON and MIRSKY: J. of Physiol. **60**, 50 (1925). — ASCHOFF, L.: (1) Münch. med. Wschr. **1922 II**, 1352. — (2) Über Gallenfarbstoffbildung und Gelbsucht. Klin. Wschr. **1932 II**, 1620.
BARKAN, G.: (1) Der normale rote Blutfarbstoff. In Handbuch der normalen und pathologischen Physiologie, Bd. 6/I, S. 76. Berlin: Springer 1928. — (2) Blutfarbstoff, Eisen, Gallenfarbstoff. Neuere Untersuchungen über eisenhaltige Begleiter des Hämoglobins. Klin. Wschr. **1937 II**, 1265. — BARKAN, G., u. G. S. WALKER: J. of biol. Chem. **131**, 447 (1939). — BAUMGÄRTEL, FR.: (1) Zur Kenntnis der enteral-bakteriellen Bilirubinreduktion. Dtsch. Arch. klin. Med. **197**, 139 (1950). — (2) Zur Kenntnis der biologischen Gallenfarbstoffreduktion. Z. exper. Med. **112**, 459 (1943). — (3) Untersuchungen über die Rolle der enteralen Gallenfarbstoffreduktion im enterohepatischen Cystinkreislauf. Klin. Wschr. **1943**, 92. — (4) Zur Kenntnis der biologischen Erythrocytolyse. Klin. Wschr. **1943**, 457. — (5) Zur Kenntnis der biologischen Gallenfarbstoffreduktion. Klin. Wschr. **1946**, 184. — (6) Zur Klinik des Bilirubinstoffwechsels. Med. Klin. **1948**, 320. — (7) Zur enteralen Bilirubinreduktion. Med. Mschr. **1948**, 418. — (8) Enterale Bilirubinresorption. Ges. für inn. Medizin 19.—21. Mai 1948, Karlsruhe. Klin. Wschr. **1948**, 671. — (9) Zur Diazoreaktion des Bilirubins. Med. Mschr. **1948**, 80. — BELONOGOWA, N. S.: (1) Dtsch. Arch. klin. Med. **162**, 297 (1928). — (2) Über den Einfluß der Darmmotilität auf den Urobilinogengehalt der Faeces und des Harns. Dtsch. Arch. klin. Med. **170**, 436 (1931). — BENNHOLD, H.: Über die Vehikelfunktion der Serumeiweißkörper. Erg. inn. Med. **42**, 273 (1932). — BERGH, HIJMANS VAN DEN: Siehe HIJMANS VAN DEN BERGH. — BILLI, A., L. HEILMEYER u. F. PFOTENHAUER: Harnfarbstoffausscheidung und Darmfäulnis. II. Urobilin-, Urochrom- und Indicanausscheidung am exenterierten Tier. Z. exper. Med. **91**, 720 (1933). — BINGOLD, K.: (1) Z. klin. Med. **97**, 257 (1923). — (2) Zur Frage nach dem Schicksal des Hämoglobins im Organismus. Klin. Wschr. **1934 II**, 1451. — (3) Klin. Wschr. **1935 II**, 1287. — (4) Über das Pentdyopent (BINGOLD) in seiner Bedeutung für die Lösung des Blutfarbstoffproblems. Med. Klin. **1946**, 475. — (5) Über den Hämoglobinstoffwechsel. Dtsch. med. Wschr. **1948**, 501. — (6) Entstehung des Pentdyopents und seine Bedeutung für den Hämoglobinstoffwechsel. Dtsch. Ges. für inn. Medizin, 19.—21. Mai 1948. Klin. Wschr. **1948**, 671. — (7) Entstehung des Pentdyopents und seine Bedeutung für den Hämoglobinstoffwechsel. Dtsch. Arch. klin. Med. **195**, 413 (1949). — BITTORF, A., u. K. H. RIESSBECK: Über die Bindung des Gallenfarbstoffes im Blut. Dtsch. Gesdh.wes. **1947**, 412. — BLOCH u. RITTENBERG: J. of biol. Chem. **159**, 45 (1945). — BOLLMAN, SHEARD and MANN: Amer. J. Physiol. **78**, 658 (1926). — BORST u. KÖNIGSDÖRFFER: Untersuchungen über Porphyrie. Leipzig 1929. — BROUN, MCMASTER and ROUS: J. of exper. Med. **37**, 699 (1923). — BRUGSCH u. RETZLAFF: Z. exper. Path. u. Ther. **9**, 508 (1912). — BUNGENBERG DE JONG, W. J. H.: (1) Ein Verfahren zur getrennten quantitativen Bestimmung des direkten und indirekten Bilirubins. Klin. Wschr. **1942**, 885. — (2) Quantitative Untersuchungen über die Bildung von Urobilinogen aus Bilirubin. Nederl. Tijdschr. Geneesk. **1942**, 2405. — (3) Über die Unterschiede zwischen mechanischem und dynamischem Bilirubin und ihre Eigenschaften, sowie ein diesbezüglicher Deutungsversuch. Dtsch. Arch. klin. Med. **190**, 229 (1943).
COTTI: (1) Rass. Fisiopat. **11**, 553 (1939). — (2) Hämoglobin- und Porphyrinstoffwechsel. Boll. Soc. Biol. exper. **14**, 710 (1939). — CZIKE, V. v.: Dtsch. Arch. klin. Med. **164**, 236 (1929).

DIRR, K., u. E. KLEMM: Über extrahepatische Bilirubinbildung in Exsudaten und Hämatomen. Z. exper. Med. 107, 338 (1940). — DOBRINER u. RHOADS: J. clin. Invest. 17, 95 (1940). — DOLJANSKI u. KOCH: Virchows Arch. 291, 379 (1933). — DOMINICI e OLIVA: Arch. Sci. med. 59, 603 (1935). — DUESBERG, R.: (1) Über die biologischen Beziehungen des Hämoglobins zu Bilirubin und Hämatin bei normalen und pathologischen Zuständen des Menschen. Arch. exper. Path. u. Pharmakol. 174, 305 (1934). — (2) Zur pathologischen Physiologie der Anämien. Die Einteilung der Anämien unter dem Gesichtspunkt der Regeneration. Klin. Wschr. 1938 I, 553. — (3) Zur Physiologie und Pathologie des Hämoglobinstoffwechsels. Dtsch. Arch. klin. Med. 195, 371 (1949).

EISENREICH, FR.: (1) Der Bilirubinabbau in Galle und Darm. Dtsch. med. Wschr. 1948, 506. — (2) Kritische Betrachtungen unserer Kenntnisse über bilirubinoide Gallenfarbstoffe. Klin. Wschr. 1949, 336. — ENGEL, M.: (1) Die plasmatische Bilirubinbildung. Diss. Zürich 1935. — (2) Die heutigen Vorstellungen über den Blutfarbstoffabbau zu Gallenfarbstoff. Klin. Wschr. 1940 II, 1177. — EPPINGER: Die hepato-lienalen Erkrankungen. Berlin 1920. — ERNST u. SZAPPANYOS: Biochem. Z. 157, 16, 30 (1925).

FELIX, K., u. H. MOEBIUS: Das Verhalten von Urobilinogen in der Leber. Z. physiol. Chem. 236, 230 (1935). — FISCHER, H.: (1) In FISCHER-ORTH, Die Chemie des Pyrrols. Leipzig 1937. — (2) Über Hämin und Porphyrine. Verh. dtsch. Ges. inn. Med. (45. Kongr.) 1933, 7. — (3) Zur Frage des Dualismus des Blutfarbstoffs. Z. physiol. Chem. 259, 1 (1939). — FISCHER, H., u. E. ADLER: Synthese des Mesobilirubinogens und der Neobilirubinsäure, eines Mesobilirubins und einer Neoxanthobilirubinsäure, sowie von (1,8)-Dioxy-tripyrro-di-enen. Z. physiol. Chem. 200, 209 (1931). — FISCHER, H., u. H. BAUMGARTNER: Über Dihydromesobilirubin. Z. physiol. Chem. 216, 260 (1933). — FISCHER, H., u. H. HALBACH: Über die Konstitution des Stercobilins. Z. physiol. Chem. 238, 59 (1936). — FISCHER, H., u. HERRLE: Z. physiol. Chem. 251, 85 (1938). — FISCHER, H., u. R. HESS: Über Neo-, Xantho-neobilirubinsäure und Partialsynthese des Mesobilirubins und Mesobilirubinogens (Urobilinogens). Z. physiol. Chem. 194, 203 (1931). — FISCHER, H., u. LIBOWITZKY: Überführung von Kopro-hämin I in Kopro-glaukobilin. Z. physiol. Chem. 251, 198 (1938). — FISCHER, H., u. MEYER-BETZ: Z. physiol. Chem. 75, 232 (1911). — FISCHER, H., u. MÜLLER: Z. physiol. Chem. 246, 43 (1937). — FISCHER, H., u. REINDEL: Z. physiol. Chem. 127, 299 (1923). — FISCHER, H., u. C. v. SEEMANN: Die Konstitution des Spirographishämins. Z. physiol. Chem. 242, 133 (1936). — FISCHER, H., u. STERN: Ann. Chem. 519, 254 (1935). — FISCHLER: Physiologie und Pathologie der Leber. Berlin 1925. — FISCHLER u. GEBHARD: Urobilinfragen. Münch. med. Wschr. 1944, 90. — FOWEATHER: Biochemic. J. 26, 165 (1932). — FÜRTH u. SINGER: Z. exper. Med. 89 (1929).

GÄNSSLEN, M.: Dtsch. Arch. klin. Med. 140, 210 (1922). — GITTER, A., u. L. HEILMEYER: Klinische Farbmessungen. XI. Mitt. Der Einfluß parenteraler Gaben von Hämoglobin und Hämoglobinabbauprodukten auf den Blutfarbstoffwechsel mit besonderer Berücksichtigung der Harnfarbstoffausscheidung. Z. exper. Med. 77, 594 (1931). — GROTEPASS, W.: Zur Kenntnis der natürlichen Harnporphyrine. Z. physiol. Chem. 253, 276 (1938).

HALBACH, H.: Über Stercobilin und Urobilin IX α. Erg. inn. Med. 55, 1 (1938). — HANSEN, R.: Bilanz der Blutmauserung in der Schwangerschaft. Klin. Wschr. 1938 I, 521. — HARROP, G. A., and S. S. G. BARRON: The Nature of the VAN DEN BERGH Reaction. Trans. Assoc. Amer. Physicians 44, 143 (1929). — HAUROWITZ, F.: (1) Über die Darstellung von Methämoglobin, über Fluorhämoglobin, über Papainspaltung von Hämoglobin und über das Hämoglobin bei perniziöser Anämie. Z. physiol. Chem. 194, 98 (1931). — (2) Zur Chemie des Blutfarbstoffes. XI. Mitt.: Über das Hämoglobin des Menschen. Z. physiol. Chem. 186, 141 (1930). — HEILMEYER, L.: (1) Die spektrophotometrische Bestimmung des Urobilins und Urobilinogens mit besonderer Berücksichtigung der TERWENschen Methode, zugleich eine Kritik der quantitativen Urobilinbestimmung überhaupt. Z. exper. Med. 76, 220 (1931). — (1) Blutfarbstoffwechselstudien. I. Mitt.: Probleme, Methoden und Kritik der WHIPPLEschen Theorie. Dtsch. Arch. klin. Med. 171, 123 (1931). — (2) Blutfarbstoffwechselstudien. V. Mitt.: Der Farbstoffwechsel beim hämolytischen Ikterus und einigen hämolytischen Anämien verschiedener Genese. Wirkungen des Leberstoffs und peroraler Milzverabreichung. Dtsch. Arch. klin. Med. 172, 68 (1932). — (3) Die Sphärocytose als Ausdruck einer pathologischen Funktion der Milz. Dtsch. Arch. klin. Med. 179, 292 (1936). — (5) Medizinische Spektrophotometrie. Jena: Georg Fischer 1933. — (4) Reaktion des Bilirubins mit konzentrierter Salzsäure und ihre Anwendung zur Bilirubinbestimmung im Blutserum. Biochem. Z. 296, 383 (1938). — HEILMEYER, L., u. P. BEICKERT: Über ein Oxydationsprodukt des Urobilins. Z. physiol. Chem. 244, 99 (1936). — HEILMEYER, L., u. GITTER: Klinische Farbmessungen. XI. Mitt. Z. exper. Med. 77, 594 (1931). — HEILMEYER, L., u. W. KREBS: (1) Über krystallisiertes Urobilin. I. Mitt.: Krystallisiertes Sterkobilin und sein Absorptionsspektrum. II. Mitt.: Krystallisiertes Urobilin aus Harn und seine Identität mit krystallisiertem Sterkobilin. Z. physiol. Chem. 228, 33, 46 (1934). — (2) Die quantitative

Bestimmung des Urobilins und Urobilinogens mit dem ZEISSschen Stufenphotometer. Biochem. Z. **231**, 393 (1931). — HEILMEYER, L., u. W. OETZEL: Blutfarbstoffwechselstudien. II. Mitt.: Ergebnisse bei Gesunden. Diätversuche. Der Blutfarbstoffwechsel im Hunger. Dtsch. Arch. klin. Med. **171**, 365 (1931). — HEILMEYER, L., u. F. PFOTENHAUER: Harnfarbstoffausscheidung und Darmfäulnis. I. Mitt.: Studien über die Herkunft der Urochrome. Z. exper. Med. **91**, 714 (1933). — HEILMEYER, L. (mit RECHENBERGER): Ber. 2. internat. Kropfkonferenz, Bern 1933. — HEILMEYER, L., K. RECKNAGEL u. L. ALBUS: Z. exper. Med. **90**, 573 (1933). — HEILMEYER, L., u. H. RUDERT: Spektrophotometrische Studien über Urobilin. Biochem. Z. **261**, 336 (1933). — HEILMEYER, L., u. H. TOOP: Klinische Farbmessungen. XII. Mitt.: Die spektrophotometrische Farbstoffanalyse des Blutserums mit besonderer Berücksichtigung des Bilirubin- und Carotinspektrums. Z. exper. Med. **80**, 603 (1932). — HEVESY, G. v.: Radioactive Indicators: their application in Biochemistry, animal physiology and Pathology. New York: Interscience 1948. — HIJMANS VAN DEN BERGH, A. A.: (1) Die Gallenfarbstoffe im Blute, 1. Aufl. Leiden 1918. 2. Aufl. Leipzig: Johann Ambrosius Barth 1928. — (2) Nederl. Tijdschr. Geneesk. **78**, 4432 (1934). — HIYEDA: Beitr. path. Anat. **78**, 389 (1927). — HULST, L. A., u. W. GROTEPASS: Über das Pentdyopent von BINGOLD. Klin. Wschr. **1936 I**, 201. — HUWER: Z. Gynäk. **106**, 324 (1933).

ITOH: (1) Beitr. path. Anat. **86**, 498 (1931). — (2) Beitr. path. Anat. **89**, 513 (1931). JENDRASSIK, L., u. P. GROF: Vereinfachte photometrische Methoden zur Bestimmung des Blutbilirubins. Biochem. Z. **297**, 81 (1938). — JONES, M. and B.: Arch. int. Med. **29**, 669 (1922).

KÄMMERER, H., u. K. MILLER: Dtsch. Arch. klin. Med. **141**, 318 (1923). — KALK, H.: Über die Differentialdiagnose des Ikterus. Med. Klin. **1949 I**, 490. — KESZTYÜS, L. V., u. M. KIESE: Gallenfarbstoffbildung aus Hämoglobin und Verdoglobin durch Leberextrakte. Klin. Wschr. **1943**, 746. — KIESE, M.: (1) Die Bestimmung von Verdoglobin im Blut. Klin. Wschr. **1942 I**, 565. — (2) Verdoglobin beim Abbau von Hämoglobin im Organismus. Naturwiss. **1942**, 587. — (3) Zur Pathologie des Blutfarbstoffs. Klin. Wschr. **1948**, 671. — (4) Zur Pathochemie des Blutfarbstoffs. Dtsch. Arch. klin. Med. **195**, 442 (1949). — (5) Die Reduktion des Hämiglobins. IV. Mitt.: Die von reversibel reduzierbaren Farbstoffen katalysierte Reduktion. Arch. exper. Path. u. Pharmakol. **207**, 99 (1949). — KIESE, M., u. G. KLINGMÜLLER: Die Sauerstoffverbindung partiell oxydierten Blutfarbstoffes. Arch. exper. Path. u. Pharmakol. **207**, 655 (1949). — KIESE, M., u. M. SOETBEER: Kinetik der Hämiglobinbildung. I. Mitt.: Hämiglobinbildung durch Phenylhydroxylamin in vivo. II. Mitt.: Hämiglobinbildung durch Nitrit in vivo. Arch exper. Path. u. Pharmakol. **207**, 426, 437 (1949). — KIRKEGAARD u. LARSEN: Acta med. scand. (Stockh.) **110**, 510 (1942). — KRÜGER, v.: (1) Z. vergl. Physiol. **2**, 254 (1925). — (2) Z. exper. Med. **54**, 653 (1927). — KÜHN, H.-A.: (1) Über die Pathogenese des parenchymatösen Ikterus, insbesondere die Ikterusentstehung bei der Hepatitis epidemica. Ärztl. Forsch **1948**, 389. — (2) Über den Einfluß der Gallensäuren auf die Diazoreaktion des Bilirubins. Z. exper. Med. **115**, 371 (1950). — KÜHN, H. A., u. UGY: Noch unveröffentlicht.

DE LANGEN u. W. GROTEPASS: Acta med. scand. (Stockh.) **94**, 245 (1938). — LEMBERG: Biochemic J. **29**, 1322 (1935). — LEMBERG and LEGGE: Hematin compounds and bile pigments. New York a. London 1949. — LEMBERG, LOCKWOOD and WYNDHAM: Austral. J. exper. Biol. a. med. Sci. **16**, 69 (1938). — LEPEHNE: (1) Beitr. path. Anat. **64**, 55 (1917). — (2) Fol. haemat. (Lpz.) **39**, 277 (1930). — LESCHKE: Dtsch. med. Wschr. **1921 I**, 376. — LEWINA: Fol. haemat. (Lpz.) **45**, 325 (1931). — LIBOWITZKY: Siehe H. FISCHER u. LIBOWITZKY. — LICHTENSTEIN u. TERWEN: Dtsch. Arch. klin. Med. **149**, 113 (1925). — LUDÁNY, G. v., u. F. VERZÁR: Der Einfluß der Milz auf den Bilirubingehalt des Blutserums. Versuche über die Wirkung von Milzexstirpation, Milzkontraktion, Anämie und Asphyxie. Biochem. Z. **257**, 130 (1933).

MANN and BALDES: (1) Amer. J. Physiol. **74**, 497 (1925). — (2) Amer. J. Physiol. **76**, 306 (1926). — (3) Amer. J. Physiol. **77**, 219 (1926). — MANN, BOLLMANN and MAGATH: Amer. J. Physiol. **69**, 393 (1924). — MANN, SHEARD and BOLLMANN: Amer. J. Physiol. **74**, 49 (1925). — MARTINET: Erythrocytenlebensdauer. Sang **12**, 15 (1938). — MCMASTER and ELMAN: (1) J. of exper. Med. **41**, 513, 719 (1925). — (2) J. of exper. Med. **43**, 753 (1926) — MCNEE: Med. Klin. **1913 I**, 1125. — MELCHIOR, ROSENTHAL u. LICHT: Arch. exper. Path. u. Pharmakol. **107**, 138 (1925). — MELDOLESI, G., W. SIEDEL u. H. MÖLLER: Über Myobilin. Z. physiol. Chem. **259**, 137 (1939). — MERTENS, E.: Im Handbuch der allgemeinen Hämatologie, Bd. II/1, S. 619. 1933. Bd. II, S. 923. 1934. Wien u. Berlin: Urban & Schwarzenberg. — MEYER, W. C.: (1) Die Rolle der Leber im Urobilinstoffwechsel. Münch. med. Wschr. **1944 II**, 410. — (2) Untersuchungen über das Schicksal des Gallenfarbstoffes im menschlichen Organismus. Der Abbau des Bilirubins zu Propentdyopentverbindungen im Harn. Ärztl. Forsch **1947**, 15. — (3) Untersuchungen über das Schicksal des Gallenfarbstoffes im menschlichen Organismus. Der Urobilinkörperstoffwechsel. Ärztl. Forschg **1947**, 51, 85. — (4) Aussprache 54. Kongr. inn. Med. 1949. Dtsch. Arch. klin. Med. **195**, 460 (1949). —

MINKOWSKI u. NAUNYN: Arch. exper. Path. u. Pharmakol. **21**, 1 (1886). — MOESCHLIN, S., u. K. ROHR: Aplastische Anämie mit jahrelangem vollständigem Fehlen der Erythroblasten (Erythroblastophthise). Dtsch. Arch. klin. Med. **190**, 117 (1943). — MORAWITZ u. KÜHL: Klin. Wschr. **1925 I**, 7.

NAMBA, M.: Dtsch. Arch. klin. Med. **156**, 272 (1927). — NEUMANN: Virchows Arch. **111**, 25 (1888). — NOTHAAS u. WIDENBAUER: Z. exper. Med. **93**, 604 (1934). —

OHNO, Y.: (1) Klin. Wschr. **1929 II**, 2188. — (2) Experimentalstudien zur Ikterusgenese. Münch. med. Wschr. **1931 II**, 1639. — OSHIMA: Jap. J. Gastroenter. **4**, 40, 102 (1932). — OTTO, W., u. L. HEILMEYER: Klinische Farbmessungen. X. Mitt.: Der Einfluß von Phenylhydrazingaben und Aderlässen auf den Blutfarbstoffwechsel mit besonderer Berücksichtigung der Harnfarbstoffausscheidung. Z. exper. Med. **77**, 144 (1931).

PASCHKIS, K.: Blutmauserung und Urobilinstoffwechsel. Erg. inn. Med. **45**, 682 (1933). — PASS, J., S. SCHWARTZ and C. J. WATSON: J. clin. Invest. **24**, 283 (1948). — PEDERSEN, K. O., u. J. WALDENSTRÖM: Studien über das Bilirubin in Blut und Galle mit Hilfe von Elektrophorese und Ultrazentrifugierung. Z. physiol. Chem. **245**, 152 (1937). — PETER, J.: Spektrophotometrie der Diazoreaktion des Serumbilirubins. Schweiz. med. Wschr. **1932 II**, 1044. — PICK: Aussprache auf dem 54. Kongr. der dtsch. Ges. inn. Med. 1948. Dtsch. Arch. klin. Med. **195**, 444 (1949).

QUINCKE: Virchows Arch. **95**, 125 (1884).

RETZLAFF: Z. exper. Med. **34**, 133 (1923). — RICH: Physiologic Rev. **5**, 182 (1925). — RICH and BUMSTEAD: Bull. Hopkins Hosp. **36**, 225 (1925). — ROSENTHAL: Erg. inn. Med. **33**, 63 (1928). — ROSENTHAL u. LICHT: Arch. exper. Path. u. Pharmakol. **115**, 138 (1926). — ROYER, M.: La urobilina al estado normal y pathologico. Buenos Aires 1929.

SACKEY, JOHNSTON and RAVDIN: J. of exper. Med. **60**, 189 (1934). — SCHOLDERER, H.: Das Verschwinden von in die Blutbahn injiziertem Bilirubin aus dieser und der Einfluß der Milz hierauf. Biochem. Z. **257**, 137 (1933). — SCHRIJVER, D.: Klin. Wschr. **1929 I**, 312. — SCHUMM: (1) Z. physiol. Chem. **87**, 171 (1913). — (2) Z. physiol. Chem. **97**, 32 (1916). — SEGGEL: Sitzgsber. 1. internat. hämatol. Tagg Münster-Pyrmont 1937, S. 117. — SEKIYA, M.: Wie lange kann das bei der Bluttransfusion eingeführte Blut des Spenders im Blut des Empfängers nachgewiesen werden und zwar mittels Agglutinine von MN-System. Mitt. med. Ges. Chiba (jap.) **15**, H. 4 (1937). — SEYDERHELM u. TAMMANN: (1) Z. exper. Med. **57**, 641 (1927). — (2) Z. exper. Med. **66**, 539 (1929). — SHEMIN, D., and D. RITTENBERG: (1) J. of biol. Chem. **159**, 567 (1945). — (2) J. of biol. Chem. **166**, 627 (1946). — SIEDEL, W.: Chemie und Physiologie des Blutfarbstoffabbaus. Ber. dtsch. chem. Ges. **77**, 21 (1944). — SIEDEL, W., u. H. FISCHER: Über die Konstitution des Bilirubins, Synthesen der Neo- und der Isoneoxanthobilirubinsäure. Z. physiol. Chem. **214**, 145 (1933). — SIEDEL, W., u. E. MEIER: Synthese des Urobilins (Urobilin-IX, α) sowie der isomeren Urobiline-III, α- und -XIII, α. Z. physiol. Chem. **242**, 101 (1936). — SIEDEL, W., u. H. MÖLLER: Über Mesobilifuscin, ein neues physiologisches Abbauprodukt des Häms bzw. Hämatins. I. Mitt.: Konstitution und Teilsynthese. Z. physiol. Chem. **259**, 113 (1939). — SIEDEL, W., W. v. PÖLNITZ u. F. EISENREICH: Bilifuscin und Mesobilifuscin als natürliche Abbauprodukte des Blutfarbstoffes; über Vorkommen und Bildung. Naturwiss. **34**, 314 (1947). — SIEDEL, W., W. STICH u. F. EISENREICH: Pro-mesobilifuscin (Meso-bilileukan), ein neues physiologisches Abbauprodukt des Blutfarbstoffes. Naturwiss. **35**, 316 (1948). — SINGER, K.: (1) Studien zum Problem der Blutmauserung. I. Mitt.: Über den Einfluß der Ernährung auf die Urobilinogenausscheidung mit den Faeces. Wien. Arch. inn. Med. **20**, 59 (1930). — (2) Studien zum Problem der Blutmauserung. II. Mitt.: Über den Einfluß der Leberdiät auf die Funktion des erythrolytischen Systems. Z. exper. Med. **71**, 137 (1930). — SOEJIMA: Arch. klin. Chir. **149**, 206 (1927). — SONNENFELDT: Klin. Wschr. **1923 II**, 2124. — STICH, W.: Über Koprochrome. Klin. Wschr. **1948**, 474. — STIER, E.: (1) Zwischenprodukte der Umwandlung von Häminen in Gallenfarbstoff. Z. physiol. Chem. **272**, 239 (1942). — (2) Neue Gallenfarbstoffe vom Typ des Glaukobilins aus Häminen. Z. physiol. Chem. **273**, 47 (1942). — (3) Über den grünen Blutfarbstoff. Z. inn. Med. **1947**, 257.

TEPLOFF, I., u. R. MESCHERITSKAJA: Die Veränderungen des Blutumsatzes unter dem Einfluß systematischer Quarzlampenbestrahlung. Dtsch. Arch. klin. Med. **174**, 399 (1932). — TERWEN: Dtsch. Arch. klin. Med. **149**, 72 (1925). — THANNHAUSER, J. S., u. E. ANDERSEN: Methodik der quantitativen Bilirubinbestimmung im menschlichen Serum. Dtsch. Arch. klin. Med. **137**, 179 (1921). — THEORELL, H.: Kristallinisches Myoglobin. I. Kristallisieren und Reinigung des Myoglobins sowie vorläufige Mitteilung über sein Molekulargewicht. Biochem. Z. **252**, 1 (1932). — TROPP, C., u. P. POULIKAKOS: Quantitative klinische Harnporphyrinuntersuchung. IV. Mitt.: Experimenteller Beitrag zum Harnporphyrinstoffwechsel beim intra- und extravasalen Blutzerfall. Dtsch. Arch. klin. Med. **183**, 333 (1938).

VANNOTTI, A.: Porphyrine und Porphyrinekrankheiten. Berlin: Springer 1937. — VIRCHOW, R.: Virchows Arch. **1**, 379 (1848).

WARBURG, O., u. NEGELIN: Ber. dtsch. chem. Ges. **63**, 1816 (1930). — WATSON, C. J.: (1) Über Stercobilin und Porphyrine aus Kot. Z. physiol. Chem. **204**, 57 (1932). — (2) Über Stercobilin, Kopromesobiliviolin und Kopronigrin. Z. physiol. Chem. **208**, 101 (1932). — (3) Über krystallisiertes Harn-Urobilin, sowie weiteres über Stercobilin und Kopromesobiliviolin. Z. physiol. Chem. **221**, 145 (1933). — (4) J. clin Invest. **14**, 106, 110, 116 (1935) — (5) Amer. J. clin. Path. **6**, 458 (1936). — (6) Proc. Soc. exper. Biol. a. Med. **34**, 377 (1936). (7) Arch. int. Med. **59**, 196, 206 (1937). — (8) The pyrrolpigments, with particular reference to normal and pathologic hemoglobin metabolism. In DOWNEYS Handbook of Hematology. Sect. **35**, S. 2447. 1938. — (9) Neuere Anschauungen über die natürlichen Abkömmlinge des Hämoglobins. Blood **1**, 99 (1946). — WATSON, C. J., and CLARKE: Proc. Soc. exper. Biol. a. Med. **36**, 65 (1937). — WATSON, C. J., SBOROV and SCHWARTZ: Proc. Soc. exper. Biol. a. Med. **49**, 647 (1942). — WEISS, M.: (1) Das Uroerythrin. Dtsch. Arch. klin. Med. **177**, 97 (1935). — (2) Über Urobilin und seine diagnostische Verwertung. Wien. Arch. inn. Med. **20**, 39 (1930). — WELTMANN: Wien. klin. Wschr. **1923** I, 389. — WESPI, H.: Experimentelle Untersuchungen über die Beeinflussung der Bilirubinausscheidung im Harn durch Gallensäure. Klin. Wschr. **1935** II, 1820. — WESTPHAL, U., u. P. GEDIGK: (1) Über den Zustand des Bilirubins im Blut. Klin. Wschr. **1948**, 672. — (2) Über den Zustand des Bilirubins im Blut. Dtsch. Arch. klin. Med. **195**, 415 (1949). — (3) Zur Frage der Bindung des Bilirubins an die Serumproteine. Z. physiol. Chem. **283**, 161 (1949). — WHIPPLE: (1) Zusammenfassende Darstellung einer Theorie über Farbstoffwechsel. Arch. int. Med. **29**, 211 (1922). — (2) Amer. J. Physiol. **76**, 693 (1926). — WHIPPLE and HOOPER: (1) J. of exper. Med. **17**, 612 (1913). — (2) J. of exper. Med. **40**, 349 (1916). — (3) J. of exper. Med. **42**, 256 (1917). — WITH, T. K.: (1) Bestimmung von Bilirubin in kleinen Mengen. (Cutanblut.) Z. physiol. Chem. **278**, 120 (1943). — (2) Über die sog. direkte Diazoreaktion des Serumbilirubins und ihre quantitative Messung. Z. physiol. Chem. **278**, 130 (1943). — (3) The pathogenesis and different fossus et jaundice. Acta med. scand. (Stockh.) **128**, 25 (1947). — WÖRPEL: Med. Klin. **1925** II, 1610.

ZEILE, K., u. F. REUTER: Über Cytochrom C. Z. physiol. Chem. **221**, 101 (1933). — ZENKER: Virchows Arch. **16**, 562 (1859).

Eisenstoffwechsel.

ALBERS, H.: Eisen bei Mutter und Kind. Leipzig: Georg Thieme 1941.
BALFOUR, W. M., P. F. HAHN, W. F. BALE, W. T. POMMERENNE and G. H. WHIPPLE: Radioaktive iron absorption in clinical conditions: Normal pregnancy, anemia and hemachromatosis. (Resorption radioaktiven Eisens unter klinischen Bedingungen: Normalfall, Schwangerschaft, Anämie, Hämochromatose). J. of exper. Med. **76**, 15 (1942). — BARKAN, G.: (1) Blutkörperchen und Plasma und sein Verhalten unter experimentellen Bedingungen. Z. physiol. Chem. **171**, 194 (1927). — (2) Über Bestimmungsmethodik und Eigenschaften des „leicht abspaltbaren" Bluteisens. VI. Mitt. Z. physiol. Chem. **216**, 1 (1933). — (3) Über das Verhalten von anorganischem Eisen nach Zusatz zum Blute. VII. Mitt. Z. physiol. Chem. **216**, 17 (1933). — (4) Weitere Untersuchungen über das säurelösliche Plasmaeisen. X. Mitt. Z. physiol. Chem. **239**, 97 (1936). — BRØCHNER-MORTENSEN, K., u. K. S. STEIN: (1) Nord. med. (Stockh.) **1942**, 235. — (2) Studies on the iron of serum in patients with acute and chronic infections. (Untersuchungen über den Eisengehalt des Serums bei Kranken mit akuten und chronischen Infektionen). Acta tbc. scand. (Københ.) **16**, 334 (1942). — BÜCHMANN, P.: Die Bedeutung der Serumeisenbestimmung für die Klinik. Erg. inn. Med. **60**, 446 (1941). — BUNGE: (1) Z. physiol. Chem. **13**, 399 (1889). — (2) Z. physiol. Chem. **16**, 173 (1892).

DOMINICI, G., u. G. OLIVA: Über die Bedeutung der siderämischen Werte bei den Hämopathien. Dtsch. Arch. klin. Med. **191**, 175 (1943).

FINCH, C. A.: Behandlung von intercellulärer Methämoglobinämie. Bull. New England Med. Center, Boston **1947**, 916, 241. — FINCH, C. A., J. G. GIBSON II, W. C. PEACOCK and R. G. FLUHARTY: Iron metabolisme utilization of intravenous radioaktive iron. Blood **4**, 905 (1949).

GOIDSENHOVEN, VAN, HOET et LEDERER: Rev. belge Sci. med. **10**, 177 (1938). — GRANICK, S.: (1) Ferritin: Its properties and significance for iron metabolism. Chem. Rev. **38**, 379 (1946). (2) Ferritin IX. Increase of the protein apoferritin in the gastrointestinal mucosa as a direct response to iron feeding. The function of ferritin in the regulation of iron absorption. J. of biol. Chem. **164**, 737 (1946).

HAHN, P. F., W. F. BALE, E. O. LAWRENCE and G. H. WHIPPLE: Radioactive Iron and its Metabolism in anemia. J. Amer. med. Assoc. **111**, 2285 (1938). — HEILMEYER, L., W. KEIDERLING u. G. STÜWE: Kupfer und Eisen als körpereigene Wirkstoffe. Jena: Gustav Fischer 1941. — HEILMEYER, L., u. H. KOCH: Eisenstoffwechseluntersuchungen. I. Mitt.: Untersuchungen über die Eigenresorption unter normalen und pathologischen Verhältnissen.

Dtsch. Arch. klin. Med. 185, 89 (1939). — HEILMEYER, L., u. K. PLÖTNER: Das Serumeisen und die Eisenmangelkrankheit. Jena: Gustav Fischer 1937. — HEILMEYER, L., u. G. STÜWE: Der Eisen-Kupfer-Antagonismus im Blutplasma beim Infektionsgeschehen. Klin. Wschr. 1938 II, 925. — HEMMELER, G.: Helvet. med. Acta 11, 201 (1944).

LAURELL, C. B.: Acta physiol. scand. (Stockh.) 14, Suppl. 46 (1947). — LINTZEL, W.: (1) Z. Biol. 87, 97, 157 (1928). — (2) Z. Biol. 89, 342 (1929). — (3) Erg. Physiol. 31, 844 (1931). (4) Zur Methodik der Mikrobestimmung des Eisens im biologischem Material. Z. exper. Med. 86, 269 (1933). — (5) Zum Nachweis der Resorption des Nahrungseisens als Ferroion. Biochem. Z. 263, 173 (1933). — (6) Z. Biol. 83, 289 (1935). — LOCKE, MAIN and ROSBACH: The copper and non hemoglobinous iron contents of the blood serum in disease. J. clin. Invest. 11, 527 (1932).

MADDOCK and HEATH: Arch. int. Med. 63, 584 (1939). — McCANCE and WIDDOWSON: Lancet 1937 I, 680. — MONASTERIO, G., e G. CASINI: (1) Il ricambio del ferro in condizioni normali. 1. La ferremia serica a digiuno e dopo somministrazione di ferro ridotto. (Der Eisenstoffwechsel bei normalem Zustand. 1. Eisengehalt des Blutserums nüchtern und nach Zufuhr von Ferro reductum.) Rass. Fisiopat. 14, 221 (1942). — (2) Il ricambio del ferro nelle malatti infettive acute. 1. La ferremia serica a digiuno e dopo somministratione di ferro ridotto. (Der Eisenstoffwechsel bei den akuten Infektionskrankheiten. 1. Eisengehalt des Blutserums in nüchternem Zustand und nach Ferrum reductum.) Rass. Fisiopat. 14, 237 (1942). — MOORE, C. V.: Iron Metabolism and hypochronic anemia. In Symposion on Nutrition. I. Nutritional Anemia. Gould Research Foundation. Cincinnati 1947. — MOORE, ARROWSMITH, QUILIGAN and READ: J. clin. Invest. 16, 613 (1937). — MOORE, DOAN, and ARROWSMITH: J. clin. Invest. 16, 626 (1937).

NEUWEILER, W.: (1) Serumeisen in der Schwangerschaft und nach der Geburt. Münch. med. Wschr. 1943, 293. — (2) Zbl. Gynäk. 1942, 845. — (3) Über die Eisenresorption in der Schwangerschaft. Zbl. Gynäk. 1942, 845. — (4) Serumkupferspiegel und Schwangerschaft. Schweiz. med. Wschr. 1943, 836. —

RECHENBERGER u. POLLACK: Z. exper. Med. 114, 200 (1944). — RECHENBERGER and SCHAIRER: Virchows Arch. 315, 326 (1948). — REIMANN, F., F. FRITSCH u. K. SCHICK: II. Eisenbilanzversuche bei Gesunden und bei Anämischen. Z. klin. Med. 131, 1 (1937).

SALVADEI: Pediadr. prat. 8 (1931). Ref. Zbl. Kinderheilk. 1931. — SCHADT: Inaug.-Diss. Jena 1938. — SCHÄFER, KARL-HEINZ: (1) Gewebeeisenstoffwechsel und Hämoglobinbildung bei Infektionen. Klin. Wschr. 1943 I, 98. — (2) Neuere Erkenntnisse auf dem Gebiete des kindlichen Eisenstoffwechsels. Dtsch. med. Wschr. 1946, 114. — SCHÄFER, K. H., u. J. BOENECKE: Die neurovegetative Lenkung des Eisenstoffwechsels. Arch. exper. Path. u. Pharmakol. 207, 666 (1949). — SCHMIDT, M. B.: (1) Der Einfluß eisenarmer und eisenreicher Nahrung auf Blut und Körper. Jena 1928. — (2) Eisenstoffwechsel. Im Handbuch der normalen und pathologischen Physiologie, Bd. XVI/2, S. 1644. Berlin: Springer 1931. — (3) Störungen des Eisenstoffwechsels und ihre Folgen. (Ref. mit Literaturübersicht). Erg. Path. 35, 105 (1940). — SKOUGE, E.: Klinische und experimentelle Untersuchungen über das Serumeisen. Oslo 1939. (Monographie mit Literaturübersicht.)

THOENES, F., u. R. ASCHAFFENBURG: Der Eisenstoffwechsel des wachsenden Organismus. Abh. Kinderheilk. 1935, H. 35.

VAHLQUIST: Das Serumeisen. Acta paediatr. (Stockh.) 28, Suppl. V (1941).

WALLBACH, G.: Gesetzmäßigkeit der vitalen Eisenspeicherung (zus. Darstellung seiner Untersuchungen). Protoplasma (Berl.) 29, 123 (1937).

IV. Blutgruppen und Blutübertragung.

ALLGÖVER, K.: Zur Frage der klinischen Bedeutung der Zitrattoxizität bei Transfusionen mit Zitratblut. Schweiz. Hämatol. Ges. 2. Mai 1948. Ref. Schweiz. med. Wschr. 1948, 387. — ASHBY: Arch. int. Med. 35 (1925).

BAGDASAROW, A. v.: Transfusion du sang en URSS. Sang 17, 555 (1946). — BATTISTONI, L.: Comportamento del sangue et dell midollo osseo nelle transfusioni endosternali. (Das Verhalten des Blutes und des Knochenmarks bei endosternalen Transfusionen.) Policlinico sez. prat. 1942, 1723. — BAUMGARTNER, W.: Zur Frage der Blutfaktoren und Transfusionszwischenfälle. Schweiz. Ges. für inn. Medizin. Jverslg am 11. u. 12. Mai 1946 in Montreux. Ref. Schweiz. med. Wschr. 1946, 617. — BECK: Erg. inn. Med. 30, 150 (1926). — BESSIS, M., et J. BERNARD: Blutersatz bei Erwachsenen. Sang 1948, 1. — BOCK, MARIANNE: Die Nomenklatur der Rh-Typen. Klin. Wschr. 1948, 242. — BOCK, M., u. M. A. v. FINCK: Erfahrungen auf dem Gebiete der Rh-Faktor-Bestimmung. Ärztl. Wschr. 1948, 513. — BOYD, W. M. C.: Rh-blood factors; orientation review. Arch. Path. 40, 114 (1945). — BRANDTNER: Dtsch. Mil.arzt 2, 401 (1937). — BUCHAN, A. C., u. J. WALLACE: Severe renal failure after administration of apparently compatible blood. (Ernster Nierenschaden nach Verabfolgung von offenbar verträglichem Blut.) Brit. med. J. **1949**, No 4606, 660. — BUCHER, R.: Experimenteller Beitrag zur Frage der Verwendung von Universalspenderblut. Schweiz. med. Wschr. **1942 I**, 318. — BÜRKLE DE LA CAMP, H.: Technik der Bluttransfusion. Verh. dtsch. Ges. inn. Med. **52**, 224 (1940). — BULL, J. P., C. RICKETTS, PH. D. BIRM and J. R. SQUIRE, W. d'A. MAYCOCK, M. D. MCGILL and S. J. L. SPOONER, P. L. MOLLISON, J. C. S. PATERSON and M. B. EDIN: Dextran als Plasmaersatz. Lancet **1949**, No 6543, 134.

CALLENDER, S. T., and Z. V. PAYKOC: Irreguläre Hämagglutinine nach Transfusion. Brit. med. J. **1946**. — CALLENDER, S. T., R. R. RACE, and Z. V. PAYKOC: Hypersensitivity to transfused blood. Brit. med. J. **1945**, 83. — CAPPELL, D. F.: The blood group Rh. (Die Blutgruppe Rh.) Brit. med. J. **1946**, No 4477, 601 u. No 4478, 641. — CAROLI, J., M. BESSIS et GORIUS: Recherches sur la cause de l'ictère grave familial des muletons. (Ses rapports avec maladie hémolytique du nouveau-né.) Über die Ursache des Ikterus gravis familiaris der Maulesel. (Seine Beziehungen zu der hämolytischen Erkrankung des Neugeborenen.) Rev. Hématologie **2**, 207 (1947). — CARTER, A.: Preliminary report on a substance, which inhibits anti-Rh-Serum. (Vorläufiger Bericht über eine Substanz, welche die Wirksamkeit von Anti-Rh-Serum hemmt.) Amer. J. Path. **17**, 646 (1947). — CHEVALLIER, P., P. DESVILLE et H. DESVILLE: Die Blutgruppen von Personen die an Benzolvergiftung litten. Sang **1947**, 126. — CLEMENS, J.: (1) Fortschr. Ther. **16**, 235 (1940). — (2) Chirurg **12**, 542 (1940). — (3) Z. Chir. **12**, 542 (1940). — CORELLI, F.: Blutübertragung mit konserviertem Blut. Verh. dtsch. Ges. inn. Med. **52**, 334 (1940). — CROSBY, A., and H. SCARBOROUGH: Studies on stored blood. 2. The leucocytes in stored blood. (Untersuchungen an konserviertem Blut. 2. Die Leukocyten im konservierten Blut.) Edinburgh med. J. **47**, 553 (1940). — CUCCIOLI, U.: Modificazioni morfologiche e fisiologiche del sangue conservato. (Morphologische und physiologische Veränderungen des konservierten Blutes.) Arch. Ist. biochim. ital., Milano **14**, 189 (1942). — CZEKALOWSKI, J. W.: Studies on stored blood. 7. The effect of sodium sulphapyridine, albucid soluble and hydrogen ion-concentration on phagocytosis. (Untersuchungen an konserviertem Blut. 7. Wirkung von Natrium-Sulfapyridin, Albucid solubile und H-Ionenkonzentration auf die Phagocytose.) Edinburgh med. J. **48**, 405 (1941). —

DAHR, P.: (1) Untersuchungen über eine neue erbliche agglutinable Blutkörpercheneigenschaft beim Menschen. Dtsch. med. Wschr. **1942 I**, 345. — (2) Die Technik der Blutgruppen und Blutfaktorenbestimmung, 4. Aufl. Stuttgart: Georg Thieme 1948. — (3) Über ein im Menschenserum natürlich vorkommendes Anti-M-Agglutinin. Klin. Wschr. **1941 I**, 1273. — (4) Die bisherigen Untersuchungen über die Vererbung der neuen agglutinablen Blutkörpercheneigenschaften „Rh". Z. Immun.forschg **102**, 165 (1942). — (5) Ein erbliches Blutgruppensystem beim Kaninchen mit wahrscheinlichen Beziehungen zum familiären Hydrops beim Kaninchen. Ärztl. Verein Hamburg, Sitzg vom 3. Dez. 1946. Ref. Med. Klin. **1947**, 651.— (6) Über die Möglichen Ursachen von Zwischenfällen nach Blutübertragung. Ärztl. Wschr. **1947**, 387. — (7) Über die Notwendigkeit einer Neuordnung des Blutspenderwesens in Deutschland. Dtsch. Gesdh.wes. **3**, 33 (1948). — (8) Einige Betrachtungen über die Entstehungsweise Rh-bedingter Transfusionsstörungen. Med. Klin. **1949**, 1212. — DAHR, P., u. J. WOLFF: Transfusionsstörungen durch bisher bekannte Blutgruppensysteme. Dtsch. med. Wschr. **1947**, 613. — DANOVIČ, F. M.: Unsere Erfahrungen mit der Anwendung der Tropfen-Bluttransfusion. Dtsch. Gesdh.wes. **1948**, 188. — DIAMOND, L. K.: New. England J. Med. **232**, 447, 475 (1945). — DIAMOND, L. K., and N. M. ABELSON: (1) J. Labor. a. clin. Med. **30**, 204, 668 (1945). — (2) J. clin. Invest. **24**, 122 (1945). — DIAMOND, L. K., and BOYD: Zit. nach CHAPPE (1) Brit. med. J. **1946**, No 4477, 601. — (2) Brit. med. J. **1946**, No 4478, 641. — DIAMOND, L. K., and K. L. DENTON: J. Labor. a. clin. Med. **30**, 821 (1945). — DREYFUS, B.: Destin des granulocytes transfusé. Das Schicksal transfundierter Granulocyten. Sang **1948**, 19/8, 570. — DUNGERN, V., u. HIRSZFELD: A-Untergruppen. Z. Immun.forschg **89**, 409 (1936). — DURAN-JORDA: Zit. nach V. SCHILLING.

ELLIOT: Mil. Surgeon **88**, 118 (1941). — ESSER, M.: Zur Technik der Bluttransfusion und intravenösen Dauertropfinfusion beim Säugling und Kleinkind. Schweiz. med. Wschr. **1942**, 1438. —

FANCONI, G.: Helvet. paediatr. Acta Suppl. II, 1, H. 5 (1946). — FANCONI, G., A. GRUMBACH, H. WILLI, E. ZIEGLER, H. N. ZOLLINGER u. M. ZWINGLI: Der Rhesusfaktor. Seine theoretische und praktische Bedeutung. Basel: Benno Schwabe 1946. — FISCHER, R., et JEANNERET: Morphologie et propriétés biologiques des leucocytes dans le sang conservé. (Morphologie und biologische Eigenschaften der Leukocyten im konservierten Blut.) Sang **14**, 308 (1941). — FISCHER, W.: Schweiz. med. Wschr. **1941**, 173. — FISCHER, W., u. F. HAHN: Über auffallende Schwäche der gruppenspezifischen Reaktionsfähigkeit bei einem Erwachsenen. Z. Immun.forschg **84**, 177 (1935). — FISHER, R. A., and R. R. RACE: Nature (Lond.) **157**, 48 (1946). — FREIMANN, S. B.: Über die Technik der Infusion von Blut und

Heilmitteln in das Knochenmark des Schienbeins. Chirurg. Nachr. (Grekow) **67**, 9 (1947). Ref. Dtsch. Ges.dh.wes. **1948**, 188. — FREUDENBERG, K., H. MOLTER u. H. WALCH: Über die gruppenspezifische Substanz A. VI. Mitt.: Über die Blutgruppe A. Heidelberg: Buchhandlung Weiss 1940. — FREUDENBERG, K., O. WESTPHAL u. P. GROENEWOOD: Naturwiss. **24**, 522 (1936). — FRIEDENREICH: Untergruppe A_3. Z. Immun.forschg **89**, 409 (1936). — FRIMBERGER: Zbl. Chir. **1942**, 183.

GIRAUD, G., et TH. DESMONTS: La transfusion médullaire. Son action antihémorragique au cours d'un cas d'aleucie hémorragique. (Die Knochenmarkstransfusion. Ihre antihämorrhagische Wirkung bei einem Fall von hämorrhagischer Aleukie.) Bull. Soc. méd. Hôp. Paris, III, s. **57**, 734 (1941). — GOEBEL, W. F.: (1) J. of exper. Med. **68**, 221 (1938). — (2) J. of exper. Med. **72**, 33 (1940). — GÖRL: Dtsch. Arch. klin. Med. **151**, 311 (1926). — GOOSSEUS, N.: Transfusion gewaschener Blutkörperchen zur Vermeidung von Transfusionsschäden. Med. Klin. **1949**, 960. — GRÖNWALL, A.: Dextran. Vortrag in der finnischen Gynäkologenver.igg, Helsingfors 24. Sept. 1949. — GRÖNWALL, A., u. B. INGELMAN: Untersuchungen über Dextran und sein Verhalten bei parenteraler Zufuhr I. II. Acta physiol. scand. (Stockh.) **7**, 97 (1944). — GRUMBACH, A.: Die Rhesus-Typen und ihre Diagnose. Schweiz. med. Wschr. **1947**, 815.

HABELMANN, G.: Blutverlust und Blutersatz. Leipzig: Georg Thieme 1942. — HABERMAN, S., I. D. HILL, B. W. EVERIST and I. W. DAVENPORT: Demonstration und Charakterisierung des von RACE und FISHER vorausgesagten Anti-d-Agglutinins und Antigens. Blood **3**, 682 (1948). — HALDANE, J. B. S.: Mutation und die rh-Reaktion. Nature (Lond.) **1944**, 106, 153. — HATTERSLEY, P. G.: (1) A new rapid technique for Rh-typing. (Eine neue Schnellmethode zur Rh-Bestimmung.) J. Labor. a. clin. Med. **32**, 1024 (1947). — (2) Two popular fallacies regarding Rh.Preliminary report of some thought-provoking observations. (Zwei verbreitete Trugschlüsse bezüglich des Rh-Faktors. Vorläufiger Bericht über einige einschlägige Beobachtungen.) J. Labor. a. clin. Med. **32**, 423 (1947). — HATTERSLEY, P. G., AUS and M. L. FAWCETTE: The prozone phenomenon in Rh-blocking serums. (Das Zonenphänomen bei blockierenden Anti-Rh-Seren.) Amer. J. clin. Path. **17**, 695 (1947). — HECHT, G., u. H. WEESE: Periston, ein neuer Blutflüssigkeitsersatz. Münch. med. Wschr. **1943** I, 11. — HEDENIUS, P. H.: Bemerkungen zur Infusions- und Transfusionsbehandlung. Nord. med. (schwed.) **1941**, 2831. — HEILMEYER, L.: Der Rhesusfaktor und seine klinische Bedeutung. Dtsch. med. Wschr. **1946**, 294. — HENNING, N.: Die Sternalinjektion als Ersatz für die intravenöse Injektion. Verh. dtsch. Ges. inn. Med. **52**, 319 (1940). — HERZEN: Tropfbluttransfusion. Zit. nach DANOVIČ. — HESSE, E., u. A. FILATOV: Z. exper. Med. **86**, 211 (1933). — HUNWICKE, R. F.: Sulfanilamide as a preservative in stored blood. (Sulfanilamid als Konservierungsmittel in aufbewahrtem Blut.) Brit. med. J. **1940**, No 4159, 380.

INGELMAN, B.: Untersuchungen über Dextran und seine Anwendung als Plasmasubstitut. Verh. ärztl. Verigg Uppsala **54**, 107 (1949).

JOUNG and KARIKER: Hemolytic transfusions reactions due to Rh incompatibility (Hämolyse nach Bluttransfusion infolge Rh-Unverträglichkeit gegen den Rh-Faktor viele Jahre nach der Immunisierung durch Schwangerschaft. J. Amer. med. Assoc. **127**, 627 (1945). Ref. Klin. Wschr. **1946/47**, 605.

KÄMMERER, H.: Diskussionsvortrag über gruppenungleiche Bluttransfusion. Verh. dtsch. Ges. inn. Med. **1940**, 325. — KARABIN, J. E., H. UDESKY and L. SEED: Effect of stored citrate blood transfusions upon patients with hypoprothrombinemia. (Wirkung der Transfusionen von konserviertem Citratblut bei Kranken mit Hypoprothrombinämie.) Surg. etc. **73**, 10 (1941). — KECKWICK u. MARRIOTT: Tropfenbluttransfusion. Zit. nach DANOVIČ. — KIKUTH, W., u. M. BOCK: Der Rh-Faktor und die Vaterschaftsbestimmung. Dtsch. Gesdh.wes. **1948**, 523. — KOLB, O.: Die Methode der sternalen Bluttransfusion. Münch. med. Wschr. **1944**, 420. — KOSSOVITCH, N., et J. CANAT: Contribution a l'étude des facteurs physiques et chimiques du phénomene d'isohémo-agglutination. (Beitrag zur Untersuchung der physikalischen und chemischen Faktoren und der Isohämoagglutination.) C. r. Soc. Biol. Paris **135**, 1100 (1941). — KREMEN: Siehe O. H. WANGENSTEEN, H. HALL, M. KREMEN u. R. STEVENS. — KRÜCKE, W., u. H. SEMMELROCH: Beitrag zur Frage der Bluttransfusionsschäden. (Klinisch-anatomische Untersuchung zweier Fälle von Tod nach Konservenbluttransfusion. Virchows Arch. **314**, H. 3/4 (1947).

LANDSTEINER, K.: (1) Wien. klin. Wschr. **1901** I, 1132. — (2) Münch. med. Wschr. **1902** II, 1905. — (3) Münch. med. Wschr. **1903** II, 1818. — (4) Zusammenfassung in OPPENHEIMERS Handbuch der Biochemie, Bd. II/1, S. 395. 1910. — LANDSTEINER, K., and M. W. CHASE: Proc. Soc. exper. Biol. a. Med. **49**, 688 (1942). — LANDSTEINER, K., and R. A. HARTE: J. of exper. Med. **71**, 551 (1941). — J. of. biol. Chem. **140**, 673. — LANDSTEINER, K., and P. J. LEVINE: Gruppeneigenschaften in Spermatozoen. Zit. nach LEMBACH. Science (Lancaster, Pa.) **96**, 452 (1942). — LANDSTEINER, K., and A. S. WIENER: (1) Studies on agglutinogen (Rh) in human blood reacting with anti-rhesus sera and with human isoantibodies. (Studien über ein Agglutinogen (Rh) im Menschenblut das auf Anti-Rhesus-Sera und auf Menschenisoantikörper anspricht. J. of exper. Med. **74**, 309 (1941). — (2) Proc. Soc. exper. Biol. a. Med. **43**, 223 (1940). — (3) J. of exper. Med. **74**, 309 (1948). — LANG, K., u. H. SCHWIEGK: (1) Erfahrungen mit der Serumkonserve und mit Plasma als Blutersatzmittel. Dtsch. Mil.arzt **6**, 561 (1941). — (2) Dtsch. Mil.arzt **7**, 379 (1942). — LAUER: Dtsch. Z. gerichtl. Med. **22**, 86 (1933). — LEMBACH, K.: (1) Über das Blutkörperchenmerkmal Rh. Med. Klin. **1946**, 529. — (2) Blutgruppen und Blutfaktoren. Ihre heutige forensische Bedeutung. Med. Mschr. **1947**, 248. — (3) Das Blutkörperchenmerkmal Rh und seine Untertypen. Med. Wschr. **1947**, 297. — LENGGENHAGER, K.: (1) Über eine neue Methode der Bluttransfusion. Schweiz. med. Wschr. **1933**, 972. — (2) Wann und warum ist Leichenblut flüssig? Schweiz. med. Wschr. **1938**, 719. — (3) Zbl. Chir. **1940 II**, 1961. — LEVINE, P. J.: (1) Über menschliches Anti-Rh-Serum und seine Bedeutung bei rassischen Studien. Science (Lancaster, Pa.) **1942**, 96. — (2) Prevention of unintentional isoimmunization of the Rh-negative female population. (Verhütung unabsichtlicher Isoimmunisierung Rh-negativer Frauen.) J. Amer. med. Assoc. **128**, 946 (1945). — LEVINE, P. J., BURNHAM, KATZIN and VOGEL: Amer. J. Obstetr. **42**, 925 (1941). — LEVINE, P. J., KATZIN and BURNHAM: Proc. Soc. exper. Biol. a. Med. **45**, 340 (1940). — LEVINE, P. J., and R. STETSON: J. Amer. med. Assoc. **113**, 126 (1939). — LEVINE, P. J., and R. K. WALLER: Erythroblastosis fetalis beim Erstgeborenen. Blood **1**, 143 (1946). — LEWIS: Tierserum als Blutersatz. Science (Lancaster, Pa.) **1943**, 341. — LOZNER, E. L., S. LEMISH, A. SUE CAMPBELL and L. R. NEWHOUSER: Konservierung von normalem menschlichem Plasma in flüssigem Zustande. Blood **1**, 459 (1946).

MARTINEZ: Sang **12**, 15 (1938). — MASSONS, J. M.: Calf plasma or serum for transfusion. (Transfusion von Plasma oder Serum vom Kalb. Lancet **1946**, No 6419, 341.) — MATTHES, M.: Über gesteigerten Blutabbau nach Transfusionen, hervorgerufen durch den blokkierenden Antikörper d (anti-hro). Schweiz. med. Wschr. **1950**, 358. — MELKA, J., v. RAPAUT and B. ZAPLETAL: Denaturiertes Kalbsplasma für Transfusionen. Lancet **1947**, No 6472, 382. — MESSERSCHMIDT u. GÜNTHER: Z. Immun.forsch **103**, 105 (1943). — MOLLISON, P. L., A. E. MOURANT and R. R. RACE: The rh blood groups and their clinical effects. Medical Research Council Memorandum No 19. His Majesty's Stationery Office. London 1949. — MOLONEY, W. C.: The Rh-factor and blood Transfusion. Brit. med. J. **1945**, No 4435, 916. — MORGAN, W. T. J.: The human ABO blood group substances. Experientia **3**, 257 (1947). — MOURANT, A. E.: New rhesus antibody. Nature (Lond.) **155**, 542 (1945). — MUETHER, R. O., and K. R. ANDREWS: (1) Studies on „stored blood". 1 Technic for storage blood. (Studien zur Blutkonserve. 1. Technik der Blutkonserve.) Amer. J. clin. Path. **11**, 307 (1941). — (2) Studies on „stored blood". 2 effect of storage on human blood. (Studien zur Blutkonserve. 2. Wirkung der Blutkonserve auf das menschliche Blut. Amer. J. clin. Path. **11**, 314 (1941). — (3) Studies on „stored blood". 3. Effects of stored blood on the patient. (Studien zur Blutkonserve. 3. Wirkung auf den Empfänger.) Amer. J. clin. Path. **11**, 321 (1941).

NACHTSHEIM, H.: Eine erbliche fetale Erytroblastose beim Tier und ihre Beziehung zu den Gruppenfaktoren des Blutes. Klin. Wschr. **1947**, 590. — NACHTSHEIM, H., u. H. KLEIN: Hydrops congenitus universalis beim Kaninchen, eine erblich fetale Erythroblastose. Abh. dtsch. Akad. Wiss., Math.-naturw. Kl. **1947**, Nr 5. — NÖLLER, F.: Die Bluttransfusion unter besonderer Berücksichtigung der Blutkonservierung und des Trockenblutes. Bruns' Beitr. **173**, 73 (1942).

OEHLECKER, FRANZ: Die Bluttransfusion, 2. verm. u. verb. Aufl. Wien u. Berlin: Urban & Schwarzenberg 1940.

PEDERSEN: Zit. nach WIENER. — PETERS, H. R.: Anuria following hemolytic reaction to blood transfusion recovery following splanchnic block. Ann. int. Med. **16**, 547 (1942). — PIECHL, N.: Neue Form der Bluttransfusion mit erhöhter hämostypischer Wirkung. Med. Mschr. **1947**, 170. — PIETRUSKY: Technik der Blutgruppenbestimmung. Berlin 1940.

RACE, R. R.: (1) Nature (Lond.) **1944**, 771. — (2) Nature (Lond.) **1945**, 3940. — (3) The Rh blood groups. Schweiz. med. Wschr. **1946**, 941. — (4) Die Rhesus-Blutgruppen. Verh.-ber. der britisch-schweiz. med. Tagg vom 16.—21. Sept 1946 in Basel. Ref. Dtsch. med. Wschr. **1947**, 44. — RACE, R. R., and G. L. TAYLOR: Nature (Lond.) **152**, 300 (1943). — RACE, R. R., G. L. TAYLOR, K. BOORMAN and B. DODD: Nachweis des Genotyps Rh beim Menschen. Nature (Lond.) **1943**, 152, 563. — RACE, R. R., G. L. TAYLOR, D. F. CAPPELL and N. MCFARLANE: (1) Brit. med. J. **1943**, 289. — (2) Erkennung eines weiteren Rh-Genotypus beim Menschen. Nature (Lond.) **1944**, 153, 52. — RACE, R. R., G. L. TAYLOR, IKIN and PRIOR: Ann. Eugen. **12**, 206 (1944). — RAINISIO, C.: 2 Fälle von Exsanguino-Transfusion bei postoperativen Zuständen. Minerva med. **18**, 546 (1949). — REGENBOGEN, E.: Über intrakardiale Bluttransfusionen und Infusionen. Dtsch. med. Wschr. **1946**, 97. — REISSMANN, K.: Klinische Beobachtungen nach Transfusionen mit konserviertem Blut. Münch. med. Wschr. **1943**, 323. — ROTH, F.: Direkte oder indirekte Bluttransfusion. Dtsch. med. Wschr. **1939 I**, 802.

SCHÄFER u. GENNERICH: Zit. nach LEMBACH. — SCHIFF: Blutgruppen und ihre Anwendungsgebiete. Berlin 1933. — SCHILLING, V.: (1) Zum Technischen der Blutkonservierung. Zbl. Chir. **67**, 2050 (1940). — (2) Blutübertragung und Konservierung. Verh. dtsch. Ges. inn. Med. **52**, 202 (1940). — (3) Direkte, indirekte und Konservenbluttransfusion. Erg. inn. Med. **59**, 284 (1940). — (4) Richtlinien für Blutspenderwesen und Blutkonserven. Chirurg **14**, 474 (1942). — SCHINZ, H.: Besteht Korrelation zwischen Malignomen und Blutgruppen? Erbarzt **10**, 210 (1942). — SCHMIDT, H.: Zur Erklärung von gruppengleichen Transfusionsschäden. Med. Klin. **1942** II, 1070. — SCHOEN: Organveränderungen beim Säugling nach Zufuhr von Periston. Klin. Wschr. **1949**, 463. — SCHUBERT, R.: (1) Neue klinische und experimentelle Ergebnisse mit Periston. Med. Naturwiss. Verein Tübingen, März 1945. — (2) Klinische und experimentelle Gesichtspunkte zur Botulismustherapie. Südwestdtsch. Internat. Kongr., Karlsruhe Okt. 1947. — (3) Neue Entgiftungsmöglichkeiten durch künstliche Kolloidurie. Rhein.-westf. Internistenkongr., Düsseldorf 30. Juni 1948. — (4) Neue Wege der Entgiftung durch Infusionen niedermolekularer Kolloidfraktionen. Dtsch. med. Wschr. **1948**, 551. — (5) Serum- und Gewebswäsche mit künstlichen Kolloiden; Möglichkeiten eines neuartigen Therapieprinzips. Verh. dtsch. Ges. inn. Med. **55**, 303 (1949). — (6) Schweiz. med. Wschr. (im Druck). — (7) Z. klin. Med. (im Druck). — (8) Nordwestdtsch. Internistenkongr., Göttingen, Juli 1949. — (9) Einfluß von Kollidon auf Tetanustoxin. Ärztl. Forschg **1949**, 425. — (10) Serumsanierung mit künstlichen Kolloiden. Dtsch. med. Wschr. **1949**, 1489. — (11) Erklärungsmöglichkeiten des Mechanismus bei der Serum- und Zellsanierung mit Kollidon. Ärztl. Forschg **1950**, 42. — SCHÜRCH, O., H. WILLENEGGER u. H. KNOLL: Blutkonservierung und Transfusion von konserviertem Blut. Wien: Springer 1942. — SHEILA: Siehe CALLENDER, T. SHEILA u. PAYKOC. — SIEVERS, O.: Blood-group determination of reticulocytes. (Blutgruppenuntersuchungen an Retikulocyten.) Acta med. scand. (Stockh.) **112**, 139 (1942). — DE SOUSA DIAS, A. G.: Das Knochenmark als Ersatzweg für die Venen bei der Blutübertragung und Einführung von Flüssigkeiten. Amatus, Lisboa **1**, 655 (1942) (port.). — STRATTON: (1) Nature (Lond.) **1943**, 449. — (2) Nature (Lond.) **1944**, 773. — STRUMIA and GRAW: J. Amer. med. Assoc. **116**, 2378 (1941). — SWEDBERG, B., u. G. WIDSTRÖM: Plasmatransfusion. Schlußfolgerung aus einer Zusammenstellung von 545 Transfusionsberichten aus den Jahren 1944 bis 1947. Nord. med. (Schwed.) **36**, 2415 (1947).

THOMSEN: (1) Z. Immun.forschg **52**, 85 (1927). — (2) Z. Immun.forschg **70**, 140 (1931). — THORSÉN, G.: (1) Komplikationen im Zusammenhang mit Transfusion von Dextran Ph. unveröffentlichter Vortrag. — (2) Dextran als Plasmasubstitut. Lancet **1949**, 132. — TOCANTINS, L. M., J. F. O'NEILL and H. W. Jones. Infusions of blood and other fluids via the bone marrow. Application in pediatrics. (Infusion von Blut und anderen Flüssigkeiten in das Knochenmark. Anwendung in der Kinderheilkunde.) J. Amer. med. Assoc. **117**, 1229 (1941). — TROMMER, C.: Eine einfache Methode der Bluttransfusion unter Verwendung von defibriniertem Blut. Med. Klin. **1947**, 551.

URBAN: Mschr. Kinderheilk. **89**, 419 (1942).

WANGENSTEEN, O. H., H. Hall, A. KREMEN and B. STEVENS: Intravenous administration of bovine and human plasma to man: Proof of utilization. Proc. Soc. exper. Biol. a. Med. **43**, 616 (1940). — WEARN, WARREN and AMES: Arch. int. Med. **29** (1922). — WENZEL, H.: Über das Schicksal transfundierter Erythrocyten. Inaug.-Diss. Jena 1935. — WICHELS, P., u. W. LAMPE: Klin. Wschr. **1928** II, 1741. — WIENER, A. S.: (1) Verteilung und Erblichkeit der verschiedenen Rh-Typen. Science (Lancaster, Pa.) **1943**, No 2538, 98, 182. — (2) Theory and nomenclature of the Rh-types, subtypes and genotypes. (Theorie und Nomenklatur der Rh-Typen, Subtypen und Genotypen. Brit. med. J. **1946**, No 4460, 932. — (3) Application of the Rh-blood types and Hr-factor in disputal parentage. (Anwendung von Rh-Blut-Typen und Hr-Faktoren bei fraglicher Vaterschaft.) J. Labor. a. clin. Med. **31**, 575 (1946). — Wiener, A. S., and S. FORER: A human serum containing four distinct isoagglutinins. (Ein menschliches Serum enthielt 4 verschiedene Isoagglutinine.) Proc. Soc. exper. Biol. a. Med. **47**, 215 (1941). — WIENER, A. S., and PETERS: Amer. int. Med. **13**, 2306 (1940). — WIENER, DAVIDSON and PÖTTER: J. exper. Med. **81**, 63 (1945). — WIENER, SONN and BELKINS: J. of exper. Med. **79**, 235 (1944). — WILLENEGGER, H.: (1) Sogenannte und echte Allergien nach Bluttransfusionen. 33. Jverslg der Ges. für Chirurgie, 30. Juni 1946. Ref. Schweiz. med. Wschr. **1944**, 127. — (2) Das Schicksal transfundierter Erythrocyten im Empfänger. 28. Jverslg der Schweiz. Ges. für Chirurgen 5/6. Juli 1941. Ref. Schweiz. med. Wschr. **1942**, 23. — (3) Erfahrungen mit der Plasmatransfusion. Helvet. med. Acta **10**, 261 (1943). — (4) Der heutige Stand der Blutersatzfrage. Schweiz. med. Wschr. **1947**, 614. — WILLENEGGER, H., u. R. BOITEL: Der Blutspender. Hrsg. unter Mitwirkung des Schweizerischen Roten Kreuzes. Basel: Benno Schwabe & Co. 1947. — WITEBSKY u. OKABE: Blutgruppeneigenschaften in Nieren und Leber. Z. Immun.forschg **49**, 1 (1927).

YUDIN: Bluttransfusion (Leichenblut). (Monographie.) Paris 1933.

YOSIDA: Zit. nach LEMBACH.

B. Spezielle Krankheitsbilder des erythrocytären Systems.
I. Anämien.
Allgemeines und Einteilung.

Beiglböck, W.: (1) Wien. med. Wschr. **1937** I, 1075. — (2) Wien. klin. Wschr. **1938** I, 565. — Boros, J. v.: Die Behandlung der Anämien. Erg. inn. Med. **42**, 635 (1932). — Bradley, St. E., and G. P. Bradley: Nierenfunktion bei der chronischen Anämie des Menschen. Blood **2**, 192 (1947). — Brugsch, Th., u. Pappenheim: Handbuch der speziellen Pathologie und Therapie, Bd. VIII, 1920.

Ferrata, H.: Haematologica (Pavia) **19**, 1 (1938).

Gänsslen, M.: Med. Welt **1933** II, 1455.

Haden, R. L.: J. Labor a. clin. Med. **22**, 439 (1937). — Heilmeyer, L.: Erkennung und Behandlung der Anämien. Erg. inn. Med. **55**, 320 (1938). — Holler, G.: (1) Z. klin. Med. **103**, 1 (1926). — (2) Wien. med. Wschr. **1932** I, 440, 467.

Klima, R.: Einteilung der Anämien. Med. Welt **1938** I, 137.

Lifschitz: Fol. haemat. (Lpz.) **43**, 359 (1931).

Matthews: Brit. med. J. **1935**, 943. — Morawitz, P.: Kritik und Aufgaben der Anämiebehandlung. Dtsch. med. Wschr. **1933** I, 560.

Naegeli, O.: Wien. klin. Wschr. **1935** I, 225.

Osgood, E., and Haskins: Ann. int. Med. **5**, 1367 (1932).

Rigoni, M., e A. Sartori: Ricerche sul dispendio energetico nell'esercizio fisico in varie condizioni morbose. 2. Il dipendo energetico negli anemici. (Untersuchungen über den Energiestoffwechsel bei physischer Arbeit unter verschiedenen Krankheitsbedingungen. 2. Der Energiestoffwechsel bei Anämie.) Giorn. Clin. med. **24**, 247, (1943). — Rohr, K.: Das menschliche Knochenmark, 2. Aufl. Leipzig: Georg Thieme 1940. Stuttgart: Georg Thieme 1945.

Schittenhelm, A.: Pathogenese und Einteilung der Anämien. Verh. dtsch. Ges. inn. Med. **1940**, 180. — Schulten, H.: Differentialdiagnose und Therapie der Anämien in der Praxis. Med. Klin. **1933** I, 413. — Seggel: Med. Welt **1935** I, 1140. — Stockinger, W.: Über die Erkrankungen des roten Blutbildes. Med. Klin. **1932** II, 1697. — Sturgis: J. Labor. a. clin. Med. **17**, 1010 (1932).

Tzanck et Dreyfus: Sang **11**, 794 (1937).

Vesa: Herzsymptome bei Anämie. Acta med. scand. (Stockh.) Suppl. **89**, 182 (1937).

Wattkins: J. Amer. med. Assoc. **93**, 1365 (1929). — Wintrobe, M. M.: (1) Clinical haematologig. Philadephia 1947. — (2) Arch. int. Med. **54**, 256 (1934). — (3) New internat. Clin. **2**, 45 (1939). — Witts, L. J.: (1) Lancet **1932** I, 495, 549, 601, 653. — (2) Anemias and their treatment. Lancet **1934** II.

1. Die akute Blutungsanämie.

Alder, A.: Das Problem der Erythrocytengröße. Klin. Wschr. **1938** I, 413. — Aschenbrenner, R.: Z. klin. Med. **127**, 160 (1935).

Bock, H. E.: Neue Möglichkeiten praktischer Anämiediagnostik. Münch. med. Wschr. **1934** II, 1646, 1686. — Brugsch: Fol. haemat. (Lpz.) **51**, 261 (1934). — Bürgi, E.: Das Chlorophyll als Pharmakon. Leipzig 1932.

Fecht, K. E.: Über einen Fall von sekundärer Anämie mit einem Hb-Gehalt von 7 bis 8%. Med. Klin. **1938** II, 1710. — Fontès et Thivolle: (1) Sang **4**, 658 (1930). — (2) Sang Suppl. **101**, **1939**. — (3) Sang **10**, 144, 1056 (1936). — Forsell: Acta med. scand. (Stockh.) Suppl. **101**, (1939). — Fürth, O., u. K. Singer: Leberdiät und experimentelle Anämien. Z. exper. Med. **69**, 126 (1930).

Heilmeyer, L.: Blutfarbstoffwechselstudien. IV. Mitt. Die Blutfarbstoffwechselregulation bei der akuten und chronischen Blutungsanämie, sowie bei einigen sekundären Anämien anderer Genese. Dtsch. Arch. klin. Med. **172**, 341 (1931). — Heilmeyer, L., u. W. Otto: Klinische Farbmessungen. X. Mitt.: Der Einfluß von Phenylhydrazingaben und Aderlässen auf den Blutfarbstoffwechsel mit besonderer Berücksichtigung der Harnfarbstoffausscheidung. Z. exper. Med. **77**, 144 (1931). — Heilmeyer, L., u. K. Plötner: Das Serumeisen und die Eisenmangelkrankheit. Jena. 1937. — Holler, G.: Der Aderlaß. In Handbuch der allgemeinen Hämatologie, Bd. II/2, S. 1479. (Vollst. Literatur.) Wien u. Berlin: Urban & Schwarzenberg 1934.

Korth, J.: Das Verhalten der zirkulierenden Blutmenge beim akuten schweren Blutverlust und bei seiner Behandlung. Arch. klin. Chir. **202**, 693 (1941). — Kreibig: Dtsch. med. Wschr. **1938** I, 28.

Lordkipanidze, J. G.: Volumenänderungen des zirkulierenden Blutes bei experimenteller hämorrhagischer Anämie. Volumenregulierung. Z. exper. Med. **76**, 75 (1931).

MICHELI: KNOLLS Mitteilungen für Ärzte. Jubiläumsausgabe 1936, S. 194. — MITTELSTRASS, H.: Augenstörungen infolge schwerer Abortanämien. Dtsch. med. Wschr. **1938 I**, 936. OVERHOF: Virchows Arch. **287**, 784 (1933).
POWERS, J. H., and W. P. MURPHY: The treatment of secondary anemia. J. Amer. med. Assoc. **96**, 504 (1931). — PURJËSZ, B.: Zur Frage des Fiebers bei blutenden Magen- und Duodenalgeschwüren und bei Blutverlust. Wien. Arch. inn. Med. **21**, 413 (1931).
ROBERTSON and BOCK: J. of exper. Med. **29**, 139 (1912). — RØE: Akute Blutungsanämien. Acta ophthalm. (København.) **20**, 48 (1942).
SCHIØDT: Acta med. scand. (Stockh.) Suppl. **78**, 195 (1936). — SEYDERHELM u. GREBE: Vitamine und Blut. Leipzig 1935.
TANZELLA: Riv. Clin. med. **38**, 378 (1937).
VEIL, W. H.: (1) Erg. inn. Med. **15**, 139 (1917). — (2) Klin. Wschr. **1922 II**, 2176.
WATSON, C. J.: DOWNEYS Handbook of Hematology, **35**, 2447 (1938). — WHIPPLE, ROBSCHEIT-ROBBINS and WALDEN: Amer. J. med. Sci. **179**, 628 (1930).

2. Die Hypochromanämien (Eisenmangelanämien).

Allgemeines.

ALDER, A.: Das Problem der Erythrocytengröße. Klin. Wschr. **1938 I**, 413.
BETHELL, GOLDHAMER, ISAACS and STURGIS: J. Amer. med. Assoc. **103**, Nr 11 (1934). — BÜCHMANN, P.: Die Bedeutung der Serumeisenbestimmung für die Klinik. Erg. inn. Med. **60**, 446 (1941).
CORELLI: Policlinico sez. med. **43**, 105 (1936).
DAVIDSON and FULLERTON: Edinburgh med. J. **45**, 1 (1938). — DAVIDSON, FULLERTON and CAMPBELL: Brit. med. J. **1935**, No 3891, 195. — DOMINICI, G.: Patogenesi dell' anemia ipocromica essenziale (Pathogenese der essentiellen hypochromen Anämie). Bull. schweiz. Akad. med. Wiss. **5**, 69 (1949). — DOMINICI, G. e G. OLIVA: (1) Il ricambio emoglobinico nell' anemia perniciosa in corso di trattamento organo-terapico. (Der Hämoglobinstoffwechsel bei perniziöser Anämie im Verlauf organotherapeutischer Behandlung.) Arch. Sci. med. **56**, 61 (1932). — (2) Minerva med. **1934**, 33.
FULLERTON: Brit. med. J. **1936**, No 3949, 523.
GOIDSENHOVEN VAN, HOET et LEDERER: Rev. belge Sci. méd. **10**, 177 (1938).
HEATH and PATEK: Medicine **16**, 267 (1937). — HEATH, STRAUSS and CASTLE: J. clin. Invest. **11**, 1293 (1932). — HEILMEYER, L.: Blutfarbstoffwechselstudien. IV. Mitt.: Die Blutfarbstoffwechselregulation bei der akuten und chronischen Blutungsanämien, sowie bei einigen sekundären Anämien anderer Genese. Dtsch. Arch. klin. Med. **172**, 341 (1931). — HEILMEYER, L., u. K. PLÖTNER: Das Serumeisen und die Eisenmangelkrankheit. Jena: Georg Fischer 1937. — HOESSLIN, H. O. v.: Eisenmangelversuche. Z. Biol. **18**, 612 (1882).
LEEUWEN, VAN H. C.: Die hypochrome gastrogene Anämie und die hypochrome enterogene Anämie. Klin. Wschr. **1933 I**, 698.
MACKAY: Lancet **1937 I**, 680. — MICHELI: (1) Scritti in honore Ceconi **1936**, 1243. — (2) KNOLLS Mitteilungen für Ärzte 1936, S. 194. — (3) Med. contemp. Torino **2**, 711 (1936). — MOORE, DOAN and ARROWSMITH: J. clin. Invest. **16**, 627 (1937). — MÜLLER, FR.: Eisenmangelversuche. Virchows Arch. **164**, 436 (1901).
REIMANN, F.: Die ferrosensiblen chronischen Chloranämien (Asiderosen) und die therapeutische Wirkung des Eisens bei diesen Anämien. Z. klin. Med. **126**, 7 (1933). — REIMANN, F., F. FRITSCH u. K. SCHICK: Eisenbilanzversuche bei Gesunden und bei Anämischen II. Z. klin. Med. **131**, 1 (1936). — RIVASI: Diagnost. e. tecnica Labor. **9**, 1 (1938).
SCHADT: Inaug.-Diss. Jena 1938. — SCHMEHLE u. SCHMID: Klin. Wschr. **1935 I**, 675. — SCHMIDT, M. B.: Der Einfluß eisenarmer und eisenreicher Nahrung auf Blut und Körper. Jena: Gustav Fischer 1928. — SCHULTEN, H.: Über die essentielle hypochrome Anämie und verwandte Krankheitsbilder. Erg. inn. Med. **46**, 236 (1934). — STODTMEISTER: Dtsch. med. Wschr. **1937 II**, 1681. — STODTMEISTER, R. u. P. BÜCHMANN: (1) Über essentielle Knochenmarksinsuffizienz. Klin. Wschr. **1942**, 729. — (2) Die Bedeutung des Knochenmarkbildes für die Klassifikation der Anämien und ihre Behandlung. Ther. Gegenw. **1943**, H. 2.
WATSON: DOWNEYS Handbook of Hematology, Sect. 35, 2447. 1938. — WITTS: Brit. med. J. **1931**, No 3697, 883.

a) Die chronische Blutungsanämie.

b) Die alimentäre Eisenmangelanämie.

ABBOT and AHMANN: Amer. J. Dis. Childs. **58**, 811 (1939). — ALBERS, H.: Eisen bei Mutter und Kind. Leipzig: Georg Thieme 1941.
BARASCIUTTI: Rass. Fisiopat. **10**, 577 (1938). — BENJAMIN: In PFAUNDLER-SCHLOSSMANNS Handbuch der Kinderheilkunde, Bd. I, S. 743. 1923. — BRØCHNER-MORTENSEN, K.:

(1) Nord. med. (Stockh.) **1942**, 235. — (2) Iron content of the serum in patients with hemorrhagic anemia. (Serumeisen bei Patienten mit posthämorrhagischer Anämie.) Acta med. scand. (Stockh.) **113**, 345 (1943). — BUNGE: Z. physiol. Chem. **16**, 173 (1892).

DAVIDSON, L. S. P., and G. M. M. DONALDSON: Brit. med. J. **1944**, 76. — DAVIDSON, L. S. P., G. M. M. DONALDSON, S. T. LINDSAY and J. G. McSORLEY: Nutritional iron deficiency anemia in wartime. Brit. med. J. **1943**, 95. — DAVIDSON, L. S. P., and FULLERTON: Edinburgh med. J., N. s. **45**, 1, 102, 193 (1938). — DAVIDSON, L. S. P., FULLERTON and CAMPBELL: Brit. med. J. **1935**, No 3891, 195.

ELVEHJEM, C. A., and E. B. HART: (1) J. of biol. Chem. **84** (1929). — (2) The necessity of copper as a supplement to iron for hemoglobin formation in the pig. J. of biol. Chem. **95**, 363 (1932). — EULER, H. v., u. M. MALMBERG: Einfluß der Eingaben von Ascorbinsäure und Citrin auf den Gehalt des Meerschweinchenblutes an vitalfärbbaren Erythrocyten. III. Z. physiol. Chem. **256**, 243 (1938).

FINKEL, A.: Über das cytologische Blutbild bei läusefütternden Personen. Wien. Arch. inn. Med. **25**, 49 (1934).

GLANZMANN, E.: Zur Behandlung der Kinderanämien mit askorbinsaurem Eisen. Schweiz. med. Wschr. **1937 I**, 436.

HEILMEYER, L., W. KEIDERLING u. G. STÜWE: Kupfer und Eisen als körpereigene Wirkstoffe. Jena: Gustav Fischer 1941. — HOET, VAN GOIDSENHOVEN et LEDERER: Blutungsanämie, Eisenmangel und Magensaftverhältnisse. J. belge Gastroenterol **7**, 485 (1939). LI, S. M.: Über die Pathogenese der Mehlanämie. Z. exper. Med. **112**, 127 (1943). — LINTZEL: (1) Eisengleichgewicht. Z. Biol. **89**, 342 (1929). — (2) Z. Kurortwiss. **1931**, 48. — (3) Untersuchungen über die Resorption und Assimilation des Eisens. Habil.-Schr. landwirt. Hochschule Berlin.

MACKAY: (1) Proc. roy. Soc. med. **24**, 16 (1931). — (2) Lancet **1934 II**, 1462. — (3) Lancet **1935 I**, 1431. — (4) Arch. Dis. Childh. **10**, 195 (1935). — (5) Practioner **135**, 200 (1936). — MICHELI: (1) Scritti in honore Ceconi **1936**, 1243. — (2) KNOLLS Mitteilungen für Ärzte **1936**, S. 194. — (3) Med. contemp. Torino **2**, 711 (1936). — MYERS, V. C., and H. H. BEARD: Studies in the nutritional anemia of the rat. II. J. of biol. Chem. **94**, 89 (1931).

REIHER, H.: Fol. haemat. (Lpz.) **61**, 211 (1938). — ROMINGER: (1) Mercks Jber. **50**, 34 (1937). — (2) Mschr. Kinderheilk. **68**, 156 (1937).

SCHIFF, E. H., ELIASBERG u. N. JOFFE: Kupferbehandlung der Anämie im Säuglingsalter. Klin. Wschr. **1930 II**, 2144. — SCHITTENHELM, A.: Pathogenese und Einteilung der Anämien. Verh. Kongr. inn. Med. **52**, 180 (1940). — SCHMIDT, M. B.: Der Einfluß eisenarmer und eisenreicher Nahrung auf Blut und Körper. Jena 1928. — SCHULTEN, H.: Über die essentielle hypochrome Anämie und verwandte Krankheitsbilder. Erg. inn. Med. **46**, 236 (1934). — STRAUSS: Hypochromanämie. J. clin. Invest. **1933**, 345.

TÜRK, E.: Ce-Ferro bei Kinderanämien. Med. Klin. **1938 II**, 776.

VAHLQUIST, B.: Über Eisenmangelanämie bei Kindern. Sv. Läkartidn. **1942**, 2934.

WADDEL, STEENBOCK and HART: J. of biol. Chem. **83**, 243 (1929). — WILLIAMSON: Arch. int. Med. **18**, 521 (1916). — WALTHARD: Jb. Kinderheilk. **146**, 7 (1936).

c) Die Chlorose (Bleichsucht).

ALDER, A.: Fol. haemat. (Lpz.) **52**, 384 (1934). — ALSTED, G.: Nord. med. (Stockh.) **1940**, 1338.

BECKERT, W.: Ein Beitrag zum Vorkommen der Chlorose beim männlichen Geschlecht. Münch. med. Wschr. **1938 I**, 823. — BÜRGER, M.: In SCHITTENHELMS Handbuch der Krankheiten des Blutes, Bd. II, S. 69. Berlin 1925.

CHEVALIER, P.: Presse méd. **1933**, Nr 66. — CLASSEN: Münch. med. Wschr. **1926 I**, 911. DAVIDSON, FULLERTON and CAMPBELL: Brit. med. J. **1935**, No 3891, 195. — DENECKE, G.: Dtsch. med. Wschr. **1924 I**, 902.

FIESSINGER: Presse méd. **1933**, Nr 66. — FILO: Fol. haemat. (Lpz.) **50**, 21 (1933).

GOUNELLE: Presse méd. **1935**, Nr 66. — GRAWITZ: Klinische Pathologie des Blutes. Leipzig 1911.

HAYEM: Leçons sur les maladies du sang. Paris 1900. — HEATH and PATEK: J. Amer. med. Assoc. **106**, 1463 (1936). — HEILMEYER, L.: Über die Pathogenese der echten Chlorose. Dtsch. Arch. klin. Med. **182**, 150 (1938). — HOESSLIN, v.: Münch. med. Wschr. **1926 I**, 853. — HOFFMANN, A.: Münch. med. Wschr. **1925 II**, 1630.

KEY: Wachstumskurven von Knaben und Mädchen. In TIGERSTEDTS Lehrbuch der Physiologie, Bd. II, S. 415. Leipzig 1898.

LINTZEL: Erg. Physiol. **31**, 844 (1931).

MEINERT, E.: Slg. klin. Vorträge **1895**, Nr 115/116. — MORAWITZ, P., u. G. DENECKE: Handbuch der inneren Medizin, Bd. IV/1. Berlin: Springer 1926. — MÜLLER, F.: Virchows Arch. **164**, 436 (1901).

Naegeli, O.: Blutkrankheiten und Blutdiagnostik. Berlin 1931 (ausführliche Literatur bis 1931, auf die hier verwiesen sei). — Noorden, v.: In Nothnagels Sammlung, 2. Aufl. 1912 (ausführliche ältere Literatur).
Patek s. Heath.
Rosenthal: Presse méd. **1935**, No 66.
Sahli: Klinische Untersuchungsmethoden, 7. Aufl. Leipzig: Franz Deuticke 1928. — Sankaran and Rajagopal: Indian J. med. Res. **25**, 741 (1938). — Schmidt, M. B.: Der Einfluß eisenreicher und eisenarmer Ernährung auf Blut und Körper. Jena 1928. — Skouge: Klinische und experimentelle Untersuchungen über das Serumeisen. Oslo 1939. — Stockman: Brit. med. J. **1895**, 1473. — Sundelin, G.: Nord. med. (Stockh.), **1940**, 971.

d) Die essentielle hypochrome Anämie (achylische Chloranämie).

e) Die essentielle hypochrome Schwangerschaftsanämie.

Beebe s. Wintrobe. — Bethell: Amer. med. Assoc. **107**, 564 (1936). — Bethell, Gardiner and McKinnon: Einfluß von Eisen auf Schwangerschaft. Ann. int. Med. **13**, 91 (1940). — Bethell, Goldhamer, Isaacs and Sturgis: J. Amer. med. Assoc. **103**, 797, 806 (1934). — Bode, O. B., u. H. Heyrodt: Die primäre hypochrome Anämie. Münch. med. Wschr. **1938 II**, 1306. — Bode, O. B., u. Krumm: Fol. haemat. (Lpz.) **46**, 226 (1932). — Bode, O. B., u. E. Weisswange: Die einfache achlorhydrische Anämie. Dtsch. med. Wschr. **1932 II**, 1995. — Borrow: Ann. int. Med. **7**, 1135 (1934). — Büchmann, P.: Med. Welt **1944 II**, 507. — Buinewitsch: Zbl. inn. Med. **1934**, 673. — Bunge: (1) Z. physiol. Chem. **13**, 399 (1889). — (2) Z. physiol. Chem. **16**, 173 (1892). — Burger and Witts: Guys Hosp. Rep. **84**, 14 (1934). — Bussabarger, Cuthbert and Ivy: J. Labor. a. clin. Med. **24**, 24 (1938). — Corelli: Clin. med. ital., N. s. **64**, 653 (1933).
Da Costa: Clin. Hematology II, S. 423. Philadelphia 1905. — Darby, W. J.: Oral Manifestations of Iron Deficiency. (Orale Symptome bei Eisenmangel.) J. Amer. med. Assoc. **130**, 830 (1946). — Davidson: Lancet **1931 II**, 1395. — Davidson u. Mitarb.: Brit. med. J. **1933**, No 3772, 685.— Davies u. Shelley: Lancet **1934 II**, 1094.
Einhorn: N. Y. med. J. a. med. Rec. **63**, 321 (1903).
Faber (1) Med. Klin. **1909 II**, 1310. — (2) Berl. klin. Wschr. **1913 I**, 598. — Fouts, Helmer and Zerfas: Amer. J. digest. Dis. a. Nutrit. **1**, 677 (1934). — Fullerton: Brit. med. J. **1936**, No 3949, 523.
Gerlings: Plummer-Vinson-Syndrom. Nederl. Tijdschr. Geneesk. **1940**, 1289. — Goidsenhoven, van, Hoet et Lederer: Rev. belge Sci. méd. **10**, 177 (1938).
Hallén: Acta med. scand. (Stockh.) Suppl. **90**, 398 (1937). — Hamilton, H. A., and H. P. Wright: Development of hypochromic anemia during pregnancy. Response to iron therapy. (Entwicklung hypochromer Anämie während der Schwangerschaft. Ansprechen auf Eisenbehandlung.) Lancet **1942 II**, 184. —Hartfall and Witts: Guy's Hosp. Rep. **83**, 1 (1933). — Heath: (1) Med. Clin. N. Amer. **15**, 1015 (1932). — (2) Arch. int. Med. **51**, 459 (1933). (3) Amer. J. med. Sci. **185**, 365 (1933). — Heath, Minot, Pohle and Alstedt: Amer. J. med. Sci. **195**, 281 (1938). — Heath, Strauss and Castle: J. clin. Invest. **11**, 1293 (1932). — Heilmeyer, L.: Die Behandlung eisenempfindlicher Anämien mit askorbinsaurem Eisen, zugleich ein Beitrag zum Mechanismus der Eisenwirkung und zur Frage der Eisenmangelkrankheit. Dtsch. Arch. klin. Med. **179**, 216 (1936). — Heilmeyer, L., u. H. Koch: Eisenstoffwechseluntersuchungen. I. Mitt. Dtsch. Arch. klin. Med. **185**, 89 (1939). — Heilmeyer, L., u. K. Plötner: Das Serumeisen und die Eisenmangelkrankheit. Jena: Gustav Fischer 1937.
Huwer: Z. Gynäk. **106**, 324 (1933).
Jagič, N. v., u. R. Klima: Anämien und Verdauungstrakt. I. Wien. Arch. inn. Med. **23**, 1 (1932).
Kaznelson, Reimann u. Weiner: Klin. Wschr. **1929 II**, 1071.
Lederer, J. belge Gastroenterol. **7**, 551 (1939). — Leeuwen, H. C. van: Die hypochrome gastrogene Anämie und die hypochrome enterogene Anämie. Klin. Wschr. **1933 I**, 698. — Lenhartz, H.: Diagnostische und therapeutische Erwägungen bei perniziöser Anämie. Münch. med. Wschr. **1930 I**, 669. — Lundholm: (1) Acta med. scand. (Stockh.) Suppl. **89**, 157 (1938); Suppl. **102** (1939). — (2) Hereditary hypochrom. Anemia. Monographie, Uppsala 1939 (Ges. Literatur) u. Suppl. **102** (1939).
Mahlo, A.: (1) Der Magenschleim. Stuttgart 1938. — (2) Bedingungen der Eisenresorption im Magen-Darmtractus. Fortschr. Ther. **14**, 175 (1938). — Massobrio: Arch. Sci. med. **60**, 291 (1935). — McGee and Godwin: Ann. int. Med. **11**, 1498 (1938). — Mettier, Kellog and Rinehart: Amer. J. med. Sci. **186**, 694 (1933). — Meulengracht: (1) Ugeskr. Laeg. (dän.) **1932**, 1111. Ref. Kongreßzbl. inn. Med. **69**, 383 (1933). — (2) Acta med. scand. (Stockh.) **78**, 387 (1932). — Micheli: Scritti honore ceconi **1936**, 1243. — Moore, Doan and Arrowsmith: J. clin. Invest. **16**, 626 (1937). — Morrison, Swalm and Jackson: J. Amer. med. Assoc. **109**, 108 (1937).

NAEGELI, O.: Blutkrankheiten und Blutdiagnostik. Berlin 1931.
REIMANN: Z. klin. Med. **126**, 7 (1933). — RITALA, A. M.: Untersuchungen über die Schwangerschaftsanämie. Acta obstetr. scand. (Stockh.) **23**, 533 (1943).
SCHEID: Z. Neur. **157**, 304 (1937). — SCHULTEN, H.: (1) Zur Behandlung hypochromer Anämien mit maximalen Eisendosen. Münch. med. Wschr. **1930 I**, 355. — (2) Über die essentielle hypochrome Anämie (achylische Chloranämie) und ihre Beziehungen zur perniziösen Anämie. Münch. med. Wschr. **1932 I**, 665. — (3) Über die essentielle hypochrome Anämie und verwandte Krankheitsbilder. Erg. inn. Med. **46**, 236 (1934). (Vollständige Literatur bis 1934.) — SCHULTZ, W.: Die essentielle hypochrome Anämie mit Berücksichtigung der essentiellen Schwangerschaftsanämie. Verh. dtsch. Ges. inn. Med. **47**, 327 (1935). — SINGER: Erg. inn. Med. **47**, 421 (1934). — SKOUGE, E.: Klinische und experimentelle Untersuchungen über das Serumeisen. Oslo 1939. — SPENSON: Ugeskr. Laeg. (dän.) **32**, 743 (1926). — STEINER: Z. menschl. Vererb.- u. Konstit.lehre **23**, 484 (1939). — STRAUSS: Amer. J. med. Sci. **180**, 818 (1930). — STRAUSS und CASTLE: Amer. J. med. Sci. **184**, 655, 663 (1932). — STUB: Aussprache zu ELOVUORI: Acta med. scand. (Stockh.) Suppl. **59**, 395 (1934). — SUCCHI: Riv. Clin. med. **35**, 602 (1934). — SUZMAN: Arch. int. Med. **51**, 1 (1933).
THIELE, W.: (1) Zur Pathogenese der essentiellen hypochromen Anämie. Z. klin. Med. **136**, 288 (1939). — (2) Über Anämien vom Typ der essentiellen Hypochromanämie bei Männern. Dtsch. med. Wschr. **1939 I**, 208. — THIELE, W., u. H. KÜHL: Über die essentielle hypochrome Anämie. I. Pathogenese. Klin. Wschr. **1938 II**, 1137. — II. Symptomatologie mit besonderer Berücksichtigung des PLUMMER-VINSON-Syndroms. Klin. Wschr. **1938 II**, 1191. — III. Therapie. Klin. Wschr. **1938 II**, 1219.
VAISEY: Brit. med. J. **1934**, No 3812, 143. — VANNOTTI, A., u. V. DE KALBERMATTEN: Acide para-amino-benzoique et éryteropoiese. Schweiz. Ges. für inn. Med. 15. u. 16. Mai 1943 n Aarau. Ref. Schweiz. med. Wschr. **1944**, 512. — VINSON: Minnesota Med. **1922**, 107.
WALDENSTRÖM, J.: (1) Acta med. scand. (Stockh.) Suppl. **90**, 380 (1937). — (2) Acta radiol. (Stockh.) **20**, 615 (1939). — (3) Nord. Med. Ark. (Schwed.) **1940**, 940. — WEBER and WEISSWANGE: Brit. med. J. **1933**, No 3805, 1066. — WINTROBE u. BEEBE: Medicine **12**, 187 (1933). — WITTS: (1) Guy's Hosp. Rep. **80**, 253 (1930). — (2) Guy's Hosp. Rep. **81**, 193 (1931). — (3) Brit. med. J. **1931**, 883.

f) Sekundäre Eisenmangelanämien infolge Störung der Resorption durch Erkrankung der Verdauungsorgane.

g) Die hypochrome Infekt- und Tumoranämie.

h) Die hypochrome Anämie bei der isolierten Lungenhämosiderose (Eisenlunge, pneumohämorrhagische Anämie).

i) Hypochrome Anämien ohne Eisenmangel.

ALDER, A.: Zbl. inn. Med. **1937**, 2. — ANSPACH, W. E.: Amer. J. Roentgenol. **41** (1939).
BERNING, H.: Die Eiweißmangelanämie. Klin. Wschr. **1947**, 585. — BINGOLD, K.: Schwere Anämien bei Zwerchfellhernien. Med. Klin. **1946**, 107. — BOCK, H.-E.: Über das Vorkommen makrocytärer Anämien bei Magenkarzinomen. Med. Klin. **1934 I**, 263. — BONSDORFF, B. v.: Pernicious anemia caused by Diphyllobothrium latum, in the light of recent investigations. Blood **3**, 91 (1948). — BUCHGRABER, K., u. H. F. FLEISCHHACKER: Übergang einer hypochromen Resektionsanämie in Perniziosa. Wien. Arch. inn. Med. **32**, 33 (1938). — BÜCHMANN, P.: Klin. Wschr. **1939 I**, 281. — BÜCHMANN, P., u. E. HEYL: Die Bewegung des Serumeisens bei der Grippe. Klin. Wschr. **1939 II**, 990.
CARTWRIGHT, G. E., M. A. LAURITZEN, S. HUMPHREYS, P. J. JONES and I. M. MERRIL, M. M. WINTROBE: The anemia associated with chronic infection. Science (Lancaster, Pa.) **103**, 72 (1946). — CARTWRIGHT, G. E., and M. M. WINTROBE: Chemische, klinische und immunologische Untersuchungen an den Produkten der Fraktionierung menschlichen Plasmas. XXXIX. Die Infektanämie. Untersuchungen über die Eisenbindungsfähigkeit des Serums. J. clin. Invest. **28**, 1 (1949). — CEELEN: Handbuch der speziellen pathologischen Anatomie und Histologie, Bd. 3, S. 3. Berlin: Springer 1930. — CHENEY: (1) Fol. haemat. (Lpz.) **52**, 51 (1934). — (2) Fol. haemat. (Lpz.) **56**, 28 (1936). — CHIATELLINO: Arch. ital. Mal. Appar. diger. **3**, 160 (1934). — CODOUNIS, A. D.: Syndrome of diaphragmatic hernia and anemia. (Syndrome von Zwerchfellhernie und Anämie.) Brit. med. J. **1949**, 805. — COLLINS: Lancet **1935 II**, 548. — CRUZ, W. O.: (1) Mem. Inst. Cruz. (port.) **28**, 440 (1934). — (2) Pathogenese der Ankylostoma-Anämie. II. Mem. Inst. Cruz (port.) **29**, 263 (1934).
DEMOLE, H. M.: Traitement des anémies par la caseine. Schweiz. Ges. f. inn. Med. Jverslg am 11. u. 12. Mai 1946 in Montreux. Ref. Schweiz. med. Wschr. **1946**, 615. — DREHER, M.: Veränderungen des roten Blutbildes nach Magenresektion. Z. klin. Med. **136**, 525 (1939). — DUESBERG, R.: Die Blutübertragung als parenterale Eiweißsubstitution bei

Eiweißverlust infolge Eiterung. Klin. Wschr. **1943**, 633. — DYKE, S. C., and G. E. DYAS: Anämie bei Zwerchfellhernien. Lancet **1940 I**, 119.

EIMER, K., u. H. PREIDT: Agastrische Anämie. Arch. Verdgskrkh. **51**, 145 (1932). — ERNESTENE, A. C., and F. J. McGURL: Zwerchfellhernien und Anämie. Cleveld. clin. Quart. **7**, 209 (1940).

FASIANI et CHIATELLINO: Presse méd. **1934 II**, 2080. — FIESCHI: Fol. haemat. (Lpz.) **50**, 478 (1933). — FILO, E.: Fol. haemat. (Lpz.) **50**, 21 (1933). — FONTÈS, KUNLIN et THIVOLLE: (1) C. r. Soc. Biol. Paris **120**, 1291, 1294 (1935). — (2) Sang **10**, 433 (1936). — FOUTS, HELMER and LEPKOVSKY: Proc. Soc. exper. Biol. a. Med. **40**, 4 (1939). — FOUTS, HELMER, LEPKOVSKY and JUKES: J. Nutrit. **16**, 197 (1938). — FREUDENBERG, E., and M. ESSER: Zur Pathogenese der Cooley-Anämie. Ann. Paed. **158**, 127 (1942). — FREY, E.: Schwere Anämie bei Zwerchfellhernien. Med. Klin. **1948**, 650.

GARDNER, K. D.: Zwerchfellhernien und Anämien. Amer. J. med. Sci. **185**, 561 (1933). — GARSCHE, R.: (1) Über die progrediente pneumohämorrhagische Anämie im Kindesalter. Med. Ges. Kiel, Sitzung vom 11. Dez. 1947. Ref. Dtsch. med. Rdsch. **1948**, 198. — (2) Über eine besondere Form der Blutungsanämie im Kindesalter (die sogenannte progressive pneumohämorrhagische Anämie). Dtsch. med. Rdsch. **1948**, 381. — GELLERSTEDT: Acta path. scand. (København.) **16**, 386 (1931). — GILBERT, N. C., F. L. DEY and J. E. RALL: Zwerchfellhernien und Anämien. J. Amer. med. Assoc. **132**, 132 (1946). — GLANZMANN u. WALTHARD: Mschr. Kinderheilk. **1941**, 88. — GONNERMANN, W.: Klinischer Beitrag zum Problem der hormonal bedingten Blutarmut. Dtsch. med. Wschr. **1938 II**, 1140. — GREPPI e DELEONARDI: Boll. Soc. med.-chir. Catania **3**, 110 (1935). — GUTZEIT, K.: Schwere Anämien und Systemerkrankungen des Mesenchyms beim magenlose Hund. Verh. dtsch. Ges. inn. Med. **44**, 478 (1932).

HAHN and WHIPPLE: J. of exper. Med. **69**, 315 (1939). — HANSSEN, P.: Hämosiderosis pulmonum. Acta paediatr. (Stockh.) **34**, 103 (1947). — HARRINGTON, S. W.: Zwerchfellhernien und Anämien. Surg. etc. **51**, 504 (1930). — HARTFALL: (1) Lancet **1933 I**, 74. — (2) Guy's Hosp. Rep. **84**, 448 (1934). — HAYEM: Leçons sur les maladies du sang. Paris 1900. — HEILMEYER, L., u. K. PLÖTNER: Das Serumeisen und die Eisenmangelkrankheit. Jena 1937. — HEILMEYER, L. G., STÜWE u. W. KEIDERLING: Kupfer und Eisen als körpereigene Wirkstoffe. Jena: Gustav Fischer 1941. — HELD, J. W., u. A. A. GOLDBLOOM: Zwerchfellhernien und Anämie. Rev. Gastroenterol. **3**, 291 (1936). — HEMMELER, G.: (1) L'Anémie infectieuse. Basel: Benno Schwabe & Co. 1946. — (2) Serumeisen und Eisentherapie. Schweiz. med. Wschr. **1939 I**, 316. — (3) Les rémissions spontanées des anémies. J. suisse Méd. **7**, 863 (1947). — (4) L'anémie hypochrome essentielle. (Die essentielle hypochrome Anämie). Rev. med. Suisse rom. **1945**, No 4. — (5) L'anémie hypochrome après résection d'estomac. (Die hypochrome Anämie nach Magenresektion.) Schweiz. med. Wschr. **1942 II**, 1105. — HOFF u. SAUERSTEIN: Klin. Wschr. **1936 I**, 131.

ISIZAKA, K.: Bedeutende Anämie infolge von Zwerchfellbruch. Tohoku J. exper. Med. **39**, No 4.

LARSEN: Acta med. scand. (Stockh.) **83**, 110 (1934). — LAURELL, B.: Studies on the transportation and metabolism of iron in the body. Acta Phys. scand. Vol 14, Suppl. 46 (1947). — LEVY, M. D., and L. B. DUGGAN: Zwerchfellhernien und Anämien. South Med. J. **34**, 351 (1941). — LIESCH, E.: Di un particolare aspetto (ipercromica) della anemia postemorragica acuta nella fase iniziale. (Über einen speziellen Aspekt (Hyperchromie) der akuten posthämorrhagischen Anämie in der Anfangsphase). Riv. Clin. med. **36**, 595 (1935). —

McMENEMY u. Mitarb.: Über die Behandlung der Anämie bei Unterfunktion von Hypophyse und Keimdrüsen mit Testosteron. Lancet **1947**, 631. — McRIBBIN, MADDEN, BLOCK and ELVEHJEM: Amer. J. Physiol. **128**, 102 (1939). — MEERSSEMANN, FRIESS et LEMAISTRE: Bull. Soc. méd. Hôp. Paris. III. s. **48**, 1259 (1932). — METTIER, KELLOG and PURVIANCE: J. clin. Invest. **16**, 107 (1937). — MEULENGRACHT, E.: Einfache achylische Anämie nach Gastroenterostomie und partieller Magenresektion. Ugester. haeg. (dän.) **1933**, 159 — MOLINA, R., u. P. RICO: Publ. Health. J. **11**, 49 (1935). — MONASTERIO, G.: (1) Über die agastrische Anämie. Klin. Wschr. **1939 II**, 1385. — (2) Arch. Pat. e Clin. med. **19**, H. 5 (1939). — (3) Haematologica (Pavia) **20**, 443 (1939). — MORAWITZ: Arch. Verdgskrkh. **47**, 305 (1930). — MURANYI, L. v.: Über die Frage der nach Magensekretion auftretenden Anämien, mit besonderer Berücksichtigung der VEREBÉLY-NEUBERschen „Operation". Arch. klin. Chir. **198**, 142 (1940). — MURPHY, M. P.: Zwerchfellhernien bei Anämien. Bull. New. England med. Center, Boston **4**, 7 (1942).

NAKAMURA: Zit. nach SHIMAZONO. — NITSCHKE: Unveröffentlicht.

OTTO and LANDSBERG: Amer. J. Hyg. **31**, D, 37 (1940).

PEÑA, CHAVARRIA u. ROTTER: Arch. Schiffs- u. Tropenhyg. **39**, 505 (1935). — PETRI, S., A. S. OHLSEN u. D. BØGGILD: (1) Experimentelle Untersuchungen über gastrogene Anämien (bei Hunden). III. Hosp.tid. (dän.) **1935**, 1153. — Acta med. scand. (Stockh.) **87**, 14 (1935).

Ref. Kongreßzbl. inn. Med. 84, 490 (1936). — (2) Experimentelle Untersuchungen über gastrogene Anämien bei Hunden. Fol. haemat. (Lpz.) 54, 150 (1936). Ref. Kongreßzbl. inn. Med. 85, 603 (1936). — (3) Experimentelle Untersuchungen über gastrogene Anämien bei Hunden. Acta path. scand. (København.) Suppl. 26, 190 (1936). Ref. Kongreßzbl. inn. Med. 86, 471 (1936). — (4) Experimentelle Untersuchungen über gastrogene Anämien (bei Hunden). IV. Fol. haemat. (Lpz.) 55, 161 (1936). Ref. Kongreßzbl. inn. Med. 88, 137 (1937). — (5) Experimentelle Untersuchungen über gastrogene Anämien und damit einhergehende Avitaminoseveränderungen. VII. Acta path. scand. (København.) 14, 11 (1937). Ref. Kongreßzbl. inn. Med. 91, 163 (1937).

REIMANN, F.: Die ferrosensiblen chronischen Chloranämien (Asiderosen) und die therapeutische Wirkung des Eisens bei diesen Anämien. I. Z. klin. Med. 126, 7 (1934). — RHOADS, CASTLE, PAYNE and LAWSON: (1) Medicine 13, 317 (1934). — (2) Amer. J. Hyg. 20, 291 (1934). — RIGLER u. ENEBOE: Zit. nach E. FREY, Med. Klin. 1948, 650. — RITCHEY, J. O., u. H. WINSAUER: Zwerchfellhernien und Anämie. Amer. J. med. Sci. 214, 476 (1947). — ROHR, K.: (1) Das menschliche Knochenmark. Stuttgart: Georg Thieme 1949. — (2) Maligne Knochen- und Knochenmarksneoplasien. Schweiz. med. Wschr. 1947 I, 207.

SCHAEFER, K. H.: Zur Pathogenese der Infektanämie, insbesondere ihre Beziehungen zum Eisenstoffwechsel des wachsenden Organismus. Klin. Wschr. 1940 I, 590. — SCHILLING, V.: Das Blutbild und seine klinische Verwertung, 9. u. 10. Aufl. Jena: Gustav Fischer 1933. — SCHRETZENMAYR, A.: Arch. Schiffs- u. Tropenhyg. 42, 149 (1938). — SCHRETZENMAYR, A., and R. L. LANCASTER: J. trop. Med. 41, 341 (1938). — SHIMAZONO, J.: B-Avitaminosis und Beriberi. Mit Bemerkungen zur alimentären Anämie, Veränderungen der Nervensubstanz durch Aufbrauch und zur zentralen Wirkung der Schilddrüsensubstanz usw. Erg. inn. Med. 39, 1 (1931). — SHIRO, H. S., u. J. E. BENJAMIN: Anämien bei Zwerchfellhernien. Ohio St. Med. J. 36, 164 (1940). — SILVESTRONI, E., e J. BIANCO: Influenza del propionato di testosterone e della colesterina sull ematosi. (Ricerche spermentali nel ratto albino e sull, nomo.) (Die Beeinflussung von Blutkrankheiten durch Testosteronpropionat und durch Cholesterin.) Policlinico sez. med. 48, 381 (1941). — SKOUGE, E.: Klinische und experimentelle Untersuchungen über das Serumeisen. Oslo 1939. — STODTMEISTER, R., u. P. BÜCHMANN: Über hypochrome Verlaufsformen bei Eisenmangelanämie. Dtsch. Arch. klin. Med. 193, 398 (1948). — STODTMEISTER, R., u. R. HOCK: Blutbildung und Vitamine. — Erg. inn. Med. 62, 239 (1942). — STRAUSS: Hypochrome Anämie nach Magenresektion beim Hund. Arch. klin. Chir. 199, 139 (1940).

TRONCHETTI, F.: Giorn. Clin. med. 21, 1124 (1940).

VAUGHAN, J.: Anämie bei Trauma und Sepsis. Brit. med. J. 1948 I, 35. — VEIL, W. H.: Der Rheumatismus. Stuttgart: Ferdinand Enke 1939. — VIRCHOW, R.: Krankhafte Geschwülste, Bd. 2.

WATKINSON, G.: Hypopituitarism, hypogonadism and anemie. (Hypophysen- und Keimdrüsenunterfunktion und Anämie.) Lancet 1947 I, No 6454, 631. — WILLISON: J. Labor. a. clin. Med. 24, 383 (1939). — WITTS: Simple achlorhydric anemia. (Die essentielle hypochrome Anämie.) Guy's Hosp. Rep. 80, 253 (1930); 81, 205 (1931). — WOHLFEIL: Zbl. Bakter. I Orig. 139, 417 (1937). — WOLF, H. J., u. W. STICH: Magencarcinom und makrocytäre Anämie. Verh. dtsch. Ges. inn. Med. 51, 411 (1939).

Die Eisentherapie und verwandte antianämische Mittel.

AUERSPERG: Wien. med. Wschr. 1932 I, 334.

BEARD, H. H., and V. MYERS: Studies in the nutritional anemia of the rat. I u. II. J. of biol Chem. 94, 71, 89 (1931). — BEILICKE, G.: Über die Wirkung von Eisen (Ceferro) auf Blut und Knochenmark von Kaninchen. Arch. exper. Path. u. Pharmakol. 189, 298 (1938). — BELONOGOWA, N. S.: Dtsch. Arch. klin. Med. 162, 297 (1928). — BERK, L., J. H. BUCHENAL and W. B. CASTLE: Erythropoietic effect of cobalt in patients with or without anemia. New England J. Med. 240, 754 (1949). — BÜCHMANN, P.: (1) Die Bedeutung der Serumeisenbestimmung für die Klinik. Erg. inn. Med. 60, 446 (1941). — (2) Eisenresorption und Klinik. Erg. inn. Med. 64, 505 (1944). — BÜCHMANN, P., u. L. KOHLER: Über die intravenöse Eisentherapie bei Anämien. Klin. Wschr. 1942 II, 645. — BUERGI: Das Chlorophyll als Pharmakon. Leipzig 1932.

ENGEL, M. H.: Klinische Erfahrungen mit dem intravenös-injizierbaren Ferronascin „Roche". Schweiz. med. Wschr. 1946, 1079.

FEIL, H.: Die Eisen-Medikation mit Ferro-Redoxon-Roche. Schweiz. med. Wschr. 1942 II, 1121. — FLEISCHHACKER u. SCHÜRER-WALDHEIM: Wien. klin. Wschr. 1938 I, 1. — FRESENIUS u. HAARDUDER: Klin. Wschr. 1929 I, 69.

GITTER, A., u. L. HEILMEYER: Klinische Farbmessungen. XI. Mitt.: Der Einfluß parenteraler Gaben von Hämoglobin und Hämoglobinabbauprodukten auf den Blutfarbstoff-

wechsel mit besonderer Berücksichtigung der Harnfarbstoffausscheidung. Z. exper. Med. 77, 594 (1931). — GOETSCH-TOMPKINS, A., C. V. MOORE and V. MINICH: Die Wirkung massiger intravenöser Eisendosen bei Kranken mit hypochromer Anämie. Blood 1, 129 (1946). —
HANDOVSKY, H.: Über die Behandlung von Anämien mit Kupfer, über eine Methode zum quantitativen Vergleich antianämischer Heilmittel und über ein neues Kupfereiseneiweißpräparat. Klin. Wschr. 1932 I, 981. — HEATH, C. W.: Arch. int. Med. 51, 459 (1933). — HEATH, STRAUSS and CASTLE: J. clin. Invest. 11, 1293 (1932). — HEILMEYER, L., u. GITTER: Z. exper. Med. 77, 594 (1931). — HEILMEYER, L., u. H. KOCH: Eisenstoffwechseluntersuchungen. Dtsch. Arch. klin. Med. 185, 89 (1939). — HEILMEYER, L., u. K. PLÖTNER: Das Serumeisen und die Eisenmangelkrankheit. Jena: Gustav Fischer 1937. — HEILMEYER, L., G. STÜWE u. W. KEIDERLING: Kupfer und Eisen als körpereigene Wirkstoffe. Jena: Gustav Fischer 1941. — HEMMELER, G.: Serumeisen und Eisentherapie. Schweiz. med. Wschr. 1939 I, 316. — HEUBNER, W.: (1) Ther. Mh. 1912, 44. — (2) Klin. Wschr. 1926 I, 588. — (3) Z. Bäderkde 1926, 2. — (4) Z. ärztl. Fortbildg 23, 655 (1926). — HEUBNER, KIESE u. TAUSCHWITZ: Bemerkungen zur Eisentherapie. Schweiz. med. Wschr. 1943, Nr 39. — HITTMAIR, A.: Über Eisenmangelanämien und ihre Behandlung. Klin. Med. 1948, 970.

JASIŃSKI, B.: Resorptionskurven nach peroraler Eisenbelastung mit Ferronicum. Schweiz. med. Wschr. 80, 59 (1950).

KOTTLOS u. KERNER: Med. Klin. 1931 I, 327.

LEDERER, J.: Ferro-Eisenpräp. Erhöhung der Serumeisens. Bull. Soc. belge. Cardiol. 6, 327 (1939). — LEDERER, J., u. M. RENAER: La thérapeutique martial parentérale par le cacodylette ferrique. (Die parenterale Eisentherapie mit Eisen-Kakodylaten.) Schweiz. med. Wschr. 1947, 1061. — LINTZEL, W.: (1) Untersuchungen über die Resorption und Assimilation des Eisens. Habil.-Schr. Landwirtsch. Hochschule Berlin 1936. — (2) Z. Kurortwiss. 1, 48 (1931). — (3) Zum Nachweis der Resorption des Nahrungseisens als Ferroion. Biochem. Z. 263, 173 (1933). — LÜDIN, H.: Klinische Erfahrungen mit oraler Applikation von zwei organischen Eisenpräparaten. Schweiz. med. Wschr. 1949, Nr 12.

McCANCE and WIDDOWSON: Lancet 1937 II, 680. — MINOT and HEATH: Trans. Assoc. Amer. Physicians. 46, 290 (1931). — MITCHEL, H. S., and L. MILLER: Studies in nutritional anemia. Quantitave variations in iron, copper and manganese supplements. J. of biol. Chem. 92, 421 (1931). — MOORE, DOAN and ARROWSMITH: J. clin. Invest. 16, 613 (1937). — MORAWITZ u. DENECKE: Blut- und Blutkrankheiten. In BERGMANN-STAEHELINS Handbuch der inneren Medizin, 2. Aufl. 1926.

NAEGELI, O.: Blutkrankheiten und Blutdiagnostik, 5. Aufl. Berlin: Springer 1931.

PATEK and MINOT: Amer. J. med. Sci. 188, 206 (1934). — PERAGALLO u. FIORI: Z. Vitaminforschg 8, 132 (1938).

REIMANN, F., F. FRITSCH u. K. SCHICK: Eisenbilanzversuche bei Gesunden und bei Anämischen. Z. klin. Med. 131, 1 (1936). — ROBINSON, J. C., G. W. JAMES and R. M. KARK: New England J. Med. 240, 749 (1949). — ROTH, F.: Beitrag zur Frage der antianämischen Wirkung des Kupfers. Med. Klin. 1936 II, 1046.

SCHADT: Inaug.-Diss. Jena 1938. — SCHAEFER: Klin. Wschr. 1940 I, 590. — SCHIFF, E. H., ELIASBERG u. N. JOFFE: Kupferbehandlung der Anämie im Säuglingsalter. Klin. Wschr. 1930 II, 2144. — SCHULTE, ELVEHJEM and HART: J. of biol. Chem. 116, 93 (1936). — SCHULTEN, H.: Lehrbuch der klinischen Hämatologie. Leipzig 1933. — SEYDERHELM, R., u. GREBE: Vitamine und Blut. Leipzig 1935. — SEYDERHELM u. TAMMANN: (1) Z. exper. Med. 57, 641 (1927). — (2) Z. exper. Med. 66, 557 (1929). — SKOUGE, E.: Klinische und experimentelle Untersuchungen über das Serumeisen. Oslo 1939. — SLACK, H. G. B., and J. F. WILKINSON: Intravenöse Anämiebehandlung mit einem Eisen-Rohrzucker-Präparat. Lancet 1949, No 6540, 11. — SOTGIU: Vitamin C und Eisenmangel. Atti Soc. med.-chir. Padova II. 17, 472 (1934). — STARKENSTEIN, E.: Handbuch der allgemeinen Hämatologie, Bd. II/2, S. 1357. Wien u. Berlin: Urban & Schwarzenberg 1934. — STODTMEISTE, R., u. P. BÜCHMANN: (1) Indikation und Gestaltung der Eisentherapie. Fortschr. Ther. 19, H. 9—12 (1943). — (2) Wirkungsweise des Eisens. Dtsch. med. Wschr. 1943, 298. — STRAUB, W., u. K. STEFÁNSSON: Über akute Ferro-Eisenwirkungen. Arch. exper. Path. u. Pharmakol. 194, 269 (1940). — STRAUSS, M. B., and W. B. CASTLE: Studies on anemia in pregnancy. Amer. J. med. Sci. 184, 655, 663 (1932); 185, 539 (1933).

THEDERING, F., u. R. GROSS: Fortschritte mit der intravenösen Eisentherapie. Z. inn. Med. 1949, 634. — THOENES u. ASCHAFFENBURG: Abh. Kinderheilk. 35, 1 (1934).

UNDERHILL, F. A., J. M. ORTEN and R. C. LEWIS: The inability of metals other than copper to supplement iron in curing the nutritional anemia of rats. J. of biol. Chem. 91, 13 (1931).

VERZÁR u. ZIH: Biochem. Z. 105, 388 (1929). — VUILLEUMIER, P.: Über die parenterale Eisentherapie der Anämien. Schweiz. med. Wschr. 1946, 50.

WADDELL, STEENBOCK, ELVEHJEM and HART: J. of biol. Chem. **83**, 251 (1929). — WEISSBECKER, L.: Kobalt als Pharmacon und Spurenelement. Med. Habil.-Schrift. Freiburg 1949. — WEISSBECKER, L.: Die Kobalttherapie. Dtsch. med. Wschr. **1950**, 118. — WICHELS, P.: Eisen und Blutbildung. Verh. dtsch. Ges. inn. Med. **45**, 356 (1933). — WICHELS, P., u. I. HÖFER: Blutbildungsstudien. I. Arsen und Blutbildung. Klin. Wschr. **1933 I**, 591. — WHIPPLE and HAHN: Amer. J. med. Sci. **191**, 24 (1936). — WHIPPLE and ROBSCHEIT-ROBBINS: Amer. J. med. Sci. **191**, 11 (1936). — WILLISON: J. Labor. clin. Med. **24**, 383 (1939). — WOHLFEIL: Zbl. Bakter. I. Org. **139**, 417 (1937).

3. Die megaloblastischen Anämien.

a) Die kryptogenetische perniziöse Anämie (Morbus Biermer-Addison).

Geschichtliches und Definition.

ADDISON: London med. Gaz., March. 1849.
BIERMER: Korresp.bl. Schweiz. Ärzte 1872.
CASTLE: Amer. J. med. Sci. **178**, 748, 764 (1929).
LEBERT: Handbuch der allgemeinen Pathologie und Therapie. Tübingen 1876.
MINOT and MURPHY: (1) J. Amer. med. Assoc. **86**, 470 (1926). — (2) J. Amer. med. Assoc. **89**, 759 (1927). — (3) Brit. med. J. **1927**, 674.
NAEGELI, O.: Blutkrankheiten und Blutdiagnostik. Berlin: Springer 1931.

Vorkommen und Häufigkeit.

BENJAMIN, B.: Infantile Form der perniciösen Anämie. Amer. J. Dis. Childr. **75**, 143 (1948).
DEBRÉ, MARIE, LAMY et LEDOUX-LEBARD: 6jähriges Kind mit perniciöser Anämie. Bull. Soc. méd. Hôp. Paris, III. s. **55**, 1286 (1939).
FRIEDLÄNDER: Amer. J. med. Sci. **187**, 634 (1934).
GIUNDINI, R.: Die perniciöse Anämie bei Kindern. Riv. Clin. pediatr. **44**, 207 (1946).
HIRSCH, F.: Med. Klin. **1927 II**, 1932.
ISELI: Fol. haemat. (Lpz.) **51**, 223 (1934).
KOMIYA: Fol. haemat. (Lpz.) **51**, 223 (1934).
LAZARUS: NOTHNAGELS spezielle Pathologie und Therapie (gemeinsam mit NAEGELI). Wien u. Leipzig 1909 u. 1913.
MEULENGRACHT: Zit. nach SCHAUMANN. — MORAWITZ u. DENECKE: Blut- und Blutkrankheiten. In BERGMANN-STAEHELINS Handbuch der inneren Medizin, 2. Aufl. 1926. — MUSSER und WINTROBE: Diseases of the blood. In Tices practice of medicine. Hagerstown (USA.) 1936.
ROTH: Fol. haemat. (Lpz.) **35**, 257 (1927).
SCHAUMANN u. SALTZMANN: SCHITTENHELMS Handbuch der Krankheiten des Blutes, Bd. II, S. 100. 1925. — SCHEIDEL, H.: Über das Vorkommen, die Ätiologie, die Symptomatologie und den Verlauf der perniziösen Anämie. Münch. med. Wschr. **1933 I**, 302. — SCHILLING, V.: (1) Fol. haemat. (Lpz.) **13**, 492 (1912). — (2) Med. Klin. **1927 I**, 427, 467 (Umfrage). — SCHNEIDERBAUR, A.: Perniziöse Myelose und Vitamin B_1 (Aneurin). Z. klin. Med. **141**, 745 (1942). — STUB, O.: Acta med. scand. (Stockh.) **81**, 535 (1934).
TICHTER: Inaug.-Diss. Berlin 1927.
VECCHIO, F.: L'anemia perniciosa nell'infanzia. (Die BIERMERsche Anämie im Kindesalter.) Haematologica (Pavia) **24**, 815 (1942).
WAAGSTEIN, P. H. D.: A case of pernicious form anemia in a child nineteen months old. Acta med. scand. (Stockh.) **131**, 547 (1948). — WENDT, S.: Seasonal variations in the occurence of pernicious anemia. (Saisonabhängige Schwankungen im Vorkommen der perniziösen Anämie.) Acta med. scand. (Stockh.) **112**, 188 (1942).
ZIEMANN: (1) Berl. Hämatol. Ges. Mai/Juli 1911. — (2) Fol. haemat. (Lpz.) **11**, 370 (1911). Zit. nach SCHAUMANN.

Das klinische Bild.
(Allgemeinbild und Erscheinungen am Verdauungsapparat.)

ALSTED: Freie HCl im Magensaft. Acta med. scand. (Stockh.) **82**, 288 (1934).
BIERMER: Korresp.bl. Schweiz. Ärzte. 1872. — BIGG: Perniciosa. Ann. int. Med. **14**, 277 (1940). — BINGOLD, K.: (1) Z. klin. Med. **97**, 257 (1923). — (2) Zur Frage der Giftwirkung bei der perniziösen Anämie. Dtsch. med. Wschr. **1938 I**, 527. — BOCK, H. E.: Das Hämomyelogramm. Klin. Wschr. **1939 II**, 1565. — BRUGSCH, TH., u. PAPPENHEIM: Spezielle Pathologie und Therapie: Die Anämien. In KRAUS-BRUGSCH, Bd. VIII. Berlin-Wilmersdorf 1920. — BULLO e POLI: Riv. Clin. med. **37**, 139 (1936).

CABOT: (1) Boston med. J. 1896. — (2) Boston med. J. 1900. — (3) J. of med. Res. 1905, 15. — CASTLE, HEATH and STRAUSS: Amer. J. med. Sci. 182, 741 (1931). — CHENEY and NIEMAND: Arch. int. Med. 49, 925 (1932). — CORELLI: Leberextrakt und Magensekretion. Arch. ital. Mal. Appar. diger. 5, 925 (1932).

DOMARUS, A. v.: Über die Senkungsreaktion. 2. Hämatologentagg. Pyrmont 1939. — DONATH, F.: Über die Galaktoseprobe bei der perniziösen Anämie. Klin. Wschr. 1932 II, 1380. — DUESBERG: (1) Arch. exper. Path. u. Pharmakol. 162, 280 (1931). — (2) Arch. exper. Path. u. Pharmakol. 174, 305 (1934).

FABER, K.: (1) Z. klin. Med. 40 (1900). — (2) Z. klin. Med. 66 (1908). — FIESCHI, A., u. G. ASTALDI: (1) Untersuchungen in vitro und in vivo über die der Lebertherapie folgende Retikulocytenkrise im Knochenmark der perniciösen Anämie. 2. Tagg der Schweiz. Hämatolog. Ges. 2. Mai 1948. Ref. Schweiz. med. Wschr. 1948, 386. — (2) Semeiologia del midollo osseo. Pavia: Bianchi 1938. — FINNLY: Amer. int. Med. 12, 1521 (1939). — FODOR u. KUNOS: Fol. haemat. (Lpz.) 46, 93 (1931).

HADEN, R. L.: Pernicious anemia from Addison to folic acid. Blood 3, 22 (1948). — HARING, W.: (1) Die Magenschleimhaut bei der konstitutionellen Achylie mit hyperchromer Blutbildung. Dtsch. med. Wschr. 1938 II, 1760. — (2) Perniziöse Anämie und Magencarcinom, Stadien der chronischen Gastritis. Klin. Wschr. 1938 II, 1586. — (3) Gutartige Magengeschwülste bei perniziöser Anämie. Münch. med. Wschr. 1938 II, 1544. — HARTFALL: GUYS Hosp. Rep. 83, 37 (1933). — HEILMEYER, L.: Dtsch. Arch. klin. Med. 148, 273 (1925). — HEILMEYER, L., u. K. PLÖTNER: Das Serumeisen und die Eisenmangelkrankheit. Jena 1937. — HELMER, FOUTS and ZERFAS: J. clin. Invest. 11, 1129 (1932). — HEMMELER, G.: (1) La résorption du fer dans l'anémie pernicieuse. Schweiz. Ges. für inn. Med. 10. Jverslg 9./10. Mai 1942. Ref. Schweiz. med. Wschr. 1942, 1361. — (2) La résorption du fer dans l'anémie pernicieuse. (Die Resorption des Eisens bei perniziöser Anämie. Helvet. med. Acta 10, 23 (1943). — HUNTER: (1) Lancet 1888 I, 555, 608. — (2) Severest anemias, Bd. I. London 1909. — (3) Brit. med. J. 1922, No 3191, 421.

ISAACS, R.: (1) Amer. J. med. Sci. 178, 500 (1929). — (2) Diagnosis and treatment of pernicious anemia. Indian State med. J. 39, 607 (1939).

JONES: Amer. J. med. Sci. 195, 150 (1938). — JONES, BENEDICT and HAMPTON: Amer. J. med. Sci. 190, 596 (1935).

KARCZAG: Verdauungssäfte und Blutbildung. Budapest 1939.

LASCH, F.: Über Beingeschwüre bei perniziöser Anämie. Dtsch. med. Wschr. 1939 I, 377. — LÜHR, K., u. M. GÜLZOW: Gastritisbefunde bei der Achylia perniciosa. Dtsch. Arch. klin. Med. 182, 327 (1938).

MESCHEDE, K.: Über das Verhalten der Fermente in anaziden Magensäften. Arch. Verdgskrkh. 61, 318 (1937).

NAEGELI, O.: Blutkrankheiten und Blutdiagnostik, 5. Aufl. Berlin: Springer 1931. — NEUBURGER, J.: Pankreas und Lebergallensystem in der Pathogenese der Anaemia perniciosa. Z. klin. Med. 121, 688 (1932).

PAPE, R.: Morphologische und funktionelle Röntgenbefunde am Magen-Darmtrakt bei perniziöser Anämie. Wien. Arch. inn. Med. 26, 161 (1932). — PAPPENHEIM: Zit. nach BRUGSCH u. PAPPENHEIM.

REIS, VAN DER: (1) Z. exper. Med. 35, 295 (1923). — (2) Arch. Verdgskrkh. 43, 534 (1928). — RENCKI, R.: Anaemia perniciosa Biermeri. Polsk. Arch. Med. wewn. 11, 605. Ref. Kongreßzbl. inn. Med. 72, 723 (1933). — RICCIUTI, M.: Contributo clinico allo studio dell'anemia perniciosa. Studio della funzionalita epatica negli anemici perniciosi. (Klinischer Beitrag zur Kenntnis der Perniciosa. Untersuchung über die Leberfunktion bei perniziöser Anämie.) Policlinico sez. med. 49, 8 (1942). — ROZENDAAL and WASHBURN: Ann. int. Med. 11, 1834 (1938).

SCHEIDEL, H.: Über das Vorkommen, die Ätiologie, die Symptomatologie und den Verlauf der perniziösen Anämie. Münch. med. Wschr. 1933 I, 302. — SCHINDLER u. SERBY: Gastroskopische Befunde. Arch. int. med. 63, 334 (1939). — SCHUMM: Z. physiol. Chem. 87, 97, 171 (1932). — SEYDERHELM, R.: Die Pathogenese der perniziösen Anämie. Erg. inn. Med. 21, 361 (1922). — SIMONS u. BIELSCHOWSKY: Z. Neur. 52, 664, 667 (1929). — SINGER: Wien. klin. Wschr. 1932 II, 1256. — STEPHAN, R.: (1) Münch. med. Wschr. 1925 I, 628. — (2) Med. Klin. 1926 I, 679. — (3) Symptomatische Polyglobulie und Lebersubstanztherapie. Klin. Wschr. 1930 I, 1068. — STURGIS: Ann. int. med. 10, 283 (1936).

THIELE, W.: Perniziöse Anämie und Magencarcinom. Stadien der chronischen Gastritis. Klin. Wschr. 1938 II, 1586.

VELDE, G.: Die Beziehungen zwischen perniziöser Anämie, Magenpolypen und Magencarcinom. Z. klin. Med. 134, 653 (1938).

WASHBURN and ROZENDAAL: Ann. int. Med. 11, 2172 (1938). — WEINBERG, F.: (1) Dtsch. Arch. klin. Med. 126, 447 (1918). — (2) Z. angew. Anat. 6, 289 (1920). — (3) Münch. med. Wschr. 1925 I, 165. — WILKINSON: Quart. J. Med. 1, 361 (1932). — WOLF, K., u.

F. Reimann: Analyse eines Falles von perniziöser Anämie mit erhaltener Salzsäuresekretion und mit Vorhandensein des Castleschen Fermentes („intrinsic factor") im Magen. Z. klin. Med. 130, 789 (1936).
Ziegler: Dtsch. Arch. klin. Med. 99, 1910.

Perniziöse Anämie: Erscheinungen am Nervensystem.

Ahrens: Arch. of Neur. 28, 92 (1932).
Barker, L. F.: South. med. J. 25, 687 (1932). — Baserga, A.: Haematologica (Pavia) 17, 603 (1936). — Bodechtel, G.: (1) Z. Neur. 137, 104 (1931). — (2) Ther. Gegenw. 10, 1 (1938). — Bremer, F. W.: (1) Über Frühfälle funikulärer Spinalerkrankung und ihre Beziehung zur perniziösen Anämie. Verh. dtsch. Ges. inn. Med. 42, 517 (1930). — (2) Zentralnervensystem und perniziöse Anämie. Erg. inn. Med. 41, 143 (1931). — Büssow, H.: Über paranoid-halluzinatorische Psychosen bei perniziöser Anämie. Nervenarzt 13, 49 (1940). — de Busscher, I.: J. belge Neur. 33, 625 (1933).
Cosak: Z. Neur. 1935, 145.
Delbeke et van Bogaert: Ann. Méd. 34, 42, 384 (1933).
Foerster, Hofheinz u. Guttmann: Z. Neur. 147, 161 (1933).
Geluchten, van: Bull. Acad. Méd. Belg., V. s. 14, 612 (1934). — Goldkuhl: Acta psychiatr. (Københ.) 9, 29 (1934). — Guillain, Lereboullet et Auzépy: Bull. Soc. méd. Hôp. Paris, III. s. 54, 1449 (1938).
Hackfield: J. nerv. Dis. 76, 31 (1932). — Halouet, P. J., u. K. A. J. Jarvinen: Über das Auftreten neuropathischer Arthropathien bei perniziöser Anämie. Ann. Rheum. Dis. 7, 152 (1948). — Henneberg: (1) Arch. f. Psychiatr. 40, 224 (1905). — (2) Klin. Wschr. 1924 I, 970. — (3) Zbl. Neur. 36, 257 (1924). — Hoff, F.: Umfrage Heilmeyer. Med. Klin. 1938 I, 293. — Holst, P. F.: Strangerkrankung des Rückenmarks und perniziöse Anämie. Norsk. Mag. Laegevidensk. 94, 953 (1933). Ref. Kongreßzbl. inn. Med. 73, 217 (1934). — Hübner u. Müller-Hess: Arch. f. Psychiatr. 99, 325 (1933).
Illing, E.: Funikuläre Spinalerkrankungen. Erg. inn. Med. 48, 340 (1935).
Kampmeier and Jones: Amer. J. med. Sci. 195, 633 (1938).
Lichtheim: Zbl. Path. 1, 20 (1890).
Meulengracht: Zit. nach Schaumann u. Saltzmann. Schittenhelms Handbuch der Krankheiten des Blutes, Bd. II, S. 100. 1925. — Morawitz u. Denecke: Blut und Blutkrankheiten. In Bergmann-Staehelins Handbuch der inneren Medizin, 2. Aufl. 1926.
Nonne, M.: (1) Arch. f. Psychiatr. 25, 421 (1893). — (2) Dtsch. Z. Nervenheilk. 14, 192 (1899). — (3) Z. Neur. 161, 221 (1938).
Olkon: J. nerv. Dis. 77, 256 (1933).
Ritter, R.: Häufigkeit der funikulären Myelose bei Morbus Biermer und ihre Beeinflußbarkeit durch Leber. Diss. med. Hamburg 1931. — Rundles, R. W.: Prognose der neurologischen Erscheinungen der perniziösen Anämie. Blood 1, 209 (1946).
Scheer, van der u. Kock: Acta psychiatr. (Københ.) 13, 61 (1938). — Schröder, P.: (1) Mschr. Psychiatr. 35, 543 (1914). — (2) Dtsch. med. Wschr. 1923 I, 144. — Spielmeyer: Histopathologie des Nervensystems. Berlin 1922. — Strauss, A.: Pseudoparalytisches Syndrom bei Biermerscher Anämie und Endocarditis lenta. Nervenarzt 5, 350 (1932).
Turner and J. W. Aldren: Optic atrophy associated with pernicious anemia. (Sehnervenatrophie bei perniziöser Anämie.) Brain 63, 225 (1940).
Urdapilleta, Diaz, Lopez and Morales: Ann. int. Med. 2, 579 (1933).

Perniziöse Anämie: Die Störungen im Blutsystem. Verschiedenheit des klinischen Bildes. — Frühfälle und Blutkrisen. — Verlauf unbehandelter Fälle.

Adler, A., u. L. Schiff: Dtsch. Arch. klin. Med. 161, 282 (1928). — Ashby: J. of exper. Med. 23, 577 (1922). — Askanazy: Handbuch der speziellen pathologischen Anatomie und Histologie, Bd. I/2, S. 922. 1927.
Bergh, Hijmans van den: Siehe Hijmans van den Bergh. — Berlin, R.: Acta med. scand. (Stockh.) 98, 425 (1939). — Bingold, K.: Die Frage der Giftwirkung bei der perniziösen Anämie. Dtsch. med. Wschr. 1938 I, 527. — Brulé, M., Laudat et E. Gilbrin: Dosage des lipides sanguins dans un cas d' anémie biermérienne. (Bestimmung der Blutlipoide bei einem Fall von Biermerscher Anämie.) Bull. Soc. méd. Hôp. Paris, III. s. 58, 431 (1943).— Buding, A.: Ein Beitrag zur Therapie der leberrefraktären perniziösen Anämie. Dtsch. med. Wschr. 1941 I, 591. — Büchmann, P.: Erg. inn. Med. 60, 446 (1941).
Castle and Minot: Oxford Medicine 2, 589 (1936). — Conte-Marotta, R.: La protrombinemia nell' anemia perniciosa. (Prothrombinämie bei perniziöser Anämie.) Boll. Soc. Biol. sper. 16, 780 (1941). — Cooke: J. Labor. a. clin. Med. 19, 453 (1937). — Cotti: Giorn. Clin. Med. 21, 548 (1940). — Curschmann, H.: Über maximal erhöhte Hyperchromasie bei Biermerscher Anämie. Med. Klin. 1939 I, 203.

DALAND, G. A., C. W. HEATH and G. R. MINOT: Differenzierung der perniziösen Anämie und anderer makrocytärer Anämien durch Bestimmung des Erythrocytendurchmessers. Blood 1, 67 (1946). — DAMBLÉ, K.: Über die Atmung der roten Blutkörperchen bei Anämie. I. u. II. Mitt. Z. exper. Med. 86, 595, 608 (1933). — DERRA, E.: Münch. med. Wschr. 1928 II, 1494. — DEUTSCH, W., u. E. WAGENFELD: Zur Pathogenese der Anaemia perniciosa. Dtsch. Arch. klin. Med. 171, 73 (1931). — DUESBERG: (1) Arch. exper. Path. u. Pharmakol. 162, 280 (1931). — (2) Arch. exper. Path. u. Pharmakol. 174, 305 (1934).

EILERS, TH.: Der latente Erythrocytenumsatz. Klin. Wschr. 1949, 29. — ÉMILE-WEIL, ISCH-WALL et PERLES: Presse méd. 1938 II, 1707. — EPPINGER, H.: Die hepato-lienalen Erkrankungen. Berlin 1920. — EPPINGER, H., u. D. CHARNASS: Z. klin. Med. 78, 387 (1913). — ERLSBACHER, O., u. F. KINDERMANN: Die Saponinresistenz der Erythrocyten bei der Anaemia perniciosa. Z. exper. Med. 75, 454 (1931). — ESKOLA, O.: Urobilinausscheidung bei perniziöser Anämie. Ann. Med. int. Fenniae 1, 37 (1948). Ref. Ars med. 38, 451 (1948).

FIESCHI, A., e G. ASTALDI: La cultura in vitro del midollo osseo. Pavia 1946. — FILO: Fol. haemat. (Lpz.) 44, 368 (1931). — FONTÈS et THIVOLLE: C. r. Acad. Sci. Paris 191, 1395 (1930).

GANTENBERG, R.: Die Serumlipoide bei Anämien. Verh. dtsch. Ges. inn. Med. 45, 362 (1933). — GREPPI, E.: Arch. Pat. e Clin. med. 6, 604 (1928). — GRIESBACH, W.: Handbuch der normalen und pathologischen Physiologie, Bd. VI/2, S. 690. Berlin: Springer 1928.

HAENEL, U.: Perniziöse Anämie bei Mangelernährung. Schweiz. med. Wschr. 1948, 1101. — HEILMEYER, L.: (1) Blutfarbstoffwechselstudien. IV. Mitt. Dtsch. Arch. klin. Med. 173, 128 (1932). — (2) Die Sphärocytose als Ausdruck einer pathologischen Funktion der Milz. Dtsch. Arch. klin. Med. 179, 293 (1936). — HENNING, N., u. H. KEILHACK: Die Ergebnisse der Sternalpunktion. Erg. inn. Med. 56, 372 (1939). — HIJMANS VAN DEN BERGH, A. A.: Der Gallenfarbstoff im Blut, 2. Aufl. Leiden 1928. — HIRSCHFELD u. KLEMPERER: Ther. Gegenw. 54, 385 (1913). — HUNTER: Lancet 1888, 555, 608.

JEDLIČKA: Fol. haemat. (Lpz.) 42, 359 (1928).

KIRK, E.: (1) Acta med. scand. (Stockh.) 95, 80 (1938). — (2) Amer. J. med. Sci. 196, 648 (1938). — KLAN: Fol. haemat. (Lpz.) 47, 145 (1932). — KOLLER, F.: (1) Dtsch. Arch. klin. Med. 153, 106 (1926). — (2) Die Erythropoese bei der perniziösen Anämie mit besonderer Berücksichtigung der quantitativen Verhältnisse. Dtsch. Arch. klin. Med. 184, 568 (1939).

DE LANGEN, C. D.: Porphyrin in pernicious anemia. Acta haemat. 1, 93 (1948). — LEWIS, H. D., M. D. ALTSCHULE and M. TAYLOR: Blood carbonic anhydrase activity in anemia, with a note on polycythemia vera. Blood 4, 442 (1949)

MAZZA e PENATI: Arch. di Sci. biol. 23, 443 (1937). — MORAWITZ, P.: Dtsch. Arch. klin. Med. 159, 85 (1928). — MOESCHLIN, S.: Über eine besondere Form der Perniciosa mit erniedrigter osmotischer Resistenz und über das Auftreten einkörniger Pseudoretikulocyten bei hämolytischen Anämien. Fol. haemat. (Lpz.) 66, 308 (1942). — MOISE: Ann. Med. nav. e colon. 38, 385 (1932). — MÜLLER, O.: Die feinsten Blutgefäße des Menschen in gesunden und kranken Tagen, 2. Aufl. Stuttgart: Ferdinand Enke 1937. — MURPHY, MONROE and FITZ: J. Amer. med. Assoc. 88, 1211 (1927).

NORDENSON: Studies on bone marrow from sternal puncture. Stockholm 1935.

PEABODY: Amer. J. Path. 3, 179 (1927). — PENATI e SAITA: Arch. Sci. med. 65, 790 (1938). — PONDER and RHOADS: Proc. Soc. exper. Biol. a. Med. 38, 540 (1938).

RIDDLE: Arch. int. Med. 46, 417, 614 (1930). — ROHR, K.: Neue Deutsche Klinik, Erg.-Bd. 4, S. 498. 1936.

SCHARTUM-HANSEN: Fol. haemat. (Lpz.) 58, 145 (1937). — SCHAUMANN u. SALTZMANN: SCHITTENHELMS Handbuch der Krankheiten des Blutes, Bd. II, S. 100. Berlin 1925. — SCHILLING, V.: Praktische Blutlehre, 8. u. 9. Aufl. Jena: Gustav Fischer 1938. — SCHRÖDER: Fol. haemat. (Lpz.) 48, 1 (1932). — SCHULTEN, H.: (1) Die Sternalpunktion als diagnostische Methode. Leipzig 1937. — (2) Megaloblastenproblem. Fol. haemat. (Lpz.) 57, 189 (1937). — SINGER: Physiologie und Pathologie des Antiperniciosaprinzips. Erg. inn. Med. 47, 421 (1934). — SKOUGE: Klinische und experimentelle Untersuchungen über das Seumeisen. Oslo 1939. — SOKOLOWSKI, A.: Klinische Untersuchungen über die Erythrokonten von SCHILLING im Verlaufe der perniziösen Anämie und anderer Blutkrankheiten. Polsk. Arch. Med. wewn. 12, 520 (1934) (poln. u. franz. Zusf.). Ref. Kongreßbl. inn. Med. 79, 229 (1935). — STERNBERG, C.: Handbuch der speziellen pathologischen Anatomie und Histologie, Bd. I/1, S. 50. 1926. — STORTI: Haematologica (Pavia) 18, 1 (1937). — SYBALLA: Fol. haemat. (Lpz.) 1, 283 (1904).

TEMPKA u. BRAUN: Fol. haemat. (Lpz.) 48, 355 (1932).

WALDENSTRÖM, J.: (1) Om jarnbelastninger som kliniskt undersokningsmetod. Sartryck Nord. Med. 1940, 703. — (2) Serumeisen und Eisenmangel (Sideropenie) bei der perniziösen Anämie. Schweiz. med. Wschr. 1944, 978. — (3) Der tatsächliche Bedarf an Leberextrakt bei Dauerbehandlung der perniziösen Anämie. Nord. med. (Stockh.) 1944, 2121. — WATSON:

Downeys Handbook of Hematology, Sect. 35, S. 2447. 1938. — Wearn, Warren and Ames: Arch. int. Med. 29, 527 (1922). — Weil, Isch-Wall et Perles: s. Émile-Weil. — Whipple: Arch. int. Med. 29, 711 (1922). — Wilton, A.: Acta paediatr. (Stockh.) 28, Suppl. II (1941).

Zadek: (1) Münch. med. Wschr. 1926 II, 2165. — (2) Ther. Gegenw. 71, 295 (1930).

Perniziöse Anämie: Die Wirkung des Leberprinzips auf das Blutsystem.

Adler u. Schiff: Dtsch. Arch. klin. Med. 161, 282 (1928). — Astaldi, G., e V. Gallo: Ricerche sulla riduzione citometrica degli eritroblasti dell' anemia perniciosa in corso di trattamento epatico. Minerva med. 1 (1948).
Barta, I.: Die Bedeutung der Sternalpunktion bei Anämien und über die Beeinflussung des Knochenmarks durch Leberbehandlung. Dtsch. Arch. klin. Med. 171, 565 (1931). — Berlin: Acta med. scand. (Stockh.) 98, 425 (1939). — Bingold, K.: (1) Z. klin. Med. 97, 257 (1923). — (2) Zur Frage nach dem Schicksal des Hämoglobins im Organismus. Klin. Wschr. 1934 II, 1451. — (3) Weitere Untersuchungen zur Formulierung eines biologisch-chemischen Blutkreislaufs. Klin. Wschr. 1935 II, 1287. — (4) Eigenschaften und physiologische Bedeutung des Pentdyopents. Klin. Wschr. 1938 I, 289. — Bock, H. E., u. Malamos: Fol. haemat. (Lpz.) 62, 408 (1939). — Boros, J. v.: Die Behandlung der Anämien. Erg. inn. Med. 42, 635 (1932). — Brugsch, Th.: Fol. haemat. (Lpz.) 45, 295 (1931). — Brugsch, J. Th., u. H. Nägelsbach: Die leukämoide krisenhafte Remissionsform der leberbehandelten Anaemia gravis. Münch. med. Wschr. 1934 II, 1125. — Büchmann, P.: Die Serumeisenbestimmung in der Diagnostik der perniziösen Anämie. Dtsch. med. Wschr. 1944, 146.
Cotti, L.: Giorn. Clin. Med. 21, 548 (1940). — Cotti, L., u. Ciboldi: Fol. haemat. (Lpz.) 64, 158 (1940).
Domarus, A. v.: 2. Hämatologentagg Pyrmont 1939 (Sitzgsber.). — Dominici e Oliva: Arch. Sci. med. 56, 61 (1932). — Dyke and Greener: Lancet 1928 I, 1068.
Ercklentz: Fol. haemat. (Lpz.) 53, 382 (1935).
Fieschi, A.: (1) Semieologia del midollo osseo. Pavia: Bianchi 1938. — (2) Semiologie des Knochenmarks. Erg. inn. Med. 59, 382 (1940). — Fieschi, A., u. G. Astaldi: Schweiz. med. Wschr. 1948, 386. — Friedmann, Isaacs and Lufkin: Formel für die Retikulocytenreaktion. J. Labor. a. clin. Med. 24, 677 (1939).
Hartmann, F.: Serumeiweißveränderungen bei perniziöser Anämie. Klin. Wschr. 1949, 210. — Heck: Amer. J. clin. Path. 2, 443 (1932). — Heilmeyer, L.: (1) Blutfarbstoffwechselstudien. VI. Mitt. Dtsch. Arch. klin. Med. 173, 218 (1932). — (2) Erkennung und Behandlung der Anämien. Erg. inn. Med. 55, 320 (1938). — Heilmeyer, L., u. K. Plötner: Das Serumeisen. Jena: Georg Fischer 1937. — Hoffmann, D.: Beobachtungen über das Verhalten des weißen Blutbildes bei perniziöser Anämie. Klin. Wschr. 1936 I, 598. — Holboll, S. A.: Untersuchungen über den Einfluß der Lebertherapie auf die Größe der Blutmenge bei Patienten mit Anaemia perniciosa. (Studien der Blutmenge. IV.) Acta med. scand. (Stockh.) Suppl. 34, 90 (1930).
Istomanowa, T.: (1) Dtsch. Arch. klin. Med. 153, 106 (1926). — (2) Z. exper. Med. 52, 140 (1926).
Jagič, v., u. Spengler: Klinik und Therapie der Blutkrankheiten. Wien-Berlin 1928. — Jedlička u. Telegina: Fol. haemat. (Lpz.) 50, 85 (1933). — Jones: Proc. Soc. exper. Biol. a. Med. 38, 222 (1938).
Koller, F.: (1) Über die klinische Wirksamkeit hochkonzentrierter Leberextrakte. Dtsch. Arch. klin. Med. 183, 296 (1938). — (2) Die Erythropoese bei der perniciösen Anämie mit besonderer Berücksichtigung der quantitativen Verhältnisse. Dtsch. Arch. klin. Med. 184, 568 (1939). — Kristenson, A.: Beobachtungen über das zahlenmäßige Verhalten der Thrombocyten bei Anaemia perniciosa. Uppsala Läk. för. Förh., N. F. 35, 185 (1930). Ref. Kongreßbl. inn. Med. 59, 56 (1931).
Loeffler: Europe méd. 3, 37 (1939).
Michelazzi, A. Massimo: Sulla evoluzione delle cellule megaloblastiche nelle culture di midollo di anemico pernicioso. (Über die Entwicklung der Megaloblasten in Knochenmarkskulturen von perniziöser Anämie.) Rass. Fisiopat. 15, 57 (1943). — Minot, Murphy and Stetson: Amer. J. med. Sci. 175, 581 (1928). — Minot, Stetson and Lawson: Trans. Assoc. Amer. Physicians 1925. — Moore, Arrowsmith, Quiligan and Read: J. clin. Invest. 16, 613 (1937). — Moore, Doan and Arrowsmith: J. clin. Invest. 16, 626 (1937). — Murphy, Monroe and Fitz: J. Amer. med. Assoc. 88, 1211 (1928).
Nittis: Ann. int. Med. 4 (1931). — Nordenson: Studies on bone marrow from sternal puncture Stockholm 1935.
Paschkis, K., u. M. Diamant: Beiträge zur Pathologie der perniciösen Anämie. Z. klin. Med. 114, 765 (1930). — Peabody: Amer. J. Path. 3, 179 (1927). — Penati e Saita: Arch. Sci. Med. 65, 790 (1938).

RIDDLE and STURGIS: Amer. J. med. Sci. **180**, 1 (1930). — ROHR, K.: Neue Deutsche Klinik, Erg.-Bd. 4, S. 498. Wien u. Berlin: Urban & Schwarzenberg 1936.
SCHAUMANN u. SALTZMANN: SCHITTENHELMS Handbuch der Krankheiten des Blutes, Bd. II, S. 100. 1925. — SCHULTEN, H.: Lehrbuch der klinischen Hämatologie. Leipzig 1939. — SEGGEL, K.-A.: (1) Fol. haemat. (Lpz.) **52**, 250 (1934). — (2) Sitzgsber. 1. Hämatologentagg Münster-Pyrmont 1937, S. 117. — (3) Beiträge zum Blutfarbstoffwechsel der Anaemia perniciosa. Klin. Wschr. **1937** I, 382. — SINGER, K.: Physiologie und Pathologie des Antiperniciosaprinzips. Erg. inn. Med. **47**, 421 (1934).
TEMPKA u. BRAUN: Fol. haemat. (Lpz.) **48**, 355 (1932).
VANNOTTI, A.: Porphyrine und Porphyrinkrankheiten. Berlin 1937.
WALDENSTRÖM, J.: Schweiz. med. Wschr. **1944**, 978. — WATKINS, JOHNSON and BERGLUND: Proc. Soc. exper. Biol. a. Med. **25**, 720 (1928). — WATSON: DOWNEYS Handbook of Hematology, Sect. 35, S. 2447. 1938.
ZERFAS: Arch. int. Med. **47**, (1931).

Perniziöse Anämie: Pathogenese.

AGREN, G., u. J. WALDENSTRÖM: The intrinsic factor activity of highly purified preparations of aminopolypeptidase. 2. (Die Intrinsic-Faktor-Aktivität hochgereinigter Präparationen von Aminopolypeptidase. 2.) Acta med. scand. (Stockh.) Suppl. **196**, 432 (1947). — ANGIER, R. B., J. H. BOOTHE, B. L. HUTCHINGS, J. H. MOWAT, J. SEMB, E. STOKSTAD, Y. SUBBAROW, C. W. WALLER, D. B. COSULICH, M. J. FAHRENBACH, M. E. HUTQUIST, E. KUH, E. H. NORTHEY, R. SEEGER, J. P. SICKELS and J. M. SMITH jun.: Synthesis of a compound identical with the L casei factor isolated from Liver. Science (Lancaster, Pa.) **102**, 227 (1945); **103**, 667 (1946). —ASHFORD, KLEIN and WILKINSON: Biochemic. J. **30**, 218 (1936). — ASTALDI, G., E. BALDINI u. BERNADELLI: Untersuchungen über die Knochenmarksretikulocytenkrise der perniziösen Anämie in der Remission. Acta haemat. **2**, 1, 15 (1949). Ref. Dtsch. med. Wschr. **1949**, 1033.
BACHRACH and FOGELSON: J. Labor. a. clin. Med. **24**, 149 (1938). — BARNETT: (1) Amer. J. med. Sci. **182**, 170 (1931). — (2) Amer. J. med. Sci. **184**, 24 (1932). — BÉGUIN, J.: Die Folsäure (Übersichtsreferat). De l'acide folique. Pharmac. Acta Helvetiae **22**, 430 (1947). — BENCE, J.: Die Beziehungen der experimentellen agastrischen Anämie zur Perniciosa. Z. klin. Med. **130**, 275 (1936). — BERG, J. A. G. TEN, A. H. VAN RAVESTEYN, J. P. E. SPERNA WEILAND, A. BRESTER, J. SENS u. S. J. GEERTS: Die Unwirksamkeit des Thymidins bei perniciöser Anämie. Nederl. Tijdschr. Geneesk. **1949**, 27, 2230. — BERGER u. GRILL: Perniciosa nach Co-Vergiftung. Fol. haemat. (Lpz.) **54**, 398 (1936). — BERK, L., W. B. CASTLE, A. D. WELCH, R. W. HEINLE, R. ANKER and M. EPSTEIN: Observations on the etiologic relationsship of achylia gastrica to pernicious anemia. (Beobachtungen über die ätiologische Verwandschaft von Acylia gastrica und Perniciosa.) X. Activity of vitamin B_{12} as food (extrinsic) factor. (Activitat von Vitamin B_{12} als Speise (extrinsic) factor.) New England J. Med. **239**, 911 (1948). — BETHELL, F. H.: Treatment of pernicious anemia by theoral administration of vitamin B_{12} and duodenal mucosa extracts. Univ. Bull. (Ann. Arbor) **15**, 49 (1949). — BETHELL, F. H., and C. C. STURGIS: The relation of therapie in pernicious anemia to changes in the nervous system. Early and late results in a series of cases observed for periods of not less than ten jears and early results of treatment with folic acid. (Die Beziehung der Therapie bei perniciöser Anämie zu den Veränderungen des Nervensystems. Früh- und Spätresultate in einer Reihe von Fällen mit nicht weniger als 10jähriger Beobachtungszeit und Frühresultate mit Folsäure.) Blood **3**, 57 (1948). — BICKEL, G.: Considérations sur le traitement du syndrome neurologique de l'anémie pernicieuse. Schweiz. med. Wschr. **1937** I, 221. — BIEDERMANN: Fol. haemat. (Lpz.) **61**, 186 (1938). — BODEN, E., u. PL. PETRIDES: Klinische Erfahrungen mit Thymin und Folinsäure bei perniziöser Anämie. Klin. Wschr. **1948**, 86. — BREMER, F. W.: Über die Pathogenese der perniziösen Anämie. Klin. Wschr. **1932** II, 1657. — BUGYI, B.: Spektroskopische Untersuchung der antianämischwirkenden Leberextrakte. Z. klin. Med. **134**, 321 (1938).
CALLENDER, S. T. E., B. J. MALLET, G. H. SPRAY and G. E. SHAW: Anti-anämische Aktivität von Stuhlextrakten bei Patienten mit perniziöser Anämie. Lancet **1949**, No 6567, 57. — CAMPBELL, C. J., R. A. BROWN and A. D. EMMET: Influence of crystalline vitamin BC on hematopoiesis in the chick. J. of biol. Chem. **152**, 483 (1944). — CAMPBELL, C. J., MC CABE, M. M. MARGARET, A. BROWN u. A. D. EMMET: Crystalline vitamin BC in relation to the cellular elements of chick blood. Amer. J. Physiol. **144**, 348 (1945). — CASTLE, W. B.: (1) Amer. J. med. Sci. **178**, 148 (1929). — (2) Amer. J. med. Sci. **178**, 620 (1929). — (3) Ann. int. Med. **7**, 1 (1933). — (4) Cold spring harbor sympos. quantitat. Biol. **5**, 414 (1937). — CASTLE, W. B., and HAM: J. Amer. med. Assoc. **107**, 1456 (1936). — CASTLE, W. B., and HEATH: Amer. J. med. Sci. **180**, 305 (1930). — CASTLE, W. B., HEATH and STRAUSS: Amer. J. med. Sci. **182**, 741 (1933). — CASTLE, W. B., and HEINLE: Amer. J. med. Sci. **194**, 618 (1937). — CASTLE, W. B., and LOCKE: J. clin. Invest. **6** (1928). — CASTLE, W. B., and M. B.

STRAUSS: Effect of autolysis on potency of liver in treatment of pernicious anemia. J. Amer. med. Assoc. **104**, 798 (1935). — CASTLE, W. B., and TOWNSEND: Amer. J. med. **178**, 764 (1929). — CERANKE, P., u. F. FEYRTER: Über die Pathogenese der Anaemia perniciosa. Wien. Z. inn. Med. **29**, 47 (1948). — CHENEY: Amer. J. digest. Dis. a. Nutrit. **3**, 541 (1936). — CHEVALLIER, P., et MOUTIER: Bull. Soc. méd. Hôp. Paris, III. s. **55**, 189 (1939). — COGGESHALL: Magensaft ohne Wirkung. Proc. Soc. exper. Biol. a. Med. **27**, 1044 (1930). — COHN u. Mitarb.: (1) Amer. J. Physiol. **90**, 316 (1929). — CROSETTI, BAJARDIS e MARGILIUS: Giorn. Accad. Med. Torino. **51**, 79 (1938).

DAKIN, H. D., and R. WEST: (1) A tribasic acid present in liver, convertible into pyrrole derivatives. J. of biol. Chem. **92**, 117 (1931). — (2) Proc. Soc. exper. Biol. a. Med. **40**, 124 (1939). — DAMESHEK, W.: Blood **4**, 76 (1949). — DANIEL, L. J., F. A. FARMER u. L. C. NORRIS: Folic acid and perosis. J. of biol. Chem. **163**, 349 (1946). — DANIEL, L. J., M. L. SCOTT, C. NORRIS and G. F. HEUSER: Folic acid; Formation by incubating lactobacillus casei factor and pyracin with chick liver. J. of biol. Chem. **160**, 265 (1945). — DAVIDSON, L. S. P., u. Mitarb.: Lancet **1947**, 1, 511. — DAVIDSON, L. S. P., and R. H. GIRWOOD: (1) Folic acid in the treatment of megaloblastic anemia. Lancet **1946**, 373. — (2) Folic acid as a therapeutic agent. (Folsäure als therapeutisch wirksames Mittel.) Brit. med. J. **1947**, No 4504, 587. (3) Die Störung des Vitamingleichgewichts durch Folinsäure. Lancet **1948**, No 6497, 360. — DAY, P. L.: The nutritional requirement of primates other than man. Vitamines a. Hormones **2**, 71 (1944). — DAY, P. L., C. LANGSTONE and W. J. DARBY: Failure of nicotinic acid to prevent nutritional cytopenia in the monkey. Proc. Soc. exper. Biol. a. Med. **38**, 860 (1938). — DAY, P. L., W. C. LANGESTONE, W. J. DARBY, J. G. WAHLIN and V. MIMS: Nutricional cytopenia in monkeys receiving the Goldberg diet. J. of exper. Med. **72**, 463 (1940). — DAY, PAUL, V. MIMS and J. R. TOTTER: The relationship between vitamin M und lactobacillus casei factor. (Die Beziehung zwischen Vitamin M und lactobacillus casei Faktor.) J. of biol. Chem. **161**, 45 (1944). — DEELMAN: Neder. Tijdschr. Geneesk. **1940**, 208. — DODDS, HILLS, NOBLE and WILLIAMS: Lancet **1935 I**, 1099. — DOMINICO e OLIVA: Arch. Sci. med. **56**, 61 (1932). — DRAPER and BARACH: J. clin. Invest. **4**, 507 (1927). — DREHER, M.: Über die Verwendbarkeit der Ratten-Retikulocytenreaktion. Med. Welt **1938 II**, 1805.

EISLER, HAMMARSTEN u. THORELL: Naturwiss. **24**, 142 (1936). — EMMERSON and HELMER: Amer. J. digest. Diss. a. Nutrit. **3**, 753 (1936). — ENDICOTT, K. M., A. KORNBERG and M. OTT: Hemopoiesis in Folic acid and Riboflavin deficiency. Amer. J. Path. **22**, 662 (1947).

FERRONI, A.: Alterazioni ematiche perniciosiformi in casi di parkinsonismo post-encefalitico. (Veränderungen des Blutbildes vom Typ einer perniziösen Anämie bei Fällen von postencephalitischem Parkinsonismus.) Haematologica (Pavia) **24**, 715 (1942). — FINNEY: Fall mit erhaltener HCl-Sekretion. Amer. int. Med. **12**, 1521 (1939). — FITZ-HUGH jr. and CRESKOFF: Amer. J. med. Sci. **192**, 168 (1936). — FONTÈS et THIVOLLE: C. r. Acad. Sci. Paris **191**, 1395 (1930). — FORSTER, R.: Perniciosatherapie mit dem proteolysierten Leberextrakt Neo-Hepatex. Schweiz. med. Wschr. **1949**, 772. — FOUTS, HELMER and ZERFAS: Amer. J. med. Sci. **187**, 36 (1934).

GESSLER, DEXTER, ADAMS and TAYLOR: CASTLE-Ferment = eiweißspaltendes Ferment. J. clin. Invest. **19**, 225 (1940). — GOLDHAMER: (1) Proc. Soc. exper. Biol. a. Med. **32**, 310 (1934). — (2) Amer. J. med. Sci. **191**, 405 (1936). — GOODMAN, GEIGER and CLAIBORN: Proc. Soc. exper. Biol. a. Med. **32**, 810 (1935). — GRAWITZ: Zit. nach SCHAUMANN. In SCHITTENHELMS Handbuch der Blutkrankheiten. Berlin 1925. — GREENSPON: J. Amer. med. Assoc. **106**, 266 (1936). — GRIFFITH: Biochemic. J. **1934**, 671. — GUTZEIT, K.: (1) (1) Schwere Anämien und Systemerkrankungen des Mesenchyms beim magenlosen Hund. Verh. dtsch. Ges. inn. Med. **44**, 478 (1932). — (2) Schwere Anämien nach totalen Magenresektionen. Klin. Wschr. **1932 I**, 376.

HALL, B., u. C. WATKINS: J. Labor a. clin. Med. **32**, 622 (1947). — HARTFALL: Guy's Hosp. Rep. **83**, 37 (1933). — HARTFALL and WITTS: Guy's Hosp. Rep. **83**, 24 (1933). — HAUSMANN, KURT: (1) Über Anahämin, Folinsäure und einen 3. Leberstoff in der Behandlung perniziöser Anämien. Dtsch. med. Wschr. **1948**, 203. — (2) Leberextrakt, Vitamin B_{12}, Thymidin. Lancet **1949 II**, 962. — (3) Untersuchungen über den Stoffwechsel des Vitamin B_{12}. Nordwestdtsch. Internistenkongr., Hamburg. Febr. 1950. — (4) Untersuchung über antiperniziöse Wirkstoffe. Klin. Wschr. **1948**, 504. — HEILMEYER, L., u. H. KOCH: Eisenstoffwechseluntersuchungen. I. Mitt. Dtsch. Arch. klin. Med. **185**, 89 (1939). — HEINLE u. MILLER: Intravenös injizierter Magensaft von Gesunden ist unwirksam. Proc. Soc. exper. Biol. a. Med. **40**, 681 (1939). — HENNING, N.: Formen und Behandlung der Hyperchromanämien. Umfrage HEILMEYER. Med. Klin. **1938 I**, 259. — HENNING, N., u. H. BRUGSCH: Über die Verteilung des antianämischen Faktors in der Magenschleimhaut. Dtsch. med. Wschr. **1931 I**, 757. — HERNBERG: Nord. med. Ark. (schwed.) **1**, 374 (1939). — HEVESY, G. v.: Radioactive Indicators: their application in biochemistry, animal physiology and pathology.

New York: Interscience 1948. — HOGAN, A. G., and E. M. PARROTT: Anemia in chicks caused by a vitamin deficiency. J. of biol. Chem. **132**, 507 (1940).
ISAACS u. GOLDHAMER: Proc. Soc. exper. Biol. a. Med. **31**, 706 (1934).
JACOBS: J. Labor. a. clin. Med. **22**, 890 (1937). — JAGIČ, N. v., u. R. KLIMA: Anämien und Verdauungstrakt. I. Wien. Arch. inn. Med. **23**, 1 (1932). — JÉQUIER: Rev. méd. Suisse rom. **56**, 880 (1936). — JONES, GRIEVE and WILKINSON: Biochemic. J. **32**, 665 (1938). — JONES u. WILKINSON: Biochemic. J. **32**, 1352 (1938).
KARCZAG: Verdauungssäfte und Blutbildung. Budapest 1939. — KARRER: Helvet. chim. Acta **21**, 314 (1938). — KARRER u. Mitarb.: (1) Helvet. chim. Acta **20**, 622 (1937). — (2) Helvet. chim. Acta **21**, 214 (1938). — KLAPERZAK: Fol. haemat. (Lpz.) **56**, 233 (1936). — KLUMP: J. Amer. med. Assoc. **106**, 1245 (1936). — KOLLER, F.: (1) Helvet. med. Acta **5**, 552 (1938). — (2) Über die klinische Wirksamkeit hochkonzentrierter Leberextrakte. Dtsch. Arch. klin. Med. **183**, 296 (1938). — KREHL, W. A., and C. A. ELVEHJEM: The importance of „Folic acid" in rations low in nicotic acid. J. of biol. Chem. **158**, 173 (1945). — KÜHNAU, W.: Über die Behandlung der perniziösen Anämie mit Duodenalsaft. Münch. med. Wschr. **1933 II**, 1772.

LALAND u. KLEM: Acta med. scand. (Stockh.) **88**, 620 (1936). — LANDBOE-CHRISTENSEN u. C. M. PLUM: Amer. J. med. Sci. **215**, 17 (1940). — Nord. med. (Stockh.) **32**, 2846 (1946). — LASCH, F.: Über eine biochemische Methode zur quantitativen Bestimmung des „intrinsic factor" nach CASTLE im Magensaft. Klin. Wschr. **1937 I**, 810. — LAUDA: Klin. Wschr. **1925 II**, 1587. — LUCCHESI e ZILIOLI: Giorn. Clin. med. **16**, 789 (1935). — LÜDIN, H.: (1) Behandlung der perniziösen Anämie mit Folsäure. Helvet. med. Acta **14**, 481 (1947). — (2) Zur Folsäuretherapie makrocytärer Anämie (Dauerbehandlung). Helvet. med. Acta **15**, 460 (1948).

MACHT: (1) J. Amer. med. Assoc. **89**, 753 (1927). — (2) Arch. exper. Path. u. Pharmakol. **123**, 290 (1927). — MAGNUS and UNGLEY: Lancet **1938 I**, 420. — MARK, R. E., u. G. HAUKE: Über den Nachweis des CASTLEschen Fermentes im Magensaft bei Anämien. Z. klin. Med. **132**, 705 (1937). — MARTIUS, FR.: Achylia gastrica und perniziöse Anämie. Med. Klin. **1916**, 481. — MASSA, M., u. G. ZOLEZZI: Klin. Wschr. **1935 I**, 235. — MAZZA e PENATI: Arch. di Sci. biol. **23**, 443 (1937). — McGowan: Brit. med. J. **1930**, No 8, 9. — MECCOLI: Policlinico sez. prat. **1942**, 1181, 1187. — MERK REPORT: Inl. Rahway 1948. — MEULENGRACHT, E.: (1) Acta med. scand. (Stockh.) **85**, 50, 79 (1935). — (2) Weitere Untersuchungen über Pylorusdrüsen und Brunnersche Drüsen in ihrer Beziehung zur perniziösen Anämie. J. klin. Med. **130**, 468 (1936). — (3) Sitzgsber. 1. Hämatologentagg Münster-Pyrmont 1937, S. 199. — (4) Über die Stellung von B_2 zur perniziösen Anämie. Verh. dtsch. Ges. inn. Med. **50**, 417 (1938). — (5) Nord. med. Ark. (schwed) **1939**, 11. — MEYRAN, F., u. R. NOTHAAS: Klin. Wschr. **1929 I**, 697. — MIDDLETON and STIEHM: Magensaft allein unwirksam. Amer. J. med. Sci. **180**, 809 (1930). — MILLER, A. K.: Folic acid and biotin synthesis by sulfonamide-sensitive and Sulfonamide-resistant straines of Escherichia coli. Proc. Soc. exper. Biol. a. med. **57**, 151 (1944). — MILLER, D. K., and C. P. RHOADS: The experimental production in dogs of acute stomatitis, associated with copenia and a mutation defect of the myeloid elements of the bone marrow. J. of exper. Med. **61**, 173 (1935). — MILLS, R. C., G. M. BRIGGS, C. A. ELVEHJEM u. E. B. HART: Lactobacillus casei factor in the nutrition of the chick. Proc. Soc. exper. Biol. a. Med. **49**, 186 (1942). — MITCHELL, H. K., and E. E. SNELL: Assay method for folic acid. Univ. Texas Publ. **1941**, No 4137, 36. — MITCHELL, H. K., E. E. SNELL and R. J. WILLIAMS: The concentration of „Folic acid". J. Amer. chem. Soc. **63**, 2284 (1941). — MOORE, C. V., O. S. BIERBAUM, R. W. HEINLE and A. D. WELCH: Studies of L. casei factor (Folic-acid) in macrocytic anemias. Feder. Proc. **5**, 236 (1946). — MOORE, C. V., O. S. BIERBAUM, A. D. WELCH and L. D. WRIGHT: Activity of synthetic lactobacillus casei actor (Folic acid) as antipernicious anemia substance: I.: Observations on 4 patients, 2 with addisionian pernicios anemia, 1 with non tropical sprue and 1 with pernicious anemia of pregnancy. J. of Labor. a. clin. Med. **30**, 151 (1945). — MORRISON: (1) Intrinsic factor und Pepsin und Säure sez. Zellen. J. Labor. a. clin. Med. **21**, 828 (1936). — (2) Amer. J. digest. Dis. a. Nutrit. **23**, 949 (1938). — (3) Amer. J. digest. Dis. a. Nutrit. **5**, 617 (1938). — MORRIS, R. S., L. SCHIFF u. Mitarb.: (1) Brit. med. J. **1932**, 1050. — (2) Über die hämatopoetische Wirkung konzentrierten Magensaftes (Addisin) bei perniziöser Anämie. Münch. med. Wschr. **1932 II**, 2074. — (3) Amer. J. med. Sci. **184**, 778 (1932). — (4) J. Amer. med. Assoc. **100**, 171 (1933). — MULLI: (1) Theorie und Praxis in der Medizin. 6. Jahrg., Nr 10. 1937. — (2) Siehe K. HAUSMANN: Untersuchungen über den Stoffwechsel des Vitamin B_{12}. Nordwestdtsch. Internistenkongr. Hamburg Febr. 1950.

NOTHMANN, M.: Klin. Wschr. **1929 II**, 1869.
OLIVA, G., u. M. PITZURRA: Reticulocytenfördernde und antiperniziöse Wirkung des Komplexes „Perniciöser Magensaft-Fleisch" in Krankheitsfällen von perniziöser Anämie. Klin. Wschr. **1942**, 733. — OTT, W. H., E. L. RICKES and T. R. WOOD: Activity of Cristalline vitamin B_{12} for chic growth. J. of biol. Chem. **174**, 1047 (1948).

Pabel, J. C.: Crystalline anti-pernicious-anemia factor in treatment of two cases of tropical macrocytic anemia. Brit. med. J. 1948, 934. — Patrono: Riforma med. 1939, 439. — Petri, Sv., O. Bang, W. Kjaer u. A. K. Nielsen: Experimentelle Untersuchungen über die Bedeutung der einzelnen Magenregionen für den Inhalt von antiperniciosa-anämischen Prinzip in der Leber. Nord. med. (Stockh.) 21, 51 (1944). — Petri, S., J. Bing, E. Nielsen and A. K. Nielsen: On dificiency of antipernicious-anemic principle in liverextract from swine after elective resection of the fundus of the stomach. (Das Fehlen des antiperniziösen Faktors in Leberextrakt von Schweinen nach elektiver Resektion des Magenfundus.) Acta med. scand. (Stockh.) 109, 59 (1941). — Petri, S., H. Jensenius, F. Nørgaard u. E. Thyssen: (1) Experimental studies on production of pernicious anemia by operation on the digestive tract. 4. Results of extensive resection of the distal part of the small intestine (on pups). Acta med. scand. (Stockh.) 111, 75 (1942). — (2) Experimental studies on production of pernicious anemia by operation on the degestive tract. 5. Results of extensive resection of the proximal part of the small intestin. (Experimentelle Untersuchungen über die Erzeugung einer Perniciosaanämie durch Operation am Verdauungskanal. 5. Ergebnisse einer ausgedehnten Resektion des proximalen Teils des Dünndarms an jungen Hunden. Acta med. scand. (Stockh.) 111, 116 (1942). — Petrides, P.: Die Perniciosabehandlung mit Thymin und Folsäure. Dtsch. Arch. klin. Med. 194, 661 (1949). — Plaut: Lancet 1938 I, 1272. — Plum, C. M.: Mündliche Mitteilung Prof. Jürgens.
Rauschenberger, E. L.: Über den Nachweis des Castleschen Fermentes im Magensaft von Erwachsenen und Kindern. Z. exper. Med. 97, 514 (1936). — Reimann, F.: (1) Zur Frage der Steigerung der antianämischen Wirkung der Leber durch die Einwirkung von Magensaft auf Leber. Klin. Wschr. 1934 I, 413. — (2) Leber, Magen und Darm. Die perniziöse Anämie als Ernährungs- und Stoffwechselkrankheit und Erkrankung des Verdauungstraktes. Med. Klin. 1935 II, 1074. — Reimann, F., u. F. Fritsch: (1) Zur Therapie der perniziösen Anämie. Ein Leber-Magenpräparat. (Weitere Untersuchungen zur „Potenzierung" der Wirkung oral verabreichter Leber und zur Leberwirkung bei der Anaemia perniciosa.) Klin. Wschr. 1934 I, 951. — (2) Die Wirksamkeitssteigerung der Leber nach Behandlung mit Magensaft. Z. klin. Med. 126, 469 (1934). — Reimann, F., F. Hemmrich u. H. Steiner: Ist die „Vorstufe" des wirksamen antianämischen Stoffes in der Leber mit dem „exogenen Faktor" („extrinsic factor") Castles in der Muskulatur identisch ? X. Z. klin. Med. 129, 659 (1936). — Reimann, F., H. Steiner u. M. Grünfeld: Das Castlesche Ferment fehlt im Magen des Pferdes. XI. Z. klin. Med. 131, 444 (1937). — Reimann, F., u. F. Wabra: Über das Verhalten des „Hämogens", der Vorstufe des antiperniziösen Prinzips bei der Fraktionierung der Leber. VIII. Z. klin. Med. 128, 38 (1935). — Rhoads: Cold Spring Harbor Sympos. quantitat. Biol. 5, 410 (1937). — Richardson, L. R., A. G. Hogan and H. L. Kempster: The requirement of the turkey pouhl for Vitamin BC. J. Nutrit. 30, 151 (1945). — Richter, O., A. C. Ivy and Kim: Proc. Soc. exper. Biol. a. Med. 29, 1098 (1932). — Richter, O., A. E. Meyer and A. C. Ivy: The treatment of pernicious anemia with horse liver extract. J. Amer. med. Assoc. 98, 1623 (1932). — Rickes, E. L., N. G. Brink, Fr. R. Konjuszy and Thomas R. Wood: Crystalline Vitamin B_{12}. Science (Lancaster, Pa.) 107, 396 (1948). — Rickes, E. L., N. G. Brink, Fr. R. Konjuszy, Thomas R. Wood and K. Folkers: Vitamin B_{12}, a Cobalt complex. Science (Lancaster, Pa.) 108, 134 (1948). — Ross, J. F., H. Belding and B. L. Paegel: The developement and progression of subacute combined degeneration of the spinal cord in patients with pernicious anemia treated with synthetic pteroylglutamic (Folic) acid. Blood 3, 57 (1948). — Roth, F.: Beitrag zur Physiologie des Antiperniciosaprinzips. Klin. Wschr. 1936 II, 1431. — Rottini, E., u. F. Chivini: La reticulocitosi nell anemia perniciosa in corso di trattamento con acido folico. Boll. Soc. Biol. sper. 24, 1135 (1948). — Rubin, M., and H. R. Bird: J. of biol. Chem. 163, 387 (1946).
Sargant: Lancet 1932 I, 230. — Schaumann: Schittenhelms Handbuch der Blutkrankheiten. Berlin 1925. — Schemensky, W.: Zur Pathologie der perniziösen Anämie. Therapeutische Erfolge mit Verfütterung getrockneten Schweinedickdarmpulvers. Z. klin. Med. 128, 428 (1935). — Schenken, Stasney and Hall: Amer. J. med. Sci. 200, 11 (1940). — Schilling, V.: Blutkrankheiten und Nervensystem. Z. Neur. 158, 25 (1937). — Schlicke: Amer. J. digest. Dis. a. Nutrit. 7, 277 (1940). — Schulten, H.: Umfrage Heilmeyer. Med. Klin. 1938 I, 292. — Schulze, E.: Folinsäure. Dtsch. Gesdh.wes. 1947, 277. — Schulze, E., u. H. Ruppert: Die Behandlung der Perniciosa mit Thymin. Klin. Wschr. 1948, 339. — Scott, M. L., L. C. Noris u. G. F. Hauser: The effect of B-Pyracin and the lactobacillus casei factor upon hemoglobin regeneration following hemorrhage. Science (Lancaster, Pa.) 103, 303 (1946). — Seyderhelm, R.: (1) Arch. exper. Path. u. Pharmakol 82, (1918). — (2) Die Pathogenese der perniziösen Anämie. Erg. inn. Med. 21, 301 (1922). — Shive, W., R. E. Eakin, W. M. Harding, J. M. Ravel and J. E. Sutherland: J. Amer. chem. Soc. 70, 2299 (1948). — Shive, W., J. M. Ravel and R. E. Eakin: An interrelationship of thymidin and vitamin B_{12}. J. Amer. chem. Soc. 70, 2614 (1948). — Shorb, M. S.: (1) Unidentified growth factors for lactobacillus lactis in refined liver extracts. J. of biol. Chem. 169, 455 (1947).

(2) Activity of vitamin B_{12} for the growth of lactobacillus lactis. Science (Lancaster, Pa.) **107**, 397 (1948). — SINGER, K.: (1) Wien. klin. Wschr. **1932** II, 1256. — (2) Rattenret-Reaktion. Wien. Ges. inn. Med. Februar 1934. — (3) Erg. inn. Med. **47**, 421 (1934). — SMITH, L.: Nature (Lond.) **161**, 638 (1949). — SMITH, E. L.: Presence of cobalt in the anti-pernicious-anemia-factor. Nature (Lond.) **1948**, 144. — SMITH, E. L., u. L. C. F. PARKER: Biochemic. J. **43**, VIII (1948). — SNELL, E. E., and W. H. PATERSON: Growth factor for bacteria. X. Additional factors required by certain lactic acid bacteria. J. of Bacter. **39**, 273 (1940). — SPIES u. Mitarb.: Folsäure. J. Amer. med. Assoc. **132**, 906 (1946). — Amer. J. Roentgenol. **1946**, 56 337. — J. Labor. clin. Med. **1946**, 31, 227. — SPIES, TOM D.: (1) Experiences with folic acid. Chicago: The Year Book Publishers 1947. — (2) Treatement of macrocytic anemia with folic Acid. (Behandlung makrocytärer Anämien mit Folic Acid.) Lancet **1946**, No 6390, 225. — (3) Wirkung der Folsäure auf megalocytäre Anämie. J. Amer. med. Assoc. **130**, 474 (1946). — (4) Synthetic folic acid in macrocytic anemia. Report of the conferences on the folic acid the New York academ. of Scienses. Section of Biol. 29. May 1946. — SPIES, T. D., and W. B. FROMMEYER: Haemopoietic action of 5-Methyl Uracil (Thymin) in tropical sprue. Lancet **1946**, 883. — SPIES, T. D., W. B. FROMMEYER, C. F. FILTER and A. ENGLISH: Die antianämischen Eigenschaften des Thymins. Blood **1**, 185 (1946). — SPIES, T. D., G. G. LOPEZ, F. MILANES and T. ARAMBURU: Synthetic folic acid. The effectiveness of a conjugated form in the treatment of tropical sprue, addison pernicious anemia and nutritional macrocytic anemia. (Synthetische Folinsäure. Die Wirkung einer gebundenen Form in der Behandlung der tropischen Sprue, BIERMERSchen Anämie und alimentären, makrocytären Anämien.) J. Amer. med. Assoc. **134**, 18 (1947). — SPIES, T. D., S. S. LOPEZ, F. MILANES, R. L. TOCA and B. CULVER: Observation on the hemopoietic response of persons with tropical sprue to vitamin B_{12}. (Beobachtungen über die hämopoetische Wirkung des Vitamin B_{12} bei Personen mit tropischer Sprue.) South. med. J. **482**, 523 (1948). — SPIES, T. D., G. G. LOPEZ, R. E. STONE, F. MILANES, R. L. TOCA and T. ARAMBURU: Treatment of nutritional macrocytic anemia with synthetic folic acid. Lancet **1948**, No 6494, 239. — SPIES, T. D., F. MILANDER, A. MENEMDEZ, M. B. KOCH and V. MINNICH: Observations on treatment of tropical sprue with folic acid. J. Labor. a. clin. Med. **31**, 227 (1946). — SPIES, T. D., and R. E. STONE: Liver extract, folic acid and thymine in pernicious anemia and subacute combined degeneration. (Leberextrakttherapie im Vergleich zur Folinsäure und Thymin bei Anaemia perniciosa mit funikulärer Myelose.) Lancet **1947**, 174. — SPIES, T. D., R. E. STONE and T. ARAMBURU: Observation on the antianemic properties of vitamin B_{12}. (Beobachtung von antianämische Wirkung von B_{12}.) South. med. J. **1948**, 482, 522. — SPIES, T. D., C. F. VILTER, J. K. CLINE and W. BR. FROMMEYER: The substitution of thymin for folic acid in the treatment of macrocytic anemias in relapse. South. med. J. **39**, 269 (1946). — SPIES, T. D., C. F. VILTER, M. B. KOCH and M. H. CALDWELL: (1) Observations on the antianemic properties of folic acid. South. med. J. **38**, 707 (1945). — (2) Observations on the antianemic properties of synthetic folic acid. Lancet **1945**, 855. — STARK and THOMPSON: Proc. Soc. exper. Biol. a. Med. **33**, 64 (1935). — STOCKSTAD, E. L. R.: (1) Some properties of a growth factor for lactobacillus casei. J. of biol. Chem. **149**, 573 (1943). — (2) Degradation of L. casei factor by alkaline hydrolysis. Report of the conference on folic acid. New York Acaden. of Sciences. Section of Biology 29. May 1946. — STONE, R. E., u. T. D. SPIES: (1) Vitamin B_{12} and subacute combined degeneration of the spinal cord. Internat. Z. Vitaminforschg **20**, 228 (1948). — (2) The effect of liver extract and vitamin B_{12} on the mucous membrane lesions of macrocytic anemia. J. Labor. clin. Med. **33**, 1019 (1948). — STORTI: Haematologica (Pavia) **12**, 237 (1931). — STORTI e PETANI: Haematologica (Pavia) **19**, 611 (1938). — STRANDELL u. BIRGER: Acta med. scand. (Stockh.) **72**, 348 (1929). — SUBBAROW and JACOBSON: (1) J. of biol. Chem. **114**, C II (1936). — (2) J. clin. Invest. **16**, 573 (1937).

TALLQUIST: Zit. nach SCHAUMANN. Über experimentelle Blutgiftanämien. Berlin 1900. — TAYLOR, CASTLE, HEINLE and ADAMS: J. clin. Invest. **17**, 335 (1938). — TOCHOWICZ: Fol. haemat. (Lpz.) **53**, 16 (1934). — TÖNNIS, HORSTER, REIMERS u. RÜDEL: Experimentelle Untersuchungen zur intestinalen Autointoxikation, i. V. Mitt. Z. exper. Med. **84**, 728 (1932). — TORREY and KAHN: Amer. J. Path. **5**, 177 (1929). — TROGER, MILLER and RHOADS: J. of exper. Med. **67**, 469 (1938). — TSCHESCHE, R.: Angew. Chem. **51**, 349 (1938). — TSCHESCHE, R., u. H. J. WOLF: Über den Ziegenmilchanämie-Faktor von ROMINGER und BOMSKOV. Z. physiol. Chem **244**, 1 (1936).

UCKO, H.: (1) Zur Differenzierung der Anämien. Z. klin. Med. **117**, 1 (1931). — (2) Über die hämolytisch wirkenden Substanzen des menschlichen Blutes. II. Z. klin. Med. **118**, 221 (1931). — UNGLEY: Lancet **1931** I, 63. — UNGLEY and MAFFET: Lancet **1936** I, 1232. — UNGLEY, C. C.: Thymidine and vitamin B_{12} in pernicious anemia. (Thymidin und Vitamin B_{12} bei perniziöser Anämie. Lancet **1945**, No 6543, 164. — UOTILA: Acta med. scand. (Stockh.) **95**, 415 (1938).

VEDDER, A.: Zur Pathogenese der perniziösen Anämie (ADDISON-BIERMERschen Krankheit). Erg. inn. Med. 38, 272 (1930). — VEGTER u. MEYLER: Nederl. Tijdschr. Geneesk. 1940, 2525. — VERODI: Sang 8, 39 (1934).
WALDENSTRÖM, J.: Successful treatement of liver-refractory anemia with synthetic lactobacillus casei-factor. (Erfolgreiche Behandlung von leberrefraktärer Anämie mit synth. Lacto-Bacillus casei-Factor.) Blood 2, 426 (1947). — WALDENSTRÖM, J., u. L. ANDÉR: Erfahrungen mit Folsäure. Nord. med. Ark. (schwed.) 40, 2079, 2134. — WEST: Activity of vitamin B_{12} in Addissonian pernicious anemia. Science (Lancaster, Pa.) 107, 398 (1948). — WHIPPLE, G. H.: (1) J. Amer. med. Assoc. 91, 863 (1928). — (2) Amer. J. med. Sci. 175, 721 (1928). — WILKINSON, J. F.: (1) Quart. J. med. 1, 361 (1932). — (2) Lancet 1936 I, 354. — (3) Behandlung der perniziösen Anämie mit Folsäure. Roy. Soc. Med. 1947. — WILKINSON, J. F., M. C. G. ISRAELS and F. FLETSCHER: Folinsäure bei der Behandlung perniziöser Anämien. Lancet 1946, No 6414, 156. — WILKINSON, J. F., and L. KLEIN: (1) Lancet 1932 I, 719. — (2) Lancet 1933 I, 629. — (3) Biochemic. J. 27, 600 (1933). — WILKINSON, J. F., L. KLEIN and C. A. ASHFORD: The hemopoietic activity of the human stomach in pernicious anemia. Quart. J. Med. 7, 555 (1938). — WILLIAMS and VAN DER VEER: Proc. Soc. exper. Biol. a. Med. 29, 858 (1932). — WOLF, K., u. F. REIMANN: Analyse eines Falles von perniziöser Anämie mit erhaltener Salzsäurereaktion und mit Vorhandensein des CASTLEschen Fermentes („intrinsic factor") im Magen. Z. klin. Med. 130, 789 (1936). — WOLLHEIM, G.: Magen und Erythropoese. Schweiz. med. Wschr. 1943 I, 233. — WRIGHT, L. D., and H. R. SKEGGS: (1) Influence of certain purines, pyrimidines, and iterines on synthesis of „folic acid" by aerobacter aerogenes. Proc. Soc. exper. Biol. a. Med. 55, 92 (1944). — (2) Amer. J. med. Sci. 212, 312 (1946). — WRIGHTS, L. D., H. R. SKEGGS and J. W. HUFF: The ability of thymidine to replace vitamin B_{12} as a growth factor for certain lactobacilli. J. of biol. Chem. 175, 475 (1948). — WRIGHT, L. D., H. R. SKEGGS u. K. L. SPRAGUE: The effect of feeding succinylsulfathiazole to rats receiving purified diets high in carbohydrate protein, fat, or protein and fat. J. Nutrit. 29, 431 (1945). — WRIGHT, L. D., H. R. SKEGGS u. A. D. WELCH: (1) Occurence of folic acid in liver and muscle. Arch. of. Biochemic. 6, 16 (1945). — (2) Observations on the occurence of „folic acid" in liver and muscle. Arch. of Biochemic. 6, 15 (1945). — WRIGHT, L. D., H. R. SKEGGS, A. D. WELCH, K. L. SPRAGUE and P. A. MATTIS: The existence of a microbiologicaly inactive „Folic acid-like mate" rial possessing vitamin activity in the rat. J. Nutrit. 29, 289 (1945). — WRIGHT, L. D., and A. D. WELCH: (1) The production of folic acid by rat liver in vitro. Science (Lancaster, Pa.) 98, 179 (1943). — (2) Folic acid, biotin and pantothenic acid deficiency and the liver storage of various vitamins in rats fed succinylsulfathyazole in highly purefied rations. J. Nutrit. 27, 55 (1944).
YOODOLL, W. D., H. J. GOODALL and D. BANERJE: Folic acid in nutritional anemia. (Folinsäure bei nutritiver Anämie.) Lancet 1948, No 6488, 20.

Perniziöse Anämie:
Konstitution, Vererbung, Kombination mit anderen Erkrankungen.

ANDREWS, COWLES and WINTROBE: Bull. Hopkins Hosp. 59, 291 (1936). — AULER: Ernährgswirtsch. 1, 150 (1936).
BATTISTONI, L.: Considerazioni patogenetiche su di un caso di anemia perniciosa luetica. (Pathogenetische Betrachtungen über einen Fall von luischer perniziöser Anämie). Policlinico sez. prat. 1942, 1550. — BENJAMIN: Fol. haemat. (Lpz.) 52, 113 (1934). — BÖE, J.: On so called atypical of pernicious anemia. (Über sog. atypische Fälle von perniziöser Anämie.) Acta med. scand. (Stockh.) 127, 264 (1947). — BÖTTNER, H.: (1) Magencarcinom bei perniziöser Anämie. Med. Klin. 1946, 571. — (2) Agastrische Anämie und Magencarcinom. Zugleich ein Beitrag zur cancerogenen Wirkung der Lebertherapie. Med. Klin. 1947, 589. — BRAMWELL: Zit. nach SCHAUMANN. — BREMER: Erbarzt 1934, H. 1.
COTTI: Haematologica (Pavia) 19, 939 (1938).
FERRONI, A.: Sull' esistenza di una sindrome perniciosiforme nelle psicosi schizofreniche. (Über die Existenz eines perniciosaartigen Syndroms bei den schizophrenischen Psychosen.) Riv. Pat. nerv. 60, 298 (1942). — FISCHER-WASELS, B.: Allgemeine Pathologie der Geschwulstbildung und Geschwulstbekämpfung. In AULER, H., u. H. MARTIN: Diagnostik der bösartigen Geschwülste, 2. Aufl., S. 11. München: J. F. Lehmann 1943. — FORTUNATO, A., e FERRUCIO DI LORENZO: Anemia perniciosa dissimulata nel decorso di una infezione malaria acuta. (Verborgene perniziöse Anämie im Laufe akuter Malaria.) Riforma med. 1942, 966. — FRANK, H.: Erblichkeit der Anaemia perniciosa und Beobachtung an eineiigen Zwillingen. Dtsch. Arch. klin. Med. 175, 96 (1933).
GREPPI: (1) Haematologica (Pavia) 15, 573 (1934). — (2) Pernic. Anämie mit Übergang in hypochrome Anämie durch Magenca. Entwicklung. Atti Accad. Fisiocritici Siena, XI. s. 7, 27 (1939).

HANGARTER u. WOLBERGS: Erbarzt **12**, 177 (1936). — HARKE, G.: Klinische Untersuchungen in einer Sippe eines Kranken mit perniziöser Anämie. Inaug.-Diss. Frankfurt a. M. 1938. — HEATH: Amer. J. med. Sci. **185**, 365 (1933). — HEILMEYER, L.: Erkennung und Behandlung der Anämien. Erg. inn. Med. **55**, 320 (1938). — HEILMEYER, L., u. K. PLÖTNER: Das Serumeisen. Jena: Gustav Fischer 1937. — HITTMAIR, A.: Magenkrebs und perniziöse Anämie. Krebsarzt (Wien) **1**, 137 (1946). — HOFF, F.: Umfrage HEILMEYER: Med. Klin. **1938 I**, 293.

JENNER: Acta med. scand. (Stockh.) **1939**, 102.

KADE, H.: Die Notwendigkeit und Aufgabe der Perniciosa-Beratungsstellen für die Früherfassung des Magenkrebses. Med. Klin. **1947**, 329. — KAPLAN and RIGLER: Pernicious anemia and carcinoma of the stomach. Brit. med. J. **1945 I**, 503. — KAUFMANN, O., u. K. THIESSEN: Zur Erbbiologie der perniziösen Anämie. Z. klin. Med. **136**, 474 (1939). — KLEIN, A.: Wien. klin. Wschr. **1891 I**, 721. — KOWALZIG u. L. HEILMEYER: Über einen Fall von perniziöser Anämie, kombiniert mit einer Eisenmangelanämie und ausgedehnten, durch Vitamin-B-Zufuhr gut beeinflußbaren Nervenstörungen. Dtsch. Mil.arzt **4**, 5 (1939).

LAZARUS: NOTHNAGELS Sammlung. Wien u. Leipzig 1909 u. 1913. — LEITNER, ST.: (1) Auftreten von Gewebsbasophilen im Perniciosamark. Schw. Hämat. Ges. 17. Nov. 1946. Ref. Med. Klin. **1946**, 121. — (2) Übergang einer essentiellen hypochromen Anämie in perniziöse Anämie mit Vermehrung der gewebsbasophilen Zellen im Sternalpunktat. Acta med. scand. (Stockh.) **1948**, 66.

MACK: Sang **5**, 299 (1931). — MAISIN u. POURBAIX: Rev. belge Sci. méd. **8** (1936). — MARCONELLI: Kombination mit hämolytischem Ikterus. Policlinico sez. med. **47**, 108 (1940). — MARTIUS: Konstitution und Vererbung. Berlin 1924. — MCGREGOR: Brit. med. J. **1937**, 617. — MEULENGRACHT, E.: (1) Ref. Kongr.Zbl. inn. Med. **14**, 256 (1920). — (2) Fol. haemat. (Lpz.) **32**, 300 (1926). — (3) Umfrage HEILMEYER. Med. Klin. **1938 I**, 214. — MEULENGRACHT, E. u. HARTFALL: Guy's Hosp. Rep. **84**, 25 (1934). — MILLER, E. B., and W. DAMESHEK: Primary „hypochromic anemia terminating in pernicious anemia. (Report of two cases). (Primäre hypochrome Anämie mit Ausgang in perniziöse Anämie. Bericht über 2 Fälle). Arch. int. med. **68**, 375 (1941). — MOORE, C. V., and Mitarb.: J. Labor. a. clin. Med. **57**, 151 (1944). — MURPHY: (1) J. Amer. med. Assoc. **98**, 1051 (1932). — (2) Amer. J. med. Sci. **186**, 361 (1933). — (3) Ann. int. Med. **7**, 939 (1934).

NAEGELI, O.: Blutkrankheiten und Blutdiagnostik, 5. Aufl. Berlin 1931.

RIGLER, L. G., H. S. KAPLAN u. D. L. FINK: Pernicious anemia and the early diagnosis of tumors of the stomach. (Perniziöse Anämie und die Frühdiagnose von Magentumoren.) J. Amer. med. Assoc. **128**, 426 (1945). — ROVERSI: Atti Soc. lombarda Sci. med. e biol. **5**, 6 (1937).

SCHAUMANN: Z. Konstit.lehre **6** (1920). — SCHILLING, V.: Blut und Trauma. Jena 1932. — SCHITTENHELM, A.: Umfrage HEILMEYER. Med. Klin. **1938 I**, 294. — SCHNEIDERBAUR, A.: (1) Beitr. Klin. Tbk. **90**, 418 (1937). — (2) Ein Fall von Sklerodermie mit perniziöser Anämie. Med. Klin. **1938 I**, 711. — (3) Perniziöse Anämie im Verlauf von chronischer Polyarthritis. Z. klin. Med. **134**, 113 (1938). — (4) Über sekundäre perniziöse Anämie. Med. Welt **1939 I**, 839. — SCHULTEN, H.: Über die essentielle hypochrome Anämie (achylische Chloranämie) und ihre Beziehungen zur perniziösen Anämie. Münch. med. Wschr. **1932 I**, 665. — SHARP: J. Amer. med. Assoc. **93**, 749 (1929). — SINGER, K.: Achylie und Anämie. Klin. Wschr. **1932 II**, 1459. — STENSTAM: Kombination mit Basedow. Acta med. scand. (Stockh.) **104**, 29 (1940).

THADDEA, S., u. F. SAUERBRUCH: Fol. haemat. (Lpz.) **61**, 289 (1938). — THIELE, W.: Perniziöse Anämie und Magencarcinom. Klin. Wschr. **1936 I**, 921. — TÖLLE, H.: Perniziöse Anämie und Magencarcinom. Dtsch. med. Wschr. **1949**, 604.

VARADI: Perniciosa und lymphatische Leukämie. Sang **13**, 803 (1939). — VESA: Acta med. scand. (Stockh.) **76**, 453 (1931). — VLÈS DE COULON, UGO, REGAMEY: Arch. Physique biol. **14** (1937).

WEITZ, W.: Vererbung innerer Krankheiten. 1936. — WERNER, M.: Über die Erblichkeit der perniziösen Anämie auf Grund von klinischen Untersuchungen in 57 Sippen. Verh. dtsch. Ges. inn. Med. **50**, 303 (1938). — WILKINSON and BROCKBANK: Quart. J. med. **24**, 219 (1931).

Perniziöse Anämie: Behandlung, Differentialdiagnose und pathologische Anatomie.

ACHARD u. HAMBURGER: Presse méd. **1930 II**, 1273. — ACKERMANN, D., H. G. FUCHS u. E. BRANDES: Klin. Wschr. **1939 I**, 348. — ALFANO u. VACCA: Riforma med. **1939**, 1411. — ANDREWS, C. T.: Allergische Reaktion auf Leberextrakt. Lancet **1941 I**, 664. — AUBERTIN et HECTOR: Bull. Soc. méd. Hôp. Paris, III s., **46**, 749 (1930). — AUBERTIN et VOILLEMIN: Bull. Soc. méd. Hôp. Paris, III s. **46**, 749 (1930).

BAHNER, F.: Die perorale Behandlung der perniziösen Anämie mit kleinen Lebermengen. Klin. Wschr. **1946**, 28. — BARFELD, A.: Investigations into the biological effects of liver extracts with spezial reference to the gastric stimulating principle. (Untersuchung über die biologische Wirkung von Leberextrakten mit besonderer Bezugnahme auf das Magenreizprinzip.) Acta med. scand. (Stockh.) Suppl. 131, 175 (1942). — BARKER and HUMMEL: Perniziöse Anämie bei Darmstrikturen. Bull. Hopkins Hosp. 64, 215 (1939). — BARONE e COSTA: Haematologica (Pavia) 14, 143 (1933). — BEARD, M. F., M. NATARO and L. H. LAYMAN: South. med. J. 42, 677 (1949). — BEEBE and LEWIS: Amer. J. med. Sci. 181, 796 (1931). — BEGEMANN, H.: Neuere Erkenntnisse bei der Behandlung der megaloblastischen Anämie. Ref. 3. Tagg Ges. Dtsch. Hämatol. Pyrmont 1949. — Fol. haemat. (Leipzig) (im Druck). — BEIGLBÖCK: Vitamin B und perniziöse Anämie. Klin. Wschr. 1939 II, 1075. — BENCE, J.: Z. klin. Med. 130, 275 (1936). — BERK, L., W. B. CASTLE, A. D. WELCH, R. W. HEINLE, R. ANKER and M. EPSTEIN: Observations on the etiologie relationship of achylia gastrica to pernicious anemia. X.: Activity of vitamin B_{12} as food (extrinsic) Factor. New England J. med. 239, 911 (1948). — BERK, L., D. DENNY-BROWN, M. FINLAND a. W. B. CASTLE: Wirksamkeit von Vitamin B_{12} bei funikulärer Myelose. Schneller Rückgang der neurologischen Erscheinungen und Fehlen von allergischen Reaktionen bei einer Kranken, die gegen injizierbare Leberextrakte überempfindlich geworden war. New England J. med. 239, 328 (1948). — BETHELL, F. H.: (1) Univ. Hosp. Bull. (Ann. Arbor.) 12, 42 (1946). — (2) Treatment of pernicious anemia by the oral administration of Vitamin B_{12}. Univ. Bull. (Ann. Arbor) 15, 49 (1949). — BETHELL, F. H., and C. C. STURGIS: The relation of therapie in pernicious anemia to changes in the nervous system. Blood 3, 57 (1948). — BIANCHI, C.: Rilievi statistici e clinici sull l'anemia perniciosa die BIERMER. (Statistische und klinische Untersuchungen über die BIERMERsche perniziöse Anämie.) Clinica 7, 410 (1941). — BODEN, E., u. P. PETRIDES: Klinische Erfahrungen mit Thymin und Folinsäure bei perniziöser Anämie. Klin. Wschr. 1948, 86. — BRØCHNER-MORTENSEN, K.: Iron content of serum in patients with pernicious anemia. (Das Serumeisen bei Kranken mit perniziöser Anämie.) Acta med. scand. (Stockh.) 113, 43 (1943). — BROWN, A.: Glossitis bei perniziöser Anämie. Wirkung synthetischer Vitamine des B-Komplexes. Brit. med. J. 1949 I, No 4607, 704. — BRUGSCH, H.: Dtsch. Arch. klin. Med. 173, 199 (1932). — BUDING, A.: (1) Dtsch. med. Wschr. 1941, 591. — (2) Knochenmarksgenese der Poikilocyten. Z. ges. inn. Med. 1947, 164. — BÜCHMANN, P.: Dtsch. med. Wschr. 1944 I, 146.

CASTELLANI: J. trop. Med. 33 (1930). — CASTLE, W. B.: (1) Amer. J. med. Sci. 178, 148 (1929). — (2) Amer. J. med. Sci. 178, 620 (1929). — (3) Ann. int. Med. 7, 1 (1933). — CHRISTOFFERSEN: Ugeskr. Laeg. (dän.) 1937, 663. — COHN u. Mitarb.: (1) J. of biol. Chem. 74, 69 (1927). — CONTI, D., e G. GIBERTINI: Avvelenamento acuto da istamina in due soggeti trattati con estratto epatico. Le cause della eventuale presenza di quantità tossiche di istamina nei preparati iniettabili di fegato. (Zwei Fälle von akuter Histaminvergiftung bei Behandlung mit Leberextrakt. Ursache des gelegentlichen Auftretens toxischer Histaminmengen in injizierbaren Leberpräparaten. Arch. ital. Sci. farmacol. 11, 155 (1942). — CRESKOFF and FITZ-HUGH jr.: J. Labor. a. clin. Med. 24, 411 (1939). — CRIEP: Allergie und Leberextrakt. J. Amer. med. Assoc. 110, 506 (1938). — CROSETTI: Behandlung mit Rindermagen. Münch. med. Wschr. 1930 II, 441.

DAMESHEK and CASTLE: J. Amer. med. Assoc. 103, 802 (1934). — DANIELOPOLU u. BRAUNER: Nederl. Tijdschr. Geneesk. 1937, 273. — DARBY, W. J., and E. JONES: Treatment of sprue with synthetic L. casei factor (folie acid, Vitamin M.). Proc. Soc. exper. Biol. a. Med. (Am.) 60, 259 (1945). — DARBY, W. J., E. JONES and H. C. JOHNSON: (1) Drei Spruefälle mit megalocytärer Anämie und Fettstühlen reagierten günstig auf Folinsäure, nachdem vorherige Behandlung mit Nicotinsäure Lactoflavin, Pantothensäure und Pyridoxin ohne Wirkung geblieben waren. J. Amer. med. Assoc. 130, 780 (1946). — (2) The use of synthetic L. casei factor in the treatment of sprue. Science (Lancaster, Pa.) 103, 108 (1946). — DAVIS, J., and A. BROWN: The erythropoietic activity of choline chloride in megaloblastic anemias. (Die erythropoetische Aktivität von Cholinchlorid bei megaloblastischen Anämie.) Blood 2, 424 (1947). — DAVISON: Lebertherapie bei funikulärer Spinalerkrankung mit histologischen Untersuchungen. Arch. of Neur. 26, 1195 (1931). — DENNIG, H.: Erfahrungen über Dauerbehandlung. Dtsch. med. Wschr. 1939 I, 545. — DOMINICI e PENATI: (1) Kritik der Magenbehandlung. Minerva med. 1931 I, 213. — (2) Giorn. Accad. Med. Torino 94, 328 (1931).

EGE u. HAGENS: Acta path. scand. (Stockh.) 14, 597 (1937). — ERF, L. A. and B. WIMER: Comparison of Vitamin B_{12} from liver and from streptomyces griseus in the treatment of pernicious anemie. Blood 4, 845 (1949).

FENLON: J. Iowa med. Soc. 1921, 11. — FERRARI: Arch. Sci. med. 64, 226 (1940). — FONTÈS et THIVOLLE: Sang 10, 1056 (1936). — FOUTS and ZERFAS: (1) Arch. int. Med. 50, 27 (1932). — (2) Erhaltungsdosis bei peroraler Behandlung. Ann. int. Med. 6, 1298 (1933).— FRANKE, K.: Über die beste und wirtschaftlichste Behandlung der BIERMERschen Anämie. Klin. Wschr. 1934, 127. — FRIEDLÄNDER, E., u. E. STEINITZ: Dtsch. med. Wschr. 1933 I, 135.

GÄNSSLEN, M.: (1) Klin. Wschr. **1930** II, 2099. — (2) Dtsch. med. Wschr. **1931** II, 1455. — (3) Verh. dtsch. Ges. inn. Med. (43. Kongr.) **1931**, 85. — (4) Med. Welt **1933** II, 1455. — (5) Fortschr. Med. 51, Nr 28 (1933). — (6) Ther. Gegenw. **1934**, H. 7. — (7) Med. Klin. **1936** I, 533. — GIBSON and HOWARD: Arch. int. Med. **1923**. — GLIMM, P.: Dtsch. med. Wschr. **1939** I, 510. — GOLDHAMER: Ann. int. Med. 4, 1105 (1931). — GUTTMANN: Leber- und Magentherapie bei funikulärer Spinalerkrankung. Z. Neur. 137, 354 (1931).

HÄNEL, U.: Perniziöse Anämie bei Mangelernährung. Schweiz. med. Wschr. **1948**, 1101. — HALL, B. E., and D. C. CAMPBELL: Vitamin B_{12}-Therapie bei perniziöser Anämie. Proc. Staff. meet. Mayo Clin., Rochester 23, 25, 584 (1948). — HALL, B. E., F. H. KRUSEN and H. W. WOLTMAN: Vitamin B_{12} and coordination exercises for combined degeneration of the spinal cord in pernicious anemia. J. Amer. med. Assoc. 141, 257 (1949). — HALL, B. E., and C. H. WATKINS: Experience with pteroylglutamic (synthetic folic) acid in the treatment of combined system disease at the end of one year. J. Labor. a. clin. Med. 32, 622 (1947). — HANSEN-PRUSS, O. C.: Amer. J. med. Sci. 214, 465 (1947). — HANSSEN: Statistik über Erfolg der Lebertherapie. Acta med. scand. (Stockh.) Suppl. 90, 436 (1938). — HEINLE, R., and MILLER: J. clin. Invest. 18, 257 (1939). — HEINLE, R., and A. WELCH: J. Amer. med. Assoc. 133, 739 (1947). — HELMER, FOUTS and ZERFAS: Proc. Soc. exper. Biol. a. Med. 30, 775 (1933). — HEMMELER, G.: (1) Serumeisen und Eisentherapie. Schweiz. med. Wschr. **1939**, 316. — (2) La résorption du fer dans l'anémie pernicieuse. Helvet. med. Acta 10, 23 (1943). — HENNING, N., u. H. KEILHACK: Arch. Verdgskrkh. 59, 129 (1936). — HENNING, N., u. G. STIEGER: Klin. Wschr. **1930** II, 2145. — HERFF, V.: Die klinische Bedeutung der Arzneimittel als Antigene. Leipzig: Georg Thieme 1937. — HEVESY, G. V.: Radioactive indicators: their application in biochemistry, animal physiology and pathology. New York: Interscience 1948. — HOLBOLL: Hosp.tid. (dän.) **1936**, 246.

ILLING, E.: Erg. inn. Med. 48, 340 (1935). — ISAACS, BETHELL, RIDDLE and FRIEDMAN: J. Amer. med. Assoc. 111, 2291 (1938). — ISAACS and FRIEDMANN: Retikulocytenformel und Leberbehandlung. Amer. J. med. Sci. 196, 718 (1938). — ISAACS and WILKINSON: Quart. J. med., N. s. 7, 137 (1938).

JACOBSON: Brit. J. exper. Path. 17, 307 (1936). — JONES: Amer. J. med. Sci. 195, 150 (1938). — JONES, O.: Transmission of antianemic principle across the placenta and its influence on embryonic erythropoieses. 1. Quantitative effects of diets containing ventriculin. (Übertragung von antianämischen Wirkstoffen durch die Placenta und ihr Einfluß von ventrikulinhaltigen Diäten.) Arch. int. Med. 68, 476 (1941). — JONES, BENEDICT and HAMPTON: Amer. J. med. Sci. 190, 596 (1935). — JONES, E., W. J. DARBY and J. R. TOTTER: Pernicious anemia and related anemias treated with Vitamin B_{12}. Blood 4, 827 (1949). — JUKES, TH. H.: Folinsäure und Nervensystem. Lancet **1948**, 6508, 613.

KANDEL: Proc. Soc. exper. Biol. a. Med. 28, 385 (1931). — KARRER: Helvet. chim. Acta 21, 314 (1938). — KERSLEY: Brit. med. J. **1935**, No 3907, 994. — KLAR, E.: Beiträge zur Klinik der perniziösen Anämie. Med. Welt **1938** I, 488. — KOLLER, F.: (1) Helvet. med. Acta 5, 552 (1938). — (2) Dtsch. Arch. klin. Med. 183, 296 (1938). — KRANTZ: Leberallergie. J. Amer. med. Assoc. 110, 802 (1938).

LALAND and KLEM: Acta med. scand. (Stockh.) 88, 620 (1936). — LEDERER: Eisenmangel bei perniziöser Anämie im Verlauf der Leberbehandlung. Sang 14, 27 (1940). — LEE, R. J.: A case of pernicious anemia requiring enormous emounts of liver especially by month, over twenty jears. (Ein Fall von perniziöser Anämie, bei dem enorme Mengen von Leber, insbesondere oral über 20 Jahre notwendig waren.) Blood 3, 127 (1948). — LENDVAI, J.: Klin. Wschr. **1936** II, 1034. — LENHARTZ: Balneologe 2, 222 (1935). — LOWELL and WIMER: Blood 4, 845 (1949). — LÜDIN, H.: Perniziöse Anämie und Folsäure. Helvet. med. Acta. **1947**, 481.

MANSFELD: Presse méd. **1938** I, 993. — MARKOFF, N.: Schweiz. med. Wschr. **1938** I, 1016. — MASSA, M., u. G. ZOLEZZI: Die Wirkung des Kongorots bei perniziöser Anämie. Klin. Wschr. **1935** I, 235. — MASSOBRIO e MARANZANA: Arch. Sci. med. 65, 201 (1938). — MCCRIE: Leberresistenter Fall. Brit. med. J. **1932**, No 3721, 292. — MEULENGRACHT, E.: (1) Sitzgsber. 1. hämatol. Tagg Münster-Pyrmont 1937. — (2) Untersuchungen über die im Darm vorkommenden antianämischen wirksamen Substanzen. Ugeskr. Laeg. **1942**, 1403 (dän.). — MEULENGRACHT, E., u. A. HECHT-JOHANSEN: Behandlung der perniziösen Anämie mit Magen und Magenextrakt. Klin. Wschr. **1930** I, 1162. — MEYER, L.: (1) Blood 2, 50 (1947). — (2) Neurologic sequelae in macrocytic anemia of gastrointestinal origin following folic acid therapy. (Neurologische Erscheinungen bei einer makrocytären Anämie gastrointestinalen Ursprungs nach Folsäurebehandlung.) Amer. J. clin. Patr. 18, 811 (1948). — MINOT, G. R.: (1) J. Amer. med. Assoc. 99, 1906 (1932). — (2) J. Amer. med. Assoc. 105, 1176 (1935). — (3) Lancet **1935** I, 361. — MINOT, G. R., and W. P. MURPHY: (1) J. Amer. med. Assoc. 87, 470 (1926). — (2) Treatment of pernicious anemia by a special diet. (Behandlung der perniziösen Anämie mit einer speziellen Diät.) Blood 3, 8 (1948). — MINOT, G. R., STETSON and LAWSON: Trans. Assoc. Amer. Physicians 1925. — MOLLIN, D. G.: Relapse of pernicious anemia during maintenance therapy with folic acid. Lancet **1948**, 928. — MOLLIN, D. L.:

Rückfall einer perniziösen Anämie während Dauertherapie mit Folinsäure. Lancet **1948**, 6537, 928. — MORELLI, A.: Influenza dell' acido pantotenico sulla crisi reticulocitaria nell' anemia perniciosa. (Einfluß von Pantothensäure auf die Retikulocytenkrise bei Anaemia perniciosa.) Riforma med. **1942**, 1171. — MUCH, H.: Pathologische Biologie. Leipzig 1922. — MULHOLLAND: Ann. int. Med. **11**, 671 (1937). — MULLI: (1) Theorie und Praxis in der Medizin, 6. Jg., Nr 10. 1937. — MULLI (zusammen mit K. HAUSMANN): Untersuchungen über den Stoffwechsel des Vitamins B_{12}. Nordwestdtsch. Internistenkongr. Hamburg, Febr. 1950. — MURPHY, W. P.: (1) J. Amer. med. Assoc. **98**, 1051 (1932). — (2) Amer. J. med. Sci. **186**, 361 (1933). — (3) Ann. int. Med. **7**, 939 (1934). — (4) Twenty years of liver therapy. Blood **3**, 32 (1948). — MURPHY, W. P. and HOWARD: J. Amer. med. Assoc. **112**, 106 (1939).

NAEGELI, O.: Blutkrankheiten und Blutdiagnostik, 5. Aufl. Berlin: Springer 1931. — NEEDLES: Lebertherapie. Wirkung auf Nervenerscheinungen. Arch. of Neur. **26**, 346 (1931). — NEHLS, H.: Lebertherapie bei funikulärer Spinalerkrankung. Münch. med. Wschr. **1931 II**, 2194. — NEIDHARDT, K.: Z. exper. Med. **77**, 242 (1931). — NIEDERMEIER, S.: Zur Frage der perniziösen Anämie. Ärztl. Forschg **1948**, 42. — NORPOTH, L.: Depotbehandlung der perniziösen Anämie mit Campolon. Münch. med. Wschr. **1933 I**, 423.

OVERKAMP, H.: Die Bedeutung des Eiweißmangels für Verlauf und Zunahme der perniziösen Anämie. Dtsch. med. Wschr. **1949**, 488.

PAL, J.: (1) Wien. klin. Wschr. **1927 II**, 1343. — (2) Wien. klin. Wschr. **1928 I**, 158. — PETERSON, C. J.: Pernicious anemia in childhood. II. Response to folic acid. (Perniziöse Anämie im Kindesalter. Behandlungseffekt mit Folinsäure.) Amer. J. Dis. Childr. **73**, 578 (1947). — PETRIDES, P.: Dtsch. Arch. klin. Med. **194**, 661 (1949). — PETRIDES, P., u. S. NIEDERMEIER: Die Vitamin B_{12}-Behandlung der Perniciosa. Dtsch. med. Wschr. **1950**, 426.

REICHEL: Sitzgsber. 2. Hämatologentagg Pyrmont 1939. — REIMANN, F.: (1) Klin. Wschr. **1934 I**, 413. — (2) Med. Klin. **1935 I**, 1075. — RICHTER, IVY and MEYER: J. Amer. med. Assoc. **98**, 1623 (1932). — ROSS, J. F., H. BELDING and B. L. PAEGEL: The development and progression of subacute combined degeneration of the spinal cord in patients with pernicious anemia treated with synthetic pteroylglutamic (Folic) Acid. Blood **3**, 68 (1948). — ROTH: Leberresistente Fälle gibt es nicht. Ther. Gegenw. **1935**, 526. — ROVERSI, MASSA e ZOLEZZI: (1) Kongorottherapie. Minerva med. **1934 II**. — (2) Minerva med. **1938 I**.

SÄNGER: Inaug.-Diss. Greifswald 1901. — SCHAIRER, E.: Dtsch. Arch. klin. Med. **187**, 53 (1940). — SCHEMENSKY, W.: Z. klin. Med. **128**, 428 (1935). — SCHERSTÉN, B.: Über die Vitamine des B-Komplexes, namentlich die Bedeutung des Adermins für die Blutbildung. Sv. Läkartidn. **1942**, 2733. — SCHIEVE, J. F. and R. W. RUNDLES: Response of lingual manifestations of pernicious anemia to pteroylglutamic acid and Vitamin B_{12}. J. Labor. a. clin. Med. **34**, 439 (1949). — SCHILLING, V.: Z. Neur. **158**, 8 (1937). — SCHIØDT, E.: Acta med. scand. (Stockh.) **98**, H. 6 (1939). — SCHITTENHELM, A.: Verh. Kongr. inn. Med. **52**, 180 (1940). — SCHLUMM, F.: Leberresistente Fälle gibt es nicht. Z. klin. Med. **118**, 396 (1931). — SCHNEIDERBAUR, A.: Perniziöse Myelose und Vitamin B_1. Z. klin. Med. **141**, 666 (1943). — SCHUMACHER, W.: (1) Notwendigkeit gezielter Therapie bei Blutkrankheiten. Dtsch. Ärztebl. **1942 II**, 272. — (2) Das Schicksal der Perniciosakranken in der Praxis. Dtsch. med. Wschr. **1942**, 345. — SCICLOUNOFF, F., u. M. NAVILLE: Le traitement du syndrome neuro-anémique de l'anémie pernicieuse par la vitamin B_1 (aneurine). Schweiz. med. Wschr. **1940 I**, 166. — SCHWARTZ, ST. O., and B. E. ARMSTRONG: J. Labor. a. clin. Med. **32**, 1427 (1947). — SCHWARTZ, ST. O., and H. LEGÈRE: Behandlung der Leberextraktüberempfindlichkeit. Blood **1**, 307 (1946). — SCOT, M. L., L. C. NORRIS and G. F. HEUSER: J. of biol. Chem. **157**, 261 (1947). — SEGERDAHL, E.: Sv. Läkartidn. **1934**, 1706. Ref. Kongreßzbl. inn. Med. **79**, 331 (1935). — SEGGEL, K.-A.: Klin. Wschr. **1937 I**, 382. — SHARP: J. Amer. med. Assoc. **93**, 749 (1929). — SHIVE, W., R. E. EAKIN, W. M. HARDING, J. M. RAVEL and J. E. SUTHERLAND: J. Amer. chem. Soc. **70**, 2299 (1948). — SHIVE, W., J. M. RAVEL and R. E. EAKIN: On interrelationship of thymidine and vitamin B_{12}. J. Amer. chem. Soc. **70**, 2614 (1948). — SPIES, T. D., G. G. LOPEZ, F. MILANES, R. E. STONE, R. L. TOCA, T. ARAMBURU and S. KARTUS: Observations on the effect of an animal protein factor concentrate on persons with the macrocytic anemia of pernicious anemia, of nutritional monocytic anemia and of sprue and on persons with nutritional glossitis. Blood **4**, 819 (1949). — SPIES, T. D., R. E. STONE, G. G. LOPEZ, F. MLIANES, R. L. TOCA and T. ARAMBURU: Vitamin B_{12} by mouth in pernicious and nutrional anaerocytic anemia and sprue. Lancet **1949**, 454. — STOCKS: Brit. med. J. **1935**, No 3889, 1013. — STONE, R. E., and T. D. SPIES: Vitamin B_{12} and subacute combined degeneration of the spinal cord. Internat. Z. Vitaminforschg **20**, 228 (1948). — STURGIS, C. C., and ISAACS: (1) J. Amer. med. Assoc. **93**, 747 (1929). — (2) Trans. Assoc. Amer. Physicians **45**, 350 (1930). — (3) Ann. int. Med. **5**, 131 (1931).

THADDEA, S., u. D. BAKALOS: Beiträge zur Erkennung atypischer Krankheitsfälle von Anaemia perniciosa durch Sternalpunktion. Z. klin. Med. **135**, 629 (1939). — TOTTER, J. R.: Vitamin M. and the L. casei factor. Report of the conferences on the folic acid at the New

York academ. of sciences. Section of biol. 29. May 1946. — TOTTER, J. R., V. MIMS and P. L. DAY: Further studies on the relationship between xanthopterin, folic acid and vitamin M. Science (Lancaster, Pa.) 100, 223 (1944). — TOTTER, J. R., C. F. SHUKERS, J. KOLSON, V. MIMS and P. L. DAY: Studies on the relation between vitamin M. xanthopterin, and folic acid. J. of biol. Chem. 152, 147 (1944). — TRAPPER, P. V.: Eosinophilie nach Leberbehandlung der perniziösen Anämie. Münch. med. Wschr. 1933 I, 700.

UNGLEY, C. C.: (1) Lancet 1931 II, 63. — (2) Lancet 1938 I, 875, 925, 981. — (3) Brit. med. J. 2, 154 (1948). — (4) Lancet 1948 I, 771. — (5) Thymidin und Vitamin B_{12} bei perniziöser Anämie. Lancet 1949, No 6543, 164.

VARGA, L. V.: Münch. med. Wschr. 1930 II, 1397. — VILTER, C., R. VILTER and T. SPIES: Proc. cent. Soc. for clin. Res. 19, 26 (1946).

WEST, R.: Siehe bei LOWELL, Blood 4, 845 (1949). — WEST, R., and E. H. REISNER: Treatment of pernicious anemia with crystallin Vitamin B_{12}. Amer. J. med. Sci. 6, 643 (1949). — WHIPPLE: J. of exper. Med. 62, 457 (1935). — WHITE: Guy's Hosp. Rep. 47, 159 (1890). — WILKINSON, J. F., u. DEUTSCH: Klin. Wschr. 1935 I, 926. — WILKINSON, J. F., and M. C. G. ISRAELS: Irregular response to liver extract in pernicious anemia. Lancet 1947, 468. — WILKINSON, J. F., and KLEIN: (1) Lancet 1932 I, 719. — (2) Lancet 1933 I, 629. — (3) Biochemic. J. 27, 600 (1933). — WRIGHT, L. D., H. R. SKEGGS and J. W. HUFF: J. of biol. Chem. 175, 475 (1948).

ZADEK, I.: (1) Münch. med. Wschr. 1926 II, 2165. — (2) Ther. Gegenw. 71, 295 (1930). — ZANATY: Lancet 1937 I, 254. — ZETTEL, H.: Vitamin B_1 bei funikulärer Myelose. Münch. med. Wschr. 1938 I, 254. — ZOLOFF, R.: Zur Frage der Unterstützung der Lebertherapie mit Bluttransfusionen bei der Behandlung der schweren perniziösen Anämie. Lekarski Pregled 4, 101 (1942). Ref. Kongreßbl. inn. Med. 115, 265 (1943). — ZUELZER, W.: (1) Folic acid therapy in the anemias of infancy and childhood. (Folinsäuretherapie bei Anämien von Säuglingen und Kindern.) J. Amer. med. Assoc. 131, 7 (1946). — (2) Die Folinsäuretherapie der Anämie des Säuglingsalters und Kleinkindes. Wien. med. Wschr. 1947, Nr 32/33. — ZUELZER, W., and F. N. OYDEN: (1) Megaloblastic anemia in infancy: Common Syndrome responding specifically to folic acid therapy. Amer. J. Dis. Childr. 71, 211 (1946). — (2) Folic acid therapy in macrocytic anemias of infancy. Proc. Soc. exper. Biol. a. Med. 61, 167 (1946).

b) Die symptomatische perniziöse Anämie.

AALKJAER, V.: Hosp. tid. (dän.) 1931 II, 901, 918. Ref. Kongreßbl. inn. Med. 64, 382 (1932). — ABRAMSON: Acta med. scand. (Stockh.) 96, 319 (1938). — ALSTED: Lancet 1937 I, 76.

BARKER u. HUMMEL: Perniziöse Anämien bei Darmstrikturen. Bull. Hopkins Hosp. 64, 215 (1939). — BECKER: Acta med. scand. (Stockh.) 75, 227 (1931). — BENCE, J.: Z. klin. Med. 130, 275 (1936). — BENSIS u. GOUTTAS: Sang 6, 129 (1932). — BEYER-GUROWITSCH: Schwangerschaftsperniciosa. Zürich. Inaug.-Diss. 1912, zit. nach NAEGELI. — BIRKELAND: Médicine 11, 1 (1932). — BONSDORFF, B. V.: (1) Einfluß von Darmwürmern auf die Magendarmfermente und auf Leberextraktwirkung. Acta med. scand. (Stockh.) 100, 436 (1939). — (2) Zur Frage der Entstehung der perniziösen Bandwurmanämie. Nord. med. (Stockh.) 1941, 2877. — (3) CASTLE-Test bei der Bandwurmperniciosa. Diphyllobothrium latum und perniziöse Anämie. Acta med. scand. (Stockh.) Suppl. 196, 456 (1947). — (4) Does feeding of Diphyllobothrium latum influence the interaction between the intrinsic and the extrinsic factor of castle ? Diphyllothrium latum and pernicious anemia. VIII. (Beeinflußt die Zufuhr von Diphyllobothrium latum die Wechselwirkung zwischen dem Intrinsic- und Extrinsicfaktor Castle Diphyllobothrium latum und perniziöse Anämie. VIII.) Acta med. scand. (Stockh.) 129, 59 (1947). — (5) Acta med. scand. (Stockh.) 213, 82 (1948). — (6) Pernicious anemia caused by Diphyllobothrium latum, in the light of recent investigations. (Die durch Dibothriocephalus latus verursachte perniziöse Anämie im Lichte neuer Untersuchung.) Blood 3, 91 (1948). — BOTKIN: Zit. nach SCHAUMANN und SALTZMANN. In SCHITTENHELMS Handbuch der Blutkrankheiten, Bd. II. Berlin: Springer 1925. — BROCK: Lancet 1939 I, 72. — BRUGSCH, H.: Dtsch. Arch. klin. Med. 173, 199 (1932). — BUCHGRABER, K., u. H. FLEISCHHACKER: Wien. Arch. inn. Med. 32, 33 (1938). — BUTT and WATTKINS: Ann. int. Med. 10, 222 (1936).

CAMERON, D. G., G. M. WATSON and L. J. WITTS: (1) The clinical association of macrocytic anemia with intestinal stricture and anastomosis. Blood 4, 793 (1949). — (2) The experimental production of macrocytic anemia by operations on the intestinal tract. Blood 4, 803 (1949). — CHENEY: Fol. haemat. (Lpz.) 56, 26 (1937). — CHRISTOFFERSEN: Acta med. scand. (Stockh.). Suppl. 59, 163 (1934).

DAVIDSON, GIRDWOOD and CLARK: Perniziöse Schwangerschaftanämie. Brit. med. J. 1948, No 4556, 819. — DAVIS, L. J., and A. BROWN: Cholin-chlorid und megalocytäre Anämien. Blood 2, 407 (1947). — DAY, L., B. HALL and G. PLEASE: Versagen von Vitamin B_{12} bei makrocytärer Schwangerschaftsanämie. Proc. Staff. Meet. Mayo Clin., Rochester 24, 149 (1949). — DREHER, M.: Veränderungen der roten Blutbilder nach Magenresektion. Z. klin. Med. 136, 525 (1939).

EHRSTRÖM, R.: (1) Z. klin. Med. **105**, 106 (1927). — (2) Z. klin. Med. **107**, 463 (1928). — EISENBERG, S. E.: Macroytic anemia of pregnancy. Review of literature and report of a case treated with folic acid. (Makrocytäre Anämie in der Schwangerschaft. Literaturübersicht und Bericht eines Falles behandelt mit Folsäure. Yale J. Biol. a. med. **21**, 161 (1948). — EYDING, A.: Münch. med. Wschr. **1933** II, 1283.

FABER, K.: Zit. nach O. NAEGELI. Blutkrankheiten und Blutdiagnostik, 5. Aufl. Berlin: Springer 1931. — FAIRLEY, N. H.: Nature (Lond.) **142**, 1157 (1938). — FAIRLEY, N. H., and KILNER: Lancet **1931** II, 1935. — FAUST u. TALLQUIST: Über die Ursachen der Bothriocephalusanämie. Arch. exper. Path. u. Pharmakol **57**, 370 (1907). — FELIX: Zit. nach K. SINGER, Erg. inn. Med. **47**, 528 (1934). —FELLINGER, K., u. R. KLIMA: Z. klin. Med. **126**, 547 (1934). — FIERZ, F.: Übergang einer hypochromen, mikrocytären in eine perniziöse Anämie während der Gravidität. Schweiz. Hämatol. Ges. Aarau 17. Nov. 1946. Ref.: Schweiz. med. Wschr. 1947, 244. — FILO: Fol. haemat. (Lpz.). **44** (1931). — FLEISCHER-HANSEN: Hosp.tid. (dän.) **1932**, 855. — FREUDENBERG, E.: Alimentäre Anämie im Säuglingsalter. Ann. Pediatr. **169**, 163 (1947).

GRAHAM LESCHER, F.: The grave anemias in pregnancy and the puerperium. Report of 17 cases. (Die schweren Anämien in Schwangerschaft und Wochenbett.) Bericht über 17 Fälle. Lancet **1942** II, 148, 152. — GROSS, ST. V.: Essentielle Irisatrophie und Glaukom. Arch. Augenheilk. **110**, 111 (1937).

HAWSKLEY and E. MEULENGRACHT: Lancet **1936** II, 124. — HEILBRUN, O.: J. Amer. med. Assoc. **107**, 27 (1936). — HELLER: Zit. nach SCHAUMANN und SALTZMANN, SCHITTENHELMS Handbuch der Blutkrankheiten, Bd. II. Berlin: Springer 1925. — HENNING, N.: Umfrage HEILMEYER. Med. Klin. **1938** I, 259. — HERNBERG: (1) Acta med. scand. (Stockh.). Suppl. **78**, 582 (1936). — HERNBERG, C. A.: On the secretion of gastric juice in recovery after pernicious bothriocephalus anemia. (Über die Sekretion von Magensaft während der Genesung nach perniziöser Bothriocephalusanämie.) Acta med. scand. (Stockh.) **129**, 12 (1947). — HIGGINS u. STASNEY: Fol. haemat. (Lpz.) **54**, 129 (1936). — HOFF, F., u. H. SAUERSTEIN Über Bothriocephalusanämie. Klin. Wschr. **1936** I, 131. — HOFFMANN, F. A.: Zit. nach SCHAUMANN u. SALTZMANN, SCHITTENHELMS Handbuch der Blutkrankheiten, Bd. II. Berlin: Springer 1925. — HOLLER, G., u. H. KULKA: Über die Makrocytose der Erythrocyten als charakteristisches Krankheitsbild der Pankreatites chronica interstitialis. Wien. klin. Wschr. **1927** I, 837. — HOTZ, H. W.: (1) Lebercirrhose und perniziöse Anämie. Schweiz. med. Wschr. **1941**, 1173. — (2) Lebercirrhose und Hämatopoese. Erg. inn. Med. **64**, 198 (1944).

JONESCO et BONCIU: Sang **9**, 510 (1935).

KOCH, E., u. P. LÜBBERS: Makro- und megalocytäre Anämien bei Ödemkrankheit. Dtsch. med. Wschr. **1947**, 254. — KOLPIKOFF: Bothriocephalus. Ref. Zbl. Bakter. **81** (1926). — KOTTMEIER: Acta obstetr. scand. (Stockh.) **17**, 266 (1937). — KUMAGAI u. SHIMIZU: Fol. haemat. (Lpz.) **51**, 427 (1934).

LEQUEUX: Fol. haemat. (Lpz.) **10**, 273 (1911). — LEROUX et VERMIES: Agastr. Anämien. Sang **13**, 241 (1939). — LICHTHEIM: Verh. dtsch. Ges. inn. Med. 1887. — LINDGREEN: Acta med. scand. (Stockh.) Suppl. **1932**, 48. — LÜDIN, L.: Vortrag gehalten auf dem Schweizer Internisten-Kongr. Neuchâtel 1950.

MARKOFF, N.: Z. Geburtsh. **119**, H. 1 (1939). — MEULENGRACHT, E.: (1) Acta med. scand. (Stockh.) **85**, 50 ,79 (1935). — (2) Z. klin. Med. **130**, 468 (1936). — (3) Sitzungsber. 1. Hämalogentagg, Münster-Pyrmont 1937, S. 199. — (4) Verh. dtsch. Ges. inn. Med. **50**, 417 (1938). — (5) Nord. med. Ark. (schwed.) **1939**, 11. — MONASTERIO, G.: (1) Klin. Wschr. **1939** II, 1385. — (2) Arch. Pat. e Clin. med. **19**, H. 5 (1939). — (3) Haematologica (Pavia) **20**, 443 (1939).

NAEGELI, O.: Blutkrankheiten und Blutdiagnostik, 5. Aufl. Berlin: Springer 1931.

PERATONER: Policlinico, sez. prat. **1933**, 523. — PILGERSTORFER, W.: Klinische Beobachtung mit Lactoflavin bei Anämien vom Perniciosatypus. Wien. Arch. inn. Med. **36**, 99 (1942). PINKE, J.: Röntgenpraxis **7**, 793 (1935). — PLANTEYDT, J. M.: Nederl. Tijdschr. Geneesk. **1935**, 4153. Ref. Kongr.zbl. inn. Med. **82**, 687 (1935). — PLUM, C. M., u. WARBURG: Ugeskr. Laeg. (dän.) **1940**, 467. — PONTANO: Policlinico, sez. prat. **1912**, Nr 11. — POOLE, A. K., and L. C. FOSTER: J. Amer. med. Assoc. **96**, 2187 (1931).

REIMANN, F., F. SINEK u. K. FRITSCH: Z. klin. Med. **126**, 41 (1933). —REYHER: Dtsch. Arch. klin. Med. **39** (1886). — RICHTER, IVY and MEYER: Ann. int. Med. **7**, 553 (1933). — ROHR, K.: Umfrage HEILMEYER. Med. Klin. **1938** I, 256. — ROSENBERG: Amer. J. med. Sci. **192**, 86 (1936). — ROUX: Korresp.bl. Schweizer Ärzte. 1887, Nr 16. — ROWLANDS and L. SIMPSON: Lancet **1932** II, 1202. — RUNEBERG: Dtsch. Arch. klin. Med. **41** (1887).

SCHAIRER, E.: Dtsch. Arch. klin. Med. **187**, 53 (1940). — SCHARPLATZ, A.: Zur Kenntnis der Schwangerschaftsperniciosa. Zbl. Gynäk. **1947**, H. 2. — SCHAUMANN, O.: Zur Kenntnis der sog. Bothriocephalusanämie. Berlin 1894. — SCHAUMANN, O., u. SALTZMANN: SCHITTENHELMS Handbuch der Blutkrankheiten, Bd. II. Berlin: Springer 1925. — SCHENKEN, STASNEY and KNOWLTON HALL: Proc. Soc. exper. Biol. a. Med. **40**, 89 (1939). — SCHIFF, RIEL and SIMON: Amer. J. med. Sci. **196**, 313 (1938). — SCHREIBER: P. A. durch Taenia saginata.

Inaug.-Diss. Zürich 1908. — SCHULTEN, H.: (1) Zbl. inn. Med. **1933**, 809. — (2) Zbl. inn. Med. **1933**, Nr 36. — SCHULTEN, H., u. B. MALAMOS: Klin. Wschr. **1932 II**, 1338. — SEYDERHELM, R.: (1) Arch. exper. Path. u. Pharmakol. **76** (1914). — (2) Arch. exper. Path. u. Pharmakol. **82** (1918). — (3) Erg. inn. Med. **21**, 361 (1922). — SINGER and STEIGMANN: Amer. J. Syph. **18**, 444 (1934). — SINGER, K.: Wien. klin. Wschr. **1942**, 49. — SJÖGREN: Acta ophthalm. (Københ.) Suppl. **2**, 187 (1933). — STRANDELL: Acta med. scand. (Stockh.) Suppl. **40** (1931). — STRANSKY, E., FL. N. QUINTOS: On hookworm anemia. (Die Hackenwurmanämie.) Blood **2**, 63 (1947). — STRAUSS and CASTLE: (1) Amer. J. med. Sci. **184**, 655, 663 (1932). — (2) Amer. J. med. Sci. **185**, 539 (1933). — STURGIS and GOLDHAMER: Ann. int. Med. **12**, 1245 (1939). — SUWA: Jap. J. Obstetr. **13**, 79 (1930).

TALLQUIST, T. W.: Z. klin. Med. **61** (1907). — THADDEA, S.: Über symptomatische, perniziöse Anämien. Wien. klin. Wschr. **1944**, 352. — TISCHENDORF, W.: Dtsch. Arch. klin. Med. **182**, 261 (1938). — TÖTTERMANN, G.: (1) Acta med. scand. (Stockh.) **96**, 268 (1938). — (2) Ein Fall von Bandwurmanämie mit Anschluß an Salzsäureverätzung des Magens. Nord. med. (Stockh.) **1943**, 333.

UNGLEY: Lancet **1932 II**, 1426.

VANNOTTI, A.: Pathogenese des anémies hyperchromes. Schweiz. Ges. für Innere Medizin. Jverslg am 11. u. 12. Mai 1946. Ref. Schweiz. med. Wschr. **1946**, 616. — VOGEL: Zit. nach SCHULTEN, H.: Lehrbuch der klinischen Hämatologie. Leipzig: Georg Thieme 1939.

WENDT, H.: Umfrage HEILMEYER. Med. Klin. **1938 I**, 258. — WILLS, L.: (1) Brit. med. J. Nr. 3676, 1059 (1931). — (2) Lancet **1933 I**, 1283. — (3) Indian J. med. Res. **21**, 669 (1934). — (4) Pernicious anemia, nutritional macrocytic anemia, and tropical sprue. (Perniziöse Anämie, makrocytäre Mangelanämie und tropische Sprue.) Blood **3**, 36 (1948). — WILLS, L., and BILIMORIA: Indian J. med. Res. **20**, 391 (1932). — WILLS, L., and B. D. F. EVANS: Tropical macrocytic anemia its relation to pernicious anemia. Lancet **1938**, 416. — WILLS, L., and NAISH: Lancet **1933 I**, 1286. — WILLS, L., and STEWARD: Brit. J. exper. Path. **16**, 444 (1935). — WINTROBE, M. M., and SHUMAKER: Bull. Hopkins Hosp. **52**, 387 (1933).

c) Perniciosaähnliche Anämien bei Sprue, Cöliakie, Pellagra und alimentär bedingte megaloblastische Anämien.

d) Achrestische Anämie und leberrefraktäre megaloblastische Anämien.

ALDER, A.: Zbl. inn. Med. **58**, H. 1 (1937). — ASHBURN, L. L., F. S. DAFT and R. R. FAULKNER: Hematopoiesis in pantothenic acid-deficient rats. (Hämatopoese hervorgerufen durch Pantothotenic-Säure-Mangel bei Ratten.) Blood **2**, 451 (1947). — ASHFORD: Amer. J. trop. Med. **12**, 199 (1932).

BARNETT: (1) Amer. J. med. Sci. **182**, 170 (1931). — (2) Amer. J. med. Sci. **184**, 24 (1932). — BEGEMANN, H.: Das Wesen der perniziösen Anämie. Klin. Wschr. **1949 I**, 217. — BENESCH: Zit. nach LEISHMAN. Lancet **1945 I**, No 6382, 813. — BÖE, J.: Acta med. scand. (Stockh.) **127**, 264 (1947). — BRØCHNER-MORTENSEN, K.: Serum iron in patients with hyperchromic anemia in idiopathic steatorrhea. (Serumeisen bei Patienten mit hyperchromer Anämie bei idiopathischer Steatorrhoe.) Acta med. scand. (Stockh.) **113**, 362 (1943).

CASTLE, W. B., C. P. RHOADS, H. A. LAWSON and G. C. PAYNE: Etiology and treatment of sprue. Arch. int. Med. **56**, 627 (1935). — CASTROVILLI, G., e R. GINOULHIAC: Folsäure in der Behandlung der tropischen Sprue. Minerva med. **1948**, 48, 634.

DARBY, W. J., E. JONES and H. C. JOHNSON: Effect of synthetic lactobacillus casei factor in treatment of sprue. J. Amer. med. Assoc. **130**, 780 (1946). — DAVIDSON, L. S. P.: Refractory megaloblastic anemia. Blood **3**, 107 (1948).

ENGEL: Nord. med. Ark. (Schwed.) **1**, 388 (1939).

FAIRLEY, BROMFIELD, FOY and KONDI: Trans. roy. trop. Med. Lond. **32**, 132 (1938). — FERGUSON, J. W., and F. CALDER: Folinsäure bei nichttropischer Sprue mit besonderer Berücksichtigung der Fettresorption und des röntgenologischen Aussehen des Dünndarms. Glasgow med. J. **29**, 431 (1948). — FIESSINGER, N.: Les anémies érythro-plasmatiques. Schweiz. med. Wschr. **1945**, 861. — FIESSINGER, N., R. TIFFENEAU et J. TRÉMOLIERES: Anémies érythro-plasmatiques de carence. (Erythroplasmatische Mangelanämie.) Bull. Soc. méd. Hôp. Paris, III. s. **59**, 21 (1943). — FLINKER, R.: Erg. inn. Med. **49**, 522 (1935). — FOY, H., and A. KONDI: Makrocytische Nahrungsanämie. Lancet **1939 II**, 360. — FREUDENBERG, E.: Alimentäre Anämien im Säuglingsalter. Ann. Paediatr. **169**, 163 (1947). — FROSTAD, S.: Acta med. Scand. (Stockh.) **94**, 257 (1939).

GASSER, C.: Folsäure bei perniciosiformer Ziegenmilchanämie. (Hämatologische und blutchemische Beobachtungen.) Helvet. paediatr. Acta **3**, 301 (1948). — GOODALL, J. W. D., H. I. GOODALL and D. BANERJE: Folic acid in nutritional anemia. Lancet **1948 I**, 20. — GRIGOLO e ZANETTI: Pellagra. Rass. Fisiopat. **10**, 486 (1938). — GROEN, J., and I. SNAPPER: Dietary deficiency as a cause of macrocytic anemia. Amer. J. med. Sci. **193**, 633 (1937). — GYÖRGYI: Z. Kinderheilk. **56**, 1 (1934).

Hall, B. E., F. H. Krusen and H. W. Woltman: Vitamin B_{12} and coordination exercises for combined degeneration of the spinal cord in pernicious anemia. J. Amer. med. Assoc. 141, 257 (1949). — Hansen, K., u. H. v. Staa: Die einheimische Sprue. Leipzig 1936. — Hausmann, K.: Klinische Untersuchungen mit verschiedenen Formen des Vitamin B_{12}. Klin. Wschr. 1950, 135. — Hess-Thaysen, Th. E.: Nontropical sprue. 1932. — Howell, T. H.: Anemia with dyspepsia: A syndrom encountered in Indian troops. (Anämie mit Dyspepsie: Ein Syndrom bei indischen Truppen.) J. trop. Med. 50, 110 (1947).

Israels, M. C. G., and J. F. Wilkinson: Achrestic anemia. (1) Quart. J. Med. 5, 69 (1936). — (2) Quart. J. Med. 9, 163 (1940).

Jagič, N. v., u. F. Nagl: Dtsch. med. Wschr. 1937 I, 486. — Jones, E., W. J. Darby and J. R. Totter: Pernicious anemia and related anemias treated with vitamin B_{12}. Blood 4, 827 (1949). — Jürgens, R., u. H. Pfaltz: Entzündliche Erkrankungen der Respirationsorgane bei Ratten infolge von Pantothensäuremangel. Z. Vitaminforschg 14, 243 (1944).

Kersley: Brit. med. J. 1935, No 3907, 994. — Kessler, E.: Schweiz. med. Wschr. 1937 I, 269. — Koch, E., u. P. Lübbers: Makro-megalocytäre Mangelanämien bei Ödemkrankheit. Dtsch. med. Wschr. 1947, 254. — Koller, F.: Über die Hämolyse des Morbus Biermer und der Sprueperniciosa. Schweiz. med. Wschr. 1940, 54. — Krjukoff: Fol. haemat. (Lpz.) 45, 188, 196 (1931).

de Langen, C. D.: Nederl. Tijdschr. Geneesk. 1937, 328. Ref. Kongreßzbl. inn. Med. 89, 646 (1937). — Leishman, A. W. D.: Thoughts on sprue after experience in India. (Gedanken über die Sprue nach Erfahrungen in Indien.) Lancet 1945, No 6382, 813. — Leitner, St. J.: Übergang einer essentiellen hypochromen Anämie in perniziöse Anämie mit Vermehrung der gewebsbasophilen Zellen im Sternalpunktat. Acta med. scand. (Stockh.) 80, 66 (1948).

Markoff, N.: Helvet. med. Acta, Suppl. III, Beil. 5, H. 4 (1938). — Miller and Rhoads: J. clin. Invest. 14, 153 (1935). — Murray-Lyon: Edinburgh med. J. 39, 328 (1932).

Nicolaysen u. Laland: Skand. Arch. Physiol. (Berl. u. Lpz.) 79, 299 (1938). — Norgaard, Flemming u. E. Tobiassen: 2 Fälle endogener Pellagra nach Ventrikeloperation bzw. nach perniziöser Anämie. Hosp. (dän.) 1938, 1041. — Norris, R. E., and J. J. Majnarich: Science (Lancaster, Pa.) 109, 32 (1949).

Olleros: Puerto Rico J. publ. Health 13, 503 (1938). — Olmer et Sarles: Presse méd. 1946 II, 461.

Patel, J. C.: Crystalline anti-pernicious-anemia-factors in treatment of two cases of tropical macrocytic anemia. Brit. med. J. 1948, 934. — Patel, J. C., and Y. M. Bhende: Refined liver extract in tropical macrocytic anemia. Blood 4, 259 (1949).

Rodriguez-Molina, R.: (1) Hematology of sprue. Report on 100 cases in Puerto Rico. Puerto Rico J. publ. Health 15, 89 (1939). — (2) Tropical-macrocytic anemia in Puerto Rico. Puerto Rico J. publ. Health 15, 177 (1939). — Rohr, K.: (1) Helvet. med. Acta 3, 677 (1936).— (2) Dtsch. Z. Verdgs- u. Stoffw.krkh. 1, 46 (1938). — Rominger, E., u. Bomskov: Anämiestudien am wachsenden Organismus. IV. Mitt.: Experimentelle Erzeugung und Verhütung einer perniziösen Anämie bei jungen Ratten als Testmethode für Leberextrakt. Z. exper. Med. 89, H. 5/6 (1933).

Schemensky, W.: Dtsch. med. Wschr. 1939 II, 1629. — Sippe, G. R.: Autolysierte Hefe zur Behandlung der makrocytären Anämie durch mangelhafte Ernährung. Brit. med. J. 1944, 656. — Sothmann: Arch. Kinderheilk. 104, 193 (1935). — Spies, T. D., and A. S. Dowling: Amer. J. Physiol. 114, 25 (1935). — Spies, T. D., W. B. Frommeyer, G. G. Lopez, R. L. Toca and G. Gwinner: Hämopoetische Wirksamkeit von 5-Methyluracil (Thymin) bei tropischer Sprue. Lancet 1946 I, 883. — Spies, T. D., and Payne: J. clin. Invest. 12, 229 (1933). — Spies, T. D., Payne and Chinn: Proc. Soc. exper. Biol. a. Med. 32, 328 (1934). — Spies, T. D., and M. Suarez: Response of tropical sprue to vitamin B_{12}. Blood 3, 1213 (1948). — Strauss and Castle: Lancet 1932 II, 111. — Steenis, P. B. van: Macrocytaire voedingsanaemie. Nederl. Tijdschr. Geneesk. 1948, 3990.

Tschesche, R., u. H. J. Wolf: Z. physiol. Chem. 244, I (1936). — Turner: Amer. J. med. Sci. 185, 381 (1933).

Vaughan and Hunter: Lancet 1932 I, 829.

Wauchope and Leslie-Smith: Achrestische Anämie. Lancet 1938 II, 1518. — Wilkinson, Klein and Ashford: (1) Quart. J. Med. 6, 143 (1937). — (2) Achrestische Anämie. Rev. belge Sci. méd. 10, 191 (1938). — Wills and Bilimoria: Indian J. med. Res. 20, 391 (1932). — Wills and Evans: Lancet 1938 II, 416. — Wills and Steward: Brit. J. exper. Path. 16, 444 (1935). — Wintrobe, M. M., Samter and Lisco: Bull. Hopkins Hosp. 64, 399 (1939).

Zuelzer, H. W., u. F. N. Ogden: Amer. J. Dis. Childr. 71, 211 (1946).

4. Regeneratorische hämolytische Anämien.

a) Konstitutionelle hämolytische Erythropathien, Elliptocytose, Elliptocytenanämie.

BERNHARDT, H.: Dtsch. med. Wschr. **1928 I**, 987. — BISHOP, W. F.: Arch. int. Med. **14**, 388 (1914). — BUNGENBERG, DE JONG, W. J. H.: Die Existenzdauer von transfundierten Erythrocyten bei einem Patienten mit Elliptocytose. Klin. Wschr. **1943**, 418.
CHENNEY: J. Amer. med. Assoc. **98**, 878 (1932). — COOLEY: (1) Amer. J. Dis. Childr. **33**, 786 (1927). — (2) Amer. Dis. Childr. **36**, 1257 (1928).
DEBLER: Z. Kinderheilk. **61**, 198 (1939). — DRESBACH: (1) Science (Lancaster, Pa.) **19**, 469 (1904). — (2) Science (Lancaster, Pa.) **21**, 473 (1905).
ES, A. J. VAN: Ovalocytose. Nederl. Tijdschr. Geneesk. **1942**, 2888.
FANCONI, G.: Hyperchrome Elliptocytenanämie. Arch. Kinderheilk. **117**, 1 (1939). — FLINT, A.: Science (Lancaster, Pa.) **19**, 796 (1904). — FLORMAN, A. L., and M. M. WINTROBE: Bull. Hopkins Hosp. **63**, 209 (1938). — FULD: Arch. Ver gskrkh. **44**, 266 (1928).
GÄNSSLEN, M.: Erbpathologie des Blutes und der blutbildenden Organe. In Handbuch der Erbbiologie des Menschen, herausgeg. von G. JUS, Bd. 2. — GERRITS, J. C., u. S. J. DE VRIES: On elliptical human erythrocytes. (Über elliptische menschliche Erythrocyten.) Acta med. scand. (Stockh.) **110**, 499 (1942). — GRZEGORZEWSKI: Fol. haemat. (Lpz.) **50**, 260 (1933).— GÜNTHER, H.: Dtsch. Arch. klin. Med. **162**, 215 (1928).
HIJMANS VAN DEN BERGH, A. A.: (1) Dtsch. med. Wschr. **1928 II**, 1244. — (2) Arch. Verdgskrkh. **43**, 65 (1928). — HIRSCHFELD, H.: Neue Deutsche Klinik, Bd. 13, S. 496. Wien-Berlin: Urban & Schwarzenberg 1933, 1937. — HÖPKER, W.: Über Elliptocytose. Klin. Wschr. **1947**, 366. — HUNTER, W. C.: Ann. int. Med. **6**, 775 (1933). — HUNTER, W. C., and ADAMS: Ann. int. Med. **2**, 1162 (1929).
INTROZZI: Haematologica (Pavia) **16**, 525 (1935). — IWAO u. YOSHIDA: Fol. haemat. (Lpz.) **63**, 471 (1940).
JUNK: Über familiäres Vorkommen der Ovalocytose beim Menschen. Inaug.-Diss. Frankfurt a. M. 1938.
KIRKEGAARD, A., u. K. LARSEN: (1) Elliptische Erythrocyten in einer dänischen Familie. Ugeskr. Laeg. (dän.) **1942**, 1159. — (2) Einige Versuche mit Transfusion von normalen und elliptischen roten Blutkörperchen zur Bestimmung der Lebensdauer der Erythrocyten. Ugeskr. Laeg. (dän.) **1942**, 1163. — (3) Übertragung mit normalen und elliptischen Blutkörperchen zur Bestimmung der Lebenszeit der Erythrocyten. Acta med. scand. (Stockh.) **110**, 510 (1942). — KOUWENAUR: Geneesk. Tijdschr. Nederl.-Indië **1938**, 827.
LAMBRECHT, K.: Erg. inn. Med. **55**, 295 (1938). — LAWRENCE, J. S.: (1) J. clin. Invest. **5**, 31 (1927). — (2) Amer. J. med. Sci. **181**, 240 (1931). — LEHNDORFF, H.: Wien. klin. Wschr. **1935 I**, 748. — LEITNER, ST. J.: (1) Dtsch. Arch. klin. Med. **183**, 607 (1939). — (2) Weitere Untersuchungen über die familiäre Elliptocytose der Erythrocyten, Elliptocytose und hämolytische Anämie. Helvet. med. Acta **10**, 585 (1943). — LIEBERHERR, W.: (1) Klin. Wschr. **1937 I**, 17. — (2) Helvet. med. Acta **1938** H. 5. — LJUDWINOWSKI, R. J.: Ther. Arch. **14**, 721 (1937). Ref. Münch. med. Wschr. **1938 I**, 968. — LÖWINGER, S., u. T. TOSZEGHI: Über den Icterus haemolyticus. (Orv. Lapsia (ung.) **1947**, 15. Ref. Schweiz. med. Wschr. **1948**, 365.
MCCARTY: J. Labor. a. clin. Med. **19**, 612 (1934).
PENATI: Arch. Sci. med. **54**, 189 (1930). — POLLOCK, H. u. W. DAMESHEK: Amer. J. med. Sci. **188**, 822 (1934).
ROSENOW: Klin. Wschr. **1933 II**, 481. — ROTH u. JUNG: Fol. haemat. (Lpz.) **44**, 549 (1931). — ROTTER, W.: Klin. Wschr. **1933 II**, 1777.
SCHARTUM-HANSEN: Acta med. scand. (Stockh.) **86**, 348 (1935). — SCHEMENSKY, W.: Med. Welt **1936 II**, 1686. — STEINBRINCK, W., u. HAHNELT: Dtsch. med. Wschr. **1938 I**, 784. — STEPHENS and TATELBAUM: J. Labor. a. clin. Med. **20**, 375 (1935). — STRAUSS and DALAND: New England J. Med. **217**, 100 (1937). — SYDENSTRICKER: J. Amer. med. Assoc. **81**, 113 (1923).
TERRY, HOLLINGSWORTH and VICENTE EUGENIO: Arch. of Path. **13**, 193 (1932).
VISCHER, A.: (1) Helvet. med. Acta 5, H. 5 (1938). — (2) Z. klin. Med. **135**, 123, 133 (1938).
WYANDT, H., P. M. BANCROFT u. T. O. WINSHIP: Elliptic erythrocytes in man. Arch. int. Med. **68**, 1043 (1941).

Konstitutioneller hämolytischer Ikterus.

ACUÑA: Arch. argent. Pediatr. **5**, 629, 701 (1934). — Bull. Soc. méd. Hôp. Paris, III. s. **53**, 1528 (1937). — ALDER, A.: Korresp.bl. Schweiz. Ärzte 48, 1405 (1918). — ALESSANDRI, R.: Bull. Accad. med. Roma **55**, 160 (1929). Ref. Kongreßzbl. inn. Med. **55**, 700 (1931).
BANTI: (1) Semaine méd. **32**, 265 (1912). — (2) Semaine méd. **33**, 313 (1913). — BATSCHWAROFF, W.: Dtsch. med. Wschr. **1938 I**, 191. — BAUMGARTNER, W.: Helvet. med.

Acta 14, 502 (1947). — BECK: Mschr. Kinderheilk. 28, 215 (1924). — BECKMANN, K.: (1) Über Isolysine. Dtsch. Arch. klin. Med. 126, 305 (1918). — (2) Dtsch. Arch. klin. Med. 130, 301 (1919). — BEEKMAN: Mschr. Kindergeneesk. 7, 157 (1937). — BENHAMOU: Paris méd. 23, 126 (1933). — BERGENHEM, B., u. R. FÅHRAEUS: Z. exper. Med. 97, 555 (1936). — BIRGER, I.: Hereditärer hämolytischer Ikterus. Sv. Läkartidn. 1943, 1032. — BORGAERT et VAN DAMME: Sang 14, 236 (1940). — BOROS, J. v.: (1) Wien. Arch. inn. Med. 12, 243, 255 (1926). — (2) Erg. inn. Med. 42, 635 (1932). — BRÄNDLI, S.: Schweiz. med. Wschr. 1939 I, 149. — BRUGSCH, H., u. GROSS: Mitt. Grenzgeb. Med. u. Chir. 43, 64 (1932). — BRUGSCH, J.: Z. inn. Med. 1948, 641. — BURGERHOUT, H.: Chronischer hereditärer hämolytischer Ikterus und PAGETsche Knochenerkrankung in einer Familie auftretend. Nederld. Tijdschr. Geneesk. 1942, 2215.

CELICE, J., A. GROSSIORD et J. MILLOT: Maladie hémolytique avec ulcère de jambe, cicatrisation rapide des ulcerè après splenectomie. Bull. Soc. méd. Hôp. Paris 1947, 928. CHAUFFARD: Semaine méd. 28, 49 (1908). — CHENEY, W., and G. CHENEY: Amer. J. med. Sci. 187, 191 (1934). — CHINI, V., A. FERRAMINI e F. MURATORE: Sul significato di un' azione favorente l'emolisi in vitro da parte del plasma di individui con cosidetti ittere emolitici con aumentate resistenze eritrocitarie. (Die Bedeutung der Hämolyseförderung in vitro durch Plasma von Patienten mit sogenanntem hämolytischem Ikterus mit Vermehrung der Erythrocytenresistenz. Bol. Soc. Biol. sper. 16, 722 (1941). — COSTE, F., J. BOYER et R. TOURNEUR: Ulcères chroniques de jambes signe révéladeur tardif d'une maladie hémolytique congénitale. Splénectomie, guérison. (Chronische Unterschenkelgeschwüre als Spätfolge einer kongenitalen hämolytischen Anämie. Bull. Soc. méd. Hôp. Paris 63, 957 (947). — COTTI: Boll. Soc. Biol. sper. 15, 275 (1940).

DACIE, J. V., and P. L. MOLLISON: Survival of normal erytrocytes after transfusion to patients with familial hemolytic anemia. Lancet 1943 I, 550. — DAMESHEK, W.: Familial hemolytic crisis. New England J. Med. 224, 52 (1941). — DAMESHEK, W., and M. L. BLOOM: The events in the hemolytic crisis of hereditary spherocytosis, with particular reference to the reticulocytopenia, pancytopenia and an abnormal splenic mechanism. Blood 3, 1381 (1948). — DAMESHEK, W., and E. B. MILLER: Pathogenetic mechanism in the hemolytic anemias. Arch. int. Med. 72, 1 (1943). — DAMESHEK, W., and S. O. SCHWARTZ: (1) Amer. J. med. Sci. 187, 191 (1934). — (2) Acute hemolytic anemia. Medicine 19, 231 (1940).— DAVIDSON, L. S. P. and H. W. FULLERTON: Makrocytotische Form mit Lebercirrhose. Quart. J. Med., N. s. 7, 43 (1938). — DAWSON OF PENN: Brit. med. J. 1931 I, 921, 963. — DEBRÉ, R., J. M. LAMY, G. SÉE and G. SCHRAMECK: Congenital and familial hemolytic disease in children. Amer. J. Dis. Childr. 56, 1189 (1938). — DELL'AQUILA e DIBENEDETTO: Ricerche sul „fenomeno della vela" nella sedimentazione globulare nell'itterio emolitico. (Untersuchungen über die „Schleiersenkung" bei der Erythrocytensenkung beim hämolytischen Ikterus.) Riforma med. 1943, 315. — DOAN, C. A., G. M. CURTIS and B. K. WISEMAN: J. Amer. med. Assoc. 105, 1567 (1935). — DOCZY, P., u. B. SÁRY: Beiträge zur Pathologie des hämolytischen Ikterus. Schweiz. med. Wschr. 1945, 7, 154. — DOMINICI: Haematologica (Pavia) 17, 185 (1936). — DYKE and YOUNG: Makrocytäre hämolytische Anämie. Lancet 1938 II, 817. —

ELLIOTT u. KANAVEL: Zit. bei M. GÄNSSLEN. Neue Deutsche Klinik, Erg.-Bd. 4, S. 652. Wien u. Berlin: Urban & Schwarzenberg 1936. — EMERSON, CH. P.: The pathogenesis of anemia of acute glomerulonephritis. Estimations of blood production and blood destruction in a case reciving massive transfusion. (Die Pathogenese der Anämie bei akuter Glomerulonephritis. Schätzung der Blutproduktion und des Blutabbaus in einem mit großen Bluttransfusionen behandelten Falle. Blood 3, 363 (1948). — EMERSON, SHEM, HAM and CASTLE: Zit. nach L. E. YOUNG and J. S. LAWRENCE, Arch. int. Med. 77, 151 (1946). — EPPINGER, H.: (1) Berl. klin. Wschr. 1913 II, 1509, 1572, 2409. — (2) Die hepatolienalen Erkrankungen. Berlin 1920. — (3) Die Leberkrankheiten. Wien 1937. — EPPINGER, H., u. CHARNASS: Z. Klin. Med. 78, 387 (1913).

FRENCKELL, G.: Über die Erythrocytenresistenz in der Vena lienalis. Klin. Wschr. 1935 I, 469. — FREYMANN, G.: Klin. Wschr. 1922 II, 2229. — FURCHGOTT, R. F., and E. PONDER: Disk-sphere transformation in mammalian red cells. 2. The nature of the anti-sphering factor. (Der Übergang von der Scheiben- zu Kugelform bei roten Blutkörperchen von Säugetieren. 2. Die Natur des Antikugelfaktors. J. of exper. Biol. 17, 117 (1940).

GÄNSSLEN, M.: (1) Dtsch. Arch. klin. Med. 140, 210 (1922). — (2) Klin. Wschr. 1927 I, 1929. — (3) Erbarzt 1935, 33. — (4) Neue Deutsche Klinik, Erg.-Bd. 4, S. 607. (Literatur.) Wien u. Berlin: Urban & Schwarzenberg 1936. — GÄNSSLEN, M., E. ZIPPERLEN u. E. SCHÜTZ: Dtsch. Arch. klin. Med. 146, 1 (1925). — GELDEREN: Mitt. Grenzgeb. Med. u. Chir. 45, 127 (1940). — GERBER, B. A.: Zur Frage der Bedeutung des verminderten Cholesteringehaltes der Erythrocyten bei hämolytischem Ikterus. Z. Kinderheilk. 63, 625 (1943). — GERHARDT: (1) Mitt. Grenzgeb. Med. u. Chir. 31, 644 (1918/19). — (2) Zit. nach H. EPPINGER, Thüring. Korrespbl. Nr 11. — GILBERT, CHABROL et BÉNNARD: (1) C. r. Soc. Biol. Paris 71, 593 (1911).— (2) C. r. Soc. Biol. Paris 72, 770 (1912). — (3) C. r. Soc. Biol. Paris 73, 599 (1912). — GIUFFINI:

Ann. Fac. med.-chir. Perugia **37**, 199 (1938). — GOODMANN, E. G., and B. R. CATES: Congenital icterus in a negro family. (Kongenitale hämolytische Anämien bei einer Negerfamilie). Blood **2**, 480 (1947). — GREPPI: (1) Minerva med. **27** (1928). — GRIPWALL: (1) Zur Klinik und Pathologie des hereditären hämolytischen Ikterus. Uppsala 1938. — (2) Nord. med. Tidskr. (schwed.) **15**, 395 (1938). — GROSSE-BROCKHOFF, u. KARCHER: Hämolysine bei konstitutionell bedingtem hämolytischen Ikterus. Dtsch. Ges. Inn. Med., Tagg vom 19.—21. Mai 1948 Karlsruhe. Ref. Klin. Wschr. **1948**, 671.

HADEN, R. L.: (1) Amer. J. med. Sci. **188**, 441 (1934). — (2) J. Labor. a clin. Med. **20**, 567 (1934/35). — (3) Principles of hematology, 3. Aufl. Philadelphia: Lea a. Febiger 1946. — HANSEN, K., u. E. KLEIN: Dtsch. Arch. klin. Med. **176**, 567 (1934). — HAWSKLEY: J. of Path. **43**, 565 (1936). — HAWSKLEY and BAILEY: Lancet **1934** II, 1329. — HEILMEYER, L.: (1) Dtsch. Arch. klin. Med. **172**, 628 (1932). — (2) Dtsch. Arch. klin. Med. **179**, 292 (1936). — (3) Med. Klin. **1939** I, 201. — (4) Klin. Wschr. **1939** I, 661. — HEILMEYER, L., u. K. PLÖTNER: Das Serumeisen und die Eisenmangelkrankheit. Jena: Gustav Fischer 1937. — HEIMBURG, J. v., u. U. H. REUTER: Über tödliche hämolytische Krisen nach Milzexstirpation bei hämolytischem Ikterus. Z. Kinderheilk. **63**, 618 (1943). — HELLSTRÖM: Förh. nord. kirurg. För. **11**, 285 (1916). — HEMMELER, G.: Über einen Fall von hämolytischer Anämie mit Thrombopenie. Schweiz. Hämatol. Ges. 17. Nov. 1946. Ref. Med. Klin. **1947**, 121. — HENSTELL u. DAMESHEK: Zit. nach DAMESHEK u. SCHWARTZ. — HERFARTH, H.: Erg. Chir. **19**, 217 (1926). — HIJMANS VAN DEN BERGH, A. A., u. SNAPPER: Berl. Klin. Wschr. **1915** II, 1081. — HILL: J. Amer. med. Assoc. **111**, 2179 (1938). — HIRLEMANN, A.: Sur l'ictère hémolytique constitutionnel et la splenectomie. Schweiz. med. Wschr. **1933** II, 1309. — HOOFT, C., u. VERHOESTRAETE: Familiärer hereditärer hämolytischer Ikterus bei kleinen Kindern. Mschr. Kindergeneesk. **10**, 417 (1941).

INGRASSIA, G.: Clinica **4**, 185 (1938). Ref. Kongreßzbl. inn. Med. **96**, 243 (1938).

JEDLIČKA, u. Š. VÁRADI: Z. klin. Med. **118**, 286 (1931). — JIMINEZ DIAZ, C.: Zur Entstehung des hämolytischen Ikterus. Rev. Clin. españ. **10**, 14 (1943).

KAZNELSON: Wien. Arch. inn. Med. **7**, 87 (1924).

LAEDERICH, L., J.-E. THIERY et A. MOTTE: Les ulcères de jambe dans la maladie hémolytique familiale (Ulcus cruris beim familiären hämolytischen Ikterus.) Bull. Soc. méd. Hôp. Paris, III. s. **57**, 808 (1941). — LANGERON, L., P. MICHANSE et J. HAZARD: Sur un cas d'ictère hémolytique. Ein Fall von hämolytischem Ikterus (Typ Minkowski-Chauffard.) Ann. Biol. Clinique, Paris **1948**, 492. — LAUDA, E.: (1) Erg. inn. Med. **34**, 1 (1928). — (2) Die normale und pathologische Physiologie der Milz. Berlin-Wien 1933. — LEE, JUE-SHUAN, and CHIAO TSAI: The effect of temperature on the antihemolytic activity of lecithin and cholesterol. (Der Einfluß der Temperatur auf die antihämolytische Wirkung von Lecithin und Cholesterin. Quart. J. exper. Physiol. **31**, 271 (1942). — LEHNDORFF, H.: Med. Klin. **1935** I, 74. — LEPEL, G.: (1) Dtsch. Arch. klin. Med. **180**, 145 (1937). — (2) Dtsch. Arch. klin. Med. **183**, 552 (1939). — LÖWINGER: Knochenmark. Fol. haemat. (Lpz.) **54**, 27 (1936). — LOTZE, H.: (1) Klin. Wschr. **1936** I, 941. — (2) Erg. inn. Med. **52**, 277 (1937). — LÜDIN, H.: Zur Differentialdiagnose hämolytischer Anämien. Vortrag schweiz. Hämatol. Ges. Ref. Schweiz. med. Wschr. **1948**, 387.

MAIER, C.: (1) Der Lysolecithintest bei hämolytischer Anämie. Helvet. med. acta, **14**, 470 (1947). — (2) Der Typus LOUTIT. Eine neue Form der hämolytischen Anämie. Schweiz. med. Wschr. **1948**, 983. — MAYO: (1) J. Amer. med. Assoc. **66**, 716 (1916). — (2) Amer. J. med. Sci. **171**, 313 (1926). — MCCORMACK, R. R., and E. P. SIMON: Congenital hemolytic icterus in the negro. Amer. J. med. Sci. **216**, 539 (1948). — MEULENGRACHT, E.: Der chronische hereditäre hämolytische Ikterus. (Literatur). Leipzig 1922. — MICHELI: Haematologica (Pavia) **12**, 101 (1931). — MICHETTI: Fisiol. e Med. **7**, 649 (1936). — MINKOWSKI: Verh. dtsch. Ges. inn. Med. **1900**, 316. — MOMIGLIANO, L. and BAIRATI: Amer. J. med. Sci. **190**, 610 (1935). — MORAWITZ, P., u. G. DENECKE: Handbuch der inneren Medizin, Bd. IV, S. 117. Berlin: Springer 1926. — MURCHISON: Diseases of the liver 1885. Zit. nach E. MEULENGRACHT: Der chronische hereditäre hämolytische Ikterus.

NAEGELI, O.: Verh. dtsch. Ges. inn. Med. **40**, 511 (1928). — NAEGELI, TH.: (1) Rundfrage über Milzexstirpation. Med. Klin. **1938** II, 1085. — (2) Aussprache über Milzexstirpation. Med. Klin. **1938** II, 1121.

OETTINGER: Bull. Soc. méd. Hôp. Paris **1908**, 391. — OWREN, P. A.: Congenital hemolytic jaundic. The pathogenesis of the hemolytic crisis. Blood **3**, 231 (1948).

PASCHKIS, K.: (1) Wien. klin. Wschr. **1930** I, 166. — (2) Z. klin. Med. **116**, 680 (1931). — PAXTON: Arch. Dis. Childh. **10**, 421 (1935). — PEMBERTON: Ann. Surg. **94**, 755 (1933).

RANDALL: J. Labor. a. clin. Med. **23**, 468 (1938). — RIETTI: Ann. Méd. **41**, 405 (1937). — ROTH: Fol. haemat. (Lpz.) **35**, 1 (1927).

SCHIJVESCHUURDER, W.: Über familiären Ikterus. Geneesk. Tijdschr. Nederl.-Indië **1938**, 1411. — Ref. Kongreßzbl. inn. Med. **97**, 248 (1939). — SCHWEINFURTH, H.: Zur funktionellen Pathologie des hämolytischen Ikterus. Hippokrates **13**, 1 (1942). — SEUSING, J.:

Über das Auftreten des Bürstenschädels beim konstitutionellen hämolytischen Ikterus. Inaug.-Diss. Tübingen 1945. — SHARP and DAVIS: J. Amer. med. Assoc. **110**, 2053 (1938). — SILBERBERG: Arch. klin. Chir. **171**, 568 (1932). — SILVESTRONI, E., e J. BIANCO: Erste Beobachtung von mikrocytärer konstitutioneller Anämie und von Mikrocythämie bei Ägyptern. Minerva med. **1948**, 393. — SJÖVALL u. IVARSSON: Finska Läk. sällsk. Hdl. **71**, 886 (1929). — SKOUGE, E.: Klinische und experimentelle Untersuchungen über das Serumeisen. Oslo 1939. TECON, R. M.: Helvet. med. Acta **5**, 671 (1938). — THOMPSON: (1) Hopkins Hosp. Bull. **51**, 365 (1932). — (2) J. Amer. med. Assoc. **107**, 1776 (1936). — TILESON, W.: Hemolytic jaundice. Medicine **1**, 355 (1922). — TSAI, LEE and WU: Chin. J. Physiol. **15**, 165 (1940). VAUGHAN: J. of Path. **45**, 561 (1937). — VAUGHAN and GODDARD: Lancet **1934 I**, 513. — VEIL, W. H.: Umstimmung als Behandlungsweg. Vortr. des Wiesbadener ärztl. Fortbildungswesens. Leipzig 1930. — DE VRIES, S. J.: Experimentelle hämolytische Anämien Nederl. Tijdschr. Geneesk. **1948**, 27, 2013.
WATSON: DOWNEYS Handbook of Hematol. 1938. — DE WEERDT, W.: L'aspect de la moelle osseuse dans l'ictère hémolytique. Sang **12**, 738 (1938). — WHITCHER: Amer. J. med. Sci. **170**, 678 (1925). — WIEDEMANN, H. R.: Familiärer hämolytischer Ikterus und osmotische Hämolyse. Z. Kinderheilk. **63**, 501 (1942). — WILSON: Clin. Soc. Trans. **23**, 162 (1890). — WILSON and STANLEY: Clin. Soc. Trans. **26**, 163 (1893). — WINTROBE, M. M.: Clinical hematology. Philadelphia 1947.
YOUNG, L. E., and J. S. LAWRENCE: Atypische hämolytische Anämien. Arch. int. Med. **77**, 151 (1946).
ZIMMERMANN: Wien. klin. Wschr. **1932 II**, 958.

Sichelzellanämie (Drepanocytenanämie).

BAUER, J.: (1) Sickle cell disease. Arch. Surg. **41**, 1344 (1940); **47**, 553 (1943). — (2) Circulatory stasis in small blood vessels. (Die Sichelzellenkrankheit.) Acta med. scand. (Stockh.) **129**, 1 (1947). — BECK, J. S., and C. S. HERTZ: Standardizing sickle cell method and evidence of sickle cell trait. Amer. J. clin. Path. **5**, 325 (1935). — BRANDAU: Amer. J. med. Sci. **180**, 813 (1930). — BRIDGERS, W. H.: Cerebral vascular disease accompaning sickle cell anemia. Amer. J. Path. **15**, 353 (1939). — BUNTING, H.: Sedimentation rates of sickle and non-sickled cells from patients with sickle cell anemia. Amer. J. med. Sci **198**, 191 (1939). — BURCH and WINSOR: Zit. bei H. M. PERR.
CARNEVALE: Hematologica (Pavia) **25**, 285 (1943). — COOKE, J. V., and J. K. MACK: Sickle cell anemia in a white american family. J. Pediatr. **5**, 601 (1934). — COOLEY, T. B., and P. LEE: (1) Amer. J. Dis. Childr. **32**, 334 (1926). — (2) Trans. Amer. pediatr. Soc. **38**, 58 (1926). — (3) Sickle cell anemia in a creek family. Amer. J. Childr **38**, 103 (1929).
DIGGS, L. W.: (1) J. Labor. a. clin. med. **17**, 913 (1932). — (2) Amer. J. med. Sci. **187**, 521 (1934). — (3) Siderofibrosis of the spleen in sickle cell anemia. J. Amer. med. Assoc. **104**, 538 (1935). — DIGGS, L. W., C. F. AHMANN and J. BIBB: Incidence and significance of sickle cell trait. Ann. int. Med. **7**, 769 (1933). — DIGGS, L. W., and V. D. PETTIT: A comparison of methods used in the detection of the sickle-cell trait. J. Labor. a. clin. med. **25**, 1106 (1940).
EMMEL: Arch. int. med. **20**, 586 (1917).
GREENWALD, L., and J. B. BURRETT: Sickle-cell anemia in a white family. Amer. med. Sci. **199**, 768 (1940). — GRINNAN: Amer. J. Roentgenol. **34**, 297 (1935).
HADEN, R. L., and F. D. EVANS: Sickle cell anemia in the white race. Arch. int. Med. **60**, 133 (1937). — HAHN, E. V.: Sickle cell (drepanocytic) anemia. Amer. J. med. Sci. **175**, 206 (1928). — HAHN, E. V., and GILLESPIE: Arch. int. Med. **39**, 233 (1927). — HERRICK, J. P.: Peculiar elongated and sickle-shaped red corpuscles in a case of severe anemia. Arch. int. Med. **6**, 517 (1910). — HUCK: Sickle cell Anemia. Bull. Hopkins Hosp. **34**, 335 (1923).
ITANO, H. A., and L. PAULING: A rapid diagnostic test for sickle cell anemia. Blood **4**, 66 (1949).
LEEUWEN, H. C. VAN: Sichelzellenanämie. Nederl. Tijdschr. Geneesk. **1942**, 1802.
MAKRYCOSTAS, K.: Wien. Arch. inn. Med. **33**, 330, 390 (1940). — MASON: J. Amer. med. Assoc. **79**, 1318 (1922). — MCSWEENEY, J. E. J., A. C. MERMANN and P. F. WAGLEY: Cold hemagglutinins in sickle cell anemia. Amer. J. med. Sci. **214**, 542 (1947).
PERR, H. M.: The laboratory diagnosis of sickle cell anemia with special reference to the diagnostic parameter. J. of Hemat. **4**, 179 (1949).
SAR, A. VAN DER: Die Sichelzellenkrankheit. Nederl. Tijdschr. Geneesk. **1949**, 23 1867. — SCRIVER, J. B., and T. R. WAUGHT: Studies on a case of sickle cell anemia. Canad. med. Assoc. J. **23**, 375 (1930). — SHARP and SCHLEICHER: Amer. J. clin. Path. **6**, 580 (1936). — SYDENSTRICKER: (1) South. med. J. **17**, 177 (1924). — (2) Further observations on sickle cell anemia. J. Amer. med. Assoc. **83**, 12 (1924). — (3) Med. Clin. N. Amer. **12**, 1451 (1929). — (4) Oxford loose leaf medicine, Bd. **2**, S. 849 (1930). — SYDENSTRICKER, MUHLHERIN and HOUSEAL: Amer. J. Dis. Childr. **26**, 132 (1923).

Tsai, Lee and Wu: Clin. J. Physiol. **15**, 165 (1940).
Vaubel, E.: Erg. inn. Med. **52**, 504 (1937). (Vollst. Literatur bis 1936.)
Walker, D. W., and J. P. Murphy: Sickle-cell anemia complicated by acute rheumatic heat disease and massive cerebral hemorrhage. Report of a case. (Sichelzellenanämie erschwert durch eine akute rheumatische Erkrankung und starke Hirnblutung.) J. Pediatr. **19**, 28 (1941). — Washburn: Virgin. Medicine **15**, 490 (1911). — Watson, J.: A study of sickling of young erythrocytes in sickle cell anemia. (Studium über die Sichelung von jungen Erythrocyten bei Sichelzellanämie.) Blood **3**, 465 (1948). — Watson, J., W. Stahman and F. P. Bilello: Amer. J. med. Sci. **215**, 419 (1948). — Wintrobe, M. M.: Das Kreislaufsystem bei der Anämie, speziell bei der Sichelzellenanämie. Blood **1**, 121 (1946).
Yater, W. M., and C. H. Hausmann: Sickle-cell anemia: A new cause of cor pulmonale. Amer. J. med. Sci. **191**, 474 (1936). — Yater, W. M., and Mollari: J. Amer. med. Assoc. **96**, 1671 (1931).

Die Erythroblastenanämie (Cooleysche Anämie, Mediterrananämie, chronisch familiäre Erythrämie) Thalassaemia maior, Thalassaemia minor.

Atkinson: 2 Fälle bei Geschwistern. Amer. J. med. Sci. **198**, 376 (1940). — Avera, T., u. G. Pavinello: Giorn. Med. **3**, 1 (1946).
Baty, J. M., K. D. Blackfan and L. K. Diamond: Blood studies in infants and in children: Erythroblastic anemia. Amer. J. Dis. Childr. **43**, 667 (1932). — Berk, Burchenal and Castle: New England J. Med. **240**, 754 (1949). — Bywaters, E. G. L.: The cooley-syndrome in an English child. Arch. Dis. Childh. **13**, 173 (1938).
Caminopetros: Zit. nach Lehndorff. — Careddu: Beobachtungen der Cooley-Anämie bei Zwillingen. Studi sassar. **18**, 3 (1940). — Chini, V.: (1) Sindrome di cooley in adulto. Boll. Soc. med.-chir. Catania VI, 281 (1938). — (2) Su alcuni tra infezione malarica e sindromi tipo cooley. Atti Soc. ital. Emat. **20** (1939). — Chini, V. e L. Perosa: Sui rapporti tra ipochromia e sideremia nei cosidetti emolitici con iperresistenza globulare. Boll. Soc. ital. Biol. sper. **22**, 626 (1946). — (3) Progrès méd. **1948**, 1. — Choremis u. Spiliopulos: Zbl. Kinderheilk. **148**, 317 (1937). — Colarizi, A., e I. Biddau: Anemie eritroblastiche splenomegaliche dell-infanzia. 5. Diagnosi differenziale e criteri di nosografismo. (Die Erythroblastenanämie mit Milzvergrößerung in der Kindheit. 5. Differentialdiagnose und kritische Betrachtungen des Krankheitsbildes. Haematologica (Pavia) **23**, 843 (1941). — Cooley, T. B.: (1) Amer. J. Dis. Childr. **33**, 786 (1927). — (2) Amer. J. Dis. Childr. **36**, 1257 (1928). — Cooley, T. B., and P. Lee: (1) Series of cases of splenomegaly in children with anemia and peculiar bone change. Trans. Amer. pediatr. Soc. **37**, 29 (1925). — (2) Erythroblastic anemia. Amer. J. Dis. Childr. **43**, 705 (1932).
Daland, G. A., and M. B. Strauss (1): New England J. Med. **217**, 100 (1937). — (2) The genetic relation and clinicae differentiation of Cooleys anemia and Cooleys trait. (Die genetische Beziehung und die klinische Untersuchung zwischen Cooleyscher Anämie und „Cooleyschem Zug".) Blood **3**, 438 (1948). — Dalla Volta: Arch. Pat. e Clin. med. **15**, 34 (1935). — Dameshek, W.: "Target Cell" anemia. Anerythroblastic type of Cooleys Erythroblastic anemia. Amer. J. med. Sci. **200**, 445 (1940); **205**, 643 (1943). — Dhayagude, R. G.: Erythroblastic anemia cf Cooley (Familial Erythroblastic Anemia) in an Indian boy. Amer. J. Dis. Childr. **67**, 290 (1944). — Di Guglielmo, G.: (1) 1. Mitt. 29. Congr. Med. int. Roma, 24.—27. Oct. 1923. — (2) Haematologica (Pavia) **9**, 301 (1928). — (3) In Ferratas: Le emopatie, 2. Aufl., Bd. II, Teil II, S. 1068. Milano 1935. — Diwani, M.: Erythroblastic anemia with bone changes in egyptian children. Arch. Dis. Childh. **19**, 163 (1944).
Estes, J. E., E. M. Farber and J. M. Stickney: Blood **3**, 302 (1948).
Fanconi, G.: Die primären Anämien und Erythroblastosen im Kindesalter. Mschr. Kinderheilk. **68**, 129 (1937). — Fieschi, A.: (1) Verh. dtsch. Ges. inn. Med. **52**, 283 (1940). — (2) Erg. inn. Med. **59**, 382 (1940). — Fieschi, A. e G. Astaldi: La cultura in vitro del midollo osseo. (Die Knochenmaßkultur in vitro.) Pavia 1946. — Foster, L. P.: Cooleys Syndrome (Erythroblastic anemia) in a chinese child. Amer. J. Dis. Childr. **59**, 828 (1940). — Francaviglia: Kasuistik über 5 Fälle. Arch. Sci. med. **64**, 395 (1939). — Freudenberg, E., and M. Esser: Pathogenesis of Cooleys anemia. Ann. Paediatr. **158**, 128 (1942). — Frola, G.: Azione dell amide dell acido nicotinico invari casi di eritroblastosi cronica (morbo di cooley) (Die Wirkung von Nicotinsäureamid bei verschiedenen Fällen von chronischer Erythroblastose.) Boll. Soc. Biol. sper. **17**, 365 (1942). — Frontali e Rassii: Resistenzvermehrung und Erythroblasten. Atti Soc. med.-chir. Padua **13**, 25 (1935).
Gatto, I.: (1) Effetti della splenectomia sulla malatti di Cooley. Haematologica (Pavia) **1948**. — (2) Sulla ereditarietà della malattia di Cooley. Clin. pediatr. Univ. Palermo. XXXIX, **1**, Nr 7 (1948). — Greppi: (1) Minerva med. **27** (1928). — (2) Policlinico, sez. med. **38**, 533 (1931).
Jaso, E., Ales Reinlein and J. Pardo Urdapilleta: The first spanish case of Cooleys anemia. Rev. clin. españ. **4**, 425 (1942).

Kato u. Downey: Fol. haemat. (Lpz.) **50**, 55 (1933).
Lehndorff, H.: (1) Z. Kinderheilk. **56**, 423 (1934). — (2) Erg. inn. Med. **50**, 568 (1936) (vollständige Literatur bis 1936).
Malamos, B., u. G. Delijannis: Beobachtungen über die Erythroblastose des Mittelmeeres. Verh. dtsch. Ges. inn. Med. **52**, 297 (1940). — Marmont, A, e V. Bianchi: (1) Importenza dei fenomeni eritroblastici nella interpretazione ematologica e patogenetica delle eritropatic con cellule a bersaglio microcitosi ad aumnento de lle restistenze globulari. Pathologia **89** (1947). — (2) Mediteranean anemia. Acta Haematologia **1**, 4 (1948). — Micheli: Haematologica (Pavia) **12**, 101 (1931). — Muratore, F.: Il cloruro di cobalto nella terapia delle anemie mediterranee. Com. Soc. ital. Biol. sper. 1950.
Panoff: Mschr. Kinderheilk. **73**, 184 (1938). — Patrassi, G., e V. Taglioni: L'ittero emolitico costituzionale ellitto poichilocitico. Padowa: Typographia del Seminap 1946. — Pincherle e Scaglietti: Arch. Sci. med. **170**, 17 (1938). — Pontoni, L.: (1) Rev. belge Sci. méd. **10**, 216 (1938). — (2) Haematologica (Pavia) **18**, 377 (1938). — (3) L'erithropatia elliptopoichilocitica tipo Rietti-Greppi-Micheli con microcitosi ipocromica ed aumento de la resistenza osmotica. (Die elliptopoikilocytische Erythropathie nach Rietti-Greppi-Micheli mit hypochromischer Mikrocytose und Erhöhung der osmotischen Resistenz). Haematologica (Pavia) **24**, 479 (1942).
Rietti, F.: (1) Ann. Méd. **41**, 405 (1937). — (2) Zur Systematik und Klinik der hämolytischen Krankheiten: die chronische, hereditäre, hämolytische, hypochrome Anämie mit Mikropoikilocytose bzw. Ovalocytose und Steigerung der osmotischen Resistenz. Erg. inn. Med. **65**, 213 (1945). — Rohr, K.: Familiäre hämolytische hyperchrome Anämie. (Anämie vom Cooleytypus beim Erwachsenen.) Helvet. med. Acta **10**, 31 (1943). — Rundles, R. W., and H. F. Falls: Hereditary (? Sex-Linked) Anemia. Amer. J. med. Sci. **211**, 641 (1946).
Salvi, F.: Influenza die estratti di milza di M. di Cooley sulla morfologia ematica del ratti. (Über den Einfluß der Milzextrakte von Colley-Kranken auf die Blutmorphologie der Ratte.) Boll. Soc. Biol. sper. **17**, 589 (1942). — Saracoglu, K.: Cooleysche Anämie in der Türkei. Wien. med. Wschr. **1943 I**, 217. — Schwartz, St. O., and J. Mason: Mediterranean anemia in the negro. Blood. **4**, 406 (1949). — Silvestroni, E.: Minerva med. **1948**, 330. — Silvestroni, E., e J. Bianco: Minerva med. **1948**, 393. — Stillmann: Amer. J. med. Sci. **153**, 218 (1917). — Strauss, M. B., G. A. Daland and H. J. Fox: Familial microytic anemia. Amer. J. med. Sci. **201**, 30 (1941). — Strauss, M. B., G. A. Daland and H. F. Fox: Familial microytic anemia. Amer. J. Dis. Childr. **65**, 681 (1943).
Thrambusti, B.: Eritropoiesi ed amide nicotinica. (Erythropoese und Nicotinsäureamid.) Boll. Soc. Biol. sper. **17**, 363 (1942).
Valentine, W. N., and J. V. Neel: Hematologic and genetic study of the transmission of thalassemia. Arch. int. Med. **74**, 185 (1944). — Vallisneri: Kasuistik über 30 Fälle Policlinico infant **8**, 145 (1940). — Volta: Siehe Dalla Volta.
Whipple, C. H., and W. L. Bradford: Amer. J. Dis. Childr. **44**, 336 (1932). — Wintrobe, M. M.: Chinical hematology. Philadelphia 1947. — Wintrobe, M. M., E. Matthews, R. Pollack, B. M. Dobyns: A familial hemopoietic disorder in italian adolescents and adults. J. Amer. med. Assoc. **114**, 1530 (1940).

b) Die erworbenen hämolytischen Anämien. Serologisch bedingte hämolytische Anämien. — Klinische Krankheitsbilder. — Der symptomatische erworbene hämolytische Ikterus.

Accorneo, S. R.: Studio istologico sull'anemia splenica emolitica dei malarici cronici. (Histologische Untersuchung über die hämolytische Splenanämie bei der Malaria.) Haematologica **24**, 1151 (1943). — Albers, H.: Zbl. Gynäk. **62**, 1823 (1938). — Alder, A.: Korresp.bl. Schweiz. Ärzte **48**, 1405 (1918). — Appleman, H. D., and M. M. Morrison: Blood **4**, 186 (1949). — Arcangeli: Boll. Acad. med. Roma **63**, 227 (1937).
Bonell, G.: (1) Das Knochenmark bei der Lederer-Anämie. Zugleich ein Beitrag zur Pathogenese. Z. Kinderheilk. **62**, 758 (1941). — (2) Zur Ätiologie und Pathogenese der akuten hämolytischen Anämie. Klin Wschr. **1942 II**, 994.
Charlier: Zit. nach Naegeli, Blutkrankheiten, 5. Aufl. — Chauffard: Semaine méd. **28**, 49 (1908). — Curschmann, H.: Münch. med. Wschr. **1930 II**, 1390.
Dameshek, W., and E. B. Miller: Pathogenetic mechanism in hemolytic anemias. Arch. int. Med. **72**, 1 (1943). — Dameshek, W., and St. O. Schwartz: Amer. J. med. Sci. **196**, 769 (1938). —
Ellis, L. B., O. J. Coollenman and R. P. Stetson: Autohämagglutinine und Hämolyse mit Hämoglobinurie und akuter hämolytischer Anämie bei einer der infektiösen mononucleoseähnlichen Krankheit. Blood **3**, 419 (1948). — Emerson, C. P., S. C. Shen and W. B. Castle: (1) The osmotic fragility of the red cells of the peripheral and splenic blood in patients with congenital hemolytic jaundice transfused with normal red cells. J. clin. Invest. **35**, 922 (1946).

(2) Zit. nach YOUNG. — EPPINGER, H.: (1) Berl. klin. Wschr. **1913 II**, 1509, 1572, 2409. — (2) Die hepatolienalen Erkrankungen. Berlin 1920. — (3) Die Leberkrankheiten. Wien 1937. — FIESSINGER, N., M., GAULTIER et C. ALBAHARY: Ictère hémolytique acquis au cour d'un éléphantiasis cyanique. (Erworbener hämolytischer Ikterus, der im Verlauf einer cyanotischen Elephantiasis auftrat.) Bull. Soc. méd. Hôp. Paris, III. s. 58, 163 (1942). — GÄNSSLEN, M.: (1) Dtsch. Arch. klin. Med. **140**, 210 (1922). — (2) Klin. Wschr. **1927 I**. 1929. — (3) Erbarzt **1935**, 33. — (4) Neue Deutsche Klinik, Erg.-Bd. 4, S. 607. Wien u, Berlin: Urban & Schwarzenberg 1936. — GASSER, C.: Akute hämolytische Krisen nach Plasmatransfusionen bei dystrophisch-toxischen Säuglingen. Beitrag zum Syndrom Lederer-Brill und zur Genese der Späroytose. Helvet. paediatr. Acta 1, H. 1 (1945). — GERSTENBERG, H. W.: Untersuchungen des Blutes und des Blutumsatzes bei Hepatitis epidemica. Noch unveröffentlicht. Zit. nach VOIT, Klin. Wschr. **1948**, 176. — HEILMEYER, L.: Dtsch. Arch. klin. Med. **179**, 292 (1936). — HEILMEYER, L., u. L. ALBUS: (1) Dtsch. Arch. klin. Med. **178**, 89 (1935). — HOFF, F.: Virchows Arch. **261**, 183 (1926). — JONES, F., and C. TILLMAN: A case of hemolytic anemia relived by removal of an ovarian tumor. (Besserung eines Falles hämolytischer Anämie durch Entfernen eines Ovarialtumors.) J. Amer. med. Assoc. **128**, 1225 (1945). — KALK, H.: (1) Die chronischen Verlaufsformen der Hepatitis epidemica in Beziehungen zu ihren anatomischen Grundlagen. Dtsch. med. Wschr. **1947**, 308. — (2) Die chronischen Verlaufsformen der Hepatitis epidemica im Hinblick auf ihre klinische Symptomatologie. Dtsch. med. Wschr. **1947**, 471. — KJELLBERG, K.: Ein Fall von akuter hämolytischer Anämie bei akuter Hepatitis. Kinderärztl. Prax. **12**, 296 (1941). — KÖNIG, L.: Klin. Wschr. **1924 II**, 1584. — LEVY: Arch. gén. méd. Thèse. Paris 1898. Zit. nach EPPINGER, Leberkrankheiten. — LOEPER: (1) Progr. méd. **1930**, 409. — (2) Bull. Soc. méd. Hôp. Paris **46**, 162 (1930). — MAIER, C.: Der Lysolecithintest bei hämolytischen Anämien. Helvet. med. Acta **14**, 470 (1947). — MANAI: Giorn. Clin. med. **18**, 629 (1937). — MINKOWSKI, O.: Verh. dtsch. Ges. inn. Med. **1900**, 316. — NAEGELI, O.: (1) Verh. dtsch. Ges. inn. Med. **40**, 511 (1928). — (2) Blutkrankheiten, 5. Aufl. Berlin: Springer 1931. — RIVA, G.: Zur Frage der Autoagglutination der Erythrocyten: erworbener hämolytischer Ikterus nach Drüsenfieber. Schweiz. Ges. für inn. Med. Jverslg vom 11. u. 12. Mai 1946 in Montreux. Ref. Schweiz. med. Wschr. **1946**, 617. — SALOMON, H.: Über einen Fall von rezidivierender febriler Herdnephritis begleitet von hämolytischem Ikterus. Schweiz. med. Wschr. **1945**, 570. — SCHILLING, V.: (1) Über die hämatologische Aufklärung einer angeblichen Kohlenoxydvergiftung als mehrfach komplizierten Icterus haemolyticus und über die allgemeine Wichtigkeit der Blutuntersuchung zur Beurteilung von Traumen. Arch. Gewerbepath. 7, 691 (1937). — (2) Zur Diagnose und Behandlung des erworbenen hämolytischen Ikterus. Med. Welt **1941**, 974. — STACEY, R. S.: Amer. J. med. Sci. **1946**, No 896. — STATS, D., N. ROSENTHAL and L. R. WASSERMAN: Hemolytic anemia associated with malignant diseases. (Hämolytische Anämien bei bösartigen Erkrankungen.) Amer. J. Path. **17**, 585 (1947). — TISCHENDORF, W., A. FRANK u. W. PUNIN: Klin. Wschr. **1948**, 262. — VOIT, K.: Zur Frage des Übergangs der chronischen Hepatitis epidemica in einen hämolytischen Ikterus. Klin. Wschr. **1948**, 176. — WEBER: Zit. nach NAEGELI, Blutkrankheiten, 5. Aufl. 1931. — WEILL u. Mitarb.: Presse méd. **1920**, 923. — WIDAL: Bull. Soc. méd. Hóp. Paris **29**, 11 (1907). — WILSON, S. J., CH. E. WARD and L. W. GRAY: Blood 4, 189 (1949). — YOUNG, L. E.: N. Y. J. Med. **47**, 1876 (1947). — YOUNG, L. E., and J. S. LAWRENCE: Atypical hemolytic anemia. Observations with particular reference to the use of transfusions in the study of hemolytic mechanism. (Atypische hämolytische Anämie. Beobachtungen mit besonderer Berücksichtigung der Anwendung von Transfusion beim Studium des hämolytischen Mechanismus.) Arch. int. Med. **77**, 151 (1946).

LEDERER-Anämie.

AUTOGNETTI: Policlinico, sez. prat. **1936**, 1597. — BAXTER u. Mitarb.: J. of Pediatr. **12**, 357 (1938). — BETKE, K., u. R. THURAU: Schnelle Spontanheilung einer schweren Anämie (Typ Lederer-Brill) bei eiweißreicher Diät ohne Bluttransfusion und Eisenzufuhr. Mschr. Kinderheilk. **96**, 131 (1948). — BONELL, G.: Zur Ätiologie und Pathogenese der akuten hämolytischen Anämie. Klin. Wschr. **1942 II**, 994. — BRENNER: Z. Kinderheilk. **60**, 405 (1939). — CANALI, G.: Anemia acuta febrile „tipo Lederer" in soggetto diabetico in stato precomatosa. (Akute fieberhafte LEDERER-Anämie bei Diabetiker in präkomatösem Zustand.) Haematologica (Pavia) **24**, 469 (1942). — CASTEX, STEINGART et POLETTI: Sang 6, 589 (1932). — CHAUFFARD et VINCENT: Semaine méd. **29**, 601 (1909). — CORELLI: Haematologica (Pavia) **17**, 141 (1936).

Dameshek, W., and S. O. Schwartz: New England J. Med. **218**, 275 (1938). — Debré, R., M. Lamy et Bernard: Sang. **5** 257 (1931). — Debré, R., M. Lamy, G. See and G. Schrameck: Congenital and familial hemolytic disease in children. Amer. J. Dis. Childr. **56**, 1189 (1938).
Fiessinger u. Mitarb.: Sang **5**, 257 (1937).
Gasser, C.: Akute hämolytische Krisen nach Plasmatransfusionen bei dystrophischen Säuglingen. Beitrag zum Syndrom Lederer-Brill und zur Genese der Sphärocytose. Helvet. paediatr. Acta **1**, H. 1 (1945). — Giordano and Blum: Amer. J. med. Sci. **194**, 311 (1937). — Gorter, E.: Über die akute hämolytische Anämie. Nederl. Tijdschr. Geneesk. **1942**, 1462. — Goudsmit: Nederl. Tijdschr. Geneesk. **1935 I**, 554. — Gsell, O.: Akute hämolytische Anämie Typus Lederer-Brill. Schweiz. med. Wschr. **1945**, 245.
Hanssen, P: Acute hemolytic anemia. Two cases of Lederer type. (Akute hämolytische Anämie. 2 Fälle von Lederer-Typus.) Acta med. scand. (Stockh.) **113**, 251 (1943).
Kettner, M.: Akute hämolytische Anämie (Lederer) mit Urämie und Herzblock. Z. Kinderheilk. **65**, 1 (1947). — Koch, E.: Lederer-ähnliches Syndrom als Ausdruck einer hämolytisch-depressiven Krise bei einer Bothriocephalusperniciosa. Dtsch. med. Wschr. **1948**, 216.
Lederer: (1) Amer. J. med. Sci. **170**, 500 (1925). — (2) Amer. J. med. Sci. **179**, 228 (1930). Leube v.: Dtsch. Arch. klin. Med. **69**, H. 3/4 (1901). — Lusso, A.: Anemia acuta emolitica febrile di Lederer-Brill. (Febrile akute hämolytische Anämie vom Typ Lederer-Brill.) Arch. Sci. med. **86**, 772 (1948).
Maier, K.: Die akute hämolytische Anämie vom Typ Lederer-Brill. Schweiz. Ges. f. Paediatrie 19. u. 20. Juni 1943. Ref. Schweiz. med. Wschr. **1947**, 375. — Mainzer u. Joel: Acta med. scand. (Stockh.) **96**, 535 (1938). — Morawitz, P.: Dtsch. Arch. klin. Med. **39**, 493 (1907). — Murray-Lyon: Brit. med. J. **1935**, No 3862, 50.
Novelli, E.: Posizione nosografica dell anemia acuta emolitica tipo Lederer. Rapporti con l'anemia e l'ittero emolitico acuto. Arch. E. Maragliano di Pathologia e Clinica Genova **2**, 525 (1947).
Papayannopoulos: Acute hemolytic anemia (Lederer-type). (Akute hämolytische Anämie [Type Lederer]). Brit. med. J. **1947**, No 4522, 371. — Parsons, H. T.: J. Amer. med. Assoc. **97**, 973 (1931). — Putignano, T., e L. Donato: La resistenza emoglobinica nel M. di Cooley. (Hämoglobinresistenz bei Cooleyscher Anämie [kindliche und erwachsene Form].) Boll. Soc. Biol. sper. **1948**, 277.
Truffert, L., J. Desbordes et A. Le Bonc: A propos de deux cas d'anémie pernicieuse. (Zu 2 Fällen von fraglicher perniziöser Anämie.) Ann. Méd. lég. etc. **23**, 7 (1943).

Die makrocytäre hämolytische Anämie Typ Dyke-Young.
Nächtliche Hämoglobinurie Typ Marchiafava.

Abicht, J., F. Kuhlmann u. H. Dencks: Kasuistischer Beitrag zur Marchiafava-Michelischen Hämoglobinurie. Dtsch. Arch. klin. Med. **190**, 156 (1943).
Cain, Cattan, Harrispe et Bouwens van der Boijen: Bull. Soc. méd. Hôp. Paris, III. s. **52**, 70 (1937). — Coombs, R. R. A., A. E. Mourant and R. R. Race: Brit. J. exper. Path. **26**, 255 (1945). — Lancet **1945 II**, 15. — Cremer, J.: Die makrocytäre hämolytische Anämie, Typ Dyke, Young. Klin. Wschr. **1946**, 174.
Dacie, J. V., and A. C. D. Firth: Brit. med. J. **1943 I**, 626. — Dacie, Israels and Wilkinson: Marchiafava-Anämie. Lancet **1938 I**, 479. — Dacie, J. V., and P. C. Mollison: Erythrocytes from a donor with nocturnal hemoglobinuria. Lancet **1949**, No 6549, 390. — Davidson and Fullerton: Quart. J. Med. **7**, 43 (1938). — Dyke u. Young: Lancet **1938 II**, 817.
Fine Olivarius, B. de: Ein Fall von paroxysmaler nächtlicher Hämoglobinurie. Nord. med. (Stockh.) **1942**, 2443.
Ham, T. D., and J. H. Dingle: Chronic hemolytic anemia with paroxysmal nocturnal hemoglobinuria. Certain immunological aspects of the hemolytic mechanism with special reference to serum complement. J. clin. Invest. **18**, 657 (1939). — Ham, G. C., and H. M. Horack: Chronic hemolytic anemia with paroxysmal nocturnal hemoglobinuria. Arch. int. Med. **67**, 735 (1941). — Hamburger, L., and A. Bernstein: Chronic hemolytic anemia with paroxysmal nocturnal hemoglobinuria. Amer. J. med. Sci. **192**, 301 (1936). — Hegglin, R.: Die chronische hämolytische Anämie mit nächtlicher Hämoglobinurie (Typus Marchiafava). Helvet. med. Acta **10**, 27 (1943). — Hegglin, R., u. C. Maier: (1) Die chronische hämolytische Anämie mit paroxysmaler nächtlicher Hämoglobinurie (Typus Marchiafava). Erg. inn. Med. **63**, 153 (1943). — (2) Die Wärmeresistenzbestimmung der Erythrocyten als spezifischer Test für die Erkennung der Marchiafavaschen Anämie. Schweiz. med. Wschr. **1944**, 12. — Heilmeyer, L., u. Wengler: Med. Welt **1943**, 610.
Lolli: Riforma med. **49**, 1313 (1933). — Lovibond: Lancet **1935 II**, 1395.
Marchiafava e Nazari: Policlinico, sez. med. **18**, 241 (1911).

Peters, H. R.: Anuria following hemolytic reaction to blood transfusion. Recovery following splanchnic block. Ann. int. Med. 16, 547 (1942). — Petersen, A.: Beitrag zur chronischen hämolytischen Anämie mit paroxysmaler nächtlicher Hämoglobinurie. Dtsch. Arch. klin. Med. 196, 486 (1949).
Reimer, E.: Ein Fall von makrocytärer hämolytischer Anämie. Protokoll der Wiener ärztlichen Ges. Sitzg vom 26. Mai 1944. Ref. Wien klin. Wschr. 1944, 308.
Thompson: J. Amer. med. Assoc. 107, 1776 (1936).
Wasastjerna, C.: Nord. med. (Stockh.) 1948, 113. — Wilkinson: Siehe achrestische Anämie.

Serologische Typen. — Hämolytische Anämie durch Kältehämagglutinine, durch unvollständige Antikörper, durch Sensibilisierung gegen artspezifische Agglutinogene, durch Hämolysine und durch pathologische Erythrocyteneigenschaften.

Baumgartner, W.: (1) Kälteagglutinine und periphere Durchblutungsstörungen. Helvet. med. Acta 1948, 411. — (2) Helvet. med. Acta 1947, 502. — Boorman, K. E., D. E. Dodd and I. F. Loutit: Hämolytischer Ikterus (acholurische Gelbsucht), angeboren und erworben. Lancet 1946 I, No 6405, 812. — Brüggemann, W., u. F. Hahn: Ärztl. Wschr. 1949, 403.
Coombs, R. R. A., A. E. Mourant and R. R. Race: (1) Incomplete Rh-factor. Lancet 1945, No 6358, 15. — (2) Proc. Soc. exper. Biol. a. Med. 64, 372 (1947).
Dacie, J. V.: Diagnosis and mechanism of hemolysis in chronic hemolytic anemia with nocturnal hemoglobinuria. Blood 4, 1183 (1949). — Dacie and Mollison: Lancet 1943, 550. — Denys, P., et J. Vandenbroucke: Anémie hémolytique acquise et réaction de coombs. Arch. franc. pediatr. 4, Nr 3, (1947). — Donath, J., u. K. Landsteiner: Über Kältehämoglobinurie. Erg. Hyg. 7, 184 (1925). — Dyke and Young: Lancet 1938 II, 817.
Finland, M., O. L. Peterson, H. E. Allen, B. A. Samper and M. W. Barnes: Cold agglutinins. I. Occurence of cold isohemagglutinins in various conditions. J. clin. Invest. 23, 891 (1944). — II. Cold isohemagglutinins in primary atypical pneumonia of unknown etiology with a note on the occurence of hemolytic anemia in these cases. J. clin. Invest. 24, 458 (1945). — Fischer, J. A.: Quart. J. Med. 1947, 245. — Forbes, G. B.: Autohämagglutination und Raynaudsche Krankheit. Brit. med. J. 1947, 598. — Frank, A., u. W. Punin: Klin. Wschr. 1949, 121.
Grumbach, A.: Rhesus-Typen. Schweiz. med. Wschr. 1947, 815.
Hahn: Zur Serologie hämolytischer Anämien. Med. Ges. Düsseldorf, 18. Nov. 1947. Ref. Klin. Wschr. 1948, 573. — Ham, T. H.: Chronic hemolytic anemia with paroxysmal nocturnal hemoglobinuria. Arch. int. Med. 64, 1271 (1939). — Hegglin, R.: Die klinische Bedeutung der Kälte-Agglutination, diagnostischer Test- und Hämolysefaktor. Schweiz. med. Wschr. 1946, 105. — Hegglin, R., u. C. Maier: Schweiz. med. Wschr. 1944, 12. — Heilmeyer, L.: (1) Nächtliche Hämoglobinurie (Marchiafava-Anämie). Med. Ges. Halle Sitzg vom 1. Juli 1942. Ref. Münch. med. Wschr. 1943, 137. — (2) Hämolytische Anämien auf Grund abnormer serologischer Reaktionen. Schweiz. Hämatol. Ges. 2. Mai 1947. Ref. Schweiz. med. Wschr. 1948, 387. — Heilmeyer, L., Fr. Hahn u. H. Schubothe: Hämolytische Anämien auf der Basis abnormer serologischer Reaktionen. Klin. Wschr. 1947, 193. — Heilmeyer, L., u. H. Schubothe: Med. Klin. 1946, 578. — Heilmeyer, L., u. F. Wengler: Med. Welt 1943, 610. — Hirst, G. K.: Typus Loutit. Science (Lancester, Pa.) 94, 22 (1941).
Jordan: Acta med. scand. (Stockh.) 95, 319 (1938).
Krah: Persönliche Mitteilung. — Kravchenko, A. T., u. M. S. Sokolov: Zhur. Mikrobiol., Epidemiol., Immunobiol. 12, 10 (1946). Zit nach Chem. Abstr. 41, 7426 (1947). — Kumagai, T., u. B. Inoue: Dtsch. med. Wschr. 1912 I, 361.
Landsteiner, K.: Münch. med. Wschr. 1903, 1812. — Loutit, J. F., and P. L. Mollison: Hemolytic icterus (acholurie jaundice) congenital and acquired. J. of Path. 58, 711 (1946).
Maier, C.: Der Typus Loutit, eine neue Form von erworbener hämolytischer Anämie. Schweiz. med. Wschr. 1948, 983. — Malley, L. K., and M. D. Hickey: Paroxysmal cold hemoglobinuria of non syphilitic type. Lancet 1949, No 6549, 387. — Marchiafava: (1) Boll. Acad. med. Roma 55, 280 (1929). — (2) Policlinico, sez. med. 38, 105 (1931). — Morgan, W. T. J. and H. Schuetze: Brit. J. exper. Path. 27, 286 (1946). — Moro u. Noda: Münch. med. Wschr. 1909 I, 545.
Neber, J., and W. Dameshek: Blood 2, 371 (1947).
Ottenberg, R., and W. Thelhimer: Studies in experimental transfusion. J. med. Res. (Am.) 33, 213 (1915). — Owren, P. A.: Scand. J. clin. a. laborat. invest. 1, 41 (1949).
Parturier et Dilon: Zur Behandlung des hämolytischen Ikterus. Rev. méd.-chir. Mal. Foie. etc. 1948, 152. — Pedersen: Siehe bei Bluttransfusion und Rh. — Peterson, Ham and Finland: Science (Lancaster, Pa.) 97, 167 (1943). — Price-Jones: (1) Brit. med. J. 1910 II, 1418. — (2) of Path. 24 (1921); 25 (1922); 32, 479 (1929); 33, 479 (1930); 35, 659 (1932).

Quattrin: Persönliche Mitteilung.
Race, R. R.: Nature (Lond.) **153**, 771 (1944).
Schubothe, H., u. H. W. Altmann: Kältehämagglutinine als Ursache chronischer hämolytischer Anämien. Z. klin. Med. **146**, 428 (1950). — Schulthess, G. v.: (1) Der Typus Loutit. Eine neue Form von erworbener hämolytischer Anämie. Inaug.-Diss. Zürich 1948. — (2) Acta haemat. (Lpz.) **2**, 1 (1949). — Singer, K., and A. G. Motulsky: The developing (coombs) test in spherocytic hemolytic anemias. Its significance for the pathophysiology of spherocytosis and splenic hemolysis. J. Labor. a clin. Med. **34**, 768 (1949). — Sturgeon: Science (Lancaster, Pa.) **106**, 293 (1947).
Tischendorf, W., E. Fritze u. W. Schulz: Klin. Wschr. **1949**, 538. — Turner, J. C., and E. B. Jackson: Brit. J. exper. Path. **24**, 121 (1943).
Weichardt: Erg. Hyg. **7**, 184 (1925). — Wiener, A. S.: Proc. Soc. exper. Biol. a. Med. **56**, 173 (1944).
Young, L. E.: Kälteagglutinine. Amer. J. med. Sci. **211**, 23 (1946). — Young, L. E., and J. S. Lawrence: Atypische hämolytische Anämien. Arch. int. Med. **77**, 151 (1946).

Toxisch-hämolytische Hyperchromanämien. Innenkörperanämie, Bleianämie.

Ambrosi, L.: La resistenza globulare nell'intoxicazione acuta e cronica da benzina. (Die Resistenz der roten Blutkörperchen bei der akuten und chronischen Benzinvergiftung.) Fol. med. (Napoli) **27**, 537 (1941). — Arthus: Lourau et de Socy. C. r. Soc. Biol. Paris **120**, 583 (1935). — Aschkenasy, A., C. Polonovski et S. J. Rolland: Action de la méthionin sur l'anémie sulfonamidique expérimentale. Sang **19**, 675 (1949).
Baldridge: Amer. J. med. Sci. **189**, 759 (1935). — Bassi, G., e A. Sartori: Anemia ipercromica anemolitica splenomegalica febbrile benigna gravidica. (Anhämolytische hyperchrome, gutartige Schwangerschaftsanämie mit Milzvergrößerung und Fieber.) Haematologica (Pavia) **24**, 961 (1942). — Becher, E.: Nierenkrankheiten, Bd. 1 u. 2. Jena: Gustav Fischer 1944 u. 1947. — Benkö, E.: Die Bedeutung des Cytochrom-C. Schweiz. med. Wschr. **1948**, 182. — Bensley, E. H., L. J. Rhea and E. S. Mills: Familial idiopathic Methemoglobinemia. Quart. J. Med. **7**, 325 (1938). — Björkman, S. E.: Koproporphyrinurie und Hämoglobinstoffwechsel bei experimenteller Bleivergiftung. Acta med. scand. (Stockh.) **108**, 568 (1941). — Bock, M.: Heinzkörper- u. Methämoglobinbildung durch Methylenblau. Arch. exper. Path. u. Pharmakol. **204**, 595 (1947). — Böhm, J., u. K. Fellinger: Med. Klin. **1936 II**, 1595. — Büchmann, P., u. R. Stodtmeister: Toxische Knochenmarksschädigung bei chronischer Nephritis. Dtsch. Arch. klin. Med. **190**, 487 (1943). — Bykowa: Fol. haemat. (Lpz.) **46**, 250 (1932).
Calabrese, S.: Azione de benzoato di sodio sulla crasi sanguigna. Ricerche sperimentali. (Die Wirkung von Natrium benzoicum auf das Blutbild. Experimentelle Untersuchungen.) Pathologica (Genova) **33**, 293 (1941). — Campanacci: Riforma med. **1933**, 753. — Campanacci e Falzoy: Giorn. Clin. med. **18**, 251 (1938). — Carnrick, M., B. D. Polis u. T. Klein: Methämoglobinämie. Behandlung mit Ascorbinsäure. Arch. int. Med. **78**, 296 (1946). — Ceresa, C.: Blutveränderungen bei Arbeitern, die mit der Herstellung von Nylon beschäftigt sind. Med. Lav. **39**, 162 (1948). — Christen, W., u. St. Greif: Perniciosaähnliche Anämie bei aleukämischer Lymphadenose. Wien. Arch. inn. Med. **32**, 85 (1938). — Cocett, F. B.: Akute hämolytische Anämie durch Anwendung von Sulfonamiden. Brit. med. J. **1945**. — Codunis, A., G. Loucatos and E. Loutsidès: Bull. Acad. Med. Paris **1947**, 599.
Deeny, Murdock and Rogan: Brit. med. J. **1943**, 4301. — Dérobert, L.: Les corps de Heinz, leur importance en hématologie medico-légale. (Die Heinzschen Körper, ihre Bedeutung in der gerichtsärztlichen Medizin.) Paris méd. **1942 II**, 338. — Dérobert, L., M. Duvoir, A. Hadengue. Die Bedeutung der Bleianämie im Verlaufe des Saturnismus. Bull. méd. **1944**, Nr 10. — Domarus, von: Zit. nach Morawitz u. Denecke. — Duesberg, R.: Arch. exper. Path. u. Pharmakol. **162**, 249, 280 (1931). — Dustin, P.: Recherches histochimiques sur les hématies à ponctuations basophiles. (Histochemische Untersuchungen über die Blutkörperchen mit basophilen Granulationen.) Acta Biol. Belg. **2**, 225 (1942).
Ehrlich: Verh. dtsch. Ges. inn. Med. **11**, 33 (1892). — Emerson, Ch. P.: The pathogenesis of anemia in acute glomerulonephritis. Estimations of blood production and blood destruction in a case receiving massive transfusions. Blood **3**, 363 (1948).
Faarup, Ch., u. A. Søeborg Ohlsen: Nord. med. (Stockh.) **1941**, 2680. — Falkemo, K.: Über die basophil getüpfelten Erythrocyten bei Bleieinwirkung. Nord. med. (Stockh.) **1944**, 1987. — Fertman, M. H., and Ch. A. Doan: Irreversible toxic "inclusion body" anemia. (Irreversible, toxische Innenkörperanämie.) Blood **3**, 349 (1948).
Gajdos, A.: L'action antianémique de la méthionin en expérimentation. Sang **19**, 683 (1949). — Gasser, C., u. J. Karrer: (1) Deletäre hämolytische Anämie mit Spontaninnen-

körperbildung bei Frühgeburt. Helvet. paediatr. Acta **3**, 387 (1948) und Schweiz. med. Wschr. **1948**, 973. — GIBSON, R. H., and D. C. HARRISON: Lancet **1947**, 941. — GOTTLEBE, P.: (1) Arch. exper. Path. u. Pharmakol. **182**, 91 (1936). — (2) Arch. exper. Path. u. Pharmakol. **184**, 229 (1937). — (3) Arch. exper. Path. u. Pharmakol. **185**, 353 (1937). — GOTTSEGEN: Wien. klin. Wschr. **1934 I**, 462. — GRAYBIEL, A., J. L. LILIENTHAL and R. L. RILEY: Bull. Hopkins Hosp. **76**, 155 (1945). — GRAWITZ: Klinische Pathologie des Blutes. Berlin 1902. — GREPPI e SEMENZA: Haematologica (Pavia) **12**, 77 (1931). — GÜNTHER: Med. Welt **1935 II**, 1834.

HARVEY and JANEVEY: J. Amer. med. Assoc. **109**, 12 (1937). — HEINZ: (1) Virchows Arch. **122**, 100 (1890). — (2) Beitr. path. Anat. **29**, 299 (1901). — HEUBNER, W.: (1) Erg. Physiol. **43**, 9 (1940). — (2) Klin. Wschr. **1941 I**, 137. — (3) Reaktionsform einiger Blutgifte. Klin. Wschr. **1942 II**, 961. — (4) Zur Kenntnis toxischer Blutveränderung. Verh.ber. der Frankfurter Med. Ges. Ref. Dtsch. med. Wschr. **1947**, 92. — HÖRLEIN, H., u. G. WEBER: Über chronische familiäre Methämoglobinämie und eine neue Modifikation des Methämoglobins. Dtsch. med. Wschr. **1948**, 476.

INGRASSIA: (1) Haematologica (Pavia) **14**, 349 (1933). — (2) Hyperchromanämien durch toxische aromatische Substanzen. Haematologica (Pavia) **19**, 191 (1938). — ISSEKUTZ, V.: Arch exper. Path. u. Pharmakol. **193**, 569 (1939).

JASINSKI, B.: Über zwei Fälle von toxischer, hämolytischer Anämie nach Phenacetin bzw. Sulfonamiden mit Bildung intraglobulärer, pathologischer Blutfarbstoffderivate vom Typus der Verdohämochromogenen bzw. des Verdoglobin-Sulfhämoglobins. Schweiz. med. Wschr. **1948**, 681. — JONESCO et BONCIU: Sang **9**, 510 (1935). — JÜRGENS, R., u. W. SCHÜRER: Über HEINZsche Innenkörper und RÖHLsche Randkörperchen in den Erythrocyten. Schweiz. med. Wschr. **1945**, 1055. — JUNG, F.: (1) Arch. exper. Path. u. Pharmakol. **194**, 16 (1939). — (2) Klin. Wschr. **1940 I**, 1016. — (3) Degenerationserscheinungen an Erythrocyten. Naturwiss. **1942**, 472. — JUNG, FR., u. K. STUHLFAUTH: Vergiftungen mit Lorcheln. Klin. Wschr. **1947**, 312.

KIN SHO SEI: Trans. jap. path. Soc. **27**, 243 (1937). Ref. Kongreßzbl. inn. Med. **93**, 67 (1938). — KLIMA, R., u. SEYFRIED: Fol. haemat. (Lpz.) **57**, 283 (1937). — KOTTMEIER: Acta obstetr. scand. (Schwed.) **17**, 266 (1937).

LABBÉ, BOULIN et BALMUS: Bull. Soc. méd. Hôp. Paris, III. s. **50**, 762 (1934). — DE LANGEN, C. D.: (1) Innenkörper. Festschrift für NOCHT **1937**, S. 258. — (2) Die Anämie bei Urämie. Nederl. Tijdschr. Geneesk. **1942**, 2325. — LEHMANN: Arch. f. Hyg. **111**, 49 (1933). — LETTERER, E.: Arch. Gewerbepath. **7**, 701 (1937). — LEUBE v., u. ARNETH: Dtsch. Klin. **3** (1902). — LITZNER, ST.: Über Anämien bei Nierenkrankheiten und ihre Behandlung. Ther. Gegenw. **1941**, 298. — LOVIBOND: Lancet **1935 II**, 1395. — LUCCHINI, SEGRE e BONIZZI: Contributo allo studio clinico e spermentale dell' anemia perniciosa. Varese: Tipogr. "A.L.A." 1932.

MANZINE: Boll. Soc. Biol. sper. **11**, 396 (1936). — MARCOLONGO e ALBONI: Arch. Sci. med. **64**, 657 (1937). — MARCOLONGO e LEONE: Haematologica (Pavia) **20**, 49 (1939). — MARKOFF, N. G.: Über Veränderungen des Blutes im Verlauf der Therapie mit Sulfonilamiden und seinen Derivaten. Schweiz. med. Wschr. **1943**, 657. — MASCIOTTA, A.: Crasi sanguigna e benzinismo dei lavortori. (Blutbild und Benzinvergiftung der Arbeiter.) Rass. Med. appl. Lav. industr. **13**, 374 (1942). — MODAY, J., et P. CHISON: Anémie sat rnine du lapin. Sang **17**, 603 (1946). — MOESCHLIN, S.: (1) Versuche über die Entstehung von Innenkörpern in Erythrocyten (HEINZsche Körperchen) in vivo und vitro durch Sulfonamidderivate mit Phenylhydrazin. Fol. haemat. (Lpz.) **65**, 345 (1941). — (2) Versuche über die Abhängigkeit der Toxizität verschiedener Sulfanilamidderivate auf die Erythrocyten (Innenkörperanämie). Schweiz. med. Wschr. **1941 I**, 789. — MOESCHLIN, S., u. E. STEINER: Untersuchungen über eventuelle Nebenwirkungen hoher Dosen von Sulfapyrimidin (Sulfadiazin, Pyrimal) und Sulfapyrimidin (Diazil, Sulfamethazin) im Tierversuch. Schweiz. med. Wschr. **1944**, 928. — MONSAINGEON, A., et A. HURPÉ: Contribution à l'étude de l'anémie des brulés. (Anämie bei Verbrennung). Presse méd. **1948**, 790. — MOORE, F. D., W. C. PEAEOCK, E. BLAKELY and O. COPE: The anemia of thermal runs (Die Anämie nach Verbrennung). J. Amer. Surg. **124**, 811 (1946). — MORAWITZ, P., u. G. DENECKE: Handbuch der inneren Medizin, 2. Aufl., Bd. IV/1, S. 116. Berlin: Springer 1928.— MORTENSEN, R. A.: Die Wirkung von Citrat auf die Reaktion von Blei mit Blutzellen und Plasma. Amer. J. med. Sci. **1946**, No 894.

NANU-MUSCEL, IONNESCO et VALTER: Sang **5**, 676 (1931).

OSGOOD, E.: Culture of human marrow studies of the mode of action of sulfanilamide. J. Amer. med. Assoc. **110**, 349 (1938).

PELLEGRINI: Riforma med. **1935**, 589. — PFEIL, E.: Verh. dtsch. Ges. inn. Med. **52**, 382 (1940). — PRADER, A.: Zum Hämoglobin- und Cytochrom-c-Stoffwechsel bei der experimentellen Bleivergiftung. Schweiz. med. Wschr. **1948**, 273. — PRIBILLA, W., u. E.-D. KOESTER: Zur Frage der Anämie bei Behandlung mit TB I/698. Dtsch. med. Wschr. **1949**, 795.

Quentin, H. G., and C. H. Douglas: Familiäre idiopathische Methämoglobinämie. Lancet **1947 II**, 941. — Quick, E. D., and F. D. Lord: Akute hämolytische Anämie nach Sulfathiazolgebrauch. J. Amer. med. Assoc. **117**, 1704 (1941).
Rhoads and Barker: J. of exper. Med. **67**, 267 (1938). — Rhoads, Barker and Miller: J. of exper. Med. **67**, 299 (1938). — Rhoads and Miller: J. of exper. Med. **67**, 273 (1938). — Richardson, Arthur: Effect of sulfur compounds in the diet on sulfanilamid cyanosis and anemia. (Die Wirkung von Schwefelverbindungen in der Nahrung auf die durch Sulfonamide verursachte Cyanose und Anämie.) J. of Pharmacol. **71**, 203 (1941). — Rivier, J. L., u. A. Gonella: Sulfhémoglobinemie d'origine intestinale. Schweiz. Ges. für Innere Med. Jverslg am 11. u. 12. Mai 1946 in Montreux. Ref. Schweiz. med. Wschr. **1946**, 515. — Rohr, K.: Das menschliche Knochenmark. Leipzig: Georg Thieme 1940, 2. Aufl. Stuttgart: Georg Thieme 1949. — Ross, J. F., and B. L. Paegel: Akute, hämolytische Anämie und Hämoglobinurie nach Behandlung mit Sulfadiazin. Blood **1**, 189 (1946).
Sabrazès: Fol. haemat. (Lpz.) **9/I**, 103 (1910). — Schaumann u. Saltzmann: In Schittenhelms Handbuch der Krankheiten des Blutes. Bd. II, S. 100. Berlin: Springer 1925. — Schilling, V.: Innenkörperanämie bei chronischem Acetanilidgebrauch. Z. klin. Med. **108**, 709 (1928). — Schretzenmayr and Lancaster: J. trop. Med. **41**, 341 (1938). — Seide, G.: Über die Wirkung von Blutgiften auf die Katalase. Biochem. Z. **308**, 175 (1941). — Singer, K., and A. G. Motulsky: The developing (coombs) test in spherocytic hemolytic anemias. J. Labor a. clin. Med. **34**, 768 (1949). — Strecker: Inaug.-Diss. Jena 1936. — Susanna: Ref. Pharmacol. **2**, 113 (1931). — Suwa: Jap. J. Obstetr. **13**, 79 (1930).
Tallquist: Zit. nach Morawitz und Denecke. Handbuch der inneren Medizin, 2. Aufl., Bd. IV/1, S. 116. Berlin: Springer 1928. — Tempka u. Braun: Fol. haemat. (Lpz.) **48**, 355 (1932). — Tompsett, S. L., and A. B. Anderson: The plasma-cell-partition of blood lead. (Die Verteilung des Bleies im Blut [Plasmablutkörperchen].) Biochemic. J. **35**, 48 (1941). — Toullec et Jolly: Bull. Soc. Path. exot. Paris **24**, 912 (1931). — Trautmann: Arch. f. Hyg. **94**, 298 (1924).
Ucko, H.: Z. klin. Med. **117**, 1 (1931).
Vannotti, A.: Porphyrine und Porphyrinkrankheiten. Berlin: Springer 1937. — Vigliani, E. C., u. J. Waldenström: Porphyrine bei Bleivergiftung. Dtsch. Arch. klin. Med. **180**, 182 (1937). — Voit, Kurt: Zur Frage des Überganges der chronischen Hepatitis epidemica in einem hämolytischen Ikterus. Klin. Wschr. **1948**, 176.
Waniek, H.: Experimentelle Untersuchungen, neuere Behandlungsverfahren der Bleivergiftung (Glucose-, Insulin- und Leberextraktverabreichung.) Arch. Gewerbepath. **11**, 58 (1941). — Whitby and Britton: Lancet **1933 I**, 1173. — Willi, H.: (1) Innenkörperbildung durch Elkosin und spontane Innenkörperbildung. Bericht über die Gründungssitzung der Schweiz. Hämatol. Ges. Aarau am 17. Nov. 1946. Ref. Schweiz. med. Wschr. **1947**, 243. — (2) Über eine durch Elkosin bei einem Neugeborenen hervorgerufene Innenkörperanämie. Schweiz. Hämatol. Ges., Aarau am 17. Nov. 1946. Ref. Med. Klin. **1947**, 120. — Wolf, H. u. Mitarb.: Arch. exper. Path. u. Pharmakol. **188**, 423 (1938).
Zadek u. Burg: Innenkörperanämie. Fol. haemat. (Lpz.) **41**, 333 (1930).

Anhang: Die Hämoglobinurien.

Barta u. Görög: Virchows Arch. **273**, 266 (1929). — Batschwaroff: Dtsch. med. Wschr. **1938 I**, 191. — Becker, R. M.: Paroxysmal cold hemoglobinuries. Arch. int. Med. **81**, 630 (1948). — Bergh, Hijmans von den: Siehe Hijmans von den Bergh. — Bingold, K.: Z. klin. Med. **126**, 233 (1934). — Bittorf, A.: Münch. med. Wschr. **1921**, 807. — Bollinger: Ärztl. Intell.bl. **1885**, 623. — Bose, P., u. K. H. Jaeger: Dtsch. med. Wschr. **1938 I**, 859. — Brendstrup: Ugeskr. Laeg. (dän.) **1941**, 938. — Brulé: Presse méd. **1943 I**, 241. — Bürger, M.: (1) Z. exper. Path. u. Pharmakol. **10** (1912). — (2) Klin. Wschr. **1924 I**, 555. — (3) Klin. Wschr. **1925 I**, 283. — Burmeister, J.: Z. klin. Med. **92**, 134 (1921). — Bywaters: Brit. med. J. **1941**, 4185. — Bywaters, Delory, Rimington and Smils: Biochemic. J. **35**, 1164 (1941).
Camus: Zit. nach Schellong. — Chauffard et Vincent: Semaine méd. **29**, 601 (1909). — Chvostek, F.: Über das Wesen der paroxysmalen Hämoglobinurie. Leipzig u. Wien 1894. — Cooley: (1) Amer. J. Dis. Childr. **33**, 786 (1927). — (2) Amer. J. Dis. Childr. **36**, 1257 (1928).
Dacie, Israels and Wilkinson: Lancet **1938 I**, 479. — Dickinson: Trans. clin. Soc. (Lond.) **27**, 230 (1894). — Donath: Z. klin. Med. **52**, 1 (1904). — Donath, J., u. K. Landsteiner: (1) Münch. med. Wschr. **1904 II**, 1590. — (2) Z. klin. Med. **58**, 973 (1906). — (3) Über Kältehämoglobinurie. Erg. Hyg. **7**, 184 (1925). — Drigalski, W. v.: Über akute Porphyrie und Hämoglobinurie. Wien. Wschr. **1937 II**, 1779. — Drukker, W.: Marschhämoglobinurie. Nederl. Tijdschr. Geneesk. **1948**, 2556.
Ehrlich: Dtsch. med. Wschr. **1881 I**, 224.

FÅHRAEUS, R., u. B. BERGENHEM: Z. exper. Med. **97**, 555 (1936). — FAIRLEY, N.: Trans. Soc. trop. Med. **40**, 719 (1947). — FEIGL, J.: Biochem. Z. **76**, 88 (1916). — FEIGL, J., u. E. QUERNER: Z. klin. Med. **88**, 197 (1916). — FLEISCHER: Berl. klin. Wschr. **1881 I**, 691. — FÖRSTER: Münch. med. Wschr. **1919 I**, 554.

GILLIGAN u. BLUMGART: Zit. Rev. d'hémat. **1949**, 118. — GÜNTHER: Münch. med. Wschr. **1923 I**, 517.

HEGGLIN, R.: Die Hämoglobinurien. Schweizer medizinisches Jahrbuch 1944. Basel: Benno Schwabe & Co. — HEGGLIN, R., u. G. MAIER: Schweiz. med. Wschr. **1944**, 12. — HIJMANS VAN DEN BERGH, A. A.: Berl. klin. Wschr. **1909 II**, 1251, 1609. — HITTMAIR, A.: Hämoglobinuria paradoxa paralytica Wien. klin. Wschr. **1925**, Nr 16. — HOFF, F., u. R. KELS: Dtsch. Arch. klin. Med. **160**, 177 (1928). — HOWARD, MILLS and TOWNSEND: Amer. J. med. Sci. **196**, 792 (1938). — HUBER, FLORAND, LIÈVRE et NÉRET: Bull. Soc. méd. Hôp. Paris, III. s. **54**, 725 (1938).

JEDLIČKA, J.: (1) Wesen der paroxysmalen Hämoglobinurie. Čas. lék. česk. **59**, 141, 161, 176 (1920). Ref. Kongreßzbl. inn. Med. **13**, 449 (1920). — (2) Die Bedeutung des Cholesterins bei der paroxysmalen Hämoglobinurie. Sborn. lék. (tschech.) **22**, 1 (1921). Ref. Kongreßzbl. inn. Med. **22**, 228 (1922). — JEHLE: Wien. klin. Wschr. **1913 I**, 325.

KIELLEUTHNER, L.: Münch. med. Wschr. **1944**, 264. — KLEMPERER, G.: Neue Deutsche Klinik, Bd. 4, S. 378. Wien u. Berlin: Urban & Schwarzenberg 1930. — KUMAGAI, I., u. B. INOUE: Dtsch. med. Wschr. **1912 I**, 361.

LANG, K., u. A. BRAUN: Z. klin. Med. **118**, 374 (1931). — LIBMAN and FISHBERG: Ann. int. Med. **11**, 1344 (1938). — LICHTHEIM: Über periodische Hämoglobinurie. Slg klin. Vortr. 1878, 1147. — LOTZE, H.: (1) Klin. Wschr. **1936 I**, 941. — (2) Paroxysmale Kältehämoglobinurie und ihre Beziehung zu Erkältungskrankheiten. Erg. inn. Med. **52**, 277 (1937).

MARCHIAFAVA: Boll. Acad. med. Roma **55**, 280 (1929). — MATSUO: Dtsch. Arch. klin. Med. **107**, 335 (1912). — McCRAE and ULLERY: J. Amer. med. Assoc. **101**, 1389 (1933). — McMUNN: Brit. med. J. **1883**, 1060. — MEYER, E.: Handbuch der normalen und pathologischen Physiologie, Bd. VI/1, S. 586. Berlin: Springer 1928. — MEYER, E., u. EMMERICH: Münch. med. Wschr. **1908 II**, 2153. — MEYER-BETZ: (1) Dtsch. Arch. klin. Med. **100**, 85 (1910). — (2) Dtsch. Arch. klin. Med. **103**, 150 (1910). — MORO u. NODA: Münch. med. Wschr. **1909 I**, 545. — MÜNZENMEIER, J., u. W. FÜHRER: Beitrag zur Pathogenese der paroxysmalen Hämoglobinurie. Ärztl. Forschg **1949**, 317. — MUMME, C.: Über paroxysmale Kältehämoglobinurie und über einen besonderen Fall von Hämoglobinurie bei Glomerulonephritis. Z. klin. Med. **138**, 334 (1940).

NAMBA, MUTSUMI: Dtsch. Arch. klin. Med. **156**, 272 (1927).

PAL: Zbl. inn. Med. **24**, 601 (1903). — PAUL: Wien. Arch. inn. Med. **7**, 531 (1924). — PONFICK: Berl. klin. Wschr. **1883 I**, 389. — PORGES, O., u. R. STRISOWER: Dtsch. Arch. klin. Med. **117**, 13 (1915). — PRIBRAM: (1) Wien. klin. Wschr. **1914 I**, 403. — (2) Wien. klin. Wschr. **1915 II**, 1401.

QUERNER, E.: Zit. bei DRIGALSKI, Klin. Wschr. **1937 II**, 1779.

RISAK, E.: Z. klin. Med. **111**, 472 (1929). — RODBARD, J. A.: Chronische hämolytische Anämie mit nächtlicher Hämoglobinurie. Diss. med. Amsterdam 1950. — ROSENBACH: (1) Dtsch. med. Wschr. **1879 I**, 613. — (2) Berl. klin. Wschr. **1880 I**, 132. — ROSENTHAL, F.: Z. klin. Med. **119**, 449 (1932).

SALÉN: (1) Acta med. scand. (Stockh.) **62**, 521, 558 (1925). — (2) Acta med. scand. (Stockh.) **66**, 566 (1927). — (3) Acta med. scand. (Stockh.) **75**, 612 (1931). — SCHELLONG, F.: (1) Z. exper. Med. **34**, 82 (1923). — (2) SCHITTENHELMS Handbuch der Krankheiten des Blutes, Bd. II, S. 595. Berlin: Springer 1925. — SCHMIDT, J. E.: Dtsch. Arch. klin. Med. **91**, 225 (1907). — SCHURIG: Arch. exper. Path. u. Pharmakol. **41**, 29 (1898). — SELBERG, W.: Dtsch. med. Wschr. **1942 I**, 561. — SENATOR: Z. klin. Med. **60** (1906). — STATS, D., and L. R. WASSERMANN: Cold hemagglutination. An interpretive review. Medicine **1943**, 363. — STATS, D., L. R. WASSERMANN and W. ROSENTHAL: Amer. J. clin. Path. **18**, 757 (1948). — STEINMETZ, J.: Ein Fall von Marschhämoglobinurie. Dtsch. Arch. klin. Med. **196**, 314 (1949).

THEORIN, S.: Kältehämoglobinurie. Nord. med. (Stockh.) **1942**, 1818.

VANNOTTI, A.: Klinik und Pathogenese der Porphyrien. Erg. inn. Med. **49**, 337 (1935). — VOGT, H., H. VOGEL u. G. GEISELER: Untersuchungen über die Marschhämoglobinurie, insbesondere über den dabei ausgeschiedenen Farbstoff. Dtsch. Arch. klin. Med. **191**, 488 (1943).

WHIPPLE, LICHTY and HAVILL: J. of exper. Med. **55**, 603 (1932). — WHIPPLE and NEWMAN: J. of exper. Med. **55**, 637 (1932). — WIDAL, ABRAMI et BRISSAUD: (1) Semaine méd. **1913**, 613. — (2) C. r. Soc. Biol. Paris **75 II**, 429. (1913) — C. r. Soc. Biol. Paris **173**, 207 (1921). — WINTROBE, M. M.: Clinical hematology. Philadelphia 1947. — WITTS, L. J.: The paroxysmal hemoglobinurias. Lancet **1936**, 115.

YUILE, CH. L., and W. F. CLARK: Myohemoglobinuria. A study of the renal clearance of myohemoglobin in dogs. (Muskelhämoglobinurie. Eine Untersuchung über den Nieren-Clearance von Muskelhämoglobin bei Hunden.) J. of exper. Med. **74**, 187 (1941).

5. Die Erythroblastosen des Erwachsenenalters.

BASERGA, A.: La mielosi eritremica acuta. (Übersicht über Gesamtliteratur mit 27 Fällen — 1937.) Biblioteca haematologica, 5. Pavia 1938. — BERNARD, H., P. RAMBERT, M. ZARACHOVITCH et A. GAJDOS: L'érythroblastose chronique de l'adulte. (Panmyélose splenomégalique chronique). Sem. Hôp. Par. **1949**, 1, 18. — BIANCHI, C.: Contributo clinico ed anatomopat. Allo studio della mielosi eritremica acuta. Hematologica (Pavia) **20**, 213 (1939). — BUFANO: Fol. med. (Napoli) **22**, 387 (1936).

CANALE, P.: (1) Riv. Clin. Med. **1930**, Nr 9. — (2) Sopra un caso di mielosi acuta eritremica nomoeritroblastica con reticoloendotheliosi. Riv. Clin. Med. **31**, 530 (1938).

DAMADE, R., CH. DULONG et DE ROSNAY: Akute Erythroleukomyelose. Sang **20**, 63 (1949). — DI GUGLIELMO, G.: (1) 1. Mitt. 29. Congr. Med. int. Roma, 24.—27. Okt. 1923. — (2) Haematologica (Pavia) **9**, 301 (1928). — (3) In FERRATAS "Le Emopati", 2. Aufl., Bd. II, Teil II, S. 1068. Milano 1935. — (4) Haematologica (Paria) **17**, 6 (1936). — (5) Rev. belge Sci. med. **10**, 200 (1938). — (6) Le malattie eritremiche. Istituto Bibliogr. Ital. 1945. — (7) Les maladies erythremiques. Rev. d'hématol. **1**, 355 (1946). — DUESBERG, R.: Klin. Wschr. **1940 I**, 417.

ÉMILE-WEIL, P., P. CHEVALLIER et SÉE: Sang **7**, 773 (1933). — ÉMILE-WEIL, P., ISCHWALL, PERLÈS et SCEMAMA: (1) Sang **10**, 797 (1936). — (2) Presse méd. **1938 II**, 1707. — ÉMILE-WEIL, P., et PERLÈS: Ann. Méd. **43**, 5 (1939).

FIESCHI, A.: Erg. inn. Med. **59**, 382 (1940). — FRESEN, O.: Die Histologie der Erythroblastosen [chronische Erythroblastose (Typ Heilmeyer-Schöner).] Virchows Arch. **315**, 672 (1948).

HANSSEN, P.: Chronische Erythroblastose bei Erwachsenen, ein klinisch und hämatologisch wohlcharakterisierter Krankheitszustand. Nord. med. (Stockh.) **1941**, 3080. — HARVIER, P., J. DE MELLETIER, G.-H. LAVERGNE et M. LAMOTTE: Érythroleucomyélose aiguë. (Akute Erythroleukomyelose.) Sang **15**, 272 (1942). — HEILMEYER, L., u. W. SCHÖNER: Dtsch. Arch. klin. Med. **187**, 225 (1941).

ISRAËLS, M. C. G.: Immature cell erythremia in an adult. J. of Path. **48**, 299 (1939). — LEITNER, ST. J.: Schweiz. med. Wschr. **1945**, 84.

MOESCHLIN, S.: Erythroblastosen, Erythroleukämie und Erythroblastämien. Leipzig: Decker u. Erler 1940 [aus: Fol. haemat. (Lpz.) **64**, 262 (1940)]. — MOESCHLIN, S., u. K. ROHR: Erg. inn. Med. **57**, 723 (1939).

NIESTRATE, H.: Über einen Fall von chronischer Erythroblastose der Erwachsenen (Typ Heilmeyer-Schöner). Klin. Wschr. **1948**, 343.

OSLER: Siehe bei Polycythämie und Polyglobulie. Geschichte und Definition.

PENATI, F.: Leucemia megaloblastica acuta. Minerva med. **28**, 401 (1937). — PICENA, J. P.: La biopsia de la medulla ossea. Rosario: Ed. Ruiz 1937. — PITTALUGA, G.: Sang **14**, 129 (1940). — PITTALUGA, G., LOEPER, LEMAIRE et MALLARMÉ: Anémie érythroblastique de l'adulte. (Erythroblastische Anämie der Erwachsenen.) Ann. Méd. **46**, 368 (1940). — PAOLINO, W.: Considerazioni su un caso di mielosi eritoemica (Malatté di. Guglièlmo). (Ein Fall von erythrämischer Myelose.) Minerva med. **1948**, 300. — PONTONI, L.: Die akute erythrämische Myelose. Fol. haemat. (Lpz.) **67**, 4 (1943).

QUATTRIN, N.: (1) Ein typischer Fall von Mal. DI GUGLIELMO. Atti Soc. med.-chir. Padova, II. s. **17**, 243 (1939). — (2) Gli etteri emolitic costituzionale atipici. Minerva-med. **1948**, 262.

ROHR, K.: Das menschliche Knochenmark, 2. Aufl. Stuttgart: Georg Thieme 1949.
STODTMEISTER, R.: Akute Erythroblastose und erythroblastische Reaktion. Klin. Wschr. **1941 I**, 44.

VAQUEZ: Siehe bei Polycythämie und Polyglobulie Geschichte und Definition.

6. Endokrine Anämien. 7. Avitaminotische Anämien.

ANAGNOSTU, J.: Klin. Wschr. **1939 II**, 1277. — ANDRESEN: Med. Welt **1942**, 578. — ANNONI: Riforma med. **1942**, 887.

BAAR u. STRANSKY: Klinische Hämatologie des Kindesalters. Leipzig u. Wien 1928. — BALDRIDGE and GREENE: Proc. Soc. exper. Biol. a. Med. **31**, 1035 (1934). — BLACKFAN and WOLBACH: J. of Pediatr. **3**, 679 (1933). — BOMFORD: Quart. J. Med., N. s. **7** (1938).

CALLIGARIS: Riforma med. **1928**, 1545.

DAUGHADAY, H., R. H. WILLIAMS and G. A. DALAND: The effekt of endocrinopathies on the blood. Blood **3**, 1367 (1948). — DÖLKEN: Klin. Wschr. **1940 I**, 220.

ESSER, H., u. F. E. SCHMENGLER: Über Myxödem - Perniciosa. Dtsch. Arch. klin. Med. **193**, 481 (1948). — EULER, H. v., u. M. MALMBERG: (1) Z. physiol. Chem. **249**, 85 (1937). — (2) Z. physiol. Chem. **252**, 24 (1938). — (3) Z. physiol. Chem. **256**, 243 (1938).

FANCONI, G.: (1) Arch. Kinderheilk. **117**, 1 (1939). — (2) Die primären Anämien und Erythroblastosen im Kindesalter. Mschr. Kinderheilk. **68**, 129 (1937). — FILO: Fol. haemat. (Lpz.) **50**, 21 (1933). — FOUTS, HELMER, LEFKOVSKY and JUKES: J. of Nutrit. **16**, 197 (1938). — GONNERMANN, W.: Dtsch. med. Wschr. **1938 II**, 1140.
HEILMEYER, L., u. K. PLÖTNER: Serumeisen und Eisenmangelkrankheit. Jena 1937. KÖSSLER, MAURER and LOUGHLIN: J. Amer. med. Assoc. **89**, 768 (1927).
LERMANN and MEANS: Endocrinology **16**, 533 (1932). — LICHTWITZ: Verh. dtsch. Ges. inn. Med. **35**, 185 (1933).
MAINZER u. JOEL: Acta med. scand. (Stockh.) **46**, 535 (1938). — McCULLAGH, E. P., and T. R. JONES: Effekt of androgens on the blood count of men. J. clin. Endocrinol. **2**, 243 (1942). — McRIBBIN, MADDEN, BLOCK and ELVEHJEM: Amer. J. Physiol. **128**, 102 (1939). — METTIER, MINOT and TOWNSEND: J. Amer. med. Assoc. **85**, 1089 (1930).
NAEGELI, O.: Blutkrankheiten und Blutdiagnostik. Berlin: Springer 1931.
ROMINGER: Mercks Jber. **50**, 34 (1937). — RUSCH, H. P.: The hypophysis and hematopoiesis. Fol. haemat. (Lpz.) **57**, 99 (1937).
SEBRELL, W. H.: In symposia of nutrition, I. Nutritional anemia. Cincinnati 1947. — SEYDERHELM, R., u. GREBE: Vitamine und Blut. Leipzig 1935. — SEYDERHELM, R., u. TAMMANN: (1) Z. exper. Med. **57**, 641 (1927). — (2) Z. exper. Med. **66**, 557 (1929). — SHARP, E. A., and H. C. MACK: The relationship of hemopoietic phenomena to endocrine disorders in women. Endocrinology **24**, 202 (1939). — SHIMAZONO, J.: Erg. inn. Med. **39**, 1 (1931). — SNAPPER, GROEN, HUNTER and WITTS: Quart. J. Med. **6**, 195 (1937). — STODTMEISTER, R., u. R. HOCK: Blutbildung und Vitamine. Erg. inn. Med. **62**, 239 (1942).
THAYER, MACKEE, MCCORQUODALE and DOISY: Proc. Soc. exper. Biol. a. Med. **37**, 417, (1937).
VANNOTTI, A.: Helvet. med. Acta **10**, 119 (1947).
WERNER: Z. Konstit.lehre **17**, 580 (1933). — WHIPPLE: Siehe erythropoetische Reize und Blutbildungsfaktoren.

8. Anämien des Kindes- und Greisenalters.

ABT: Neugeborenenanämie. Amer. J. Dis. Childr. **43**, 337 (1932). — ALBERS, H.: Zur Verhütung und Behandlung der alimentären, sekundären Säuglingsanämie. Mschr. Kinderheilk. **90**, 309 (1942). — ARNOLD, D. P., and K. M. ALFORD: Zum Blutersatz beim Morbus haemolyticus neonatorum. J. Pediatr. **32**, 113 (1948). — AUSTIN, A. B., and G. H. SMITH: Heterospezific pregnancy as a possible cause of erythroblastosis foetalis. (Heterospezifische Schwangerschaft als eine mögliche Ursache der Erythroblastosis foetalis.) Brit. med. J. **4464**, 123 (1946).
BAKX, C. J. A., u. M. VAN DE VOOREN: Congenitale anaemie veroorzaakt door het E-antigen. (Kongenitale Anämie, verursacht durch das E-Antigen.) Nederl. Tijdschr. Geneesk. **93**, 261 (1949). — BLACKFAN, BATY and DIAMOND: The anemias of childhood. Oxford. Monographes on diagnosis and treatment **9**. Suppl. 1931. — BOCK, M., M. A. FINCK u. M. EILERS: Ein Fall von Icterus gravis neonatorum infolge Unverträglichkeit des Blutkörperchenmerkmals A_1. Klin. Wschr. **1949**, 240. — BOORMAN, K., B. DOOD and R. H. TRINICK: Hämolytische Krankheit des Neugeborenen infolge A-Antikörpern. Lancet **1949**, 1088. — BRANCATO, G. J.: Severe erythroblastosis fetalis and icterus precox. Occurrence of both diseases in the same family (Schwere Fälle von Erythroblastosis fetalis und Icterus praecox. Vorkommen beider Erkrankungen in derselben Familie). Amer. J. Dis. Childr. **77**, 351 (1949). — BROMAN, B.: Einige Worte über die Blutgruppe Rh. Acta paediatr. (Stockh.) **31**, 275 (1944).
CATHIE, J. A. B.: (1) The treatment of erythroblastosis foetalis. (Die Behandlung der fötalen Erythroblastoe.) Arch. Dis. Childh. **21**, 229 (1946). — (2) Das Stillen bei Erythroblastosis foetalis. Brit. med. J. **1947**, 650. — COOMBS, MURANT and H. RACE: In-vivo-Isosensitation von roten Blutkörperchen bei Säuglingen mit hämolytischen Erkrankungen. Lancet **1946**, 6391. — COSYNS, H., A. BALLIÈRE et J. LEDERER: Rapport expérimental a l'étude de l'asidérose comme cause de l'anémie des nourissons et de son traitement. (Experimenteller Beitrag zum Studium des Eisenmangels als Ursachen der Säuglingsanämie und Grundlage ihrer Behandlung.) Rev. belge Sci. méd. **14**, 163 (1942).
DAHR, P.: (1) Vorschlag zur Verhütung der Neugeborenenerythroblastose. Klin. Wschr. **1948**, 442. — (2) Beitrag zur Diagnostik der familiären Erythroblastose und Rh-bedingter Fehl- und Totgeburten. Klin. Wschr. **1948**, 588. — DAHR, P., u. J. WOLFF: (1) Münch. med. Wschr. **1944**, 315. — (2) Über das Auftreten „irregulärer" Blutgruppenantikörper in der Frauenmilch. (Ein Beitrag zur Genese der hämolytischen Fötosen.) Dtsch. med. Wschr. **1947**, 378. — DAVIDSON and LEICHT: Nutrit. Obstr. a. Rev. **3**, 901 (1934). — DIAMOND, H.: Hämolytische Erkrankungen der Neugeborenen. Brit. med. J. **1947**, 4510. — DONALLY: Amer. J. Dis. Childr. **27**, 369 (1924).

ECKLIN: Neugeborenenanämie. Erstbeschreibung. Mschr. Kinderheilk. **15**, 425 (1919). — EMERY, J. L.: Brit. med. J. **1947**, 4496. — ÉMILE-WEIL, P.: Fanconi-Anämie. Sang **12**, 369 (1938). — ESTERN, SOLOMON and W. DAMESHEK: Familial hypoplastic anemia of childhood. Report of eight cases in two families with beneficial effect of splenectomy in one case. (Familiäre hypoplastische Anämie im Kindesalter. Ein Bericht über 8 Fälle in 2 Familien mit erfolgreicher Wirkung der Milzexstirpation in einem Falle.) Amer. J. Dis. Childr. **73**, 671 (1947).

FANCONI, G.: (1) Jb. Kinderheilk. **1927**, 117. — (2) Mschr. Kinderheilk. **68**, 129 (1937). — FINKELSTEIN, H.: Lehrbuch der Säuglingskrankheiten, 3. Aufl. Berlin 1924. — FREUDENBERG, E.: Alimentäre Anämien im Säuglingsalter. Ann. Paediatr. **169**, 163 (1947).

GASSER, C.: Zur Technik der Exchangetransfusion beim Neugeborenen. Helvet. paediatr. Acta **4**, 1822 (1949). — GAUTIER, P., J. GUINAND-DONIEL u. F. THELIN: L'exsanguino transfusion parvoie susombilicale dans le maladie hémolytique du nouveau né. Schweiz. med. Wschr. **1949**, 711. — GITTINS: Zit. nach FANCONI. — GREENTHAL: Amer. J. med. Sci. **179**, 66 (1930). — GRUMBACH, A., u. C. GASSER: ABO-Inkompatibilitäten und Morbus haemolyticus neonatorum. Helvet. paediatr. Acta **3**, 447 (1948). — GUGLIELMO, G. DI: La malatti eritremiche. (1) Rispoli Neapel **1941**. — (2) Acad. Sci. Med. Chir. Soc. reale. Napoli **20**, (1941/42). — (3) Med. e Biol. B **105** (1943).

HALBRECHT, M. J.: (1) Die Pathogenese der blutzersetzenden Krankheiten des Neugeborenen mit besonderer Rücksicht auf das Antigen A und B. (Frühzeitige Gelbsucht). (5. internat. Kongreß für Kinderkrankheiten). Presse méd. **1947**, 825. — (2) Le rôle du factor Rhesus dans la pathogenèse de l'icterus neonatorum praecox. Schweiz. med. Wschr. **1948**, 592. — HALPERIN, J., M. JACOBI and A. DUBIN: The Rh-factor in obstetrics. Amer. J. Obstetr. **50**, 326 (1945). — HERLITZ: Acta paediatr. (Stockh.) **29**, 211 (1942). — HERZ: Mschr. Kinderheilk. **40**, 1, 116 (1928). — HICKEY, M. D., and E. DE VALERA: Variation in the titre of Rh antibody during pregnancy. (Änderung im Rh-Antikörpertiter während der Schwangerschaft.) Brit. med. J. **1947**, No 4497, 335. — HILL, J. M., and S. HABERMAN: Nachweis von Rh-Antikörpern beim Neugeborenen und Pathogenese der Erythroblasten. J. Labor. a. clin. Med. **31**, 1053 (1946). — HOTTINGER, A.: Die Behandlung der Anämie von Säuglingen und Kleinkindern mit Kleintabletten von Ferro-Redoxon. Schweiz. med. Wschr. **1946**, 146.

ILLCHMANN-CHRIST: Z. Kinderheilk. **63**, 388 (1942).

KELSALL, G. A.: Erythroblastosis due to A-B-O-incompatibility. Med. J. Austral. **2**, 236 (1944). — KLEINSCHMIDT, H.: (1) Jb. Kinderheilk. **81**, 1 (1915). — (2) Jb. Kinderheilk. **83**, 95 (1916). — (3) Klin. Wschr. **1930 II**, 1951. — (4) Med. Klin. **1932 I**, 38. — (5) Konstitutionelle Anämien des Kindesalters. Ber. 2. Hämatol. Tagg Pyrmont. 1939. — KLOSTERMANN, G. J.: Over du polymorphie van erythroblastosis foetalis. (Über die Polymorphie der Erythroblastosis foetalis.) Nederl. Tijdschr. Geneesk. **50**, 3610 (1947). — KÜSTER, F.: (1) Die Entstehung der Frühgeburtenanämie. Med. Ges. Düsseldorf, 18. Nov. 1947. Ref. Klin. Wschr. **1948**, 573. — (2) Die Pathogenese der Frühgeburtenanämie. Z. Kinderheilk. **65**, 591 (1948).

LAWLER, S. D., and J. VAN LOGHEM: The rhesus antigen Cw causing hemolytic disease of the newborn. (Das Rh-antigen Cw als Ursache einer hämolytischen Erkrankung beim Neugeborenen.) Lancet **1947**, 545. — LEEUWEN, VAN: Klin. Wschr. **1933 I**, 698. — LEHNDORFF, H.: (1) Z. Kinderheilk. **56**, 423 (1934). — (2) Erg. inn. Med. **50**, 568 (1936). — (3) Anemia neonatorum. Erg. inn. Med. **52**, 611 (1937). — LEVINE, PH.: The mechanism transplacental isoimmunisation. (Der Mechanismus der transplacentaren Isoimmunierung.) Blood **3**, 404 (1948). — LICHTWITZ: Verh. dtsch. Ges. inn. Med. **35**, 185 (1933). — LIEBEGOTT, G.: Zur Pathogenese des Hydrops congenitus. Beitr. path. Anat. **101**, 320 (1938). — LOGHEM, J.J., VAN, and al.: Icterus neonatorum gravis. Nederl. Tijdschr. Geneesk. **1947**, 35.

MACKAY, H.: Arch. Dis. Childh. **8**, 221 (1933). — MACKAY, H., M. M., R. H. DOBBS, K. BINGHAM and W. J. MARTIN: The etiology and the effects of minor grades of anemia in young children. (Ätiologie und Wirkungen geringer Grade von Anämie bei Kleinkindern.) Arch. Dis Childh. **21**, 145 (1946). — MAGNUSSON, H.: Blutveränderungen bei Frühgeborenen. Uppsala 1935. — MAYES, H. W.: The Rh-Factor in obstetrics. Report of 572 cases of infants of Rh-negative mothers, 232 of whom received transfusions of mothersblood. (Der Rh-Faktor in der Geburtshilfe. Bericht über 572 Fälle von Kindern Rh-negativer Mütter, von denen 232 Transfusionen mütterlichen Blutes erhielten.) Surg. etc. **85**, 432 (1947). Ref. Kongreßzbl. inn. Med. **118**, 480 (1948). — MERRIT and DAVIDSON: Amer. J. Dis. Childr. **47**, 261 (1934). — MITCHELL, N., A. H. MOSS, B. REDNER, H. LEVY and I. J. GREENBLATT: Congenital hemolytic disease resulting from A—O isoimmunization. Pediatrics **1949**. — MOLLISON, P. L.: The survival of transfused erythrocytes, with special reference to cases of aquired hemolytic anemia. (Überleben von transfundierten Erythrocyten mit besonderer Berücksichtigung von erworbener hämolytischer Anämie.) Clin. Sci. **6**, 137 (1947). — MOLLISON, P. L., and M. CUTBUSH: (1) Kriterien zur Beurteilung der Schwere einer hämo-

lytischen Krankheit des Neugeborenen. Brit. med. J. **1949**, 123. — (2) Austauschtransfusion bei der hämolytischen Krankheit des Neugeborenen. Lancet **1948**, No 6527, 522.
NAEGELI, O.: Blutkrankheiten und Blutdiagnostik, 5. Aufl. Berlin: Springer 1931.
OPITZ: (1) Erkrankungen des Blutes und der blutbildenden Organe. Handbuch der Kinderheilkunde. Hrsg. v. PFAUNDLER-SCHLOSSMANN, 4. Aufl., Bd. I. Berlin 1931. — (2) Ber. 2. Hämatologentagg Pyrmont. 1939. — OROZEO, A. C. V.: Blood. Special Issue No 2. The Rh-Factor. 1949, S. 164.
PASACHOFF and WILSON: Amer. J. Dis. Childr. **42**, 111 (1931). — PERROT, R.: Anémie avec érythroblastoses chez le nourrisson et hérédo-syphilis. (Anämie mit Erythroblastosen beim Säugling mit hereditärer Syphilis. Bull. méd. **1943**, 89. — POLAYES, S. H.: Erythroblastosis fetalis in mothers with Rh-positive blood. (Fetale Erythroblastose bei Müttern mit Rh-positivem Blut. Bericht von 6 Fällen mit Vorkommen der Isoimmunisation mit den A- und B-Agglutininen.) Amer. J. Dis. Childr. **69**, 99 (1945). — POLAYES, S. H., S. LUBIN and J. NALLY: Antenatal blood group determination. Amer. J. Obstetr. **55**, 524 (1948). — POLAYES, S. H., and J. NALLY: Isoimmunization with the A and B factors and its relation to hemolytic disease of the newborn. (Isoimmunisation mit den A- und B-Faktoren und ihre Beziehung zur hämolytischen Krankheit der Neugeborenen. Amer. J. clin. Path. **18**, 375 (1948). — POLAYES, S. H., and C. OHLBAUM: Amer. J. clin. Path. **15**, 467 (1945). — POTTER and WILLSON: Arteficial insemination as a means of preventing erythroblastosis. (Die künstliche Befruchtung als eine Art der Prophylaxe gegen die Erythroblastose.) J. Amer. med. Assoc. **127**, 458 (1945). — POTTER, E. L.: Rh ... its relation to congenital hemolytic disease intragroup transfusion reactions, Chicago 1947. — PRIMROSE, T., G., J. E. VAN DROSSER and N. W. PHILPOTT: A graphic method of prognosis for the infant in the antenatal care of Rh-isoimmunized pregnant women. (Die Prognose für Kinder Rh-isoimmunisierter Schwangerer mittels einer graphischen Methode.) Amer. J. Obstetr. **54**, 662 (1947).
ROHR, K.: Familiäre Panmyelophthise (FANCONI-Syndrom beim Erwachsenen). Tagg der Schweiz. Hämatol. Ges. am 2. Mai 1947. Ref. Schweiz. med. Wschr. **1948**, 385. — ROMINGER: Mschr. Kinderheilk. **68**, 156 (1937).
SCHMIDT, M. B.: Grundlagen der Kinderanämien. Mschr. Kinderheilk. **68**, 110 (1937). — SCHNEIDERBAUR, A.: Med. Klin. **1940 II**, 1415. — SCHUBERTH, J., u. A. GRÜNBERG: Schweiz. med. Wschr. **1949**, 1007. — SMITH, C. H.: Chronic congenital aregenerative anemia. Blood **4**, 697 (1949). — STADTMÜLLER, A.: Das erbliche Blutkörperchenmerkmal Rh im Zusammenhang mit gehäuften ungeklärten Fällen von Fehl- und Totgeburten und Schwangerschaftstoxikosen unter Berücksichtigung seiner Bedeutung bei den Erythroblastosen. Dtsch. med. Wschr. **1947**, 362. — STÖLTZNER, W.: Dtsch. med. Wschr. **1930 I**, 4.
TAYLOR, G. L., and R. R. RACE: Hemolytic disease of the newborn. The preponderance of homozygot Rh-positive fathers. Brit. med. J. **1944**, 288. — THIRD, H.: Icterus gravis neonatorum endresults of treatment by blood-transfusion. (Icterus gravis neonatorum. Endergebnis der Behandlung durch Blutübertragung.) Lancet **1946**, No 6427, 635. — TRAUT, H., M. HURST and P. LUCIS: Amer. J. Obstetr. **54**, 235 (1947).
VAHLQUIST: Das Serumeisen. Uppsala 1941. — VENTERS, M.: Erythroblastosis foetalis. Brit. med. J. **1946**, No 4463, 84. — DE VRIES, S. J.: Nederl. Tijdschr. Geneesk. **91**, 13 (1947).
WATERHOUSE, J. A. H., and L. HOGBEN: Incompatibility of mother and foetus with respect to the iso-agglutinogen A and its antibody. (Unvereinbarkeit von Mutter und Fetus im Hinblick auf das Isoagglutinogen A in seinem Antikörper.) Brit. J. Soc. med. **1**, 1 (1947). — WIENER, A. S., and K. LANDSTEINER: (1) Proc. Soc. exper. Biol. a. Med. **43**, 223 (1940). — (2) J. of exper. Med. **74**, 309 (1940). — WIENER, A. S., E. B. SONN and J. G. HURST: Paper No 1, 22 pp. July 15, 1946. Brooklyn N. Y. — WIENER, A. S., and J. B. WEXLER: (1) Icterus neonatorum gravis-Behandlung mit Exsanguination und Blutersatz. Lancet **1947**, No 6467. (2) Fetale Erythroblastose bei Negerkindern. Blood **3**, 414 (1948). — (3) Blood **4**, 1 (1949). — WOLFF, J.: (1) Die Entstehung der hämolytischen Fetosen (sog. fetale Erythroblastenkrankheiten). Mschr. Kinderheilk. **94**, H. 5/6 (1946). — (2) Icterus neonatorum gravis und Rhesus-Faktor. Tagg der Dtsch. Ges. für Kinderheilk. 23.—25. Aug. 1948.

II. Die Polyglobulie und Polycythämie.

Verzeichnis der älteren Literatur bei: (1) GAISBÖCK, F.: Erg. inn. Med. **21**, 204 (1922). — (2) HIRSCHFELD: Krankheiten des Blutes und der blutbildenden Organe, Bd. II. Berlin 1925. (3) NAEGELI: Blutkrankheiten und Blutdiagnostik, 5. Aufl. Berlin 1931.

Geschichte und Definition.

HIRSCHFELD, H.: (1) Med. Klin. **1906 I**, 588. — (2) Berl. klin. Wschr. **1907 II**, 1302.
NAEGELI, O.: Blutkrankheiten und Blutdiagnostik. Berlin: Springer 1931. — NAUNYN u. MALASSEZ: Zit. nach F. GAISBÖCK, Erg. inn. Med. **21**, 204 (1922).
OSLER: (1) Amer. J. med. Sci. **1903**. — (2) Lancet **1908**.

TÜRK: (1) Wien. klin. Wschr. **1902 I**, 163, 372. — (2) Wien. klin. Wschr. **1904 I**.
VAQUEZ: (1) C. r. Soc. Biol. Paris **1892**. — (2) C. r. Soc. Biol. Paris **1895**. — (3) C. r. Soc. Biol. Paris **1904**. — VIAULT: (1) C. r. Acad. Sci. Paris 111, 917 (1890). — (2) C. r. Acad. Sci. Paris 112, 295 (1891). — VOGEL: Virchows Arch. 1854, 377.

1. Die Pseudoglobulie (Eindickungspolycythämie).
2. Symptomatische echte Polyglobulien (Erythrocytosen).

BASERGA, A.: Policlinico, sez. med. 41, 17 (1934). — BENCE: Dtsch. med. Wschr. **1906 II**. — BRÜHL, W., u. K. HANISCH: Das Verhalten des menschlichen Blutbildes bei wiederholtem, kurzdauerndem Sauerstoffmangel. Klin. Wschr. **1942 I**, 253.
CANTACUZÈNE: Ann. Inst. Pasteur 1900, 378. — COLLET et GALLANARDIN: Arch. de Méd. 1901.
DENECKE, G.: Münch. med. Wschr. **1936**, 636. — DITTMAR, F.: Dtsch. med. Wschr. **1939 I**, 500.
FALTA, W., u. F. KAHN: Z. klin. Med. 74, 108 (1911). — FILLA, E.: La poliglobulia d'attività quale metodo di determinazione della capacità lavorativa negli ammalati di tbc. polmonare restabiliti. (Die Aktivitätspolyglobulie als Maß für die Bestimmung der Arbeitsfähigkeit wiederhergestellter Tuberkulöser.) Riv. Pat. e Clin. Tbc. 15, 551 (1941). — FORSELL: Epikrise zu einem Fall von Polycythämie, Anämie und Milzverkalkung. Nord. med. (Stockh.) **1947**, H. 5. — FRIEDMANN: (1) Med. Res. 84, 701 (1913).
GALINDEZ u. SANQUINETTI: Rev. méd. lat.-amer. 19, 1071 (1934). — GALLI: Med. contemp. 1, 494 (1935). — GONET, E.: Polyglobulie et encéphalite. Schweiz. med. Wschr. **1945**, 105. — GRAMS, H.: Med. Klin. **1936 I**, 183. — GRAWITZ: Dtsch. Arch. klin. Med. 54, (1895). — GRUHN: Fol. haemat. (Lpz.) 49, 268 (1933). — GÜNTHER, H.: Dtsch. Arch. klin. Med. 165, 41 (1929). — GUILLAIN, LECHELLE et GARCIN: (1) C. r. Soc. Biol. Paris 106, 515 (1931). — (2) Ann. Méd. 31, 100 (1932).
HEILMEYER, L., K. RECKNAGEL u. L. ALBUS: Blutbestand, Blutzusammensetzung, Blutumsatz und Leberfunktion im Höhenklima. Z. exper. Med. 90, 573 (1933). — HEYMANN u. BUSSEL: Handbuch der Kinderheilkunde, Bd. 26, S. 136. 1932. — HIRSCHFELD: Krankheiten des Blutes, Bd. II. 1925. — HITZENBERGER, K.: (1) Wien. med. Wschr. **1932 I**, 537. — (2) Klin. Wschr. **1934 II**, 1345. — (3) Z. klin. Med. 129, 778 (1936). — HOFF, F.: Verh. dtsch. Ges. inn. Med. 40, 387 (1928).
JAFFÉ: Übergang in Leukämie. Fol. haemat. (Lpz.) 49, 51 (1933).
KORANYI: Fol. haemat. (Lpz.) **1906**, 677.
LEBEDEV, M. A.: Die Hämatopoese bei Kreislaufinsuffizienz. Klin. Med. 1, 61 (1948).
MEINER, E.: Schweiz. med. Wschr. **1936 I**, 338. — MEULENGRACHT et PETRI: Sang 6, 241 (1932). — MONDON, H., et J.-J.-L. ANDRÉ: Presse méd. **1941 II**, 989. — MOSSE, M.: Dtsch. med. Wschr. **1907 II**, 2175.
NAEGELI, O.: Blutkrankheiten und Blutdiagnostik, V. Aufl. Berlin: Springer 1931.
ORTEN, UNDERHILL, MUGRAGE and LEWIS: J. of biol. Chem. 99, 465 (1933).
RENDU et WIDAL: Bull. Soc. méd. Hôp. Paris 1899, 528. — ROMBACH: Nederl. Tijdschr. Geneesk. 1, 452 (1907). — ROSENOW, G.: (1) Verh. dtsch. Ges. inn. Med. 40, 385 (1928). — (2) Z. exper. Med. 64, 452 (1929).
SALUS, F.: Dtsch. Arch. klin. Med. 175, 214 (1933). — SCHAROLD: Ärztl. Intell.bl. München **1888**, Nr 32. — SCHAUMANN u. ROSENQUIST: Zbl. inn. Med. **1896**, Nr 22. — SCHNEIDERBAUR, A.: Polycythämie und Ulcus. Z. klin. Med. 133, 474 (1938). — SECCO: Riforma med. 83 (1932). — SINGER, K.: (1) Dtsch. Arch. klin. Med. 175, 355 (1933). — (2) Klin. Wschr. **1935 I**, 751.
UHLHORN, E.: Klin. Wschr. **1932 II**, 2037.
VIAULT: Siehe bei Abschn. Geschichte und Definition.
WEISSBECKER, L.: Kobalt als Spurenelement und Pharmakon. Stuttgart: Wissenschaftliche Verlagsgesellschaft 1950. — WERNER: Mitt. Ges. inn. Med. Wien 1931.

3. Die primäre idiopathische Polycythaemia rubra vera (Morbus Vaquez-Osler oder Erythrämie).
Vorkommen, klinisches Bild und Blutveränderungen.

ARNHOLDT, F.: Knotenförmige myelomartige Knochenmarkshyperplasien bei Polycythämie. Frankf. Z. Path. 57, 1 (1942).
BALESTRIERI e CAMERA: Policlinico, sez. med. 46, 36 (1939). — BIELING, K.: Med. Klin. **1933 II**, 1410. — BJÖRKMAN: 3 Fälle von Polycythämie mit Fibrinopenie und Blutungsweisung. Acta med. scand. (Stockh.) **1948**, 472. — BLUMENTHAL: Fol. haemat. (Lpz.) **1905**, 664. — BREDNOW: Röntgenprax. 5, 732 (1933).
DELHOUGNE, F., E. GOTSCHLICH u. FROBOESE: Dtsch. Arch. klin. Med. 160, 257 (1928). — DIJKSTRA u. HALBERTSMA: Mschr. Kindergeneesk. 9, 12 (1939).

ÉMILE-WEIL, P., ISCH-WALL, PERLÈS et ASCHKENASY: Sang 13, 96 (1939). — ENGELKING, E.: Klin. Mbl. Augenheilk. 64, 625 (1920). — EPPINGER, H.: Die hepatolienalen Erkrankungen. Berlin 1920. — EPPINGER, H., u. D. CHARNASS: Z. klin. Med. 78, 387 (1913). — GAISBÖCK, F.: Siehe unter Geschichte und Definition. — GOLDSMITH: Arch. int. Med. 58, 1041 (1936). — GOYENA, J. R., y E. COLOMBO: Sem. méd. 1938 II, 357. Ref. Kongreßzbl. inn. Med. 97, 559 (1939). — GREENFIELD, A. D. M., and E. I. JONES: Price-Jones curves from a case of polycythemia rubra vera, before, during, and after treatment with phenylhydrazine. (Price-Jones-Kurven von einem Fall von Polycythemia vera rubra vor, während und nach der Behandlung mit Phenylhydrazin.) J. of Physiol. 92, 2 (1941).

HALL, M.: Amer. J. med. Sci. 214, 469 (1947). — HAMILTON and MORSE: Boston med. J. 1912, 963. — HEILMEYER, L.: (1) Z. exper. Med. 60, 626 (1928). — (2) Medizinische Spektrophotometrie. Jena: Gustav Fischer 1933. — HEILMEYER, L., u. W. OTTO: Z. exper. Med. 77, 144 (1931). — HEILMEYER, L., u. G. RIEMSCHNEIDER: Verh. dtsch. Ges. inn. Med. 42, 232 (1930). — HENNING, N., u. H. KEILHACK: Erg. inn. Med. 56, 372 (1939). — HERZOG, G.: (1) Experimentelle Untersuchungen über die Einheilung von Fremdkörpern. Beitr. path. Anat. 91, 325 (1915). — (2) Dtsch. med. Wschr. 1936 I, 960. — (3) Dtsch. med. Wschr. 1936 II, 2012. — (4) Dtsch. med. Wschr. 1939 I, 719. — HIRSCH: Radiology 26, 469 (1936). —HIRSCHFELD, H.: Krankheiten des Blutes und der blutbildenden Organe, Bd. 2. Wien u. Berlin: Urban & Schwarzenberg 1925. — HUTCHINSON: Lancet 1906.

JEDWABNIK: Inaug.-Diss. Berlin 1913. — JÜRGENS, R., u. K. BACH: Dtsch. Arch. klin. Med. 176, 626 (1934).

KLEIN, O., u. W. NONNENBRUCH: Med. Klin. 1932 I, 264. — KÖSTER: Münch. med. Wschr. 1906 I. — KORPÁSSY, B., u. E. KELEMEN: VAQUEZ-OSLERsche Krankheit-Panmyelose. Acta haemat. 2, 110 (1949). — KRETSCHMER: Z. Kinderheilk. 40, 225 (1925).

LAUTER: Nicht veröffentlicht. — LICHTENSTEIN, H., u. M. LANDSBERG: Z. klin. Med. 118, 1 (1931). — LOMMEL, F.: Dtsch. Arch. klin. Med. 92, 83 (1908). — LONDON, I. M., D. SHEMIN and R. WEST: Heme synthesis and red blood cell dynamics in normal humans and in subjects with polycythemia vera, sicklecell anemia and pernicious anemia. J. of biol. Chem. 179, 463 (1949). — LÜDEKE: Virchows Arch. 293, 218 (1934).

MERLI, A.: Policitemia splenomegalica ad evoluzione in anemia hypochronica iperleucocitosica (Caso anatomo-clinico). [Splenomegale Polycythämie mit Ausgang in hypochrome Anämie mit Hyperleukocytose (anatomisch-klinischer Fall).] Arch. Pat. e clin. Med. 23, 327 (1942). — MINOT, G. R., and T. E. BUCKMAN: Erythremia (Polycythemia rubra vera). Amer. J. med. Sci. 166, 469 (1923).

NADLER u. CHON: Amer. J. med. Scie. 108, 41 (1939).

NAEGELI, O.: (1) Blutkrankheiten und Blutdiagnostik, 5. Aufl. Berlin 1931. — (2) Siehe unter Geschichte und Definition. — NORDENSON: Hygiea (Stockh.) 98, 161 (1936). — NORMAN: Amer. Heart. J. 13, 257 (1937).

OSLER: Siehe unter Geschichte und Definition.

PARENTI: Riv. Clin. med. 36, 287 (1935). — PASCHKIS, K., u. M. DIAMANT: Dtsch. Arch. klin. Med. 169, 180 (1930). — PASTEUR, VALLERY-RADOT, J. BOUSSER, E. FATOU et R. WOLFROM: Un cas de maladie de Vaquez terminée par une réticulose aigue. (Ein Fall von VAQUEZscher Krankheit mit Ausgang in einer akuten Reticulose.) Bull. Soc. méd. Hôp. Paris III. s. 58, 343 (1942). — PATRASSI e JONA: Riv. Clin. med. 37, 166, 193 (1936).

RAMOND, LOUIS, BAREILLIER et POGNAN: „Coup de fouet" et claudication intermitten au cours d' une maladie de Vaquez. Bull. Soc. méd. Hôp. Paris III. s. 56, 557 (1940). — ROHR, K.: Neue Deutsche Klinik, Erg.-Bd. 4, S. 498. Wien u. Berlin: Urban & Schwarzenberg 1936. — ROSENTHAL and BASSEN: Arch. int. Med. 62, 903 (1938). — RUSSO, G.: Riform a med. 1947, 601.

SCHRETZ: Fol. haemat. (Lpz.) 57, 110 (1937). — DE SECONDI: Kasuistik. Riforma med. 1940, 441. — SENATOR, H.: Z. klin. Med. 60, 357 (1906). — SEYDERHELM, R.: Med. Welt 1932 I, Nr 17. — SEYDERHELM, R., u. W. LAMPE: Die Blutmengenbestimmung und ihre klinische Bedeutung. Erg. inn. Med. 27, 245 (1925).

TISCHENDORF, W., u. R. HERZOG: Übersicht über 14 Fälle. Dtsch. Arch. klin. Med. 185, 566 (1940).

VAQUEZ: Siehe unter Geschichte und Definition.

WATSON, C. J.: Blood 1, 99 (1946). — WEINER u. KAZNELSON: Fol. haemat. (Lpz.) 23, 233 (1926). — WIELAND: Z. Kinderheilk. 38, 647 (1924). — WILBUR and OCHINER: Ann. int. Med. 8, 1667 (1935). — WINKELMANN and BURNS: J. nerv. Dis. 76, 597 (1933).

Erblichkeit, Pathogenese, Therapie.

ADLERSBERG, D., u. G. LEINER: Z. exper. Med. 98, 398 (1936). — ANDERSEN, GEILL u. SAMUELSEN: (1) Hosp.tid. (dän.) 1938, 933. — (2) Acta med. scand. (Stockh.) 97, 547 (1938). — ANDREWS, G. A.: Thrombocytopenic purpura complicating radioactive phosphorus treatment in a patient with polycythemia vera. Amer. J. Med. 7, 564 (1948).

Baráth, E., u. J. Fülöp: (1) Klin. Wschr. **1935** II, 1077. — (2) Z. klin. Med. **129**, 172 (1935). — Benelli, R.: Considerationi sulla patogenesi della „Policitemia ipertonica" (Morbo di Gaisböck). (Contributio clinico ed anatomic patologico.) (Betrachtungen über die Pathogenese der Polycythaemia hypertonica [Gaisböcksche Krankheit]. [Klinischer und pathologisch-anatomischer Beitrag].) Riv. Clin. med. **43**, 49 (1942). — Blumenthal, R.: Un cas de polycythémie myelogène. Bull. Acad. M d. Belg., s. 4 **19**, 775 (1905). — Bock, H. E., u. R. Gross: Über die Urethanbehandlung bei Blutkrankheiten, besonders bei Leukosen. Ärztl. Forschg **1947**, 369. — Bortz, D. W., and R. L. Haden: Cleveld. clin. Quart. **1948**, 54. — Brieger, H., u. J. Forschbach: Zur Pathologie der Erythrämie. Klin. Wschr. **1922**, 845. — Bucky, G., u. E. Freund: Die Beeinflussung der Polycythaemia rubra durch Grenzstrahlen. Münch. med. Wschr. **1928** II, 1405.

Curschmann, H.: Med. Klin. **1923** I, 133.

Dameshek, W.: Physiopathology and course of polycythemia vera as related to therapy. J. Amer. med. Assoc. **142**, 790 (1950). — Davis, J. E.: The effect of ascorbic administration upon experimental polycythemias: The mechanism of cobalt polycythemia. (Wirkung von Askorbinsäureverabreichung auf experimentelle Polycythämien. Mechanismus der Kobalt-Polycythämie.) Amer. J. Physiol. **129**, 140 (1940). — Davis, P. L.: (1) Amer. J. Physiol. **122**, 397 (1938). — (2) J. Amer. med. Assoc. **142**, 796 (1950). — Deeny, J.: Polycythemia and vitamin C. Brit. med. J. **1940**, No 4172, 864. — Dienst, C.: Dtsch. med. Wschr. **1939** II, 1848. — Dittmar, F.: Dtsch. med. Wschr. **1939** I, 500. — Doan, Ch. A., B. K. Wiseman, Cl. Wright, J. H. Geyer, W. Myers and J. W. Myers: Radioactive phosphorus, P_{32}: A six-year clinical evoluation of internal radiation therapy. J. Labor. a. clin. Med. **32**, 943 (1949). — Doll, H., u. K. Rothschild: Klin. Wschr. **1922** II, 2550. — Dustin, P.: A propos d'un cas d'anémie apparme chez un ancien hyperglobulique, mort par myélose erythrémiqué. Sang **11**, 134 (1937). — Duvoir, M., L. Pollet et L.-C. Brumpt: Un cas de polyglobulie chez une artériopathique traité depuis trois ans par ankylostomose provoquée. (Ein Fall von Polyglobulie bei Hypertension, seit drei Jahren mit künstlicher Ankylostomiasis behandelt.) Sang **15**, 81 (1942).

Eldon, K.: Om koaebstof-sennepsgasbehandling af polycythaemia idiopathica. (Behandlung mit Senfgas.) Ugeskr. Laeg. (dän.) **1948**, 175. — Engelking: Dtsch. med. Wschr. **1910** II. — Erf, L. A., and J. H. Lawrence: Clinical studies with the aid of radio-phosphorus. (1) Ann. Int. Med. **15**, 276 (1941). — (2) Radiology **39**, 573 (1942). — (3) Ann. Int. Med. **19**, 587 (1943). — Evans, T. C., u. Mitarb.: Ergebnisse der Behandlung von Leukämien und verwandten Krankheiten mit radioaktivem Natrium. Amer. J. Roentgenol. **59**, 469 (1948). — Evensen: Acta med. scand. (Stockh.) Suppl. **90**, 288 (1938).

Falconer: Ann. int. Med. **7**, 172 (1933). — Flaks, Himmel et Zlotnik: Presse méd. **1938** II, 1506. — Fleischhacker, H., u. R. Klima: Z. klin. Med. **129**, 227 (1935). — Franke, H.: Ist die Polycythaemia vera das positive Gegenstück der Biermerschen Anämie. Klin. Wschr. **1943**, 434.

Gaisböck, F.: Erg. inn. Med. **21**, 204 (1922). — Giffin and Allen: Amer. J. med. Sci. **185**, 1 (1933). — Guillain, G., P. Mathieu et J. Lereboullet: Action curative de l'irradiation de la région pylorique dans un cas de polyglobulie. (Heilwirkung der Rö-Bestrahlung der Pylorusgegend bei einem Fall von Polyglobulie.) Bull. Soc. méd. Hôp. Paris, III. s. **58**, 191 (1942). — Gutzeit, K.: (1) Münch. med. Wschr. **1922** II, 1569. — (2) Klin. Wschr. **1922** II, 1925. — (3) Dtsch. Arch. klin. Med. **141**, 30 (1923).

Halse: Acta med. scand. (Stockh.) Suppl. **50**, 242 (1932). — Herxheimer, G.: Myeloblastische Leukämie folgend auf Erythraemia. Klin. Wschr. **1913**, 1458. — Herzog, G.: (1) Dtsch. med. Wschr. **1936** I, 960. — (2) Dtsch. med. Wschr. **1936** II, 2012. — (3) Dtsch. med. Wschr. **1939** I, 719. — Hitzenberger, K.: (1) Klin. Wschr. **1934** II, 1345. — (2) Z. klin. Med. **126**, 495 (1934). — Hodenberg, D. Frh. v.: Die Behandlung der Polyglobulie durch Vitaminentzug. Wien. klin. Wschr. **1944**, 68. — Hofheinz, G.: Dtsch. Arch. klin. Med. **163**, 103 (1929). — Holfelder u. Reisner: Strahlenther. **47**, 247 (1933).

Jacobs: Zit. nach Klemperer, Neue Deutsche Klinik, Bd. 9, S. 123. Wien u. Berlin: Urban & Schwarzenberg 1932. — Jung, K.: Über einen Fall von Polycythämie mit Ausgang in Myeloblastenleukämie. Zbl. Herzkrkh. **7**, 118 (1915).

Kähler, H.: Verh. dtsch. Ges. inn. Med. **41**, 215 (1929). — Kleiner, G.: Dtsch. med. Wschr. **1936** II, 1872. — Kracke: Disease of the blood. Philadelphia 1941. — Kraemer and Asher: Amer. J. med. Sci. **191**, 234 (1936). — Kretschmer: Z. Kinderheilk. **40**, 225 (1925).

Lahm: Strahlenther. **73**, 306 (1943). — Lasch, F.: Med. Klin. **1938** I, 615. — Lawrence, J. H.: The control of polycythemia by marrow inhibition. J. Amer. med. Assoc. **141**, 13 (1949). — Lawrence, J. H., and R. L. Rosenthal: Multiple myeloma associated with polycythemia. Calif. Amer. J. med. Sci. **218**, 149 (1949). — Letulle et Yagoel: Arch. Mal. Coeur **17**, 65 (1924). — Lowell, A.: Primäre Polycythämie. Remissionen durch

Behandlung mit Radiumphosphor. Blood 1, 202 (1946). — LÜDIN, M.: Zur Kenntnis der Symptomatologie und Therapie der primären Polycythämie. Z. klin. Med. 84, 460 (1917). — LUNEDI e LIESCH: Riv. Clin. med. 36, 485 (1935).

MAJOR: J. Labor. a. clin. Med. 24, 65 (1938). — MARSHALL, L. H.: Amer. J. Physiol. 114, 194 (1935). — MENTZINGEN, A. v.: Klin. Wschr. 1934 I, 585. — MICHAELIDES: Wien. klin. Wschr. 1932 II, 1250. — MINOT and BUCKMAN: Amer. J. med. Sci. 166, 469 (1923). — MINOT u. CASTLE: Yearbook of general medicine, S. 412. 1935. — MORRIS, R. S., L. SCHIFF u. J. FOULGER: (1) Brit. med. J. 1932, 1050. — (2) Münch. med. Wschr. 1932 II, 2074. — (3) Amer. J. med. Sci. 184, 778 (1932). — (4) J. Amer. med. Assoc. 100, 171 (1933). — MUSSIO-FOURNIER et LUSSICH-SIVI: Bull. Soc. méd. Hôp. Paris, III. s. 49, 121 (1933).

NADLER and COHN: Amer. J. med. Sci. 108, 44 (1939). — NAGATY, H. F., and A. F. ZANATY: The treatment of polycythemia vera. A record of one case treated with ancylostoma infection. Trans. Soc. hop. Med. 42, 493 (1949).

ODENTHAL, F.: Über die Behandlung der Polycythämie mit radioaktivem Phosphor. Vortr. Internisten-Kongr. Wiesbaden 1950. — OERTING and BRIGGS: J. Amer. med. Assoc. 104, 250 (1935).

REIMANN, F., u. A. BREUER: Z. klin. Med. 128, 238 (1935). — REINHARD, E. H.: Diskussion. J. Amer. med. Assoc. 142, 797 (1950). — REINHARD, E. H., C. V. MOORE, O. S. BIERBAUM and S. MOORE: Radioaktive phosphorus as a therapeutic agent. J. Labor. a. clin. Med. 31, 107 (1946). — REZNIKOFF, FOOT and BETHEA: Amer. J. med. Sci. 189, 753 (1935). — ROTHMANN, H., J. STERN u. P. HOENE: Z. klin. Med. 123, 620 (1933).

SCHNEIDERBAUR, A.: Z. klin. Med. 133, 474 (1938). — SGALITZER: Wien. klin. Wschr. 1935 I, 675. — SIMON: Strahlenther. 65, 424 (1939). — SPERLICH, W.: Ein Beitrag zur Behandlung der Polycythaemia vera mit Stickstofflost. Med. Klin. 1949, 1533. — SPODARO and FORKNER: Arch. int. Med. 52, 593 (1933). — STEALY, C. L.: J. Amer. med. Assoc. 98, 1714 (1932). — STEALY, C. L., and H. S. SUMMERLIN: Polycythemia vera. Final report on a case under continual treatment with phenylhydracine hydrochloride for eleven years. (Polycythaemia vera. Abschließender Bericht über einen Fall, der ununterbrochen 11 Jahre hindurch mit Phenylhydrazinhydrochlorid behandelt wurde.) J. Amer. med. Assoc. 126, 954 (1944). — STENTSTROM, K. W., P. H. HALLOCK and C. J. WATSON: Negative results of irridiation therapy of the pylorus and BRUNNERS gland area in patients with polycythemia vera. Amer. J. med. Sci. 199, 644 (1940). — STEPHAN, R.: (1) Med. Klin. 1926 I, 679. — (2) Klin. Wschr. 1930 I, 1068. — STEPHENS and KALTREIDER: Ann. int. med. 10, 1565 (1937). — STÖGER, R.: Beitrag zur Pathogenese der Polycythaemia vera (CASTLEscher Versuch). Klin. Wschr. 1943 I, 342. — SURIGONG, R.: Le traitment de la polycythaemie par le chlorhydrate de N-bis-méthyl (béta-chloréthyl)-anemie. Helvet. med. Acta A 15, 465 (1948).

TASCHENBERG, E. W.: Dtsch. med. Wschr. 1921 II, 774. — TÖTTERMANN, G.: Nord. med. (Stockh.) 1942, 744. — TUCHFELD, F.: Med. Klin. 1931 I, 130.

VAQUEZ et MOUQUIN: Presse méd. 1934 II, 1065. — VOLHARD: Zbl. inn. Med. 57, 342 (1936).

WATSON: Downeys Handbook of Hematology, Sect. 35. 1938. — WHIPPLE: Siehe erythropoetische Reize und Blutbildungsfaktoren. — WIELAND: Z. Kinderheilk. 38, 647 (1924). — WILKINSON, J. F., and F. FLETSCHER: Effect of β-Chlorethylamine hydrochlorides in leukemia, HODGKINS disease and polycythemia vera. (Einfluß von β-Chloräthylamidhydrochloriden auf Leukämien. HODGKINsche Krankheit und Polycythaemia vera.) Lancet 1947 II, 541. — WINTROBE, M. M.: Clinical hematology. Philadelphia 1947.

ZIMMERMANN, O.: Zur Kasuistik der Erythrämie mit Übergang in Leukämie Klin. Wschr. 1934, 696.

Das leukocytäre und reticuloendotheliale System.

A. Die weißen Blutkörperchen und die Retikulumzellen.

Morphologie und Physiologie.

ABDERHALDEN, R.: Über einen körpereigenen Leukocytose bewirkenden Faktor. Experientia 4, 114 (1948). — ÅBERG, M.-L., u. G. TÖTTERMANN: Über das weiße Blutbild bei älteren Menschen. Nord. med. (Stockh.) 1942, 39. — ADELUNG, W.: Das normale Blutbild von Freiburg. Inaug.-Diss. Freiburg 1948. — ALDER, A.: Atlas des normalen und pathologischen Knochenmarks. Wien u. Berlin: Urban & Schwarzenberg 1939. — ALLGÖWER, M.: Über die Wirkung von Heparin, polyanetholsulfosaurem Natrium (Liquoid Roche) und tribasischem Natriumcitrat auf menschlichen Leukocyten in vitro. Schweiz. med. Wschr. 1947, 40. — AMELUNG, W.: (1) Klimatische Behandlung innerer Krankheiten. Berlin: Springer 1941. — (2) Dtsch. med. Wschr. 1943 II, 757. — ANTONELLI: Policlinico 1914. — ARGENTINA, G. B., e G. C. ROVIGATTI: Le ossidasi leucocitarie. Ricerche in volo. (Die leukocytäre Oxydase-Untersuchungen während des Fluges.) Riv. med. aeronaut. 5, 270 (1942). — ARNETH, J.:

(1) Arch. Gynäk. 74 (1904). — (2) Untersuchungen über Infektleukocytose. Z. klin. Med. 57, 288 (1905). — (3) Qualitative Blutlehre. Bd. 3. Lymphatische Reaktion. Leipzig 1920. — (4) Qualitative Blutlehre. Bd. 4. Neutrophile Reaktion. Münster 1925/26. — (5) Spezielle Blutkrankheiten. Münster 1928. — ASCHOFF, L.: (1) Morphologie des reticuloendothelialen Systems. In SCHITTENHELMS Handbuch der Krankheiten des Blutes und der blutbildenden Organe, Bd. II, S. 473. Berlin: Springer 1925. — (2) Ref. über die Monocytenentstehung auf der 1. internat. Hämat.-Tagg Münster 1937. — (3) Zitiert nach FRESEN. Klin. Wschr. 1947, 100. — ASCHOFF, L. u. KIYONO: (1) Fol. haemat. (Lpz.) 1913, 15. — (2) Verh. dtsch. path. Ges. 1913. — ASHER, L.: Med. Klin. 1931 I, 757. — AUBERTIN u. BEAUJARD: Fol. haemat. (Lpz.) 6, 31 (1908). — AUBERTIN et DELAMARRE: C. r. Soc. Biol. Paris 14, 3 (1908). — AZZI: (1) Ref. Ber. Physiol. 18, 94 (1923). — (2) Ref. Ber. Physiol. 15, 151 (1923).

BABICH, S., e L. SPANGARO: Verhalten der Leukocyten während der Streptomycinbehandlung. Minerva med. 1949, 161. — BAILLIF, R. N., and C. KIMBROUGH: Studies on leucocyte granules after staining with sudan black B and MAY-GRÜNWALD-GIEMSA. (Untersuchungen über Leukocytengranula nach Sudanschwarz B und MAY-GRÜNWALD-GIEMSA-Färbung.) J. Labor a. clin. Med. 32, 155 (1947). — BAKALOS u. THADDEA: Erg. inn. Med. 63, 616 (1943). — BARTA, I.: (1) Z. klin. Med. 111, 268 (1929). — (2) Fol. haemat. (Lpz.) 41, 1 (1930). — BAUMANN, E.: Klin. Wschr. 1939 I, 14. — BEER, A. G.: (1) Klin. Wschr. 1938 II, 1935. — (2) Z. exper. Med. 105, 53 (1939). — (3) Z. exper. Med. 106, 67 (1939). — (4) Aufbau und Bedeutung der nervösen Steuerungseinrichtung des weißen Blutbildes und der Leukopoese im Knochenmark. Med. Klin. 1948, 409. — BEGEMANN, H., u. W. HEMMERLE: Die Mitosetätigkeit des menschlichen Knochenmarks und ihre Beeinflussung durch cytostatische Substanzen. Klin. Wschr. 1949, 521. — BEHR: (1) Nervenarzt 12, 489 (1939). — (2) Z. klin. Med. 136, 219 (1939). — BERGEL, S.: (1) Münch. med. Wschr. 1909 I, 64. — (2) Münch. med. Wschr. 1910 II, 1683. — (3) Verh. dtsch. Ges. inn. Med. 30 (1913). — (4) Die Lymphocytose. Berlin 1927. — BERTELLI, FALTA u. SCHWEEGER: Z. klin. Med. 71, 23 (1910). — BIAVA e LUCREZI: Fol. med. (Napoli) 26, 89 (1940). — BING, J., u. N. O. CHRISTENSEN: The connection between plasmacells and the occurence of hyperglobulinemia in horses and cattle. Acta med. scand. (Stockh.) 116, 382 (1944). — BING, J., A. FAGRAEUS u. B. THORELL: Studies on nucleic acid metabolism in plasmacells. Acta physiol. scand. (Stockh.) 10, 282 (1945). — BISTROM, O.: Acta chir. scand. (Stockh.) 44, 114 (1946). — BLOOM, W.: Ergebnisse der Züchtungsversuche von Blut- und blutbildenden Organen. In Handbuch der allgemeinen Hämatologie, Bd. I, H. 2, S. 1179. Wien u. Berlin: Urban & Schwarzenberg 1933. — BOCK u. FRENZEL: Klin. Wschr. 1938 II, 1315. — BOND: The leucocyte in health and disease. London 1924. — BORCHARDT, W.: (1) Arch. exper. Path. u. Pharmakol. 137, 45 (1928). — (2) Arch. exper. Path. u. Pharmakol. 139, 47 (1929). — BRANSCHEID, F., u. L. EHRHARDT: Die Lymphocytenzellen des Gesunden. Klin. Wschr. 1939 II, 1293. — BUCHER, O.: Zur Untersuchung lebender menschlicher Leukocyten in vitro. Experientia 3, 461 (1946). — BÜNGELER: (1) Beitr. path. Anat. 76, 181 (1926). — (2) Frankf. Z. Path. 34, 350 (1926). — BÜRKER, K.: Die körperlichen Bestandteile des Blutes. Handbuch der normalen und pathologischen Physiologie, Bd. VI. Berlin: Springer 1928. — BUSSE-GRAWITZ, P.: (1) Leukocytenwanderung in vitro. Schweiz. med. Wschr. 1945, 419. — (2) Experimentelle Grundlagen einer modernen Pathologie. Basel 1946. — (3) Schweiz. med. Wschr. 1947 I, 486.

CAMPBELL, C. J., R. A. BROWN and A. D. EMMET: Influenca of crystalline Vitamin Bc on hematopoiesis in the CHICK. (1) Biol. Chem. Am. 152, 483 (1944). — (2) Amer. J. Physiol. 144, 348 (1945). — (3) Science (Lancaster, Pa.) 102, 228 (1945). — CARRE, J., and E. SLATER: J. Neur., Neurosurg. a. Psych., N. s. 9, 1 (1946). — CATSCH, A., K. G. ZIMMER u. O. PETER: Strahlenbiologische Untersuchungen mit schnellen Neutronen. Z. Naturforschg 2 b, 1 (1947). — CODE u. MCDONALD: Lancet 1937 II, 730. — CRADDOCK, CH. G., W. N. VALENTINE and J. S. LAWRENCE: J. Labor. a. clin. Med. 34, 158 (1949). — CREMER, J., u. W. SCHMIDT: Das Verhalten der Monocyten nach Serumgaben. Zur Frage der spezifischen Serumwirkung. Dtsch. Arch. klin. Med. 185, 197 (1939). — CURCI, C.: La reattività individuale dei globuli bianchi del sangue alle iniezioni di nucleinato sodico e di essenza di trementina. (Die individuelle Reaktion der weißen Blutkörperchen auf die Injektion von Natriumnucleinat und Terpentinöl.) Endocrinologia 17, 21 (1942).

DAFT, F. S., and W. H. SEBRELL: The successful treatment of granulostopenia and leukopenia in rats with cristalline folic acid. Publ. Health Rep. 58, 1542 (1943). — DALTON, D. J.: The eosinophil leukocyte, eosinophylia and allergy. Lancet 1949, 607. — DAS GUPTA: Indian J. med. Res. 26, 947 (1939). Ref. Kongreßbl. inn. Med. 102, 131 (1940). — DAY, P. L., W. C. LANGSTONE, W. J. DARBY, J. G. WAHLIN and V. MINS: Nutritional cytopenia in monkeys receiving the Goldberger diet. J. of exper. Med. 72, 463 (1940). — DELAUNAY, A., M. DELAUNAY et Y. LEHOULT: Les antigenes glucido-lipidiques inhibiteurs du tactisme leucocytaire. (Die hemmende Wirkung der Glucidolipoidantigene auf den leukocytären Taktismus.) C. r. Soc. Biol. Paris 136, 259 (1942). — DENECKE u. JOSAM: Verh. dtsch. Ges. inn. Med. 39, 323 (1927). — DICK: Das Blutbild des Gesunden. Diss. Jena 1941. — DIEKE, E.:

Das weiße Blutbild von Berlin. Diss. Jena 1949. — DIRKS: Arch. Gynäk. **97**, 583 (1912). — DONATELLI, L.: Erneute Untersuchungen über die Wirkung der Sulfonamide auf Leukocyten. Roma 1941. Edit. med. e scient. — Gazz. internaz. med.-chir. **50**, 21/22 (1941). — DOUGHERTY, T. F. and A. WHITE: Influence of hormones on lymphoid tissue structure and function. (1) Endocrinology **35**, 1 (1944). — (2) Proc. Soc. exper. Biol. a. Med. **53**, 136 (1943); **56**, 26, 28 (1944); **57**, 295 (1944); **58**, 135 (1945); **59**, 172 (1945). — (3) Amer. J. Anat. **77**, 81 (1945). — DOWNEY u. WEIDENREICH: Arch. mikrosk. Anat. **80**, 306 (1912). — DUNGER, R.: Münch. med. Wschr. **1910 II**, 1942. — DUSTIN, P. jr.: Brit. J. Canc. **1**, 48 (1947). — DUVOIR, M., et LE DÉROBERT: La transformation des polynucléaires neutrophiles en polynucléaires éosinophiles est-elle possible dans le sang circulant? (Ist die Umwandlung neutrophiler Polynucleärer in eosinophile Polynucleäre im strömenden Blut möglich?) Sang **15**, 224 (1942).

EHRICH, W. E., D. L. D. RABBIN and C. FORMAN: Nucleic acid and the production of antibody by plasma cells. J. of exper. Med. **90**, 157 (1949). — ELSAESSER, K. H., u. L. BUSCH: Z. inn. Med. **1947**, 439. — ÉMILE-WEIL, P., ISCH-WALL et PERLÈS: La ponction de la rate. Paris 1936. — EMMEL u. STREICHER: Fol. haemat. (Lpz.) **39**, 223 (1938). — ERF, L. A., D. L. TURNER and F. R. MILLER: Zellveränderungen nach Injektion menschlicher Organextrakte. Blood **1**, 379 (1946).

FAGRAEUS, A.: (1) Acta med. scand. (Stockh.) **1948**, 204. — (2) J. of Immun. **58**, 1 (1948). FALTA, W.: Erkrankungen der Blutdrüsen. Berlin: Springer 1913. — FALUDI: Fol. haemat. (Lpz.) **58**, 357 (1938). — FERINGA: Pflügers Arch. **199**, 365 (1923). — FERINGA u. DE HAAN: Emigration der Leukocyten. Pflügers Arch. **197** (1922). — FERNÁNDEZ OBANZA, R.: Der leukopenische Index als Hilfsmittel bei der Diagnose der allergischen Krankheiten. Rev. Clin. españ. **3**, 405 (1941). — FERRATA, A.: (1) Le Emopatie. Milano 1918. — (2) Ricerche sul potere cromotropo dei granuli delle mastcellule. (Untersuchungen über die Metachromasie der Mastzelle.) Haematologica Arch. **24**, 735 (1942). — FIESCHI, A., e G. ASTALDI: La cultura in vitro del midello osseo. Pavia 1946. — FLECK, L., and Z. MURCZYNSKA: Das Phänomen der Leukergie. Arch. of Path. **47**, 260 (1949). — FLEISCHHACKER, H., u. LACHNIT: Wien. klin. Wschr. **1939 II**, 645. — FLEISCHMANN, W.: (1) Die physiologischen Lebenserscheinungen der Leukocytenzelle. Erg. Physiol. **27**, 1 (1928). — (2) Pflügers Arch. **210**, 612 (1925). — FONTANA: (1) Minerva med. **1925**, 5. — (2) Haematologica (Pavia) **1925**, 6. — (3) Riforma med. **1926**, 42. — (4) Haematologica (Pavia) **1926**, 7. — (5) Arch. Mal. Coeur **1927**, 20. — (6) Haematologica (Pavia) **1927**, 8. Alles zit. nach HITTMAIR: Handbuch der allgemeinen Hämatologie, Bd. 1/1, S. 271. Wien u. Berlin: Urban & Schwarzenberg 1932. — FORKNER: (1) J. of exper. Med. **49**, 323 (1929). — (2) J. of exper. Med. **52**, 385 (1930). — (3) J. of exper. Med. **58**, 1 (1934). — FRESEN, D.: Zur Histomorphologie des reticuloendothelialen Systems. Klin. Wschr. **1947**, 100. — FREY, W.: (1) Z. exper. Med. **2**, 38 (1913). — (2) Z. exper. Med. **3**, 416 (1914). — FREY, J., u. H. JOCHMANN: Klin. Wschr. **1948**, 728. — FRIESZ, J., u. G. FRIEDRICH: Die Wirkung der Acetylcholin-Iontophorese auf das Blutbild. Orv. Hetil. **1943**, H. 42 (ung.). — FRIESZ, J., u. T. v. GORKA: Einfluß der Histaminiontophorese auf das Blutbild. Klin. Wschr. **1942 I**, 62. — FRITZE, E.: Zum Wirkungsmechanismus der Leukocytenaggregation. Dtsch. Arch. klin. Med. **196**, 102 (1949). — FRÜHLING, L., et S. ROGER: Neues über das Monocytenproblem. Presse méd. **1947**, 17.

GÄNSSLEN, M.: (1) Weißes Blutbild. Dtsch. med. Wschr. **1937 I**, 501. — (2) Vortrag gehalten auf der dtsch. Hämatol. Tagg Pyrmont. 1949. — (3) Tagg Dtsch. Ges. inn. Med. Wiesbaden 1950. — GILLMEISTER, H.: Die Bedeutung des leukopenischen Index für den Allergienachweis und die Therapie. Dtsch. med. Wschr. **1948**, 332. — GLIMSTEDT: Zit. nach HELLMAN. Verh. dtsch. Ges. inn. Med. **47**, 172 (1935). — GLOOR, W.: Die klinische Bedeutung der qualitativen Veränderungen der Leukocyten. Leipzig: Georg Thieme 1929. — GODINA, G.: (1) Ricerche sull origine e sulla natura dei granulociti basofili (mastleucociti) dei mammiferi domestici 1. (Untersuchung über Entstehung und Natur der basophilen Leukocyten der Säugetiere.) Haematologica (Pavia) **24**, 847 (1942). — (2) Ricerche sull'origine e sulla natura dei granulociti basofili (mast leucociti) dei mammiferi domestici. 2. (Untersuchungen über den Ursprung und die Natur der basophilen Granulocyten (Mastzellen.) Haematologica (Pavia) **25**, 329 (1943). — GOLDSCHEIDER u. JACOB: Z. klin. Med. **1894**, 25. — GRÄFF, S.: Münch. med. Wschr. **1922 II**, 1721. — GUGGENHEIMER, H.: Dtsch. Arch. klin. Med. **107**, 518 (1912).

DE HAAN: (1) Pflügers Arch. **194**, 488 (1922). — (2) Pflügers Arch. **201**, 393 (1923). — HÄNTZSCHEL, K.: Untersuchungen zur Ursache der Lymphocytose im Blutbild Gesunder. Med. Welt **1944**, Nr 7/8. — HALBERSTAEDTER, L., u. A. SIMONS: Strahlenwirkung. In Handbuch der allgemeinen Hämatologie, Bd. 1/2, S. 1429. Wien u. Berlin: Urban & Schwarzenberg 1932. — HAMBURGER: Physikalisch-chemische Untersuchungen über Phagocytose. Wiesbaden 1912. — HARRIES, T., N. E. GRIMM, E. MERTENS and W. E. EHRICH: The role of the lymphocyte in antibody formation. (Die Rolle der Lymphocyten bei der Antikörperbildung.) J. of exper. med. **8**, H. 1/4 (1945). — HAYASHIDA: J. Kumamoto med. Soc. **11** (1935); **12** (1936). — HECKNER, F.: Plasmazellen und Bluteiweißkörper. Dtsch. Arch. klin.

Med. 194, 434 (1949). — HEGGLIN, R.: Über eine neue Form einer konstitutionellen Leukocytenanomalie, kombiniert mit Thrombopathie. Ges. der Ärzte in Zürich, 1. Mai 1944. Ref. Schweiz. med. Wschr. 1945, 91. — HEILMEYER, L.: (1) Zu ROHR: Studien über die Differenzierung der neutrophilen Leukocyten. Schweiz. Hämatol. Ges. 17. Nov. 1947. Ref. Med. Klin. 1947, 120. — (2) Dtsch. med. Wschr. 1948, 1. — HEILMEYER, L., u. GINZBERG: Zentralnervöse Regulation des Blutes. Arch. f. Psychiatr. 97, 719 (1932). — HEILMEYER, L., u. I. v. MUTIUS: Über das Auftreten von Abbauformen der Leukocyten im strömenden Blut nach Aderlaß als Ausdruck einer besonderen Konstitution. Klin. Wschr. 1947, 339. — HEIMANN, F.: Münch. med. Wschr. 1913 II, 2829. — HEINEKE, H.: (1) Mitt. Grenzgeb. Med. u. Chir. 14 (1904). — (2) Münch. med. Wschr. 1913 II, 2657. — HELLMAN, T.: Verh. dtsch. Ges. inn. Med. 47, 164 (1935). — HENNEMAN, PH. H., H. WEXLER and M. M. WESTENHAVER: J. Labor a. clin. Med. 34, 1017 (1949). — HENNING, N., L. DEMLING u. U. HÄRTLEIN: (1) Klin. Wschr. 1949, 222. — (2) Die Serumperoxydase, ein Gradmesser des pathologisch gesteigerten Granulocytenzerfalles. Dtsch. Arch. klin. Med. 196, 233 (1949). — HENNING, N., u. H. KEILHACK: Sternalpunktion. Erg. inn. Med. 56, 372 (1939). — HESS, FR. O.: (1) Dtsch. Arch. klin. Med. 138, 330 (1922). — (2) Dtsch. Arch. klin. Med. 141, 151 (1923). — HILLS, A. G., P. H. FORSHAM and CH. A. FINCH: Veränderungen in den kreisenden Leukocyten des Menschen durch Anwendung von adrenocorticotropem Hypophysenhormon. Blood 3, 755 (1948). — HITTMAIR, A.: (1) Z. klin. Med. 95, 367 (1922). — (2) Z. klin. Med. 102, 420 (1926). — (1) Dtsch. Arch. klin. Med. 140, 148 (1922). — (2) Normale und pathologische Morphologie der Leukocyten des strömenden Blutes. Im Handbuch der allgemeinen Hämatologie, Bd. I/1, S. 271. Wien u. Berlin: Urban & Schwarzenberg 1932. — HOEKSTRA: Zit. nach F. HOFF, Erg. inn. Med. 46 (1934). — HÖRA, J., u. H. WOHLGEMUTH: Leukocyteneinwanderung in vitro. Virchows Arch. 309, 679 (1942). — HOFF, F.: (1) Erg. inn. Med. 33, 195 (1928). — (2) Fol. haemat. (Lpz.) 42, 281 (1930). — (3) In L. R. MÜLLERS, Lebensnerven und Lebenstriebe, 3. Aufl., S. 345. Berlin: Springer 1931. — (4) Klin. Wschr. 1932 II, 1751. — (5) Erg. inn. Med. 46, 1 (1934). — (6) Sitzgsber. I. internat. Hämatol.-Tagg Münster 1937. — (7) Med. Welt 1938 I, 117. — HOFF, F., u. L. BACHMANN: Jodophilie der Leukocyten. Klin. Wschr. 1939 II, 981. — HOFF, F., u. ST. v. LINHARDT: (1) Z. exper. Med. 63, 277 (1928). — (2) Klin. Wschr. 1932 II, 1751. — HOFMEISTER: Arch. exper. Path. u. Pharmakol. 22 (1887). — HOLLER, G., H. MELICHER u. N. REITER: Z. klin. Med. 100, 564 (1924). — HOLMGREN: (1) Anat. Anz. 88, 193 (1939). — (2) Z. Anat. 109, 293 (1938). — HOLMGREN u. WILANDER: Z. mikrosk.-anat. Forschg 42, 242 (1937). — HOLMGREN, HJ., u. G. WOHLFART: Über die diagnostische Bedeutung der basophilen Leukocyten. Nord. med. (Stockh.) 39, 2771 (1941). — HYNEK: Fol. haemat. (Lpz.) 7, 103 (1909).

INTROZZI: La Emopatia von A. FERRATA. Mailand 1935.

JASINSKI, B.: Beitrag zu den Erkrankungen des reticuloendothelialen Systems. Schweiz. med. Wschr. 1945, 273. — JORNS: Untersuchungen über Phagocytose. Zbl. Chir. 1943, 6. — JORPES, J. G.: Die spezifische Thrombosebehandlung. Festschrift für Prof. Dr. A. STOLL zum 60. Geburtstag. Basel 1947. — JORPES, HOLMGREN u. WILANDER: Z. mikrosk.-anat. Forschg 42, 279 (1937). — JUCKER, P.: Der Leukocytensturz nach intravenöser Heparininjektion beim Kaninchen und Menschen. Seine Bedeutung für die Bluttransfusion. Klin. Wschr. 1943, 221. — JÜRGENS, R., u. A. STUDER: Zur Wirkung des Thrombins. Helvet. Physiol. a. Pharmacol. Acta 6, 130 (1948).

KAEGI: Fol. haemat. (Lpz.) 25, 105 (1920). — KAHLER, O. H.: Zur Behandlung der Hyperthyreosen mit thyreostatischen Stoffen. Med. Klin. 1948, 58. — KAHLER, W.: Über die Wirkung des Pervitin auf Hämogramm und biologische Leukozytenkurve. Med. Welt 1944, H. 17/18. — KALAJA, L.: Über die Wirkung des Histamins auf das weiße Blutbild. Nord. med. (Stockh.) 29, 572 (1946). — KAMINER: (1) Verh. dtsch. Ges. inn. Med. 1902 (mit Diskussion). — (2) Z. klin. Med. 47 (1902). — KAST: Mutationen im Zellstaat. Zürich 1939. — KEIM, A.: Verwertbarkeit der DUNGERschen Methode zur Eosinophilenzählung. Diss. Freiburg 1948. — KIMBEL, K. H.: Über die Beeinflussung des weißen Blutbildes durch die Pteroylglutaminsäure. Klin. Wschr. 1949, 777. — KLEIN, H.: Periodische Schwankungen der Blut-, Milz-, Darm- und Leberleukocyten. Virchows Arch. 316, 97 (1949). — KLEINE-NATROP, H. E.: Die allergische Komponente des Ulcusschmerzes. Dtsch. med. Wschr. 1947, 549. — KLIMA, R.: Sternalpunktion und Knochenmarksbild bei Blutkrankheiten. Berlin u. Wien 1938. — KNOLL, W.: (1) Die sportärztlichen Ergebnisse der zweiten olympischen Winterspiele in St. Moritz. Bern 1928. — (2) Der Gang der Erythropoese beim menschlichen Embryo. Schweiz. med. Wschr. 1948, 979. — KOCH, E., u. P. LÜBBERS: Über das Auftreten leukocytärer Abbauformen im peripheren Capillarblut bei entzündlichen Erkrankungen. Dtsch. Arch. klin. Med. 196, 268 (1949). — KÖRGE, K.: Dtsch. Arch. klin. Med. 191, 157 (1943). — KRACKE: Disease of the blood. Philadelphia 1941. — KÜSTER, F.: Worauf sind die morphologischen Besonderheiten des Blutes beim reifen und unreifen Neugeborenen zurückzuführen. Z. Kinderheilk. 1947, 194. — KUGELMANN, B.: Klin. Wschr. 1931 II, 59. — KURIBAYASHI: Tohoku J. exper. Med. 35, 462 (1939).

LANDOLT, R. F.: Über die Wirkung des Colchizins auf das normale und leukämische Blutbild und Knochenmark. Dtsch. Arch. klin. Med. **191**, 378 (1944). — LANGENDORFF, H., u. E. TONUTTI: Zur Regulation des weißen Blutbildes: Lymphocyten und Nebennierenfunktion. Theoret. Med. **4**, 197 (1950). — LAVES, W., u. K. THOMA: Histoencymatische Untersuchungen an den Mastzellen des Blutes. Klin. Wschr. **1950**, 95. — LEHMANN, J.: Die Wirkung des Penicillins auf das Blutbild. Dtsch. med. Wschr. **1946**, 287. — LEITNER, ST. J.: Übergang einer essentiellen hypochromen Anämie in perniziöse Anämie mit Vermehrung der gewebsbasophilen Zellen im Sternalpunktat. Acta med. scand. (Stockh.) **130**, 66 (1948). — LETTRÉ, H.: Naturwiss. **33**, 75, 283 (1946); **34**, 127, 345 (1947). — LETULLE, R.: Le monocyte dans la formule sanguine. (Der Monocyt im Blutbild.) Presse méd. **1942 I**, 325. — LEWIS, L. A., and J. H. PAGE: Changes in the blood leucocyte level of adrenalectoripid and normal rats following administration of typhoid vacine. Amer. J. Physiol. **153**, 148 (1948). — LÖFFER, W., u. C. MAIER: Das eosinophile Lungeninfiltrat. Erg. inn. Med. **63**, 195 (1943). — LÜBBERS, P.: (1) Über das Auftreten leukocytärer Abbauformen im Blut nach zentralnervöser Reizung. Dtsch. med. Wschr. **1947**, 518. — (2) Untersuchungen zur zentralnervösen Beeinflussung der Blutzellen. Ärztl. Forschg **1947**, 147. — LÜBBERS, P., u. E. KOCH.: Klin. Wschr. **1949**, 442.

MARCHAND, F.: Ref. über Reticuloendotheliose. Dtsch. path. Ges. 1913. — MARDERSTEIG: Strahlentherapie **64**, 311 (1939). — MARKOFF, N.: (1) Dtsch. Arch. klin. Med. **180**, 530 (1937). — (2) Über Veränderungen des Blutes im Verlauf der Therapie mit Sulfanilamid und seinen Derivaten. Schweiz. med. Wschr. **1943**, 656. — MASUGI: Beitr. path. Anat. **76**, 397 (1926). — MAXIMOW, A.: (1) Klin. Wschr. **1926 II**, 2193. — (2) Handbuch der mikroskopischen Anatomie des Menschen, Bd. II, S. 232. 1927. — MAY, L.: Über das normale weiße Blutbild. Diss. Jena 1939. — MAYR u. MONCORPS: Virchows Arch. **264**, 774 (1927). — MCCUTCHEON: (1) Amer. J. Physiol. **66**, 180, 185 (1923). — (2) Amer. J. Physiol. **69**, 279 (1924). — MCMASTER: Ann. N. Y. akad. Sci. **46**, 679 (1949). — MCMASTER and HUDACK: J. exper. Med. **61**, 783 (1935). — MCMASTER u. KIDD: J. exper. Med. **66**, 73 (1937). — MENEGHINI, P.: Über das Vorkommen von Mastzellen im Knochenmark. Minerva med. **1948 II**, 40, 297. — MENKIN: Studien an entzündlichen Exsudaten. Physiologic. Rev. **18**, 366 (1939). — MENKIN and KADISH: Amer. J. med. Sci. **205**, 852 (1943). — METSCHNIKOFF: Die Lehre von der Phagocytose und deren experimentelle Grundlagen. In KOLLE-WASSERMANNS Handbuch der Bakteriologie, 2. Aufl., Bd. II. — MEYER, F.: Über die Fehlerbreite der Blutkörperchenzählmethode. Klin. Wschr. **1950**, 421. — MEYER, G.: Die Lymphocytenbildung im Lymphknoten. Z. Zellforschg **32**, 435 (1942). — MEYER, L. M.: Experimentelle Leukocytose. Die Unwirksamkeit von P-Chloroxylenol und Methylacetamid als Knochenmarksstimulans. Blood **1**, 343 (1946). — MIGONE, L.: Sui rapporti fra emopoiesi e tiroide. 1. Contributo clinico. (Über die Beziehungen zwischen Blutbildung und Schilddrüse.) Ateneo parm. **14**, 1 (1942). — MILLER and RHOADS: J. of exper. Med. **61**, 173 (1935). — MILLS, Cl. A.: Bone marrow nutrition in relation to the phagocytic activity of blood granulocytes. (Die Beziehung zwischen der Ernährung des Knochenmarks und der phagocytischen Aktivität der Granulocytose des Blutes. Blood **4**, 150 (1949). — MOESCHLIN, Sv.: (1) Untersuchungen über Genese und Funktion der Blutplasmazellen an Hand von Lymphdrüsen und Sternalpunktaten. Helvet. med. Acta **7**, 227 (1940). — (2) Die Leukocytenkurve nach Pyrifer als Knochenmarksfunktionsprüfung. Schweiz. Ges. für Innere Medizin am 14. Mai 1944. Ref. Schweiz. med. Wschr. **1945**, 271. — (3) Die Herkunft der Blutplasmazellen bei der Hepatitis epidemica an Hand von Milzpunktaten. Gastroenterologica **71**, 97 (1946). — (4) Ausreifungszeit, Mitosedauer und täglicher Umsatz der granulierten Leukocyten. Schweiz. med. Wschr. **1946**, 1051. — (5) Zum Wirkungsmechanismus des Urethans bei Leukämien. Helvet. med. Acta **14**, 279 (1947). — (6) Die Milzpunktion. Basel: Benno Schwabe & Co. 1947. — MOESCHLIN, S., u. B. FREY: Versuche über eventuelle Nebenwirkungen des Penicillins auf Blut und Knochenmark. Schweiz. med. Wschr. **1946**, 530. — MOESCHLIN, S., u. J. MEILI: Urethan. Schweiz. med. Wschr. **1947**, 1351. — MOESCHLIN, S., u. A. NAEF: Schweiz. med. Wschr. **1948**, 458. — MOLTENI: Zit. nach HOFF, Haematologica (Pavia) **10**, 517 (1929). — MOMMSEN: Theorie der Färbung mit besonderer Berücksichtigung der Hämatologie. In Handbuch der allgemeinen Hämatologie, Bd. II/1, S. 29. Wien u. Berlin: Urban & Schwarzenberg 1933. — MOOR, INGLE u. REINHARD: Zit. nach MACMASTER, Ann. N. Y. akad. Sci. **46**, 679 (1949). — MOORE, F. D.: Toxic manifestations of thiouracil therapy. J. Amer. med. Assoc. **130**, 315 (1946). — MORO, E.: Arch. Kinderheilk. **40**, 39 (1905). — MOSER, P.: Über die Pseudoagglutination. Klin. Wschr. **1949**, 470. — MÜLLER, A. H.: (1) Z. klin. Med. **134**, 264 (1938). — (2) Über Beziehungen zwischen einigen Vitaminen und der Zellzusammensetzung des Blutes. Z. inn. Med. **1947**, 284. — MÜLLER, E. F.: Handbuch der allgemeinen Hämatologie, Bd. I/2, S. 735. Wien u. Berlin: Urban & Schwarzenberg 1933. — MÜLLER, E., u. JOCHMANN: (1) Münch. med. Wschr. **1906 II**. — (2) Verh. dtsch. Ges. inn. Med. **24**, 566 (1907).

NAEGELI, O.: Blutkrankheiten und Blutdiagnostik, 5. Aufl. Berlin: Springer 1931. — NASU: Kumamoto med. Soc. (Jap.) **12** (1936). — NEANDER, G.: Die Wirkung von Vitamin C auf die Granulocytenzahlen im Blut. Acta med. scand. (Stockh.) **109**, 453 (1942). — NETTLESHIP: Amer. J. clin. Path. **10**, 265 (1940). — NEUFELD, F.: Bakteriotropine u. Opsonine. In KOLLE-WASSERMANN, 3. Aufl., Bd. 2. — NEUMANN, A.: Chemie der Leukocyten. In Handbuch der allgemeinen Hämatologie, Bd. 1/1, S. 339. Wien u. Berlin: Urban & Schwarzenberg 1932. — NIELSEN, O. J.: Klin. Wschr. **1930 I**, 299. — NIEUWENHUIZEN, C. L. C. VAN: Veränderungen im Blutbild unter Einfluß von Vitamin C bei normalen Personen und bei Kranken mit Augentuberkulose. Nederl. Tijdschr. Geneesk. **1942**, 2907. — NORDENSON: (1) Acta med. scand. (Stockh.) Suppl. 78, 185 (1936). — (2) Acta path. scand. (Københ.) **15**, 362 (1938). — (3) Studies on bone marrow from sternal puncture. Stockholm 1935. — OLIVER u. KATZMANN: Fol. haemat. (Lpz.) **59**, 289 (1938). — OPPENHEIM, M., u. G. DE MEYER: Granulo- und Thrombocytopenie infolge Streptomycinbehandlung. Schweiz. med. Wschr. **1949**, 1187. — OSGOOD, E.: J. Amer. med. Assoc. **109**, 933 (1937). — OYE, E. L. VAN: Sur les fluctuations du nombre des leucocytes dans le sang périphérique. (Über Schwankungen der Leukocytenzahl im peripheren Blut.) Schweiz. med. Wschr. **1946**, 682.

PAPPENHEIM: Morphologische Hämatologie. Leipzig 1919. — PASZTOR, J., K. LISSÁK u. J. MARTIN: Untersuchungen am Blutbild sympathektomierter Katzen. Arch. exper. Path. u. Pharmakol. **199**, 228 (1942). — PELLOJA, M.: Sulla leucocateresi della milza. Influenza della splenectomia e della legatura dell arteria splenica sulla sopraviovenza leucocitaria (Richerche sperim.). (Über die Aufarbeitung der farblosen Blutplättchen durch die Milz. Einfluß der Entfernung der Milz, sowie eine Unterbindung der Milzarterie auf die Lebensdauer der Leukocyten.) Haematologica (Pavia) **23**, 1185 (1941). — PERAZZI, F.: Contributio alla conoscenza die rapporti tra saturazione degli elementi cellulari con i coloranti vitali e potenzialita biologica cellulare. Studio sui leucociti umani. (Beitrag zur Kenntnis der Beziehungen zwischen der Sättigung der cellulären Elemente mit Vitalfarbstoffen und der biologischen Zellpotenz. Untersuchungen über die menschlichen Leukocyten.) Med. sper. Arch. ital. **10**, 321 (1942). — PETRY, E.: (1) Wien. klin. Wschr. **1908 II**, 1360. — (2) Biochem. Z. **38**, 92 (1912). — PETTERSSON, A.: (1) Die Leukocyten und die Immunität. Z. Immun.forschg **102**, 432 (1943). — (2) Die Bedeutung der polymorphkernigen Leukocyten für die Immunität. Nord. med. (Stockh.) **1943**, 305. — PFUHL: Referat über die Monocytenfrage auf der 1. internat. Hämatol.-Tagg Münster 1937. — PHILIPSBORN, E. v.: (1) Dtsch. Arch. klin. Med. **145**, 351 (1924). — (2) Dtsch. Arch. klin. Med. **146**, 346 (1925). — (3) Klin. Wschr. **1926 I**, 373. — (4) Dtsch. Arch. klin. Med. **160**, 323 (1928). — (5) Fol. haemat. (Lpz.) **41**, H. 1/2 (1930). — (6) Dtsch. Arch. klin. Med. **168**, 239 (1930). — (7) Acta med. scand. (Stockh.) Suppl. **108**, 192 (1940). — (8) Untersuchungen über den Einfluß chemischer Stoffe auf die amöboide Beweglichkeit der Leukocyten im Quarzdeckglaspräparat. Mikroskopie **4**, 172 (1949). — PIECHL, N.: (1) Der Einfluß der Rö-Strahlen auf den Reifungsprozeß der Granulocyten. Fol. haematol. (Lpz.) **66**, 41 (1942). — (2) Erg. inn. Med. **64**, 624 (1944). — PIELMEYER, H. K.: Über die Behandlung der Endocarditis lenta mit der Sulfonamidcombination De-Ma. Diss. Med. Düsseldorf 1948. — PINES, J. M.: A correlation study on white blood cells. (Eine Correlationsstudie der weißen Blutzellen.) Blood **2**, 474 (1947). — PITTALUGA, J. P.: Rev. méd. Rosario **31**, 752 (1941). — PITZURRA, M.: Sul significato biologico dei leucociti basofili nell'uomo. (Über die biologische Bedeutung der basophilen Leukocyten beim Menschen.) Boll. Soc. Biol. sper. **17**, 377 (1942). — PITZURRA, M., e R. FRASCARELLI: Ea diapedesi leucocytaria attraverso le mucose: Intensita e significato del fenomeno nel normale. (Die leukocytäre Schleimhautdiapedese: Ihre Intensität und Bedeutung beim Normalen.) Haematologica (Pavia) **25**, 389 (1943). — POEHLMANN, A.: Münch. med. Wschr. **1943**, 531.

QUENSEL: Acta path. scand. (Københ.) Suppl. **16**, 358 (1933).

REBUCK, J. W.: The fonctions of the white blood cells. (Die Funktion der weißen Blutzellen.) Amer. J. Path. **17**, 614 (1947). — REGELSBERGER, H., u. W. KINKELIN: Z. exper. Med. **101**, 307 (1937). — REHDER, H.: Fol. haemat. (Lpz.) **68**, 93 (1944). — REICH, C., and W. F. DUNNING: Leucocyte level and longevity in rats. (Leukocytenzahl und Lebensdauer bei Ratten.) Science Lancaster, Pa. **1941 I**, 4290. — REYNIERS, J. A.: Germ-Free life studies. Lobund reports Nov. 1946 u. Febr. 1949. — RHEINGOLD, J. J., and G. W. WISLOCKI: In der Hämatologie angewandte histochemische Methoden. Blood **3**, 641 (1948). — RIBBERT: Dtsch. med. Wschr. **1907 I**, 329. — ROBERTS, S. R., and R. R. KRACKE: J. Amer. med. Assoc. **95**, 780 (1930). — RÖSSEL, W.: Die Beeinflussung des weißen Blutbildes des Kaninchens durch rotatorische Reizung des Labyrinthes. Z. exper. Med. **109**, 679 (1941). — ROHR, K.: (1) Knochenmarksmorphologie des menschlichen Sternalpunktates. Neue Deutsche Klinik, Erg.-Bd. 4. Berlin u. Wien 1937. — (2) Helvet. med. Acta **5**, H. 5 (1938). — (3) Zur Differenzierung der neutrophilen Leukocyten. Schweiz. Hämatol. Ges. Aarau 17. Nov. 1947. Ref. Schweiz. med. Wschr. **1947**, 244. — (4) Zur Differenzierung der neutrophilen Leukocyten. Acta haemat. **1**, 98 (1948). — (5) Das menschliche Knochenmark, 2. Aufl. Stuttgart: Georg Thieme 1949. — ROSENOW, G.: (1) Verh. dtsch. Ges. inn. Med. **40**, 385 (1928). — (2) Z. exper. Med. **64**, 452 (1929). — ROST, G. A.: Klin. Wschr. **1939 I**, 187. — ROTHE: Inaug.-Diss. Rostock 1943.

Sabin, Doan and Cunningham: (1) Proc. Soc. exper. Biol. a. Med. **21** (1924). — (2) Contrib. to Embryol. **1925**, No. 82. — Saheki: J. med. Coll. Keijo **10**, 37 (1940). — Sakurai: Jkwaderi-Gaku-Zasshi **26** (1933). — Salazar, A. L.: Les cellules myéloides (myéloblastes, promyélocytes, myélocytes et metamyélocytes) d'après les technique au tannin-fer-Giemsa hématoxylin tannoférrique, sató sato-tannin-fer-Giemsa. (Die myeloischen Zellen [Myeloblasten, Promyelocyten, Myelocyten und Metamyelocyten] nach den „Färbungen Tannin-Eisen-Giemsa, Hämatoxylin-Tannin-Eisen, Sato, Sato-Tannin-Eisen-Giemsa.) Haematologica (Pavia) **25**, 77 (1943). — Saltzmann, G. F.: Das weiße Blutbild während des Krieges. Nord. Med. (Stockh.) **24**, 2133 (1944). — Sarasin, R., et K. M. Walthardt: (1) L'influence de differents types d'ondes électromagnetiques sur la formule leucocytaire. (Der Einfluß von elektromagnetischen Wellen verschiedener Wellenlänge auf die Leukocytenformel.) Atti Congr. naz. Radiobiol. **1940**, 245. — (2) Étude comparative de l'action de divers types d'ondes électromagnetiques sur la formule leukocytaire. (Vergleichende Untersuchung über die Wirkung verschiedener Arten von elektromagnetischen Wellen auf die Leukocytenformel.) Atti Congr. naz. Radiobiol. **1940**, 249. — Sato: (1) Peroxydasereaktion. Kongreßzbl. inn. Med. **51**, 775 (1928). — (2) J. Chosen med. Assoc. (Jap.) **29**, No 5 (1939). — Schilling, V.: (1) Das Blutbild und seine klinische Verwendung, 9. u. 10. Aufl. Jena 1933. — (2) Monocytenreferat auf der 1. internat. Hämatologentagg, Münster 1937. — Schilling, V., u. E. Schulz: Klin. Wschr. **1923** II, 2198. — Schittenhelm, A., u. W. Ehrhardt: (1) Z. exper. Med. **45**, 75 (1925). (2) Z. exper. Med. **46**, 225 (1925). — Schittenhelm, A., W. Weichardt u. W. Grisshammer: Z. exper. Path. u. Ther. **10**, 412 (1912). — Schlecht, H.: (1) Arch. exper. Path. u. Therap. **67**, 1 (1912). — (2) Neue deutsche Klinik 1944. — Schlecht, H., u. G. Schwenker: (1) Dtsch. Arch. klin. Med. **108**, 405 (1912). — (2) Arch. exper. Path. u. Pharmakol. **68**, 163 (1912). — Schlesinger: Leukocytose durch Bakterien. Z. Hyg. **35** (1900). — Schneider: (1) Arch. f. Hyg. **75**, 77 (1910). — (2) Z. Baln. **6** (1914). — Schoen u. Berchtold: Arch. exper. Path. u. Pharmakol. **105**, 63 (1925). — Schridde: Zit. nach O. Naegeli, Blutkrankheiten und Blutdiagnostik, 5. Aufl. 1931. — Schürer, W.: Speicherung von Heparin in den Zellen des Retikuloendothels. Helvet. med. Acta **13**, 2 (1946). — Schulten, H.: Die Sternalpunktion als diagnostische Methode. Stuttgart: Georg Thieme 1937. — Schultz, H.: Beitr. path. Anat. 1911. — Schultze, W. H.: (1) Münch. med. Wschr. **1909**, 167. — (2) Zbl. Path. **28**, No 1 (1917). — Schwenker, G., u. H. Schlecht: Z. klin. Med. **76**, 77 (1912). — Schwyzer, F.: Biochem. Z. **60**, 306, 447, 454 (1914). — Seemann: (1) Beitr. path. Anat. **85**, 303 (1930). — (2) Zit. nach Aschoff. Monocytenreferat der 1. internat. Hämatologentagg, Münster 1937. — Segerdahl, E.: (1) Fol. haemat. (Lpz.) **52**, 68 (1934). — (2) Acta med. scand. (Stockh.) Suppl. **64** (1935). — Seiler, D., Fr. E. Schmengler u. H. Fehrenbach: Zur Leukocytenregulation unter Urethan. Klin. Wschr. **1949**, 594. — Selye, H.: The physiology and pathology of exposure to Stress. Montreal: Medical publishes 1950. — Shapiro, L. M., and F. A. Bassen: Sternal marrow changes during the first week of life. Correlation with peripheral blood findings. (Veränderungen im Sternalmark während der 1. Lebenswoche. Beziehungen zum peripheren Blut.) Amer. J. med. Sci. **202**, 341 (1941). — Shinosaki: Nippon-Naikagakkei Zasshi **20** (1932); **21** (1933); **23** (1935). — Sikemma, Thewlis and Meyer: Thiouracil bei Neutropenie. Blood **1**, 411 (1946). — Stahel, R.: Schweiz. med. Wschr. **1939** I, 333. — Stockinger, W.: Erg. inn. Med. **45**, 214 (1933). — Stockinger, W., u. O. Beckmann: Klin. Wschr. **1931**, 2068. — Stodtmeister, R.: Fol. haemat. (Lpz.) **61**, 333. — Studer, A.: Beeinflussung tierexperimenteller Leukopenien durch Vitamin A. Experientia **4**, 445 (1948). — Sturm, A., u. Fr. Wawersik: Regulationsprüfung des vegetativen Systems (Adrenalintest). Noch unveröffentlicht. — Sundermann: Verh. dtsch. Ges. inn. Med. **1938**, 313.

Taillens, J.: Sur la prétendue leucocytose degestive. (Die angebliche Verdauungsleukocytose.) Rev. med. Suisse rom. **61**, 809 (1941). — Tanyol, H.: Über die Natur der Ferrata-Zelle und die Entstehung der Knochenmarkartefakte. Fol. haemat. (Lpz.) **69**, 104 (1949). — Teicher, H.: Supranalnebenwirkungen auf das leukopoetische System. Z. inn. Med. **1949**, 747. — Tempka u. Kubiczek: Splenogramm. Fol. haemat. (Lpz.) **60**, 18 (1938). — Terwen, A. J. L. Über die Abnahme der neutrophilen Leukocyten und Lymphocytenzahl im Kriege. Nederl. Tijdschr. Geneesk. **1944**, 88, 200. — Thaddea, S.: Die Sternalpunktion und ihre klinische Verwertung. Stuttgart: Ferdinand Enke 1943. — Thaddea, S., u. D. Bakalos: (1) Verh. dtsch. Ges. inn. Med. **51**, 404 (1939). — (2) Z. klin. Med. **135**, 629 (1939). — (3) Dtsch. Arch. klin. Med. **184**, 530 (1930); **186**, 399 (1940). — (4) Fol. haemat. (Lpz.) **63**, 401 (1940). — (5) Med. Klin. **1940** I, 370. — (6) Über die unabhängige Stellung und Reaktion der weißen Blutzellen. Med. Klin. **1944**, 374. — Thoma, K.: Histoenzymatische Untersuchungen an den Mastzellen des Blutes. (Im Druck.) — Thoma, K., u. A. Wiercinski: Untersuchungen über die Funktion der Granula der basophilen Leukocyten. Dtsch. med. Wschr. **1950**, 86. — Thorell, B.: Acta med. scand. (Stockh.) **1947**, 200. — Tischendorf, W.: (1) Dtsch. Arch. klin. Med. **183**, 448 (1939). — (2) Erkrankungen des lymphatischen Gewebes. Stuttgart: Georg Thieme 1942. — (3) Klinische Beiträge zur Monocytenabstammung und Unterscheidung dreier Blutmonocytentypen. Dtsch. med. Wschr. **1947**, 123. — TISCHENDORF, W., u. E. FRITZE: Klin. Wschr. **1949**, 170. — TÖRÖ: Zit. nach O. FRESEN. Klin. Wschr. **1947**, 100. — TÖTTERMANN, G.: Acta med. scand. (Stockh.) **131**, 176 (1948). — TRAUTMANN: Fol. haemat. (Lpz.) **63**, 325 (1940). — TREVISINI: Arch. ital. Med. sper. **5**, 657 (1939). — TURCHINI, J., et KHAU VAN KIEN: Sur la nature de la substance métachromatique de CESARIS-DEMEL des hématies et sur celle des granulations des éosinophiles. (Die Natur der CESARIS-DEMELschen metachromatischen Substanz und eosinophile Granulas. Sang **1949**, 60. — TYSLOWITZ, R., and E. DINGEMANSE: Effect of large doses of estrogen on the blood picture of dogs. Endocrinology **29**, 817 (1941).

UNDRITZ, E.: (1) Über Leukocytenforschung, reaktive und erbliche Besonderheiten der Leukocytenkerne. Med. Ges. Basel. Ref. Münch. med. Wschr. **1944**, 109. — (2) Vergleichende hämatologische Untersuchungen über Mitosen im Blut und Knochenmark. Fol. haemat. (Lpz.) **68**, 221 (1944). — (3) Schweiz. med. Wschr. **1946**, 88, 115, 333. — (4) Die Stammzellen der Blutkörperchen, ihre Unterschiede und Nomenklatur. Schweiz. med. Wschr. **1948**, 993. — (5) Zur Frage der Monocytenreaktion. Schweiz. Hämatol. Ges. am 2. Mai 1948. — Ref. Schweiz. med. Wschr. **1948**, 387.

VALENTINE, W. N., CH. G. CRADDOCK u. J. S. LAWRENCE: Die Beziehung des Nebennierenrindenhormons zum lymphatischen Gewebe und zu den Lymphocyten. Schweiz. med. Wschr. **1949**, 234. — VAUGHAN: (1) J. of Allergy. (Am.) **1930**, 894. — (2) J. of Allergy (Am.) **1934**, 601. — (3) J. of Allergy (Am.) **1934**, 78. — VOIT, K., u. E. HEFERMEHL: Lymphocytose und vegetatives Nervensystem. Ärztl. Forschg **1948**, 20.

WACHSTEIN: Blood **4**, 54 (1949). — WAISMAN, H. A., and C. A. ELVEHJEM: The rôle of biotin and „Folic acid" in the nutrition of the rhesus monkey. J. Nutrit. **26**, 361 (1943). — WALLBACH, G.: Erg. inn. Med. **44**, 434 (1932). — WALTER, J., G. REIMOLD u. L. HEILMEYER: Dtsch. med. Wschr. **1948**, 467, 518, 565. — WEIDENREICH, F.: Fol. haemat. (Lpz.) **5**, 135 (1908). — WEISKOTTEN, H. G.: Amer. J. Path. **6**, 183 (1930). — WEISSBECKER, L.: Die Granulocytengröße und ihre Veränderlichkeit. Z. klin. Med. **146**, 187 (1950). — WESPI-WALDVOGEL, H.: Beeinflussung des Blutbildes durch herdförmige Elektrokoagulation im Hypothalamus. Helvet. med. Acta **14**, 490 (1947). — WETZEL, R.: Über mileubedingte Monocytosen. Z. klin. Med. **146**, 134 (1950). — WHITE u. DOUGHERTY: (1) Proc. Soc. exper. Biol. a. Med. **53**, 136 (1943). — (2) Endocrinology **35**, 1 (1944). — WICHELS, P., u. W. LAMPE: Klin. Wschr. **1928 II**, 1741. — WIDAL: Bull. Soc. med. Hôp. Paris **29**, 11 (1907). — WIDE, E.: Neue Schnellmethode zur Differentialzählung weißer Blutkörperchen. Sv. Läkartidn. **1942**, 1309. — WIEBEL, H., u. W. KUNSTREICH: Über leukeretische Stoffe im Blut. Klin. Wschr. **1940 II**, 914. — WIGAND, H.: Blutbild, vegetatives System und Wetter. Dtsch. med. Wschr. **1948**, 200. — WINKLE, W. V., ST. M. HARDY, G. R. HAZEL, D. C. HINES, H. S. NEWCOMER, E. A. SHARP and W. N. SISK: The clinical toxity of thiouracil. J. Amer. med. Assoc. **130**, 343 (1946). — WINTROBE, M. M.: Clinical hematology. Philadelphia 1947. — WRIGHT: Studien über Immunisierung. Jena 1911. — WUHRMANN, F., u. E. UNDRITZ: Hämatologischer Beitrag zur Wirkungsweise des Sulfanilamidopyridins bei Pneumonien. Schweiz. med. Wschr. **1940**, 69. — WYSS, O.: Das Verhalten der Leukocyten im Konglutinat der Erythrocyten. Schweiz. med. Wschr. **1949**, 95.

ZANGEMEISTER u. WAGNER: Dtsch. med. Wschr. **1902 II**. — ZEN, SHOMO: J. Chosen med. Assoc. (Jap.) **30**, 173 (1940). — ZOLLIKOFER: Inaug.-Diss. Bern 1899. — ZONDEK, H., and BROMBERG: Amer. J. med. Sci. **205**, 82 (1943). — ZONDEK, H., u. G. KOEHLER: Klin. Wschr. **1926 I**, 876.

B. Die Pathologie des leukocytären Systems.

I. Die pathologischen reaktiven Leukocytenverschiebungen im Blut.

AMELUNG, W.: Klinische Behandlung innerer Krankheiten. Berlin: Springer 1941. — APLEY, J., and H. GRANT: Tropische Eosinophilie in England. Lancet **1945 I**, 812. — ARNETH, J.: (1) Qualitative Blutlehre. Bd. 3 u. 4. Münster 1925/26. — (2) Qualitative Blutlehre. Leipzig: Johann Ambrosius Barth 1942.

BAYER, O.: Über einen Fall von Mediastinaltumor mit myeloischem Bild. Z. klin. Med. **140**, 734 (1942). — BECKING: Mschr. Kindergeneesk. **6**, 17 (1936). — BEHRENS, W.: Ein Fall von regionaler pulmonärer Eosinophilie, bzw. tropischem Eosinophilie Asthma. Schweiz. med. Wschr. **1950**, 253. — BELUFFI: Giorn. Clin. med. **20**, 1065 (1939). — BRAUCH, F.: Z. klin. Med. **143**, 194, 379 (1943). — BRAUN, A.: Arch. Kinderheilk. **127**, 118 (1942). — BRUCE: Stud. of clin. Psych. **1906**. — BRÜHL, W.: Med. Klin. **1947**, 798. — BRUGSCH, H.: Dtsch. Arch. klin. Med. **170**, 537 (1931). — BRUMLIK u. SIKL: Fol. haemat. (Lpz.) **43**, 1 (1931). — BÜCHLER, H.: Z. klin. Med. **140**, 56 (1942).

CATTANEO: Haematologica (Pavia) **12**, 263 (1931). — CAZAL, P.: Reticulosis histiomonocytaire. Paris: Masson & Co. 1946. — CREMER, J.: Dtsch. Arch. klin. Med. **184**, 519 (1939). — CREMER, J., u. W. SCHMIDT: Das Verhalten der Monocyten nach Serumgaben. Zur Frage der spezifischen Serumwirkung. Dtsch. Arch. klin. Med. **185**, 197 (1939).

DALLA PALMA: Policlinico, sez. med. 38, 605 (1931). — DA RIN e COSTA: Clin. med. ital. 65 (1934). — DEMEL: Arch. Kinderheilk. 126, 177 (1942). — DOUGHERTY and WHITE: Endocrinology 35, 1 (1944). — DUVOIR, M., et L. DÉROBERT: L'eosinophilie des benzeniques. (Die Eosinophilie der Benzolgeschädigten.) Sang 15, 241 (1942).

ENGBAEK, H. CH., HELRUP u. ST. THOMSEN: Über die eosinophile Leukämie und die leukämoide Eosinophilie. Nord. med. (Stockh.) 1942, 1535.

FELDMAN, W. H., and J. STASNEY: Leukemoid response of tuberkulous rabbits to administration of Tuberkulin. Amer. J. med. Sci. 139, 28 (1937). — FOND, J., and P. RAVENNA: Arch. int. med. 82 (1948). — FORKNER, C. E., TENG, CHEN and COCHRAN: Eosinophile Leukämie. Clin. med. J. 51, 609 (1937).

GEORGI, F., u. Ö. FISCHER: Handbuch der Neurologie, Bd. 1 u. 7. Berlin: Springer 1935. — GERSTENBERG, H. W.: Lymphosarkomatose und Eosinophilie. Dtsch. Arch. klin. Med. 185, 62 (1940). — GIFFIN: Amer. J. med. Sci. 158, 618 (1919). — GLANZMANN, E.: Physiologie der Leukocyten nach den Arbeiten von 1929—1940. Erg. Physiol. 44, 473 (1941). — GLANZMANN, E., u. P. RINIKER: Essentielle Lymphocytophthise. Wien. med. Wschr. 1950, 35. — GLÖNS, VAN: Inaug.-Diss. Gießen 1943. — GRANZNER: Fol. haemat. (Lpz.) 63, 217 (1939). — GROTE, L. R., u. B. FISCHER-WASELS: Münch. med. Wschr. 1929 II, 2040.

HARRISON: Amer. J. med. Sci. 179, 208 (1930). — HEGLER, C.: Dtsch. Arch. klin. Med. 183, 1 (1938). — HEILMEYER, L.: Lymphalische Reaktion bei Pertussis, eine lymphatische Leukämie vortäuschend. Med. Klin. 1946, 487. — HEMMERLING, H., u. H. SCHLEUSING: Dtsch. Arch. klin. Med. 157, 309 (1927). — HENSCHEN, C.: Das eosinophile Granulom des Knochens. Schweiz. med. Wschr. 1943, 451. — HESS, F. O.: (1) Dtsch. Arch. klin. Med. 138, 330 (1922). — HOFF, F.: Fortschr. Neur. 8, 299 (1936). — HOMMA: Virchows Arch. 233, 11 (1932).

ISHIHARA: J. Chosen med. Assoc. 29, Nr 3/4 (1939).

JACKSON: J. Amer. med. Assoc. 97, 1436 (1931). — JÄDICKE: Münch. med. Wschr. 1931. — JAHN, D.: Klinische und experimentelle Befunde über Veränderungen des roten Blutes bei schweren schizophrenen Zustandsbildern. Verh. dtsch. Ges. inn. Med. 48, 379 (1936).

KORNBLUM: Amer. J. Roentgenol. 39, 601 (1938). — KRACKE: Disease of the blood. Philadelphia 1941. — KVASNICKOVA, V.: Ein Fall von familiärer Eosinophilie. Čas. lék. česk. 1942, 872. Ref. Kongreßzbl. inn. Med. 116, 179 (1943).

LANDOLT, R. F.: Akute infektiöse Lymphocytosen im Kindesalter. Helvet. paediatr. Acta 2, 377 (1947). — LANGSTONE u. DAY: Zit. nach KRACKE. — LENHARTZ, H.: Beitr. klin. Tbk. 79, 501 (1932). — LEUPOLDT, C. VON: Blutbilder bei Geisteskrankheiten. Arch. f. Psychiatr. 82 (1928). — LÖFFLER, W.: Klin. Wschr. 1935 I, 297. — LÖFFLER, W., u. C. MAIER: Erg. inn. Med. 63, 199 (1943).

MANZINI, C.: Reticulo-endoteliosi infettiva-allergico iperergica. (Infektiöse allergische hyperergische Retikuloendotheliose.) Arch. ital Anat. e Istol. pat. 16, 194 (1943). — MAYR u. MONCORPS: Virchows Arch. 264, 774 (1927). — MEYER, F. A.: Die persistierende Eosinophilie mit Milztumor. Ein Beitrag zu ihrer Pathogenese unter Berücksichtigung des Knochenmarkbefundes. Dtsch. Arch. klin. Med. 189, 225 (1942). — MOESCHLIN, G.: Die Herkunft der Blutplasmazellen an Hand der Milzpunktate. Gastroenterologica 71, 97 (1946). — MOOR, INGLE and REINHARD: Zit. nach MCMASTER, Ann. N. Y. Acad. Sci. 46, 679 (1949). — MOSER, K.: Dtsch. med. Wschr. 1930, 1209. — MÜLLER, E. F.: Handbuch der allgemeinen Hämatologie, Bd. I/2, S. 735. Wien u. Berlin: Urban & Schwarzenberg 1932. — MUMME, C.: Z. klin. Med. 138, 22 (1940).

NAEGELI, O.: Blutkrankheiten und Blutdiagnostik. Berlin: Springer 1931.

PANTON: Diskuss. J. nav. med. Serv. 18, 131 (1932).

REINWEIN, H., u. W. ROESING: Beitr. Klin. Tbk. 92, 413 (1938). — RICCITELLI: Riv. Pat. nerv. 42 (1933); 45 (1935). — ROSEGGER, H.: Z. exper. Med. 87, 730 (1933).

SAMTER, M.: The reponse of eosinophils in the guinea pig to sensitipation, anaphylaxis and various drugs. Blood 4, 217 (1949). — SAR, A., VAN DER: Amer. Rev. Tbc. 53 (1946). — SATO: J. Chosen med. Assoc. (Jap.) 29, No 5 (1939). — SCHAEFER, E. L.: Reticulo-Endotheliose Typus Letterer-Siwe: Amer. J. Path. 25, 49 (1949). — SCHAIRER, V.: Osteomyelitis mit eosinophiler Reaktion. Dtsch. Z. Chir. 258, 9—12. — SCHILLING, V.: Das Blutbild, 9. u. 10. Aufl. Jena: Gustav Fischer 1933. — SCHLECHT, H.: Neue Deutsche Klinik. Wien u. Berlin: Urban & Schwarzenberg 1944. — SCHMIDT, H. W.: Akute Retikulose mit hochgradiger Eosinophilie. Dtsch. Arch. klin. Med. 193, 264 (1948). — SCHOEN, R., u. W. TISCHENDORF: Klinische Pathologie der Blutkrankheiten. Stuttgart: Georg Thieme 1950. — SCHRECK, W.: Bericht über einen Fall von hohem Fieber und Leukopenie, verursacht durch Penicillin. Ärztl. Wschr. 1949, 434. — SCHROTTENBACH: Wschr. Psychiatr. 1922.

SCHULZ, W.: Beitrag zum Problem der eosinophilen Leukämie. Dtsch. med. Wschr. **1949**, 777. — SCHWEERS, A.: Z. klin. Med. **135**, 258 (1938). — SIMMEL, H.: Münch. med. Wschr. **1931**, 660. — SMITH and BENNER: Amer. Heart J. **7**, 182 (1931). — SPENCE and ROBERTS: New England J. Med. **22**, 874 (1940).

TEICHER, H.: Supronalnebenwirkungen auf das leukopoetische System. Z. inn. Med. **1949**, 747.

VEIL, W. H.: Der Rheumatismus. Stuttgart: Ferdinand Enke 1939.

WALLBACH, G.: Probleme der Leukocytose. Erg. inn. Med. **44**, 434 (1932). (Gesamtliteratur zur Leukosefrage). — WEINSTEIN, A., H. C. FRANCIS and B. F. SPROFKIN: Eosinophilic granuloma of bone. Report of a case with multiple lesions of bone and pulmonary infiltration. (Eosinophiles Granulom der Knochen.) Arch. int. Med. **79**, 176 (1947). — WEISSENRIEDER: Erbarzt **1935**, 81. — WENSE: Jkurse ärztl. Fortbildg **31**, 27 (1940). — WETZEL, R.: Über milieubedingte Monocytosen. Z. klin. Med. **146**, 134 (1950). — WIECK, W.: Dtsch. Arch. klin. Med. **171**, 640 (1931). — WILSON, H. T. H.: Tropical eosinophilia in east Africa (Tropische Eosinophilie in Ostafrika.) Brit. med. J. **1947**, No 4509, 801. — WINTER: Persönliche Mitteilung. — WISWATHAN, V.: Quart. J. Med. 1948. — WOLLENBERG, H. W.: Monocytenfrage. Z. klin. Med. **95**, 321 (1922). — WRIGHT, LIVINGSTON u. BEER: Fol. haemat. (Lpz.) **66**, 222 (1942). — WUTH, O.: Z. Neur. **89**, 347, 528 (1924); **97**, 237 (1925).

YTREHUS, Ø.: Leukämieähnliche Reaktion bei einem Fall von Krebsmetastasen in Knochenmark und Milz. Nord. med. (Stockh.) **1941**, 2144.

ZEN: J. Chosen med. Assoc. (Jap.) **30**, 173 (1940). — ZIEGLER, K., u. H. SCHLECHT: Dtsch. Arch. klin. Med. **92**, 564 (1908).

II. Konstitutionelle morphologische Leukocytenanomalien.

ALDER, A.: (1) Internat. Hämatologentagg Münster 1937. — (2) Dtsch. Arch. klin. Med. **183**, 372 (1939).

BRUGSCH, H.: Die REILLYsche Granulationsanomalie der Leukocyten bei familiärer dysostotischem Zwergwuchs, Typ Pfaundler-Hurler (Gargoylismus). Z. inn. Med. **1949**, 1. — BURGER: Nederl. Tijdschr. Geneesk. **1932**, 5342.

DIETZEL: Diss. Erlangen 1935.

HARTOG-JAGER: Zit. nach V. SCHILLING. — HEGGLIN, R.: Über eine besondere Form gleichzeitiger konstitutioneller Veränderungen der Neutrophilen und Thrombocyten. (Konstitutionelle polyphyle Reifestörung.) Arch. Klaus-Stiftg 20, 1 (1945). — HUBER, W.: Schweiz. med. Wschr. **1939 I**, 556. — HUËT, G. J.: (1) Mschr. Kindergeneesk. 1, 4 (1932). — (2) Klin. Wschr. **1932 II**, 1264.

JORDANS: Nederl. Tijdschr. Geneesk. **1932**, 5338.

KOELEWIJN, E., u. D. P. R. KEIZER: Die familiäre Kernanomalie der Leukocyten nach PELGER-HUET. Nederl. Tijschr. Geneesk. **1948**, 49, 4022. — KOKUBO: Japan. Fälle. Tohoku. J. exper. Med. **36**, 1 (1939).

LEITNER, St. J.: (1) Fol. haemat. (Lpz.) **60**, 329 (1938). — (2) Die PELGER-HUETsche familiäre Kernanomalie der Leukocyten. Wien. Arch. inn. Med. **37**, H. 3. — LEITNER, St. J., u. GUGELOT: Acta davos. **1938**, Nr 18. — LEITNER, St. J., u. v. LEEUWEN: Klin. Wschr. **1935 I**, 17. — LORENZ: Diss. Berlin 1937.

PELGER: Verslg nederl. Ziektekundige Vereeinig. 1930. Zit. nach HUET.

REILLY, W. A.: Amer. J. Dis. Childr. **1941**, 62.

SCHILLING, V.: (1) Dtsch. med. Wschr. **1933 I**, 724. — (2) Med. Welt **1936 I**, 113. — SCHOLER, H., u. S. BERGER: PELGER-HUETsche Kernanomalie. Schweiz. med. Wschr. **1948**, 1170. — STAHEL, R.: Schweiz. med. Wschr. **1937 I**, 308. — STEINBRINCK, W.: Über eine neue Granulationsanomalie der Leukocyten. Dtsch. Arch. klin. Med. **193**, 577 (1948). — STODTMEISTER, R.: Dtsch. Arch. klin. Med. **179**, 159 (1936).

TISCHENDORF, W.: Zwei weitere deutsche Familien mit PELGERsche Kernanomalie. Leipzig: Akademische Verlagsgesellschaft 1939. [Aus: Fol. haemat. (Lpz.) **62**, 254 (1939)].

UNDRITZ, E.: (1) Schweiz. med. Wschr. **1933 I**, 280. — (2) Schweiz. med. Wschr. **1934 I**, 10. — (3) Dtsch. med. Wschr. **1937 II**, 1686. — (4) Fol. haemat. (Lpz.) **56**, 416 (1937). — (5) Verh. dtsch. Ges. inn. Med. **50**, 307 (1938). — (6) Schweiz. med. Wschr. **1939 II**, 1177. — (7) Das Ergebnis der Sippenuntersuchung des hochgradigen Teilträgers der PELGER-Anomalie. Helvet. med. Acta 14, 310 (1947).

WEGMANN, T.: Gehäuftes familiäres Vorkommen von Opticusatrophie und PELGERscher Kernanomalie. Schweiz. med. Wschr. **1948**, 996.

ZÜNDEL, W.: (1) Fol. haemat. (Lpz.) **56**, 1 (1935). — (2) Dtsch. Arch. klin. Med. **179**, 150 (1936).

III. Die infektiöse Mononucleose (Morbus Pfeiffer).
(Gesamtliteratur bis 1932 bei LEHNDORFF und SCHWARZ.)
IV. Die Lymphocytosis infectiosa acuta.
V. Weitere lymphotrobe Erkrankungen.

ABRAMS, H. L.: Ikterus bei infektiöser Mononucleose. New England J. Med. 1948, 238, 295. — APPLEMAN, D. H., and M. M. MORRISON: Concomitant infectious mononucleosis and hemolytic icterus. Blood 4, 186 (1949).
BAILY, G. H., and RAFFEL: J. clin. Invest. 14, 228 (1935). — BANG, J.: (1) Experiments with the transfer of infectious mononucleosis to monkeys (Macaccus rhesus) — with negative results. (Übertragungsversuche von infektiöser Mononucleose auf Affen mit negativem Ergebnis.) Acta med. scand. (Stockh.) 111, 291 (1942). — (2) Experiments with the transmission of infectious mononucleosis to man. (Experimentelle Übertragung der infektiösen Mononucleose auf den Menschen.) Acta med. scand. (Stockh.) 113, 304 (1943). — BANG, J., and O. WANSCHER: The histopathology of the liver in infectious mononucleosis complicated by jaundice, investigated by aspiration biopsy. Acta med. scand. (Stockh.) 120, 437 (1945). — BARRET: Zit. nach DEMSTER, Edinburgh med. J. 53, 6 (1946). — BERGHE, L. VAN DEN, et P. LIESSENS: (1) C. r. Soc. Biol. Paris 130, 279 (1939). — (2) C. r. Soc. Biol. Paris 131, 156 (1939). — (3) La mononucléose infectieuse, maladie à virus. (Die infektiöse Mononucleose als Viruskrankheit.) Bull. Acad. méd. Belg., VI. s. 6, 119 (1941). — BERGHE, L. VAN DEN, P. LIESSENS et KOVACS: C. r. Soc. Biol. Paris 132, 90 (1939). — BICKEL, G.: Cirrhose atrophique du foie et mononucleose infectieuse. Bull. Soc. med. Hôp. Paris 1948, 923. — BICKEL, G., R. MACH, R. DELLA SANTA u. P. DUCOMMUN: Les formes nerveuse de la mononucleose infectieuse. Schweiz. med. Wschr. 1948, 938. — BINDER, L.: Über den diagnostischen Wert der Senkungsgeschwindigkeit bei der infektiösen Mononucleose. Klin. Wschr. 1942 II, 949. — BIRGE and HILL: Amer. J. clin. Path. 15, 508 (1945). — BLAND: Brit. J. exper. Path. 12, 311 (1931). — BRAUN: Arch. Kinderheilk. 127, 118 (1942). — BREUER, K.: Ein Beitrag zum Krankheitsbild der akuten infektiösen Lymphocytose. Dtsch. med. Wschr. 1949, 674. — BRINKMANN, E.: Diagnose und Differentialdiagnose des PFEIFFERschen Drüsenfiebers beim Erwachsenen. Z. inn. Med. 1948, 29. — BUNNELL, W. W.: Amer. J. med. Sci. 186, 346 (1933). — BUTT, E. M., and A. G. FOOD: The heterophile antibody in the diagnosis of infectious mononucleosis. J. Labor. a. clin. Med. 20, 538 (1935).
CASPERSSON, T.: Naturwiss. 29, 33 (1941). — CHAPTAL, J., et M. LABRAGUE-BORDENAV: Fièvre ganglionnaire de l'enfant et mononucleose infectieuse. (Drüsenfieber des Kindes und infektiöse Mononukleose.) Presse méd. 1943, 243. — CHEVALLIER, P.: Bull. Soc. méd. Hôp. Paris 52, Nr. 21 (1928). — CRÄMER, G.: Klin. Wschr. 1938 I, 563. — CREATURO, N.: Infektiöse Mononucleose und Polyneuritis mit GUILLAIN-BARRÉ-Typ. J. Amer. med. Assoc. 143, 234 (1950). — CUSTER, P. P., and E. B. SMITH: Pathologie der infektiösen Mononucleose. Blood 3, 830 (1948).
DAVIDSON: J. Amer. med. Assoc. 108, 289 (1938). — DEICHER: Z. Hyg. 106, 561 (1926). — DE MARSHE, QU. B., and H. L. ALT: J. Labor. a. clin. Med. 32, 320 (1947). — DEMSTER, G.: Serologische Besonderheiten der Mononucleosis infectiosa. Anleitung zum Gebrauch des Agglutinin-Absorptionstestes zu diagnostischen Zwecken. Edinburgh med. J. 53, 6 (1946). — DEUSSING, R.: Erstbeschreibung der anginösen Form: Dtsch. med. Wschr. 1918 I, 513. — DOLGOPOL, W. B., and G. S. HUSSON: Infecticus mononucleosis with neurologic complications. Arch. int. Med. 83, 179 (1949). — DOWNEY u. STASNEY: Fol. haemat. (Lpz.) 54, 417 (1936).
ÉMILE-WEIL, P.: La ponction sternale. Paris 1936.
FACQUET, J., F. SIGUIER, L. CALLEROT et MANTOUX: Mononucléose infectieuse et pénicilline. Bull. Soc. med. Hôp. Paris 63, 246 (1947). — FALKENBERG, T.: Mononucleosis infectiosa, Conjunctivitis und Serumkrankheit. Nord. med. 1941, 3607. — FELDMAN and STASNEY: Amer. J. med. Sci. 193, 28 (1937). — FINUCANE and PHILIPS: Amer. J. Dis. Childr. 68, 301 (1944). — FOORD and BUTT: Serologie. Amer. J. clin. Path. 9, 448 (1939). — FREEMANN: Amer. med. Assoc. Bull. 106, 1888 (1936).
GALL, E. A.: Serum phosphatase and other tests of liver function in infectious mononucleosis. (Das Verhalten der Serumphosphatase und anderer Leberfunktionsproben bei infektiöser Mononucleose.) Amer. J. clin. Path. 17, 529 (1947). — GLANZMANN, E.: Jb. Kinderheilk. 124, 250 (1929). — GOUNELLE et FOLLIN: Fall mit negativen serologischen Reaktionen. Sang 13, 676 (1939). — GRAHAM, SCHWARTZ and CHAPMAN: U. S. nav. med. Bull. 49, 914 (1949). — GSELL, O.: (1) Lymphocytosis infectiosa acuta. Schweiz. med. Wschr. 1947, 682. — (2) Meningitis serosa bei PFEIFFERschem Drüsenfieber (Mononucleosis infectiosa). Dtsch. med. Wschr. 1937 II, 1759. — (3) Lymphocytosis infectiosa acuta. Schweiz. med. Wschr. 1948, 385.
HANGANATZIU: C. r. Soc. Biol. Paris 81, 1457 (1924). — HARVIER, P., G. H. LAVERGNE et R. CLAISSE: Infections humaines a "Listerella monocytogenes". (Menschliche Infektionen mit Listerella monocytogenes.) Paris méd. 1943, 125. — HATIEGANU, J., u. T. SPÂRCHEZ:

Die Probepunktion am Brustbein, Drüsen, Milz und Leber bei verschiedenen klinischen Formen von infektiöser Mononucleose. Ardealul. Med. (rum.) **2**, 49 (1942). — HATZ: Amer. J. clin. Path. **8**, 39 (1938). — HEGLER: Ther. Gegenw. **1939**, H. 12. — HEILMEYER, L., u. W. KEIDERLING u. G. STÜWE: Kupfer und Eisen als körpereigene Wirkstoffe. Jena: G. stav Fischer 1941. — HENI, F., u. E. ZEH: Die Lymphocytosis infectiosa acuta. Med. Klin. **1949**, 75. — HENNING, N.: Med. Klin. **1930** I, 542. — HENNING, N., u. H. KEILHACK: Ergebnisse der Sternalpunktion. Erg. inn. Med. **56**, 372 (1939). — HOLLER, G.: Die epidemischen Gelbsuchtkrankheiten. Wien u. Berlin: Urban & Schwarzenberg 1943. — HOLLER u. FOX: Morquette M. Rev. **7**, 152 (1943).

ISAACS, R.: Chronic infectious mononucleosis. Blood **3**, 858 (1948).

JAMBON, M., et R. FAVRE: Mononucleose infectieuse a debut inguinal avec stomatide hémorrhagique et angine ulcéreuse secondaires, hépatosplenomégalie et érytheme morbilliform. (Infektiöse Mononucleose mit inguinalem Beginn, hämorrhagischer Stomatitis, ulceröser Anginen sekundärer Art, Leber- und Milzvergrößerung und masernartigem Ausschlag.) Sang **15**, 237 (1942). — JERSILD, T.: Mononucleosis infectiosa mit latentem Verlauf. Nord. med. (Stockh.) **1942 I**, 1705.

KEMKES: Infektiöse Mononucleose und P. BUNNELsche Reaktion. Z. Kinderheilk. **1942**, 63. KLEOMOTA, E.: Studies of infectious mononucleosis. (Studien zur infektiösen Mononucleosis.) Acta med. scand. (Stockh.) **127**, 149 (1947). — KLIMA, R.: Sternalpunktion und Knochenmarksbild bei Blutkrankheiten. Berlin u. Wien 1938. — KORNBLUM: Amer. J. Röntgenol. **39**, 601 (1938). — KRACKE: Disease of the blood. Philadelphia 1941. — KRISTENSEN: (1) Hosp.tid. (dän.) **1938**, 1081. — (2) Acta path. scand. (Københ.) Suppl. **37**, 339 (1938).

LANDES, R., J. P. REICH and S. PERLOW: Central nervous system manifestation of infectious mononucleosis. Report of a case. (Manifestationen der infektiösen Mononucleose am Zentralnervensystem. Bericht eines Falles.) J. Amer. med. Assoc. **116**, 2482 (1941). — LANDOLT, R. F.: (1) Das Knochenmark bei Pertussis. Helvet. med. Acta D **1**, 153 (1945). — (2) Knochenveränderungen bei kindlicher Leukämie. Über rheumatoide Leukämieformen. Helvet. med. Acta D **1**, 461 (1946). — LARSEN, K.: Schweiz. med. Wschr. **1945**, 342. — LASSEN, H. C. A., u. S. THOMSEN: Treatment of infectious mononucleosis with spezific convalescent serum. Acta med. scand. (Stockh.) **104**, 427 (1940). — LEARY, D. C., L. G. WELT and R. S. BECKETT: Infektiöse Mononucleose als Schwangerschaftskomplikation mit tödlicher kongenitaler Anomalie des Kindes. Amer. J. Obstetr. **57**, 381 (1949). — LEHNDORFF, H., u. E. SCHWARZ: (1) Das Drüsenfieber. Gesamtliteratur bis 1932. Erg. inn. Med. **42**, 775 (1932). — (2) Erg. inn. Med. **43**, 1 (1932). — LEMIERRE: J. Praticiens **53**, 385 (1939). — LIMARZI, L. R., I. T. PAUL and H. G. PONCHER: Blut und Knochenmark bei Mononucleosis infectiosa. J. Labor. a. clin. Med. **31**, 1079 (1946). — LOEPER, M., J. MALLARMÉ et A. VARAY: Deux cas de mononucléose infectieux récidivante. (Zwei Fälle von rezidivierender infektiöser Mononucleose.) Bull. Soc. méd. Hôp. Paris, III. **1941**, 838. — LONGCOPE: Amer. J. med. Sci. **164**, 781 (1922). — LORENZ, M., M. HARDY and H. L. ALT: Infectious lymphocytosis in brothers. (Infektiöse Lymphocytose bei Brüdern.) J. Amer. med. Assoc. **131**, 882 (1946). — LÜDIN, H.: Die Diagnose der Mononucleosis infectiosa im Lymphknotenpunktat. Schweiz. med. Wschr. **1948**, 982. — LYONS, H. A., and J. G. HARRISON: The absence of the heterophile reaction in the spinal fluid in infectious mononucleosis. Blood **4**, 734 (1949).

MARKOFF, N.: Dtsch. Arch. klin. Med. **179**, 113 (1936). — MARMONT, A.: La mononucleosis infectiosa. Arch. E. Maragliano Pat. e Clin. **3**, 447 (1948). — MARTENS, E.: Akute infektiöse Lymphocytose. Helvet. Paediatr. Acta **3**, 3, 220 (1948). — MINKENHOF, J. E.: Inf. Mononukl. Nederl. Tijdschr. Geneesk. **1941**, 2431, 150. — MOESCHLIN, S.: (1) Dtsch. Arch. klin. Med. **187**, 249 (1941). — (2) Die Milzpunktion. Basel: Benno Schwabe & Co. 1947.

NYFELDT, A.: (1) Fol. haemat. (Lpz.) **47**, 1 (1939). — (2) Hygiea (Stockh.) **99**, 433 (1937).

OLESEN: Ref. Kongreßzbl. inn. Med. **96**, 365 (1938). — OSGOOD, E.: Fenestration of nuclei of lymphocytes: A new diagnostic sign in infectious mononucleosis. (Fensterung in den Lymphocytenkernen. Ein neues diagnostisches Zeichen der infektiösen Mononucleose. Proc. Soc. exper. Biol. a. Med. **33**, 218 (1935).

PAUL, J. R., and W. W. BUNNELL: Amer. J. med. Sci. **183**, 90 (1932). — PETRIDES, A. S.: (1) Zur Klinik der infektiösen Mononucleose. Ärztl. Wschr. **1949**, 454. — (2) Klin. Wschr. **1950**, 364. — PFEIFFER, E.: Drüsenfieber. (Erstbeschreibung.) Jb. Kinderheilk. **29**, 257 (1889). — POOLE and FINDLAY: J. Army med. Corps **66**, 145 (1936). — PRIEST, R.: Glandular fever with jaundice. (Drüsenfieber mit Gelbsucht.) Lancet **1942**, 124.

RECKNAGEL, K.: Lymphocytosis infektiosa acuta. Eine differentialdiagnostische Betrachtung. Med. Klin. **1948**, 576. — RICKER, BLUMBERG, PETERS and WIDEMAN: Blood **2**, 217 (1947). — ROHR, K.: Neue Deutsche Klinik, Erg.-Bd., **4**, S. 498. Wien u. Berlin: Urban & Schwarzenberg 1936.

SCHITTENHELM, A.: Lehrbuch der inneren Medizin. Kapitel: Blutkrankheiten. Berlin: Springer 1939. — SCHMIDT, V., u. A. NYFELDT: Über Mononucleosis infectiosa und Meningoencephalitis. Ugeskr. Laeg. (dän.) **1938**, 336. — SCHRADER, J.: Zum Krankheitsbild der akuten infektiösen Lymphocytose im Kindesalter. Med. Klin. 1944, 325. — SCHRANK, A.: Lymphoidzellen-Angina mit schwerem aseptischem Verlauf und Hautveränderungen im Sinne des Erythema exsudativum multiforme. Klin. Wschr. 1942 II, 794. — SCHULTEN, H.: Lehrbuch der klinischen Hämatologie. Leipzig: Georg Thieme 1939. — SCHULTZ, L. E.: Heterophiler Antikörpertiter bei anderen Krankheiten als infektiöser Mononukleose. Arch. int. Med. 81, 328 (1948). — SCHULTZ, W.: (1) Lymphoidzellige Angina. In Handbuch der inneren Medizin, Bd. I, S. 141. Berlin: Springer 1925. — (2) Dtsch. med. Wschr. 1922 II, 1495. — (3) Die Erkrankungen der Gaumenmandeln. Berlin. 1925. — (4) Med. Klin. 1939 II, 1507. — SIEDE, W.: Die Mononucleose bei Viruskrankheiten. Klin. Wschr. 1949, 649. — SIGON, M.: Mononucleosi infektiva di tipo. leucemoide. Arch. Sci. med. 58, 137 (1934). — SMITH: Amer. J. Dis. Childr. 62, 231 (1941). — SMITH, K. SH., and T. H. SHAW: Anginöse Form des Drüsenfiebers. Brit. med. J. 1945, 581. — SOHIER, R.: La mononucleose infectieux. Paris: Masson & Co. 1943. — SOHIER, R., et A. GUICHARD: Mononucléose et pénicillintherapie. Bull. Soc. méd. Hôp. Paris 63, 485 (1947). — SOHIER, R., LÉPINE et SAUTTER: Ann. Inst. Pasteur 63, 50 (1940). — SPENCE and ROBERTS: New England J. Med. 22, 874 (1940). — SPRUNT and EVANS: Hopkins Hosp. Bull. 31, 410 (1920). — SREENIVASAN, B.: Lymphocytic-Choromeningitis. Brit. med. J. 1946, No 4476, 573. — STANUS and FINDLAY: Lancet 1929, 595. — STEIGMANN, A. J.: Akute infektiöse Lymphocytose in England. Lancet 1946 II, 944. — STEPP u. WENDT: Dtsch. med. Wschr. 1930 I, 645. — STIEFEL, H.: Mononukleosis infektiosa. Fol. haemat. (Lpz.) 67, 61 (1943). — STUART, WELCH, CUNNINGHAM and BURGESS: Arch. int. Med. 54, 199 (1934). — SULLIVAN, J. M., and S. E. WASSERMAN: Spontaneous rupture of the spleen due to infectious mononucleosis. (Spontanruptur der Milz bei infektiöser Mononukleose.) J. Amer. med. Assoc. 134, 144 (1947).

TAILLENS, J. P.: (1) La maladie de PFEIFFER. Acta oto-laryng. (Stockh.) 31, 112 (1943). — (2) La maladie de PFEIFFER (angine a monocytes, mononucléose infectieuse fièvres ganglionaire.) (Die PFEIFFERsche Krankheit. Monocytenangina, infektiöse Mononukleose, Drüsenfieber.) Schweiz. med. Wschr. 1943 I, 267. — THELANDER, H. E., and E. B. SHAW: Amer. J. Dis. Childr. 61, 1131 (1941). — TIDY, H.: (1) Thom. Hosp. Rep. 2, 104 (1937). — (2) Relationship of benign lymphocytic meningitis and glandular fever. (Beziehungen zwischen gutartiger lymphocytärer Meningitis und PFEIFFERS Drüsenfieber.) Lancet 1946, No 6432, 819. — (3) Infektiöse Mononukleose. Blood 3, 823 (1948). — TIDY, H., and MORLEY: Lancet 1923 II, 205. — TORNACK, J. H.: (1) Klin. Wschr. 1943 II, 642. — (2) Z. Immun.forschg 1943. Zit. Klin. Wschr. 1943 II, 642. — TRAUTMANN, F. O. P., u. F. P. N. SCHENETTEN: Interferenzdissoziation bei einem Fall von infektiöser Mononukleose. Dtsch. Arch. klin. Med. 196, 345 (1949). — TRÉMOLIÈRES, LEREBOULLET et DURET: Kasuistik, ein tödlicher Fall mit Sepsis. Bull. Soc. méd. Hôp. Paris, III s. 55, 690 (1939).

VEIL, W. H., u. B. BUCHHOLZ: Komplementschwund. Klin. Wschr. 1932 II, 2019. — WAWERSIK, R.: Über unspezifisch-positiven Ausfall der Luesreaktionen im Serum bei der Monocytenangina. Med. Klin. 1937 II, 1737. — WILSON, S. J., CH. E. WARD and L. W. GRAY: Blood 4, 189 (1949). — WILSON, S. J., CH. E. WARD and L. W. GRAY: Infektions lymphadenosis (mononucleosis) and hemolytic anemia in a negro: Recovery following splenectomy. Blood 4, 189 (1949). — WISING, J. P.: (1) Übertragung auf Affen. Acta med. Scand. (Stockh.) 98, 328 (1939). — (2) Successful transmission of infectious mononucleosis to man by transfusion of heparinized blood ? (Erfolgreiche Übertragung von infektiöser Mononukleose beim Menschen durch Transfusion von heparinisiertem Blut.) Acta. med. Scand. (Stockh.) 109, 507 (1942). — (3) A study of infectious mononucleosis (PFEIFFERS disease) from the etiological point of viev. (Eine Untersuchung über infektiöse Mononukleose [PFEIFFERsches Drüsenfieber] vom ätiologischen Gesichtspunkt aus.) Acta. med. scand. (Stockh.), Suppl. 133 (1942). — WORMS, R.: Un cas atypique de mononucléose infectieux. (Ein Fall von atypischer infektiöser Mononukleose.) Bull. Soc. méd. Hôp. Paris 63, 896 (1947).

VI. Leukämien.

1. Allgemeines.

(Historisches und Statistisches.)

BENNET: Edinburgh med. J., 1846.

COOKE, J. V.: Mediastinal tumor in acute leukemia; clinical and roentgenologic study. Amer. J. Dis. Childr. 44, 1153 (1932). — CRAVER, L. F.: Clinical manifestations and treatment of leukemia. Amer. J. Canc. 26, 124 (1936). — CROSS, F. S.: Congenital leucemia. J. Pediatr. 24, 191 (1944). — CURSCHMANN, H.: Med. Wschr. 1935 I, 285.

DOBBERSTEIN: 2. Hämatologentagg, Pyrmont 1939, S. 19. — DOBBERSTEIN u. O. SEIFRIED: Leukosen der Haustiere. 13. internat. tierärztl. Kongr. Zürich. Interlaken 1938, S. 31.

EICHHORST, H.: Dtsch. Arch. klin. Med. 61, 519 (1898). — ENGELBRETH-HOLM, J.: (1) Klin. Wschr. 1935 II, 1677. — (2) Ergebnisse der Leukoseforschung. Erg. inn. Med. 56, 267 (1939).

Forkner: Leukemia and allied disorders. New York: Macmillan 1938.
Grawitz: Klinische Pathologie des Blutes. Berlin 1902.
Hird, A. J.: Chronic myeloid leukemia: report of a case surving ten years. Glasgow med. J. **1949**, 57. — Hirschfeld: Leukämie u. verwandte Zustände. In Schittenhelms Handbuch der Krankheiten des Blutes, Bd I, S. 209. Berlin 1925. — Houštek, J., et J. Brachfeldová: Leucémie congenitale. (Angeborene Leukämie.) Ann. Paediatr. **172**, 98 (1949).
Jacob, C. H.: Ein Beitrag zur Kenntnis der Ätiologie und Symptomatologie der Leukämien. Inaug.-Diss. Jena 1939.
Kracke: Disease of the blood. Philadelphia 1941. — Krumbhaar, E. B.: J. Amer. med. Assoc. **106**, 286 (1936). — Kucharick, V.: Die Ätiologie der myeloiden Leukämie vom Standpunkt der diaplazentaren Übermittlung. Schweiz. med. Wschr. **1948**, 634.
Lautenburg: Arch. Gynäk. **1891**, 419. — Leavell: Amer. J. med. Sci. **196**, 329 (1938). — Li, J. G., A. Bride and St. R. Mettier: The co-existence of chronic leukemia and pregnancy. (Das gleichzeitige Vorkommen von chronischer Leukämie und Schwangerschaft.) Blood **2**, 592 (1947). — Limbeck, v.: Klinische Pathologie des Blutes, 2. Aufl. 1896.
Minot, Buchmann and Isaacs: J. Amer. med. Assoc. **82**, 1489 (1924). — Mosler, Fr.: Pathologie und Therapie der Leukämie. Berlin 1872.
Naegeli, O.: Blutkrankheiten und Blutdiagnostik. Berlin: Springer 1931. — Neumann: Virchows Arch. **207**, 379 (1912). — Nielsen: Acta radiol. (Stockh.) **13**, 385 (1932).
Osgood, E. E.: Differential diagnostic and treatment of leukemia. Nw. Med. **47**, 181, 257 (1948).
Rhamy, B. W.: Leucemia in the new born, within death at birth from traumatic rupture of the spleen. Amer. J. clin. Path. **8**, 567 (1938). — Rosenthal and Harris: J. Amer. med. Assoc. **104**, 702 (1935).
Schilling, V.: Das Blutbild und seine klinische Bedeutung, 9. u. 10. Aufl. Jena: Gustav Fischer 1933. — Scholtz: Anämisches Vorstadium. Fol. haemat. (Lpz.) **45**, 352 (1931). — Stagelschmidt: Fol. haemat. (Lpz.) **51**, 50 (1933). — Stodtmeister, R., u. M. Weber: Leukämie und Schwangerschaft. Erg. inn. Med. **64/1**, 285 (1944). — Stransky, E.: Bemerkungen zur Arbeit „angeborene Leukämie" von Walter Büngeler. Frankf. Z. Path. **43**, 173 (1932).
Tschopp, W.: Schweiz. med. Wschr. **1939**, 146.
Virchow, R.: Frorieps Notizen Nov. 1845. I. Mitt.: Weißes Blut. II. Mitt.: Weißes Blut und Milztumoren. Med. Ztg 1846, Nr 34—36. — Vogel: Fall von Leukämie. Dorpater med. Jb. **4** (1851).
Willi, H.: Leukosen im Kindesalter. Berlin: S. Karger 1936. — Williams, J. A.: Leukämie und Schwangerschaft. Amer. J. Obstetr. **55**, 967 (1948).

2. und 3. Wesen und Ätiologie der Leukämien.
4. Die Beziehung zu anderen Krankheiten.

Andres u. Shiwago: Fol. haemat. (Lpz.) **48**, H. 1/2 (1933). — Apitz, K.: (1) Med. Welt **1940 I**, 85. — (2) Allgemeine Pathologie der menschlichen Leukämien. Erg. Path. **35**, 1 (1940). — Ardashnikov: J. of Hyg. **38**, 286 (1937). — Arnsperger, L.: Münch. med. Wschr. **1905 I**, 9. — Askanazy, M.: Übersicht über das Wesen der Leukämie. Schweiz. med. Wschr. **1940 I**, 1, 29.
Banti: Über Leukämien. Zieglers Zbl. Pathol. **15**, 1 (1904). — Barnes and Sisman: Amer. J. Canc. **31**, 1 (1937). — Bennet: Siehe bei 1. Allgemeines. — Bertoni, G., e R. Specie: Sopra un raro caso di eritroleucemia (linfadenosi aleucemica con eritremia megaloblastica). (Über einen seltenen Fall von Erythroleukämie. [Aleukämische Lymphadenose mit Megaloblastenerythrämie.]) Arch. de Vecchi Anat. pat. **4**, 289 (1942). — Bichel, J.: (1) Dauerzüchtung und Übertragung von Leukämiezellen. Z. Krebsforschg **48**, 92 (1938). — (2) On the culturation of a mouse leucosis. Aarhus 1939. — Büngeler, W.: (1) Klin. Wschr. **1932 II**, 1982. — (2) Frankf. Z. Path. **44**, 202 (1933).
Carpenter and MacCarty: J. Amer. med. Assoc. **107**, 844 (1936). — Cotti, L.: La leucemia a forma familiare. (Familiäre Leukämie.) Haematologica (Pavia) **23**, 1107 (1941). — Craver, L. F.: Tenderness of sternum in leukemia. Amer. J. med. Sci. **174**, 799 (1927) — Curschmann, H.: Familiäre Leukämie. Klin. Wschr. **1936 I**, 185.
Daland and Isaacs: J. of exper. Med. **46**, 53 (1927). — Dameshek, W., H. A. Savitz and B. Arbor: Chronic lymphatic leukemia in twin brothers aged fifty-six. J. amer. med. Assoc. **92**, 1348 (1929). — Decastello, A.: Familiäre Leukämie. Klin. Wschr. **1936 I**, 185. — Deenstra, H., M. C. Verloop u. A. de Minjer: Lymphatische Leukämie en Kanker. (Lymphatische Leukämie und Krebs.) Nederl. Tijdschr. Geneesk. **93**, 5, 326 (1949). — Delore et Borgomano: J. Méd. Lyon **9**, 227 (1928). — Dobberstein, J.: (1) Tierleukosen. Ref. Tagg dtsch. Hämatol. Ges. Pyrmont 1939. — (2) Med. Welt **1940 I**, 189. — Dunlap, C. E.: Effects of radiation on the blood and the hemopoietic tissues, including the spleen; the thymus and the lymph nodes. Arch. of Path. **34**, 749 (1942).

ELLERMANN u. BANG: Experimentelle Leukämie bei Hühnern. Z. Hyg. **63**, 231 (1909). — ÉMILE-WEIL, P.: (1) Presse méd. **33**, 1297 (1925). — (2) Benzolleukämie. Bull. Soc. méd. Hôp. Paris **48**, 193 (1932). — (3) Sang **11**, 548 (1937). — (4) La leucémie aigue est la fin naturelle de la leucémie myélogène. Presse méd. **1946**, 197. — ÉMILE-WEIL, P., et J. BOUSSER: Leucémie et traumatism. Ann. Méd. **40**, 220 (1936). — ENGELBRETH-HOLM, J., u. O. FREDERIKSEN: Acta path. scand. (Stockh.) Suppl. **37**, 145 (1938).

FALCONER: Amer. J. med. Sci. **186**, 353 (1933). — FUJITA, A.: Biochem. Z. **197**, 175 (1928). — FURTH, J.: J. of exper. Med. **58**, 253 (1933). — FURTH, J., and O. B. FURTH: (1) Amer. J. Canc. **28**, 54 (1936). — (2) Amer. J. Canc. **34**, 169 (1938). — FURTH, J., and M. C. KAHN: Amer. J. Canc. **31**, 276 (1937). — FURTH, SEIBOLD and RATHBONE: Amer. J. Canc. **19**, 521 (1933).

GLOOR, W.: Münch. med. Wschr. **1930 I**, 1096. — GOTTLEBE, P.: Familiäre Leukämie. Münch. med. Wschr. **1938 I**, 140.

HAUSMANN, K.: Vortrag, gehalten auf der internat. Hämatologentagg, Montreux 1949. — HEIBERG: Die leukämischen und leukotischen Atypien und Geschwülste und das Wesen der Leukämie. Leipzig 1933. — HEINLE, R. W., H. HIRSCHMANN and J. T. WEARN: A myeloid metaplasia factor from human urine. In Approaches to tumor chemotherapy, S. 77. Washington 1947. — HEINLE, R. W., and D. R. WEIR: Morphologic obliteration of chronic myeloid leukemia by active tuberculosis. Amer. J. med. Sci. **207**, 450 (1944). — HELLY: (1) Die hämatopoetischen Organe in ihren Beziehungen zur Pathologie des Blutes. Wien: Alfred Hölder 1906. — (2) Handbuch der speziellen pathologischen Anatomie, herausgeg. von HENKE-LUBARSCH, Bd. I/2, S. 1015. Berlin: Springer 1927. — HIRSCHFELD, H.: (1) Berl. klin. Wschr. **1902 II**, 701. — (2) Berl. klin. Wschr. **1906 II**, 1064. — HITTMAIR, A.: Fol. haemat. (Lpz.) **47**, 230 (1932). — HOGREFFE, G.: Familiäres Vorkommen von Leukämien. Arch. path. scand. (Stockh.) **22**, 89 (1945). — HOWELL, K. M.: The failure of antibody formation in leukemia. Arch. int. Med. **26**, 706 (1920).

JÁRMAI, K.: Trauma und Leukämie, zugleich ein Beitrag zur Pathologie der Milzschädigung bei den Haustieren. Beitr. path. Anat. **92**, 119 (1933). — JELKE: Acta paediatr. (Stockh.) **27**, 87 (1939).

KIRSCHBAUM: Recent studies on experimental mamalian leukemia. Yale J. Biol. a. Med. **17**, 163 (1944). — KÖGL: (1) Z. physiol. Chem. **258**, 87 (1938). — (2) Z. physiol. Chem. **258**, 57 (1939). — (3) Z. physiol. Chem. **261**, 154 (1939). — (4) Z. physiol. Chem. **264**, 110 (1940). — (5) Z. physiol. Chem. **264**, 198 (1940). — (6) Klin. Wschr. **1939**, 801. — (7) Z. Krebsforschg **49**, 302 (1939). — (8) Naturwiss. **27**, 486 (1939). — (9) Nature (Lond.) **144**, 111 (1939). — KREBS, RASK-NIELSEN u. WAGNER: (1) Acta radiol. (Stockh.) Suppl. **10** (1930). — (2) Hosp.tid. (dän.) **73**, 111, 139 (1930). — KRESS, H.: Die Leukämie im Rahmen allgemein pathologischer Probleme. Dtsch. Arch. klin. Med. **176**, 359 (1934).

LAUB, R.: Familiäre Leukämie. Schweiz. med. Wschr. **1939 I**, 71. — LAUBRY et MARCHAL: Sang **6**, 780 (1932). — LEARY, D. C., L. G. WELT and R. S. BECKETT: Infektiöse Mononukleose als Schwangerschaftskomplikation mit tödlicher kongenitaler Anomalie des Kindes. Amer. J. Obstetr. **57**, 381 (1949). — LEONHARTSBERGER, F., K. NEUGEBAUER u. J. SCHMID: Myelotrope und lymphotrope Substanzen im Leukämieharn. Wien. Z. inn. Med. **30**, 417 (1949). — LIGNAC: Krkh.forschg **9**, 403 (1932). — LOSSEN, J.: Zum familiären Auftreten der myeloischen Leukämie. Med. Welt **1942**, 467.

MAINGOT, GIRARD et BOUSSER: Sang **12**, 569 (1932). — MALLARMÉ, J.: La classification et le développment hématologique dans la leucémie aigue. Presse méd. **1946**, 131. — MARCH, H. C.: Leukemia in radiologists. Radiology **43**, 275 (1944). — MATHIS, A.: Wien. Z. inn. Med. **1947**, 392. — McDOWELL: J. Hered. **28**, 131 (1937). — McDOWELL, POTTER and VICTOR: Amer. Rep. Dpt. Genetics, Carnegie Inst. Washington **1935**, 44. — MEYER, E., u. A. HEINEKE: Dtsch. Arch. klin. Med. **88**, 435 (1907). — MOESCHLIN, S., u. K. ROHR: Klinische und morphologische Gesichtspunkte zur Auffassung der Myelose als Neoplasma. Erg. inn. Med. **57**, 723 (1939). — MORAWITZ, P.: Münch. med. Wschr. **1936 II**, 2073. — MORTON and MIDER: Science (Lancaster, Pa.) **87**, 327 (1938).

NAEGELI, O.: Blutkrankheiten und Blutdiagnostik. Berlin: Springer 1931. — NANTA: Endemisches Auftreten. Province méd. **1912**. — NEUMANN: Arch. Heilk. **151**, 441 (1874). — NIELSEN, J.: Acta radiol. (Stockh.) **13**, 385 (1932).

OLIVA, G., u. C. TRAMONTANA: Über die Anwesenheit von Wirkstoffen im Blutplasma, die imstande sind, das leukocytäre Blutbild des normalen Menschen zu ändern. Schweiz. med. Wschr. **1950**, 306. — OLOVSON, T.: Trauma und Leukämie. Acta chir. scand. (Stockh.) **82**, 63 (1939).

PANIAGUA, G.: Aplastische Anämie durch Benzol. Megaloblastische Leukämie. Rev. Clin. españ. **7**, 341 (1942). — PENATI e VIGLIANI: Rass. Med. appl. Lav. industr. **9**, 345 (1938). — PETRI, G.: Acta path. scand. (København.) **10**, 330 (1933). — POSTEL, E.: Z. menschl. Vererb.- u. Konstit.lehre **25**, 518 (1941).

Ribbert: Dtsch. med. Wschr. **1907** I, 329. — Rich, M. L., and L. Schiff: A case of pernicious anemia and chronic lymphatic leukemia. Ann. int. Med. **10**, 252 (1936). — Richter and MacDowell: Physiologic. Rev. **15**, 509 (1935). — Rohr, K.: Schweiz. Ges. inn. Med., 2. u. 3. Juni 1945. Ref. Schweiz. med. Wschr. **1945**, 1042. — Rosenthal and Grace: Amer. J. med. Sci. **191**, 607 (1936). — Rothe, Meyer u. Engelbreth-Holm: Acta path. scand. (København.) **10**, 380 (1933).

Sabrazès, Bideau et Glannès: Benzolleukämie. Gey. Sci. méd. Bordeaux **1937**, Nr 22, 25, 43, 46. — Saxton, J. A., M. C. Boon and J. Furth: Canc. Rest. **13**, 1 (1931). — Schilling, V.: Blut und Trauma. Jena 1932. — Schmidt, M. B.: Blutzellenbildung in Leber und Milz. Beitr. path. Anat. **11** (1892). — Schridde: Ref. Naturforsch. Verslg Köln, 11. Okt. 1908. — Spindler, H. v.: Klin. Wschr. **1939** II, 1211. — Sterling, K.: Die Serumproteine bei infektiöser Mononukleose. Elektrophoretische Untersuchungen. J. clin. Invest. **28**, 1057 (1949). — Sternberg: Leukosarkomatose. Wien. klin. Wschr. **1908** I, 475. — Storti: Übersicht über experimentelle Leukosen. Fol. haemat. (Lpz.) **63**, 294 (1940). — Storti u. Brotto: Pathogenese der übertragbaren Hühnerleukämie. Fol. haemat. (Lpz.) **63**, 1 (1939). — Storti u. Mazzodra: Leukämieviruszüchtung. Fol. haemat. (Lpz.) **64**, 30 (1940).

Tomcsik, J., u. H. Schwarzweiss: Über die Art der Hämagglutinine bei Mononucleosis infectiosa und bei der Serumkrankheit. Schweiz. med. Wschr. **1950**, 1. — Turner, D. L., and F. R. Miller: The chemistry of substances specific for the stimulation of lymphopoiesis. In: Approaches to tumor chemotherapy, S. 77. Washington 1947.

Ulrich, H.: The incidence of leukemia in radiologists. New England J. Med. **234**, 45 (1946).

Videbaek, A.: Familial leukemia. A preliminary report. (Familiäre Leukämie. Vorläufiger Bericht.) Acta med. scand. (Stockh.) **127**, 26 (1947). — Virchow, R.: Siehe bei 1. Allgemeines.

Warthin, A. S.: The genetic neoplastic relationsship of Hodgkin's Disease. Aleukemic and leukemic lymphoblastomas and mycosis fungoides. Ann. Surg. **93**, 153 (1931). — Weinstein, G. L., and T. Fitz-Hugh: The heterophil antibody test in leukemia and leukemoid conditions. Amer. J. med. Sci. **190**, 106 (1935). — Weitz: Klin. Wschr. **1938** II, 1579. — Wienbeck, J.: Die menschliche Leukämie (Leukose) und die leukämoiden Veränderungen. Jena: Gustav Fischer 1942. — Wintrobe, M. M.: Clinical hematology. Philadelphia: Lea a. Febiger 1947. — Wiseman, B. K.: (1) J. of exper. Med. **53**, 499 (1931). — (2) J. Amer. med. Assoc. **107**, 2016 (1936). — Wüllenweber, G.: Familiäre Leukämie. Dtsch. med. Wschr. **1937** I, 488.

Yaguda, A., and N. Rosenthal: The relation of trauma to leukemia. Amer. J. clin. Path. **9**, 311 (1939).

Ziegler: Experimentelle und klinische Untersuchungen über Histogenese der myeloischen Leukämie. Jena 1906.

5. Die klinischen Bilder.

Adlercreutz, H., u. A. Bergendal: Ein Fall von Myelose bei einem Kind mit eigentümlichen Lungenveränderungen. Nord. Med. **16**, 2971 (1942). — Ahazaki, Kaneyoski u. Ichiro Hamagucki: Beitr. path. Anat. **103**, 95 (1939). — Alder, A.: Abnorme Zellbildung bei myeloischer Leukämie. Schweiz. Ges. für Hämatologie, Aarau 17. Nov. 1947. Ref. Schweiz. med. Wschr. **1947**, 244. — Althoff: Hippokrates **1939**, 601. — Ambo, H., u. H. Nakamura: Über das Reticulum des Thymus bei Leukaemia lymphatica thymica. Beitr. path. Anat. **103**, 165 (1939). — Astaldi, G., e P. C. Curti: Haematologica (Pavia) **30** (1947).

Barker: South. med. J. **14**, 437 (1921). — Barnard, R. D., J. W. Mentha and C. K. Laforgia: Blood cholinestrase level and duration of life in the leukemias. Med. Rec. **162**, 16 (1949). — Bennet: Siehe 1. Allgemeines (Historisches und Statistisches). — Bernard: Zit. nach S. Möschlin. — Bertoni, G., e L. Specie: Arch. De Vecchi Anat. path. **4**, 289 (1942). — Blum: Wien. klin. Wschr. **1906** II. — Blumer and Gordinier: Med. News **1903**. — Boggs u. Guthrie: Zit. nach Hirschfeld in Schittenhelms Krankheiten des Blutes, Bd 1. Berlin: Springer 1925. — Boidin, L., J. Bousser et O. Delzant: Myélose décalcifiante et osteosclerosante. (Myelose mit gleichzeitigen Entkalkungs- und Sklerosierungserscheinungen am Knochen.) Bull. Soc. méd. Hôp. Paris, III. s. **57**, 771 (1941). — Boikan, W. S.: Leukemic changes of the gastro-intestinal tract. Arch. int. Med. **47**, 42 (1931). — Boros, J. v., u. A. Korényi: Über einen Fall von akuter Megakaryoblastenleukämie, zugl. einige Bemerkungen zum Problem der akuten Leukämie. Z. klin. Med. **118**, 697 (1931).

Conte-Marotta, R.: La protrombinemia nella mietosie leucemica. (Prothrombinämie bei leukämischer Myelose. Boll. Soc. Biol. sper. **16**, 776 (1941). — Craver, L. F.: (1) Lymphome und Leukämie. Bull. N. Y. Acad. Med. **23**, 79 (1947). — (2) Radiology **31**, 42 (1938). — Cremer, J.: Dtsch. Arch. klin. Med. **184**, 519 (1939).

DOCK: Infekte und Leukämie, gegensätzliche Beeinflussung. Amer. J. med. Sci. 1904. (Literatur.) — DONOHUE, SNELLING, JACKSON, KEITH, CHUTE, LASKI and SILVERTHORNE: J. Amer. med. Assoc. 143, 154 (1950). — DOUB, H. P., and F. W. HARTMANN: J. Amer. med. Assoc. 105, 942 (1935). — DOWNEY, H., u. M. NORDLAND: Hematologic and histologic study of a case of myeloia Megakaryocytic Hepato-splenomegaly. Fol. haemat. (Lpz.) 62, 1 (1939). — DUSTIN: Bull. Acad. Méd. Belg. 6, 3, 510.

ÉMILE-WEIL, P.: La leucémie aigue est la fin naturelle de la leucémie myelogene. (Die akute Leukämie ist der natürliche Ausgang der myelogenen Leukämie.) Presse méd. 1946, 197. —ÉMILE-WEIL, P., ISCH-WALL et PERLÈS: Bull. Sci. méd. Hôp. Paris, III. s. 54, 1812 (1939). — EPSTEIN u. MCEACHERN: Hautleukämie. Arch. int. Med. 60, 867 (1937). — EVANS, TH. S., and R. R. NESBIT: Eosinophilic leukemia. Blood 4, 603 (1949).

FORKNER, C. E., TENG, CHEN and COCHRAN: Eosinophile Leukämie. Chin. med. J. 51, 609 (1937). — FURNESS and STEBBING: Lancet 1911.

GAULD, W. R.: Leucemia presenting with neurological manifestations. Lancet 1948, No 6512, 939. — GINGOLD: Bull. Acad. Méd. Roum. 8, 382 (1939). — GLOGGENGIESSER: Fol. haemat. (Lpz.) 61, 72 (1938). — GOTTRON, H.: Hautleukämie. Med. klin. 1937 I, 373, 404. — GRAFF, Ü.: Frankf. Z. Path. 52, 197 (1938). — GRAY, J. D., and S. SHAW: Eosinophilic leukemia and familial eosinophilia. Lancet 1949, No 6590, 1131. — GROAT, W. A., T. C. WYATT, S. M. ZIMMER and R. E. FIELD: Amer. J. med. Sci. 191, 457 (1936).

HALLE: Inaug.-Diss. Breslau 1929. — HAMMESFAHR: Zbl. Chir. 1923, Nr 44. — HEILMEYER, I.: Unveröffentlicht. — HEMMELER, G.: Leucémie megacaryocytaire avec thrombocytémie. Schweiz. med. Wschr. 1948, 40, 976. — HENNING, N., u. H. KEILHACK: Ergebnisse der Sternalpunktion. Erg. inn. Med. 56, 372 (1939). — HEWER, T. F.: Megacaryocytic myelosis with osteosklerosis. J. of Path. 45, 383 (1937). — HIRSCHFELD, H.: Leukämie und verwandte Zustände. In SCHITTENHELMS Krankheiten des Blutes, Bd. 1, S. 241. Berlin: Springer 1925. — HIRSCHLAFF, W.: Dtsch. Arch. klin. Med. 62, 314 (1899). — HITCH, J. M., and D. C. SMITH: Lymphatic leukemia. Arch. of Dermat. 36, 1 (1937). — HITTMAIR, A.: (1) Monocytenleukämie und leukämische Retikulosen. Fol. haemat. (Lpz.) 66, 1 (1942). — (2) Megakaryocytenleukämie und Osteomyelosklerose, ein einheitliches Krankheitsgeschehen. Klin. Wschr. 1944, 71. — HOFF, F.: (1) Beiträge zur Pathologie der Blutkrankheiten. Virchows Arch. 261, 142 (1946). — (2) Untersuchungen über das weiße Blutbild und seine biologischen Schwankungen. Krkh.forschg 4, 89 (1927).

JAGIČ, N. v., u. G. SPENGLER: Verh. dtsch. Ges. inn. Med. 42, 536 (1930). — JOACHIM, G.: Mastzellenleukämie. Dtsch. Arch. klin. Med. 87, 437 (1906). — DE JONG: Kasuistik. Nederl. Tijdschr. Geneesk. 1940, 1301. — JURUKOFF, B.: Ein Fall von chronisch lymphatischer Leukämie mit über 1 Mill. Lymphocyten. Z. klin. Med. 136, 810 (1939).

KÄMMERER, H., u. M. WEISSHAAR: Klin. Wschr. 1938 I, 840. —KAZNELSON, P.: Dtsch. Arch. klin. Med. 128, 131 (1928). — KLEIN, u. v. NOORDEN: Zit. nach HIRSCHFELD. In Handbuch der Krankheiten des Blutes, Bd I, S. 261. 1925. — KLEMME: Leukämischer Priapismus. Inaug.-Diss. Marburg 1863. — KLIMA, R.: Wien. Arch. inn. Med. 24, 277 (1934). — KLIMA, R., u. H. SEYFRIED: Lymphatische Leukämie unter dem Bilde der thrombopenischen Purpura, hämolytischen bzw. aplastischen Anämie und Agranulocytose. Wien. Arch. inn. Med. 30, 1 (1937). — KÖHLMEIER: Frankf. Z. Path. 57, 29 (1942). — KRACKE: Disease of the blood. New York 1947. — KRÜCKENMEYER: Zbl. Path. 75, 1 (1940). — KRUMBHAAR, E. B., and A. STENGEL: Die Milz bei Leukämie. Arch. of Path. 34, 1, 117.

LANDOLT, R. F,: Knochenveränderung bei kindlicher Leukämie. Helvet. paediatr. Acta 1, 461 (1946). — LAZARUS: Myeloische Leukämie. In NOTHNAGELS Handbuch der speziellen Pathologie und Therapie. Bd. 8, S. 111. 1901. — LEAVELL, B. S.: Chronic leukemia. Amer. J. med. Sci. 196, 329 (1938). — LEITNER, ST. J.: Über Thrombocythämien mit Megakaryocytenvermehrung im Knochenmark. Acta med. scand. (Stockh.) 1944, 331. — LIEBREICH: Dtsch. Klin. 13, (1861). — LINDEBOOM, G. A.: Über die sog. aleukämische megakaryocytäre Myelose. Acta med. scand. (Stockh.) 95, 388 (1938). — LINDT: Korresp.bl. Schweiz. Ärzte 1907, Nr 21. — LOCKE, E. A., and G. R. MINOT: Hematuria as a symptom of systemic disease. J. Amer. med. Assoc. 83, 1311 (1924). — LOEPER, M. et L. DUCHON: Diabètes leucémique. (Leukämischer Diabetes.) Bull. Soc. méd. Hôp. Paris, III 1941, 826. — LOPEZ FERNANDEZ et FUSTE: Arch. Méd. int. 4, 185 (1939).

MCCOWEN and PARKER: Eosinophile Leukämie. J. nav. med. Serv. 18, 131 (1932). — MCGAVRAN: Ann. int. Med. 12, 396 (1938). — MCMASTER and HUDACK: J. of exper. Med. 61, 783 (1935). — MCMASTER and KIDD: J. of exper. Med. 66, 73 (1937). — MATTHAEUS, H.: Beitr. path. Anat. 101, 189 (1938). — MAURI, C., e G. REGGIANI: Giorn. Clin. med. 1947, 649. — MILCHNER: Z. klin. Med. 37, 194 (1899). — MINOT: J. of exper. Med. 1922. — MINOT, BUCHMANN and ISAACS: J. Amer. med. Assoc. 82, 1489 (1924). — MOESCHLIN, S.: (1) Die Herkunft der Blutplasmazellen bei der Hepatitis epidemica an Hand von Milzpunktaten. Gastroenterologia 71, 97 (1946). — (2) Die Therapie der Leukämien mit Röntgen,

Arsen und Urethan. Helvet. med. Acta 15, H. 2 (1948). — (3) Einige Ergebnisse der Milzpunktion bei Blutkrankheiten. Dtsch. med. Wschr. 1950, 786. — MONTES, F. V.: Med. Klin. 1939 I, 249. — MORELLI e D'AMBROSIO: Haematologica (Pavia) 20, 253 (1939). — MÜLLERN, v., u. GROSSMANN: Beitr. path. Anat. 52, 276 (1912). — MULLER, B., PH. RAOUL-DUVAL, Y. BAFFIE et G. MARANDON: Sang 20, 69 (1949). — MUNDT, E., u. A. SCHAEDE: Eine vom lymphatischen Reticulum ausgehende Leukämie mit einer eigenartigen Zellanomalie. Dtsch. Arch. klin. Med. 194, 74 (1944).

NAEGELI, O.: Blutkrankheiten und Blutdiagnostik. Berlin: Springer 1931. — NEUMANN: Siehe Allgemeines. (Historisches und Statistisches.) — NIEMER, H., u. E. STADLER: Klin. Wschr. 1949, 278. — NOORDEN, v.: Zit. nach HIRSCHFELD. In SCHITTENHELMS Krankheiten des Blutes, Bd. I. Berlin: Springer 1925. — NORDENSON: Histologisches und quantitatives Studium des normalen und pathologischen Knochenmarks. Hygiea (Stockh.) 96, 193 (1934). OTT: Virchows Arch. 297, 548 (1936).

PARADE, G. W., u. H. VOEGT: Hautleukämie. Dtsch. Arch. klin. Med. 185, 265 (1939). — PIERINI, L. E., y P. DECO: Myeloide Leukämie mit Hauterscheinungen. Rev. argent. Derm. sifilol. 22, 41 (1938) (span.). Ref. Kongreßzbl. inn. Med. 96, 406 (1938). — PINEY, A.: (1) La leucémie à eosinophiles existe-t-elle? Rev. d'hématol. 4, 3 (1949). — (2) Le traitement de la leucémie myeloide, en partialien par l'uréthane. Sang 20, 372 (1949).

REITANO.: Fol. haematol. (Lpz.) 1920. — REITG PUIG, L., e F. CISCAR RIUS: Sobre las reacciones terminales agudas de células hemogerminativas, en el curso de las leucemias mieloides cronicas. Med. Clin. 1947, 320. — RICCI: Policlinico, sez. med. 1922, H. 6. — ROELSEN, E.: Ugeskr. laeg. (dän.) 1939, 387. — ROEMHELD: Dtsch. Arch. klin. Med. 182, 75 (1938). — ROHR, K.: Neue Deutsche Klinik, Bd. 14, S. 498. Wien u. Berlin: Urban & Schwarzenberg.

SACK, G.: Dtsch. Arch. klin. Med. 185, 192 (1939). — SAEMISCH: Klin. Mbl. Augenheilk. 7, 305 (1869). — SALZER: Leukämischer Priapismus. Berl. klin. Wschr. 1919 I. — SCHULTEN, H.: Med. Klin. 1936 I, 490. — SCHWAB, R. S., and S. WEISS: Neurologic aspects of leukemia. Amer. J. med. Sci. 189, 766 (1935). — SCHWARZ: Z. Heilk. 1901, H. 11. — SCOTT: Proc. roy. Soc. Med. 32, 1429 (1939). — SHORVON, L. M.: Gicht bei Leukämie. Lancet 1946, 378. — SIRTORI, C., e G. FIORANI-GALLOTTA: Studio dei caratteri morfologici delle' cellule leucemiche su striscio (con riferimento alle ,,Razioni leucemoidi"). [Studium der Morphologie der leukämischen Zellen im Ausstrichpräparat (mit Bezug auf die leukamoiden Reaktionen).] Arch. Ist. biochim. ital. 15, 104 (1942). — SKOUBY, A. P.: Neurologische Komplikationen bei Leukämie. Ugeskr. Laeg. (dän.) 1942, 1364. — STEINBRINCK: Fol. haemat. (Lpz.) 59, 351 (1938). — STEPHENS, D. J.: Akute eosinophile Leukämie. Amer. J. med. Sci. 189, 387 (1935). — STERNBERG, C.: (1) Wien. klin. Wschr. 1920 I, 553. — (2) In HENKE-LUBARSCHS Handbuch der speziellen pathologischen Anatomie und Histologie. Berlin: Springer 1926. — STODTMEISTER, R., u. P. BÜCHMANN: Serumeisen bei chronischen Leukämien. Klin. Wschr. 1939 II, 1365. — STORTI, E.: Über einen Fall von lymphatischer Leukämie mit ausschließlicher Lokalisation im Knochenmark und über die Bedeutung der Sternalpunktion für die Diagnose dieser Krankheitsform. Dtsch. Arch. klin. Med. 180, 612 (1937). — STRANSKY, E., and F. N. QUINTOS: Erythroblastic leukemia. (Leukämie mit Erythroblasten.) Amer. J. Dis. Childr. 62, 577 (1941).

THIERSCH, H. B.: Austral. J. exper. Biol. a. med. Sci. 25, 73 (1947). — THOMSEN, ST., u. P. PLUM: Eosinophile Leukämie. Acta med. Scand. (Stockh.) 101, 116 (1939). — TOUW, J. F. u. C. A. GRAAFLAND: A case of aleukemic lymphatic leukemia with spezific localisations and symptomatic pernicious anemia. Acta med. scand. (Stockh.) 102, 124 (1939). — TROEMNER u. WOHLWILL: Neurologische Befunde bei Leukämie. Z. Nervenheilk. 100, 233 (1927). — TSCHOPP, W.: (1) Schweiz. med. Wschr. 1939 I, 146. — (2) Fol. haemat. (Lpz.) 61, 319 (1939).

VAUCHER, C.: Leukämische Infiltrate in der Intima der Aorta. Schweiz. Z. Path. usw. 10, 193 (1947). — VIRCHOW, R.: Siehe Allgemeines (Historisches und Statistisches).

WALDENSTRÖM, J.: Zwei interessante Syndrome mit Hyperglobulinämie (Purpura hyperglobulinaemica und Makroglobulinämie.) Schweiz. med. Wschr. 1948, 927. — WEINER u. KAZNELSON: Fol. haemat. (Lpz.) 32, 233 (1926). — WHITE and DOUGHERTY: (1) Proc. Soc. exper. Biol. a. Med. 53, 13 (1943). — (2) Endocrinology 35, 1 (1944). — WINIWARTER: (1) Priapismusoperation. Le Scalpel, 20. Febr. 1910. — (2) Fol. haemat. (Lpz.) 11, 2 (1911). — WINTROBE, M. M.: Clinical hematology. Philadelphia 1947. — WINTROBE, M. M., and L. L. HASENBUSH: Chronic leukemia. Arch. int. Med. 64, 701 (1939). — WINTROBE, M. M., and D. M. MITCHELL: A typical manifestations of leukemia. Quart. J. Med. 9, 67 (1940). — WITTER, H.: Dtsch. med. Rsch. 1949, 242. — WUHRMANN, F.: Zentral bedingte Hyper- und Dysproteinämie als Fehldiagnose — ihre Richtigstellung als Lymphosarkom und Auswertung. Schweiz. med. Wschr. 1944, 771. — WUHRMANN, F., u. CH. WUNDERLY: Die Bluteiweißkörper des Menschen. Basel: Benno Schwabe 1947.

Therapie der chronischen Leukämien.

ASTALDI, V. G., C. MAURI e A. ALLEGRI: Veleni della mitosi. Farmaco **2**, 5 (1947).
BAUER, R.: Über Homogenbestrahlungen der Milz bei chronischer Myelose. Röntgenprax. **13**, 331 (1941). — BAUER, R., u. A. VOGT: Ergebnisse und Probleme der Leukämiebehandlung mit Röntgenstrahlen, bearbeitet an einem Krankengut von 40 Jahren. Erg. inn. Med. **61**, 586 (1942). — BEDINGER, P. L., H. G. PONCHER and L. R. LIMARZI: J. Labor. a. clin. Med. **1947**, 1394. — BEGEMANN, H., u. W. HEMMERLE: Die Mitosetätigkeit des menschlichen Knochenmarks und ihre Beeinflussung durch cytostatische Substanzen. Klin. Wschr. **1949**, 521. — BOCK, H. E.: Zur funktionellen Pathologie der Milz. Vortr. gehalten auf der 3. Tagg der Ges. Dtsch. Hämatologen, Pyrmont 1949. — BOCK, H. E., u. R. GROSS: (1) Über die Urethanbehandlung bei Blutkrankheiten besonders bei Leukosen. Ärztl. Forschg **1947**, 369. — (2) Dtsch. med. Wschr. **1949**, 953, 995. — BOIKAN, W. S.: Leukemic changes of the gastro-intestinal tract. Arch. int. Med. **47**, 42 (1931). — BREDNOW, W.: Zur Urethanbehandlung der Leukämie. Z. inn. Med. **1949**, 65. — BRUGSCH, J.: Z. inn. Med. **1947**, 257.
COOKE, J. V.: Proteolytic leucocytic enzyme in leukemia. Arch. int. Med. **49**, 836 (1932). — CRESKOFF, A. J., and TH. FITZ-HUGH jr.: Urethane therapy in leukemia. Rev. Gastroenterol. **16**, 243 (1949). — CULLUMBINE, H.: An assement of the value of suggested therapy for leucopenie. (Eine Bewertung vorgeschlagener Therapien für Leukämie.) Brit. J. Pharmacol. **2**, 169 (1947). — CURSCHMANN, H.: Therapie der Leukämien. 21. Sitzgsber. Nordwestdtsch. Ges. inn. Med., Juni 1935, S. 40.
DELHOUGNE: Bruns Beitr. **104** (1917). — DOUGHERTY, P. T., J. H. CHASE and A. WHITE: Zit. nach J. Amer. med. Assoc. **128**, 1232 (1945).
ECK, W. F. VAN, u. S. J. DE VRIES: Urethanbehandeling van leucaemieën. (Die Urethanbehandlung der Leukämien.) Nederl. Tijdschr. Geneesk. **32**, Nr 2387 (1948). — ENGELMANN: Fortschr. Röntgenstr. **52**, 73 (1935).
FEISSLY, R.: Sur le traitement des leucémies chroniques par phosphor radioactiv. (Über die Behandlung chronischer Leukämien mit radioaktivem Phosphor.) Schweiz. med. Wschr. **1946**, 8. — FRITZE, E.: Der Purinstoffwechsel bei Leukämien unter Urethanbehandlung. Klin. Wschr. **1949**, 366.
GÄNSSLEN, M.: Fortschritte in der Behandlung von Leukämien und Granulomen. Vortr. auf der 3. Tagg der Ges. Dtsch. Hämatol., Pyrmont 1949. — GOODMAN, L., M. WINTROBE, W. DAMESHEK, M. GOODMAN, A. GILMAN u. M. McLENNAN: J. Amer. med. Assoc. **132**, 126 (1942).
HADDOW, A., and W. A. SEXTON: Influence of carbanic esters (urethanes) on experimental animal tumors. (Der Einfluß der Carbaminsäureester [Urethane] auf experimentelle Tiertumoren.) Nature (Lond.) **157**, 500 (1946). — HANSEN, P. B.: Nord. Med. (Stockh.) **1948**, 930. — HAUSMANN, K.: (1) Zur Urethantherapie myeloischer Leukämien. Dtsch. med. Rdsch. **1947**, 177. — (2) Über Urethanbehandlung der myeloischen Leukämie. Ärztl. Ver. Hamburg. Sitzg vom 22. April 1947. Klin. Wschr. **1947**, 640. — HEILMEYER, L.: (1) Über die Urethanbehandlung der Leukämien. Schweiz. Hämatol. Ges. 17. Nov. 1946. Ref. Med. Klin. **1946**, 120. — (2) Med. Klin. **1947**, 182. — (3) Therapie mit cytostatischen Stoffen. Klin. Wschr. **1948**, 97. — HEILMEYER, L., R. MERK u. J. PIRWITZ: Klinik und Pharmakologie des Urethans. Stuttgart: Wissenschaftliche Verlagsgesellschaft 1948. — HIRSCHBOECK, J. S., M. C. F. LINDERT, J. CHASE and T. L. CALVY: Effects of urethane in the treatment of leukemia and metastatic malignant tumors. J. Amer. med. Assoc. **136**, 91 (1948). — HIRSCHER, H.: Zum Wirkungsmechanismus des Urethans. Z. inn. Med. **1949**, 735. — HITCH, J. M., and D. C. SMITH: Lymphatic leukemia. Arch. of Dermat. **36**, 1 (1937). — HOLFELDER, H. u. a.: Die Röntgentiefentherapie. Leipzig: Georg Thieme 1938. — HÜTTIG: (1) Z. Bot. **26**, 1 (1933). — (2) Züchter **5**, 243 (1933).
JAGIČ, N. v., u. R. KLIMA: Blutkrankheiten. Wien 1934. — JUSTIN-BESANÇON, L., S. LAMOTTE-BAVILLON et CL. POLONOVSKI: (1) Essais de nouveaux analogues de l'ypérite (moutardes à l'azeto) et leur antidotes. Bull. Soc. méd. Hôp. Paris **1948**, 582. — (2) Tolérance clinique des analogues de l'ypérite (moutardes à l'azeto). Bull. Soc. méd. Hôp. Paris **1948**, 569. (3) Indications cliniques du traitement par les analogues de l'ypérite. Resultats qu'on peut en attendre. (Étude basée sur 40 observations.) Bull. Soc. méd. Hôp. Paris **1948**, 576.
KARNOFSKY, D. A., J. H. BURCHENAL, R. A. ORMSBEE, J. CORNMAN and C. P. RHOADS: Experimental observations on the use of the nitrogen mustards in the treatment of neoplastic disease. In Approaches to tumor chemotherapy, S. 293. Washington 1947. — KARTAGENER, M.: Urethan bei Leukämien. Schweiz. med. Wschr. **1946**, 821. — KELEMEN, E., A. BENKÖ u. M. TENYI: p-Aminobenzosäure-Urethan-Interferenz bei menschlichen Leukämien. Experientia **5**, 77 (1949). — KLIMA, R., u. G. WENGRAF: Schädigungen des Zentralnervensystems durch Urethan. Wien. med. Wschr. **1949**, 2, 109. — KNORR, G.: Über Milzfibrose bei Urethanbehandlung der leukämischen Lymphadenose. Ärztl. Wschr. **1949**, 491. — KÖHLMEIER, W.: Zur Kenntnis der Knochenveränderungen bei der Leukämie des Kindes. Frankf. Z. Path. **57**, 29 (1942). — KUNSTMANN: Zellpreßsaftbehandlung. Hippokrates **1937**, 296.

Lambin, P., et R. Masure: Le traitement des leucémies par urethane. (Die Behandlung der Leukämie mit Urethan.) Schweiz. med. Wschr. 1948, 929. — Landolt, R. F.: (1) Dtsch. Arch. klin. Med. 191, 378 (1944). — (2) Helvet. paediatr. Acta 3, 232 (1948). — Lawrence, J. H.: Isotope. J. Amer. med. Assoc. 1947, 219. — Lawrence, J. H., R. L. Dobson, B. V. A. Low-Beer and B. R. Brown: J. Amer. med. Assoc. 136, 627 (1948). — Lawrence, J. H., B. V. A. Low-Beer and J. W. J. Carpender: Chronic lymphatic leukemia. J. Amer. med. Assoc. 140, 585 (1949). — Lefèvre, J.: Hemmende Wirkung des Urethans auf keimende Pflanzen. C. r. Acad. Sci. Paris 208, 301 (1939). — Lemaire, A., J. Loeper, Housset et Koupernick: Zwei Fälle von Leukämie, die mit synthetischen menstruationsfördernden Mitteln behandelt wurden. Journée thérapeuthique de Paris. 15. Okt. 1947. Presse méd. 1947, 806. — Lennert, K.: Über Morphologie und Mechanismus der Urethanwirkung. Klin. Wschr. 1948, 735. — Letterer, E.: Pathologisch-anatomische Beobachtungen an urethanbehandelten Erkrankungen. Klin. Wschr. 1948, 385. — Limarzi, L. R., R. J. Kalasavage and C. L. Pirani: Die Wirkung von Thiouracil bei Leukämien. Blood 1, 426 (1946). — Lindner, H.: Dtsch. Arch. klin. Med. 85, 211 (1906). — Linke, A., u. K. Mechelke: Zur Therapie der Leukämie und maligner Lymphknotentumoren mit Äthylurethan. Med. Klin. 1948, 570. — Loeper, M., et Ch. Bach: Action de la radiothérapie sur le chimisme du sang dans la leucémie myéloide. (Wirkung der Röntgentherapie auf den Blutchemismus bei der myeloischen Leukämie.) Paris méd. 1942 I, 93. — Loeper, M., Le Sourd u. Sterboul: Behandlung einer strahlenresistenten myeloischen Leukämie mit großen Dosen von Diäthyl-Stilböstrol (40 mg täglich). Bull Acad. nat. Méd. 131, 86 (1947). — Loeper, M., et P. Mozziconacci: Hyperprotidémie par rayons X dans la leucémie myéloide. (Vermehrung des Serumeiweißes durch Röntgenbestrahlung bei myeloischer Leukämie.) Bull. Soc. méd. Hôp. Paris, III. s. 57, 828 (1941). — Low-Beer, B. V. A., J. H. Lawrence and R. S. Stone: The therapeutic use of artificially produced radioactive substances. Radiology 39, 573 (1942).

Marquardt, H.: Untersuchungen über den Formwechsel der Chromosomen im generativen Kern des Pollenschlauchs von Allium und Silium. Planta (Berl.) 31, 670 (1941). — Masshoff, W., W. Heinzel, G. D. v. Rom u. M. Siess: Klin. Wschr. 1948, 397. — May, H. B., and J. Vallance-Owen: p-Aminobenzoesäure bei Leukämie. Lancet 1948 II, 607. — Miller, F. R., P. A. Herbut and H. W. Jones: The treatment of lymphoblastic leukemia with crude myelokentric acid. (Die Behandlung der lymphoblastischen Leukämie mit unverdauter Myelokentricsäure.) Blood 2, 15 (1947). — Moeschlin, S.: (1) Helvet. med. Acta 14, 249 (1947). — (2) Wirkungsmechanismus des Urethans bei Leukämien. Experientia 3, 195 (1947). — (3) Die Therapie der Leukämien mit Röntgenstrahlen, Arsen und Urethan. Helvet. med. Acta 15, 107 (1948). — (4) Zur Therapie der Leukämien. (Gesellschaft der Ärzte in Zürich.) Schweiz. med. Wschr. 1948, 236. — (5) Klinische und experimentelle Untersuchungen zum Wirkungsmechanismus des Urethans. Schweiz. med. Wschr. 1948, 988. — (6) Klinische und experimentelle Untersuchungen über den Wirkungsmechanismus des Urethans. Acta haemat. 1, 225 (1949). — Moeschlin, S., u. J. Meili: Einfluß des Urethans auf das normale Blutbild beim Menschen. Schweiz. med. Wschr. 1947, 1351. — Moeschlin, S., u. A. Naef: Einfluß des Urethans auf das Blutbild der Laboratoriumstiere. Schweiz. med. Wschr. 1948, 458. — Munk, F., u. H. Boyens: Über die Urethanbehandlung der Leukämien. Ther. Gegenw. 1946/47, 137.

Naegeli, O.: Blutkrankheiten und Blutdiagnostik. 5. Aufl. Berlin: Springer 1942.

Oehlkers, F.: (1) Z. Abstammgslehre 81, 313 (1943). — (2) Bad. Zbl. 65, 178 (1946).

Paterson, E., J. A. Thomas, A. Haddow and I. M. Watkinson: Lancet 1946, 677. — Paul, I. T., and L. R. Limarzi: Specific cutaneous lesions in chronic myeloid leukemia. Arch. of Dermat. 45, 897 (1942). — Penew, L., u. K. Aberg: Weitere Erfahrungen über die Behandlung der Leukämie mit Urethan. Pro medico 1948, 121. — Piney, A.: Zur Urethantherapie der chronischen myeloiden Leukämie. Lancet 1947 I, No 6482. — Platt, W. R.: Effect of radioactive phosphorus on normal tissues. (Die Wirkung von radioaktivem Phosphor auf normalem Gewebe.) Arch. of Path. 43, 1 (1947).

Reimer, E.: Wien. klin. Wschr. 1948, 344. — Reinhard, E. H., C. V. Moore, O. S. Bierbaum and S. Moore: Radioactive phosphorus as a therapeutic agent. J. Labor. a. clin. Med. 31, 107 (1946).

Schoen, R.: Urethan im Lichte der Hämatologie. Klin. Wschr. 1947, 488. — Schulten, H., u. H.-E. Levens: Zur Urethantherapie der Leukämien. Ärztl. Wschr. 1948, 673. — Schulze, E.: (1) Urethanbehandlung der chronischen Leukämie. Verh. med. Ges. Göttingen, Sitzgn vom 14. Nov. 1946. Ref. Dtsch. med. Wschr. 1947, 267. — (2) Die Behandlung chronischer Leukämien mit Urethan. Dtsch. med. Wschr. 1947, 159. — Schulze, E., E. Fritze u. H. H. Müller: Die Wirkung des Urethans bei Leukämien. Dtsch. med. Wschr. 1947, 371. — Senn, N.: Case of splenomedullary leukemia successfully treated by the use of röntgen ray. Med. Rec. 64, 281 (1903). — Sgalitzer: Wien. klin. Wschr. 1935 I, 675. — Sherwood, F.: The use of urethane in the treatment of leucemia. Acta haemat. 1, 253 (1948). — Siddon,

W. H., and B. B. WELLS: J. Arkans. med. Soc. **1948**, 203. — SPURR, CH. L., L. O. JACOBSON, T. R. SMITH and E. S. GUZMAN BARRON: The clinical application of methyl-bis (β-chloraethyl) amine hydrochloride to the treatment of lymphoma and allied dysgracis. In Approaches to tumor chemotherapy, S. 306. Washington 1947. — STORTI, E.: Die Urethanbehandlung der Leukämien. Schweiz. Hämatol. Ges. Aarau am 17. Nov. 1947. Ref. Schweiz. med. Wschr. **1947**, 244. — STORTI, E., u. C. MAURI: L'etiluretano nella terapia delle leucemia. (Das Äthylurethan in der Therapie der Leukämien.) Minerva med. **2** (1947). TEMPLEMAN, W. G., and W. A. SEXTON: Nature (Lond.) **156**, 630 (1945). — TESCHENDORF, W.: Ganzbestrahlung. Verh. dtsch. Ges. inn. Med. **47**, 329 (1935). — THIERSCH, J. B.: (1) Histamine and histaminase in chronic myeloid leucemia of man. I. Histamine in the blood of chronic myeloid leucemia. (Histamin und Histaminase bei chronischer myeloischer Leukämie des Menschen. 1. Histamin im Blut bei chronischer myeloischer Leukämie. II. Histamin und Histaminase im Blut bei Fällen myeloischer Leukämie während Röntgentiefenbestrahlung.) Austral. J. exper. Biol. a. med. Sci. **25**, 73 (1947). — (2) Histamine and histaminase in the blood of lymphoid and monocytic leucemia. (Histamin und Histaminase im Blut bei lymphatischen und monocytären Leukämien. Austral. J. exper. Biol. a. med. Sci. **25**, 79 (1947). — TISCHENDORF, W., u. E. FRITZE: Tierexperimentelle Untersuchungen zur Urethanwirkung auf das Blut und die blutbildenden Gewebe. Klin. Wschr. **1948**, 179. — TORRIOLI, M.: Clin. Nuova (Milan.) **1947**, 61.

VOGT, A.: Über die Behandlung der Leukämie mit Röntgenstrahlen. Dtsch. med. Wschr. **1949**, 42. — VOIT, K., u. H. J. HODEIGE: Ärztl. Forschg **1949**, 387.

WARBURG, O.: Hemmung der Zellteilung am Seeigelei durch Urethan. Hoppe-Seylers Z. **66**, 305 (1910). — WARREN, S.: (1) The distribution of doses of radioactive phosphorus in leucemic patients. Canc. Res. **3**, 334 (1943). — (2) The therapeutic use of radioactive phosphorus. Amer. J. med. Sci. **209**, 701 (1945). — WEBSTER, J. J.: J. Amer. med. Assoc. **135**, 901 (1947). — WILKINSON, J. F.: Zur Leukämiebehandlung mit Urethan. Practioner 1947. — WILKINSON, J. F., and FR. FLETSCHER: Chloraethylamine hydrochlorides in leucemia, Hodgkin's disease and polycythemia vera. (Wirkung von β-Chloräthylaminhydrochlorid bei Leukämie, HODGKINscher Krankheit und Polycythämie. Lancet **1947**, No 6476, 540. — WINTROBE, M. M.: Clinical haematology. Philadelphia 1947. — WUHRMANN, F., u. CH. WUNDERLY: Die Bluteiweißkörper ds Menschen. Basel: Benno Schwabe & Co. 1947.

ZARAFONETIS, C. J. D., G. A. ANDREWS, M. C. MEYERS and F. H. BETHELL: Paraaminobenzoesäure bei Leukämie. Blood **3**, 780 (1948).

Unreifzellige Leukosen und tumorbildende Leukämieformen.

ADAMS, W. S., E. L. ALLING and J. S. LAWRENCE: Multiple Myelome. (Multiple myeloma.) Amer. J. Med. **6**, 141 (1949). — APITZ, K.: (1) Die neoplastische Natur der menschlichen Leukämien. Med. Welt **1940 I**, 85. — (2) Allgemeine Pathologie der menschlichen Leukämien (Lit.). Erg. Path. **35**, 1 (1940). — ARNETH, J.: (1) Die speziellen Blutkrankheiten im Lichte der qualitativen Blutleere, Bd. II. Münster 1930. — (2) Auerstäbchen bei akuter Leukämie. Fol. haemat. (Lpz.) **62**, 145 (1939). — ASTALDI, G., et M. RAVETTA: Studio anatomo-funzionale del midollo osseo nella leucemia acuta. (Physiologisch-anatomische Untersuchungen des Knochenmarks bei den akuten Leukämien.) Haematologica (Pavia) **24**, 657 (1942). — AUBERTIN: Semaine méd. **1905 I**, 277.

BEEK, C. H., and H. J. G. WYERS: Über einen Fall von primärer myeloider Hautleukämie. Arch. of Dermat. **183**, 456 (1943). — BEGEMANN, H., u. W. HEMMERLE: Die Mitosetätigkeit des menschlichen Knochenmarks und ihre Beeinflussung durch cytostatische Substanzen. Klin. Wschr. **1949**, 521. — BERBLINGER: Frankf. Z. Path. **6**, 112 (1911). — BERNARD, J., et M. BESSIS: Betrachtung über die Behandlung akuter Leukämien durch Entblutungstransfusion. Sang **19**, 45 (1948). — BESSIS, M.: Die Exsanguintransfusion bei akuter Leukämie. Académie nationale de médecine 4. Nov. 1947. Presse méd. **1947**, 783. — BESSIS, M., et J. BERNARD: Remarquable résultats du traitement par l'exsanguino-transfusion d'un cas de leucémie aiguë. (Bemerkenswerte Resultate bei einem Fall von akuter Leukämie mit der Behandlung durch Totalbluttransfusion. Bull. Soc. méd. Hôp. Paris **63**, 871 (1947). — BESSIS, M., et J. BERNARD: Blutersatz bei Erwachsenen. Sang 1948, 1. — BICHEL, J.: (1) Acta med. scand. (Stockh.) **104**, 578 (1940). — (2) Fol. haemat. (Lpz.) **66**, 153 (1942). — (3) Mediastinal tumors in leucosis. (Mediastinaltumor bei Leukosen). Acta radiol. (Stockh.) **28**, 81 (1947). — (4) Arteralgic leucemia in children. Acta haemat. **1**, 153 (1948). — BIRGE, R. F., A. L. JENKS jr., S. K. DAVIS and DES MOINES: Spontane Remission bei akuter Leukämie. J. Amer. med. Assoc. **140**, 7, 589 (1949). — BORCHARDT, L.: Med. Klin. **1930 I**, 341. — BRANDBURG, O.: Zur Kenntnis der Skelettveränderungen bei kindlicher akuter Leukose. Acta paediatr. (Stockh.) **30**, 205 (1942). — BRANNAN: Chloroma. Bull. Hopkins Hosp. **38**, 189 (1920). — BÜNGELER, W.: Klin. Wschr. **1932 II**, 1982.

CAREDDU, G.: Il cloroma nell'eta infantile. Arch. ital. Pediatr. **9**, 259 (1942). — CARERE-COMES, ORATIO: Terapia delle malattí del sangue e degli organi ematopoietici. Terapia med. **2**, 545 (1944). — COOKE: (1) Amer. J. Dis. Childr. **44**, 1153 (1932). — (2) J. of Pediatr. **13**, 651 (1938).

DAMESHEK, W.: Blood **4**, 168 (1949). — DAMESHEK, W., L. WEISFUSE and T. STEIN: Stickstofftestbehandlung der Lymphogranulomatose, Analyse von 50 fortlaufenden Fällen. Blood **4**, 338 (1949). — DELL, J. M.: An unusual roentgen shadow in chloroma. (Eine ungewöhnliche Verschattung im Röntgenbild beim Chlorom.) Radiology **48**, 61 (1947). — DEREYMAEKEN, A.: Complications médullaires au cours d'une leucémie myeloide aiguë. (Medulläre Komplikationen im Verlauf einer akuten myeloischen Leukämie.) J. belge neur. **40**, 509 (1940). — DI GUGLIELMO, G.: (1) 1. Mitt. 29. Congr. Med. int. Roma 24.—27. Okt. 1923. — (2) Haematologica (Pavia) **9**, 301 (1928). — (3) In FERRATAS „La emopatie", 2. Aufl., Bd. II, S. 1062. — (4) Haematologica (Pavia) **17**, 6 (1936). — (5) Rev. belge Sci. méd. **10**, 200 (1938). — DOAN, CH. A., B. K. WISEMAN, C.-S. WRIGHT, J. H. GEYER, W. MYERS and J. W. MYERS: Radioactive Phosphorus P32: a six year clinical evaluation of internal radiation therapy. J. Labor. a. clin. Med. **32**, 943 (1947). — DUBOIS-FERRIERE: Le pneumon leucémique. (Die leukämische Lunge.) Schweiz. med. Wschr. **1945**, 11.

ECKEL, P.: Med. Klin. **1929** I, 223. — EICHHORST, H.: Dtsch. Arch. klin. Med. **61**, 519 (1898).

FARBER, S.: Some observations on the effect of folic acid antagonists on acute leukemia and other forms of incurable cancer. Blood **4**, 160 (1949). — FARBER, S., L. K. DIAMOND, R. D. MERCER, R. F. SYLVESTER and J. A. WOLFF: Temporary remissions in acute leukemia in children produced by folic, acid antagonist + — + aminopterolyse — glutamic acid (aminopterin). New England J. Med. **238**, 787 (1948). — FAUVERT, MALLARMÉ et PETIT: Entblutungstransfusion. Presse méd. **1948**, 302, 414. — FERRATA, A.: La emopatie. Mailand 1935. — FIESCHI, A., e G. ASTALDI: La cultura in vitro del midollo osseo. Pavia 1946. — FLEISCHHACKER, H., u. H. SEYFRIED: Wien. Arch. inn. Med. **30**, 177 (1937). — FORCONI e CARERE-COMES: Tumorbildende Leukämien. Haematologica (Pavia) **22**, 187 (1940). — FORKNER: Leukemia and allied disorders. New York: Macmillan 1938. — FRAENKEL: Dtsch. med. Wschr. **1895** I, 639, 712. — FRUGONI, C.: Berl. klin. Wschr. **1908** I, 1081.

GAULD, W. R.: Acute lymphatic leukemia presenting with skin lesions and mastoriditis. Brit. med. J. **115**, 150 (1948). — GESSLER, C.: Leukämie im Kindesalter. Acta clin. Belg. **1947**, 1, 2. — GHERLINZONI, G., u. L. ROSA: Beitrag zur Erforschung der leukämischen Knochenerkrankungen. Clinica **10**, 32 (1946). — GLOOR, W.: Geheilte Myeloblastenleukämie. Münch. med. Wschr. **1930** I, 1096. — GOLDECK, H.: Urethanwirkung bei Paramyeloblastosen (akuten Myeloblastenleukämien) und Retotheliose. Ärztl. Wschr. **1948**, 490. — GORDIN, R.: Acta psychiatr. (Københ.) **11**, 227 (1936). — GOSAU: Fol. haemat. (Lpz.) **52**, 271 (1934). — GOTTSEGEN, G. ,u. B. RONA: Behandlung der akuten Leukämie mit Entblutungstransfusion. Schweiz. med. Wschr. **1949**, 193. — GRUNER, W.: Leukämische Myelose unter dem Erscheinungsbild eines Vulvacarcinoms. Zbl. Gynäk. **1943**, 42.

HAUSWIRTH, L., G. ROSENOW u. W. LANSMAN: Lymphosarcoma terminating in lymphatic leukemia (lymphosarcoma cell leukemia). Acta haemat. **1**, 45 (1948). — HEILMEYER, L.: Über die idiopathische aplastische Anämie und ihre Beziehungen zu Hämoblastosen. Klin. Wschr. **1948**, 486. — HEMMERLING, H., u. H. SCHLEUSING: Dtsch. Arch. klin. Med. **157**, 309 (1927). — HITTMAIR, A.: (1) Hämocytoblastenleukämie. Fol. haemat. (Lpz.) **37**, 356 (1928). — (2) Retikuloendotheliale Beteiligung bei Myelosen. Fol. haemat. (Lpz.) **39**, 248 (1929). — (3) Akute Myelose mit monocytoiden Zellformen. (Fol. haemat. (Lpz.) **42**, 271 (1930). — (4) Fol. haemat. (Lpz.) **44**, 20 (1931). — HOOFT, C., u. H. CAMPERNOLLE: Lymphosarkomzellen-Leukämie. Mschr. Kindergeneesk. **11**, 191 (1942). — HOUSTEK und BRACHFELDOVA: Angeborene Leukämie. Ann. Paediatr. **1949**, 2, 172. — HOYER, K.: Akute lymphatische Leukose mit Hirnsymptomen und Thymushypertrophie. Nord. med. **1942**, (Stockh.) 2396.

JENSEN, O.: Akute Leukämie und Miliartuberkulose. Nord. med. (Stockh.) **1941**, 3595. — JONES: Lancet **1940** I, 174.

KANDEL: Chlorom. Arch. int. Med. **59**, 691 (1937). — KIENLE, F.: Akute Hämocytoblastenleukämien mit totaler Remission und die diagnostische Bedeutung der Sternalpunktion. Dtsch. Arch. klin. Med. **189**, 233 (1942). — KINKEL, H.: Ärztl. Forschg **1950**, 51. — KNEEDLER: Colchicine in acute myelogenous leucemia. J. Amer. med. Assoc. **129**, 272 (1945). — KRUMMEL, E., u. R. STODTMEISTER: (1) Dtsch. Arch. klin. Med. **179**, 268 (1937). — (2) Dtsch. Arch. klin. Med. **179**, 273 (1937). — KUBICZEK, M.: Behandlung der akuten Leukämie mit Exsanguinotransfusion und ihre Pathogenese. Przegl. lek. Krakow **1949**, 11.

LACHNIT, K.: Über Myeloblastosen. Wien. klin. Wschr. **1939** II, 747. — LAMBIN, P.: Bull. Acad. Méd. Belg. Brux. **1937**, 224. — LANDOLT, R. F.: (1) Knochenveränderungen bei kindlicher Leukämie. Helvet. paediatr. Acta **1**, 461 (1946). — (2) Zur Behandlung der akuten Leukämien im Kindesalter mit Urethan. Helvet. paediatr. Acta **3**, 232 (1948). — LECÈNE: Operativ geheiltes Chlorom. Bull. Soc. nat. Chir. Paris **53**, 1328 (1927). — LEHNDORFF, H.:

(1) Chlorom. Erg. inn. Med. **6**, 221 (1910). — (2) KRAUS-BRUGSCHS spezielle Pathologie und Therapie, Bd. VIII, S. 573. 1920. — LENHARTZ, H.: Beitr. Klin. Tbk. **66**, 244 (1927). — LEYA, A.: La leucémie myeloblastique stade terminal de la panmyelophthise. (Die Myeloblastenleukämie, Endstadium einer Panmyelophthise.) Helvet. med. Acta **14**, 174 (1947).

MARIE, J., G. SÉE et PH. SERINGE: Lymphosarkome du menton. Leucose aiguë terminale deux ans après le début. (Lymphosarkom am Kinn. Akute tödliche Leukämie 2 Jahre nach Krankheitsbeginn.) Bull. Soc. méd. Hôp. Paris **63**, 6 (1947). — MARMONT, A.: La Penicillina e l'exanguino-transfusione nella terapia delle leucemie acut. Academica med. **3**, Nr 12 (1948). — MARSCHAL: Presse méd. **1948**, 274. — MATISSECK: Virchows Arch. **308**, 783 (1942). — MAXIMOW: Bindegewebe und blutbildende Gewebe. In v. MÖLLENDORFFS Handbuch der mikroskopischen Anatomie. Berlin 1928. — MAY, CATTAN, FRUMUSAN et BILSKY-PASQUIER: (1) Presse méd. **1948**, 274. — (2) Rev. Hémat. **3**, 13 (1948). — MEYER, L. M., H. FINK, A. SAWITSKY, M. ROWEN and N. D. RITZ: Aminopterin (a folic acid antagonist) in the treatment of leukemia. Amer. J. clin. Path. **19**, 119 (1949). — MICHELI: Minerva med. **1936 I**, 249. — MINOT, G. R., and R. ISAACS: Lymphatic leukemia. Boston med. J. **191**, 1 (1924). — MIRSAJANZ, F. P.: Z. Oto-Rhino-Laryng. **8**, 79 (1946). Ref. Dtsch. Gesdh.wes. **1948**, 415. — MOESCHLIN, S.: Dtsch. Arch. klin. Med. **191**, 213 (1943). — MOESCHLIN, S., u. K. ROHR: Klinische und morphologische Gesichtspunkte zur Auffassung der Myelose als Neoplasma. Erg. inn. Med. **57**, 723 (1940) (Literaturübersicht).

NAEGELI, O.: Blutkrankheiten und Blutdiagnostik, 5. Aufl. Berlin: Springer 1931. — NORDENSON: Sang **12**, 605 (1938).

PALMÉN: Acta paediatr. (Stockh.) **30**, 324 (1943). — PAPPENHEIM: Morphologische Hämatologie. Leipzig 1920. — PIECHL: Fol. haemat. (Lpz.) **67**, 128 (1943). — PINEY, A.: Entblutungstransfusion bei akuten Leukämien. Lancet **1948**, 379. — PONS: Rev. méd. Barcelona **22**, 83 (1934).

QUATTRIN, N.: Etudes sur les leucémies humains: La myéolse hemocytoblastique pure chronique. (Studien zur menschlichen Leukämie: Die chronische reine Hämocytoblastenleukämie.) Acta med. scand. (Stockh.) **128**, 357 (1947).

RAVESTEYN, A. H. VAN: Chronische Benzolvergiftung und Leukämie. Nederl. Tijdschr. Geneesk. **1941**, 4038. — RIETTI, F.: Übersichtsreferat über akute Leukämien. Erg. inn. Med. **54**, 397 (1938). (Vollst. Literaturverz.) — ROEMHELD: Dtsch. Arch. klin. Med. **182**, 75 (1938). — ROHR, K.: (1) Das menschliche Knochenmark. Leipzig: Georg Thieme 1940, 2. Aufl. Stuttgart: Georg Thieme 1949. — (2) Akute Leukose, Agranulocytose und ihre Wechselbeziehungen. Schweiz. med. Wschr. **1947**, 215. — ROSENBLATT, W.: Leukämie und Tbc. Dtsch. med. Rdsch. **1947**, 1.

SABRAZÈS et SARIE: Angines lymphomonocytaires, Agranulocytoses, leucémies leucopéniques. Paris: Masson & Co. 1935. — SALTYKOW: Verh. dtsch. path. Ges. **13**, 241 (1909). — SANDKÜHLER, ST.: Einförmige Leukose und Chloromkrankheit. Dtsch. med. Wschr. **1948**, 204. — SAPINSKI, H.: Ungewöhnlicher Verlauf einer akuten lymphatischen Leukämie. Wien. Arch. inn. Med. **36**, 3 (1942). — SAUER: Virchows Arch. **215**, 341 (1914). — SCHAEFER, R.: Dtsch. Arch. klin. Med. **151**, 191 (1926). — SCHILLING, V.: Das Blutbild und seine klinische Verwendung. 9. u. 10. Aufl. Jena: Gustav Fischer 1933. — SCHMIDT, M. B.: Die Verbreitungswege der Carcinome und die Beziehung generalisierter Sarkome zu den leukocytären Neubildungen. Jena: Gustav Fischer 1903. — SCOTT: Proc. roy. Soc. Med. **32**, 1429 (1939). — SIEGMUND, H.: Beitr. path. Anat. **103**, 431 (1939). — STEINHAUS: Soc. anat. Path. Bruxelles 1912. Zit. nach K. KEILHACK u. K. LINCK. Dtsch. Arch. klin. Med. **188**, 88 (1941). — STERNBERG, C.: (1) Wien. klin. Wschr. **1908 I**, 475. — (2) Wien. klin. Wschr. **1911 II**, 1623. — STODTMEISTER, R., u. P. BÜCHMANN: (1) Aplastische Anämie und akute Leukämie. Klin. Wschr. **1941**, 329. — (2) Die funktionell-pathologischen Beziehungen zwischen aplastischer Anämie und akuten Leukämien. Erg. inn. Med. **60**, 367 (1941). — STÜHMER: Zwei Fälle von Leukolymphosarkomatose der Haut. Aus dem Demonstrationsabend der Med. Klinik Freiburg am 3. Juli 1946. Ref. Med. Klin. **1946**, 487. — STURSBERG, H.: Dtsch. Arch. klin. Med. **114**, 292 (1914).

THADDEA, S., u. D. BAKALOS: Dtsch. med. Wschr. **1939 I**, 668. — THOMAS: C. r. Soc. Biol. Paris 1934. — TISCHENDORF, W.: Zur extramedullaren Entwicklung und leukämischen Ausbreitung des Plasmocytoms. Dtsch. med. Wschr. **1947**, 693. — TRAVERSO, R.: Penicillina e lesioni ulcero-necrotiche nelle leucemia acuta. Penicillin and ulceronecrotic lesions in acute leucemia. Haematologica (Pavia) **32**, 93 (1948).

VEIL, W. H.: Der Rheumatismus und die streptomykotische Symbiose. Stuttgart: Ferdinand Enke 1939. — VOIT, K., u. G. LANDES: Klin. Wschr. **1938 I**, 885. — VOTH, G.: Fol. haemat. (Lpz.) **62**, 184 (1939).

WALDENSTRÖM, J.: Zwei interessante Syndrome mit Hyperglobulinämie. (Purpura hyperglobulinaemica und Makroglobulinämie.) Schweiz. med. Wschr. **1948**, 927. — WASHBURN: Geheiltes lokalisiertes Chlorom. Amer. J. Dis. Childr. **39**, 330 (1930). —

Weil, H.: Myeloblastenleukämie mit Querschnittsmyelitis. Klin. Wschr. **1939** I, 547. — Wolff: Agranulocytose und Myeloblastenleukämie bei 2 Geschwistern. Fol. haemat. (Lpz.) **44**, 38 (1931). — Zeldenrust, J., W. Veer u. J. Nota: Ein Fall myeloider Chloraleukämie. Nederl. Tijdschr. Geneesk. **1943**, 19. — Ziegler, E.: Experimentelle und klinische Untersuchungen über die Histogenese der myeloischen Leukämie. Jena 1906.

C. Die Pathologie des reticuloendothelialen Systems.

I. Symptomatische reaktive Erscheinungen am Reticulumzellsystem.

II. Lymphogranulomatose.

Albahary, C.: La ponction ganglionnaire dans la maladies de Hodgkin. Essai d'interprétation physiopathologique. (Die Lymphknotenpunktion bei der Hodgkinschen Krankheit. Versuch einer physio-pathologischen Deutung.) Presse méd. **1942** II, 515. — Alder, A.: Erfahrungen bei der Behandlung von Lymphogranulom und Leukämie mit Senfgasverbindungen. Schweiz. med. Wschr. **1948**, 729. — Aleksandrowicz, J., J. Blicharski, A. Kostkowski u. Z. Hanicki: Przegl. Lek. (Kraków) **1948**, 32. — Andersen, S. Ry., E. Christensen u. H. Kjems: Nord. med. (Stockh.) **1949**, 463. — Apthomas, M. J., and N. Cullumbine: 21 Fälle Hodgkinscher Krankheit behandelt mit Senfgas. Lancet **1947** I, 899. — Ariel, J. M., and L. Kauter: Amer. J. Surg. **77**, 509 (1949). — Arkin, J.: Amer. J. med. Sci. **171**, 669 (1926). — Arndt, A.: Diss. Med. Jena **1940**. — Arzt: (1) Acta dermato-vener. (Stockh.) **1**, 365 (1920). — (2) Acta dermato-vener. (Stockh.) **6**, 16 (1925). — (3) Dermat. Wschr. **1930** II, 1145.

Babaiantz: La granulomatose maligne. Génève 1928. — Barasciutti: Diagn. e Tecn. Labor. **8**, 481 (1937). — Barbieri, D.: Gordontest. Klin. Wschr. **1939** II, 1394. — Barron, E. S. G., G. R. Bartlett, Z. B. Miller J. Meyer, and J. E. Seegmiller: The effect of nitrogen konstant on enzymes and tissus metabolisme. J. of exper. Med. **87**, 489, 503 (1948). — Benda: Verh. dtsch. path. Ges. **7**, 131 (1904). — Bénési: Zbl. Hals- usw. Heilk. **14**, 462 (1930). — Beresford, O. D., and N. G. B. Mcletchic. Brit. med. J. **1948**, No 567, 136. — Bickel, G., u. E. Rutishauger: Das Syndrom der Sprue. Helvet. med. Acta **9**, 697 (1942). —Bieling, R.: Erzeugung der Antikörper. Handbuch der pathogenen Mikroorgane, herausgeg. von W. Kolbe, R. Kraus, P. Uhlenhut. Wien u. Berlin: Urban & Schwarzenberg 1927. — Bingold, K.: (1) Münch. med. Wschr. **1933** II, 1156. — (2) Dtsch. Arch. klin. Med. **182**, 338 (1938). — Bloch: Lymphogranulomatose nach Trauma. Inaug.-Diss. Marburg 1931. — Bock, H. E.: Behandlung auch nichtleukämischer Erkrankungen, insbesondere der Lymphogranulomatose, mit Urethan nebst Bemerkungen über den Mechanismus der Urethanwirkung. Klin. Wschr. **1948**, 390. — Du Bois: Sang **11**, Nr 4 (1937). — Bosztejn, Ch.: Praxis (Schweiz.) **1948**, Nr 22. — Bottaliga: Haematologica (Pavia) **15**, 701 (1934). — Braitenberg: Virchows Arch. **302**, 63 (1938). — Brass, K.: Frankf. Z. Path. **54**, 47 (1939/40). — Brown, R. J. K., and M. J. Meynell: Hemolytic anemia associated with Hodgkins disease. (Hämolytische Anämie vergesellschaftet mit Hodgkinscher Krankheit.) Lancet **1949**, No 6584, 835. — Brun: Arch. mal. Coeur. **22**, 666 (1929). — Brunner: Wien. klin. Wschr. **1925** II, 930. — Buday, K.: Klin. Wschr. **1930** I, 426. — Bukowski, R.: Münch. med. Wschr. **1938** II, 2021. — Burnam: J. Amer. med. Assoc. **87**, 1445 (1926).

Cattaneo, J., e A. Grignani: Clinica **7**, 493 (1941). — Chevallier, P., et Bernard: La maladie de Hodgkin. Paris 1932. — Chiolero: Oesophagus lymphogranulomatose. Ann. d'Anat. path. **12** (1935). — Ciechanowski: Virchows Arch. **303**, 206 (1938). — Comando, H. N.: Arch. Surg. **30** (1935). — Cornell, V. H., and A. S. Blauw: Histopathologische Untersuchungen bei Lymphogranulomfällen nach Senfgasbehandlung. Amer. J. Path. **25**, 233 (1949). — Coronini: Beitr. path. Anat. **80**, 405 (1928). — Cracium, Gaspar e Ursu: Keine Beziehungen der Lymphogranulomatose zur Tuberkulose. Arch. roum. Path. expér. **11**, 143 (1938). — Craver, L. F.: (1) Radiology **31**, 42 (1938). — (2) Recent advances in treatment lymphomas, leukemias and allied disorders. Bull. N. Y. Acad. Med. **24**, 3 (1947). — (3) Lymphomas and leukemia. J. Amer. med. Assoc. **136**, 244 (1948). — Custer, Ph., and W. B. Bernhard: The interrelationship of Hodgkin disease and other lymphatic tumors. Amer. J. med. Sci. **1948**, 921.

Dameshek, W., Weisfuse and Stein. Stickstofflostbehandlung der Hodghinschen Krankheit. Blood **4**, 338 (1949).—Dautwitz: Strahlenther. **25**, 375 (1927).—Desjardins, A.: Salient factors in the treatment of Hodgkins disease and lymphosarkoma with Roentgen-Rays. Amer. J. Roentgenol. **34**, 707 (1945). — Diecker, W.: Zur Strahlentherapie der Lymphogranulomatose. Strahlenther. **76**, 86 (1946). — Doan, Ch. A., B. K. Wiseman, Ch. Wright, J. H. Geyer, W. Myers and J. W. Myers: J. Labor. a. clin. Med. **32**, 943 (1949). — Domagk, G.: RES und Infektion. Virchows Arch. **253**, 594 (1924). — Dudits: (1) Z. Krebsforschg **40**, 229 (1934). — (2) Beitr. path. Anat. **92**, 59 (1934).

Ebhardt, K.: Zur Erkennung, Beurteilung und Behandlung der Lymphogranulomatose. Klinische Übersicht. Med. Klin. **1939** II, 1253. — Ebstein: Lg. = chronisches Rückfallfieber. Berl. klin. Wschr. **1887** II, Nr 31. — Efskind: Acta chir. scand. (Stockh.) **80**, 317 (1938). — Epstein, E.: Histiocytenaktivierung. Virchows Arch. **273**, 89 (1929). — Erichsen, F.: Lymphogranulomatose und Schwangerschaft. Zbl. Gynäk. **42** (1943). — Eugènis: Les manifestations cérébromédullaires de l'adénie eosinophilique prurigène. Lyon 1929. — Ewing: Neoplastic disease, 4. Aufl. Philadelphia 1940.

Farkas, E.: Med. Klin. **1927** II, 1643. — Feer, E.: Zbl. Kinderheilk. **123**, 145 (1929). — Fischer, W.: Inaug.-Diss. Gießen 1943. — Fleischhacker, H., u. Lachnit: Wien. klin. Wschr. **1939** II. — Fontaine, R., L. Frühling et J. Géry: Un nouveau cas de lymphogranulomatose maligne à forme abdominale. Contribution à l'étude des formes localisées de la maladie de Hodgkin. Presse méd. **1941** II, 1144. — Fraenkel u. Much: (1) Münch. med. Wschr. **1901** I, 685. — (2) Z. Hyg. **67**, 159 (1910). — Friedemann and Elkeles: Brit. med. J. **1933** II, 1110. — Froböse: Beitr. path. Anat. **77**, 363 (1927).

Gänsslen, M.: Eine erfolgreiche Behandlung der Lymphogranulomatose. Verh. dtsch. Ges. inn. Med. **55**, 398 (1949). — Gaupp, R. jr.: Z. exper. Med. **105**, 255 (1939). — Gebauer, A.: Dtsch. Arch. klin. Med. **185**, 273, 338 (1939). — Géronne, A.: Ärztl. Sachverst.ztg **33**, 243 (1927). — Gilbert, R.: (1) Bestrahlungstechnik und Erfolge. J. belge Radiol. **22**, 577 (1938). (2) J. belge Radiol. **28**, 327 (1939). — (3) Rev. méd. Suisse rom. **1944**, 602. — Gilbert, Babaiantz u. Kadura: Acta radiol. (Stockh.) **15** (1934). — Gilbert et Sluys: J. Radiol. et Electrol. **17** (1933). — Giordano: Bestrahlungserfolge. Radiol. med. **26**, 429 (1939). — Goerke: Z. Laryng. usw. **18**, 303 (1929). — Goldeck, H.: Ärztl. Forschg **1949**, 390. — Goia, Daniello et Hangalutz: Arch. méd. chir. Appar. respirat. **10** (1935). — Goodman, Dameshek, Wintrobe, Gilman and McLennan: J. Amer. med. Assoc. **132**, 125 (1946). — Gordon: (1) Brit. med. J. **1933** I, 641. — (2) Proc. roy. Soc. Med. **27**, 1035 (1934). — (3) Lancet **1936** I, 65. — Gordon, Gow and Rolleston: Brit. Encyclopaedia of med. Pract., Bd. VI, S. 523. 1937. — Gow: Proc. roy. Soc. Med. **27** (1934). — Graeff, S.: (1) Klin. Wschr. **1935** I, 325. — (2) Dtsch. med. Wschr. **1935** I, 450. — Grand, C. G.: Cytoplasmatic inclusions and the characteristics of Hodgkins diseased lymph nodes in tisse culture. Cancer Res. **9**, 183 (1949). — Groen, J., E. G. Godfried, G. H. L. Kromsigt, J. H. Reisel u. S. Tillema: Behandlung des Lymphogranuloma malignum und verwandter Zustände mit Methyl-bis-Chloräthylamin (Nitrogen-Mustard). Nederl. Tijdschr. Geneesk. **1949**, 32, 2681. — Gros, W., u. E. Zieschank: Über den immunbiologischen Nachweis von pathologischen Eiweißkörpern. Dtsch. med. Wschr. **1949**, 1293. — Gross: Beitr. path. Anat. **39**, 405 (1906). — Gruelund, S.: Acta med. scand. (Stockh.) **129**, 361 (1947). — Gsell: Miliare generalisierte Lymphogranulomatose mit eingelagertem Amyloid. Beitr. path. Anat. **81**, 426 (1928/29). — Guzmann: Unveröffentlicht. Vortrag gehalten bei Soc. internat. Europ. d'hématologie. Paris 1947.

Hagen: Lymphogranulomatose des Nervensystems. Los Angeles neur. Soc. **2**, 20 (1937). — Heilmeyer, J.: Unveröffentlicht. — Heilmeyer, L., W. Keiderling u. G. Stüwe: Kupfer und Eisen als körpereigene Wirkstoffe. Jena: Gustav Fischer 1941. — Heilmeyer, L., u. G. Stüwe: Klin. Wschr. **1938** II, 925. — Heine, Lauer u. Mumme: Beitr. path. Anat. **104**, 57 (1940). — Heissen, F.: Klin. Wschr. **1923** II, 1640. — Hellman, T.: 47. Kongreßverh. dtsch. Ges. inn. Med. Wiesbaden 1935, S. 164. — Henn: Lymphogranulomatose der Lunge. Dtsch. Tbk.bl. **1938**, H. 10. — Henning, N., u. H. Keilhack: Erg. inn. Med. **56**, 372 (1939). — Herscher, H.: Amer. J. Roentgenol **35** (1936). — Herz, A.: (1) Wien. Arch. inn. Med. **24**, 427 (1934). — (2) Klin. Wschr. **1935** I, 300. — Hirschfeld, H.: Lymphogranulom. In Schittenhelms Handbuch der Krankheiten des Blutes und der blutbildenden Organe. Berlin: Springer 1925. — Hodgkin: Med.-chir. Transact. **17**, 68 (1932). — Hövelborn: Arch. f. Dermat. **166**, 136 (1932). — Hoffmann, G. T., and A. Rottino: Phase mikroscopy studies of Hodgkin disease lymph-nodes in relation to histogenesis of the Sternberg-reed cell. Blood **5**, 74 (1950). — Holler: Wien. med. Wschr. **1923** II, 1279. — Hueck, W.: Morphologische Pathologie. Leipzig: Georg Thieme 1940.

Introzzi: (1) Haematologica (Pavia) **13** (1932). — (2) I granulomi. Milano 1933. — (3) Riv. Pat. e clin. Tbc. **2** (1933). — Iversen, K., u. K. Kjerulf-Jensen: Stickstoffsenfgas bei Lymphogranulomatosis maligna, Polycythämie und Myelomatosis. Nord. med. Tskr. (schwed.) **38**, 1248 (1948). —

Jackson, H. jr., and F. Parker jr.: (1) Hodgkins disease. New England J. Med. **230**, 1 (1944); **231**, 35, 639 (1944); **232**, 547 (1945); **233**, 369 (1945). — (2) Hodgkins disease and allied desorders. New York: Oxford University Press 1947. — Jacob, Leblois et Mayer: Bull. Soc. méd. Hôp. Paris **53** (1937). — Janz: Beitr. klin. Chir. **23**, 287 (1899). — Jores, A., u. H. Goldeck: Ther. Gegenw. **1949**, 86. — Josselin de Jong: Frankf. Z. Path. **31**, 54 (1925). — Justin, L., S. Lamotte et Ch. Polonovski: Indications cliniques du traitement par les analogues de l'ypérite. Resultats qu'on peut en attendre (Étude basée sur 40 observations.) Bull. Soc. méd. Hôp. Paris **1948**, 576.

Karnofsky, D. A., J. H. Burchenal, R. A. Ormsbee, J. Cornman and C. P. Rhoads: Experimental observations on the use of the nitrogen mustards in the treatment of neoplastic disease. In Approaches to tumor chemotherapy, S. 293, Washington 1947. — Kasdon, S. Chas: Schwangerschaft und Hodgkinsche Krankheit. Amer. J. Obstetr. **57**, 282 (1949). — Kaufmann, E.: Lehrbuch der speziellen pathologischen Anatomie, 9. u. 10. Aufl., Bd. II, Teil 2. Berlin-Leipzig: De Gruyter & Co. 1931/32. — Kaznelson, P., u. Junghagen: Magenlymphogranulomatose. Wien. Arch. inn. Med. **1923**. — Kern: (1) Arch. f. Dermat. **125**, 561 (1919). — (2) Arch. f. Dermat. **130**, 549 (1921). — Kierland, R. R., C. H. Watkins and C. C. Shullenburg: The use of nitrogen mustard in the treatment of mycosis fungoides. J. Inv. Dermat. **9**, 195 (1947). — Klima, R.: (1) Wien. klin. Wschr. **1929** II, 1626. — (2) Über Blutbefunde bei Lymphogranulomatose. Wien. klin. Wschr. **1931**, 445. — (3) Sitzgsber. 1. internat. Hämatologentagg. Münster-Pyrmont **1937**, S. 92. — Klima, R., u. H. Fleischhacker: Münch. med. Wschr. **1937** I, 661. — Klinge, Fr.: (1) Virchows Arch. **278**, 438 (1930). (2) Virchows Arch. **279**, 1 (1930). — (3) Virchows Arch. **281**, 701 (1931). — (4) Der Rheumatismus. München 1933. — Környey: Klin. Wschr. **1932** II, 1445. — Korányi: Klin. Wschr. **1930** I, 426. — Kottlors, W.: Z. inn. Med. **1947**, 36. — Kreibig: Zbl. Path. **54**, 109 (1932). — Kreitz: Fol. haemat. (Lpz.) **41**, 356 (1930). — Kren: (1) Arch. f. Dermat. **125**, 561 (1919). — (2) Arch. f. Dermat. **130**, 549 (1921). — Kretschmer: Ärztl. Sachverst.ztg. **1934**, 1310. — Kückens: Beitr. path. Anat. **80**, 135 (1928).

Landolt, R. F.: Pankreatitis. Klin. Wschr. **1943** I, 36. — Laubry et Marchal: Presse méd. **40**, 1397 (1932). — Lawonn, H.: Urethanwirkung bei einem Fall von Lymphogranulomatose. Z. inn. Med. **1948**, 25. — Leucutia: Amer. J. med. Sci. **188** (1934). — Liebegott, G.: Z. exper. Med. **105**, 241 (1939). — Lignac: Krkh.forschg **9**, 125 (1931). — Longcope, W. T.: (1) J. Amer. med. Assoc. **117**, 1321 (1941). — (2) Some observations concerning the racial distribution and the arteriae blood pressure in Hodgkins disease. Acta med. scand. (Stockh.) **196**, 659 (1947). — Loseke, L., and L. F. Graver: Die Diagnose der Hodgkinschen Krankheit durch Aspirationsbiopsie. Blood **1**, 76 (1946).

Magrini, A., u. G. Menghini: Über das Verhalten der Jodzahl beim bösartigen Lymphogranulom. Klin. Wschr. **1941** II, 1010. — Major, R. H., and L. H. Leger: Marked eosinophilia in Hodgkins disease. J. Amer. med. Assoc. **112**, 2601 (1939). — Malcani, L.: L'evoluzione fibro-sclerotica del linfogranuloma. Riforma med. **1942**, 1143. — Mallet, L., G. Marchal et R. Breton: Sang **19**, 544 (1948). — Mankin: Arch. klin. Chir. **176**, 744 (1933). — Markoff, N.: Dtsch. Arch. klin. Med. **180**, 530 (1937). — Martinolli: Arch. Path. e. Clin. med. **8**, 395. — McHeffey and Peterson: J. Amer. med. Assoc. **102**, 521 (1934). — Merk, R.: Die Stickstoffsenfgasbehandlung der Lymphogranulomatose. Med. Klin. **1948**, 629. — Meyer, A. H., and W. C. Overmiller: The use of a nitrogen mustard in Hodgkins disease and lymphosarcoma. Ann. int. Med. **30**, 381 (1949). — Mircoli: Policlinico sez. med. **46**, 44 (1938). — Mittelbach: Zbl. Path. **55**, 49 (1932). — Moeschlin, S.: Die Milzpunktion. Basel 1947. — Morawitz, P., u. G. Denecke: Blutkrankheiten. In Handbuch der inneren Medizin, 2. Aufl., Bd. 4. Berlin: Springer 1926. — Mousson: (1) Inaug.-Diss. Zürich 1929. — (2) Acta dermato-vener. (Stockh.) **10**, H. 3 (1929). — Müller, K.: Med. Welt **1937**, 852.

Nabarro, J. D. N.: Die Stickstofflosttherapie mit besonderer Berücksichtigung der Hodgkinschen Erkrankung. Brit. med. J. **1949**, No 4628, 622. — Nihischnin, I. F.: Geburtsh. u. Frauenheilk. **1947**, H. 2. Ref. Med. Mschr. **1948**, 444. — Nordenson, N. G.: (1) Acta path. scand. (København) **15**, 362 (1938). — (2) Acta med. scand (Stockh.) **100**, 507 (1939). —

Paltauf: Wien. klin. Wschr. **1929** I, 437. — Paltauf u. Zumbusch: Arch. f. Dermat. **118**, 699 (1914). — Parade, G. W.: Diaplacentare Übertragung der Lymphogranulomatose. Dtsch. med. Wschr. **1942** II, 862. — Peirce, Jacox and Hildreth: Amer. J. Roentgenol. **36** (1936). — Pel: Fieberverlauf. Berl. klin. Wschr. **1885** I. — Pelcé et Massot: Primäre Knochenlymphogranulomatose. Bull. Soc. méd. Hôp. Paris, III. s. **55**, 372 (1939). — Pessin and Pohle: Amer. J. Canc. **34**, 220 (1938). — Phillips, R.: Hodgkins disease in bladder. Lancet **1941**, 480. — Picard, R., J. Horeau et J. Kernéis: L-intéret des frottis des ganglions biopsiés, dans la maladie de Hodgkin. Confrontation de ses résultats avec ceux des coupes histologiques. (Der Vorteil der Lymphknotenpunktion und der Gewebsausstrichuntersuchung im Vergleich zur histologischen Untersuchung der Lymphknoten bei der Hodgkinschen Krankheit.) Bull. Soc. méd. Hôp. Paris **63**, 879 (1947). — Picard, R., J. Horeau, Cornière, G. Rodat et J. Kernéis: Maladie de Hodgkin, diagnostiquée uniquement par le frottis d'un ganglion biopsie résultat négatif de l'examen histologique du ganglion et du frottis de la ponction ganglionnaire. (Hodgkin-sche Krankheit, nur diagnostiziert mit Hilfe eines Drüsen-Tupf-Präparates. Histologische Drüsenuntersuchung und Drüsenpunktataustrich nicht aufschlußreich.) Bull. Soc. méd. Hôp. Paris **63**, 189 (1947). — Pinker, H., u. H. Braun: Über die Behandlung der Lymphogranulomatose, der Leukämie und Polycythämie mit Stickstoff-Lost. Ärztl. Wschr. **1949**, 133. — Pirkey, E. L., and S. M. Roberts: Diagnosis of primary Hodgkins disease of the stomach. (Diagnose der primären

HODGKINschen Krankheit des Magens.) Radiology 52, 75 (1949). — POPPER, L.: Med. Klin. 1933 II, 1644. — PRIESEL u. WINKELBAUER: Virchows Arch. 262, 749 (1926). — PUTSCHKOWSKY: Zbl. Hals- usw. Heilk. 37, 312 (1935).
RATKÓCZY: Pathologie und Therapie der Lymphogranulomatose. Leipzig 1940. — RAVETTA, M.: Haematologica (Pavia) 23, 1303 (1941). — REHÁK, P.: Die Lymphogranulomatose der Nasenschleimhaut. Mschr. Ohrenheilk. 76, 463 (1942). — REINDELL, H., H. BEGEMANN u. W. BERG: Zur Differentialdiagnose der intrathorakalen Lymphogranulomatose, Drüsen und Lungentuberkulose. (Noch unveröffentlicht.) — REMDE, W.: Über konkordantes Auftreten von Lymphogranulomatosis bei eineiigen Zwillingen. Z. inn. Med. 1950, 15. — RHOADS, C. P.: (1) Nitrogen mustard in the treatment of neoplastic disease. J. Amer. med. Assoc. 131, 656 (1946). — (2) Experimental and clinical studies on lymphosarcoma. Ann. int. Med. 29, 811 (1948). — RISAK: Wien. klin. Wschr. 1929 I, 124. — ROHR, K.: (1) Knochenmarksmorphologie des menschlichen Sternalpunktates. Klin. Fortbildg 4, 498 (1936). — (2) Bluteiweißkörper und Knochenmarksretikulum. Helvet. med. Acta 5, 544 (1938). — (3) Das menschliche Knochenmark. Stuttgart: Georg Thieme 1949. — ROOYEN, VAN: (1) Brit. med. J. 1933 I, 50, 644. — (2) Brit. med. J. 1933 II, 562. — (3) Brit. med. J. 1934 I, 519. — ROSENTHAL, E.: Nitrogen-mustard therapy combined with splenectomy. Lancet 1948 I, 408.
SAHYOUN, P. F., and ST. J. EISENBERG: HODGKINs disease. A histopathological and clinical classification with radiotherapeutic response. (HODGKINsche Krankheit. Histologische und klinische Einteilung und Reaktion auf Röntgenbestrahlung. Amer. J. Roentgenol. 61, 369 (1949). —SCALA, V.: Primäre, extramedulläre Fälle. Arch. Pat. e. Clin. med. 19, 296 (1939). — SCHÄFER u. WURM: Fortschr. Röntgenstr. 47 (1933). — SCHILLING, V.: Med. Welt 1937, 167, 199, 272, 463. — SCHRÖDER, W.: Dosierungsfragen bei der Strahlenbehandlung der Lymphogranulomatose. Strahlenther. 70, 632 (1941). — SCHULTEN, H.: Die Sternalpunktion. Leipzig: Georg Thieme 1937. — SENEAR u. CARO: Arch. f. Dermat. 35, 114 (1937). — SEREBRANJIK, B.: Lymphogranulomatöse Meningo-Encephalitis und Polyradiculitis. Dtsch. Z. Nervenheilk. 129, 103 (1933). — SETZU, A.: Seltene Herzlokalisation des Malignoms. Pathologica (Genova) 34, 145 (1942). — SHERMAN: Zusammenstellung gastrointestinaler Fälle. Arch. int. Med. 61, 60 (1928). — SHULLENBERGER, C. C., C. H. WATKINS and R. R. KIERLAND: J. Amer. med. Assoc. 139, 773 (1949). — SIEGMUND, H.: (1) Aktivierung des RES. Münch. med. Wschr. 1923 I, 5. — (2) 89. Verslg dtsch. Naturforsch. u. Ärzte, Düsseldorf 1926. — (3) Spezielle Entzündungen des Darmrohres durch Lymphogranulomatose. In Handbuch der speziellen pathologischen Anatomie und Histologie, Bd. 4, T. 3, S. 400. 1929. — SPITZ, S.: Lostbehandlung. Cancer 1, 383 (1948). — SPITZBARTH, H.: Lymphogranulomatose und Kriegsverwundung. Dtsch. med. Rdsch. 1949, 953. — SPURR, CH. L., L. O. JACOBSON, T. R. SMITH and E. S. G. BARRON: The clinical application of methylbis (β- chloraethyl) amine hydrochloride to the treatment of lymphomas and allied dyscrasis. Approaches to tumor chemotherapy, S. 306. Washington 1947. — STAHEL, R.: Diagnostische Drüsenpunktion. Leipzig: Georg Thieme 1949. — STEINDL: (1) Arch. klin. Chir. 130, 110 (1924). — (2) Zbl. Chir. 1929, 404. — STERNBERG, C.: (1) Z. Heilk. 19 (1898). — (2) Übersicht. Klin. Wschr. 1925 I, 529. — (3) Atypische Lymphogranulomatose. Beitr. path. Anat. 87, 257 (1931). — (4) Übersicht. Wien. klin. Wschr. 1931 I. — (5) Übersicht. Erg. Path. 33, 1 (1936). — STEWART: J. Labor. a. clin. Med. 18, 281 (1932/33). — STORTI, E., A. ALLEGRI e N. MOCCHI: Minerva med. 25, 737 (1949). — SUMMERS, J. E., and W. C. REID: HODGKINsche Krankheit, durch Schwangerschaft kompliziert. J. Amer. med. Assoc. 137, 787 (1948). — SVAAR-SELJESAETER: Nord. med. (Stockh.) 1941, 3352.
TERPLAN: Zbl. Tbk. 39, 561 (1933). — TERPLAN u. MITTELBACH: Virchows Arch. 271, 759 (1929). — TESCHENDORF, W.: Zur Strahlenbehandlung des Lymphogranuloms. Dtsch. med. Wschr. 1948, 164. — THUNE: Isolierte Lymphogranulomatose des Magens. Nord. med. Ark. (schwed.) 1939, 2866. — TISCHENDORF, W.: (1) Dtsch. Arch. klin. Med. 183, 448 (1939). — (2) Dtsch. Arch. klin. Med. 186, 98 (1940). — (3) Morphologisch-klinische Beobachtungen bei Erkrankungen des lymphatischen Gewebes. Leipzig: Georg Thieme. — (4) Naturforschung und Medizin in Deutschland 1939—1946, Teil II. Innere Medizin. Wiesbaden 1947. — TISCHENDORF, W. u. A. FRANK: Dtsch. Arch. klin. Med. 186, 272 (1940). — TRIZZINO, E.: Arch. ital. Anat. a Istol. pat. 14, 412 (1942). — TURNER, JACKSON and PARKER: Amer. J. med. Sci. 195, Nr 1 (1938).
UDDSTRÖMER: Acta tbc. scand. (Københ.) Suppl. 1934. — UEHLINGER: (1) Virchows Arch. 288, 36 (1933). — (2) Lehrbuch der Röntgendiagnostik von SCHINZ, BAENSCH u. FRIEDL, 3. Aufl. 1928. — UHLENHUT, P., u. K. WURM: Z. exper. Med. 105, 205 (1939).
VASILIU: Sang 3, 257 (1929). — VEIL, W. H., u. B. BUCHHOLZ: Komplementschwund. Klin. Wschr. 1932 II, 2019. — VERSÉ, M.: Lymphogranulomatose der Lunge und des Brustfells. In Handbuch der speziellen pathologischen Anatomie und Histologie, Bd. III, Teil 3 S. 280. Berlin: Springer 1931. — VIRCHOW, R.: Zit. nach C. STERNBERG. Erg. Path. 30, 1 (1936). — DE VRIES: Acta med. scand. (Stockh.) 98, 95 (1938).

WAGNER, O.: Die Eosinophilie und das Hautjucken bei Lymphogranulomatose. Schweiz. med. Wschr. 1948, 745. — WATKINS, CH. H., and R. R. KIERLAND: J. Amer. med. Assoc. 139, 773 (1949). — WEBER, H.: Beitr. path. Anat. 84, 1 (1930). — WEBER, P., u. O. B. BODE: (1) Lancet 1927 II, 806. — (2) Münch. med. Wschr. 1932 I, 744. — WERFT, J. Th. VAN DER: Senfstickstoff-Therapie. Nederl. Tijdschr. Geneesk. 1948, 50, 4092. — WIEDING, S.: Neuere Möglichkeiten der klinischen Erfassung der Lymphogranulomatose. Z. inn. Med. 1948, 324. WIENER u. W. FISCHER: Münch. med. Wschr. 1931 II, 1588. — WULLSTEIN: Arch. Ohrusw. Heilk. 141, 146 (1936). — WURM, K.: (1) Dtsch. Arch. klin. Med. 181, 90 (1937). — (2) Zur Frage des Zusammenhangs von Lymphogranulomatose und Tbc. Beitr. Klin. Tbk. 97, 409 (1942).

ZIEGLER, K.: Die Lymphogranulomatose, das maligne Granulom, die HODGKINsche Krankheit. Erg. inn. Med. 32, 46 (1927). — ZIMMER: MIKULICZ. Radiol. Rdsch. 7, 198 (1938).

Lipoidgranulomatose und großfollikuläres Lymphoblastom.

ALBERTINI, A. v., u. J. R. RÜTTNER: Dtsch. med. Wschr. 1950, 27. — ANDREAS, E.: Die Lipoidcalcinogranulomatose — eine neue Lipoidose. Med. Klin. 1949, 913.

BAEHR, G., P. KLEMPERER and N. ROSENTHAL: Amer. J. Path. 7, 558 (1931). — BARTELS, J.: Nederl. Tijdschr. Geneesk. 1947, 2578. — BILGER, R.: Klin. Wschr. 1949, 707. — BREDT, H.: Zur Frage der morphologischen und chemischen Eigenart der exanthematösen Form der Lymphogranulomatose. Dtsch. Z. Verdgs.- u. Stoffw.krkh. 9, 39 (1949). — BRILL, N. E., G. BAEHR and N. ROSENTHAL: J. Amer. med. Assoc. 84, 668 (1925).

COHEN, S. E., and V. BERGSTROM: Amer. J. clin. Path. 16, 22 (1946). — CORELLI, F., I. M. CALEFF e G. CARDINALI: 2 Fälle von Lymphoblastom (BRILL-SYMMERS). Policlinico 25, 741 (1949). — CREFELD, S. VAN, and F. H. TER POORTEN: Infective reticulo-endotheliosis chiefly localized in lungs, bone marrow and thymus. Arch. Dis. Childh. 1935, No 57. — CUSTER, R. P., and W. G. BERNHARD: Zusammenhänge zwischen der HODGKINschen Krankheit und anderen Tumoren des lymphatischen Systems. Amer. J. med. Sci. 216, 625 (1948). —

DENSTAD, T.: Generalised Lipoid-Granulomatosis. Acta radiol. 2, H. 3, 1947.

ESSER, M.: SCHÜLLER-CHRISTIANsche Krankheit. Schweiz. med. Wschr. 1938, 1014.

FARRERAS, VALENTI, P.: Reumatismo 3, 273 (1947). — FIESCHI, A.: (1) Klin. Wschr. 1939 II, 1498. — (2) Haemat. Arch. 19, 145 (1938). — FISCHER, W.: Virchows Arch. 309, 795 (1942).

GALL, E. A., H. R. MORRISON and A. T. SCOTT: Ann. int. Med. 14, 2073 (1941). — GLANZMANN, E., e B. WALTHARD: Infektiöse Retikuloendotheliose und Lipoidgranulomatose. Officina Wander 1940, 139.

KARNOFSKY, D. A., J. H. BURCHENAL, R. A. ORMSBEE, J. CORNMAN and P. C. RHOADS: Experimental observations on the use of the nitrogen mustards in the treatment of neoplastic disease. In Approaches to tumor chemotherapy, S. 293. Washington 1947.

LEIBETSEDER, F.: Lymphdrüsenpunktion beim großfollikulären Lymphphoblastom. Klin. Med. 4, 131 (1949).

MEYER, O.: (1) J. Amer. med. Assoc. 130, 708 (1946). — (2) Blood 3, 921 (1948). — MOESCHLIN, S.: (1) Die Milzpunktion. Basel: Benno Schwabe & Co. 1947. — (2) Milz und Blutkrankheiten. Vortrag geh. auf d. 3. Tagg Ges. Dtsch. Hämatol. in Pyrmont 1949.

ROHKRÄMER, H.: Zur Klinik und Pathologie der aleukämischen Systemretikulose (zugleich ein Beitrag zur Urethanbehandlung). Z. klin. Med. 146, 310 (1950). — RUBENFELD, S.: J. Amer. med. Assoc. 137, 849 (1948). — RÜTTNER, J. R., u. A. v. ALBERTINI: Schweiz. Z. Path. usw. 10, 109 (1947).

SCHOEN, R., u. W. TISCHENDORF: Klinische Pathologie der Blutkrankheiten. Stuttgart: Georg Thieme 1950. — SYMMERS, D.: (1) Arch. of Path. 3, 816 (1927). — (2) Arch. of Path. 26, 603 (1938). — (3) Arch. of Path. 34, 385 (1942).

TEILUM, G.: Cerebrale und viscerale Xanthomatose mit Diabetes insipidus. Beitr. path. Anat. 106, 460 (1944).

UHLMANN, E. M.: Digest treatment 12, 53 (1948).

WU, S. D.: Ref. Zbl. Path. 78, 311 (1942).

Lymphogranuloma benignum. Morbus Besnier-Boeck-Schaumann.

ALEXANDER, H.: (1) Über atypische Tuberkulose. BOECKsche Krankheit. Wien. med. Wschr. 1939 I. — (2) Ein Fall von BOECKscher Krankheit der Lunge. Dtsch. Tbk.bl. 14, 256 (1940). — ASKANAZY, M.: Beitr. path. Anat. 69, 563 (1921).

BERBLINGER, W.: (1) Zur Kenntnis der atypischen Tuberkulose (Morbus Boeck). Acta davos. 5, 19 (1939). — (2) Die BOECKsche Krankheit. Praxis 33, 363 (1943). — BERGMANN, A.: Zur Klinik und Pathologie der BOECKschen Lungenkrankheit. Beitr. Klin. Tbk. 92, 581 (1939). — BESNIER, M. E.: (1) Lupus pernio de la face; synovites fongueuses (scrophulotuberculeuses) symmétriques des extrémités superieures. Réunion clin. hedd. Hôp. St. Louis 14, 2 (1889). — (2) Ann. de Dermat. 10, 333 (1889). — BIERING, A.: Nord. med. (Stockh.) 4, 3361 (1939) u. engl. Zusammenfassung 3364. — BOECK, C.: (1) Multiple benign sarcoid of the skin. Amer. J. cutan. Dis. **17**, 543 (1889). — (2) Weitere Beobachtungen über das multiple Sarkoid der Haut. Arch. f. Dermat. **1900**, 153. — BÜEL, H. W.: Ein Fall von Morbus Besnier-Boeck mit wahrscheinlich cerebraler Lokalisation. Schweiz. med. Wschr. **1950**, 410.

COTTER, E. F.: Sektionsbericht über einen Fall von BOECKschem Sarkoid. Arch. int. Med. **64**, 286 (1939). — CREFELD, S. v.: Disturbances of the metabolisme in BESNIER-BOECKs disease. Ann. Paediatr. **157**, 1 (1941).

DALMARK, G.: Lymphogranulomatose bénigne. Un cas avec des alterations mammaires comme seul symptôme. (Benigne Lymphogranulomatose. Ein Fall mit Mammaveränderungen als einzigem Krankheitszeichen.) Acta chir. scand. (Stockh.) **86**, 168 (1942). — DRESSLER, M.: (1) Über einen Fall von Splenomegalie durch Sternalpunktion als BOECKsche Krankheit verifiziert. Klin. Wschr. **1938**, 1467. — (2) Familiäres Vorkommen der BESNIER-BOECKschen Krankheit. Schweiz. med. Wschr. **1939**, 269. — (3) Über die Lungenbeteiligung bei der Granulomatosis benigna. Erg. inn. Med. **62**, 282 (1942).

GANS, O.: Dermat. Z. **33**, 64 (1929). — GARLAND, H. G., and J. G. THOMSON: Uveoparotid tuberculosis (Febris uveoparotidea of HEERFORDT). (1) Quart. J. Med. **2**, 157 (1933). — (2) Lancet **1934 II**, 743. — GEBSATTEL, E. v.: Beitr. Klin. Tbk. **43**, 1 (1919). — GORMSEN, H.: (1) Ugeskr. Laeg. (dän.) **102**, 991 (1940). — (2) Acta med. scand. (Stockh.) **213**, 154 (1948).

HANTSCHMANN, L.: Über torpide Formen disseminierter Tuberkulose. Beitr. Klin. Tbk. **73**, 688 (1930). — HARRELL, G. T. and S. FISHER: J. clin. Invest. **18**, 687 (1939). — HEERFORDT, C. F.: Graefes Arch. **70**, 254 (1909). — HIATT, J. S.: Über einen Fall eines BOECKschen Sarkoids nach Primärtuberkulose. Amer. Rev. Tbc. **58**, 98 (1948).

IRGANG, S.: Sarcoid of BOECK. Report of a case of generalised cutaneous distribution and pulm. involvement with clinical cure with tuberculin. Arch. of Dermat. **40**, 35 (1939).

JENSEN, T.: Vitamin-D_2-Behandlung bei BOECKschem Sarkoid. Nord. med. (dän.) **38**, 694 (1948). — JORDON, W. J., and E. D. OSBORNE: BESNIER-BOECKs disease report of two cases of extensiv involvement. Arch. of Dermat. **35**, 663 (1937). — JÜNGLING, O.: Ostitis tuberculosa multiplex cystia. Fortschr. Röntgenstr. **22**, 375 (1921).

KALKOFF, K. W.: Zur Kenntnis der BOECKschen Krankheit. (Morbus Besnier-Boeck-Schaumann). Ärztl. Wschr. **1948**, 201. — KISSMEYER, A.: La maladie de BOECK. Paris: Masson & Co. 1932. — KLINGMÜLLER, V.: Arch. f. Dermat. **71**, 3 (1904). — KOLLAR, K.: Granulomatosis benigna Sundelini (Morbus Besnier-Boeck-Schaumann) als innere Krankheit. Slowakische Arzt **1943**, Nr 22. — KOLLBRUNNER, F.: Dtsch. Arch. klin. Med. **185**, 471 (1940). — KREIBICH, C.: Arch. f. Dermat. **96**, 3 (1904); **102**, 249 (1910). — KUZNITZKI, E., u. A. BITTORF: Münch. med. Wschr. **1915 II**, 1349. — KYRLE, A.: (1) Zur Frage des BOECKschen Lupoids. Arch. f. Dermat. **119**, 117 (1916). — (2) Die Anfangsstadien des BOECKschen Lupoids. Beitrag zur Frage der tuberkulösen Ätiologie dieser Dermatose. Arch. f. Dermat. **131**, 33 (1921).

LEIPOLD, W.: Zbl. Tbk.forschg **34**, 1, 145, 281 (1931). — LEITNER, ST. J.: (1) Diabetes insipidus bei der epitheloidzelligen Granulomatose. Zugleich ein Beitrag zur tuberkulösen Ätiologie des Morbus Besnier-Boeck-Schaumann. Schweiz. med. Wschr. **1945**, 511. — (2) Morbus Boeck als tuberkuloses Syndrom. Schweiz. med. Wschr. **1945**, 1140. — (3) Neue Untersuchung beim Morbus Besnier-Boeck-Schaumann (epitheloidzellige Granulomatose). Schweiz. Z. Tbk. **3**, 108 (1946). — (4) Der Morbus Besnier-Boeck-Schaumann, 2. Aufl. Basel: Benno Schwabe 1949. — LÖFFLER, W.: Helvet. med. Acta **4**, 767 (1937). — LOMHOLT, S.: (1) Bull. Soc. Derm. **41**, 1354 (1934). — (2) Dermat. Z. **70**, 57 (1934). — (3) Acta dermato-vener. (Stockh.) **18**, 131 (1937).

McCORMAC, H.: SCHAUMANNs disease in two sisters. Acta med. scand. (Stockh.) **103** (1940). — MALGRAS et PASQUEL: Mem. Acad Chir., Paris **68**, 85 (1942). — MOHR, H. J.: Über die BOECKsche Krankheit. Med. Klin. **1944**, 1416. — MYLIUS, K., u. P. SCHÜRMANN: Beitr. Klin. Tbk. **66**, 709 (1924).

NAEGELI, O.: Bull. Soc. franç. Dermat. **41**, 1218 (1934). — NICKERSON, D. A.: BOECKs sarcoid. Report of six cases in which autopsies were made. Arch. of Path. **24**, 19 (1937).

OPPENHEIM, A., and R. S. POLLACK: Amer. J. Roentgenol. **57**, 28 (1947).

PAUTRIER, L. M.: Die Milzvergrößerungen und die BESNIER-BOECK-SCHAUMANNsche Krankheit. Schweiz. med. Wschr. **1944**, 907.

RICHTER, R., u. W. RICHTER: Beitrag zur Klinik der BESNIER-BOECK-SCHAUMANNschen Erkrankung. Dermat. Wschr. **1941**, 797. — RIEDER: Forschr. Röntgenstr. **15**, 125 (1910). — RISCHEL: Ugeskr. Laeg. (dän.) **1937**, 1221. — RUETE, A.: Dermat. Z. **37**, 129 (1921).

SANDBACKA-HOLMSTRÖM: Ein Fall mit Facialislähmung. Acta dermato-vener. (Stockh.) **20**, 583 (1939). — SCHAUMANN, J.: (1) Étude sur le lupus pernio et ses rapports avec les sarcoides et la tuberculose. Ann. de Dermat. (Fr.) **1916/17**, 357. — (2) Über die Lymphogranulomatose benigna. Nord. med. Tidskr. (schwed.) **1937**, 961. — SCHMIDT, H., u. K. R. SCHMIDT: Z. Tbk. **87**, 173 (1941). — SCHÖNHOLZER, G.: Morbus Besnier-Boeck-Schaumann bei Armeedurchleuchtungen. Schweiz. med. Wschr. **1947**, 585. — SCHÜPBACH, A.: Zur Kenntnis der Febris uveoparotidea. Schweiz. med. Wschr. **1936**, 1182. — Demonstration. Schweiz

Ges. für inn. Med. 16. Nov. 1940. — Ber. Helvet. med. Acta 8, 222 (1940). — SPENCER, J., and SH. WARREN: BOECKS sarcoid. Report of case with clinical diagnosis conformed with autopsie. Arch. int. Med. 62, 285 (1938). — SOHIER, R., et J. GREGOIRE: Sur les variations des tests cutanés tuberkuliniques dans la maladie de BESNIER-BOECK-SCHAUMANN. Bull. Soc. méd. Hôp. Paris 1948, 13. — STAHEL, R.: (1) Reaktionen um Granulationsgewebe im Knochenmark bei Miliartuberkulose und BOECKscher Krankheit. Fol. haemat. (Lpz.) 61, 345 (1939). — (2) Diagnostische Drüsenpunktion. Leipzig: Georg Thieme 1939. — SUNDELIN, F.: (1) Ein Fall von benignem Miliarlupoid. Hygiea (Stockh.) 95, 481 (1933). — (2) Tumeurs multiples disséminées dans les muscles des extrémités et rappelant la tuberculose par leur structure histologique. Acta med. scand. (Stockh.) 57, 442 (1925). — (3) Granulomatosis benigne. BOECKS beningnes Miliarlupoid, SCHAUMANNS benigne Lymphogranulomatose u. a. Wien. Arch. klin. med. 27, 437 (1935).
THOMSEN, V.: Lymphogranulomatose benigna pulmonum (BOECKS Sarkoid). Ugeskr. Laeg. (dän.) 1942, 732. — TÖRNELL, E.: Acta tbc. scand. (København.) 20, 212 (1946).
WARFWINGE, L. E.: Lymphogranulomatosis benigna und Tuberkulose. Acta tbc. scand. (Stockh.) 19, 195 (1945). — WATANABE, K., and G. MORIYAMA: Jap. J. of Derm. 28 (1928). — WESTRA, S. A., u. J. F. VISSER: Hypercalcaemie bij de ziekte van BESNIER-BOECK. (Hypercalcämie bei der BESNIER-BOECKschen Erkrankung.) Nederl. Tijdschr. Geneesk. 93, 38 (1949).
ZOLLINGER, H. U.: Großzellige granulomatöse Lymphangitis cerebri (Morbus Boeck), unter dem Bilde einer multiplen Sklerose verlaufend. Virchows Arch. 307, 597 (1941).

Leukotische Retotheliosen.

(Leukämische und aleukämische Reticuloendotheliosen — Monocytenleukämie — Plasmazellenleukämie — polyblastische Retotheliosen.)

AHLSTRÖM, C. G.: Virchows Arch. 301, H. 1/2 (1938). — AKIBA: Virchows Arch. 261, 262 (1926). — APITZ, K.: (1) Zbl. Path. 58 (1933). — (2) Virchows Arch. 299, 1 (1937). — (3) Über leukämische Lymphoreticulose. Virchows Arch. 304, 65 (1939). — (4) Erg. Path. 35, 1 (1940). — ASKANAZY, M., u. H. DUBOIS-FERRIERE: La cellule plasmatique et la leucémie plasmacellulaire. (Die Plasmazelle und die Plasmazellenleukämie.) Helvet. med. Acta 9, 427 (1942).
BAUR, A. G.: Ein Beitrag zur Frage der Monocytenleukämie. Med. Mschr. 1948, 302. — BERGER et VALLÉE: Presse méd. 1930, Nr 11. — BIANCHI, C., e P. MOLINARI-TOSATTI: Sulla leucemia monocitica. (Contributio clinico anatomo-patologico). (Über die Monocytenleukämie. Klinischer und pathologisch-anatomischer Beitrag.) Giorn. Clin. med. 24, 1 (1943). — BINET, L., P. TANRET, P. CASTAIGNE et F. BOURLIÈRE: Le cémie aigue à monocytes après parathyroïdectomie. (Akute Monocytenleukämie nach Parathyreoidektomie.) Bull. Soc. méd. Hôp. Paris 63, 279 (1947). — BOCK u. WIEDE: Virchows Arch. 276, 553 (1930). — BÖHNE u. HUISMANS: Virchows Arch. 283, 575 (1932). — BOIDIN, L., J. BOUSSER et O. DELZANT: Un cas de réticulose leucémique. (Ein Fall von leukämischer Retikulose.) Sang 15, 305 (1943). — BURSCHKE u. HIRSCHFELD: Fol. haemat. (Lpz.) 7, H. 1 (1911). — BYKOWA: (1) Virchows Arch. 273, 255 (1929). — (2) Fol. haemat. (Lpz.) 51, 96 (1933).
CAZAL, P.: (1) La réticulose histiomonocytaire. Paris: Masson & Co. 1946. — (2) Sem. Hôp. Paris 1948, 803. — CHAPTAL, J., et P. CAZAL: Reticulose histiomonocytaire a trois episode adenopathie isolée apyretique, polyadenopathies febriles, syndrome hepatosplenomegalique terminal avec deglobulisation et fièvre elev e. (Histomonocytäre Retikulose in drei Etappen: isolierte fieberlose Lymphdrüsenaffektion, fieberhafte, generalisierte Lymphdrüsenschwellung, terminaler Leber-Milz-Komplex mit Blutkörperchenschwund und hohem Fieber.) Sang 15, 231 (1942).
DAMESHEK, W.: Arch. int. Med. 46, 718 (1930). — DECOURT, J., A. RUBENS-DUVAL, J. GUILLEMIN et SIBERTIN-BLANC: Sem. Hôp. Paris 1948, 788. — DÉROT, M., P. TANRET et G. SIMON: Bull. Soc. méd. Hôp. Paris 63, 1057 (1947). — DOWNEY and STASNEY: Amer. J. Path. 11 (1935).
ENGBAEK, H. CH., L. HELRUP u. ST. THOMSEN: Über Monocytenleukämie, „Reticulose" und Leukosarkomatose. Nord. med. (S ockh.) 1942, 3633. — ESSER, H., u. FR. E. SCHMENGLER: Über Serumeiweißveränderungen bei Reticulondotheliosen. Dtsch. med. Wschr. 1949, 1323. — EWALD, FREHSE u. HENNING: Dtsch. Arch. klin. Med. 138, 353 (1922).
FIESCHI, A.: Istioleucemia. (Retoteliosi leucemica.) (Histioleukämie [leukämische Retotheliose].) Haematologica (Pavia) 24, 751 (1942). — FLEISCHHACKER, H., u. R. KLIMA: Fol. haemat. (Lpz.) 56, 5 (1936). — FRANCK, W.: Dtsch. Gesdh.wes. 1948, 398. — FRANKE, H.: Betrachtungen über Klinik und Pathogenese der Plasmazellenleukämie. Wien. Z. inn. Med. 27, 555 (1946). — FRESEN, O.: (1) Zur Histiomorphologie des reticuloendothelialen Systems. Klin. Wschr. 1947, 100. — (2) Gaucherähnliche Speicherungsreticulose. Dtsch. med. Wschr. 1947, 483. — FURTH, J., O. FURTH and BREEDIS: Amer. J. Canc. 34, 169 (1938).
GARIN, L.: Reticulo-endotheliosi acuta leucemica. (Akute reticuloendotheliale Leukämie.) Haematologica (Pavia) 25, 27 (1943). — GRACIANSKY, P. DE, et A. PARAF: Sem. Hôp. Paris 1948, 791.

Heller, E. L., and Ch. H. Hiles: Monocytenleukämie und Tuberkulose. Blood 1, 387 (1946). — Hittmair, A.: (1) Über akute Myelose. Dtsch. Arch. klin. Med. 140, 148 (1922). — (2) Fol. haemat. (Lpz.) 37, 321 (1928). — (3) Fol. haemat. (Lpz.) 42, 271 (1930). — (4) Die Monocytenleukämie und die leukämischen Reticuloendotheliosen. Fol. haemat. (Lpz.) 66, 1 (1942).

Jacobsen, K. M.: Retikuloendotheliose. Monocytenleukose. Mitt. v. 3 Fällen. Acta med. scand. (Stockh.) 111, 30 (1942). — Jaubon, M., J. Chaptal, P. Cazal et L. Bertrand: Sang 18, 535 (1947). — Justin, L., F. Layani, A. Rubens-Duval u. a.: Un cas de réticulose maligne à manifestations cutanées et sanguines. Sem. Hôp. Paris 1948, 783.

Kirchmair, H.: Ungewöhnliches Krankheitsbild einer infektiösen Retikuloendotheliose. (Abt-Letterer-Siwe.) Med. Mschr. 1948, 421. — Kracke: Disease of the blood. Philadelphia 1941. — Krahn, H.: Dtsch. Arch. klin. Med. 152, 179 (1926). — Krummel, E., u. R. Stodtmeister: Dtsch. Arch. klin. Med. 179, 273 (1936). — Künzer, W.: Urethanwirkung bei der infektiösen Retikuloendotheliose (Abt-Letterer-Siwesche Krankheiten). Klin. Wschr. 1948, 694.

Lehoreg, F.: Plasmatická leukemie. Čas. lék. česk. 86, 1366 (1947). Ref. Excerpta med. (Amsterdam) 1948, 6237. — Letterer, E.: (1) Frankf. Z. Path. 30, 377 (1924). — (2) Speicherungskrankheiten. Dtsch. med. Wschr. 1948, 147. — (3) Taggsber. der Südwestdtsch. Internistentagg Karlsruhe 1947. Bad Wörishofen: Banaschweski 1947. — (4) Probleme der Speicherung und der Speicherkrankheiten. Ärztl. Forschg 1948, 137. — Lob, M., Ed. Jéquier-Doge u. A. Reymond: Un nouveau cas de leucémie plasmacellulaire. (Ein neuer Fall von Plasmazellenleukämie.) Schweiz. med. Wschr. 1947, 500. — Loesch, J.: Frankf. Z. Path. 30, 377 (1924). — Lüdin, H.: (1) Über Plasmazellenleukämie. Helvet. med. Acta 13, 528 (1946). — (2) Zur Kenntnis der Eiweißstoffwechselstörungen beim Plasmocyten. Schweiz. med. Wschr. 1947, 191.

Marchal, G., u. a.: Bull. Soc. méd. Hôp. Paris 56, 651 (1940). — Marie, J., E. Normand, R. Mallet et J. Salet: Die fieberlose Retikulose von Haut und Lungen beim Säugling. Eine neue klinische Abart der Retikuloendotheliose. Presse méd. 1941, 1146. — Miliez, P., et J. Mallarmé: Leucose à plasmocytes. Confrontation avec la maladie de Kahler et la leucose leucoblastique. Sem. Hôp. Paris 18, 763 (1949). — Montgomery and Watkins: Arch. int. Med. 40, 1 (1936). — Morganti, Fr.: Studio clinico di un caso di cloroma monocitico leucemico. (Über einen Fall von Monocytenchlorom. Klinischer Beitrag.) Haematologica (Pavia) 24, 639 (1942).

Naegeli, O.: Blutkrankheiten und Blutdiagnostik. Berlin: Springer 1931. — Ninni, M.: Splenic form of lymph. Leukamia or monocytic reticuloendotheliosis. Haematologica (Pavia) 31, 57 (1948).

Osgood, E.: Arch. int. Med. 59, 931 (1937).

Parks: Beitr. path. Anat. 94, 245 (1934). — Piechl, N.: Beitrag zur Frage der Monocytenleukämie. Fol. haemat. (Lpz.) 67, 128 (1943).

Rappoport, A. E., and V. H. Kugel: Blood 2, 332 (1947). — Remy, R.: Ein Fall von chronischer Monocytenleukämie. Klin. Wschr. 1949, 501. — Remy, R., u. H. J. Vogel: Leukämische und reaktive Formen der Monocytenvermehrung. Arch. inn. Med. 1, 7 (1949). — Reschad, H., u. V. Schilling: Münch. med. Wschr. 1913 II, 1981. — Richter: Amer. J. Path. 4, 4 (1928). — Rohrkrämer, H.: Zur Klinik und Pathologie der aleukämischen Systemretikulose. Z. klin. Med. 146, 310 (1950). — Roessle, R.: Beitr. path. Anat. 103, 385 (1939). — Rolla, G., and A. Caprioglio: Minerva med. 2, 241 (1947). — Rosenbaum, H.: Über einen Fall von aleukämischer Lymphoretikulose. (Im Druck.) — Roulet, F.: (1) Virchows Arch. 277, 15 (1930). — (2) Virchows Arch. 286, 703 (1932). — Roversi e Salaris: Haematologica (Pavia) 19, Nr 9 (1938).

Sachs u. Wohlwill: Virchows Arch. 264, 640 (1927). — Saini, M.: Contributio allo studio del cloroma monocitico. (Beitrag zum Studium des Monocytenchloroms.) Clin. pediatr. 24, 339 (1942). — Schilling, V.: Das Blutbild und seine klinische Verwertung, 9. u. 10. Aufl. Jena: Gustav Fischer 1933. — Schultz, W., u. E. Krüger: Erg. inn. Med. 56, 56 (1939). — Siwe: Z. Kinderheilk. 55, 212 (1933). — Sternberg, C.: Lymphogranulomatose und Retikuloendotheliose. Erg. Path. 30, 1 (1936). — Strangmann, E.: Zur Frage der Monocytenleukämie. Klin. Wschr. 1943 I, 12. — Swirtschewskaja: Virchows Arch. 267, 456 (1928).

Terplan: Verh. dtsch. path. Ges. 25, 69 (1930). — Terplan u. Mittelbach: Virchows Arch. 271, 759 (1929). — Thaddea, S., u. D. Bakalos: Verh. dtsch. Ges. inn. Med. 51, 404 (1939). — Tschistowitsch u. Bykowa: Virchows Arch. 267, 91 (1928).

Uehlinger: Beitr. path. Anat. 91 (1933). — Uher: Virchows Arch. 289, 504 (1933). — Unger, H.: Ein Fall von subleukämischer lymphocytärer Retikuloendotheliose mit Übergang in retikuloendotheliales Sarkom des Humerus. Beitr. path. Anat. 91, 59 (1933).

Watkins u. Hall: Amer. J. clin. Path. 10, 387 (1940). — Wechtl: Virchows Arch. 292, 401 (1934).

Tumorbildungen des RES. — *Übersicht der Hämoblastosen.*
(Retothelsarkom, Ewingsarkom, Myelom, Plasmocytom.)

ADAMS, W. S., E. L. ALLING and J. S. LAWRENCE: Amer. J. Med. **6**, 141 (1949). — AEGERTER, E., and R. ROBBINS: The changing concept of myelome of bone. Amer. J. med. Sci. **213**, 282 (1947). — AHLSTRÖM, C. G.: (1) Acta path. scand. (Stockh.) **10**, 241 (1933). (2) Virchows Arch. **301**, H. 1/2 (1938). — (3) Beitr. path. Anat. **106**, 54 (1941); **108**, 169 (1943). AHLSTRÖM C. G., u. S. WELIN: Acta radiol. (Stockh.) **24**, 67 (1943). — ALDER, A.: Praxis. Schweiz. Rdsch. Med. **1936**. — ALTMANN, R.: Urethan und Myelom. Ärztl. Wschr. **1949**, 16. — ALWALL, N.: Urethane Stilbamidine in multiple myeloma. (Urethan und Stilbamidin bei multiplem Myelom). Lancet **1947**, No 6472, 388. — APITZ, K.: (1) Virchows Arch. **299** (1938). (2) Virchows Arch. **306**, 631 (1940). — (3) Erg. Path. **35**, 1 (1940). — (4) Klin. Wschr. **1940** II, 1025, 1058. — (5) Erg. Path. **35** (1940). — (6) Dtsch. med. Wschr. **1942** I, 286. — ARINKIN, M. I., u. P. J. KOZLOV: Über Myelome-Plasmocytome. Klin. Med. (russ.) **26**, 37 (1948). Ref. Dtsch. Gesdh.wes. **1948**, 716.

BAKER, R. L., and R. L. CASTERLINE: Multiples Myelom und Stilbamidin. Amer. J. med. Sci. **216**, 183 (1948). — BAYRD, E. D.: Amer. Clinica N. Y. **12**, 427 (1948). — BAYRD, E. D., and F. J. HECK: Multiple Myelome. J. Amer. med. Assoc. **133**, 147 (1947). — BEGEMANN, H.: Ärztl. Forschg **1948**, 146. — BENNHOLD, H.: Dtsch. med. Wschr. **1947**, 401. — BERBLINGER, W.: Multiple Myelome mit verschiedener Ausbreitung. Frankf. Z. Path. **6**, 112 (1911). — BERNER, A.: Un cas de plasmocytome primitivement solitaire avec hyperglobulinémie β². (Ein Fall von primitivem solitärem Plasmocytom mit β²-Hyperglobulinämie.) Schweiz. med. Wschr. **1947**, 1104. — BEYER, G.: Zur Frage der Spontanheilung eines malignen Myeloms. Zbl. Chir. **1942**, 781. — BIANCHI, V., A. GIAMPALMO e A. MARMONT: Contributo alla conoscenza della gelificazione plasmatica „a frigore" e della plasmocitosi aleucemica con emogelisicazione (gel-plasmocitomatosi). Minerva med. **40**, 101 (1949). — BÖNNINGER, M.: Klin. Wschr. **1931** I, 839. — BOHNENKAMP, H.: Virchows Arch. **236**, 380 (1922). — BOIDIN, L., J. BOUSSER et O. DELZANT: Les altérations osseuses diffuses au cours des myélomes et des myéloses leucémiques et aleucémiques. (Die diffusen Knochenveränderungen im Verlauf der Myelome und leukämischen und aleukämischen Myelosen.) Sang **15**, 1 (1942). — BONSDORFF, B. v., H. GROTH u. T. PACKALÉN: On the presence of a highmolecular crystallizable protein in blood serum in myeloma. Fol. haemat. (Lpz.) **59**, 184 (1938). — BRASS, K.: (1) Frankf. Z. Path. **57**, 367, 481 (1943). — (2) Zur Differentialdiagnose des Plasmocytoms (= multiples Myelom). Fol. haemat. (Lpz.) **69**, 65 (1949). — BREWER, A. E.: Multiple Myeloma treated with Stilbamidin a. Pentamidin. Brit. med. J. **1948**, No 4587, 978. — BRICK, J. B., and M. GREENFIELD: Amer. Heart J. **34**, 599 (1947).

CASPERSSON, T.: Naturwiss. **29**, 33 (1941). — CHRISTENSEN: Bone tumors. Ann. Surg. **81**, 1074 (1925). — CODOUNIS, A.: Sur les variations de l'équilibre prolidémique au cours de la myelomatose multiple. Theorie de défense de l'organisme. (Verschiedene Proteinwerte beim multiplen Myelom.) Sang **19**, 581 (1948). — COHN, HALL and GROSS: Lancet **1943** 140. — COLEY: Ann. Surg. **93**, 77 (1931). — COLOMBO, P.: Sul decorso spontanea remittente di un plasmocitoma diffuso tipo gamma. (Spontan remittender Verlauf bei einem diffusen Plasmocytom der Gamma-Types. Policlinico **55**, 1340 (1948). — CORRAZA, G., e S. LENZI: Über einen Fall von plasmacellulärer Reticuloendotheliose. Minerva med. **1948**, 485.

DAWSON, INNES and HAVREY: Edinburgh med. J. **44**, 645 (1937). — DIGGS, L. W., and M. S. SIRRIDGE: A study of the sternal marrow and peripheral blood of fifty-five patients with plasma cell myeloma. (Untersuchungen an Knochenmark und peripherem Blut von 55 Patienten mit Plasmostom.) J. Labor. a. clin. Med. **32**, 167 (1947).

EHRLICH, W.: Z. klin. Med. **121**, 396 (1932). — ESSER, H., u. FR. SCHMENGLER: Dtsch. med. Wschr. **1949**, 1323. — EWING: Neoplastic diseases, 3. Aufl. Philadelphia u. London: W. B. Saunders Company 1928.

FADEM, R. S., and J. E. MCBIRNIE: Blood **5**, 191 (1950). — FELLER and FOWLER: J. Labor. a. clin. Med. **23**, 369 (1938). — FERRANDU, S., e C. GUIDOTTI: Contributo allo studio del mieloma solitario. Plasmocitoma del femore in adulto. (Beitrag zum Studium des solitären Plasmazellmyeloms des Oberschenkels beim Erwachsenen.) Radiol. med. **29**, 129 (1942). — FIGI, F. A., A. C. BRODERS and F. Z. HAVENS: Plasma cell tumors of the upper part of the respiratory tract. Coll. papers Mayo Clin. **37**, 457 (1945). — FLEISCHHACKER, H.: (1) Plasmazellenherkunft und Pathologie. Dtsch. Arch. klin. Med. **186**, 506 (1940). — (2) Zur Behandlung von Plasmocytomen mit Stilbamiden. Wien. Z. inn. Med. **30**, 377 (1949). — FLEISCHHACKER, H., u. R. KLIMA: Beitrag zur Kenntnis des multiplen Myeloms, der plasmacellulären Leukämie und des plasmacellulären Granuloms. Fol. haemat. (Lpz.) **56**, 5 (1936). — FRÖLANDER, U. T.: Nord. med. (Stockh.) **37**, 121 (1948).

GESCHICKTER, C. F., and COPELAND: Riesenzellreaktion bei Knochengeschwülsten. Arch. Surg. **16**, 807 (1928); **20**, 240 (1930). — GILBERT-DREYFUS, H. MAMOU et C. ASSAL: Bull. Soc. méd. Hôp. Paris **63**, 987 (1947). — GLUZINSKI u. REICHENSTEIN: Myeloma und Leucaemia

Lymphatica plasmacellularis. Wien. klin. Wschr. **1906** I, 336. — GREIFENSTEIN, A.: Arch. Ohr- usw. Heilk. **143**, 189 (1937). — GROS, W.: Zur Frage gesetzmäßiger Veränderungen des Bluteiweißbildes beim multiplen Myelom. Zugl. ein Beitr. zur Bedeutung der Bluteiweißkörper für die TAKATAsche Reaktion im Blut. Dtsch. Arch. klin. Med. **177**, 461 (1935). — GROS, W., u. BROCKMANN: Hyperproteinämie als Frühsymptom des multiplen Myeloms. Zugl. ein Beitrag zur KAHLERschen Krankheit. Dtsch. Z. Verdgs- u. Stoffw.krkh. **3**, 15 (1940). — GRUT: Diagnose des Myeloms. Ugeskr. Laeg. (dän.) **1938**, 85. — GUTMAN, MOORE, MCCLELLAN and KABAT: J. clin. Invest. **20**, 765 (1941). — GUYE, P., u. J. JOLIAT: Helvet. med. Acta **15**, 581 (1948).

HÄNEL, U.: Vortr. gehalten auf der Schweiz. Hämatologentagg, Montreux 1949. — HANCE: GUYS Hosp. Rep. **76**, 108 (1926). — HARTMANN, F.: Beitrag zur Kenntnis des Verhaltens von Serum- und Urineiweiß beim Plasmocytom. Dtsch. Arch. klin. Med. **196**, 161 (1949). — HASSELMANN: Z. Krebsforschg **41** (1935). — HECKER, H. v., u. K. THEWS: Myelom und Unfall. Röntgenprax. **1939**, 304. — HEFFERMAN, A.: Plasmocytom des Pankreas und Duodenums mit Ileus. Lancet **1947** I, 910. — HEILMEYER, L.: Über die Formen des myelogenen Plasmocytoms (Myeloms) und seine therapeutische Beeinflussung durch Pentamidin. Med. Klin. **1948**, 400. — HEILMEYER, L., u. H. BEGEMANN: (1) Klinische Beobachtungen bei Störungen in der Zusammensetzung der Bluteiweißkörper. Med. Mschr. **1950**, 260. — (2) Hautkrankheiten bei Dysproteinämien. Hautarzt **1950**, 59. — HENNING, N., u. H. KEILHACK: Ergebnisse der Sternalpunktion. Erg. inn. Med. **56**, 372 (1940). — HERZOG, G.: Handbuch der speziellen pathologischen Anatomie und Histologie, Bd. 9: Spezielle Pathologie des Skeletts und seine Teile. Berlin: Springer 1944. — HIRSCHFELD: SCHITTENHELMS Handbuch der Krankheiten des Blutes, Bd. I, S. 498. Berlin: Springer 1925. — HÖPKER, W.: Die Nierenfunktion der Plasmocytomkranken. Dtsch. med. Wschr. **1948**, 154. — HOLDEN, H.: Solitary plasmocytoma of bone. Report of a case (Solitares ossales Plasmocytom). Brit. med. J. **1949**, No 4601, 437. — HORSTER, J. A.: Zur Frage der Urethanbehandlung des Plasmocytoms. Med. Mschr. **1948**, 256.

JACKSON jr., H. F. PARKER and J. M. BETHEA: Studies of diseases of the lymphoid and myeloid tissues. II. Plasmocytoma and their relation to multiple myeloma. Amer. J. med. Sci. **181**, 169 (1931). — JAEGER, E.: Extramedulläres Myelom. Z. Krebsforschg **52**, 349 (1942). — JÉQUIER-DOGE, J., L. NICOD u. J.-P. CHAPUIS: Un cas de plasmocytome à localisation ganglionnaire observé cliniquement pendant plus de 6 ans et controlé anatomiquement. (Ein Fall von Plasmocytom mit Lymphknotenlokalisation.) Schweiz. med. Wschr. **1947**, 186. — JÜRGENS, R.: Experimentelles und Klinisches zur Pathogenese der hämorrhagischen Diathesen. (Im Druck.)

KEILHACK, H.: Über die Störungen des Eiweißstoffwechsels beim multiplen Myelom und bei der Plasmazellenleukämie. Dtsch. Arch. klin. Med. **191**, 36 (1943). — KILCHLING, H., u. R. MERK: Beiträge zur Kenntnis des multiplen Myeloms und seine Behandlung mit Stilbamidin und Pentamidin. (Noch unveröffentlicht.) — KLINGEMANN, H.: Ärztl. Wschr. **1949**, 178. — KOPAC, M. J.: Trans. N. Y. Acad. Sci. **8**, 5 (1945). — KRAMER: Nederl. Tijdschr. Geneesk. **2**, 1510 (1948). — KREIBICH: Fol. haemat. (Lpz.) **18**, 94 (1914). — KUTHAN, ST.: Dtsch. med. Wschr. **1939** I, 892.

LACHNIT, V., u. WALTERSKIRCHEN: Ein Fall von plasmacellulärer Leukämie. Wien. klin. Wschr. **1939** I, 67. — LAESEKE: Arch. klin. Chir. **149**, 123 (1928). — LAURENTIUS: Mschr. Kinderheilk. **73**, 95 (1938). — LEITNER, ST. J.: (1) Ein neuer morphologischer Befund im Sternalpunktat beim multiplen Myelom und Untersuchungen über die Bildung der Bluteiweißkörper. Schweiz. med. Wschr. **1944**, 1152. — (2) Acta med. scand. (Stockh.) **119**, 330 (1944). — (3) Knochenmarksuntersuchung. Basel 1945. — LEMMERZ: Röntgenprax. **11**, 399 (1939). — LEYPOLD, F.: Zur klinischen Diagnostik des Myeloms. (Plasmozytom.) Dtsch. med. Wschr. **1944**, 36. — LOEHLEIN: Beitr. path. Anat. **69**, 295 (1921). — LOESCH, J.: Systematische retikuloendotheliale Hyperplasien mit tumorähnlichen Bildungen in einem Fall von chronischer lymphatischer Leukämie. Frankf. Z. Path. **44**, 351 (1933). — LOGE, J. PH., and W. W. RUNDLES: Blood **4**, 201 (1949). — LONGSWORTH, SHEDLOVSKY and MCTIMES: J. of exper. Med. **70**, 399 (1939). — LÜBBERS, P.: Virchows Arch. **303**, 21 (1938). — LÜDIN, H.: (1) Plasmazellenleukämie. Helvet. med. Acta **1946**, 527. — (2) Plasmocytom. Schweiz. med. Wschr. **1947**, 190.

MAGNUS-LEVY, A.: (1) Z. klin. Med. **116**, 510 (1931). — (2) Z. klin. Med. **119**, 307 (1932). — (3) Z. klin. Med. **120**, 313 (1932). — (4) Z. klin. Med. **121**, 533 (1932). — MAINZER, F.: (1) Klin. Wschr. **1931** II, 1906, 1913. — (2) Z. klin. Med. **119**, 363 (1932). — MARKOFF, N.: Über Kristallbildung in der Hornhaut bei der Urethantherapie des Myeloms. Schweiz. med. Wschr. **1948**, 987. — MCINDOE and TILLEY: Lancet **1943**, 136. — MCSWAIN, B., u. Mitarb.: Ewingtumoren. Surg. etc. **89**, 209 (1949). — MEER, P. VAN DER, u. J. ZELDENRUST: Reticulosis and reticulosarcomatosis. Leiden 1948. — MERLO, P.: La malattia di KAHLER-BOZZOLO come „reticolo-endoteliosi ad evoluzione plasmacytaria". (A proposito di una osservazione anatomo clinica di mieloma.) (Die KAHLER-BOZZOLOsche Krankheit als „Retikuloendotheliose mit plasmocytärer Entwicklung". Bericht über anatomisch-klinische Beobachtung eines Myeloms. Clin. med. ital. **73**, 253 (1942). — MILLIEZ, P., B. DREYFUS et M. RATHERY: Bull. Soc. med. Hôp. Paris **63**, 860 (1947). — MOESCHLIN, S.: (1) Helvet. med. Acta **7**, 227 (1940). — (2) Dtsch. Arch. klin. Med. **187**, 249 (1941). — (3) Dtsch. Arch. klin. Med. **191**, 213 (1943). — (4) Die Milzpunktion. Basel: Benno Schwabe & Co. 1946. — (5) Veränderungen des Liquors cerebrospinalis beim plasmocytären Myelom. Schweiz. med. Wschr. **1943**, 1043. — MORLEY and BENTLEY: Lancet **1943**, 138. — MUMME, C.: Über das Milzsarkom. Vortr. gehalten auf dem Nordwestdtsch Internisten-Kongr. am 24. Feb. 1950.

NEUMANN: Zit. nach LÜBBERS, Virchows Arch. **303**, 21 (1938). — NIELSEN: Hosp.tid. (dän.) **1938**, 549. — NOOTHOVEN VAN GOOR, J. M.: (1) Tijdsek. Heneesk. **1938**, 1299. — (2) Z. klin. Med. **134**, 393 (1938).

OBERLING, C.: Bull. Assoc. franc. Étude Canc. **17**, 259 (1928). — OSGOOD, E., u. HUNTER: Plasma cell leucemia. Fol. haemat. (Lpz.) **52**, 369 (1934).

PACKALÉN: Acta med. scand. (Stockh.) **100**, 1 (1939). — PARKER and JACKSON: Surg. etc. **68**, 45 (1939). — PEDERSEN, K. O., u. J. WALDENSTRÖM: In attempt to classity pathological serum globulins in man with the acid of ultra-centrifugation. Electrophoresis and clinical laboratory methods. 4. internat. Kongr. für Mikrobiol. Kopenhagen 1947. — PELAGATTI, V.: Arch. ital. Mal. Appar. diger. **10**, 174 (1941). — PETZOLD, H.: Plasmocytom mit ungewöhnlicher Paraproteinbildung und Lebernekrosen. Beitr. path. Anat. **106**, 207 (1942). — POLAZZO, M.: Plasmocitoma dello sterno in un indigeno della Cirenaica (Brustbeinplasmocytom bei einem Eingeborenen der Cyrenaika). Giorn. Med. mil. **90**, 485 (1942). — PROPP, GORHAM and KANTOR: Neuere Untersuchungen über das multiple Myelom: Sternal- und Rippenpunktion und das Ergebnis der Behandlung mit Stilbamidin. Blood **4**, 36 (1949).

RANDALL: Amer. J. Canc. **19**, 838 (1939). — RANDERATH, E.: Morphologische Befunde zur Frage der Paraproteihämie bzw. Paraproteinose. Sitzgsber. med. Ges. Göttingen vom 5. Juni 1947. Med. Klin. **1948**, 433. — RICHTER: Amer. J. Path. **1933**. — ROBB-SMITH: Zit. nach R. RÖSSLE, Beitr. path. Anat. **103**, 385 (1939). — RÖSSLE, R.: Retothelsarkom, Übersicht. Beitr. path. Anat. **103**, 385 (1939). — ROHR, K.: (1) Das menschliche Knochenmark. Stuttgart: Georg Thieme 1940. Das menschliche Knochenmark, 2. Aufl. Stuttgart: Georg Thieme 1948. — ROSENHEIM and WRIGHT: J. of Path. **37**, 332 (1933). — ROULET, F.: (1) Primäre Retothelsarkome der Lymphknoten. Virchows Arch. **277**, 15 (1930). — (2) Weitere Beiträge zur Kenntnis des Retothelsarkoms der Lymphknoten und anderen lymphoiden Organen. Virchows Arch. **286** (1932). — ROWLAND: Brit. J. Surg. **14**, 224 (1926). — RUBINSTEIN, M. A.: Chemotherapy of multiple myeloma; the use of antimony. (Die Chemotherapie des multiplen Myeloms; die Antimone.) Blood **2**, 555 (1947). — RÜHL, R.: Beitrag zur Kenntnis des multiplen Myeloms. Z. Krebsforschg **53**, 223 (1943). — RUSTIZKY, V.: Dtsch. Z. Chir. **3** (1873). — RUTISHAUSER: Zbl. Path. **58**, 355 (1933).

SANDKÜHLER, ST.: (1) Begriff und Beurteilung der Knochenmarksinsuffizienz. Med. Klin. **1948**, 221. — (2) Zur Klinik der Plasmocytomniere. Dtsch. Arch. klin. Med. **193**, 434 (1948). — SCHEINKER: Dtsch. Z. Nervenheilk. **147**, 247 (1938). — SCHILLING, V., u. W. WOHLENBERG: Münch. med. Wschr. **1938 II**, 1292. — SCHINZ u. UEHLINGER: Geschwülste des Knochensystems. Erg. med. Strahlenforschg **5**, 387 (1931). — SCHULTE, G., u. H. LINGS: Röntgen- und Urethanbehandlung der Leukämien und artverwandter Tumoren. Strahlenther. **78**, 245 (1949). — SCHULTEN, H.: Sternalpunktion als diagnostische Methode. Leipzig: Georg Thieme 1937. — SCHUPPLI, R.: Schweiz. med. Wschr. **1939 I**, 434. — SCHWARZKOPF: Zbl. Augenheilk. **49**, 247 (1923). — SÈZE, S. DE, P. ORDONNEAU, J. DAUSSET et DE BRUX: Rev. Rheumat. Paris **15**, 110 (1948). — SIMMONDS: Dtsch. med. Wschr. **1912 I**, 436. — SNAPPER, I.: (1) Chinese Lessons to Western Medicine. New York 1941. — (2) J. Mt. Sinai Hosp. **14**, 119 (1946). — (3) J. Amer. med. Assoc. **133**, 157 (1947). — (4) Treatment of multiple Myeloma with „Stilbamidin". Clinical results and morphologic changes. J. Amer. med. Assoc. **137**, 513 (1948). — (5) Influence of 2-hydroxystilbamidine on the course of multiple myeloma. J. Mt. Sinai Hosp. **15**, 156 (1948). — SNAPPER, I., MIRSKY, RIS, SCHNEID and ROSENTHAL: Blood **2**, 311 (1947). — SNAPPER, I., and B. SCHNEID: Über den Einfluß von Stilbamidin auf Myelomzellen. Blood **1**, 534 (1946). — SPILLER, U.: Fortschr. Röntgenstr. **42**, 191 (1930). — SPILLER, U., u. A. REVETAS: Dtsch. med. Wschr. **1935 II**, 1305. — STADLER: Fol. haemat. (Lpz.) **61**, 353 (1939). — STADLER, H.: Zur Diagnose und Differentialdiagnose des Ewingsarkoms. Med. Klin. **1949**, 1634. — SVEDBERG, TH., and A. TISELIUS: J. Amer. chem. Soc. **48**, 2272 (1926).

THANNHAUSER, S. J., u. E. KRAUSS: Dtsch. Arch. klin. Med. **133**, 183 (1920). — THOMAS: Boston. med. J. **145**, 367 (1901). — THORELL, B.: Acta med. scand. (Stockh.) **117**, 3 (1944). — THROWER and VALENTINE: Lancet **1943**, 133. — TISCHENDORF, W.: (1) Zur extramedullären Entwicklung und leukämischen Ausbreitung des Plasmocytoms. Dtsch. med. Wschr. **1947**, 693. — (2) Med. Ges. Göttingen, 5. Juni 1947. Ref. Med. Klin. **1948**, 432.

UEHLINGER, E., CH. BOTSZTEJN u. H. R. SCHINZ: Ewingsarkom und Knochenretikulosarkom. Klinik, Diagnose und Differentialdiagnose. Oncologia **1**, 193 (1948).

VERSÉ, M.: Verh. dtsch. path. Ges. **15**, 62 (1912). — VIDEBAEK, A.: Stilbamidinbehandlung bei Myelomatose. Nord. med. (Stockh.) **41**, 315 (1949). — VOLLAND: Virchows Arch. **298**, 660 (1937).
WALDENSTRÖM, J.: Zwei interessante Syndrome mit Hyperglobulinämie. Schweiz. med. Wschr. **1948**, 927. — WALLGREN, A.: Untersuchungen über die Myelomkrankheit. Virchows Arch. **232** (1921). — WALTER: Nierenveränderungen bei Myelom. Inaug.-Diss. Rostock 1929. — WALTHARD: Schweiz. med. Wschr. **1924 I**, 285. — WEISSENBACH et LIÈVRE: (1) Bull. Soc. méd. Hôp. Paris **54** (1338). — (2) Donnéss pratiques concernant la ponction sternale dans le myélome multiple et la myelomatose decalcificante diffuse. Bull. Soc. méd. Hôp. Paris **55**, 243, 1815, 1821 (1939). — WIEDEMANN, E.: Elektrophorese. Schweiz. med. Wschr. **1946**, 241. — WINKLER: Virchows Arch. **161**, 253 (1900). — WINTROBE, M.: Clinical haematology. Philadelphia 1947. — WUHRMANN, F., u. CH. WUNDERLY: (1) Elektrophoreseuntersuchungen beim Plasmocytom und ihre klinische Bedeutung. Schweiz. med. Wschr. **1945**, 234. — (2) Die Bluteiweißkörper des Menschen. Untersuchungsmethoden und deren klinisch praktische Bedeutung. Basel: Benno Schwabe 1947. — WUHRMANN, F., CH. WUNDERLY u. HUGENTOBLER: Dtsch. med. Wschr. **1949**, 481. — WUHRMANN, F., CH. WUNDERLY u. E. WIEDEMANN: Über das Alpha-Globulin-Plasmocytom. Schweiz. med. Wschr. **1948**, 180. — WUNDERLY, CH., u. F. WUHRMANN: Über die Veränderungen der Bluteiweißkörper bei bösartigen Geschwülsten. Oncologia **1**, 73 (1948).
ZADEK, J.: (1) Herkunft und hämatologischer Nachweis der „Myelomzellen". Fol. haemat. (Lpz.) **58**, 196 (1937). — (2) Die hämatologische Diagnose des multiplen Myeloms. Wien. klin. Wschr. **1938 I**, 632. — ZADEK, J., u. LICHTENSTEIN: Fol. haemat. (Lpz.) **45**, 60 (1931). — ZIMMERMANN, O.: Virchows Arch. **216**, 214 (1914).

Die hämorrhagischen Diathesen.

A. Die Physiologie der Blutgerinnung und Blutstillung. Fibrinolyse und die Behandlung mit Antikoagulantien.

ADAMS, W.: (1) Der Prothrombingehalt des Blutes während der Schwangerschaft und im Wochenbett. Arch. Gynäk. **172**, 193 (1941). — (2) Zur Methodik der Bestimmung des Prothrombingehalts nach QUICK. Z. exper. Med. **109**, 707 (1941). — ÅKERRÉN, Y.: Uppsala Lak.för. Förh., N. F. **48**, 107 (1942). — ALLEN, VAN: J. of exper. Med. **45**, 69 (1927). — ALLEN, E. V., E. A. HINES, W. F. KVALE and N. W. BARKER: The uze of dicumarol as an anticoagulant: Experience in 2307 cases. Ann. int. Med. **27**, 371 (1947). — ALLEN, J. G.: Hyperheparinemia: the cause of the hemorrhagic disease produced by total body to ionizing irradiation. Fed. Proc. **6**, 68 (1947). — ALLEN, J. G., M. SANDERSON, M. MILHAM, A. KIRSCHON and L. O. JACOBSON: Heparinemia, an anticoagulant in the blood of dogs with hemorrhagic tendency after total body exposure to roentgen rays. J. of exper. Med. **87**, 71 (1948). — AMBROSI, F.: Azione delle radiazioni roentgen sul contenuta in protrombina del sangue. (Wirkung von Röntgenstrahlen auf den Prothrombingehalt des Blutes.) Boll. Soc. Biol. sper. **16**, 478 (1941). — ANDRUS, WILLIAM DE, J. W. LORD jr. and J. T. KAUER: Science (Lancaster, Pa.) **1940 I**, 48. — APITZ, K.: (1) Z. exper. Med. **102**, 202 (1937). — (2) Klin. Wschr. **1938 II**, 1785. — (3) Kolloid-Z. **85**, 196 (1938). — (4) Z. exper. Med. **105**, 85 (1939). — (5) Die DUKEsche Probe. Z. exper. Med. **111**, 554 (1942). — (6) Über Hämophilie beim Weibe. Erbarzt **10**, 219 (1942). — (7) Die Bedeutung der Gerinnung und Thrombose für die Blutstillung. Virchows Arch. **308**, 540 (1942). — (8) Erg. inn. Med. **61**, 54 (1942). — (9) Erg. inn. Med. **62**, 617 (1942). — (10) Erg. inn. Med. **63**, 1 (1943). — (11) Die intravitale Blutgerinnung. Die Thrombose. Erg. inn. Med. **64**, 1081 (1945). — APITZ, K., u. U. HÜHN: Über die Thrombopenie bei Benzolvergiftung der Ratte. Z. exper. Med. **111**, 540 (1942). — ARNETH, J.: (1) Fol. haemat. (Lpz.) **57** (1937). — (2) Dtsch. Arch. klin. Med. **183**, 564 (1939). — ASCHOFF, L.: Virchows Arch. **134**, 11 (1893). — ASTRUP, T.: (1) Neues über die Blutgerinnung. Nord. med. (Stockh.) **1941**, 2586. — (2) Die Thrombinwirkung. Eine Enzymreaktion, die unter dem Einfluß der Ionenstärke steht. Biochem. Z. **313**, 229 (1942). — ASTRUP, T., u. S. DARLING: (1) Acta physiol. scand. (Stockh.) **3**, 311 (1942). — (2) Acta physiol. scand. (Stockh.) **4**, 45 (1942). — (3) Acta physiol. scand. (Stockh.) **4**, 293 (1942).

BAGNOLI, E.: Il tempo ed il potere di coagulazione nei portatori di tumori maligni. Studi Facolta' Medica Senese, Sienna **15**, 345 (1947). — BARNES, W. A.: Prothrombin formation following injury of bone marrow by Roentgen rays. Amer. Roentgenol. **46**, 356 (1941). — BARTA, I.: Über Bau und Funktion der Megakaryocyten. Fol. haemat. (Lpz.) **47**, 168 (1932). — BAUER, G.: Heparin als Heilmittel gegen Thrombose. Acta chir. scand. (Stockh.) **86**, 267 (1942). — BAYERLE, H., u. R. MARX: Biochem. Z. **319**, 18 (1948). — BAYERLE, H., R. MARX u. P. GEIS: Z. exper. Med. **113**, 122 (1943). — BAYERLE, H., R. MARX u. H. HEYN: Über den Fibrinabbau im Serum. Ärztl. Forschg **1949**, 297. — BEHRENS: Fol. haemat. (Lpz.) **39**, 1 (1929). — BERNHARDT: Beitr. path. Anat. **55**, 35 (1913). — BESSIS,

M., and M. Burtin: Study of Thrombocytes with the electronmicroscope. Rev. d'hematol. **3**, 48 (1948). — Best: Brit. med. J. **1938**, No 4062, 977. — Biggs, R., R. G. MacFarlane and J. Pilling: Observations on fibrinolysis, experimental activity produced by exercise or adrenalin. Lancet **1947**, 402. — Bingham, J. B., O. O. Meyer and F. J. Pohle: Studies on the hemorrhagic agent 3,3-Methylen-bis-(4-hydroxycumarin). 1. Its effect on the prothrombin and coagulation time of the blood of dogs and humans. (Untersuchungen über das hämorrhagische Agens 3,3-Methyl bis (4. hydroxycumarin). 1. Seine Wirkung auf Prothrombin und Blutgerinnungszeit bei Hunden und Menschen.) Amer. J. med. Sci. **202**, 563 (1941). — Bizzozero: (1) Virchows Arch. **90** (1882). — (2) Arch. ital. Biol. **1882** I, 1. — (3) Arch. ital. Biol. **1882** II, 345. — (4) Arch. ital. Biol. **1883** III, 94. — Bleibtreu u. Atzler: Pflügers Arch. **181**, 130 (1920). — Bokarow: Sovet Chir. **81**, 275 (1936). Ref. Z.org. Chir. **83**, 36. — Bordet, P.: (1) Berl. klin. Wschr. **1914** I. — (2) Ber. Physiol. **1**, 466 (1920). — (3) Ber. Physiol. **42**, 105 (1927). — Boshamer, K.: Z. exper. Med. **48**, 631 (1926). — Braunsteiner, H.: Zur Morphologie der Thrombocyten im Elektronenmikroskop. Wien. Z. inn. Med. **1949**, 448. — Breyspraak, R. W., and F. S. Greenspan: Amer. J. med. Sci. **212**, 476 (1946). — Brinkhous, K. M.: Amer. med. Sci. **198**, 509 (1939). — Medicine **19**, 329 (1940). — Brinkhous, K. M., H. P. Smith, E. D. Warne and W. H. Seegers: Amer. J. Physiol. **125**, 683 (1939). — Burt, C. C.: Anticoagulants. (Anticoagulantien.) Edinburgh med. J. **1947**, 593. — Chargaff, E., and Olson: J. of biol. Chem. **122**, 153 (1937). — Chargaff, E., M. Ziff, and D. H. Moore: Studies on the chemistry of blood coagulation. 12 an electrophoretic study of the effect of anticoagulant on human plasma proteins, with remarks on the separatio of the heparin complement. (Untersuchungen über die Chemie der Blutgerinnung. 12 elektrophoretische Untersuchungen der gerinnungshemmenden Wirkungen von menschlichen Plasmaproteinen mit Bemerkungen über die Isolierung des Heparinkomplements.) J. of biol. Chem. **139**, 383 (1941). — Christensen, L. R.: Streptococcal fibrinolysis: a proteolytic reaction due to a serumencyme activated by streptococcal fibrinolysin. J. gen. Physiol. **28**, 363 (1945). — Christensen, L. R., and C. M. MacLeod: A proteolytic encyme of serum characterization, activation and reaction with inhibitors. J. gen. Physiol. **28**, 559 (1945). — Clerc, J. L., u. K. Böhler: Die Blutgerinnungszeit während des Geburtsvorganges. Schweiz. med. Wschr. **1949**, 733. — Cohn, E. J., J. L. Oncley, L. E. Strong, W. L. Hughes and S. H. Armstrong: Chemical, clinical and immunobiological studies on the products of human plasma fractionation. I. The characterization of the protein fractions of human plasma. J. clin. Invest. **23**, 417 (1944). — Cohn, E. J., L. E. Strong, W. L. Hughes jr., D. J. Mulford, J. U. Ashwort, M. Melin and H. L. Taylor: J. Amer. chem. Soc. **68**, 459 (1946). — Cohn, H. M., and F. Rosenthal: Hereditary hemorrhagic teleangiectasia and its relations to other inborn vascular malformations. Acta haemat. **1**, 81 (1948). — Copley: Amer J. Physiol. **126**, 310 (1939). — Crosbie: Brit. med. J. **1941**, 268. — Csapó, A.: Nehány adat a trombin gyogyszeres alkalmazásárol. (Beitrag zum therapeutischen Gebrauch von Thrombin.) Orv. Lapja (ung.) **1947**, 65. — Cummine, H.: Thrombo-Embolie. Med. J. Austral. **1947**, 302.

Dalos, u. J. Komáromy: Die Wirkung des Thiouracil auf die Blutgerinnung. Schweiz. med. Wschr. **1948**, 1130. — Dam, H.: (1) Skand. Arch. Physiol. (Berl. u. Lpz.) **82**, 299 (1939). — (2) Amer. Rev. Biochem. **9**, 353 (1940). — Dam, H., J. Glavind, E. H. Larsen u. P. Plum: Investigations into the cause of the physiologic hypoprothrombinemia in new-born children. The vitamin K content of woman's milk and cow's milk. (Untersuchungen über die Ursache von physiologischen Hypoprothrombinämie bei Neugeborenen. Der Vitamin-K-Gehalt von Frauenmilch und Kuhmilch.) Acta med. scand. (Stockh.) **112**, 210 (1942). — Dam, H., J. Glavind u. N. Nielsen: Weitere Untersuchungen über die Bildung und Bedeutung des Vitamin K in Pflanzenorganismus. Z. physiol. Chem. **265**, 80 (1940). — Denys, J., and H. de Marbaix: Les peptonisations provoquées par le chloroforme. Cellule **5**, 197 (1889). — Derouaux: Arch. internat. Pharmacodynamic **68**, 311 (1942). — Deutsch, E.: (1) Über die Behandlung von Thrombosen mit Dicumarin. Wien. klin. Wschr. **1947**, 32, 524. — (2) Erfahrungen mit Tromexan, einem neuen Antikoagulans der Dicumarolreihe. Schweiz. med. Wschr. **1949**, 1010. — Diggs, L. W., and J. S. Hewlett: A study of the bone marrow from 36 patients with idiopathic hemorrhagic (thrombopenic) purpura. Blood **3**, 1090 (1948). — Domenighini e Braghin: Clin. med. ital. **69**, 813 (1938). — Donné: Cours de Microscopie. Paris 1844. — Draper, A.: Dicumarol poising. (Dicumarolvergiftung.) J. Amer. med. Assoc. **136**, 171 (1948). — Dreyfus, A., S. Jacob et J. Jugand: (1) C. r. Trav. Labor. Carlsberg, Ser. chim. **22**, 8 (1938). — (2) Sang **12**, 795 (1938). — Duff, J., W. Shull and A. Arbor Mich: Fatal hemorrhage in dicumarol poising. (Tödliche Blutungen durch Dicumarolvergiftung.) J. Amer. med. Assoc. **139**, 762 (1949). — Duke, W.: Arch. int. Med. **10**, 445 (1912). — Duthie, E. S.: Personal communication. 1947. — Dyckerhoff, H., u. H. J. Borrmann: Z. exper. Med. **113**, 585 (1943). — Dyckerhoff, H., u. N. Goosseus: Z. exper. Med. **106**, 181 (1939). — Dyckerhoff, H., u. R. Marx: (1) Über den Regulationsmechanismus des Gerinnungsvermögens. Über die Möglichkeit der experimentellen Bestimmung der Wirksamkeit der Haemostyptica. Z. exper. Med. **110**, 390 (1942). — (2) Über die Natur der hämorrhagischen Diathese bei Cholämie. Biochem. Z. **311**, 1 (1942). — DYCKERHOFF, H., R. MARX u. B. LUDWIG: Über den Wirkungsmechanismus und die Verwendbarkeit einiger blutgerinnungshemmender organischer Substanzen. Z. exper. Med. **110**, 412 (1942). — DYCKERHOFF, H., u. M. WICK: Z. exper. Med. **112**, 309 (1943).

EAGLE, H., u. T. N. HARRIS: J. gen. Physiol. **1937**, 20, 543. — EBBECKE: (1) Kolloid-Z. **91**, 134 (1940). — (2) Biochem. Z. **304**, 177 (1940). — EBBECKE u. KNÜCHEL: Pflügers Arch. **243**, 54, 65 (1939). — ELIAS, G.: Gerinnungsstudien. II. Mitt. Z. exper. Med. **77**, 693 (1931). — FALLON, J., and W. F. CROSKERY: Surg. etc. **84**, 361 (1947). — FANCONI, G.: Die Störungen der Blutgerinnung beim Kinde. Schweiz. med. Wschr. **1941**, 259. — FANTL, P. and M. NANCE: (1) Nature (Lond.) **158**, 708 (1946). — (2) Austral. J. exper. Biol. a. med. Sci. **25**, 95 (1947). — FEHMERS, G. A., u. G. G. A. MASTENBROEK: Eine einfache Methode zur Bestimmung der Prothrombinzeit. Nederl. Tijdschr. Geneesk. **1942**, 2138. — FEISSLY, R.: (1) C. r. Soc. Biol. Paris **87**, 1121 (1922). — (2) Helvet. med. Acta **7**, 583 (1940); **8**, 823 (1941). — (3) Schweiz. ges. inn. Med. 9. Okt. 1942. Refer. Schweiz. med. Wschr. **1942**, 1361. — (4) Schweiz. med. Wschr. **1942**, 516. — (5) Schweiz. med. Wschr. **1942**, 648. — (6) Helvet. med. Acta **10**, 3 (1943). — (7) Helvet. med. Acta **11**, 177 (1944). — (8) Schweiz. Ges. inn. Med. 15./16. Mai 1943. Aarau. Ref. Schweiz. med. Wschr. **1944**, 512. — (9) Schweiz. Ges. inn. Med. 14. Mai 1944. Ref. Schweiz. med. Wschr. **1945**, 271. — (10) Schweiz. med. Wschr. **1945**, 699. — (11) Helvet. med. Acta **12**, 215 (1945). — (12) Schweiz. med. Wschr. **1947**, 427. — FELIX, K., J. PENDL, P. PIN u. L. ROKA: Einwirkung von Dicumarol und Vitamin K auf den Prothrombin- und Ac-Globulinspiegel. Z. physiol. Chem. **284**, 185 (1949). — FELIX, K., S. PENDL u. L. ROKA: Über die Beziehungen zwischen Prothrombin und Komplement. Z. physiol. Chem. **284**, 198 (1949). — FERGUSON, J. H.: Science (Lancaster, Pa.) **97**, 319 (1943). FERGUSON, J. H., and A. J. GLAZKO: Heparin. J. Labor. a. clin. Med. **26**, 1559 (1941). — FERRY, J. O., and P. H. MORRISON: J. Amer. chem. Soc. **69**, 388 (1947). — FISCHER, A. R.: Über einen Fall von hämorrhagischer Diathese bei Tetanie. Klin. Wschr. **1949**, 344. — FLEMING, A., and W. FISH: Brit. med. J. **1947**, 242. — FLÖSSNER: (1) Thrombocytenzählmethode. Z. Biol. **77** (1922). — (2) Arch. Biol. **89** (1923). — FONIO, A.: (1) Handbuch der normalen und pathologischen Physiologie, Bd. VI/1, S. 307. Berlin: Springer 1928. — (2) Erg. inn. Med. **51**, 443 (1936). — (3) Schweiz. med. Wschr. **1939 II**, 952. — (4) Über die Wirkung von Röntgen- und Radiumstrahlen auf den Gestaltenwandel der Thrombocyten in vitro. Schweiz. med. Wschr. **1945**, 694. — (5) Neuere Untersuchungen über die retraktionauslösende Funktion der Thrombocyten. Schweiz. Rdsch. Med. **1947**, Nr 43. — (6) Über die reaktionauslösende Funktion der Thrombocyten. Schweiz. med. Wschr. **1948**, 973. — FONIO, A., u. R. PASSET: Arch. Klaus-Stiftg **23**, 24 (1948). — FONIO, A., u. J. SCHWENDENER: Die Thrombocyten des menschlichen Blutes und ihre Beziehung zum Gerinnungs- und Thrombosevorgang. Bern: Huber 1942. — FRANK, E.: Die haemorrhagischen Diathesen. In SCHITTENHELMS Krankheiten des Blutes und der blutbildenden Organe. Berlin: Springer 1925. — FRÉDÉRICQ, P.: Données recéntes sur la coagulation. Desoer Edit., Belgique 1946. — FREY: Frankf. Z. Path. **36** (1928). — FUCHS, H.: Rolle des Prothrombins bei Blutgerinnung usw. Erg. inn. Med. **38**, 173 (1930).

GAETHGENS, G.: (1) Das Vitamin K in der Physiologie und Pathologie der Frau und des Neugeborenen. Stuttgart: Georg Thieme 1946. — (2) Das Vitamin K in der Gynäkologie und Geburtshilfe. Ärztl. Forschg **1948**, 255. — GALINOWSKI, Z.: Knochenmarksstudien bei Typhus abdominalis. (1) Erythropoese. Fol. haemat. (Lpz.) **60**, 243 (1938). — (2) Leukopoese. Fol. haemat. (Lpz.) **60**, 381 (1938). — (3) Megakarypoese. Fol. haemat. (Lpz.) **60**, 397 (1938). — GALLEONE, A., u. A. ROMAGNOLO: Antidicumarol-Wirkung von dL-Methionin, der PP- und K-Vitamine, sowie der Casein-Hydrolysate. Minerva med. **1948 I**, 6 169. — GARNER: Zit. nach H. SCHMIDT. — GERHEIM, E. B., and A. T. MILLER jr.: The influence of brief periods of strenuous exercise on the blood platelet count. (Der Einfluß kurzdauernder schwerer Anstrengungen auf die Thrombocytenzahl im Blut.) Science (Lancaster, Pa.) **109**, 64 (1949). — GIANNICO, O., e G. PROVINI: Wirkung des Streptomycins auf den Prothrombinspiegel. Clin. Nuova (Milano.) **7**, 232 (1949). — GLANZMANN, E.: (1) Thrombopenische Purpura. (Morbus maculosus Werlhofii.) Schweiz. med. Wschr. **1944**, 1254. — (2) Anaphylaktische Purpura. Schweiz. med. Wschr. **1944**, 1254. — (3) Blut- und Knochenmarksveränderungen bei hämorrhagischen Diathesen. Schweiz. med. Wschr. **1945**, 553. — (4) Sporadische, konstitutionelle Thrombopathie. Schweiz. med. Wschr. **1946**, 1014. — GLANZMANN, E., STEINER u. KELLER: Schweiz. med. Wschr. **1940 II**, 1243, 1261. — GLEISS, J.: (1) Die Messung der Retraktion des Blutkuchens bei der Blutgerinnung. Ärztl. Wschr. **1946/47**, 868. — (2) Der Kolloidzusatz als Mittel zur rationalen Plasmagewinnung. Klin. Wschr. **1949**, 17. — (3) Klin. Wschr. **1949**, 177. — GÖTHLIN, G. F.: (1) Skand. Arch. Physiol. (Berl. u. Lpz.) **61**, 225 (1931). — (2) Klin. Wschr. **1932 II**, 1469. — GRÜNING, W.: Naturwiss. **31**, 299 (1943). — GRUNKE: Heparinnachweis im Blut. Z. exper. Med. **107**, 306 (1940). — GUTTMANN, W.: Die Kernsubstanz der Blutplättchen. Z. inn. Med. **1947**, 362.

HÄNEL, U.: Vortr. Tagg Schweiz. Hämatol. Ges. Neuchâtel 1950. — HALSE, TH.: (1) Fibrinolyse. Eine experimentelle und klinische Studie über die 4. Phase der Blutgerinnung. Freiburg i. Br.-Aulendorf: Cantor 1948. — (2) Dtsch. Gesdh.wes. 1946, 23. — (3) Über die vegetative Regulation der Fibrinolyse. Schweiz. med. Wschr. 1947, 411. — (4) Kurze Mitteilung über die Möglichkeit, mit einem Glykokoll-Ascorbinsäure-Calciumpräparat (Finestal) die künstliche Hypoprothrombinämie zu coupieren. Klin. Wschr. 1948, 425. — (5) Fortschritte bei der Behandlung der akuten Thrombose, Thrombophlebitis und Embolie mit Heparin, Dicumaril und Thrombocid. Dtsch. med. Wschr. 1949, 1326. — (6) Vortr. dtsch. Chirurgenkongr. Frankfurt 1949. — (7) Die Komponente des Prothrombinkomplexes in ihrer Bedeutung für die erste Gerinnungsphase. (Im Druck.) — HALSE, TH., u. G. QUENNET: Klimatische Einflüsse in der Thrombogenese. Dtsch. med. Wschr. 1948, 125. — HAMMARSTEN, O.: Z. physiol. Chem. 22, 331 (1896). — HARTERT, H.: (1) Klin. Wschr. 1948, 577. — (2) Die Thromb. elastographie in der Differentialdiagnose der hämorrhagischen Diathesen. Schweiz. med. Wschr. 1949, 318. — (3) Thrombelastographische Untersuchungen zur Thrombosebildung. Klin. Wschr. 1949, 789. — (4) Thrombelastographische Untersuchungen zur Fibrinolyse. Klin. Wschr. 1950, 77. — HECHT: (1) Jb. Kinderheilk. 65, Erg.-H. 113 (1907). — (2) Vortr. int. hämatol. Ges. Montreux 1949. — HEDIN, S. G.: (1) Investigations on the proteolytic encyme of the spleen of the ox. J. of Physiol. 30, 155 (1903). — (2) On the presence of a proteolytic encyme in the normal serum of the ox. J. of Physiol. 30, 195 (1903). — (3) J. of Physiol. 30, 195 (1904). — (4) Z. physiol. Chem. 104, 11 (1914). — HEILMEYER, L., u. OORTGIESE: Zbl. inn. Med. 55, 737 (1934). — HEIN, H.: Die Capillarresistenzminderung bei Hypertension und der Versuch einer Behandlung mit Rutin. Klin. Wschr. 1948, 466. — HEKMA, E.: Biochem. Z. 77, 273 (1916). — HENCKEL, H., H. HARDY u. K. SCHREIER: Einwirkung von Aminosäuren auf den Gerinnungsvorgang in vitro. Klin. Wschr. 1949, 280. — HEPPICH, E., u. J. SCHMID: Prothrombin und Sternalmark. Wien. Z. inn. Med. 1948, 195. — HEYMER, A., u. G. OTTOWESS: Klin. Wschr. 1940 I, 478. — HILLER, E., u. O. ROLLWAGEN: Untersuchungen über den Einfluß oraler Gaben von Glykokoll-Askorbinsäure-Calcium auf die Blutgerinnungszeit. Klin. Wschr. 1949, 503. — HIRSCHBOECK, J. S.: The effect of operation and illness on clot retraction. Discription of a new method. J. Labor. a. clin. Med. 33, 347 (1948). — HITTMAIR, A.: (1) Handbuch der allgemeinen Hämatologie, Bd. 1/1, S. 503. Wien u. Berlin: Urban & Schwarzenberg 1932 (Literatur). — (2) Sitzgsber. 1. internat. Hämatologentagg, Münster-Pyrmont 1937. — (3) Fol. haemat. (Lpz.) 51, 437 (1934). — (4) Med. Welt 1938 II, 1091, 1128. — HØJENSGÅRD, I. C., u. M. SCHWARTZ: Acta allergol. (Københ.) 2, 7 (1949). — HOLOUEBEK, J. E., J. V. HENDRIK and W. J. HOLLIS: Toluidine blue in bleeding associated with thrombopenia. J. Amer. med. Assoc. 139, 214 (1949). — HORANYI, M.: Ein neues Verfahren zur Hemmung der Blutgerinnung bei der gravimetrischen Bestimmung des nativen Fibrinogens. Klin. Wschr. 1941 II, 1128. — HORN, Z., u. L. BORSODI: Über die gerinnungshemmenden Substanzen des Blutes. (Beiträge zum Thromboseproblem). Schweiz. med. Wschr. 1948, 1069. — HORN, Z., M. GERENDAS u. L. BORSODI: Die Wirkung des Toluidinblaus und der Thrombokinase auf den Vorgang der Thrombinaktivierung. Experientia 1948, 402. — HOWELL, W. H.: (1) The problem of coagulation. Proc. Inst. Med. Chicago 1925. — (2) Vortr.ber. 12. internat. Physiol.-Kongr. Stockholm 1926. — (3) Ber. Physiol. 39, 71 (1927). — (4) Arch int. Med. 13, 76 (1914). — (5) Bull. N. Y. Acad. med. 15, 3 (1939). — HOWELL, W. H., and D. P. DONAHNE: J. of exper. Med. 65, 177 (1937). — HUSEMANN, E., K. N., v. KAULLA u. B. KAPPESER: Blutgerinnungshemmende Substanzen. Z. Naturforschg 1, 584 (1946).

ISAACS and GORDON: Amer. J. Physiol. 71, 106 (1924). — IYENGAR, N., K. B. SEHRA and B. MUKERJI: Indian med. Gaz. 77, 348 (1942).

JACOBSON, L. O., E. K. MARKS, E. GASTON, I. G. ALLEN and M. H. BLOCK: The effect of nitrogen mustard and X-irridation on Blood-coagulation. J. Labor. a. clin. Med. 33, 1566 (1948). — JOHOW, R.: Die Bekämpfung der Kapillarschäden und der dadurch bedingten Blutungen bei der Behandlung der Thrombose mit Dicumarin. Med. Klin. 1949, 1288. — JOHOW, R., u. H. A. THIES: Zur Beeinflussung der durch Dicumarin gesetzten Hypoprothrombinämie. Med. Klin. 1949, 985. — JORES, A., u. A. DETZEL: Klin. Wschr. 1940 I, 641. — JORPES, J. E.: (1) Acta med. scand. (Stockh.) Suppl. 89, 139 (1938). — (2) Die Gerinnung des Blutes und das Thromboseproblem. Nord. med. (Stockh.) 1942, 2833. — (3) The origin and the physiology of heparin. The specific therapie in thrombosis. Ann. int. med. 27, 361 (1947). — JORPES, J. E., EDMAN u. THANING: Lancet 1939 II, 975. — JUBELIRER, R.: Blood clotting and anticoagulants. Part II. Dicumarol. Cincinati J. Med. 28, 491 (1947). — JUBELIRER, R. A., and H. J. GLUECK: J. Labor. a. Clin. Med. 34, 448 (1949). — JÜRGENS, R.: (1) Z. exper. Med. 63, 74 (1928). — (2) Dtsch. Arch. klin. Med. 170, 310 (1931). — (3) Dtsch. Arch. klin. Med. 171, 378 (1931). — (4) Z. klin. Med. 123, 649 (1933). — (5) Verh. dtsch. Ges. inn. Med. 48, 370 (1936). — (6) Erg. inn. Med. 53, 795 (1937). — (7) Experimentelles und Klinisches zur Pathogenese der hämorrhagischen Diathesen. (Im Druck. — JÜRGENS, R., u. GRAUPNER: Fol. haemat. (Lpz.) 57, 263 (1937). (Literatur.) — JÜRGENS, R., u. W. NAUMANN: Dtsch. Arch.

klin. Med. 172, 248 (1932). — JÜRGENS, R., u. H. PFALTZ: Zit. nach R. JÜRGENS, Hämorrhagische Diathesen. Ref. gehalten auf der Schweiz. Hämatologentagg, Lugano 1949. — JÜRGENS, R., u. A. STUDER: (1) Helvet. physiol. Acta 5, 42 (1947). — (2) Zur Wirkung des Thrombins. Helvet. physiol. Acta 6, 130 (1948). — (3) Experimentelle temporäre Fibrinopenie durch Thrombininjektionen. 2. Tagg der Schweiz. Hämatol. Ges. am 2. Mai 1947. Ref. Schweiz. med. Wschr. 1948, 386. — (4) Methode zur Bestimmung der Blutungszeit am Mäuseschwanz. Schweiz. med. Wschr. 1948, 978. — (5) Zit. nach R. JÜRGENS, Hämorrhagische Diathese. Ref. gehalten auf der Schweiz. Hämatologentagg Lugano 1949. — JÜRGENS, R., u. H. TRAUTWEIN: Dtsch. Arch. klin. Med. 169, 28 (1930).

KAPLAN, M. H.: Nature and role of the lytic factor in hemolytic streptococcal fibrinolysis. Proc. Soc. exper. Biol. a. Med. 57, 40 (1944). — KAPLAN, M. H., H. J. TAGNON, C. G. DAVIDSON and F. H. C. TAYLOR: J. clin. Invest. 21, 533 (1942). — KAULLA, K. N. v.: Über künstliche Hypoprothrombinämie und ihre therapeutischen Anwendungsmöglichkeiten. Klin. Wschr. 1943 I, 205. — KAULLA, K. N. v., u. R. PULVER: Tierexperimentelle Untersuchungen mit dem neuen Antithromboticum Tromexan. Schweiz. med. Wschr. 1948, 806. — KAZNELSON, P.: Z. klin. Med. 87, 133 (1919). — KLINKE, K.: Klin. Wschr. 1929 II, 1363. — KNOTTENBELT, N.: Gerinnungshemmende Behandlung von Thrombosen. Nederl. Tijdschr. Geneesk. 92, 3059. — KNÜCHEL, F.: (1) Blutgerinnung, insbesondere Bildung, Nachweis und Wirkung des Thrombins. Niederrh. Ges. Natur- und Heilk., Bonn 10. Mai 1944. Ref. Münch. med. Wschr. 1944, 295. — (2) Die Wirkung von Thrombin auf die Blutkörperchensenkung. Biochem. Z. 318, 246 (1947). — KNÜCHEL, F., u. I. GANTER: Klin. Wschr. 1948, 557. — KOCH: Jb. Kinderheilk. 30 (1890). — KOHL, H.: (1) Aminosäure und Blutgerinnung. Dtsch. med. Wschr. 1947, 203. — (2) Über eine orale Behandlung von Blutungszuständen mit Glykokoll-Askorbinsäure-Kalzium unter besonderer Berücksichtigung der Thrombopenie und der Bluterkrankheiten. Dtsch. med. Wschr. 1947, 279. — (3) Aminosäuren und Blutgerinnung. Med. Klin. 1947, 535. — KOLLER, F.: (1) Zbl. Chir. 66, 1949 (1939). — (2) Zur Prophylaxe und Therapie der Thrombose. Ärztl. Mschr. 1946, 381. — KOLLER, F., u. W. FRITSCHY: Über die Bedeutung des Antithrombins. Helvet. med. Acta 1947, 263. — KOLLER, F., u. A. PEDRAZZINI: Über die Gefahr unkontrollierter Dicumarol-Therapie. Schweiz. med. Wschr. 1947, 911. — KOLLER, F., u. B. SOLDATI: Über Artspezifität der Thrombokinase. Verh. Ver. Schweiz. Physiol., Januar 1941. — KRAUS, A. P., S. PERLOW u. K. SINGER: Gefahren der Dicumarolbehandlung in der Schwangerschaft. J. Amer. med. Assoc. 139, 758 (1949).

LA BARRE, J., et O. VESSELOWSKY: Contribution à l'étude de l'action de l'h parin sur la coagulabilité du sang. (Beitrag zur Wirkung des Heparins auf die Blutgerinnung.) Arch. internat. Physiol. 51, 456 (1941). — LATNER, A. L.: Anxiety as a cause of fibrinolysis. Lancet 1947, 194, 252. — LEE and ERICKSON: J. Labor. a. clin. Med. 24, 821 (1939). — LEE u. VINCENT: Zit. nach M. M. WINTROBE, Clinical hematology, S. 207. Philadelphia 1947. — LEIN, J.: A photometric analysis of the reactions of blood coagulation. (Photometrische Analyse der Vorgänge bei der Blutgerinnung.) J. cellul. a. comp. Physiol. 30, 43 (1947). — LENGGENHAGER, K.: (1) Mitt. Grenzgeb. Med. u. Chir. 44, 425 (1935/37). — (2) Neue Tatsachen der Blutgerinnungslehre. Helvet. med. Acta 7, 262 (1940). — (3) Verwendung von Thrombin für die Blutstillung. Schweiz. med. Wschr. 1946, 1333. — (4) Beobachtungen an einem Thrombopeniker während der Milzexstirpation. Schweiz. med. Wschr. 1947, 449. — (5) Weitere Fortschritte in der Blutgerinnungslehre. Stuttgart: Georg Thieme 1949. — LETULLE, R., et G. MATHÉ: Dosage pratique de la prothrombine par la micromethode de J. P. SOULIER. Ses applications. (Praktische Prothrombinbestimmung mit der Mikromethode von J. P. SOULIER. Ihre Anwendung. Presse méd. 1947, 630. — LEVAN, J. B., and MCCLOSKEY: Dicumarol. Ann. int. Med. 25, 941 (1946). — LEVY, L.: Non-hemophilic hereditary hemorrhagic diathesis: report of a family of bleeders. Ann. int. Med. 27, 96 (1947). — LOEWE, L.: Anticoagulation their apywith heparin-pitkin menstrum in thromboembolic disease. Amer. J. med. Sci. 1947, 447. — LOEWE, L., and H. B. EIBER: Anticoagulation therapy with heparin-pitkin menstrum in the management of coronary artery thrombosis and its complications. Amer. Heart. J. 37, 701 (1949). — LÜDIN, H.: Zur Prothrombinbestimmung im Plasma. Schweiz. Ges. für inn. Med. Jverslg am 11. u. 12. Mai 1946 in Montreux. Ref. Schweiz. med. Wschr. 1946, 615. — LÜSCHER, E., u. A. LABHART: Blutgerinnungsstörungen durch $\beta\gamma$-Globuline. Schweiz. med. Wschr. 1949, 598. — LUNDSTEEN, E.: (1) Gerinnungsuntersuchungen am Hämophilieblut. Acta med. scand. (Stockh.) 112, 90 (1942). (2) Nord. med. (Stockh.) 1942, 3055. — (3) Klinische Untersuchungen über die Blutkoagelretraktion. Nord. med. (Stockh.) 1943, 1307.

MACFARLANE, R. G., and R. BRIGGS: Fibrinolysis. Its mechanism and significance. Blood 3, 1167 (1948). — MACFARLANE, R. G., and J. PILLING: Lancet 1946 I, 888. — MACFARLANE, R. G., J. W. TREVAN and A. M. P. ATTWOOD: Participation of a fat soluble substance in coagulation of the blood. (Beteiligung einer fettlöslichen Substanz an der Blutgerinnung.) J. of Physiol. 99, 7 (1941). — MANSTEIN, B.: Die Erkennung von Fernthrombosen durch die Thrombinabbaureaktion. Dtsch. med. Wschr. **1943** I, 104. — MARX, H. E., R. M. WEAVER, A. MORRIS and J. FLANDERS: The clotting-mechanism. Its clinical application. Delaware med. J. **1948**, 139. — MARX, R.: (1) Von den Grenzen und dem Gebrauchswert der Methoden zur Bestimmung des Prothrombins im Blut. Z. exper. Med. **114**, 18 (1944). — (2) Über die Bedeutung des Begriffes der Korrelationsstörung innerhalb des Blutgerinnungssystems für das Verständnis der Bedingtheit einiger hämorrhagischer Diathesen und thrombophiler Diathesen. Ärztl. Forschg **1948**, 413. — MARX, R., u. H. BAYERLE: (1) Von der Antithromboseaktivität des Blutes. Biochem. Z. **319**, 9 (1948). — (2) Über den Stand der modernen Thromboembolietherapie mit Blutfermenteffektoren. Ärztl. Forschg **1948**, 249. — (3) Zur Frage der Bedeutung der Kohlensäure für die Blutgerinnung. Pflügers Arch. **250**, 722 (1948). — MARX, R., u. H. DYCKERHOFF: Zur Kenntnis der Hämophilie. Z. exper. Med. **113**, 462 (1943). — MARX, R., u. A. VATH: Über experimentelle Untersuchungen mit einer synthetischen heparinartigen Substanz (Polysaccharidschwefelsäureester-Thrombocid) in Hinsicht auf deren Verwendbarkeit als Antikoagulans und Antithromboticum. Ärztl. Forschg **1949**, 131. — MASSIE, E. u. a.: Die Wirkung der Digitalis auf die Gerinnungsfähigkeit des Blutes. Arch. int. Med. **1944**, 172. — MAUER, H.: Über die Gerinnungshemmung des Blutplasmas und seiner Fraktionen. Z. klin. Med. **145**, 566 (1949). — MAYER, A.: C. r. Soc. Biol. Paris **63**, 658 (1907). — MELLANBY, J.: (1) J. of Physiol. **38**, 28 (1909). — (2) Thrombose — its preparation and properties. Proc. roy. Soc. Lond. B **1933**, 93. — MELLANBY, J., and PRATT: Proc. roy. Soc. Lond. **125**, 204 (1938). — MEYER, O.: The ambulatory treatment of phlebitis and thrombosis with compression bandages. Ref. Med. Mschr. **1948**, 325. — MEYER ZUM GOTTESBERGE, M., u. H. GÖTZE: Über die Veränderlichkeit der Blutgerinnungszeit und ihre Ursachen. Z. exper. Med. **113**, 497 (1943). — MILIAN: (1) Bull. Soc. méd. Hôp. Paris **1901**. — Zit. nach W. SCHULTZ, in Handbuch der allgemeinen Hämatologie, Bd. II/1, S. 645. Wien u. Berlin: Urban & Schwarzenberg 1933. — (2) Modifizierte Methode bei MORAWITZ. In Handbuch der inneren Medizin, 2. Aufl., Bd. IV, Teil 1. — MILLA, E., E. MORPURGO, e A. COMINETTI: Contributi spermentali sul problema degli eventuali rapporti tra protrombina e complemento. (Experimentelle Beiträge zur Frage der möglichen Beziehungen zwischen Prothrombin und Komplement.) Boll. Soc. Biol. sper. **16**, 700 (1941). — MILSTONE, H.: (1) A. Factor in normal human blood which participates in streptococcal fibrinolysis. J. of Immun. **42**, 109 (1941). — (2) J. gen. Physiol. **25**, 679 (1942). — (3) Science (Lancaster, Pa.) **106**, 546 (1947). — (4) Chem. Zbl. **119**, 1332 (1948). — MOLE, R. H.: Unveröffentlicht 1943. Zit. nach MACFARLANE u. BRIGGS, Blood **3**, 1167 (1948). — MORAWITZ, P.: (1) Über einige postmortale Blutveränderungen. Beitr. chem. Physiol. u. Path. **8**, 1 (1906). — (2) Chemie der Blutgerinnung. Erg. Physiol. **4**, 365 (1905). — (3) Blutgerinnungsmethoden. In ABDERHALDENS Handbuch der biologischen Arbeitsmethoden, Abt. 4. Teil 3. Wien u. Berlin: Urban & Schwarzenberg 1923. — (4) Pathologische Physiologie der hämorrhagischen Diathese. In Handbuch der normalen und pathologischen Physiologie, Bd. VI/1, S. 412. Berlin: Springer 1928. — MORAWITZ, P., u. BIERICH: Arch. exper. Path. u. Pharmakol. **56** (1906). — MÜLLER, E.: Jena, Chem. Inst., mündlicher Bericht.

NAEGELI, O.: Blutkrankheiten und Blutdiagnostik, 5. Aufl. Berlin: Springer 1931. — NEUMANN, H.: Über ein neues Reagens zur Schnellfärbung der Thrombocyten. Ärztl. Wschr. **1949**, 217. — NEUMANN, H., u. R.: MONREAL Zur Methodik der Thrombocytenzählung. Med. Klin. **1950**, 18. — NEUMAYR, A.: Wien. Z. inn. Med. **1948**, 31. — NIELSON: Nord. med. (Stockh.) **1942**, 2882. — NIKOLAJEWA, M. S.: Die Thrombocyten als eine der Quellen der Blutfermente. Bull. exper. Biol. Med. **22**, 24 (1946). — NOLF, P.: Übersicht über Blutgerinnung. Medicine **17**, 381 (1938). — NOLLI, B., e P. SFORZINI: Haematologica (Pavia) **1947**, 253.

OGATA: Plättchenentstehung. Beitr. path. Anat. **52**, 192 (1912). — OLEF: Arch. int. med. **57**, 1063 (1936). — ØLLGARD, E.: Untersuchungen über die Agglutination der Blutplättchen. Klin. Wschr. **1943** I, 80. — OPIE, E. L., and B. I. BARKER: Leucoprotease and anti-leucoprotease of mammals and of birds. J. of exper. Med. **9**, 207 (1907). — ØRSKOV: SCHILLINGS Erythroblastengenese der Thrombocyten. Fol. haemat. (Lpz.) **59**, 145 (1938). — OWREN, P.A.: The coagulation of blood. Investigations on a new clotting factor. (Die Blutgerinnung. Untersuchungen über einen neuen Gerinnungsfaktor.) Acta med. scand. (Stockh.) Suppl. **194**, 327 (1947).

PÁLOS, L. A.: (1) Sauerstoffhaushalt und Thrombininaktivierung. Schweiz. med. Wschr. **1948**, 112. — (2) Schilddrüsenfunktion und Blutgerinnung. Schweiz. med. Wschr. **1948**, 492. — PARCIN, T. W., and W. F. KVALE: Amer. Heart. J. **37**, 333 (1949). — PAUWEN, ROSKAM, DEROUAUX et PUISSAUT: Arch. internat. Pharmacodynamie **67**, 390 (1942). — PEDRAZZINI, A., E. SALVIDIO u. F. KOLLER: Eine Methode zur Bestimmung der Prothrombinaktivität in der Praxis. Schweiz. med. Wschr. **1949**, 428. — PLOOY, M.: Die Behandlung der Thrombose mit Dicumarol. Nederl. Tijdschr. Geneesk. **13**, 908 (1948). — PORTES, L., J. VARANGOT et J. VASSY: Ergebnisse der Behandlung des Venenthrombose bei der Frau mit Dicumarol. Bericht über 50 Fälle. Presse méd. **55**, 57 (1947). — PULVER, R., u. K. N. v. KAULLA: Über Resorption und biologische Inaktivierung des neuen Antithromboticums Tromexan. Schweiz. med. Wschr. **1948**, 956.

QUICK, A. J.: (1) Amer. J. Physiol. **123**, 712 (1938). — (2) Prothrombin level of blood after the intramuscular injection of sodium citrate. (Der Prothrombinspiegel des Blutes nach intramuskulärer Injektion von Natriumcitrat. Proc. Soc. exper. Biol. a. Med. **47**, 1 (1941). — (3) Components of the prothrombin complex. Amer. J. Physiol. **151**, 63 (1947). — (4) Amer. J. med. Sci. **214**, 272 (1947). — (5) J. Labor. a. clin. Med. **33**, 819 (1948). — QUICK, A. J., and FAVRE-GILLY: Blood **4**, 1281 (1949).

REHN, E., u. TH. HALSE: Fünf Jahre postoperative Dicumarolprophylaxe. Dtsch. med. Wschr. **1949**, 1552. — REICHEL, CH.: (1) Untersuchungen über Blutthrombokinase. Klin. Wschr. **1942** II, 1081. — (2) Über die Thrombokinase des Blutes. Klin. Wschr. **1943**, 258. — REINAERT et WINTERSTEIN: Arch. internat. Pharmacodynamie **62**, 47. — RIEBEN, W. K.: (1) Beobachtungen mit einer neuen Prothrombinbestimmungsmethode. Schweiz. Ges. für Inn. Med. Jverslg am 11. u. 12. Mai 1946 in Montreux. Ref. Schweiz. med. Wschr. **1946**, 615. — (2) Quantitative Plasmaprothrombinstudien. Über den Einfluß von Methylxanthinen auf die Prothrombinaktivität menschlichen Blutplasmas. Schweiz. med. Wschr. **1946**, 725. — (3) Quantitative Plasmaprothrombinstudien. II. Über einige neue, blutgerinnungshemmende Stoffe. Schweiz. med. Wschr. **1947**, 913. — (4) Beiträge zur Kenntnis der Blutgerinnung. Basel: Benno Schwabe & Co. 1947. — RÖSSLE, R.: Über hämorrhagische Reaktionen beim Typus nach Schutzimpfungen. Dtsch. med. Wschr. **1946**, 48. — ROHKRÄMER, H., u. E. SCHEIDBAUER: Untersuchungen über den Prothrombinspiegel im Blut unter besonderer Berücksichtigung vegetativ-nervöser Einflüsse. Dtsch. Arch. klin. Med. **196**, 55 (1949). — ROHR, K.: Das menschliche Knochenmark. Leipzig: Georg Thieme 1940. 2. Aufl. Stuttgart: Georg Thieme 1949. — ROHR, K., u. F. KOLLER: Klin. Wschr. **1936** II, 1549. — ROLLER, D., u. O. MUDRAK: Z. exper. Med. **114**, 75 (1944). — ROSENMANN, M.: (1) Biochem. Z. **112**, 98 (1920). — (2) Biochem. Z. **129**, 101 (1922). — (3) Biochem. Z. **287**, 26 (1936). — (4) Biochem. **296**, 213 (1937). — (5) Biochem. Z. **296**, 186 (1938). — (6) Klin. Wschr. **1923**, 450. — ROSKAM: (1) C. r. Soc. Biol. Paris **84**, 844 (1921). — (2) C. r. Soc. Biol. Paris **87**, 90 (1922). — (3) Presse méd. **1923**, 972. — (4) Arch. internat. Physiol. **20**, 241 (1923). (5) Bull. Acad. Méd. Belg. **1931**, 541. — (6) Arch. interant. Physiol. **47**, 325 (1938). — (7) Verh. Koninklijke Vlaan Acad. Geneesk. van Belgie IV, Nr 4 (1942). — (8) Acta Biol. Belge **3**/4, 229 (1943). — (9) Arch. internat. Pharmacodynam. **69**, 349 (1944). — (10) Revue Belge XVI, 157 (1945). — ROSKAM u. DEROUAUX: Bull. Acad. Méd. Belg., IV. s. 7, 227 (1942). — ROSKAM, PAUWEN et SWALUE: Bull. Acad. Méd. Belg., VI. s. 7, 170 (1942). — RULOT, H.: Intervention des leucoytes dans l'autolyse de la fibrine (fibrinolyse de Dastre). Arch. internat. Physiol. **1**, 152 (1904). — RUSAKOW e SKUNDINA: Arch. pat. Anat. e pat. Fisiol. **1**, 44 (1935). Ref. Z.org. Chir. **75**, 571. — RUSKA, H., u. C. WOLPERS: Zur Struktur des Liquorfibrins. Klin. Wschr. **1940** II, 695. — RUSSU, G.: La prothrombine dans les pneumopathies aiguës prothrombin in acute pneumopathies. Rev. med. chir. Jassy **59**, 155 (1948).

SACHS, J. J., u. J. S. LABATE: Dicumarol in der Behandlung einer thrombo-embolischen Erkrankung während der Schwangerschaft. Amer. J. obstetr. **57**, 965 (1949). — SAPPINGTON: J. Amer. med. Assoc. **113**, 22 (1939). — SCHENKER, P.: Fol. haemat. (Lpz.) **63**, 223 (1939). — SCHILLING, V.: Praktische Blutlehre. 8. u. 9. Aufl. Jena: Gustav Fischer 1938. — SCHLOSSHARDT u. L. HEILMEYER: Jena. Z. Naturwiss. **75**, 90 (1939 II). — SCHMID, J., u. W. WEISSEL: Vereinfachte Methode zur Bestimmung der Prothrombinzeit. Wien. Z. inn. Med. **28**, 1 (1947). SCHMIDT, A.: (1) Zur Blutlehre. Leipzig 1892. — (2) Weitere Beiträge zur Blutlehre. München: J. F. Bergmann 1895. — SCHMITZ, A.: (1) Die Freilegung von aktivem Trypsin aus Blutplasma. 2. Mitteilung zur Kenntnis des Plasmatrypsinsystems. Z. physiol. Chem. **250**, 37 (1937). — (2) Über den Trypsin-Inhibitor des Blutes. 3. Mitteilung zur Kenntnis des Plasmatrypsinsystems. Z. physiol. Chem. **255**, 234 (1938). — SCHOCH: Zit. nach SCHOEN u. TISCHENDORFF. Klinische Pathologie der Blutkrankheiten. Stuttgart: Georg Thieme 1950. — SCHÖNHOLZER, G., u. U. PORTMANN: Das Verhalten der Blutgerinnung im Hochgebirge. Helvet. Physiol. u. Pharm. Acta **6**, 609 (1948). — SCHOUR, M.: RUMPEL-LEEDE. Klin. Wschr. **1929** I, 213. — SCHÜRER, W.: Speicherung von Heparin in den Zellen des Retikuloendothels. Helvet. med. Acta **1946**, 1. — SCHÜTZ, F.: The biological standardisation of anticoagulants. (Die biologische Standardisierung der gerinnungshemmenden Mittel.) Quart. J. Pharmacy **14**, 45 (1941). — SCHULTZ, W.: Untersuchungsmethoden der Blutgerinnung und Blutgefäßfunktion. In Handbuch der allgemeinen Hämatologie, Bd. II/1, S. 645 (Literatur). Wien u. Berlin: Urban & Schwarzenberg 1932. — SCHULTZ, W., u. H. HILGENBERG: Neugestaltung der Hohlperlencapillarmethode zur Bestimmung der Gerinnungszeit des Blutes und Versuche mit Aderlaßblut. Klin. Wschr. **1938** II, 1288. — SCHULTZE, H. E.: (1) Neuere Erkenntnisse über das Prothrombin und das Acceleratorglobulin von SEEGERS. Dtsch. med. Wschr. **1950**, 607. — (2) Theoretische und experimentelle Grundlagen der Prothrombinbestimmung unter Berücksichtigung der Prothrombin-Accelerators. (Im Druck). — SCHWENDENER, J. A.: Die Entwicklung der Evolutionsformen der Thrombocyten innerhalb 12 Stunden nach der Blutentnahme im Dunkelfeldnativpräparat. Helvet. med. Acta **9**, 609 (1942). — SCHWENKENBECHER, W.: Über die alimentäre Beeinflußbarkeit der Blutgerinnungszeit durch eine Kombination von Histidin, Calcium und Ascorbinsäure bei Bluterkranken. Z. klin. Med. **140**, 315 (1942). — Scoz, G.: (1) L'azione degli acidi poligalatturonici sul tempo di coagulazione tromboplastinico del sangue. (Die Wirkung der Polygalakturonsäure auf den Gerinnungsmechanismus des Blutes. Riforma med. **1942**, 451. — (2) L'influenza dell'aci ascorbico sul tempo die coagulazione tromboplastinico del plasma. (Einfluß von Ascorbinsäure auf die thromboplastische Gerinnungszeit von Plasma. Boll. Soc. Biol. sper. **17**, 147 (1942). — Seegers, W. H.: Circulation **1**, 2 (1950). — Seegers, W. H., K. M. Brinkhous, H. P. Smith and E. D. Warner: J. of biol. Chem. **126**, 91 (1938). — Seegers, W. H., E. C. Loomis and I. M. Vandenbelt: Arch. of Biochem. **6**, 85 (1945). — Seegers, Smith, Warner and Brinkhous: J. of biol. Chem. **123**, 751 (1938). — Seegers, W. H., u. A. G. Ware: (1) J. of biol. Chem. **172**, 699 (1948). — (2) Recent advances in our knowledge of prothrombin. Amer. J. clin. Path. **19**, 41 (1949). — Seegers, W. H., A. G. Ware u. Murphy: Sience (Lancaster, Pa.) **106**, 618 (1947). — Seeliger, S.: Fol. haemat. (Lpz.) **29** (1923). — Seeliger, S., u. H. Gorke: Z. exper. Med. **24**, 322 (1921). — Shanno: Med. Sci. **1946**, 539. — Silverman, Symour B.: A modification of the wanghruddit test for increased coagulability of the blood and its application to the study of postoperative cases. Blood **3**, 147 (1948). — Skundina: Sovet. Chir. **6**, 69 (1935). Ref. Z.org. Chir. **75**, 570. — Skundina, Ginsburg u. Rusakow: Sovet. Chir. **6**, 78 (1935). Ref. Z.org. Chir. **75**, 570. — Skundina, Rusakow, Ginsburg u. Bocarow: Sovet. Chir. **7**, 194 (1934). Ref. Z.org. Chir. **71**, 445. — Smith, H. P., E. D. Warner and K. M. Brinkhous: (1) Arch. of Path. **20**, 163 (1935). — (2) J. of exper. Med. **66**, 801 (1937). — Sterner, L. G.: Versuche der Blockade des Retikuloendothels bei einem mikrocephalen Kinde mit gleichzeitiger Kontrolle des Prothrombinspiegels. Nord. Med. (Stockh.) **1942**, 2093. — Stomer, H. B., and H. N. Green: Bodily reactions to trauma. The influence of ischemia on the clotting factor of muscle. (Reaktionen des Körpers auf Traumen. Der Einfluß der Ischämie auf den Gerinnungsfaktor des Muskels. Brit. J. exper. Path. **28**, 127 (1947). — Studer, A.: (1) Experimentelle Eisenspeicherung mit Ferronascin-Roche. Helvet. med. Acta **15**, 252 (1948). — (2) Beeinflussung tierexperimenteller Leukopenien durch Vitamin A. Experientia **4**, 445 (1948). — Stübel: Pflügers Arch. **181**, 285 (1920).

Tagnon, H. J.: The significance of fibrinolysis in mechanism of coagulation of blood. J. Labor. a. clin. Med. **27**, 1119 (1942). — Tagnon, H. J., C. S. Davidson and F. H. L. Taylor: Der Koagulationsdefekt bei Hämophilie. Vergleich der proteolytischen Eigenschaften von Chloroformpräparaten im Plasma von normalen und hämophilen Patienten. J. clin. Invest. **22**, 127 (1943). — Tagnon, H. J., and M. L. Petermann: Proc. Soc. exper. Biol. a. Med. **70**, 359 (1949). — Tagnon, H. J., u. F. H. Taylor: Studien über Blutgerinnung aus dem „Thorndike Memoriae Laboratory". Wirkung von oraler Kaninchen-Thrombin-Verabreichung auf die Gerinnungszeit. Proc. Soc. exper. Biol. a. Med. **49**, 32 (1942). — Taylor, F. H. L., S. M. Levenson, C. S. Davidson, N. C. Browder and C. C. Lund: Problems of protein nutrition in burned patients. Ann. Surg. **118**, 215 (1943). — Thomsen: C. r. Soc. Biol. Paris **89** (1923). — Tillett, W. S., and R. L. Garner: The fibrinolytic activity of hemolytic streptococci. J. of exper. Med. **58**, 485 (1933). — Tocantins, L. M., and J. F. O'Neill: Increased plasma prothrombin activity after epinephrine injections; relation to hyperglycemia. (Steigerung der Plasmaprothrombinwirkung nach Ephenephrin-Injektionen; Beziehungen zur Hyperglykämie.) Proc. Soc. exper. Biol. a. Med. **47**, 477 (1941). — Tuft, H. S., and R. E. Rosenfield: Significance of the accelerated reaction in determination of prothrombin time of diluted plasma. (Die Bedeutung der verkürzten Prothrombinzeit in verdünntem Plasma.) Amer. J. clin. Path. **17**, 704 (1947). — Tzanck, A., et J. P. Soulier: Syndromes hémorragiques. Etude de 114 cas exeamines en l'espace d'une haemorrhagic syndromes. Presse méd. **1948**, 21.

Undritz, E., u. E. Rothlin: Zur Frage der Entstehung der geformten Gerinnungselemente und der Entkernung der Erythroblasten. Helvet. med. Acta **13**, 595 (1946). — Unger, P. N., and S. Shapiro: Blood **3**, 137 (1948). — Uvnäs, B.: The plasma prothrombin level in cats and rabits after excluding the liver from the circulation, after stimmulation of the splanchnic nerve and after intravenous injection of Adrenalin. (Der Prothrombingehalt des Plasmas von Katzen und Kaninchen nach Ausschaltung der Leber aus dem Kreislauf, nach Reizung des Splanchnicus und nach intravenöser Adrenalininjektion.) Acta physiol. scand (Stockh.) **3**, 97 (1941).

Vetten, A. L., u. Th. Strengers: Dicumarol, ein neues Anticoagulans. Nederl. Tijdschr. Geneesk. **1949**, 33, 2791. — Vincke, E.: Die blutgerinnungshemmende Wirkung der seltenen Erden. Z. physiol. Chem. **272**, 65 (1941). — Voit, K., u. K. W. Daiser: Klin. Wschr. **1936 II**, 1646.

Ware, A. G., et W. H. Seegers: J. of biol. Chem. **172**, 699 (1948). — Warner, E. D., K. N. Brinkhous and H. P. Smith: Amer. J. Physiol. **1936**, 667. — Warren and Rhoads: Amer. J. med. Sci. **198**, 193 (1939). — Werner, H.: (1) Zbl. inn. Med. **64**, 193, 206 (1943). — (2) Klin. Wschr. **1943**, 414. — (3) Z. klin. Med. **142**, 602 (1943). — Widenbauer, F.: Über die

Rolle der Kohlensäure und Blutthrombokinase bei der Blutgerinnung. Klin. Wschr. **1942 I**, 524. — WIDENBAUER, F.: Die Bedeutung der Kohlensäure bei der Blutgerinnung. Dtsch. med. Wschr. **1942 II**, 1243. — WIDENBAUER, F., u. KREBS: Mschr. Kinderheilk. **91**, 223 (1942). — WIDENBAUER, F., u. CH. REICHEL: (1) Über gerinnungsaktive Zellsubstanzen. Biochem. Z. **309**, 100 (1941). — (2) Klin. Wschr. **1941 II**, 1128. — (3) Untersuchungen über die Thrombokinase des Blutes. Biochem. Z. **311**, 301 (1942). — WIENER, M. J., and S. SHAPIRO: Fibrin appearance time. A rotating tube method for estimating the clotting time of the blood. (Fibrinerscheinungszeit. Eine Methode zur Bestimmung der Blutgerinnungszeit mittels eines rotierenden Glasrohes.) J. Labor. a. clin. Med. **32**, 1037 (1947). — WILLI, H.: Über den Bau und die Funktion der Megalocyten und ihre Beziehung zur thrombopenischen Purpura. Fol. haemat. (Lpz.) **53**, 426 (1935). — WILSON, H.: J. Tennessee med. Assoc. **41**, 39 (1948). — WITH, S.: Heparinprobleme. Ugeskr. Laeg. (dän.) **1941**, 1388. — WÖHLISCH, E.: (1) Die Hämophilie. In SCHITTENHELMS Handbuch der Krankheiten des Blutes und der Blutbildenden Organe, Bd. II, S. 567. Berlin: Springer 1925. — (2) Die Physiologie und Pathologie der Gerinnung. Erg. Physiol. **28**, 443 (1929) (Gesamtliteratur). — (3) Klin. Wschr. **1932 I**, 118, 161. — (4) Blutgerinnung. In Handbuch der Biochemie, 2. Aufl., Erg.-W. Bd. II, S. 27. Jena: Gustav Fischer 1934. — (4) Thrombosebereitschaft, Antithrombingehalt und Eiweißspektrum des Blutes. Klin. Wschr. **1942 I**, 208. — WÖHLISCH, E., u. L. JÜHLING: Biochem. **7**, 297, 353 (1938). — WOLPERS, C.: Dtsch. med. Wschr. **1941 I**, 515. — WOLPERS, C., u. H. RUSKA: Strukturuntersuchungen zur Blutgerinnung. Klin. Wschr. **1939 II**, 1077, 1111.— WRIGHT: Virchows Arch. **86** (1906). — WRIGHT, H. M. P.: Adhesiveness of blood-platelets in hemophilia. (Adhäsionsvermögen der Blutplättchen bei der Hämophilie.) Lancet **1946 I**, 306. — WRIGHT, L. T., FR. R. COLE and L. M. HILL jr.: The effect of sulfathalidine on the bleeding and clotting time of the blood and prolongation reduction by the administration of vitamin K. Surg. etc. **88**, 201 (1949).

YUDIN: (1) An. Acad. méd.-quir. españ. **20**, 93 (1933). — (2) J. Amer. med. Assoc. **106**, 997 (1936). — (3) Presse méd. **1**, 68 (1936).

ZAHN, P.: Die Messung der Retraktion bei der Blutgerinnung. Inaug.-Diss. Basel 1944. — ZIFF, MORRIS and E. CHARGAFF: Studies on the chemistry of blood coagulation. (Untersuchung über die Chemie der Blutgerinnung. Heparin.) J. of biol. Chem. **136**, 689 (1940). — ZILLIACUS, H.: Die spezifische Behandlung der Thrombosen und Lungen-Emboli durch Antikoagulationssubstanzen. Acta med. scand. (Stockh.) Suppl. **171**, 221 (1946).

B. Die Pathologie der Blutgerinnung.

I. Hämorrhagische Diathesen mit Blutgerinnungsstörungen.

(Hämophilie, Fibrinogenopenie, Gerinnungsstörungen durch Prothrombinmangel (Ikterus und ähnliches).

ACHARD u. Mitarb.: Bull. Soc. med. Hôp. Paris **47**, 863 (1931). — ADDIS: J. of Path. **15**, 427 (1911). — ALEXANDER, B., and G. LANDWEHR: Studien über Hämophilie. I. Herabsetzung der Gerinnungszeit durch wiederholte Infusionen von menschlichem Plasma. J. Amer. med. Assoc. **138**, 174 (1948). — APITZ, K.: Erbarzt **10**, 219 (1942). — ARDUINI: Policlinico, sez. prat. **1943**, 229.

BASERGA, A., u. P. DE NICOLA: Über den Verwertungsgrad des Prothrombins bei hämorrhagischen Diathesen. Schweiz. med. Wschr. **1949**, 801. — BENDIEN u. CREVELD: Gerinnungsfördernde Substanzen im Normalserum. Acta med. scand. (Stockh.) **99**, 12 (1939). — BERG u. HERZOG: Fortschr. Röntgenstr. **65**, 126 (1942). — BIRCH, C. L.: J. Amer. med. Assoc. **97**, 244 (1931). — BJÖRKMAN: Acta med. scand. (Stockh.) **1948**, 472. — BRAUN: Dtsch. med. Wschr. **1938 I**, 411. — BRINKHOUS, K. M.: Proc. Soc. exper. Biol. a. Med. **1947**, 117. — BRUMMER: Atypische weibliche Hämophilie. Nord. med. Ark (schwed.) **1939**, 3714. — BUNSENDERNER and C. J. WATSON: Amer. J. med. Sci. **1947**, 909. — BUTT, SNELL and OSTERBERG: Proc. Staff Meet. Mayo Clin. Rochester **13**, 753 (1938).

CAROLI, H., B. LAVERGNE et BOSE: Paris méd. **1939 II**, 75. — CASTEX, M. R.: Bull. Acad. Méd. Paris **130**, 596 (1946). — CHASSAGNE: Progrès méd. **1945**, 292. — CHIARI, H.: Handbuch der speziellen pathologischen Anatomie und Histologie, Bd. IX, Teil 2, S. 1, herausg. von O. HENKE u. LUBARSCH. Berlin: Springer 1937. — CRADDOCK, C. G., and J. S. LAWRENCE: A report of the mechanism of the development and action of an anticoagulant in two cases. Blood. **2**, 505 (1947). — CREVELD, S. VAN, and G. G. A. MASTENBROEK: Investigations on hemophilia. 6. Clotting promoting activity of dialysis products of normal plasma. (Untersuchungen über Hämophilie. 6. Gerinnungsfördernde Wirkung von Dialysisprodukten aus normalem Plasma.) Acta neerld. Physiol. etc **11**, 207 (1941). — CROIZAT, P., L. REVOL, et J. FAVRÉ-GILLY: Les diathèses, fibrinopéniques. La grande afibrinaemie pseudo-hémophilique et les hypofibrinémies, le dosage du fibrinogène dans les états hémorrhagies. Sang, **19**, 26 (1948). — CURTZ: Zit. nach WALDENSTRÖM.

Dam, H.: (1) Vitamin K. Z. Vitaminforschg 8, 248 (1938/39). — (2) Vitamin K (Übersicht). Klin. Wschr. 1940 I, 729. — Dam, H., Geiger, P. Slavind, W. Karrer, Rothschild u. Salomon: (1) Helvet. clin. Acta 22, 310 (1939). — (2) Helvet. clin. Acta 23, 224 (1940). — Dam, H. u. Glavind: (1) Acta med. scand. (Stockh.) 96, 108 (1938). — (2) Vitamin K, Avitaminose der Hühner. Z. Vitaminforschg 10, 71 (1940). — Dam, H., Tage-Hansen and Plum: Vitamin-K-Mangel bei Neugeborenen. Lancet 1939 I, 1157. — Dam, H., and Vendt: Gerinnungsstörung bei Hämophilie. Lancet 1940 I, 70. — Deutsch, E.: Klin. Med. (russ.) 2, 293 (1947). — Doisy u. Mitarb.: Science (Lancaster, Pa.) 90, 407 (1939). — Dreskin, O. H., and N. Rosenthal: Blood 5, 46 (1950). — Dyckerhoff, H., u. Gosseus: Gerinnungsstörung bei Hämophilie. Z. exper. Med. 104, 116 (1938). — Dyckerhoff, H., u. R. Marx: Über das Serumantithrombin bei Gallengangsverschluß. Z. exper. Med. 110, 375 (1942). — Dyggve, H.: Sporadisk haemofili. Ugeskr. Laeg. (dän.) 110, 527 (1948).

Eagle: J. gen. Physiol. 18, 531, 547, 813 (1934). — Eley, Green and McKhann: J. of Pediatr. 8, 135 (1936). — Engel, R.: Med. Welt 1939 I, 120. — Evans and Howell: Amer. J. Physiol. 89, 131 (1931).

Fanconi, G.: Dtsch. med. Wschr. 1938 II, 1565, 1607. — Fautel u. Nance: Zit. nach Quick: — Feissly, R.: (1) C. r. Soc. méd. Hôp. Paris 37 (1911). — (2) Neue Studien über die Hämophilie. II. Die Rolle des plasmatischen Albumins bei der Thrombinbildung. Helv. med. Acta 11, 177 (1944). — (3) Zit. nach Quick (1947). — Feissly, R., u. Fried: Klin. Wschr. 1924 I, 831. — Feissly, R., Fried u. Oehrli: Klin. Wschr. 1931 I, 829. — Ferlin, A., u. M. Noverraz: Schweiz. med. Wschr. 1949, 217. — Fiechter, N.: Neuere Erfahrungen über die Wirkungsweise von Vitamin K (Synkavit „Roche") bei Neugeborenen. Schweiz. med. Wschr. 1942 II, 1252. — Fonio, A.: (1) Hämophilie (Übersichtsreferat). Erg. inn. Med. 51, 443 (1936). — (2) Hämophilie (Übersichtsreferat). Med. Welt 1938 I, 513, 586. — Fonio, A., u. R. Passet: Die sporadische Hämophilie. Arch. Klaus-Stiftg 23, 24 (1948). — Fordyce: Zit. nach Rosin. In Kraus-Brugsch, Spezielle Pathologie und Therapie innerer Krankheiten, Bd. VIII, S. 871. Wien u. Berlin: Urban & Schwarzenberg. — Frank, E., N. Bilhan u. H. Ekren: Die Parahämophilie (Owren), eine neue Form der hämorrhagischen Diathese. Acta haemat. 3, 70 (1950).

Gasser, C.: Die hypoprothrombieämia neonatorum und die Vitamin-K-Prophylaxe. Arch. Kinderheilk. 129, 161 (1943). — Glanzmann, E., H. Steiner u. H. Keller: Konstitutionelle angeborene Afibrinogenämie und Fibrinopenie im Kindesalter. Schweiz. med. Wschr. 1940 II, 1243. — Govaerts u. Gratia: Rev. belge Sci. med. 3, 689 (1931). — Graves: Vitamin K. Tierexperimentelles. Amer. J. Physiol. 125, 423 (1939). — Grunke, W.: (1) Z. exper. Med. 96, 512 (1935). — (2) Z. exper. Med. 101, 593 (1937). — Grunke, W., u. J. Koletzko: Z. exper. Med. 105, 46 (1939). — Günsel, E.: Über krankhafte Veränderungen an Knochen und Gelenken bei Blutern. Röntgenprax. 14, 81 (1942). — Günther, R.: Neue Blutersippen. Arch. Rassenbiol. 33, 355 (1939).

Halliwell, H. L., and L. Brigham: Pseudohämophilie. Ann. int. Med. 29, 803 (1948). — Handley and Nussbrecher: Quart. J. Med. 4, 165 (1935). — Hauser, F.: Idiopathische Hypoprothrombinämie und hämorrhagische Diathese. Schweiz. med. Wschr. 1946, 324. — Hecht, E.: (1) Zur Kenntnis der Blutgerinnung. III. Mitt. Vitamin C in der Blutgerinnungsphysiologie. Acta med. scand. (Stockh.) 109, 81 (1941). — (2) Hämophilie: 1. Kritik der Therapie. Acta med. scand. (Stockh.) 109, 155 (1941). — (3) Hämophilie: 2. Eine neue Therapie. Acta med. csand. (Stockh.) 109, 177 (1941). — (4) Hämophilie und Prothrombingehalt des Blutes nebst Bemerkungen zum Vitamin-K-Test als Leberfunktionsprüfung. Schweiz. med. Wschr. 1943, 14. — (5) Gefäßabweichungen bei Hämophilie. Schweiz. med. Wschr. 1945, 328. — Heinhild: Konstitutionelle familiäre Fibrinopenie. Acta med. scand. (Stockh.) 118, 479 (1944). — Heintze, D.: Die Beeinflussung der Hypoprothrombinämie des Neugeborenen durch Vitamin-K-Gaben an die Mutter. Arch. Kinderheilk. 127, 49 (1942). — Hellman, L. M., and Eastman: Amer. J. Obstetr. 40, 844 (1940). Hellman, L. M., and L. B. Shettles: Factors influencing plasma prothrombin in the newborn infant. I. Prematury and vitamin K. Bull. Hopkins Hosp. 65, 138 (1939). — Hess: Bull. Hopkins Hosp. 26, 372 (1915). — Hewlett, J. S., and R. L. Haden: J. Labor. a. clin. Med. 34, 151 (1949). — Heyl, E.: Klin. Wschr. 1939 II, 960. — Holoubek, J. E., J. V. Hendrick and W. J. Hollis: Toluidine blue in bleeding assoc. with thrombopenia. J. Amer. med. Assoc. 139, 214 (1949). — Howell: Skand. Arch. Physiol. (Berl. u. Lpz.) 49, 153 (1926). — Howell and Cekada: Amer. J. Physiol. 78, 500 (1926).

Jaso, E.: Die hämorrhagische Diathese. Rev. clin. españ. 6, 217 (1942). — Jeanneret, H.: (1) Rev. med. Suisse rom. 1944, 581. — (2) Schweiz. med. Wschr. 1944, 1156. — Jeanneret, H., u. E. Rutishauser: Fibrinogénopénie intermittente et thromboses récidivantes. Schweiz. Ges. inn. Med., Jverslg am 11. u. 12. Mai 1946 in Montreux. Ref. Schweiz. med. Wschr. 1946, 615. — Jorpes, J. E.: Vitamin K. (Übersicht.) Nord. med. Ark. (schwed.) 1940, 933. — Jürgens, R.: Übersicht. Dtsch. med. Wschr. 1938 I, 629. — Jürgens, R., u. A. Ferlin: Über den Prothrombinconsumptionstest bei Hämophilie (Hämophilie und

Konduktorinnen) und bei konstitutioneller Thrombopathie (v. WILLEBRAND-JÜRGENS). Vortr. gehalten auf der Schweiz. Hämatologentagg 1950. — JÜRGENS, R., u. H. TRAUTWEIN: Dtsch. Arch. klin. Med. **169**, 28 (1930).
KARK and SOUTER: Lancet **1940**, 1149. — KARRER: (1) Helvet. chim. Acta **22**, 1146 (1939). — (2) Helvet. chim. Acta **23**, 224 (1940). — KLINKE: Jb. Kinderheilk. **133**, 1 (1931). KOČÁR, J.: Über die Sternalpunktion bei Hämophilie. Fol. haemat. (Lpz.) **67**, 325 (1943). — KOCSIS, A., u. A. HASSKÓ: Sexualhormonbehandlung der Hämophilie. Dtsch. med. Wschr. **1938** II, 1284. — KOLLER, F.: (1) Helvet. med. Acta **6**, 686 (1939). — (2) Das Vitamin K und seine klinische Bedeutung. Leipzig: Georg Thieme 1941. — KOLLER, F., u. W. FRITSCHY: Über die Bedeutung des Antithrombins. Helvet. med. Acta **14**, 263 (1947). — KOLLER, F., u. F. WUHRMANN: Klin. Wschr. **1939** II, 1058. — KOOREMANN, P. J., u. E. HECHT: Chirurgische Eingriffe bei Hämophilen. Acta chir. scand. (Stockh.) **88**, 49 (1943). — KUBANYI, A.: (1) Klin. Wschr. **1926** I, 321. — (2) Klin. Wschr. **1927** II, 1517. — (3) Klin. Wschr. **1931** I, 597. — KUP: Frankf. Z. Path. **52**, 590 (1938).
LA FLEUR-BIRCH: Siehe C. L. BIRCH: — LAMY, M., M. BURSTEIN et J. P. SOULIER: Sur un anticoagulant présent dans le sang d'un subjet cliniquement hémophilie. Rev. Hémat. **1**, 421 (1946). — LARSEN, H., u. P. PLUM: Über Prothrombinbestimmungen. Ugeskr. Laeg. (dän.) **1941**, 1273. — LAWRENCE, J. S., and C. G. CRADDOCK: Science (Lancaster, Pa.) **106**, 473 (1947). — LENGGENHAGER, K.: Helvet. med. Acta **1**, 527 (1935). — LEWIS, TAGNON, DAVIDSON and MINOT: Blood **1**, 166 (1946). — LIAN, C., F. SIGNIER, PIETTE, POULAIN et SARRAZIN: La thrombine-retard comme traitement de fond de l'h mophilie. (Thrombin-Hemmung, Grundbehandlung der Hämophilie.) Bull. Acad. Méd, Paris **131**, 512 (1947). — LOZNER: Zit. nach CREVELD u. MASTENBROEK. — LOZNER, KARK and TAYLOR: Gerinnungsfördernde Substanzen im normalen Berkefeld-Plasma. J. clin. Invest. **43**, 603 (1939). — LUCKHAUS: Ein Fall von Fibrinogenopenie. Dtsch. med. Wschr. **1949**, 1475. — LÜSCHER, E.: Tagg der Schweiz. Hämatol. Ges., Lugano 1949. — LÜSCHER, E., A. LABHART u. E UEHLINGER: Blutgerinnungsstörungen durch körpereigene Anticoag lantien. Vortr. gehalten auf der Tagg Schweiz. Hämatol. Ges., Lugano 1949. — LUNDSTEEN, E.: Some studies on blood coagulation, with reference spezially to the problem of hemophilia. (Einige Untersuchungen über Blutgerinnung mit besonderer Bezugnahme auf das Hämophilieproblem.) Acta med. scand. (Stockh.) **112**, 90 (1942).
MAGNUSSON, H.: K-vitaminresistente Hypoprothrombinämie bei Frühgeburten. Acta paediatr. (Stockh.) **30**, 227 (1943). — MARAZZA, P., e N. DI FERRANTE: Clin. Nuova (Milan.) **8**, 50, 76 (1949). — McFARLANE, R. G.: Lancet **1938** I, 309. — McFARLANE, R. G., and BARNETT: Lancet **1934** II, 985. — MARX, R., H. BAYERLE u. H. JÖRGENS: Zur Methodik der hämatologischen Diagnose der hämophilen Anlageträgerinnen. Dtsch. Arch. klin. Med. **194**, 294 (1949). — MELLANBY, J., and PRATT: Proc. roy. Soc. Lond. **125**, 204 (1938). — MINOT and LEE: (1) Arch. int. Med. **18**, 474 (1916). — (2) Arch. int. Med. **1938** I, 309.
NEWCOMER: Blutergelenke. Radiology **32**, 573 (1939). — NIEKAU, B.: Klin. Wschr. **1928** I, 590. — NIELSEN: Nord. med. (Stockh.) **1942**, 2882. — NISSEN: Hosp.tid. (dän.) **1938**, 879. — NOREF: Zit. nach QUICK 1947. — NOSSE: Arch. med. Erfahrungen **1**, 395 (1920).
OPITZ, H.: Erg. inn. Med. **29**, 628 (1926). — OPITZ, H., u. FREY: Jb. Kinderheilk. **94**, 103 (1929). — OPITZ, H., u. M. SILBERBERG: Klin. Wschr. **1924** II, 1443. — OPITZ, H., u. ZWEIG: Jb. Kinderheilk. **107**, 155 (1925). — OWREN, P. A.: (1) Zusammenfassender, serologischer Bericht zur Parahaemophilie. Proc. Norwegian Acad. Sci. **1944**, 21. — (2) Parahemophilia. Hemorrhagic diathesis due to absence of a previo sly unknow clotting faktor. (Parahämophilie, hämorrhagische Diathese infolge Fehlens eines bisher unbekannten Gerinnungsfaktors.) Lancet **1947**, 446.
PACHMANN: J. of Pediatr. **10**, 809 (1937). — PAGE, RUSSEL and ROSENTHAL: Ann. int. Med. **14**, 78 (1940). — PATEK and STETSON: J. clin. Invest. **15**, 531 (1936). — PAVLOWSKY, A.: (1) Beitrag zur Pathogenese der Hämophilie. Blood **2**, 185 (1947). — (2) Acta haemat. **3**, 65 (1950). — PETERSEN: Arch. klin. Chir. **126**, 456 (1923). — PETERSEN, J.: A case of osseous changes in a patient with hemophilia. (Knochenveränderungen bei einem Fall von Hämophilie.) Acta radiol. (Stockh.) **28**, 323 (1947). — PINNIGER, J. L., and F. T. G. PRUNTY: Some observations on the blood clotting mechanism. The rôle of fibrinogen and patelets with reference to a case of congenital afibrinogenemie. (Einige Beobachtungen des Blutgerinnungsmechanismus. Die Rolle der Fibrinogen und der Plättchen mit Wiedergabe eines Falles von Afibrinogenämie.) Brit. J. exper. Path. **27**, 200 (1946). — PIRK, L. A., and R. ENGELBERG: Hypoprothrombinemie action of quinine sulfate. (Die den Gehalt des Blutes an Prothrombin herabsetzende Wirkung von Chininsulfat.) J. Amer. med. Assoc. **128**, 1093 (1945). — PLUM, P.: (1) Prothrombingehalt des Blutes bei Magen-Darmerkrankungen des Kindes. Ugeskr. Laeg. (dän.) **1943**, 51. — (2) Idiopathische K-Vitamin-refraktäre Hypoprothrombinämie. Ugeskr. Laeg. (dän.) **1943**, 59. — PLUM, P., u. H. DAM: Prothrombinmethode. Klin. Wschr. **1940** I, 815. — PLUM, P., u. CHR. T LDALL: Investigations into the cause of the physiological hypoprotheinemie in new-born children. 2. Fat digestions of new-born infants.

(Untersuchungen über die Ursachen der physiologischen Hypoprotheininämie des Neugeborenen. 2. Fettverdauung beim Neugeborenen.) Acta med. scand. (Stockh.) **112**, 84 (1942). POHLE and TAYLOR: Gerinnungsdefekt bei Hämophilie. J. clin. Invest. **17**, 779 (1939). QUICK, A. J.: (1) Congenital familial hypoprothrombinemias. J. Labor. a. clin. Med. **32**, 1424 (1947). — (2) Congenital hypoprothrombinemia and pseudohypoprothrombinemia. Lancet **1947**, 379. — QUICK, A. J., STANLEY-BROWN and BANCROFT: Amer. J. med. Sci. **190**, 501 (1935).

RABE, F., u. E. SALOMON: Dtsch. Arch. klin. Med. **132**, 240 (1920). — REISS, W., u. R. SCHÖNBERGER: Der Prothrombinspiegel der Neugeborenen und seine Beeinflussung durch Verabreichung von Vitamin K an die Mutter bzw. an das Kind. Klin. Wschr. **1942 I**, 319. — RISAK, E.: Z. klin. Med. **128**, 605 (1935). — RUSSEL u. PAGE: Amer. J. med. Sci. **200**, 495 (1940).

SAHLI, H.: (1) Z. klin. Med. **56**, 264 (1905). — (2) Dtsch. Arch. klin. Med. **99**, 518 (1910). — SALOMONSEN u. NYGAARD: Acta paediatr. (Stockh.) **27**, 209 (1940). — SCANLON, G. H., K. M. BRINKHOUS, E. D. WARNER, H. P. SMITH and J. E. FLYNN: Plasma prothrombin and the bleeding tendency. With spezial reference to jaundiced patients and vitamin K therapy. J. Amer. med. Assoc. **112**, 1898 (1939). — SCHLOESSMANN: (1) Die Hämophilie. Stuttgart 1930. — (2) Neue Deutsche Chirurgie, **47** (1930). — SCHÖNHOLZER, G.: Dtsch. Arch. klin. Med. **184**, 496 (1939). — SCHÖNLEIN: Allgemeine und spezielle Pathologie und Therapie (nach seinen Vorlesungen niedergeschrieben und herausgegeben von einem Zuhörer). Würzburg 1832. — SCHULTZ, W.: (1) Die Purpuraerkrankungen. Erg. inn. Med. **16** (1919). — (2) Klin. Wschr. **1922 II**, 2002. — SEDDONS: Brain **53**, 306 (1930). — SKÖLD: Acta med. scand. Suppl. **150** (1944). — SMITH, H. P., E. D. WARNER and K. M. BRINKHOUS: J. of exper. Med. **66**, 801 (1937). — SNELL: J. Amer. med. Assoc. **112**, 1458 (1939). — SNELL, BUTT and OSTERBERG: Amer. J. digest. Dis. a. Nutrit. **5**, 590 (1938). — SOLÉ: A.: Klin. Wschr. **1935 II**, 1354. — STRÖDER, J., u. G. KARP: Untersuchungen über Blutgerinnung beim Kinde. Arch. Kinderheilk. **134**, 6 (1947). — STUBER, B., u. K. LANG: Physiologie und Pathologie der Blutgerinnung. Wien u. Berlin: Urban & Schwarzenberg 1930. — SUZUKI u. Mitarb.: Z.org. Chir. **85**, 544 (1938).

TAGE-HANSEN: J. Amer. med. Assoc. **113**, 1875 (1939). — TAGNON, H. J., C. S. DAVIDSON and F. H. L. TAYLOR: J. clin. Invest. **21**, 525 (1942). — TAYLOR, F. H. L.: Zit. nach S. CREVELD u. G. G. A. MASTENBROEK. — TAYLOR, F. H. L., C. S. DAVIDSON, H. J. TAGNON, M. A. ADAMS, A. H. MACDONALD and G. R. MINOT: J. clin. Invest. **21**, 525 (1942). — TILK, G. U.: Cholämische Nachblutung bei Lebercirrhose und ihre Behandlung mit Vitamin K zugleich ein Beitrag über den Wert der Prothrombinbestimmung. Arch. klin. Chir. **206**, 3. — To CANTINS and J. N. LINDQUIST: Thromboplastic activity of the urine. Proc. Soc. exper. Biol. a. Med. **65**, 44 (1947). — TRENNER, N. R., and F. A. BACHER: J. of biol. Chem. **137**, 745 (1941). — TREVES: Lancet **1886 II**, 533. — TRIEBEL: Klin. Wschr. **1943 II**, 746.

VOLKERT, M.: Studies on the antithrombin of the blood and its relation to heparin. Diss. Copenhagen 1942.

WADDELL and GUERRY: J. Amer. med. Assoc. **112**, 2259 (1939). — WALDENSTRÖM, J.: Schweiz. med. Wschr. **1948**, 928. — WARNER, E. D., K. N. BRINKHOUS and H. P. SMITH: (1) Amer. J. Physiol. **114**, 667 (1935). — (2) Proc. Soc. exper. Biol. a. Med. **37**, 628 (1938). — WARREN and RHOADS: Amer. J. med. Sci. **198**, 193 (1939). — WEIL: J. méd. et Chir. prat. **101**, 457 (1930). — WENDT, H.: Med. Klin. **1947 II**, 659. — WERNER, H.: Dtsch. Arch. klin. Med. **190**, 391 (1943). — Dtsch. med. Wschr. **1943 I**, 365; **1944 I**, 155. — WESPI, H.: Hypoprothrombinämie des Neugeborenen. Klin. Wschr. **1944**, 85. — WILKINSON, J. F.: Med. Press. a. Circ. **1947**, 481. — WILLI, H.: Das Hämophiloid des Neugeborenen. Ann. Paediatr. **171**, 320 (1948). — WÖHLISCH, E.: (1) Die Hämophilie. In SCHITTENHELMS Handbuch der Blutkrankheiten, Bd. II, S. 567. Berlin: Springer 1925. — (2) Klin. Wschr. **1932 I**, 318, 161. — (3) Handbuch der Biochemie des Menschen und der Tiere, Erg.-W. Bd. II, S. 27. 1934. — WÖRNER, A.: Zur Behandlung der Hämophilie. Münch. med. Wschr. **1931 I**, 664.

YEAGER, L. B., P. S. RHOADS and S. FREEMAN: J. Labor. a. clin. Med. **32**, 502 (1947).

ZELDENRUST, J., P. KOOREMAN u. E. HECHT: Intraossales Hämatom bei Hämophilie. Nederl. Tijdschr. Geneesk. **1943**, 14. — ZIFFREN, OWEN, HOFFMANN and SMITH: Proc. Soc. exper. Biol. a. Med. **40**, 595 (1939). — ZONDEK u. FINKELSTEIN: Zit. nach QUICK 1947.

II. Hämorrhagische Diathesen mit Plättchenmangel oder Plättchenfunktionsstörung.

ACKROYD, J. F.: Die Pathogenese der durch Sedormidüberempfindlichkeit hervorgerufenen thrombopenischen Purpura. Clin. Sci. **7**, 249 (1949). — AGGELER, P. M., J. HOWARD, S. P. LUCIA and E. MILLS: Plättchenzahl und Plättchenfunktion. Blood **1**, 472 (1946). — D'AGOSTINO, M.: Azione di trapianti ed estratti di milza asportata ad ammalati die splenomegalia trombocitopenica nota conclusiva. (Die Wirkung der Transplantate und

Extrakte von Thrombopeniemilzen.) Riv. Pat. sper. **27**, 101 (1941). — ALESSANDRI: Zit. nach TH. NAEGELI (Umfrage). — ALLEN, J. G., G. BOGARDUS, L. O. JACOBSON and C. L. SPURR: Some observation on bleeding tendency in thrombocytopenic purpura. Ann. int. Med. **27**, 382 (1947). — ANAGNOSTU, J.: Thrombopenie bei Vitamin A-Mangel. Klin. Wschr. **1939 II**, 1277. — ANSCHÜTZ: Bruns' Beitr. **142**, 1 (1928). — APITZ, K.: (1) Erg. inn. Med. **61**, 54 (1942); **62**, 617 (1942); **63**, 1 (1943). — (2) Z. exper. Med. **105**, 89 (1939). — (3) Virchows Arch. **308**, 540 (1942). — (4) Erbarzt **10**, 219 (1942). — ARNETH, J.: Die Blutplättchen und ihr qualitatives Blutbild. Ärztl. Wschr. **1947**, 225. — ARNOLD, HOLTZ u. MARX: Zit. nach BAREUTHER.

BAREUTHER, A., u. E. SCHABBEL: Klin. Wschr. **1937 II**, 1677. — BARTELHEIMER, H.: Z. klin. Med. **134**, 123 (1938). — BASERGA, A., u. P. DE NICOLA: Schweiz. med. Wschr. **1949**, 801. — BASSI, M.: La splenektomia nel morbo di Werlhof. (Die Milzexstirpation bei der WERLHOFschen Krankheit.) Clinica **8**, 288 (1942). — BEDSON: (1) J. of Path. **24**, 469 (1921). — (2) J. of Path. **25**, 94 (1922). — (3) Lancet **1924 I**, 1117. — BEIGLBÖCK, W.: Z. klin. Med. **131**, 68 (1937). — BENKÖ, A.: Das Werlhof-Problem. Wien. klin. Wschr. **61**, Nr 15 (1949). — BERMAN, KLEIN, LIME and BATES: Blood **5**, 286 (1950). — BOGARDUS, G., J. G. ALLEN, L. O. JACOBSON and CH. L. SPURR: Role of splenectomy in thrombopenic purpura. (Die Rolle der Milzexstirpation bei der thrombopenischen Purpura.) Arch. Surg. **58**, 16 (1949). — BÖGER, A., u. W. MARTIN: Münch. med. Wschr. **1935 I**, 899. — BRINCK, J., u. PATRUNKY: Dtsch. med. Wschr. **1937 I**, 386. BRUCHER, J. E. W.: A propos d'une monathrite exceptionelle. Rev. Rheumatisme Mal. Ostéo-Articulaires Paris **16**, 146 (1949). — BROHM: Zit. nach FRANK. In SCHITTENHELMS Handbuch der Krankheiten des Blutes, Bd. II, S. 292. Berlin: Springer 1925. — BRÜHL, V.: Z. Kinderheilk. **54**, 159 (1932). — BRUUN: Acta med. scand. (Stockh.) **102**, 639 (1939). — BUCKMANN: Amer. J. med. Sci. **175**, 307 (1928).

CANALI, G.: Diatesi emorragica trombopenica e quadro ematologico eritro-leucemico da cancro infiltrante dello stomaco con carcinosi midollare metastatica. (Thrombopenische hämorrhagische Diathese und erythroleukämisches Blutbild bei infiltrierendem Magencarcinom mit metastatischer Knochenmarkscarcinose.) Clinica **8**, 501 (1942). — CHAPUIS, J. P., et G. HEMMELER: Quinine et möelle osseuse. Helvet. med. Acta **11**, 195 (1944). — CICOVAKI, D.: Erbliche Thrombopathie. Wien. Arch. inn. Med. **32**, 295 (1938). — CRADDOCK, C. G., and J. S. LAWRENCE: A report of the mechanism of the development and action of an anticoagulant in two cases. Blood **2**, 505 (1947).

DAGNINI: Bull. Sci. med. **112**, 305 (1940). — DAM, H., u. J. GLAVIND: Vitamin E und Capillarpermeabilität. Naturwiss. **28**, 207 (1940). — DAMESHEK, W., and E. B.: MILLER, Die Megakaryocyten bei idiopathischer thrombocytopenischer Purpura. Blood **1**, 27 (1946). — DAMESHEK, W., and D. J. RHEINGOLD: Idiopathic thrombocytropenic purpura and menorrhagia mistakenly treated for local disease. Report of two cases. (Als gynäkologische Erkrankung fehlbehandelte essentielle Thrombopenie mit Menorrhagien. Bericht über 4 Fälle). J. Amer. med. Assoc. **139**, 993 (1949). — DANEO, V., et L. DANEO-SISTO: Thrombopenische Purpura nach Acetylsalicylsäure. Minerva med. **1948**, 644. — DECASTELLO: Wien. klin. Wschr. **1936 I**, 799. — DEMLING, L.: Reaktion des Megakaryocytensystems bei Knochenmarkscarcinose. Ärztl. Wschr. **1949**, 106. — DENECKE u. ROTHE: Therapie des Morbus Werlhof. Ther. Gegenw. **78**, 433 (1937). — DENNING, H.: Münch. med. Wschr. **1933 I**, 562. — DENYS: (1) Cellule **3** (1887). — (2) Cellule **5** (1889). — DIGGS, L. W., and J. S. HEWLETT: A Study of the bone marrow from 36 patients with idiopatic haemorrhagic (thrombopenic) purpura. Blood **3**, 1090 (1948). — DRUKKER, W.: Über konstitutionelle Thrombopathie (WILLEBRANDsche Krankheit). Nederl. Tijdschr. Geneesk. **1941**, 4594. — DUKE: (1) Arch. int. Med. **1912**. — (2) Bull. Hopkins Hosp. **1912**. — DUTTON: J. Amer. med. Assoc. **111**, 1920 (1938). — DUVERNE, P.: Schwere hämorrhagische Purpura auf Sedormid-Medikation. Bull. Soc. franç. Dermat. **1949**, 79. — DYKE, S. C.: Practitioner **1945**, 354, 930.

ELIASON and FERGUSON: Ann. Surg. **96**, 801 (1932). — ÉMILE-WEIL, P.: (1) Rev. Med. **37**, 81 (1921). — (2) Nutrition (Paris) **3**, 613 (1933). — ENGEL, R.: Klin. Wschr. **1947**, 368. — ENGLEHARDT, H. T., and F. E. BRUNO: Urologic Rev. **46**, 654 (1942). — EPSTEIN, J. A., and J. H. RICHTER: Essential Thrombophilia. Ann. int. Med. **29**, 545 (1948).

FALCONER, E.: Sedormid Purpura. Arch. int. med. **65**, 122 (1940). — FALCONER, E. H., and N. N. EPSTEIN: Arch. int. Med. **65**, 1158 (1950). — FALCONER, E., and SCHUMACHER: Arch. int. Med. **65**, 122 (1940). — FALK, R.: Fol. haemat. (Lpz.) **63**, 145 (1939). — FALZOI: Arch. Pat. e Clin. Med. **20**, 1 (1939). — FATZER: Fol. haemat. (Lpz.) **63**, 185 (1939). — FLEISCHHACKER, H.: Wien. klin. Wschr. **50**, 475 (1937). — FLEISCHHACKER, H., u. P. GRÜNEIS: Wien. Arch. inn. Med. **32**, 47 (1938). — FRANK, E.: Die hämorrhagischen Diathesen. In SCHITTENHELMS Handbuch der Krankheiten des Blutes, Bd. II, S. 289. Berlin: Springer 1925. — FRIMBERGER, F.: Schriftliche Mitteilung über einen Fall von M. Werlhof **1949**. — FUENTE, V. DE LA: Megakaryocyte in nomal and in thrombocytopenic individual with introduction of a new systen of differential count for megakaryocytes. Blood 4, 614 (1949). — FULTON, G. R.: Thrombocytopenic purpura with thyrotoxicosis. (Thrombopenische Purpura bei Thyreotoxikose). Lancet 1948 I, No 6489, 65.

GARIN, L.: Riv. Clin. med. 47, 518 (1947). — GIFFIN, H. Z.: Unusual types of hemorrhagic disease. Amer. J. med. Sci. 175, 44 (1928). — GILBERT-DREYFUS et H. MASSON: Androgène et hémogenie. Sem. Hôp. Paris 97, 3215 (1948). — GILLMANN, H.: Beitrag zur Ätiologie und Behandlung des Morbus Werlhof. Ärztl. Wschr. 1949, 50. — GLANZMANN, E.: Jb. Kinderheilk. 88, 113 (1918). — GOIDSENHOVEN, VAN: Ann. Soc. roy. Sci. Brux. méd. et natur. 1927. — GRAEBER, H.: Thrombopenische Blutungen nach Sedormidgebrauch. Münch. med. Wschr. 1942 I, 122. — GRÉGOIRE: Siehe TH. NAEGELI (Umfrage). — GÜNDER: Erbliche Thrombopathie (Pseudohämophilie). Arch. Rassenbiol. 33, 412 (1940). — GUTTFREUND, A.: Mschr. Kinderheilk. 55, 436 (1933).

HAAM and AWNY: Amer. J. clin. Path. 18, 313 (1948). — HARLEY, A., HAYNES jr. and A. P. ORMOND: Thrombopenic purpura due to bismuth arsphenamine sulfonate (Bismarsen). (Thrombopenische Purpura durch Arsphenaminsulfonat.) J. Amer. med. Assoc. 142, 1066 (1950). — HARRESTRUP-ANDERSEN, A.: Letaler Fall von Thrombopenie nach Sulfathiazolgaben. Nord. med. (Stockh.) 1946, H. 13. — HATZKY: Fol. haemat. (Lpz.) 47, 375 (1932). — HAUSER, F.: Idiopathische Hypoprothrombinämie — hämorrhagische Diathese. Schweiz. med. Wschr. 1946, 324. — HEINILD, S.: Observations on essential thrombopenia (Morbus maculosus Werlhofii). Acta med. scand. (Stockh.) 98, 385 (1939). — HEINSEN, H. A.: Totale Thrombopenie nach einmaliger Salvarsaninjektion. Schlußwort und Bemerkungen zum gleichen Thema von K. ZIELER. Dtsch. med. Wschr. 1943 I, 369. — HEINSEN, H. A., u. R. WACHTER: Totale Thrombopenie nach einmaliger Salvarsaninjektion. Dtsch. med. Wschr. 1942 II, 1194. — HENOCH: Vorlesungen über Kinderkrankheiten, 5. Aufl. Berlin 1890. — HERFARTH, H.: Die Milzchirurgie in den letzten 10 Jahren. Erg. Chir. 19, 217 (1926). — HESS, A. F.: Arch. int. Med. 17, 203 (1916). — HILL, D. B.: J. Amer. med. Assoc. 111, 1459 (1938). — HOBSON and WITT: Brit. med. J. 1940, 50. — HOESCH: Zbl. inn. Med. 1938, 962. — HOFF: Siehe Umfrage TH. NAEGELI. — HOFFMANN, KAHN and FITZGIBSON: J. Amer. med. Assoc. 110, 725 (1938). — HOLOUBEK, J. E., J. V. HENDRICK and W. J. HOLLIS: Toluidine blue in bleeding associated with thrombopenia. J. Amer. med. Assoc. 139, 214 (1949). — HOLTEN: (1) Acta med. Scand. (Stockh.) Suppl. 90, 208 (1938). — (2) Übersicht. Nord. med. Ark. (Schwed.) 1939, 3258. — HUMBLE, J. G.: The mechanism of petechial hemorrhage formation. Blood 4, 69 (1949).

INSTONE, S.: Thrombocytopenic purpura due to sensitivity to "sedormid". Lancet 1948 I, 869.

JACOBSON, E.: Schweiz. med. Wschr. 1938 II, 991. — JAEGER, G.: Inaug.-Diss. Heidelberg 1948. — JASINSKI, B.: Über das Verhalten der Megakaryozyten im Knochenmark bei Thrombopenien, insbesondere der sog. essentiellen Thrombopenie. Schweiz. med. Wschr. 1944, 1218. — JELKE, H.: Ein Fall von Thrombopathie. Acta paediatr. (Stockh.) 30, 251 (1942). — JONES and JACOBS: J. Amer. med. Assoc. 9, 18 (1932). — JONES and SMITH: Ann. int. Med. 11, 1311 (1938). — JÜRGENS, R.: Die erblichen Thrombopathien. Erg. inn. Med. 53, 877 (1937). — JÜRGENS, R., u. A. FERLIN: Vortr. gehalten auf der Schweiz. Hämatologentagg 1950. — JÜRGENS, R., u. H. PFALTZ: Entzündliche Erkrankungen der Respirationsorgane bei Ratten infolge von Pantothensäuremangel. Z. Vitaminforschg 14, 243 (1944).

KAZNELSON, P.: (1) Z. klin. Med. 87, 133 (1919). — (2) Z. klin. Med. 88, 155 (1919). — (3) Dtsch. Arch. klin. Med. 128, 119 (1919). — KERN, B.: Münch. med. Wschr. 1938 I, 1062. — KIENLE, F.: Intravitale Knochenmarksuntersuchungen durch Sternalpunktion bei essentieller Thrombopenie (Morbus Werlhof). Eine pathologische Entwicklungsreihe der Megakaryozyten. Fol. haemat. (Lpz.) 66, 299 (1942). — KLIMA, R.: (1) Wien. klin. Wschr. 1935 II. — (2) Klin. Wschr. 1936 I, 935. — KOHL, H.: Zur Behandlung des Morbus Werlhof mit Glykokoll-Ascorbinsäure-Calcium. Z. inn. Med. 1948, 1. — KOLLER, F., u. W. FRITSCHY: Über die Bedeutung des „Antithrombins". Helvet. med. Acta 14, 263 (1947). — KRACKE: Disease of the blood. New York 1946. — KRAUSS: Über Purpura. Inaug.-Diss. Heidelberg 1883. — KREMSER, G.: Münch. med. Wschr. 1939 I, 652.

LANDOLT, R. F.: Kongenitale (neonatale) Thrombopenien. Helvet. paediatr. Acta 3, 1 (1948). — LANDSBERGER: Z. Kinderheilk. 39, 569 (1925). — LAPP, R.: Purpura thrombopénique par tuberkulose de la rate. Schweiz. med. Wschr. 1948, 980. — LAUDA: (1) Die normale und pathologische Physiologie der Milz. 1933. — (2) Siehe Umfrage TH. NAEGELI. — LENZI, F.: Sindromi Werlhofiane. Malaria cronica. Ipovitaminosi. (Werlhof-Syndrom. Chronische Malaria. Hypovitaminose.) Riformia med. 1941, 1258. — LESCHKE, E., u. E. WITTKOWER: Z. klin. Med. 102, 649 (1926). — LIEBERHERR, W.: Med. Klin. 1937 I, 475. — LIMARZI and SCHLEICHER: J. Amer. med. Assoc. 114, 12 (1940). — LINNEWEH: Zur Therapie der thrombopenischen Purpura. Tagg d. dtsch. Ges. f. Kinderheilk. 23.—25. Aug. 1948. — LITTLE and AYRES: J. Amer. med. Assoc. 91, 1251 (1928). — LOCKIE, L. M., B. M. NORCROSS and C. W. GEORGE: Die „Bal"-Behandlung der Thrombopenie und Granulocytopenie nach GOLD. J. Amer. med. Assoc. **133**, 754 (1947). — LÖVGREN, O., u. S. TÖRNQUIST: Thrombocyten und intravenöse Eisenzufuhr. Nord. med. (Stockh.) **42**, 1502 (1949). — LUCCHINI, C., e E. DE MICHELI: Ulteriori ricerche su di un fattore determinante piastrinopenia contenuto negli estratti di milza normale. (Weitere Untersuchungen über einen Faktor, der einen Mangel an Blutplättchen bewirkt und sich in Extrakten der normalen Milz befindet.) Haematologica (Pavia) **3**, 1171 (1941). — LÜSCHER, E., u. A. LABHART: Blutgerinnungsstörung durch β-γ-Globuline. Schweiz. med. Wschr. **1949**, 598.

MALAMOS, B.: Verh. dtsch. Ges. inn. Med. **52**, 354 (1940). — MARKOFF, N.: (1) Med. Welt **1938 I**, 770. — (2) Das Knochenmark bei thrombocytopenischer Purpura. Med. Welt **1938**, 22. — (3) OSLERsche Krankheit. Klin. Wschr. **1943**, 15. — MARITSCHEK u. MARKOWICZ: Mschr. Ohrenheilk. **67**, 410 (1933). — MARZALLO: Thrombopenie mit Gerinnungsverzögerung. Haematologica (Pavia) **19**, 923 (1938). — METTIER, S. R., A. MCBRIDE and JONAH: Blood **3**, 1110 (1948). — MEULENGRACHT, E.: Slg. Vergift.fälle **12**, Lieferg 7 (1942). — MIGNOLET: Sang **13**, 268 (1939). — MINOT, G. R.: Familial hemorrhagic condition associated with prolongation of bleeding time. Amer. J. med. Sci. **175**, 301 (1928). — MOESCHLIN, S.: Die Sedomid-Thrombocytopenie an Hand von Sternalpunktaten, Belastungs- und Transfusionsversuchen. Schweiz. med. Wschr. **1942**, 119. — MÜLLER, A. H.: Z. klin. Med. **135**, 363 (1939).

NAEGELI, O.: Blutkrankheiten. Berlin: Springer 1930. — NAEGELI, TH.: Umfrage über Milzexstirpation. Med. Klin. **1938 II**, 1085. — NAGEL, W.: Dtsch. med. Wschr. **1937 I**, 495. — NUDELMAN, PH. L., u. a.: Thrombopenische Purpura nach CH'NIDIN. J. Amer. med. Assoc. **137**, 1219 (1948). — NYGAARD and BROWN: Zit. nach EPSTEIN u. RICHTER.

OETTEL, H. J., u. S. THADDEA: Über agranulocytäre Reaktion bei akuter thrombopenischer Purpura. Dtsch. Arch. klin. Med. **185**, 557 (1940).

PAGNIEZ, PLICHET et FAUVET: Bull. Soc. méd. Hôp. Paris, III. s. **54**, 1659 (1938). — PANCOAST, PENDERGRASS u. FITZ-HUGH: Amer. J. Roentgenol. **13**, 558 (1925). — PAPAYANOPULOS, G., u. H. SCHROEDER: Klin. Wschr. **1939 I**, 428. — PATTERSON, W. B.: Thrombocytopeni purpura in pregnancy and the newborn. (Thrombocytopenische Purpura in der Schwangerschaft und beim Neugeborenen.) . Amer. med. Assoc. **130**, 700 (1946). — PELÁEZ REDONDO, J.: Essentielle Thrombopenie. Tödlicher Ausgang infolge meningealer Blutungen. Rev. clin. españ. **9**, 272 (1943). — PERKINS, W.: Pseudohämophilie. Blood **1**, 497 (1946). — PESHKIN and MILLER: J. Amer. med. Assoc. **102**, 1737 (1937). — PETERS, H.: Mitteilung über einen durch Milzexstirpation geheilten Fall einer essentiellen Thrombopenie. Arch. Kinderheilk. **136**, 119 (1949). — POHLE and MEYER: J. clin. Invest. **20**, 81 (1941).

QUATTRIN, N.: (1) Se diatesi emorragiche thrombopatiche. Torino: Ed. Minerva medica 1949. — (2) Beitrag zur Kenntnis der konstitutionellen Thrombopathie. Acta med. scand. (Stockh.) **129**, 37 (1947). — (3) La diatesi emorragica globale icoagulo-capillarothrombopatia constit zionale. Haematologica (Pavia) **1947**, 325. — QUICK, A. J.: (1) Hemorrhagic diseases. Springfield: Thomas 1942. — (2) Lancet **1947 I**, 379. — (3) J. Amer. med. Assoc. **110**, 1658 (1938). — QUICK, A. J., N. SHANBERG and M. STEFANI: Amer. J. med. Sci. **217**, 198 (1949).

REGAMEY, E.: Crise aigue de purpura thrombopénique consécutive à une généralisation vaccinale tardive. Schweiz. med. Wschr. **1940 II**, 697. — REGGIANI, G.: Akute thrombopenische Purpura bei Miliartuberkulose. Schweiz. med. Wschr. **1948**, 371. — ROGGE: Symptomatische thrombopenische Purpura nach Malaria bei einem 6jährigen Knaben. Dtsch. med. Wschr. **1947**, 522. — ROHR, K.: Das menschliche Knochenmark, 2. Aufl. Stuttgart: Georg Thieme 1949. — ROSE and BOYER: J. clin. Invest. **18**, 537 (1939). — ROSEGGER: Die hämorrhagischen Diathesen. Zbl. inn. Med. **59**, 1723, 753 (1938). — ROSENTHAL: J. Amer. med. Assoc. **112**, 101 (1939). — ROSKAM, J.: (1) C. r. Congr. M d. Monpellier 1926. — (2) Sang **3**, 35 (1929). — (3) Bull. Acad. Méd. Belg. **1931**. — (4) Rev. belge Sci. méd. **3**, Nr 5 (1931). — (5) Nutrition **3**, Nr 6 (1933). — (6) Presse méd. **1939**, Nr 43. — (7) C. r. Soc. Biol. Paris **110**, 1010 (1932). — (8) Sang **8**, 129 (1934). — ROSLING, E.: Über hereditäre hämorrhagische Diathesen. Acta med. scand. (Stockh.) **72**, 104 (1929). — ROTHMANN, P. E., and N. K. NIXON: Familial purpura hemorrhagica without thrombopenia. J. Amer. med. Assoc. **93**, 15 (1929). — RUBEGNI: Policlinico, sez. med. **47**, 1 (1940). — RUSSEL and PAGE: Amer. J. med. Sci. **200**, 495 (1940).

SAPINSKI, H.: Morbus Werlhof. Wiss. Ärztegesellschaft Innsbruck. Sitzg 5. Juni 1942. Wien. klin. Wschr. **1944**, 51. — SCHARFF: Thromboplastische Form des Morbus Werlhof. Med. Klin. **1938 I**, 80. — SCHARFF u. H. NEUMANN: Über einen Fall von Versagen von Milzexstirpation bei essentieller Thrombopenie. Med. Klin. **1944**, 470. — SCHIFF u. HIRSCHBERGER: Jb. Kinderheilk. **146**, 181 (1933). — SCHILLING, V.: Siehe Umfrage TH. NAEGELI. Med. Klin. **1938 II**. — SCHMIDT-VOIGT u. F. GENSCH: Thrombopenische Purpura bei der Tuberkulosebehandlung mit Thiosemicarbazon (TB I 698). Tb.arzt **1949**, 576. — SCHÖNLEIN: Allgemeine und spezielle Pathologie und Therapie (nach seinen Vorlesungen niedergeschrieben und herausgegeben von einem Zuhörer). Würzburg 1832. — Schrade: Rhein.-westfäl. Tagg, Inn. Med. 19. Juni 1937. — Schrumpf, A.: Nord. med. (Stockh.) **38**, 727 (1948). — Schürer-Waldheim, F.: Über einen Fall von Thrombopenia arsenobenzoica. Dermat. Wschr. **1942 I**, 305. — Schultz, W.: (1) Die Purpuraerkrankungen. Erg. inn. Med. **16**, 32 (1918). — (2) Klin. Wschr. **1922 II**, 2002. — Schwartz, M., and von der Heide, E. C.: J. Amer. med. Assoc. **128**, 9 (1945). — Seeliger, S.: Zit. nach E. Frank. Schittenhelms Handbuch der Krankheiten des Blutes, Bd. II, S. 289. Berlin: Springer 1925. — Sherman, W. B.: J. Amer. med. Assoc. **140**, 5 (1949). — Singer, K., F. P. Pornstein and S. A. Wile: Thrombotische thrombopenische Purpura. Blood **2**, 542 (1947). — Singleton: Zit. nach Frank. Neue Deutsche Klinik, Bd. IV, S. 418. Wien u. Berlin: Urban & Schwarzenberg 1930. — Soika, A. G.: La terapia delle porpore emorragiche: Prime indagini sulla terapia ovarica. Nota prev. (Zur Therapie der Purpura hemorrhagica. Erste Forschungsergebnisse über die Behandlung mit Ovarialextrakten.) Riforma med. **1942**, 648. — Spence: Brit. J. Surg. **15**, 466 (1928). — Stefani, M.: Expenentia **5**, 330 (1949). — Stenfert Kroese, W. F.: Die Behandlung der durch Goldinjektionen verursachten Purpura. Nederl. Tijdsch. Geneesk. **1949**, 1967. — Stöger, L.: Zur Pathogenese und Theapie der essentiellen Thrombopenie. (Über die Einführung der Corpus luteum-Behandlung.) Z. klin. Med. **140**, 475 (1942). — Ström: Acta paediatr. (Stockh.) **19**, 540 (1937). — Stubenrauch, v.: Zit. nach E. Frank. Die hämorrhagischen Diathesen. In Schittenhelms Handbuch der Krankheiten des Blutes, Bd. II. S. 289. Berlin: Springer 1925.

Tassinari, G.: Giorn. Clin. med. **27**, 633 (1946). — Thiele W.: Akute thrombopenische Purpura nach Sedormid und Saridon-Gebrauch. Münch. med. Wschr. **1942 II**, 934. — Tocantins: Ann. int. Med. **9**, 838 (1936). — Torrioli and Puddu: J. Amer. med. Assoc. **111**, 1455 (1938). — Troland and Lee: J. Amer. med. Assoc. **111**, 221 (1938).

Vaughan: J. Amer. med. Assoc. **112**, 2120 (1939). — Veil, W. H.: Der Rheumatismus. (Morbus Werlhof beim Rheumatismus.) Stuttgart: Ferdinand Enke 1939. — Vergeloet, C. G.: Behandlung des Morbus Werlhof. Nederl. Tijdschr. Geneesk. **1937**, 3940. — Virkkunen, M.: Ann. Med. int. Fenniae **37**, 83 (1948). — Vogelsang, A.: Thrombocytopenic purpura treated with vitamin E. Med. World **64**, 448 (1946). — Vogl, A.: Wien. Arch. inn. Med. **32**, 273, 325 (1938).

Watanabe, S.: Tohoku J. exper. Med. **39**, Nr 5/6. — Ref. Wien. med. Wschr. **1944**, 310. — Weicker, H.: Thrombocytenanstieg beim Werlhof auf Bal (Dimerkaptopropanol) Medikation. Klin. Wschr. **1949**, 67. — Wendt, H.: Med. Klin. **1942 II**, 659. — Werner, H.: Thrombopenie und Blutgerinnung. Dtsch. med. Wschr. **1943**, 363. — Whipple: Siehe Umfrage Th. Naegeli, Med. Klin. **1938 II**, 1085. — Willebrand, E. A., v., u. R. Jürgens: Dtsch. Arch. klin. Med. **175**, 453 (1933). — Wiseman, Doan u. Wilson: J. Amer. med. Assoc. **115**, 8 (1940). — Wöhlisch, E.: Zur Systematik der hämorrhagischen Diathesen. Med. Mschr. **1949**, 812. — Wolpers, C. H.: Fibrinquerstreifung im Ultramikroskop. Klin. Wschr. **1947**, 424.

III. Die rein vasculär bedingten Blutungsübel.

1. *Skorbut.* — 2. Möller-Barlowsche *Krankheit*.

Aschoff, L., u. Koch: Skorbut. Jena 1919.

Barlow: Med. chir. Transact. (London) **1883**.

Cattier: Zit. nach Stepp, Kühnau u. Schröder, Die Vitamine. Stuttgart: Ferdinand Enke 1939.

Dyggve, H.: A case of purpura fulminans with fibrinogenopenia in association with scarlatina. (Ein Fall von Pupura fulminans mit Fibrinogenopeni in Verbindung mit Scharlach.) Acta med. scand. (Stockh.) **127**, 382 (1947).

Ekflen, Emmerie u. Wolff: Z. Vitaminforschg **6**, H. 2 (1937). — Euler, H. v.: Zit. nach Stepp, Kühnau u. Schroeder, Die Vitamine. Stuttgart: Ferdinand Enke 1939.

Freund: Handbuch der Kinderkrankheiten, 4. Aufl., Bd. I, S. 811 (Lit.). 1931.

Gaarenstroom: Acta neerld. Physiol. etc. **7**, 136 (1937). — Gimsing: Ugeskr. Laeg. (dän.) **117** (1939).

Hart u. Lessing: Der Skorbut des kleinen Kindes. Leipzig 1913. — Haworth: Zit. nach Szent-Györgyi u. Haworth. — Heilmeyer, L., u. K. Plötner: Das Serumeisen und die Eisenmangelkrankheit. Jena: Gustav Fischer 1937. — Henoch: Vorlesungen über Kinderkrankheiten, 5. Aufl. Berlin 1890. — Heubner, O.: Lehrbuch der Kinderheilkunde, Bd. I, S. 697. Leipzig 1903. — Holst u. Frölich: (1) Z. Hyg. **72**, 1 (1912). — (2) Z. Hyg. **75**, 334 (1913).

Jeney u. Törö: Virchows Arch. **298**, H. 1 (1938).

Karrer: Zit. nach Szent-Györgyi: Verh. dtsch. Ges. inn. Med. **46**, 426 (1934).

Lee, R. E., and N. Z. Lee: The peripheral vascular system and its reaction in scurvy. An Experimental study. Amer. J. Physiol. **149**, 465 (1947).

MARTINI, E., u. A. BONSIGNORE: Biochem. Z. **273**, 170 (1934). — MARX, H., u. H. BAYERLE: Das Blutgerinnungssystem beim experimentellen Skorbut. II. Biochem. Z. **319**, 47 (1948). — MATHIOLUS: Zit. nach dem Kräuterbuch von LUDWIG KROEBER 1563. Erwähnt bei STEPP, KÜHNAU u. SCHRÖDER, Die Vitamine und ihre klinische Anwendung. Stuttgart: Ferdinand Enke 1939. — MEYER, L. F.: BARLOWsche Krankheit. In Neue Deutsche Klinik, Bd. II, S. 35. Wien u. Berlin: Urban & Schwarzenberg 1925. — MICHREL, F., u. TH. MOLL: Z. physiol. Chem. **219**, 253 (1933). — MOLL, TH.: Klin. Wschr. **1937 II**, 1653. — MORAWITZ, P., u. G. DENECKE: Handbuch der inneren Medizin, 2. Aufl., Bd. IV. 1926.
NAEGELI: Zbl. path. Anat. 1897.
OSLER, W.: Bull. Hopkins Hosp. **1901**, 333.
REICHSTEIN: (1) Helvet. chim. Acta **16**, 561, 1203 (1933). — (2) Nature (Lond.) **132**, 280 (1933). — RIETSCHEL: Klin. Wschr. **1939 I**, 923. — ROMINGER: Mercks Jber. **50**, 34 (1937).
SALLE, V.: Zit. nach W. STEPP u. P. GYÖRGYI, Avitaminosen. Berlin: Springer 1927. — SALLE, U., u. M. ROSENBERG: Erg. inn. Med. **19**, 31 (1921). — SCHOEN, R.: Familiäre Teleangiektasie mit hereditärem Nasenbluten. Dtsch. Arch. klin. Med. **166**, 156 (1930). — SCHÖNLEIN: Allgemeine und spezielle Pathologie und Therapie (nach seinen Vorlesungen niedergeschrieben und herausgegeben von einem Zuhörer). Würzburg 1832. — STEPP, W.: (1) Erg. inn. Med. **15**, 257 (1917). — (2) Vitamine und Avitaminosen. Erg. inn. Med. **23**, 66 (1923). — (3) Die Vitamine. Im Handbuch der normalen und pathologischen Physiologie, Bd. V, S. 1143. Berlin: Springer 1927. — STEPP, W., u. P. GYÖRGYI: Avitaminosen. Berlin 1927. — STEPP, KÜHNAU u. SCHROEDER: Die Vitamine und ihre klinische Anwendung. Stuttgart: Ferdinand Enke 1939. — STEPP, W., u. VOIT: Skorbut. In Neue Deutsche Klinik, Bd. 10. Wien 1932. — SZENT-GYÖRGYI, A.: Verh. dtsch. Ges. inn. Med. **46**, 426 (1934). — SZENT-GYÖRGYI, A., and HAWORTH: Nature (Lond.) **131** (1933).
TILLMANS, J., u. Mitarb.: (1) Z. Unters. Lebensmitt. **63** (1932). — (2) Biochem. Z. **250**, 312 (1932).
WINKLER, H.: Z. exper. Med. **105**, 723 (1939).
ZILVA: Biochemic. J. **31**, 951 (1937).

3. SCHÖNLEIN-HENOCHsche *Purpura.*

4. *Purpura fulminans.*

5. *Purpura Majocchi.*

6. *Symptomatische vaskuläre Purpuraformen.*

7. *Die OSLERsche Krankheit.*

8. *Die Angiomatosis retinae* (HIPPEL-LINDAUsche *Krankheit*).

IV. Kombinierte Formen.

APERT: Traité des maladies des familiales. Paris 1907. — ARMENTANO, L., E. B. HATZ u. ST. RUSZNYAK: Klin. Wschr. **1938 I**, 739. — ARRAK, A.: Dtsch. Arch. klin. Med. **147**, 287 (1925).
BABINGTON: Lancet **1865 II**, 365. — BOHNENKAMP, H.: Status varicosus. Zit. nach SACK. — BRINKMANN, E.: Über OSLERsche Krankheit. 3. Tagg der Ges. Dtsch. Hämatologen, Pyrmont 1949. — BUDING, A.: Symmetrische Hautblutungen bei Unterernährung. Ärztl. Wschr. **1946**, 342.
CARPENTER, G., H. SCHWARTZ and A. E. WALKER: Neurogenic polycythämie. Ann. int. Med. **1943**, 470. — CATTANEO, A.: Particolarità cliniche ed ematologiche in casi di mala ta di Rendu-Osler. (Klinische und hämatologische Besonderheiten bei Fällen von RENDU-OSLERscher Krankheit.) Haematologica (Pavia) **24**, 833 (1942). — CELLINA: Lancet **1865 II**, 365. — CHEVALIER, P.: Sitzgsber. 1. internat. Hämatologentagg Münster-Pyrmont 1937. S. 243. — CHEVALIER, P., et F. MOUTIER: Sang **18**, 102 (1947). — CHIARI: Wien. med. Ztg **28**, 250 (1883). — CICOVACKI: Wien. klin. Wschr. **1938 I**, 523. — CURTIUS, FR.: Septumvaricen und OSLERsche Krankheit als Teilerscheinung allgemein ererbter Venenwanddysplasie. Klin. Wschr. **1928 II**, 2141.
DAVIS: Lancet **1939**, 1110. — DAVIS, E.: The SCHOENLEIN-HENOCH-syndrom of vascular purpura. Blood **3**, 129 (1948). — DINKLER, G.: Dtsch. med. Wschr. **1938 I**, 523. — DYGGVE, H.: A case of purpura fulminans with fibrinogenopenia in association with scarlatina. Acta med. scand. Stockh.) **127**, 382 (1947).
EAST: Proc. roy. Soc. Med. **20**, 1 (1926). — EDEL: 89. Tagg niederl. Dermatol., 2.—5. Juni 1928. Ref. Zbl. Hkrht. **27**, 736 (1928). — ESTREN, S., S. MEDAL and W. DAMESHEK: Pseudohämophilie. Blood **1**, 509 (1946).
FOGGIE: Edinburgh med. J. **35**, 281 (1928). — FRANK, E.: SCHITTENHELMS Handbuch der Krankheiten des Blutes und der blutbildenden Organe, Bd. II, S. 336. Berlin: Springer 1925. — FRÖDIN, H.: Purpura fulminus with fibronogenopenia in association with scarlatina. Acta paediatr. (Stockh.) **34**, 217 (1947).

GLANZMANN, E.: Jb. Kinderheilk. **83** (1916). — GJESSING: Dermat. Z. **23**, 193 (1916). — GÖSSL, W.: Über einen Fall von Hämoptyse bei OSLERscher Erkrankung. Wien. klin. Wschr. **1944**, 368. — GOLDSTEIN: 11 Fälle von OSLERscher Krankheit in einer Familie. Arch. int. Med. **27**, 102 (1921).
HAMPTON, Sr. F.: HENOCHs purpura based on food allergy. A report of two cases. (HENOCHs Purpura infolge von Nahrungsmittelallergie. 2. Fälle.) J. of Allergy **12**, 579 (1941). — HENOCH: Vorlesungen über Kinderkrankheiten, 5. Aufl. Berlin 1890. — HIPPEL, E. V. v.: Die Angiomalosis retinae, v. HIPPELsche Erkrankung. Kurzes Handbuch der Ophthalmologie, Bd. V. Berlin: Springer 1930. — HOET, J., et A. VAN VYVE: Bull. Acad. Méd., Belg., VI. s. 6, 629 (1941).
JERSILD: Lancet **1938 I**, 1445. — JOHNSON, S. R., u. N. G. NORDENSEN: OSLERsche Krankheit (mit besonderer Berücksichtigung von Leberschäden) — ein relativ unbeachtetes klinisches Symptom. Sv. Läkartidn. **1942**, 981. — JÜRGENS, R., u. H. PFALZ: Z. Vitaminforschg. **14**, 243 (1944).
KLINGE, FR.: Der Rheumatismus. München 1933. — KRAEMER, M.: HENOCHs Purpura: A case with bullous skin läsions and residual scars, roentgenologic considerations. (Purpura Henoch). Ein Fall mit Hautblasenläsionen und Restnarben. Röntgenologische Erwägungen. Gastroenterology **9**, 608 (1947).
LEHNDORFF, H.: Blutungskrankheiten. Wien. u. Berlin: Springer 1935. — LIBMAN and OTTENBERG: J. Amer. med. Assoc. **81**, 2030 (1923).
MARKOFF, N.: Die Rutin-Behandlung der OSLERschen Krankheit. Schweiz. med. Wschr. **1948**, 984. — METZ, A.: Morbus Osler mit schwersten Blutungen. Fol. haemat. (Lpz.) **65**, 260 (1941).
NEUWEILER: Vitamin P. Z. Vitaminforschg **9**, 338 (1939). — NORPOTH, W., u. E. BALDUS: Fortschr. Ther. **17**, 371 (1941).
OSLER, W.: Bull. Hopkins Hosp. **1901**, 333.
QUATTRIN, N.: Le diatesi emorragiche trombopatiche. Minerva med. 1949.
RENDU: Gaz. Hôp. **1896**, 1322. — RISEL, H.: Ein Beitrag zu den Purpuraerkrankungen. Z. klin. Med. **58**, 163 (1906). — RÖSSLE, R.: Virchows Arch. **288**, 780 (1933). — ROSENTHAL, F., u. P. UNNA: Klin. Wschr. **1933 I**, 865.
SACCHETTI: Kasuistik: Riforma med. **1938**. — SACK, G.: (1) Dtsch. Arch. klin. Med. **185**, 186 (1939). — (2) Dtsch. Arch. klin. Med. **178**, 663 (1936). — SCHOCH, A.: Klinische und hämatologische Beobachtungen bei Purpura Majocchii. Schweiz. med. Wschr. **1941**, 653. — SCHÖNLEIN: Allgemeine und spezielle Pathologie und Therapie (nach seinen Vorlesungen niedergeschrieben und hrsg. von einem Zuhörer.) Würzburg 1832. — SCHULTEN, H.: Lehrbuch der klinischen Hämatologie. Stuttgart: Georg Thieme 1939. — SEIDLMAYR: Zbl. Kinderheilk. **61**, 217 u. 488 (1939). — SHELDON, J. H.: Purpura necrotica. Arch. Dis. Childh. **22**, 7 (1947). — SILVESTRI: Bull. Sci. med. **113**, 439 (1942). — STANNO, R. L.: Rutin, a new drug for the treatment of increased capillary fragility. (Rutin, ein neues Mittel zur Behandlung vermehrter Capillarfragilität.) Amer. J. med. Sci. **211**, 539 (1946). — STEIGER, R.: Ergebnisse der Untersuchung einer großen bernischen Sippe mit Teleangiectasia haemorrhagica hereditaria Osler. Schweiz. med. Wschr. **1945**, 73. — STRÖM u. ARCTANDER: Jb. Kinderheilk. **27**, 180 (1888).
VEIL, W. H.: Der Rheumatismus. Stuttgart: Ferdinand Enke 1939.
WERTHEIM: Zusammenfassende Darstellung des Morbus Osler mit Literatur. In Handbuch der Haut- und Geschlechtskrankheiten, Bd. XII/2, S. 430. Berlin: Springer 1932. — WITTKOWER, E., u. B. RAREY: Beitrag zur OSLERschen Krankheit. Z. klin. Med. **124**, 41 (1933).

Die aplastischen und hypoplastischen Myelopathien.

I. Aplastische Anämie.

(Panmyelopathie, Panmyelophthise.)

II. Die echte aplastische Anämie.

ABDERHALDEN, E.: Med. Klin. **1940**, 487. — ARNOLD, O.: Über die Wirkung des synthetischen Brunststoffes Diäthylstilböstrol auf das Knochenmark und Blut des Hundes. Klin. Wschr. **1939 I**, 891. — AUBERTIN u. Mitarb.: Bull. Soc. méd. Hôp. Paris **45**, 678 (1929). — AUER, A.: Ein weiterer Fall von Salvarsan-Agranulocytose bzw. Panmyelophthise. Med. Mschr. **1949**, 61.
BALZAR e GIOVANNI: Probl. aliment. **6**, 29 (1936). — BEGEMANN, H.: (1) Myelome und aplastische Anämie (Panmyelophthise). Ärztl. Forschg **1948**, 146. — (2) Über eine isolierte aplastische Anämie mit vollständigem Fehlen der Erythroblasten (Erythroblastophthise, Klin. Wschr. **1947**, 850. — BIERICH, R.: Über Skorbut. Dtsch. Arch. klin. Med. **130**, 151 (1919). — BIRK: Über die Heilung einer aplastischen Anämie. Münch. med. Wschr. **1930 I**, 575. — BOCK, H. E.: Agranulocytose. (Vorträge aus der praktischen Medizin 18.) Stuttgart:

Ferdinand Enke 1946. — BORCHARDT, L.: Übergang von Agranulocytose in Myeloblastenleukämie Med. Klin. **1930** I, 341. — BÜCHMANN, P.: Bedeutung der Serumeisenbestimmung für die Klinik. Erg. inn. Med. **60**, 446 (1941). — BÜNGELER, W.: (1) Die experimentelle Erzeugung von Leukämie, aleukämischen Myelosen, Lymphadenosen und Lymphosarkom. Klin. Wschr. **1932** II, 1982. — (2) Frankf. Z. Path. **44**, 202 (1933). — BÜTTNER, H. E.: Über die Beziehungen der Panmyelophthise zu anderen Blutkrankheiten, insbesondere der BIERMERschen Blutarmut. Verh. dtsch. Ges. inn. Med. **47**, 204 (1935). — BUTZENGEIGER, K. H.: Über den therapeutischen Wert der intrasternalen Knochenmarksübertragung. Dtsch. Arch. klin. Med. **196**, 371 (1949).

CHAPUIS u. HEMMELER: Helvet. med. Acta **11**, 195 (1944). — COSTA: Fol. haemat. (Lpz.) **50**, 30 (1933). — CREMER, J.: Über die Wirkung des Acetylcholins auf die Erythropoese bei der aplastischen Anämie. Z. klin. Med. **143**, 300 (1943). — CURIE, E.: Madame CURIE, ihr Leben und Wirken. Berlin 1938.

DAY, LANGSTON and DARBY: Proc. Soc. exper. Biol. a. Med. **38**, 860 (1938). — DELL'ACQUA, G.: Salmonelleninfektion mit schweren Blutveränderungen beim Menschen. Klin. Wschr. **1942** II, 1013. — DEN HOED, LEVIE u. STRAUB: Acta radiol. (Stockh.) **19**, 151 (1938). — DIAMOND, L. K., and K. D. BLACKFAN: Hypoplastik anemia. Amer. J. Dis. Childr. **56**, 464 (1938). — DIMMEL: Arch. Gewerbepath. **4**, 414 (1933). — DOMARUS, A. v.: Über Irrtümer bei Auswertung der Sternalpunktion. Klin. Wschr. **1937** I, 557. — DOXIADES, TH.: Über chronische symptomenarme Agranulocytose. Klin. Wschr. **1932** I, 419.

EHRLICH: Charité Ann. **13**, 1888. — ÉMILE-WEIL, P., et A. ASCHKENASY: Sang **12**, 359 (1938). — ÉMILE-WEIL, ISCH-WALL et PERLES: Bull. Soc. med. Hôp. Paris, III s. **54**, 398 (1938). — ENGEL: Z. klin. Med. **40** (1900). — ENGLAND, N. J., and D. MCEACHERN: Acute aplastic anemia during mesantion therapy. Canad. med. Assoc. J. **60**, 173 (1949). — EPPINGER, H.: Die hepatolienalen Erkrankungen. Kapitel aplastische Anämie, S. 290ff. Berlin 1920. — ESSER, M.: Heilung eines Falles von congenital aplastischer Anämie Typus BENJAMIN. Ann. Paediatr. **157**, 366 (1941).

FARLEY: Amer. J. med. Sci. **179**, 214 (1930). — FIESSINGER, GAULTIER et LAUR: Sang **11**, 313 (1937). — FRANCKE, E.: Beitrag zur Frage der toxischen Zellschädigung bei Panmyelopathien an Hand von Versuchen in vitro und von bioptischen Markbefunden. Z. exper. Med. **104**, 405 (1938). — FRANK: Berl. klin. Wschr. **1915** II. — FRANK, C., and J. HOLLAND: Panmyelophthise durch Mesantoin (Pancytopenia from Mesantoin.) J. Amer. med. Assoc. **138**, 1148 (1948). — FRANK, E.: Über einen Fall von Aleukia haemorrhagica. Sonderdruck aus der wissenschaftlichen Festschrift Dr. REINHOLD. — FRIEDEMANN, U.: Siehe Kapitel Agranulocytose. — FRUMINA, L. M., u. S. S. FAINSTEIN: Chronische Benzinvergiftung als Ursache von Anämie, Veränderungen des weißen Blutbildes und Funktionsneurose. Slg Vergift.fälle **6**, Lieferg 5 A 89 (1935).

GÄNSSLEN, M.: (1) Sitzgsber. 1. internat. Hämatologentagg, Münster-Pyrmont 1937, S. 133. (Dikussionsbemerkungen.) — (2) Handbuch der Erbbiologie des Menschen, Bd. II. 1940. — GALLENKAMP, F.: Über die Panmyelopathie. Z. klin. Med. **143**, 690 (1944). — GASSER, K.: Vortrag, gehalten auf der Schweiz. Hämatologentagg, Lugano 1949. — GAUTIER, SEIDMANN et BAUDOUIN: Bull. Soc. méd. Hôp. Paris, III. s. **52**, 1194 (1936). — GAVAZZENI u. MINELLI: Strahlenther. **5**, H. 1 (1914). — GENDEL: Behandlung der aplastischen Anämie mit Folsäure. J. Labor. a. clin. Med. **32**, 139 (1947). — GERLACH, W.: Zur Frage der Panmyelophthise. Münch. med. Wschr. **1932** II, 1101. — GIBSON: Lancet **1931** II, 181. — GOLDENBERG: Med. Ann. Distr. Columbia **8**, 145 (1939). — GOUDSMIT u. LEVIE: Nederl. Tijdschr. Geneesk. **1937**, 1708. — GRAN: Über einen Fall von Berufsvergiftung durch Benzin mit Vorwiegen von Erscheinungen seitens des Blutes (ital.). Mailand 1933. — GROEDEL u. LOSSEN: Strahlenther. **42**, 532 (1931). — GÜNTHER, G. W.: Hyperchrome megalocytäre bzw. perniziöse Anämie als Folge chronischer Trichloräthylenvergiftung. Med. Welt **1935** II, 1834. — GYÖRGYI, GOLDBLATT, MILLER and FULTON: J. of exper. Med. **66**, 579 (1937).

HAMMON and ENDERS: J. of exper. Med. **69**, 327 (1939). — HECKER, F.: Demonstration zweier Kranker mit aplastischer Anämie bei Panmyelophthise. Verhandlungen der Med. Ges. Göttingen Sitzg vom 14. Nov. 1946. Ref. Dtsch. med. Wschr. **1947**, 266. — HEILMEYER, L.: (1) Erkennung und Behandlung der Anämien. Erg. inn. Med. **55**, 320 (1938). — (2) Über die idiopathische aplastische Anämie und ihre Beziehungen zu Hämoblastosen. Klin. Wschr. **1948**, 486. — HEILMEYER, L., u. K. PLÖTNER: Das Serumeisen und die Eisenmangelkrankheit. Jena: Gustav Fischer 1937. — HEINSEN, H. A., u. A. LEZIUS: Über die Behandlung der Panmyelopathie mit Markknochenimplantation. Dtsch. med. Wschr. **1944**, 208. — HELPAP, K.: Zur Kritik der Sternalpunktion. Klin. Wschr. **1937** I, 558. — HEMMELER, G., et A. REYMOND: Panmyelopathie d'un type nouveau. Acta haemat. **1**, 34 (1948). — HENNING, N.: Beobachtungen zur Pathogenese der akuten Myeloblastenleukämie. Dtsch. Arch. klin. Med. **178**, 538 (1936). — HENNING, N., u. H. KEILHACK: Die Ergebnisse der Sternalpunktion. Erg. inn. Med. **56**, 372 (1939). — HIRSCHFELD: (1) Fol. haemat. (Lpz.) **5** (1905). — (2) Fol.

haemat. (Lpz.) **12** (1911). — HOFF, F.: Myeloische Insuffizienz. Z. klin. Med. **140**, 128 (1942). — HUBER, H.: Stammbaumuntersuchungen bei Panmyelophthisekranken. Klin. Wschr. **1939** II, 1145. — HUMPERDINCK, K.: Benzol, Benzolhomologe und aplastische Anämie. Med.-nat. Verein Tübingen 7. Febr. 1944. Ref. Klin. Wschr. **1944**, 290. — HURST, A., u. R. M. KARK: Nord. med. Tidskr. **1937**, 1285.

JÉQUIER-DOGE, ED.: Observations sur le traitement d'un cas d'anémie aplastique. Schweiz. Ges. f. inn. Med. 13. Verslg am 2. u. 3. Juni 1915 in Bad Ragaz. Ref. Schweiz. med. Wschr. **1945**, 1042.

KAZNELSON: Verh. dtsch. Ges. inn. Med. **34**, 557 (1922). — KIKUTH, W., GÖNNERT u. SCHWEICKERT: Zbl. Bakter. **146**, 1 (1940). — KLIMA, R., u. H. SEYFRIED: Myeloblastose unter dem Bilde einer Agranulocytose, hämorrhagischen Aleukie und schweren hämolytischen bzw. aplastischen Anämie. Med. Klin. **1937** I, 400. — KRACKE: Amer. J. clin. Path. **2**, 11 (1932). — KÜPPER, A.: Zur Nosologie und Statistik der Agranulocytose. Klin. Wschr. **1935** II, 1684.

LACHNIT, V.: Knochenmarksschädigung bei Salvarsanbehandlung. Wien. klin. Wschr. **1946**, 41. — LAINER: Wien. klin. Wschr. **1937** II, 1455. — LAWRENCE and SYVERTON: Proc. Soc. exper. Biol. a. Med. **38**, 914 (1938). — LEITNER, STJ.: Knochenmarksuntersuchungen. Basel: Benno Schwabe 1945. — LE ROY: J. Amer. med. Assoc. **134**, 1143 (1947). — LICHTENSTEIN: Acta med. scand. (Stockh.) Suppl. **1932**, 49. — LUSENA: Policlinico, sez. med. **40**, 805 (1933).

MCCARTHY and WILSON: J. Amer. med. Assoc. **99**, 1557 (1932). — MALLORY, GALL and BRICKLEY: J. industr. Hyg. a. Toxicol. **21**, 355 (1939). — MARMONT, A., e R. CATALDI: Contributo alla conoscenza del meccanismo di accelerazione della velocità di sedimentazione in talune mielopatie aplastiche. (Beitrag zur Kenntnis des Mechanismus der Senkungsbeschleunigung bei manchen aplastischen Myelopathien.) Pathologica (Genova) **41**, 6 (1949). — MARTLAND: J. Amer. med. Assoc. **92**, 552 (1929). — MATTHES, H. G.: Beitrag zur Ätiologie und Verlauf der Panmyelophthise. Dtsch. Arch. klin. Med. **180**, 68 (1937). — MEUWSEN, L.: Beitrag zur Kenntnis der myeloischen Insuffizienz. Klin. Wschr. **1942** I, 273. — MILHIT und LAMY: Bull. Soc. méd. Hôp. Paris, III. s. **51**, 1382 (1935). — MILLER and RHOADS: (1) Proc. Soc. exper. Biol. a. Med. **30**, 540 (1933). — (2) J. clin. Invest. **14**, 153 (1935). — (3) J. of exper. Med. **61**, 173 (1935). — MOESCHLIN, S., u. K. ROHR: „Aplastische Anämie" mit jahrelangem vollständigem Fehlen der Erythroblasten. (Erythroblastophthise.) Dtsch. Arch. klin. Med. **190**, 17 (1943). — MÜLLER, A. H.: Über seltene sekundäre Blutveränderungen. II. Mitt. Hochgradige Leukopenie, Anämie und Thrombopenie bei akuter, septisch verlaufener extrapulmonaler Tuberkulose. Klin. Wschr. **1938** II, 1769. — MURALTER, H.: Beitrag zur Kenntnis der myeloischen Insuffizienz im Kindesalter. Arch. Kinderheilk. **128**, 26 (1943).

NAEGELI, O.: Blutkrankheiten und Blutdiagnostik, 5. Aufl. Berlin: Springer 1931. — NORDENSON, N. G.: (1) Studies on bone marrow from sternal puncture. Stockholm 1935. — (2) Nicht typische aplastische Anämie. Panhämophthise mit myeloblastischer Entartung, ein neues klinisch-hämatologisches Krankheitsbild. Acta med. scand. (Stockh.) **110**, 138 (1942). — (3) Über Panhämophthise. (Aplastische Anämie und Panmyelophthise.) Sv. Läkartidn. **1943**, 341.

OKINARA, ASAI u. INO: Klin. Wschr. **1941** I, 291. — OWREN, P. A.: Congenital hemolytic jaundic. The pathogenesis of the hemolytic crisis. Blood **3**, 231 (1948).

PALMÉN, K.: Generelle Knochenmarksinsuffizienz, Panhämocytophthise, als Vorstadium akuter Leukämie. Acta paediatr. (Stockh.) **30**, 324 (1943). — PANIAGUA, G.: Aplastische Anämie durch Benzol. Myeloblastische Leukämie. Rev. Clin. españ. **7**, 341 (1942). — PAPPENHEIM: Fol. haemat. (Lpz.) **8**, (1908). — PHILIPSCHENKO, H.: Zur Frage der Panmyelophthise (E. FRANK) und Agranulocytose (W. SCHULTZ). Z. klin. Med. **110**, 457 (1929). — PRETI: Riforma med. **1933**, 199.

RASTELLI, M.: Mielosi globale ipoplastica in luetico in corso di terapia bismutica. Puntura sternale e puntura vertebrale. (Hypoplastische totale Myelose bei luischem Mann im Laufe von Wismutbehandlung.) Policlinico, sez. med. **49**, 2679 (1942). — RAWSON, R., F. PARKER jr. and H. JACKSON jr.: Industrial solvents as possible etiologic agents in myeloid metaplasie. (Industrielle Lösungsmittel als mögliche Ursachen myeloischer Metaplasie.) Science (Lancaster, Pa.) **1941** I, 541. — RAYNAUD-IMBERT u. D'ESLONGUES: Zit. nach H. HUBER, Klin. Wschr. **1939** II, 1145. — REITER, M., u. H. G. BORCHES: Hypoplastische Anämie nach Knollenblätterpilzvergiftung. Med. Klin. **43**, 447 (1948). — RHOADS: Univ. of Wiskonsin Press **1939**, 51. — RHOADS and MILLER: Arch. of Path. **26**, 648 (1938). — RIMBAUD, L., H. SERRE et P. CAZAL: Leucoblastose leucopénique avec reticulose. Tableau clinique d'une aleucie hémorragique. (Leukopenische Leukoblastose mit Retikulose. Klinisches Bild einer hämorrhagischen Aleukie). Sang **15**, 26 (1942). — RÖSCH u. HOLLAND: Fol. haemat. (Lpz.) **44**, 48 (1931). — RÖSSLE, R.: Zit. in W. SCHULTZ, Verh. dtsch. Ges.

inn. Med. **47**, 179 (1935). — ROHR, K.: (1) Das menschliche Knochenmark. Leipzig: Georg Thieme 1940. 2. Aufl. Stuttgart: Georg Thieme 1949. — (2) Maligne Knochen- und Knochenmarksaplasien. Schweiz. med. Wschr. **1947 I**, 207. — ROHRBACH, P.: Knochenmarksschädigung und Panhämocytopenie durch Hydantoinkörper. Schweiz. med. Wschr. **1950**, 337. — ROSENTHAL and GRACE: Amer. J. med. Sci. **191**, 607 (1930). — ROSENTUL, M. A., G. W. WINNIKOWA u. STUDNIZYN: Salvarsan und die Krankheiten der blutbildenden Organe. Klin. Med. (russ.) **1940**, 11, 50.

SANTESSON: Arch. f. Hyg. **31** (1897). — SCHARFF u. NEUMANN: Med. Klin. **1944 II**, 500. SCHMIDT, H.: Myeloblastische Knochenmarksreaktion bei Panmyelopathien. Med. Mschr. **1948**, 195. — SCHRETZENMAYR, A.: Über Panmyelophthise. Med. Klin. **1935 I**, 417. — SCHULTEN, H.: (1) Münch. med. Wschr. **1925 I**, 168. — (2) Die Sternalpunktion als diagnostische Methode. Leipzig: Georg Thieme 1937. — (3) Lehrbuch der klinischen Hämatologie. Leipzig: Georg Thieme 1939. — (4) Über die aplastische Anämie. Verh. dtsch. Ges. inn. Med. **52**, 271 (1940). — SCHULTZ, W.: Erg. inn. Med. **16**, 32 (1919). — SEGERDAHL: Fol. haemat. (Lpz.) **52**, 68 (1934). — SELLING: Beitr. path. Anat. **51** (1911). — SIEGMUND: Beitr. path. Anat. **103**, H. 2 (1939). — SMITH, C. H.: Chronic congenital aregenerative anemia Blood **4**, 697 (1949). — STAEHELIN, R.: Über Agranulocytose und Panmyelophthise. Münch. med. Wschr. **1938 II**, 1419. — STEINBRINCK, W.: Über Sepsis tuberculosa acutissima mit Agranulocytose. Med. Welt **1938 I**, 381. — STODTMEISTER, R.: (1) Über die klinische Beurteilung von Knochenmarks- und Blutbild. I. Mitt. Dtsch. Arch. klin. Med. **179**, 163 (1937). (2) Über die klinische Beurteilung von Knochenmarks- und Blutbild. IV. Mitt. Dtsch. Arch. klin. Med. **182**, 459 (1938). — (3) Die biologische Bedeutung der Knochenmarkshyperplasie bei aplastischer Anämie und verwandten aregeneratorischen Knochenmarkszuständen. Klin. Wschr. **1940 II**, 1029. — STODTMEISTER, R., u. P. BÜCHMANN: (1) Über aplastischanämische Krise in der Schwangerschaft. Klin. Wschr. **1942 II**, 710. — (2) Über essentielle Knochenmarksinsuffizienz. Klin. Wschr. **1942 II**, 729.

THOMPSON, Richter and EDSALL: Amer. J. med. Sci. **187**, 77 (1934). — TOENIESSEN, E., u. F. BECKER: Über die günstige Wirkung des Detoxins bei schweren leberrefraktären Anämien. Klin. Wschr. **1937 II**, 1573. — TRAUTWEIN, H.: Über Panmyelopathie. Dtsch. med. Rdsch. **1948**, 214. — TULLIS, J. L., and SH. WARREN: Gross autopsy observations in the animals exposed ad Bikini. J. Amer. med. Assoc. **134**, 1155 (1947).

VEIL, W. H.: Der Rheumatismus. Stuttgart: Ferdinand Enke 1940.

WEBER, F. P., u. W. WEISSWANGE: Aplastische Anämie und Leukämie. Dtsch. Arch. klin. Med. **176, 422** (1934). — WEGELIN: Beitr. path. Anat. **84**, 299 (1933). — WEIL, OUMANSKY et LANGLOIS: Ann. Méd. **44**, 78 (1938). — WEIL et STIEFFEL: Bull méd. **1934**, 56. — WEISSENBACH, MARTINEAU, BROCARD et MALINSKY: Bull. Soc. méd. Hôp. Paris, III. s. **52**, 1071 (1936). — WEYNETH, R.: Die atrophische lymphocytäre Thyreoiditis, ein Fall unter dem Bilde einer aplastischen Anämie und maligne Thrombopenie verlaufend. Dtsch. Arch. klin. Med. **188**, 549 (1942). — WIENBECK: Virchows Arch. **303**, 60 (1938). — WIENER, A. S., E. B. SONN and J. G. HURST: Paper No 1, 22 pp July 15, 1946 Brooklyn N. F. — WILKINSON. J. F.: L'anémie achrestique. Rev. Belge Sci. med. **10**, 191 (1938).

ZACCARIA: Atti Congr. ital. Radiol. med. **2**, 185 (1932). — ZADEK: (1) Fol. haemat. (Lpz.) **47**, 418 (1932). — (2) Fol. haemat. (Lpz.) **48**, 39, 210, 219 (1932). — (3) Fol. haemat. (Lpz.) **50**, 161 (1933). — (4) Fol. haemat. (Lpz.) **51**, 1 (1934). — ZANATY: Zit. nach W. SCHULZ, Verh. dtsch. Ges. inn. Med. **47**, 179 (1935). — ZINNINGER: J. Amer. med. Assoc. **102**, 518, (1934).

III. Osteosklerotische Anämien.

ACHENBACH, W.: Beitrag zur Frage der osteosklerotischen Blutkrankheiten. Dtsch. med. Wschr. **1949**, 18. — ALBERS-SCHÖNBERG: Fortschr. Röntgenstr. **11**, 261 (1907). — ALBRECHT u. GEISER: Ann. paediatr. **153**, 84 (1939). — APITZ, K.: Zbl. Path. **71**, Erg.-H. 486 (1939). — ASKANAZY: Verh. dtsch. path. Ges. **7**, 58 (1904). — ASSMANN, H.: Beitr. path. Anat. **41**, 565 (1907).

BAUMGARTEN V.: Arb. path.-anat. Inst. Tübingen **2**, 499 (1899). — BEGEMANN, H.: Über eine osteosklerotische Anämie. Med. Klin. **1947**, 547. — BINDER, L., u. O. RIEDL: Beiträge zur Diagnostik der osteosklerotischen Anämie. Münch. med. Wschr. **1942 I**, 519. — BOMFORD, R. R., and C. P. RHOADS: Refractory anemia. II. Aetiology and treatment. Quart. J. Med. **10**, 235 (1941). — BURKERT, K.: Zur osteosklerotischen Anämie. Z. inn. Med. **1947**, 463.

CHAPMANN: Amer. J. med. Sci. **185**, 171 (1933). — CLAIRMONT u. SCHINZ: Arch. klin. Chir. **132**, 347 (1924). — CONRAD, H. E.: (1) Über osteosklerotische Anämie. Dtsch. med. Wschr. **1938 II**, 1404. — (2) Über osteosklerotische Anämie. Inaug.-Diss. Berlin 1938.

DUESBERG: Klin. Wschr. **1940 I**, 417.

ÉMILL-WEIL, P., P. CHEVALLIER et SÉE: Sang **7**, 733 (1933). — ENGELL, H. C.: Knochenmarkssklerose. Ein Fall mit nicht myeloischer Splenomegalie und ein Versuch, die Pathogenese durch Vergleich mit Resultaten des Tierexperiments zu be t mmen. Acta med. scand. (Stockh.) **129**, 371 (1947). — ERF, L. A., and P. A. HERBUT: Primary and secondary myelofibrosis. Ann. int. Med. **21**, 863 (1944).

FANCONI, G.: Mschr. Kinderheilk. **68**, 129 (1937). — FERRIMAN, D. G.: Knochenmarkssklerose. Proc. Soc. Med., Lond. **1948**, 41/1. — FIESSINGER et OLIVIER: Bull. Soc. méd. Hôp. Paris. **1950**, 1193 (1936). — FRANK u. BREITKREUZ: Z. klin. Med. **144**, 89 (1944).

GERLACH, W.: Zur Frage der Panmyelophthise. Münch. med. Wschr. **1932 II**, 1101. — GERSTEL, G.: Osteosklerotische Blutkrankheit. Frankf. Z. Path. **51**, 23 (1938). — GRASSER: Radiol. Rdsch. **7**, 174 (1938). — GRIESHAMMER: (1) Osterosklerotische Blutkrankheiten. Verh. dtsch. path. Ges. **30**, 381 (1937). — (2) Zbl. Path. **68**, 381 (1937).

HEINE, J.: Beitrag zur Marmorknochenkrankheit. Fortschr. Röntgenstr. **64**, 121 (1941). — HEUCK: Virchows Arch. **78**, 475 (1879). — HITTMAIR, A.: Megakaryocytenleukämie und Osteomyelosklerose. Ein einheitliches Krankheitsgeschehen. Klin. Wschr. **1944**, 71.

KLIMA, R.: Über Anämien und Erythropoese bei leukämischen Erkrankungen. Wien. Arch. inn. Med. **26**, 277, 391 (1935). — KRAUS, E. J., u. A. WALTER: Zur Kenntnis der ALBERS-SCHÖNBERGschen Krankheit. Med. Klin. **1925 I**, 19.

LAMB, F. H., and R. L. JACKSON: Osteopetrosis (Marble bone disease). Amer. J. clin. Path. **8**, 255 (1938). — LESZLER, A.: Osteosklerotische Anämie. Fortschr. Röntgenstr. **58**, 559 (1938). — LIÈVRE, J. A., et J. MALLARMÉ: Anémie osteosclérotique. Bull. Soc. méd. Hôp. Paris **64**, 1050 (1948). — LINDEBOOM, G. A.: Über die sogenannte aleukämische megakaryocytäre Myelose. Acta med. scand. (Stockh.) **95**, 388 (1938). — LOREY: Verh. dtsch. Röntgen-Ges. **11** (1917). — LOREY u. REYE: Fortschr. Röntgenstr. **30**, 35 (1922/23).

NAUWERCK u. MORITZ: Dtsch. Arch. klin. Med. **84**, 359 (1905).

OVERGAARD: Acta radiol. (Stockh.) **17**, 51 (1936).

REICHE: (1) Münch. med. Wschr. **1915 I**, 944. — (2) Münch. med. Wschr. **1929 I**, 1078. — ROHLF, H.: Zur Anaemia leuco-eryteroblastica mit Myelosklerosis (Typ Vaughan). Klin. Wschr. **1949**, 641. — ROSENTHAL, N., and L. A. ERF: Clinical observations on osteopetrosis and myelofibrosis. Arch. int. Med. **71**, 793 (1943).

SCHMIDT, M. B.: Beitr. path. Anat. **77**, 158 (1927). — SCHMORL: Münch. med. Wschr. **1904 I**, 537. — SCHULTZER, P., u. CH. JOHANNSEN: Ein Fall von Marksklerose, die chronische myeloische Leukämie vortäuschte. Ugeskr. Laeg. (dän.) **109**, 149 (1947). — SCHULZE: Arch. klin. Chir. **118**, 411 (1921). — SCHWARZ: Z. Heilk. **22**, 294 (1901). — SICK: Zit. nach M. B. SCHMIDT, Beitr. path. Anat. **77**, 158 (1927). — SJÖGREN, B.: Nichtleukämische myeloische Splenomegalie. Nord. med. (Stockh.) **33**, 788 (1947). — STERNBERG: Verh. dtsch. path. Ges. **7**, 65 1904). — STONE and WOODMAN: J. of Path. **47**, 327 (1938). — STORTI: Haematologica (Pavia) **17**, 393 (1936).

VAUGHAN, J. M.: Leuco-erythroblastic anemia. J. of Path. **42**, 541 (1936). — VAUGHAN, J. M. and C. V. HARRISON: Leuco-erythroblastic anemia and myelosclerosis. J. of Path. **48**, 339 (1939). — VERCO: Brit. J. Radiol. **11**, 311 (1938).

WAITZ et WARTER: Ann. Méd. **44**, 344 (1938). — WINDHOLZ, F., and S. E. FOSTER: Bone sclerosis in leukemia and in non-leukemic myelosis. Amer. J. Roentgenol. **60**, 61 (1949). — WORTIS: Amer. J. Dis. Childr. **52**, 1148 (1936). — WYATT, J. P., and S. C. SOMMERS: Chronic marrow failure, myelosclerosis and extramedullary hematopoiesis. Blood **5**, 329 (1950).

IV. Die splenopathische Markhemmung.
V. Die splenopathische Neutropenie.
VI. Die kombiniert hämolytische und depressorische Hypersplenie.

AIMES, A., et P. CAZAL: Eosinophile Granulome und Sklerose der Milz; Splenektomie. Sang **1947**. — AUGER, C., J.-B. JOBIN et L.-N. LAROCHELLE: Die splenopathische Neutropenie. Canad. med. Assoc. J. **53**, 10 (1945).

BANTI: (1) Dell'anaemia splenica. Arch. Scuola Anat. Pat. Firenze **2**, 53 (1883). — (2) Spermentale, sez. biol. **48**, 407 (1894). — (3) Beitr. path. Anat. **24**, 21 (1898). — (4) Fol. haemat. (Lpz.) **10**, 33 (1910). — BARKROFT, J.: Weitere Forschungen über die Milzfunktion. Naturwiss. **1926**, 797. — Erg. Physiol. **25**, 818 (1926). — BLACKEMORE, A. H., and J. W. LORD: Ann. Surg. **122**, 476 (1945). — BOCK, H. E.: Milz und Knochenmark. Münch. med. Wschr. **1938 II**, 1170. — BOCK, H. E., u. FRENZEL: Klin. Wschr. **1938 II**, 1315. — BONFIGLIO: Zit. nach THONNARD-NEUMANN. — BRAUS, H.: Die Anatomie des Menschen, Bd. III. Berlin: Springer 1924. — BREU u. FLEISCHHACKER: Wien. klin. Wschr. **1938 I**, 1081. — BURTON-OPITZ: Stromvolumen in der Vena lienalis. Arch. f. Physiol. **129**, 184 (1909).

Cerza: Pediatr. Riv. **40**, 685 (1932). — Chaney, W. C.: Splenic anemia: A clinical and pathol. study of 69 cases. Amer. J. med. Sci. **165**, 856 (1923). — Ciochitto: Zit. nach Thonnard-Neumann. — Cremer, J.: Die Erkrankungen der Milz. Stuttgart: Ferdinand Enke 1948.

Dameshek, W., and M. L. Bloom: The events in the hemolytic crisis of hereditary sphaerocytosis, with particular reference to the reticulocytopenia, pancytopenia and abnormal splenic mechanism. Blood **3**, 1381 (1948). — De Filippi, P.: Mielosi globale aplastica in corso di melitense. (Totale aplastische Myelose im Laufe von Maltafieber.) Haematologica (Pavia) **24**, 947 (1942).

Engelbreth-Holm: Zit. nach Schousboe, Acta med. scand. (Stockh.) **103**, 123 (1940). — Eppinger, H.: (1) Hepato-lienale Erkrankungen. Berlin: Springer 1920. — (2) Die Leberkrankheiten. Berlin: Springer 1937. — Erf, L. A., and K. E. Fry: Primary splenic neutropenia. Amer. J. clin. Path. **19**, 48 (1949). — Ewerbeck, H.: Die Milz als Organ des Pfortadersystems und ihr Versagen. Erg. inn. Med., N. F. **1**, 318 (1949).

Felty: Bull. Hopkins Hosp. **35**, 16 (1924). — Fox: Amer. J. med. Sci. **186**, 248 (1933). — Frank, E.: Die hämorrhagische Diathese. In Schittenhelms Handbuch der Krankheiten des Blutes und der blutbildenden Organe, Bd. II, S. 432. 1925. — Fukuchi: Arch. klin. Chir. **184**, 272 (1936).

Giffin: Minnesota med. **4**, 132 (1921). — Greppi: Il morbo di Banti. Riv. Clin. med. **39**, 103 (1938); **40**, 52 (1939). — Gretschel: Berl. klin. Wschr. 1867. — Grifoni, V.: Contributo alla conoscenza degli ipersplenismi combinati. Clinica nuova **7**, 333 (1948). — Guillery: Funktionen und Blutkreislauf der Milz. Verh. dtsch. path. Ges. **28**, 264 (1935). — Gutzeit, K.: (1) Milzexstirpation. Med. Klin. **1938 II**, 1185. — (2) Milz und Blutveränderung. Med. Klin. **1930 II**, 1656.

Hatzky: Fol. haemat. (Lpz.) **49**, 211 (1933). — Heidenhain: Über die Capillarventile der Milz. Münch. med. Wschr. **1928 I**, 381. —Howell, L.: Treatment of splenic anemia and Bantis syndrom. Lancet **1938 II**, 1320.

Kirschner: Über den Status varicosus und die Bedeutung der Konstitution für die Entstehung der Varicen, besonders im Bereich des Pfortaderkreislaufs. Inaug.-Diss. Bonn 1939. — Krumbhaar: Amer. J. med. Sci. **166**, 329 (1923). — Kutsche, J. D.: Splenic neutropenia associated with Hodgkins disease. J. Michigan med. Soc. **48**, 469 (1949).

Learmonth, J. R., and A. J. S. Macpherson: Lancet **1948**, No 5336, 882. — Levy, H.: Primary splenic granulocytopenia. (Primäre splenische Granulocytopenie.) Proc. Soc. Med., Lond. **39**, 299 (1946). — Lichtenstein u. Plenge: Zit. nach Cremer. — Lubarsch: Zit. nach Ewerbeck. — Lucchi: Riv. Clin. med. **35**, 421 (1934).

Malamani, V.: Pletysmographische Untersuchungen über Volumenänderungen der Milz. Arch. Pat. e Clin. med. **20**, 49 (1939). — Mallarmé, J.: Les splénomégalies neutropeniques. Acta haemat. **1**, 109 (1948). — Marchal, G., D. Mahondeau et L. Fressinaud: Anémia, aleucie hémorragique et ictère hémolytique, complications terminales d'une maladie d'Hodgkin. (Anämie, hämorrhagische Aleukie, und hämolytischer Ikterus als terminale Komplikation bei Hodgkinscher Krankheit.) Sang **14**, 409 (1941). — Missiroli: Zit. nach Thonnard-Neumann. — Moore, C. V., and O. S. Bierbaum: Die splenopatische Neutropenie. Internat. Clin. **3** (1939). — Muether, R.-O., L.-T. Moore, J.-W. Stewart and G.-O. Brown: Splenopathische Neutropenie. J. Amer. med. Assoc. **116**, 20 (1941).

Naegeli, O.: Blutkrankheiten und Blutdiagnostik, 5. Aufl. Berlin 1931.

Osler: On splenic anemia. Amer. J. med. Sci. **119**, 54 (1920). — Owren, P. A.: Congenital hemolytic jaundic. The pathogenesis of the hemolytic crisis. Blood **3**, 231 (1948).

Patrassi, G.: Bantische Krankheit und Banti-Syndrome. Erg. inn. Med. **62**, 132 (1942). — Acta med. Patav. **2**, 225, 262, 294 (1941). — La questione del morbo di Banti. Bologna 1942. — Petrides, Pl., u. Fr.-E. Schmengler: Hämatologische Besonderheiten bei einem komplexen chronisch-rheumatischen Krankheitsbild (Felty-Syndrom). Ärztl. Forschg **3**, 314 (1949). — Pieri et Benoît: Splenopathische Neutropenie. Marseille med. **6** (1949). — Poumailloux: Splenopathische Neutropenie. Paris med. **21** (1946).

Richberg: Zit. nach Ewerbeck. — Riolo: Zit. nach Thonnard-Neumann. — Ripps: Inaug.-Diss. Univ. Frankf. a. M. 1937. — Rogers and Hall: Splenopathische Neutropenie. Arch. int. Med. **125**, 3 (1945). — Rohlf, H.: Zur Anemia leuco-erythroblastica mit Myelosklerosis (Typ Vaughan). Klin. Wschr. **1949**, 641. — Rolleston: Practitioner **292**, 470 (1914).

Schmidt, M. B.: Verh. dtsch. Ges. Kinderheilk. **1936**. Ref. Mschr. Kinderheilk. **68**, 110 (1937). — Schmidt, W.: Z. Kinderheilk. **58**, 790 (1937). — Schmiedeberg: Mschr. Kinderheilk. **53**, 361 (1932). — Schousboe: Acta med. scand. (Stockh.) **103**, 123 1940). — Selander, P.: Splenogene maligne Leuko-, Thrombo- und Erythrocytopenie. Nord. med. (Stockh.) **1942**, 3565. — Smith, S., and McCabe: Ann. int. Med. **29**, 445 (1948).

Thonnard-Neumann: Die Splenomegalie im Bild der chronischen Malaria. Dtsch. Tropenmed. Z. **47**, 1, 33 (1943).

Usadel: Kreislaufstörungen bei der freien eitrigen Bauchfellentzündung und der Einfluß der Darmbewegungen auf den Pfortaderkreislauf. Arch. klin. Chir. 142, 423 (1926).
Veil, W. H.: Welche Stellung muß der Bantischen Krankheit in der modernen klinischen Medizin zugewiesen werden? Dtsch. med. Wschr. 1932 I, 580.
Wallgren: Zit. nach Cremer. — Weiss, H. A., and W. T. Collins: Chronic neutropenia: Favorable response following splenectomy. Blood 4, 283 (1949). — Wendt, H. u. K. Gutzeit: (1) Zur Frage des Zusammenhangs chronischer Magendarmstörungen mit der Hypoleukia splenica. Klin. Wschr. 1930 II, 1080. — (2) Dtsch. Arch. klin. Med. 168, 312 (1930). — Wiseman, B.-K., and C. A. Doan: Die splenopathische Neutropenie. Ann. int. Med. 16 (1942). — Wollheim, E.: Schweiz. med. Wschr. 1943 I, 233.

VII. Agranulocytose.
VIII. Die cyclische Agranulocytose.
IX. Die alimentär-toxische Aleukie.
X. Die essentielle Lymphocytophthise.

Abicht, I., u. J. Wienbeck: (1) Med. Klin. 1938 II, 1549. — (2) Med. Klin. 1939 I, 714. — Arneth, J.: Zum qualitativen Verhalten der weißen und roten Blutkörperchen sowie der Blutplättchen bei „Agranulocytose". Wien. Arch. inn. Med. 37, 348 (1943). — Aubertin, Ch.: La penicilline dans le traitement de l'agranulocytose. (Penicillin bei der Behandlung der Agranulocytose.) Progrès méd. 76, 264 (1948).
Bakalos, D., u. S. Thaddea: Klin. Wschr. 1940 II, 741. — Bakalos, D., u. S. Thaddea: Über Beziehungen zwischen Agranulocytose, Panmyelopathie und myelosischer Leukämie. Die gewerbliche und experimentelle Benzolvergiftung nebst Bemerkungen über die weißen Zellen des Kaninchens. Z. klin. Med. 142, 23 (1943). — Bang, O.: Letal verlaufender Fall von Agranulocytose im Anschluß an Sulfonamidbehandlung. Ugeskr. Laeg. (dän.) 1942, 138. Ref. Kongreßzbl. inn. Med. 112, 322 (1942). — Bantz, R.: Münch. med. Wschr. 1925 II, 1200. — Barton, G. M. C.: Recurrent agranulocytosis. Report of a case. (Wiederkehrende Agranulocytose.) Lancet 1948, 103. — Baumann, E.: (1) Münch. med. Wschr. 1938 I, 204. — (2) Klin. Wschr. 1939, 14. — Bayer, O.: Zur Behandlung der Agranulocytose und verwandten Zustandsbildern. Fortschr. Ther. 18, 228 (1942). — Berger, U.: Reticuloendotheliale Zellen im peripheren Blut bei einer Agranulocytose. Klin. Wschr. 1948, 564. — Berlin, R.: Behandlung maligner Granulocytopenie mit gelbem Knochenmark. Sv. Lakärtidn. 1942, 2821. — Bernard, H., P. Rambert, A. Gajdos, A. Lafontaine u. G. Durand: Syndrome agranulocytaire grave. Guérison par la penicilline. Bull. Soc. méd. Hôp. Paris 1946, 489. — Bickel, G. et H. Dubois-Ferrière: Agranulocytose et traitement sulfamide. (Agranulocytose und Sulfanilamidbehandlung.) Rev. méd. Suisse rom. 63, 130 (1943). — Black, D. A. K., and S. W. Stanbury: Folinsäure bei Agranulocytose. Lancet 1947, 6459, 827. — Blanton, W. B., and M. E. B. Owens: Granulocytopenia due probably to "pyribenzamine". (Granulocytopenia wahrscheinlich hervorgerufen durch „Pyribenzamine". Z. Amer. med. Assoc. 1947, 454. — Bock, H. E.: (1) Verh. dtsch. Ges. inn. Med. 47, 213 (1935). — (2) Zbl. inn. Med. 1935, 282 (Literatur bis 1935). — (3) Fortschr. Ther. 1937, 537. — (4) Agranulocytose. Vorträge aus der praktischen Medizin, H. 18. Stuttgart: Ferdinand Enke 1946. — Boland, E. W., N. E. Headley and P. S. Hench: Treatment of granulocytosis with penicillin. (Behandlung der Agranulocytose mit Penicillin.) J. Amer. med. Assoc. 130, 556. — Borst, W. H.: De behandeling van agranulocytose. (Behandlung der Agranulocytose.) Nederl. Tijdschr. Geneesk. 91, 796 (1947). — Bruck, E.: Agranulocytosis in childhood. Report of a case with serial bone-marrow studies. Amer. J. Dis. Childh. 73, 186 (1947). Brumpt, L. C.: Die toxische Aleukie. Presse méd. 1946, 26, 375. — Butt, Hoffmann and Soll: Arch. int. Med. 64, 26 (1939). — Buttaro, C. A., and D. Furbetta: Antichi e recenti indirizzi nella terapia delle sindromi agranulocitiche. (Frühere und moderne Ansicht bei der Behandlung der Agranulocytose. Rass. Fisiopat. 1947, 19, 39.
Cadotsch, H.: Zur Therapie der Agranulocytose bei tonsillogenem Infekt. Schweiz. med. Wschr. 1946, 1276. — Cameron, J. D., and Edge: Agranulocytosis after sulphonamide sensitization: Penicillin therapy: Septicemia. Brit. med. J. 1945, No 4428, 688. — Code, C. F., and A. D. Macdonald: Agranulocytose. The histamin-like activity of blood. (Die histaminähnliche Wirksamkeit des Blutes.) Lancet 1937 II, 730. — Cramer, H., u. Brodersen: (1) Follikelhormon bei Leukopenie. Münch. Med. Wschr. 1941 I, 619. — (2) Follikelhormon. Münch. med. Wschr. 1940 II, 822.
Dennis: Pract. ot. etc. (Berl. u. Basel) 1, 174 (1938). — Dérot, M.: (1) Agranulocytose après emploi de la sulfaméthyldiazin. Action favorable de la penicillin. Sem. Hôp. Paris 23, 20 (1947). — (2) Agranulocytose pure après traitement par la sulfaméthyldiazine. Gaz. méd. France 54, 173 (1947). — Desmonts, Th., et M. Tuffou: Syndrome infectieuse, avec

agranulocytose. Traitement par transfusions médullaires, opothérapie medullaire et les nucléotides de pentose. (Erfolgreiche Behandlung einer iniektiösen Agranulocytose mit Knochenmarkstransfusion und Pentosenucleotide.) Sang **1947**, 441. — DIMMEL: Fol. haemat. (Lpz.) **49**, 431 (1933). — DOAN, C. A.: Neutropenic state: Its significance and therapeutic rationale. J. Amer. med. Assoc. **99**, 194 (1932).

EMBLETON, D.: Rhythmical agranulocytosis case report. Brit. med. J. **1936**, 1258.

FABER: Agranulocytose-Penicillin. Nederl. Tijdschr. Geneesk. **1946**. — FEER, E.: Lehrbuch der Kinderheilkunde, 16. Aufl. Jena: Gustav Fischer 1948. — FITZ-HUGH, Th. jr.: J. Amer. med. Assoc. **111**, 1643 (1938). — FITZ-HUGH, T. jr., and E. B. KRUMBHAAR: Myeloid cell hyperplasia of bone marrow in agranulocytic angina. Amer. J. med. Sci. **183**, 104 (1932). — FORSTER, T. W., J. W. WATSON and E. NEUMARK: Agranulocytosis and thrombocytopenia following the use of tridione. Lancet **1949**, No 6552, 517. — FRIEDEMANN, U.: (1) Med. Klin. **1923 II**, 1357. — (2) Dtsch. med. Wschr. **1927 II**, 2193. — (3) Z. klin. Med. **108**, 54 (1928). — FRIIS-HANSEN, H. P.: Agranulocytose after sulphathiazol. Nord. med. (Stockh.) **1946**, 1248. Ref. Excerpta med. **1**, 236 (1947). — FUENTÉS GOMEZ, M.: Agranulocytosis de evolution mortal a pesar del tratamiento con penicillin. (Ein Fall von Agranulocytose mit tödlichem Ausgang trotz Penicillinbehandlung.) Medicamenta, Madrid **1948**, 43. — FULLERTON, H. W., and H. L. DUGUID: A case of cyclical agranulocytosis with marked improvement following splenectomy. Blood **4**, 269 (1949).

GENTRY, E., and F. HILL: Granulocytopenie und Tod durch Trimethiadion (Tridion). Amer. J. Dis. Childr. **75**, 582 (1948). — GLANZMANN, E.: Krankheiten des Blutes. In Lehrbuch für Kinderheilkunde, 2. Aufl., S. 203. Berlin: Springer 1942. — GLANZMANN, E., u. P. RINIKER: Essentielle Lymphocytophthise. Wien. med. Wschr. **1950**, 35. — GOETZ: Inaug.-Diss. Hamburg 1935. — GONZALEZ CALVO, V.: Klinik und Therapie der Agranulocytose. Rev. clin. españ. **13**, 20 (1944). — GRAHAM, H. B.: Acute agranulocytosis with recovery. (Akute Agranulocytose mit Heilung.) Med. J. Austral. **1947**, 2, 451. — GRAVES, PH. R.: Three cases of agranulocytosis. (3 Fälle von Agranulocytose.) Brit. med. J. **1947**, 490.

HANSEN: (1) Ugeskr. Laeg. (dän.) **1938**, 821. — (2) Acta med. scand. (Stockh.) **98**, 307 (1939). — HANSEN: (1) Agranulocytose. Klinischer Demonstrationsabend Lübeck, 16. Juli 1947. Ref. Dtsch. med. Wschr. **1948**, 177. — HARTWICH, A.: Das Krankheitsbild der Agranulocytose. (Zusammenfassung mit Literatur bis 1931.) Erg. inn. Med. **41**, 202 (1931). — HEILMEYER, L.: Ein Fall von Agranulocytose, verursacht durch PFEIFFERsches Drüsenfieber. Med. Klin. **1946**, 579.

IMERSLUND, O.: A case of cyclic agranulocytosis. (Ein Fall von rezidivierender Agranulocytose.) Acta paediatr. (Stockh.) **30**, 232 (1942). — ISENSTEAD, J. H.: Pathogenesis and specific therapy of agranulocytosis. Med. Rec. **161**, 94 (1948). Ref. Excerpta med. **2**, 1472 (1948).

JACKSON, J.: J. Amer. med. Assoc. **97**, 1436 (1931). — JACKSON, H., F. PARKER, J. F. RINEHEART and F. H. L. TAYLOR: J. Amer. med. Assoc. **97**, 1436 (1937). — JACKSON, H., F. PARKER and F. H. L. TAYLOR: Amer. J. med. Sci. **1932**, 194. — JASINSKI, B.: Das Verhalten der Retikulumzellen des Knochenmarkes bei akut einsetzenden Granulocytopenien und Agranulocytosen. Schweiz. med. Wschr. **1944**, 497.

KÄMMERER, H.: Zur Frage des Erythrocytenvolumens bei Tuberkulose. Münch. med. Wschr. **1921 II**, 844. — KIRBERG: Inaug.-Diss. Bonn 1938. — KISSLING, K.: Verh. dtsch. Ges. inn. Med. **51**, 437 (1939). — KNUTSON, D., C. O. OLDFELD u. P. WISING: Die Leukopenie und Granulocytopenie mit Pyridoxin. Acta med. scand. (Stockh.) **125**, 326 (1946). — KOCH, W.: Verh. dtsch. path. Ges. **1930**, 53. — KRACKE: (1) Amer. J. clin. Path. **1**, 385 (1931). — (2) Amer. J. clin. Path. **2**, 11 (1932). — (3) Arzneimittelagranulocytose. J. Amer. med. Assoc. **111**, 1256 (1938). — KRACKE and PARKER: J. Labor. a. clin. Med. **19** (1934). — KRUMBHAAR: Trans. Assoc. Amer. Physicians **41**, 343 (1926).

LAINER, F.: Klin. Wschr. **1937 II**, 1435. — LAPP, R., u. G. HEMMELER: Panmyelopathie au cours d'une maladie de BANG (Guérison à la penicillin). (Panmyelopathie bei BANGscher Krankheit. Heilung durch Penicillin.) Schweiz. med. Wschr. **1946**, 198. — LAYANI, F., et A. ASCHKENASY: A propos du traitement des granulocytoses par la penicillin. Trois cas d' agranulocytosis. (Penicillinbehandlung der Agranulocytose. 3 Fälle von Agranulocytose mit verschiedener Penicillinsensibilität.) Sem. Hôp. Par. **23**, 22 (1947). — LIBRACH, I. M., and R. G. CRONIN: Ein Fall von primärer agranulocytärer Angina. Brit. med. J. **1946**, 897. — LICHTENSTEIN: Zusammenfassende Darstellung. Acta med. scand. (Stockh.) **49** (1932). — LINDEBOOM, G. A.: Agranulocytose nach Verwendung von Sulfapyridinen. Nederl. Tijdschr. Geneesk. **1941**, 4716. — LIVINGSTON, H. J., and S. F. LIVINGSTON: Agranulocytosis and hepatocellular jaundice. Toxic reactions following Propylthiouracil therapy. J. Amer. med. Assoc. **135**, 422 (1947). — LÖFFLER, W., u. C. MAIER: Über einen Fall von FELTYschem Syndrom mit cyclischer Agranulocytose. Cardiologica **12**, 195 (1947).

MACKENZIE, J. A. R : Penicillin in agranulocytics angina. Lancet **1947** I, 63. — MADISON, F. W., and T. L. SQUIER: J. Amer. med. Assoc. **102**, 755 (1934). — MAGRASSI, F.: La terapia penecillinica dell'agranulocytose. (Penicillintherapie bei Agranulocytose.) Clin. Nuova (Milan.) **4**, 10 (1947). — MAGRINI, A., u. D. FURBETTA: Le sepsi granulocitopeniche. (Granulocytopenische Sepsis.) Haematologica (Pavia) **30**, 579 (1947). — MAKAY, R. P., and W. K. GOTTSTEIN: Aplastische Anämie und Agranulocytose nach Tridionbehandlung. J. Amer. med. Assoc. **132**, 1, 13 (1946). — MALLARMÉ, J.: Trois cas d' aleucie hémorragique mortelle par stovarsol. (Drei Fälle von tödlicher hämorrhagischer Aleukie hervorgerufen durch Stovarsol.) Sang **18**, 94 (1947). — MARBERG, C. M., and H. O. WILS: Granulocytopoietic fraction of yellow bone marrow. Arch. int. Med. **61**, 408 (1938). — MARONCELLI, P.: Comportamento emato-midollare della agranulocitosi durante e dopa la cura penicillinica. Policlinico, (Roma) **54**, 1123 (1947). — MERKEL, W.: Zwei Fälle von schwerer Agranulocytose als Nebenerscheinungen bei der Behandlung der Tuberkulose mit TB I 698. Tbk.arzt **1949**, 518. — MICHÁLEK, V.: Doa případy agranulocytosy, oylécené penicillinem. (Zwei Fälle von Agranulocytose behandelt mit Penicillin.) Lékařské Listy, Brno **1948**, 182. Ref. Excerpta med. **3**, 271 (1949). — MIRICK, G. S.: Agranulocytosis infolge Goldtherapie. Amer. Rev. Tbc. 1940. — MULLER, B., P. BOUQUIN et A. MEYRIEUX: Agranulocytose du type maladie de SCHULTZ. traitement pénicilliné intensif associé à des injections du nucléotide de pentose et d'extrait hépatiques. (Agranulocytose vom Typ Schultz. Intensive Penicillinbehandlung mit Injektionen von Pentosenucleotiden und Leberextrakten.) Sang **1947**, 493. — MUMME, C.: Zur Klinik und Behandlung der Agranulocytose. Münch. med. Wschr. **1934** II, 1038. — MURATOVA, R.: Cyklicky průběh agranulocytosy cyklic. Čas. lék. česk. **1947**, 86/51, 1546. Ref. Excerpta med. **2**, 1020 (1948).

NEWMAN, E. V., and B. F. JONES: Agranulocytosis from Thiouracil. (Agranulocytose durch Thiouracil). J. Amer. med. Assoc. **132**, 77 (1946). — NIEKAU, B.: Verh. dtsch. Ges. inn. Med. **47**, 219 (1935). — NYFELDT, AAGE: Agranulocytopenia paroxysmatica: Sundelin. Ugeskr. Laeg. (dän.) **1939**, 443. Ref. Kongreßzbl. inn. Med. **105**, 562 (1940).

OPPIKOFER, E. K.: Über Otitis und Rhinitis necroticans agranulocytotica. Z. Hals- usw. Heilk. **48**, 495 (1942).

PARAF, J., and S. LEWI: Agranulocytose grave due à l'aminopyrine, guérie en trois jours par la penicilline. (Schwere Agranulocytose durch Aminopyrine, geheilt in 3 Tagen mit Penicillin.) Progrés med. **1947**, 75/2, 36. — PARSCHATKA, E.: Ein Fall von Agranulocytose im Kindesalter. Dtsch. Gesdh.wes. **1947**, 440. — PELÁEZ REDONDO, J.: Sobre agranulocitosis y su tratamiento por penicillina. (Agranulocytose und Behandlung mit Penicillin.) Med. Clin. Barcelona **1947**, 365. — PFEIFFER, H.: Behandlung der Bestrahlungsleukopenie mit Granocytan. Klin. Wschr. **1942** II, 606. — PLUM, P.: (1) Agranulocytosis (Monographie). Kopenhagen 1932. — (2) Verh. dtsch. Ges. inn. Med. **47**, 208 (1935). — POISSEAU, FERROIR u. GAUTIER: Agranulocytosesyndrom bei Kindern. Arch. Méd. Enf. **42**, 137 (1939).

RAYNAUD, IMBERT et D'ESHOUGUES: Familiäre Belastung. Konstitutioneller familiärer Faktor in der Pathogenese der agranulocytären Symptomenkomplexe. Sang **12**, 327 (1938). — REYE, E.: (1) Ärzte-Ver. Hamburg 9. März 1926. Klin. Wschr. **1926** II, 1059. — (2) Med. Klin. **1929** I, 257. — (3) Dermat. Wschr. 1929, Nr 48. — (4) Fortschr. Med. **1932**, 473. — (5) Münch. med. Wschr. **1936** I, 392. — (6) Münch. med. Wschr. **1944** I, 307. — REZNIKOFF, P.: (1) New internat. Clin. **3**, N. s. 2, 106 (1939). — (2) Amer. J. med. Sci. **195**, 627 (1938). — (3) Cyclical neutropenia. A case study with bone marrow findings before and after splenectomy. Trans. Assoc. Amer. Physicians **59**, 276 (1946). — RION, M.: Agranulocytose; traitement par association d'acide ascorbique et de sulfonamide. (Granulocytose behandelt mit einer Kombination von Ascorbinsäure und Sulfonamiden.) Presse méd. **37**, 229 (1947). — ROHR, K.: Der heutige Stand der Agranulocytoseforschung. Helvet. med. Acta **6**, 611 (1939). — ROSENBACH: Beitr. path. Anat. **103**, 30 (1939). — ROTHENDLER and VORHAUS: Penicillin in thiouracil-induced agranulocytosis. J. Amer. med. Assoc. **129**, 739 (1945).

SCHILLING, V.: (1) Das Blutbild, 9. u. 10. Aufl. Jena 1933. — (2) Verh. dtsch. Ges. inn. Med. **47**, 198 (1935). — SCHITTENHELM, A.: Lehrbuch der inneren Medizin, herausgeg. von V. BERGMANN, 3. Aufl. Kapitel: Blutkrankheiten. Berlin: Springer 1936. — SCHMENGLER, F. E., u. P. PETRIDES: Zur Frage komplexer rheumatischer Organschädigungen und Regulationsstörungen, besprochen am FELTY-Syndrom. Arch. inn. Med. **1**, 151 (1949). — SCHMEREL: Z. Kinderheilk. **56**, 480 (1934). — SCHOTTMÜLLER, H.: Zit. nach ZONTSCHEFF. Verh. dtsch. Ges. inn. Med. **47**, 201 (1935). — SCHULTEN, H.: Lehrbuch der klinischen Hämatologie. Leipzig: Georg Thieme 1939. — SCHULTZ, W.: (1) Berl. Ver. inn. Med. u. Kinderheilk., 3. Juli 1922. Ref. Dtsch. med. Wschr. **1922** II, 1495. — (2) Münch. med. Wschr. **1928** II, 1667. — (3) Klin. Wschr. **1929** II, 1530. — (4) Akute Erkrankungen des myeloischen Systems. Verh. dtsch. Ges. inn. Med. **47**, 179 (1935). — (5) Sitzgsber. 1. internat. Hämatologentagg Münster-Pyrmont 1937, S. 122. — (6) Z. ärztl. Fortbild. **1938**, 647. — SEGGEL, K. A.: Zur Agranulocytosefrage. Z. klin. Med. **134**, 563 (1938). — SELIGMANN, B.: Behandlung von durch Thiouracil entstandener Agranulocytose. J. Amer. med. Assoc. **129**, 1123 (1945). — STAVITSKY, A., R. STAVITSKY and E. E. ECKER: Loss of hemolytic-complement activity and of granulocyte following reinjection of an antigen into the rabbit. J. of Immun. **63**, 389 (1949). — STJERNBERG, F.: Granulocytopenie und Agranulocytose bei Chemotherapie mit Sulfanilamidpräparaten. Sv. Läkartidn. **1942**, 1855. — STODTMEISTER, R.: Knochenmarkinsuffizienz bei chronischer Polyarthritis, eine besondere Ausprägung des FELTY-Syndroms. Vortr. auf der 3. Tagg der Ges. Dtsch. Hämatol. Pyrmont 1949. — STRASSER, U.: (1) Wien. klin. Wschr. **1932 I**, 548. — (2) Ein Fall von symptomarmer chronischer Agranulocytose. Wien. med. Wschr. **1947**, 395.

TANZI, B.: (1) L'istaminemia nella leucopenia a nella agranulocitosi spermentali da benzolo. (Der Histamingehalt des Blutes bei der experimentellen Benzolleukopenie und Benzolagranulocytose.) Sperimentale **95**, 625 (1941). — (2) L'istaminemia nella leucopenia e nella agranulocitosi sperimentale da benzolo. (Über den Histamingehalt des Blutes bei der experimentell durch Benzol hervorgerufenen Leukopenie und Agranulocytose.) Boll. Soc. Biol. sper. **16**, 6 (1941). — TAYLOR, H.: Proc. Soc. Med., London **39**, 6, 297. — THADDEA, S., u. D. BAKALOS: Dtsch. Arch. klin. Med. **184**, 530 (1939). — THOMPSON, W. P.: Observations on possible relationship between agranulocytose with special reference to the etiology. London: Lewis 1937. — TUDYKA, J.: Klin. Wschr. **1930 I**, 696. — TÜRK, W.: (1) Septische Erkrankungen bei Verkümmerung des Granulocytensystems. Wien. klin. Wschr. **1907 I**, 157. — (2) Arch. Kinderheilk. **114**, 65 (1938). — TYSON, M. C., P. VOGEL and N. ROSENTHAL: Der Wert des Penicillins bei der Behandlung der durch Thiouracil hervorgerufenen Agranulocytose. Blood **1**, 53 (1946).

URBACH, E., u. H. J. GOLDBURGH: Agranulocytosis induced by aminopyrine suppositories. Recovery following the use of penicillin in a highly allergic individual. J. Amer. med. Assoc. **131**, 893 (1946).

VAHLQUIST, B.: Cyclical agranulocytosis; Reports of a case with a short of the disease. Acta med. scand. (Stockh.) Suppl. **170**, 531 (1946). — VEIL, W. H.: Verh. dtsch. Ges. inn. Med. **47**, 240 (1935). — DE VRIES: Nederl. Tijdschr. Geneesk. **77** (1933).

WESTERGAARD, F.: Ein Fall von Agranulocytose, der anscheinend durch Ascorbinsäure geheilt wurde. Ugeskr. Laeg. (d. n.) **1943**, 185. — WHEELIHAN: Amer. J. Dis. Childr. **35**, 1032 (1934). — WIEDEMANN, H. R.: Quecksilbervergiftung mit Agranulocytose bei einem Kleinkinde. Arch. Kinderheilk. **132**, 127. — WILLENBÜCHER, H. M.: Zur Folinsäurebehandlung der Agranulocytose. Ärztl. Wschr. **1948**, 531. — WITTS: Brit. med. J. **1936**, 1601. — WOLF, H. J.: Verh. drsch. Ges. inn. Med. **50**, 314 (1938).

ZANGE, J.: Verh. dtsch. Ges. inn. Med. **47**, 239 (1935). — ZONTSCHEFF, W. T.: Verh. dtsch. Ges. inn. Med. **47**, 201 (1935).

Blutparasiten.

DÜPMANN, P.: Normocytäre, aplastische Anämie am Ende der Gravidität. Zbl. Gynäk. **1943**, 410.

FIISSINGER, N., et C. ALBAHARY: A propos d'un cas d'hypoplasie myéloide systématisée. (Zu einem Fall von systematischer myeloischer Hypoplasie.) Sang **15**, 377 (1943).

GLANZMANN. E.: Panhämocytophthise (Agranulocytose Syndrom) und Leukämie im Kindesalter. Schweiz. med. Wschr. **1942 I**, 465.

HARNED, B. K., RAYMOND W. CUNNINGHAM, S. HALLIDAY, R. E. VESSEY, N. N. YUDA, MARY C. CLARK and SUBBAROW: Some toxicologial and pharmacological properties of 1-Diethylcarbamyl-4-Methylpiperazine. Hydrochloride, Hetrazan. Ann. N. Y. Acad. Sci. **50**, 141 (1948). — HEWITT, R. J., W. S. WALLACE, E. WHITE and Y. SUBBAROW: Experimental chemotherapie of filariasis. I. Experimental methods for testing drugs against naturally acquired filarial infections in cotton rats and dogs. J. Labor. a. clin. med. **32**, 1293 (1947). — HEWITT, R. J., S. KURSHNER, H. W. STEWARD, E. WHITE, W. S. WALLACE and Y. SUBBAROW: J. Labor. a. clin. med. **32**, 1314 (1947). — HOFF, F.: Myeloische Insuffizienz. Z. klin. Med. **140**, 128 (1942).

KIKUTH u. GÖNNERT: Z. trop. Med. u. Parasitol. **1** (1949). — KIKUTH, W., R. GÖNNERT u. H. MAUSS: Miracil, ein neues Chemotherapeuticum gegen die Darmbilharziose. Naturwiss. **33**, 253 (1946).

MENSE: Handbuch der Tropenkrankheiten, 3. Aufl. 1925. (Dort die gesamte Literatur.) MICHAUD, L.: Klinische Demonstration. Schweiz. Ges. für inn. Med. Jverslg am 11. u. 12. Mai 1946 in Montreux. Ref. Schweiz. med. Wschr. **1946**, 616.

RODHAIN, J.: Med. Ges. Sitzg vom 13. Jan. 1949, Basel. Ref. Schweiz. med. Wschr. **1949**, 740. — RUGE, P., P. MÜHLENS u. M. ZUR ERTH: Krankheiten und Hygiene der warmen Länder, 4. Aufl. Leipzig: Georg Thieme 1938.

SANTIAGO-STEVENSON, D., J. OLIVER-GONZÁLEZ and R. J. HEWITT: J. Amer. Med. Assoc. **135**, 708 (1947).

Tzanck, A., et B. Dreyfus: Les hémopathies réactionelles. (Die reaktionellen Hämopathien.) Rév. d'Hémat. **2**, 37 (1947).

Vogel, H.: Bilharzia, eine Wurmseuche der warmen Länder. Med. Ges. Basel. Sitzg vom 15. Jan. 1948. Ref. Schweiz. med. Wschr. **1948**, 863.

Milz- und Lymphknotenerkrankungen.

Benhamou et Laffarque: Die Sarkome der Milz. Presse méd. **1946**, 486.

Da-Rin, O.: Splenite suppurativa (casistika clinika). (Eitrige Spleenitis. Klinischer Beitrag von 2 Beobachtungen.) Clin. med. ital. **73**, 331 (1942). — Deli, J. M., and H. F. Klinefelter: Radiographie of the spleen. (Radigraphie der Milz.) Amer. J. med. Sci. **211**, 437 (1946).

Eppinger, H.: Die hepato-lienalen Erkrankungen. Berlin: Springer 1920.

Felty, A. R.: Bull. int. med. **9**, 247 (1936).

Hirschfeld, H.: Erkrankungen der Milz. Berlin: Springer 1920.

Litten: Krankheiten der Milz. In Nothnagels Handbuch der speziellen pathologischen Anatomie und Histologie, herausg. von Lubarsch-Henke, Bd. I, Teil 2. S. 373. Berlin: Springer 1927. — Löffer, M.: Schweiz. med. Wschr. **1936**, 817.

Morawitz, P.: Handbuch der inneren Medizin, 2. Aufl. Berlin: Springer.

Naegeli, O.: Verh. dtsch. Ges. inn. Med. **40**, 511, 629 (1928).

Teodori: Arch. De Vecchi Anat. pat. **3**, 641 (1941).

Namenverzeichnis.

Die *kursiv* gedruckten Ziffern beziehen sich auf die Literaturhinweise.

Aalkjaer, V. 316, *1002*.
Abbot 118, 203.
— O. D., u. C. J. Ahmann *963*, *980*.
Abderhalden, E. 525, 878, *951*, *1077*.
— R. *1026*.
Abels 698.
Abelson, N. M. s. Diamond, L. K. *975*.
Aberg, K. s. Penew, L. *1045*.
Åberg, M. L. 100, 534, 619, *963*.
—, u. G. Töttermann *1026*.
Abicht 390, 391, 910.
— I., u. J. Wienbeck *1083*.
— J., F. Kuhlmann u. H. Dencks *1013*.
Abrami s. Widal *1018*.
Abrams, H. L. 559, *1036*.
Abramson, H. 28, 315, *952*, *1002*.
Abt *1020*.
Accorneo, S. R. 382, *1011*.
Achard 302, 806, *1068*.
— u. Hamburger *998*.
Achenbach, W. 887, 890, *1080*.
Ackermann 307, 310.
— D., H. G. Fuchs u. E. Brandes *998*.
Ackroyd, J. F. *1071*.
Dell'Acqua, G. 871, *1078*.
Acuña 365, *1006*.
Adams 287, 333, 334, 738.
— s. Geßler *993*.
— s. Hunter, W. C. *1006*.
— M. A. s. Taylor, J. H. L. *996*, *1071*.
— W. *1060*.
— W. S., E. L. Alling u. J. S. Lawrence *1046*, *1057*.
Addis 803, *1068*.
Addison 249, *987*.
Adelung, W. 69, 512, *959*, *1026*.
Adler 132, 133, 134, 146, 147, 148, 152, 271, 282, *969*.
— u. Bressel *969*.
— u. Sachs *969*.
— A., u. L. Schiff *989*, *991*.
— E. s. Fischer, H. *970*.
— u. L. Strauß *969*.
Adlercreutz 590.
— H., u. A. Bergendal *1041*.

Adlersberg 463.
— D., u. G. Leiner *1024*.
Aegerter 744.
— E., u. R. Robbins *1057*.
Aemmer 78, *959*.
Aggeler 820.
— P. M., J. Howard, S. P. Lucia u. E. Mills *1071*.
D'Agostino, M. 822, *1071*.
Agren, G., u. J. Waldenström *992*.
Ahazaki 604.
— Kaneyoski u. Ichiro Hamagucki *1041*.
Ahlström, C. G. 729, 730, 731, 733, 754, *1055*, *1057*.
— u. S. Welin *1057*.
Ahmann 118, 203.
— C. F. s. Abbot, O. D. *963*, *980*.
— s. Diggs, L. W. *1009*.
Ahrens 261, *989*.
Aimes 898.
— A., u. P. Cazal *1081*.
Åkerrén, Y. 784, *1060*.
Akiba 724, *1035*.
Albahary, C. 681, *1049*.
— s. Fiessinger, N. *1012*, *1086*.
Albers, H. 156, 203, 384, 385, 439, 441, *973*, *980*, *1011*, *1020*.
Albers-Schönberg 885, 886, 890, *1080*.
Albertini, v. 704, 705.
— A., u. J. R. Rüttner *1053*.
— s. Rüttner, J. R. *1053*.
Alboni 407.
— s. Marcolongo *1016*.
Albrecht 886.
— u. Geiser *1080*.
Albus 106, 107, 153, 354, 386, 444.
— L. s. Heilmeyer, L. *965*, *1012*, *1023*.
Alcayaga, R. s. Wintrobe, M. M. *969*.
Alder, A. 80, 82, 191, 192, 208, 209, 229, 322, 336, 356, 381, 460, 501, 502, 552, 553, 554, 589, 698, 739, 740, *951*, *959*, *979*, *980*, *981*, *983*, *1004*, *1006*, *1011*, *1026*, *1035*, *1041*, *1049*, *1057*.
— s. Schleip, K. *952*.

Alder-Naegeli 81.
Aldren 263.
— J. W. s. Turner *989*.
Aleksandrowicz 698.
— J., J. Blicharski, A. Kostkowski u. Z. Hanicki *1049*.
Alessandri, R. 364, 824, *1006*, *1072*.
Alexander 707, 709, 710, 711, 713, 805.
— B., u. G. Landwehr *1068*.
— H. *1053*.
Alfano 307, 310.
— u. Vacca *998*.
Alford 438.
— K. M. s. Arnold, D. P. *1020*.
Allegri 52, 626, 698.
— A. s. Astaldi, G. *954*, *955*, *1044*.
— s. Storti, E. *1052*.
Allen 393, 467, 768, 772, 821, 828.
— s. Giffin *1025*.
— E. V., E. A. Hines, W. J. Kvale u. N. W. Barker *1060*.
— H. E. s. Finland, M. *1014*.
— J. G. *1060*.
— s. Bogardus, G. *1072*.
— G. Bogardus, L. O. Jacobson u. C. L. Spurr *1072*.
— s. Jacobson, L. O. *1063*.
— M. Sanderson, M. Milham, A. Kirschon u. L. O. Jacobson *1060*.
Allen, van 81, 790, *959*, *1060*.
Allgöver, K. 177, *974*.
Allgöwer, M. 484, *1026*.
Alling 738.
— E. L. s. Adams, W. S. *1046*, *1057*.
Almasy 106.
— s. Krupski *966*.
Alsted 217, 226, 257, 317, *981*, *987*, *1002*.
Alstedt s. Heath *982*.
Alt 559, 569.
— H. L. s. Lorenz, M. *1037*.
— s. De Marshe, Qu. B. *1036*.
Althoff 628, *1041*.
Altmann 397, 491, 750.
— H. W. s. Schubothe, H. *1015*.
— R. *1057*.

Namenverzeichnis.

Altschule 271.
— M. D. s. Lewis, H. D. *990*.
Alwall, N. 750, *1057*.
Ambo 607.
— H., u. H. Nakamura *1041*.
Ambrosi 404.
— F. *1060*.
— L. *1015*.
d'Ambrosio 597.
Amelung, W. 516, 533, 548, *1026, 1033*.
Ames 273.
— s. Wearn *978, 991*.
Ammundsen, E. 70, *959*.
Anagnostu, J. 431, *1019, 1072*.
Andér, L. s. Waldenström, J. *997*.
Andersen 677.
— Geill u. Samuelsen *1024*.
— S. Ry, E. Christensen u. H. Kjems *1049*.
— E. s. Thannhauser, J. S. *972*.
Anderson 4, 133, 410, 469, 498, 936.
— A. B. s. Tompsett, S. L. *1017*.
— R. S. *952*.
André 447.
— J.-J.-L. s. Mondon, H. *1023*.
Andrea 110, *963*.
— s. Urra *968*.
Andreas, E. *1053*.
Andres 577.
— u. Shiwago *1039*.
Andresen 430, *1019*.
Andreucci 37.
— D. s. Rabinovitch, M. *958*.
Andrews 179, 298, 304, 470, 627.
— Cowles u. Wintrobe *997*.
— C. T. *998*.
— G. A. *1024*.
— s. Zarafonetis, C. J. D. *1046*.
— K. R. s. Muether, R. O. *977*.
de Andrus, W., L. W. Lord jr. u. J. T. Kauer *1060*.
Angier 291.
— R. B., J. H. Boothe, B. L. Hutchings, J. H. Mowat, J. Seml, E. Stokstad, Y. Subbarow, C. W. Waller, D. B. Consulich, M. J. Fahrenbach, M. E. Hutquist, E. Kuh, E. H. Northey, R. Seeger, J. P. Sickels u. J. M. Smith jr. *992*.
Anker, R. s. Berk, L. *992, 999*.
Annoni 432, *1019*.
Anschütz 828, *1072*.
Anson 124.
— u. Mirsky *969*.
Anspach, W. R. 234, *983*.
Antonelli 113, 522, *963, 1026*.

Antopol 85.
— W., L. Goldmann u. W. L. Sampson *959*.
Apert 854, *1076*.
Apitz, K. 96, 576, 579, 584, 585, 648, 649, 650, 651, 654, 729, 739, 742, 744, 746, 747, 754, 757, 763, 783, 785, 791, 796, 801, 804, 809, 819, 823, 887, 888, *963, 1039, 1046, 1055, 1057, 1060, 1068, 1072, 1080*.
— u. U. Hühn *1060*.
Apley 542.
— J., u. H. Grant *1033*.
Appleman 383, 559.
— H. D., u. M. M. Morrison *1011, 1036*.
Apsey 302.
Apthomas, M. J., u. N. Cullumbine *1049*.
Dell'Aquila 346.
— u. Dibenedetto *1007*.
Ara 23.
— K. s. Takata, M. *954*.
Aramburn, T. s. Spies, T. D. *996, 1001*.
Arbor, B. s. Dameshek, W. *1039*.
Arbor, Mich, A. s. Duff, J. *1061*.
Arcangeli 382, *1011*.
Arcispedale 832.
Arctander 851.
— s. Ström *1077*.
Ardashnikov 581, 582, *1039*.
Arduini 809, *1068*.
Argentina 533.
— G. B., u. G. C. Rovigatti *1026*.
Ariel 698.
— J. M., u. L. Kauter *1049*.
Arinkin 38, 46, 738, 746.
— J. *954*.
— M. J., u. P. J. Kozlov *1057*.
Arkin, J. 692, *1049*.
Armentano 850.
— L., E. B. Hatz u. St. Rusznyak *1076*.
Armstrong 20, 306.
— s. Cohn *953*.
— B. E. s. Schwartz, St. O. *1001*.
— S. H. s. Cohn, E. J. *1061*.
— u. V. D. Davenport *954*.
Arndt, A. 662, *1049*.
Arneth s. v. Leube *1016*.
— J. 478, 479, 511, 517, 532, 535, 630, 772, 775, 817, 915, *951, 954, 1026, 1033, 1046, 1060, 1072, 1083*.
Arnholdt, J. 461, *1023*.
Arnold 5, 113, 438, 824, 869.
— Holtz u. Marx *1072*.
— D. P., u. K. M. Alford *1020*.
— H. R. s. Smith, H. P. *952*.

Arnold, O. *1077*.
— H. Hamperl, T. Holtz, K. Junkmann u. J. Marx *963*.
Arnsperger, L. 584, *1039*.
Arrak, A. *1076*.
Arrow 225.
Arrowsmith s. Moore *974, 980, 982, 986, 991*.
Arthus 411, *1015*.
Arvay, A. s. Verzár, F. *968*.
Arzt 678, *1049*.
Asai 881.
— s. Okinara *1079*.
Aschaffenburg 156, 157, 239.
— R. s. Thoenes, F. *974, 986*.
Aschenbrenner, R. *979*.
Ascher 451.
Aschkenasy 408, 863, 874, 925.
— A. s. Émile-Weil, P. *1024, 1078*.
— s. Layani, F. *1084*.
— C. Polonovski u. S. J. Rolland *1015*.
Aschner 114, *963*.
Aschoff, L. 130, 131, 132, 495, 497, 498, 499, 509, 739, 784, *969, 1027, 1066*.
— u. Kiyono *1027*.
— u. Koch *1075*.
Asen 98.
— H. s. Jung, Fr. *966*.
Ashburn 268, 278, 324.
— L. L., T. S. Daft u. R. R. Faulkner *1004*.
Ashby 184, 273, *974, 989*.
Asher 115, 463, 521, *963, 1027*.
— s. Kraemer *1025*.
Ashford 289, 322, 326, *1004*.
— Klein u. Wilkinson *992*.
— C. A. s. Wilkinson, J. F. *997, 1005*.
Ash-Upmark 365.
Ashwort, J. U. s. Cohn, E. J. *1061*.
Ashworth s. Osgood *951*.
Askanazy, M. 92, 94, 96, 113, 115, 122, 273, 469, 707, 720, 891, *963, 989, 1039, 1053, 1080*.
— u. H. Dubois-Ferriere *1055*.
Assal, C. s. Gilbert-Dreyfus *1057*.
Assmann, H. 886, 890, 891, *1080*.
Astaldi, G. 45, 52, 60, 61, 62, 270, 276, 280, 281, 293, 377, 531, 602, 626, 637, *954*.
— A. Allegri u. C. Mauri *954*.
— E. Baldini u. Bernadelli *992*.
— u. P. C. Curti *1041*.
— s. Fieschi, A. *951, 955, 988, 990, 991, 1010, 1028, 1047*.
— u. V. Gallo *991*.

Astaldi, G., u. C. Mauri *954*.
— C. Mauri u. A. Allegri *955, 1044*.
— u. M. Ravetta *1046*.
— u. P. Tolentino *955*.
Astrup, T. 758, 760, 765, *1060*.
— u. S. Darling *1060*.
Atkinson 378, *1010*.
Attwood, A. M. P. s. MacFarlane, R. G. *1064*.
Atzler 763.
— s. Bleibtreu *1061*.
Aub 80, *959*.
Aubertin, Ch. 302, 305, 534, 630, 879, *1046, 1077, 1083*.
— u. Beaujard *1027*.
— u. Delamarre *1027*.
— u. Hector *998*.
— u. Voillemin *998*.
Audibert 488.
Auer, A. 869, *1077*.
Auersperg 245, *985*.
Auger 906.
— C., J.-B. Jobin u. L.-N. Larochelle *1081*.
Auler 299.
— H. u. H. Martin *997*.
Aus s. Hattersley, P. G. *976*.
Aussanaire 116.
— M. s. Fiessinger, N. *964*.
Austin 437.
— A. B., u. G. H. Smith *1020*.
Autenrieth-Koenigsberger 71.
Autognetti *1012*.
Auzépy 263.
— s. Guillain *989*.
Avera 377.
—T., u. G. Pavinello *1010*.
Awny 822.
—s. Haam *1073*.
Ayres 835.
— s. Little *1073*.
Azzi 485, *1027*.

Baar 433.
— u. Stransky *1019*.
Babaiantz 662, *1049*.
— s. Gilbert *1050*.
Babich 531.
— S., u. L. Spangaro *1027*.
Babington 853, *1076*.
Baccari 117.
— V. s. Savino, M. *967*.
Bach 254, 453, 456.
— Ch. s. Loeper, M. *1045*.
— K. s. Jürgens, R. *1024*.
Bacher 811.
— F. A. s. Trenner, N. R. *1071*.
Bachmann 482.
— L. s. Hoff, F. *1029*.
Bachrach 289.
— u. Fogelson *992*.
Baehr 704, 705.
— G. s. Brill, N. E. *1053*.

Baehr, G., P. Klemperer u. N. Rosenthal *1053*.
Baena 110, *963*.
— s. Urra *968*.
Baensch 695.
Baffie 603.
— Y. s. Muller, B. *1043*.
Bagdasarow, A. v. *974*.
Bagnoli, E. 770, *1060*.
Bahner, F. 305, *998*.
Bailey 343, 357, 565.
— s. Hawskley *1008*.
— O. T. s. Janeway, C. A. *953*.
Baillif 486.
— R. N., u. C. Kimbrough *1027*.
Baily, G. H., u. Raffel *1036*.
Bairati 357.
— s. Momigliano, L. *1008*.
Bajardis s. Crosetti *993*.
Bakalos 311, 495, 639, 718, 914.
— D., u. S. Thaddea *955, 1001, 1027, 1083*.
— s. Thaddea, S. *1032, 1048, 1056, 1086*.
Baker 749.
— R. L., u. R. L. Casterline *1057*.
Bakx 437.
— C. J. A., u. M. van de Vooren *1020*.
Baldes s. Mann *971*.
Baldini 293.
— E. s. Astaldi, G. *992*.
Baldridge 403, 429, *1015*.
— u. Greene *1019*.
Baldus 850.
— E. s. Norpoth, W. *1077*.
Baldwin 107.
— s. Tyler *968*.
Bale 4, 155.
— W. F. s. Balfour, W. M. *973*.
— s. Hahn, P. F. *952, 973*.
Balestrieri 456.
— u. Camera *1023*.
Balfour 4, 155.
— W. M. s. Hahn, P. F. *952*.
— P. F. Hahn, W. F. Bale, W. T. Pommerehne u. G. H. Whipple *973*.
Balint 24.
— M. s. Balint, P. *952*.
— P., u. M. Balint *952*.
Ballière 441.
— A. s. Cosyns, H. *1020*.
Balmus 407.
— s. Labbé *1016*.
Balzar 881.
— u. Giovanni *1077*.
Bamann u. Myrbäck *960*.
Bancroft 333, 808.
— s. Quick, A. J. *1071*.
— P. M. s. Wyandt, H. *1006*.

Banerje, D. s. Goodall, J. W. D. *1004*.
— s. Yoodoll, W. D. *997*.
Bang 559, 577, 921.
— s. Ellermann *1040*.
— J. *1036*.
— u. O. Wanscher *1036*.
— O. *1083*.
— s. Petri, Sv. *995*.
Bankow 776.
Banti 336, 356, 357, 576, 894, 898, 899, *1006, 1039, 1081*.
Bantz, R. 909, *1083*.
Barach 283.
— s. Draper *993*.
Barasciuttı 205, 681, *980, 1049*.
Baráth 463.
— E., u. J. Fülöp *1025*.
Barbieri, D. 691, *1049*.
Barbour 71.
— H. G., u. W. F. Hamilton *959*.
Bareillier s. Ramond *1024*.
Bareuther 824.
— A., u. E. Schabbel *1072*.
Barfeld, A. 302, *998*.
Bargmann, W. 45, *955*.
Barkan, G. 70, 124, 128, 132, 156, *959, 969, 973*.
— G., u. J. Olesk *959*.
—, u. G. S. Walker *969*.
Barker 307, 318, 593, 766, 772, *1041*.
— u. Hummel *999, 1002*.
— s. Rhoads *1017*.
— B. J. s. Opie, E. L. *1065*.
— L. F. *989*.
— N. W. s. Allen, E. V. *1060*.
Barkroft, J. 896, *963, 1081*.
Barlow 844, *1075*.
Barnard 598.
— R. D., J. W. Mentha u. C. K. Laforgia *1041*.
Barnes 579.
— u. Sisman *1039*.
— M. W. s. Finland, M. *1014*.
— W. A. *1060*.
Barnett 289, 322, 805, *992, 1004*.
— s. McFarlane, R. G. *1070*.
Barone 304.
— u. Costa *999*.
La Barre 760.
— J., u. O. Vesselowsky *1064*.
Barrek, A. M. 77, *959*.
Barret 566, *1036*.
Barron 133, 699.
— E. S. G., G. R. Bartlett, Z. B. Miller, J. Meyer u. J. E. Seegmiller *1049*.
— s. Spurr, Ch. L. *1052*.
— s. Harrop, G. A. *970*.
Barta, J. 276, 414, 481, 519, 520, 777, 780, *991, 1027, 1060*.
— u. Görög *1017*.

Bartelheimer, H. 828, *1072*.
Bartels, J. 546, 703, *1053*.
Bartlett 699.
— G. R. s. Barron, E. S. G. *1049*.
Barton, G. M. C. 919, *1083*.
Basello 172.
Baserga, A. 85, 110, 421, 448, 803, 820, *959*, *963*, *989*, *1019*, *1023*.
— u. P. de Nicola *951*, *1068*, *1072*.
Bassen 93, 460, 534.
— s. Rosenthal *1024*.
— F. A. s. Shapiro, L. M. *967*, *1032*.
Bassi 408, 828.
— G., u. A. Sartori *1015*.
— M. *1072*.
Bates 833.
— s. Berman *1072*.
Batschwaroff, W. 351, 414, *1006*, *1017*.
Battistoni, L. 178, 298, *974*, *997*.
Baty 372, 373.
— s. Blackfan *1020*.
— J. M., K. D. Blackfan u. L. K. Diamond *1010*.
Baudouin 869.
— s. Gautier *1078*.
Bauer 366, 367, 368, 369, 616, 770.
— G. *1060*.
— J. *1009*.
— R. *1044*.
— u. A. Vogt *1044*.
Baumann 526, 924.
— E. *1027*, *1083*.
— J. *952*.
Baumgärtel, F. 133, 134, 136, 137, 138, 139, 148, *969*.
Baumgarten, v. 889, *1080*.
Baumgartner 182, 359, 396.
— H. s. Fischer, H. *970*.
— W. *974*, *1006*, *1014*.
Baur, A. G. 719, *1055*.
Bavillon 627.
Baxter 389, *1012*.
Bayer, O. 538, 924, *1033*, *1083*.
Bayerle 758, 767, 769, 802, 842.
— H., u. R. Marx *1060*.
— s. Marx, R. *1065*, *1070*, *1076*.
— R. Marx u. P. Geis *1060*.
— R. Marx u. H. Heyn *1060*.
Bayrd, E. D. 738, 739, 748, *1057*.
— u. F. J. Heck *1057*.
Beard 117, 204, 246, 305.
— H. H., u. V. Myers *985*.
— s. Myers, V. C. *981*.
— M. F., M. Nataro u. L. H. Layman *999*.
Beaujard s. Aubertin *1027*.
Bebe 306.

Becher, E. 407, *1015*.
Beck 176, 365, 368, *974*, *1007*.
— J. S., u. C. S. Hertz *1009*.
Becker 417, 881, *1002*.
— F. s. Toeniessen, E. *1080*.
— R. M. *1017*.
Beckert, W. 217, *981*.
Beckett 568.
— R. S. s. Leary, D. C. *1037*, *1040*.
Becking 543, *1033*.
Beckmann 28, 360, 523.
— K. *1007*.
— O. s. Stockinger, W. *1032*.
— P. *952*.
Bedacht 111, 114.
— G. s. Beer, A. G. *963*.
Bedinger 619.
— P. L., H. G. Poncher u. L. R. Limarzi *1044*.
Bedson 821, *1072*.
Beebe 223, *982*.
— u. Lewis *999*.
— s. Wintrobe *983*.
Beek 653.
— C. H., u. H. J. G. Wyers *1046*.
Beekman 365, *1007*.
Beer s. Wright *1035*.
— A. G. 59, 110, 111, 114, 519, 520, 523, 526, 527, 528, *955*, *963*, *1027*.
— u. G. Bedacht *963*.
Begemann, H. 48, 49, 52, 54, 55, 327, 475, 623, 626, 637, 673, 674, 675, 681, 742, 743, 746, 874, 875, 883, 884, 887, 888, *999*, *1004*, *1077*, *1080*.
— s. Heilmeyer, L. *1058*.
— u. W. Hemmerle *955*, *1027*, *1044*, *1046*.
— s. Reindell, H. *1052*.
Béguin, J. 293, *992*.
Behr 519, *1027*.
Behrens, W. 542, 776, *1033*, *1060*.
Behring, E. v. 3, *952*.
Beickert 145.
— P. s. Heilmeyer, L. *970*.
Beiglböck, W. 824, *979*, *999*, *1072*.
Beilicke, G. 238, *985*.
Belding 293, 309.
— H. s. Ross, J. F. *995*, *1001*.
Belkins s. Wiener *978*.
Belonogowa, N. S. 148, 151, 153, 245, *969*, *985*.
Beluffi 543, *1033*.
Benard 116.
— H., M. Gajdos-Torok u. A. Gajdos *963*.
Bence, J. 289, 317, 446, *992*, *999*, *1002*, *1023*.
Benda 60, 688, 689, *1049*.
— R., u. J. Nicolas *955*.

Bendien 28, 803.
— u. van Creveld *1068*.
— W. M., Neuberg u. Snapper *953*.
— u. J. Snapper *953*.
Benedict 258.
— s. Jones *988*, *1000*.
Benelli, R. 464, *1025*.
Benesch 322, *1004*.
Bénèsi 692, *1049*.
Benhamou 62, 339, 942, *955*, *1007*.
— u. Laffarque *1087*.
Benjamin 204, 231, 251, 883, *980*, *997*.
— B. *987*.
— J. E. s. Shiro, H. S. *985*.
Benkö 408, 827.
— A. *1072*.
— s. Kelemen, E. *1044*.
— E. *1015*.
Bénnard s. Gilbert *1007*.
Benner 542.
Bennet 571, 582, 586, *1038*, *1039*, *1041*.
Bennhold, H. 14, 132, 739, 741, 925, *953*, *969*, *1057*.
Benninghoff, A. 56, 57, *955*.
Benoît 907.
— s. Pieri *1082*.
Bensis 316.
— u. Gouttas *1002*.
Bensley 37, 406.
— E. H., L. J. Rhea u. E. S. Mills *1015*.
Bentley 748.
— s. Morley *1059*.
Berblinger, W. 430, 652, 710, 746, *1046*, *1053*, *1057*.
Berchtold 519.
— s. Schoen *1032*.
Beresford 677.
— O. D., u. N. G. B. McLetchic *1049*.
Berg 673, 674, 675, 681.
— u. Herzog *1068*.
— W. s. Reindell, H. *1052*.
ten Berg 295.
— J. A. G., A. H. van Ravesteyn, J. P. E. Sperna Weiland, A. Brester, J. Sens u. S. J. Geerts *992*.
Bergel, S. 492, *1027*.
Bergendal 590.
— A. s. Adlercreutz, H. *1041*.
Bergenhem 29, 84, 358, 419.
— B., u. R. Fåhraeus *953*, *959*, *1007*.
— s. Fåhraeus, R. *1018*.
Berger 290, 550, 721, 914.
— u. Grill *992*.
— u. Vallée *1055*.
— S. s. Scholer, H. *1035*.
— U. *1083*.
Bergh 568.

Berghe, L. van den u. P. Liessens *1036*.
— P. Liessens u. Kovacs *1036*.
Berglund s. Watkins *992*.
Bergmann s. Bethe *951*.
— A. 706, *1053*.
Bergstrom 705.
— V. s. Cohen, S. E. *1053*.
Berk 245, 286, 308, 377.
— L., J. H. Buchenal u. W. B. Castle *985*, *1010*.
— W. B. Castle, A. D. Welch, R. W. Heinle, R. Anker u. M. Epstein *992*, *999*.
— D. Denny-Brown, M. Finland u. W. B. Castle *999*.
Berlin, R. 271, 280, 924, *989*, *991*, *1083*.
Berman 833.
— Klein, Lime u. Bates *1072*.
Bermier 869.
Bernadelli 293.
— s. Astaldi, G. *992*.
Bernard 178, 387, 426, 589, 645, 690, 925, *1041*.
— s. Chevallier, P. *1049*.
— s. Debré, R. *1013*.
— H., P. Rambert, A. Gajdos, A. Lafontaine u. G. Durand *1083*.
— P. Rambert, M. Zarachovitch u. A. Gajdos *1019*.
— J. *951*.
— u. M. Bessis *1046*.
— s. Bessis, M. *974*, *1046*.
de Bernardi 60.
— E., u. G. Modugno *955*.
Berner, A. *1057*.
Bernhard 692, 705.
— W. B. s. Custer, Ph. *1049*.
— W. G. s. Custer, R. P. *1053*.
Bernhardt, H. 333, 783, *1006*, *1060*.
Berning, H. 236, *983*.
Bernstein 81, 390, *960*.
— A. s. Hamburger, L. *1013*.
Bertelli 528.
— Falta u. Schweeger *1027*.
Bertoni 586, 610.
— G., u. L. Specie *1041*.
— u. R. Specie *1039*.
Bertrand, L. s. Jaubon, M. *1056*.
Beruskin 911.
Besançon 627.
Besnier, M. E. 706, *1053*.
Bessis, M. 172, 178, 344, 345, 375, 645, 646, 773, *1046*.
— u. J. Bernard *974*, *1046*.
— s. Bernard, J. *1046*.
— u. M. Burtin *1060*.
— s. Caroli, J. *975*.
Best 760, *1061*.
Bethe-Bergmann-Ellinger *951*.
Bethea 464.
— s. Reznikoff *1026*.

Bethea, J. M. s. Jackson jr. *1058*.
Bethell, Gardiner u. McKinnon *982*.
— Goldhamer, Isaacs u. Sturgis *980*, *982*.
— s. Isaacs *1000*.
— F. H. 195, 218, 228, 286, 293, 309, 627, *982*, *992*, *999*.
— u. C. C. Sturgis *992*, *999*.
— s. Zarafonetis, C. J. D. *1046*.
Betke 389.
— K., u. R. Thurau *1012*.
Beyer 747.
— G. *1057*.
— -Gurowitsch *1002*.
Bhende 323.
— Y. M. s. Patel, J. C. *1005*.
Bianchi 373, 378, 427, 719, 752.
— C. *999*, *1019*.
— u. P. Molinari-Tosatti *1055*.
— V., A. Giampalmo u. A. Marmont *1057*.
— s. Marmont, A. *1011*.
Bianco 85, 113, 236, 336, 378, 379.
— J. s. Silvestroni, E. *963*, *967*, *985*, *1009*, *1011*.
Biava 524.
Bibb, J. s. Diggs, L. W. *1009*.
Bichel, J. 578, 643, 651, *1039*, *1046*.
Bickel, G. 41, 559, 560, 676, *992*, *1036*.
— u. H. Dubois-Ferrière *1083*.
— R. Mach, R. Della Santa u. P. Ducommun *1036*.
— u. E. Rutishauser *1049*.
— u. R. Della Santa *955*.
Biddau 378.
— J. s. Colarizi, A. *1010*.
Bideau 585.
— s. Sabrazès *1041*.
Bidot, C. s. Lopez, F. J. *956*.
Biedermann 290, *992*.
Bieling 206, 656.
— K. *1023*.
— R. *1049*.
Bielschowsky 256.
— s. Simons *988*.
Bier, A. 179.
Bierbaum 469, 618, 906.
— O. S. s. Moore, C. V. *994*, *1082*.
— s. Reinhard, E. H. *1026*, *1045*.
Bierich s. Morawitz, P. *1065*.
— R. 788, 877, *1077*.
Biering, A. 706, *1053*.
Biermer 249, 250, 253, 254, 255, 256, 260, 264, 306, 310, 328, 987.
Bigg 254, *987*.
Biggs 766, 776.
— R., R. G. Mac Farlane u. J. Pilling *1061*.

Bilello 369.
— F. P. s. Watson, J. *1010*.
Bilger, R. 103, 704, *963*, *1053*.
Bilhan 811, 812.
— N. s. Frank, E. *1069*.
Bilimoria 323.
— s. Wills, L. *1004*, *1005*.
Billi, A. 138.
— L. Heilmeyer u. J. Pfotenhauer *969*.
Bilsky-Pasquier 645.
— s. May *1048*.
Binder s. Florentin *956*.
Binder, L. 60, 566, 887, *1036*.
— u. O. Riedl *1080*.
Binet 719.
— L., P. Tanret, P. Castaigne u. F. Bourlière *1055*.
Bing, J. 25, 288, 503, *953*.
— u. N. O. Christensen *1027*.
— s. Petri, S. *995*.
— A. Fagraeus u. B. Thorell *1027*.
Bingham, J. B., O. O. Meyer u. F. J. Pohle *1061*.
— K. s. Mackay, H. *1021*.
Bingold, K. 127, 128, 137, 140, 141, 143, 144, 231, 253, 271, 282, 692, *969*, *983*, *987*, *989*, *991*, *1017*, *1049*.
Birch, C. L. *1068*.
— La Fleur 806.
Bird 285.
— H. R. s. Rubin, M. *995*.
Birge 569, 640.
— u. Hill *1036*.
— R. F., A. L. Jenks jr., S. K. Davis u. des Moines *1046*.
Birger s. Strandell *996*.
— J. 354, *1007*.
Birk *1077*.
Birkeland 312, *1002*.
Birm, Ph. D. s. Bull, J. P. *975*.
Bischoff 3, *952*.
Bishop, W. F. 330, 333, 538, *1006*.
Bistrom, O. 521, *1027*.
Bittorf, A. 133, 413, 414, 706, *1017*.
— s. Kuznitzki, E. *1054*.
— u. K. H. Riessbeck *969*.
Bizzozero 772, *1061*.
Björkman, S. E. 457, 808, *1015*, *1023*, *1068*.
Black 924.
— D. A. K., u. S. W. Stanbury *1083*.
Blackemore 897, 905.
— A. H., u. J. W. Lord *1081*.
Blackfan 372, 373, 431, 439, 883.
— Baty u. Diamond *1020*.
— u. Wolbach *1019*.
— K. D. s. Baty, J. M. *1010*.
— s. Diamond, L. K. *1078*.

Blakely 407.
— E. s. Peacock, W. C. *1016*.
Bland 556, 566, *1036*.
Blanton 921.
— W. B., u. M. E. B. Owens *1083*.
Blauw 699.
— A. S. s. Cornell, V. H. *1049*.
Bleibtreu 763.
— u. Atzler *1061*.
Blicharski, J. s. Aleksandrowicz, J. *1049*.
Blitstein 41.
— s. van den Bergh *959*.
Blix 28.
— s. Malmros *953*.
Bloch 126, 692.
— u. Rittenberg *969*.
Block 237, 432, 768.
— s. McRibbin *984*, *1020*.
— M. H. s. Jacobson, L. O. *1063*.
Blocksom 123.
— B. H. s. Huggins, Ch. *965*.
Bloom 60, 352, 353, 354, 473, 490, 493, 908.
— M. L. s. Dameshek, W. *1007*, *1082*.
— W. *955*, *1027*.
— u. L. O. Jacobsen *955*.
Blum 118, 387, 594, *963*, *1041*.
— s. Giordano *1013*.
Blumberg 560.
— s. Ricker *1037*.
Blumenthal, R. 460, 465, *1023*, *1025*.
Blumer 605.
— u. Gordinier *1041*.
Blumgart 419.
— s. Gilligan *1018*.
Bocarow s. Skundina *1067*.
Bochner-Mortensen 306.
Bock 46, 59, 60, 191, 230, 277, 437, 525, 531, 619, 627, 700, 701, 717, 895.
— u. Frenzel *963*, *1027*, *1081*.
— H. E. 80, 115, 858, 908, 910, 914, 915, 916, 920, 922, 924, *955*, *960*, *979*, *983*, *987*, *1044*, *1049*, *1077*, *1081*, *1083*.
— u. K. Felix *955*.
— u. R. Groß *1025*, *1044*.
— u. Malamos *991*.
— M. 171, 405, *974*, *1015*.
— u. M. A. v. Finck *974*.
— M. A. Finck u. M. Eilers *1020*.
— s. Kikuth, W. *976*.
— s. Robertson *980*.
— u. Wiede *1055*.
Bockelmann 511.
Bodart 26.
— F. s. Klima, R. *953*.

Bode 220, 688.
— O. B., u. H. Heyrodt *982*.
— u. Krumm *982*.
— s. Weber, P. *1053*.
— u. E. Weißwange *982*.
Bodechtel, G. 263, 264, *989*.
Boden 293, 294, 309.
— E. u. P. Petrides *992*, *999*.
Boeck 661, 706, 707, 708, 709, 710, 941.
— C. *1053*.
— M. 66.
Böe, J. 300, 326, 327, *997*, *1004*.
Böger 827.
— A., u. W. Martin *1072*.
Böhler 770.
— K. s. Clerk, J. L. *1061*.
Böhm 110, 410.
— J., u. K. Fellinger *1015*.
— K. *963*.
Böhne 722.
— u. Huismans *1055*.
Boemheld 590.
Boenecke, J. s. Schäfer, K. H. *974*.
Bönninger, M. 739, 740, *1057*.
Böttner, H. 299, *997*.
Bogaert 350.
— van 262.
— s. Delbeke *989*.
Bogardus 821, 828.
— G. s. Allen, J. G. *1072*.
— J., J. G. Allen, L. O. Jacobson u. Ch. L. Spurr *1072*.
Bogendörfer 84.
— u. Halle *960*.
Bøggild 229.
— D. s. Petri, S. *984*.
Boggs 591.
— u. Guthrie *1041*.
Bohnen 29.
Bohnenkamp, H. 739, 855, *1057*, *1076*.
Bohr 70.
Boidin 589, 719, 737.
— L., J. Bousser u. O. Delzant *1041*, *1055*, *1057*.
Boijen, B. van der 390.
— s. Cain *1013*.
Boikan, W. S. 607, *1041*, *1044*.
du Bois 387, *1049*.
Boitel, R. s. Willenegger, H. *978*.
Bokarow 765, *1061*.
Boland 925.
— E. W., N. E. Headley u. P. S. Hench *1083*.
Bollinger 418, *1017*.
Bollman 134.
— Sheard u. Mann *969*.
Bollmann s. Mann *971*.
Bolton, J. H. 85, *960*.
Bomford 429, 893, *1019*.
— R. R. u. C. P. Rhoads *1080*.
Bommel van Vloten *960*.

Bomskov 324.
— s. Rominger, E. *1005*.
Le Bonc 389.
— A. s. Truffert, L. *1013*.
Bonciu 316.
— s. Jonesco *1003*, *1016*.
Bond 482, 483, *1027*.
Bonell, G. 384, 387, *1011*, *1012*.
Bonfiglio 903, *1081*.
Bonizzi 407.
— s. Lucchini *1016*.
Bonsdorff, B. v. 232, 312, 314, 315, 738, 740, *983*, *1002*.
— H. Groth u. T. Packalén *1057*.
Bonsignore, A. s. Martini, E. *1076*.
Bonsmann, M. R. 71, *960*.
Boon 578.
— M. C. s. Saxton, J. A. *1041*.
Boorman 396, 398, 437.
— K. s. Race, R. R. *977*.
— B. Dodd u. R. H. Trinick *1020*.
— K. E., D. E. Dodd u. J. F. Loutit *1014*.
Boothe, J. H. s. Angier, R. B. *992*.
Borchardt 519, 521, 644, 874.
— L. *1046*, *1078*.
— W. *1027*.
Borches, H. G. s. Reiter, M. *1079*.
Bordet, P. 759, 762, *1061*.
Borgaert u. van Damme *1007*.
Borgard, P. s. Voit, K. *959*.
Borges 21.
Borgomano 585.
Boros, J. v. 79, 80, 82, 83, 281, 341, 343, 603, *951*, *960*, *979*, *991*, *1007*.
— u. A. Korényi *1041*.
Borrmann 787.
— H. J. s. Dyckerhoff, H. *1061*.
Borrow 227, *982*.
Borsodi, L. s. Horn, Z. *1063*.
Borst, W. H. 126, *1083*.
— u. Königsdörffer *963*, *969*.
Bortz 470.
— D. W., u. R. L. Haden *1025*.
Bose 413, 808.
— s. Caroli, H. *1068*.
— P., u. K. H. Jaeger *1017*.
Boshamer, K. 775, *1061*.
Boström, L. 94, *963*.
Botkin 312.
Botsztejn, Ch. 698, 733, *1049*.
— s. Uehlinger, E. *1059*.
Bottaliga 663, 664, *1049*.
Boulin 407.
— s. Labbé *1016*.
Bouquin, P. s. Muller, B. *1085*.
Bourlière, F. s. Binet, L. *1055*.
Bourtek 629.

Bousser 460, 585, 589, 719.
— s. Maingot *1040.*
— J. s. Boidin, L. *1041, 1055, 1057.*
— s. Émile-Weil, P. *1040.*
— s. Pasteur *1024.*
Boyd s. Diamond, L. K. *975.*
— W. M. C. 169, *974.*
Boyens, H. s. Munk, F. *1045.*
Boyer 363, 822.
— s. Rose *1074.*
— J. s. Coste, F. *1007.*
Bracher, G. s. Osgood, E. *957.*
Brachet 37.
Brachfeldová 574, 629.
— J. s. Houstek, J. *1039, 1047.*
Bradford 370, 372, 374.
— W. L. s. Whipple, C. H. *1011.*
Bradley, G. 186.
— G. P. s. Bradley, St. E. *979.*
— St. 186.
— St. E., u. G. P. Bradley *979.*
Brändli, S. 342, *1007.*
Braghin 781.
— s. Domenighini *1061.*
Braitenberg, v. 663, 676, *1049.*
Bramwell 296, *997.*
Brancato, G. J. 437, *1020.*
Brandau 366, *1009.*
Brandburg, O. 632, *1046.*
Brandes 310.
— E. s. Ackermann, D. *998.*
Brandt 118.
Brandtner 176, *974.*
Brannan 653, *1046.*
Branscheid 511, 512.
— F., u. L. Ehrhardt *1027.*
Brass 674, 678, 688, 739, 742, 743.
— K. *1049, 1057.*
Brauch, F. 540, *1033.*
Braun 47, 176, 269, 275, 276, 407, 539, 698, 797, *1036, 1068.*
— s. Tempka *990, 992, 1017.*
— A. *1033.*
— s. Lang, K. *1018.*
— H. s. Pinker, H. *1051.*
Braunbehrens, H. v. 468, 616, 694.
Brauner 115, 307.
— s. Danielopolu *964, 999.*
Braunsteiner, H. 772, *1061.*
Braus, H. 896, *1081.*
Brednow, W. 451, 619, *1023, 1044.*
Bredt, H. 703, *1053.*
Breedis 720.
— s. Furth, J. *1055.*
Breitkreuz 887, 892.
— s. Frank *1081.*
Bremer, F. W. 78, 222, 259, 261, 263, 283, 297, *960, 989, 992, 997.*

Bremy, P. *951.*
Brendstrup 413, *1017.*
Brenner 387, 388, 389, *1012.*
— s. Smith *1035.*
Bressel 152.
— s. Adler *969.*
Brester, A. s. ten Berg, J. A. G. *992.*
Breton 698.
— R. s. Mallet, L. *1051.*
Brett 702.
Breu 896.
— u. Fleischhacker *1081.*
Breuer 113, 466, 569.
— u. Seiller *963.*
— A. s. Reimann, F. *1026.*
— K. *1036.*
Brewer 117, 749.
— A. E. *1057.*
— P. *963.*
Breyspraak 763.
— R. W., u. F. S. Greenspan *1061.*
Brick 731.
— J. B., u. M. Greenfield *1057.*
Brickley s. Mallory *1079.*
Bride 573.
— A. s. Li, J. G. *1039.*
Bridgers, W. H. 366, *1009.*
Brieger 465.
— H., u. J. Forschbach *1025.*
Briggs s. Oerting *1026.*
— G. M. s. Mills, R. C. *994.*
— R. s. MacFarlane, R. G. *1064.*
Brigham 812.
— L. s. Halliwell, H. L. *1069.*
Brigs 71.
— s. Brown *960.*
Brill 704.
— N. E., G. Baehr u. N. Rosenthal *1053.*
Brinck 828.
— J., u. Patrunky *1072.*
Brines 4, 5.
— J. K., J. G. Gibson u. P. Kunkel *952.*
Brink 284.
— N. G. s. Rickes, E. L. *995.*
Brinkhous, K. M. 759, 760, 765, 789, 804, 809, 810, *1061, 1068.*
— s. Scanlon, G. H. *1071.*
— s. Seegers, W. H. *1067.*
— s. Smith, H. P. *1067, 1071.*
— H. P. Smith, E. D. Warne u. W. H. Seegers *1061.*
s. Warner, E. D. *1067, 1071.*
Brinkmann, E. 84, 855, *1036, 1076.*
— u. Szent-Györgyi *960.*
Brissaud s. Widal *1018.*
Britton 97, 409, 530.
— C. J. C. s. Whitby, L. E. H. *952, 968, 1017.*

Brocard s. Weißenbach *1080.*
Brøchner-Mortensen, K. 156, 159, 202, 322, *980, 999, 1004.*
— u. K. S. Stein *973.*
Brock 318, *1002.*
Brockbank 296.
— s. Wilkinson *998.*
Brockmann 461.
— s. Gros, W. *1058.*
Broders 751.
— A. C. s. Figi, F. A. *1057.*
Brodersen 925.
— s. Cramer, H. *1083.*
Bröcheler 59.
— H. s. Schretzenmayr, A. *958.*
Bröhm 814, *1072.*
Broman, B. 437, *1020.*
Bromberg 531.
— s. Zondek, H. *1033.*
Bromfield s. Fairley *1004.*
Brotto 584.
— s. Storti *1041.*
Broun 46, 134, 153.
— McMaster u. Rous *969.*
Browder, N. C. s. Taylor, F. H. L. *1067.*
Brown 5, 71, 85, 320, 523, 618, 670, 834, 906.
— u. Brigs *960.*
— s. Nygaard *1074.*
— A. *999.*
— s. Davis, J. *999, 1002.*
— B. R. s. Lawrence, J. H. *1045.*
— G. E. s. Rowntree, L. G. *952.*
— G.-O. s. Muether, R.-O. *1082.*
— R. A. s. Campbell, C. J. *992, 1027.*
— R. J. K. u. M. J. Meynell *1490.*
— W. J. s. Jacobs, M. H. *961.*
Brownlee, J. s. Osgood, E. *957.*
Bruce 549, *1033.*
Brucher, J. E. W. *1072.*
Bruck, E. 911, *1083.*
Brück, M. *960.*
Brüggemann 397.
— W., u. F. Hahn *1014.*
Brühl 445, 543, 823.
— V. *1072.*
— W. *1033.*
— u. K. Hanisch *1023.*
Brughan 768.
Brugsch *979.*
— s. Kraus *951.*
— u. Retzlaff *969.*
— H. 543, 554, *999, 1002, 1033, 1035.*
— u. Gross *1007.*
— s. Henning, N. *993.*

Brugsch, J. Th. 80, 127, 147, 148, 191, 280, 281, 287, 320, 349, 364, 622, 960, 991, 1007, 1044.
— u. H. Nägelsbach 991.
— Th., u. Pappenheim 979, 987.
Brulé 271, 413, 1017.
— M., Laudat u. E. Gilbrin 989.
Brumlik 543.
— u. Sikl 1033.
Brummer 1068.
Brumpt, L. C. 466, 927, 963, 1083.
— s. Duvoir, M. 1025.
Brun 691, 1049.
Brunner 469, 687, 1049.
Bruno, F. E. s. Englehardt, H. T. 1072.
Bruun 837, 1072.
de Brux s. de Sèze, S. 1059.
Bruzelius 770, 772.
Bublitz 523.
Bucciero 117.
— M. C., u. J. M. Osten 963.
Buchan 182.
— A. C., u. J. Wallace 974.
Buchenal, J. H. s. Berk, L. 985.
Bucher 162.
— O. 1027.
— R. 975.
Buchgraber 229, 317.
— K., u. H. F. Fleischhacker 983, 1002.
Buchholz 566, 660.
— B. s. Veil, W. H. 1038, 1052.
Buchmann s. Minot 1039, 1042.
Buchner 485.
Buckman 460, 465.
— T. E. s. Minot, G. R. 1024, 1026.
Buckmann 835, 1072.
Bucky 469.
— G., u. E. Freund 1025.
Buday, K. 665, 667, 670, 679, 1049.
Buding, A. 267, 307, 310, 853, 989, 999, 1076.
Büchler, H. 546, 1033.
Büchmann, P. 39, 156, 159, 225, 226, 227, 233, 239, 242, 244, 271, 277, 280, 306, 407, 597, 628, 631, 644, 645, 866, 872, 874, 875, 973, 980, 982, 983, 985, 989, 991, 999, 1078.
— u. E. Heyl 983.
— u. L. Kohler 985.
— u. R. Stodtmeister 1015.
— s. Stodtmeister, R. 958, 980, 985, 986, 1043, 1048, 1080.
Büchner, F. 544, 590, 591.
Büel, H. W. 708, 1054.
Büngeler, W. 495, 585, 645, 875, 1027, 1039, 1046, 1078.
Bürger, M. 208, 417, 981, 1017.

Bürgi, E. 109, 193, 246, 963, 979, 985.
Bürker, K. 69, 70, 71, 72, 106, 509, 511, 788, 960, 964, 1027.
Bürkle de la Camp, H. 176, 177, 975.
Büssow, H. 989.
Büttner, H. E. 101, 874, 964, 1078.
Bufano 426, 1019.
Bugyi, B. 770, 992.
Buinewitsch 221, 982.
Bukowski, R. 674, 1049.
Bull 181.
— J. P., C. Ricketts, Ph. D. Birm u. J. R. Squire 975.
— C. Ricketts, Ph. D. Birm, J. R. Squire, W. d'A. Maycock, M. D. McGill, S. J. L. Spooner, P. L. Mollison, J. C. S. Paterson u. M. B. Edin 975.
Bullo 259.
— u. Poli 987.
Bumstead 131.
— s. Rich 972.
Bunge 154, 203, 973, 981, 982.
Bungenberg de Jong, W. H. J. 87, 89, 132, 133, 153, 332, 969, 1006.
— H. G. s. Winkler, K. C. 963.
Bunnell, W. W. 556, 565, 1036.
— s. Paul, J. R. 1037.
Bunsenderner u. C. J. Watson 1068.
Bunting, H. 367, 1009.
Burch 367.
— u. Winsor 1009.
Burchenal 245, 377.
— s. Berk 1010.
— J. H. s. Karnofsky, D. A. 1044, 1051, 1053.
Burg 78.
— s. Zadek 963, 1017.
Burger 223, 550, 663, 1035.
— u. Witts 982.
Burgerhout, H. 341, 1007.
Burgess s. Stuart 1038.
Burkert, K. 887, 1080.
Burmeister, J. 415, 416, 417, 1071.
Burnam 663, 692, 1049.
Burnham s. Levine, P. J. 977.
Burns 455.
— s. Winkelmann 1024.
Burrett, J. B. s. Greenwald, L. 1009.
Burschke u. Hirschfeld 1055.
Burstein 804.
— M. s. Lamy, M. 1070.
Burt, C. C. 770, 1061.
Burtin 773.
— M. s. Bessis, M. 1060.
Burton-Opitz 896, 1081.

Busch 525.
— L. s. Elsaesser, K. H. 1028.
Buschke 721.
— W. H. s. Cartwright, G. E. 964.
Bussabarger 228.
— Cuthbert, u. Ivy 982.
de Busscher, J. 989.
Busse-Grawitz, P. 471, 483, 1027.
Bussel 447.
— s. Heymann 1023.
Butler 19.
— A. M., u. H. Montgomery 953.
Butt 318, 565, 568, 810, 922.
— s. Foord 1036.
— Hoffmann u. Soll 1083.
— s. Snell 1071.
— Snell u. Osterberg 1068.
— u. Wattkins 1002.
— E. M., u. A. G. Food 1034.
Buttaro 925.
— C. A., u. D. Furbetta 1083.
Buttner 705.
Butzengeiger, K. H. 882, 1078.
Buxton 18.
— C. L. s. Moore, D. H. 953.
Bykowa 407, 721, 722, 1015, 1055.
— s. Tschistowitsch 1056.
Bywaters 369, 414, 1017.
— Delory, Rimington u. Smils 1017.
— E. G. L. 1010.

Cabot 256, 422, 988.
Caccuri, G. 59, 955.
Cadotsch, H. 924, 925, 1083.
Cain 390.
— Cattan, Harrispe u. Bouwens van der Boijen 1013.
Calabrese, S. 403, 1015.
Calder 323.
— F. s. Ferguson, J. W. 1004.
Caldwell, M. H. s. Spies, T. D. 996.
Caleff, J. M. s. Corelli, F. 1053.
Callender 169, 286.
— S. T. E., B. J. Mallet, G. H. Spray u. G. E. Shaw 992.
— S. T., u. Z. V. Paykoc 975.
— R. R. Race u. Z. V. Paykoc 975.
Callerot 569.
— L. s. Facquet, J. 1036.
Calligaris 430, 1019.
Calvy, T. L. s. Hirschboeck, J. S. 1044.
Camera 456.
— s. Balestrieri 1023.
Cameron 318, 921.
— D. G., G. M. Watson u. L. J. Witts 1002.
— J. D., u. Edge 1083.

Caminopetros 370, *1010*.
Campanacci, 403, 407, *1015*.
— u. Falzoy *1015*.
Campbell 180, 216, 286, 523.
— s. Davidson, L. S. P. *980*, *981*.
— C. J., R. A. Brown u. A. D. Emmet *992*, *1027*.
— McCabe, M. M. Margaret, A. Brown u. A. D. Emmet *992*.
— D. C. s. Hall, B. E. *1000*.
Sue Campbell, A. s. Lozner, E. L. *977*.
Campernolle 651.
— H. s. Hooft, C. *1047*.
Camus 419, *1017*.
Canale, P. 427, *1019*.
Canali, G. 387, 832, *1012*, *1072*.
Canat 163.
— J. s. Kossovitch, N. *976*.
de Candia, S. 114, *964*.
Cantacuzène 446, *1023*.
Cappell, D. F. 40, 167, 169, *975*.
— H. E. Hutchison u. G. Harvey *955*.
— s. Race, R. R. *977*.
Caprioglio 719.
— A. s. Rolla, G. *1056*.
Cardinali, G. s. Corelli, F. *1053*.
Careddu, G. 370, 378, 653, *1010*, *1047*.
Carell 131.
Carere-Comes s. Forconi *1047*.
— Oratio *1047*.
Carnevale 366, *1009*.
Carnot 112.
— u. Deflander *964*.
Carnrick 406.
— M., B. D. Polis u. T. Klein *1015*.
Caro 677.
— s. Senear *1052*.
Caroli 172, 808.
— H., B. Lavergne u. Bose *1068*.
— J., M. Bessis u. Gorins *975*.
Carpender 619.
— J. W. J. s. Lawrence J. H. *1045*.
Carpenter 577, 856.
— u. MacCarty *1039*.
— G., H. Schwartz u. A. E. Walker *1076*.
Carre 527.
— J., u. E. Slater *1027*.
Carter, A. 170, *975*.
Cartwright, G. E. 116, 232, 233, *964*.
— M. A. Lauritzen, S. Humphreys, P. J. Jones u. J. M. Merril, M. M. Wintrobe *983*.
— u. M. M. Wintrobe *983*.
— s. Wintrobe, M. M. *969*.

Cartwright, G. E., M. M. Wintrobe, W. H. Buschke, R. H. Follis jr., A. Suska u. S. Humhpreys *964*.
Case, R. A. M. 79, *960*.
Casini 159.
— G. s. Monasterio, G. *974*.
Caspari s. Zuntz *969*.
Caspersson, T. 33, 34, 35, 36, 53, 567, 742, *955*, *1036*, *1057*.
Castaigne, P. s. Binet, L. *1055*.
Castaldi 865.
Castellani 300, *999*.
Casterline 749.
— R. L. s. Baker, R. L. *1057*.
Castex 387, 812.
— Steingart u. Poletti *1012*.
— M. R. *1068*.
Castle s. Dameshek *999*.
— s. Heath *980*, *982*, *986*.
— Heath u. Strauß *988*, *992*.
— u. Minot *989*.
— s. Minot *1026*.
— s. Rhoads *985*.
— s. Taylor *996*.
— W. B. 86, 195, 228, 231, 237, 245, 250, 257, 273, 285, 286, 287, 288, 289, 294, 303, 304, 305, 308, 316, 322, 324, 328, 360, 377, 386, 463, *987*, *992*, *999*.
— s. Berk, L. *985*, *992*, *999*, *1010*.
— s. Emersen, C. P. *1007*, *1011*.
— u. Ham *992*.
— s. Ham, Th. H. *960*.
— u. Heath *992*.
— u. Heinle *992*.
— u. Locke *992*.
— C. P. Rhoads, H. A. Lawson u. G. C. Payne *1004*.
— s. Shen, Shu Chu *962*.
— u. M. B. Strauß *992*.
— s. Strauß, M. B. *986*, *1004*, *1005*.
— u. Townsend *993*.
De Castro 80, *960*.
Castrovilli 323.
— G., u. R. Ginoulhiac *1004*.
Cataldi, R. s. Marmont, A. *1079*.
Cates 336.
— B. R. s. Goodmann, E. G. *1008*.
Cathie, J. A. B. 438, *1020*.
Catsch 122, 535.
— A., K. G. Zimmer u. O. Peter *964*, *1027*.
Cattan 390, 645.
— s. Cain *1013*.
— s. May *1048*.
Cattaneo 543, 668, 854, *1033*.
— A. *1076*.
— J., u. A. Grignani *1049*.

Cattier 838, *1075*.
Cazal, P. 547, 718, 719, 723, 874, 898, *1033*, *1055*.
— s. Aimes, A. *1081*.
— s. Chaptal, J. *1055*.
— s. Jaubon, M. *1056*.
— s. Rimbaud, L. *1079*.
Cederquist 72, 83.
— D. s. Lewis, Gl. K. *962*.
Ceelen 235, *983*.
Cekada s. Howell *1069*.
Celice 363.
— J., A. Grossiord u. J. Millot *1007*.
Cellina 849, *1076*.
Cennons 80.
Ceranke 296.
— P., u. F. Feyrter *993*.
Ceresa, C. 404, *1015*.
Cerza 902, *1082*.
Cesaris-Demel 97, 98, *964*.
Chabrol s. Gilbert *1007*.
Chaney, W. C. 900, 901, 902, *1082*.
Chaoul 695.
Chapier 751.
Chapman 560.
— s. Graham *1036*.
Chapmann 887, *1080*.
Chappe *975*.
Chaptal 719, 723.
— J., u. P. Cazal *1055*.
— s. Jaubon, M. *1056*.
— u. M. Labrague - Bordenav *1036*.
Chapuis 737, 831, 869.
— u. Hemmeler *1078*.
— J. P., u. G. Hemmeler *1072*.
— s. Jéquir-Doge, J. *1058*.
Charcot-Leyden 595.
Chargaff 760.
— E., u. Olson *1061*.
— s. Ziff *1068*.
— M. Ziff u. D. H. Moore *1061*.
Charlier 383, *1011*.
Charnass, D. 271, 348.
— s. Eppinger, H. *990*, *1007*, *1024*.
Chase 163.
— J. s. Hirschboeck, J. S. *1044*.
— J. H. s. Dougherty, P. T. *1044*.
Chassagne 806, *1068*.
Chauffard 336, 346, 351, 356, 387, 388, 414, *1007*, *1011*.
— u. Vincent *1012*, *1017*.
Chavarria 231.
— s. Peña *984*.
Chen s. Forkner, C. E. *1042*.
Cheney 230, 231, 259, 287, 288, 321, *983*, *993*, *1002*, *1006*.
— u. Niemand *988*.
— G. s. Cheney, W. *1007*.
— W., u. G. Cheney *1007*.

Chen-Ting, Chin 83, *960*.
Chevallier, P. 166, 217, 290, 556, 557, 558, 690, 849, 891, *981, 1036, 1076*.
— u. Bernard *1049*.
— P. Desville u. H. Desville *975*.
— s. Émile-Weil, P. *1019, 1081*.
— u. F. Moutier *993, 1076*.
Chew 118.
— s. Methier *966*.
Chiao Tsai s. Lee *1008*.
Chiari, H. 798, 853, 855, 899, *1068, 1076*.
Chiatellino 229, *983*.
— s. Fasiani *984*.
Child, C. M. 56, *955*.
Chini, V. 350, 370, 378, 379, *1010*.
— A. Ferramini u. F. Muratore *1007*.
— u. L. Perosa *1010*.
Chinn 323.
— s. Spies, T. D. *1005*.
Chioléro 674, 688, *1049*.
Chison, P. s. Moday, J. *1016*.
Chivini 293.
— F. s. Rottini, E. *995*.
Chon s. Nadler *1024*.
Choremis 376, 378.
— u. Spiliopulos *1010*.
Christen 408.
— W., u. St. Greif *1015*.
Christensen 503, 677, 733, 766, *1057*.
— E. s. Andersen, S. Ry *1049*.
— L. R. *1061*.
— u. C. M. MacLeod *1061*.
— N. O. s. Bing, J. *1027*.
Christoffersen 304, 317, *999, 1002*.
Christophers s. Stephens *968*.
Christopherson 932.
Chun, L. 56, *955*.
Chute s. Donohue *1042*.
Chvostek, F. 418, *1017*.
Ciboldi s. Cotti, L. *991*.
Cicovacki 835, *1072, 1076*.
Ciechanowski 688, *1049*.
Ciochitto 903, *1082*.
Ciscar Rius, F. s. Reitg Puis, L. *1043*.
Claiborn s. Goodman *993*.
Clairmont 889.
— u. Schinz *1080*.
Claisse 566.
— R. s. Harvier, P. *1036*.
Clark 316, 419.
— s. Davidson *1002*.
— W. F. s. Yuile, Ch. L. *1018*.
Clarke 126.
— s. Watson, C. J. *973*.
Classen 214, 216, *981*.
Claude 37, *955*.

Clavind, P. s. Dam, H. *1069*.
Clemens, J. 177, *975*.
Clerc 770.
— J. L., u. K. Böhler *1061*.
Cline, J. K. s. Spies, T. D. *996*.
Clison 410.
Cocett, F. B. *1015*.
Cochett 404.
Cochran s. Forkner, C. E. *1034, 1042*.
Code 488, 919.
— C. F., u. A. D. MacDonald *1027, 1083*.
Codounis, A. D. 231, 406, *983, 1057*.
Codunis, A., G. Loucatos u. E. Loutsidès *1015*.
Coggeshall *993*.
— S. E., u. V. Bergstrom *1053*.
Cohn 461, 763, 766, 767, 813, 855, *993, 999*.
— Hall u. Groß *1057*.
— s. Nadler *1026*.
— Oncley, Strong, Hughes u. Armstrong *953*.
— E. J. 20, 21, 301, *953*.
— J. L. Oncley, L. E. Strong, W. L. Hughes u. S. H. Armstrong *1061*.
— L. E. Strong, W. L. Hughes jr., D. J. Mulford, J. U. Ashworth, M. Melin u. H. L. Taylor *1061*.
— H. M., u. F. Rosenthal *1061*.
Cohnheim 571, 661.
Colarizi 378.
— A., u. I. Biddau *1010*.
Cole 768.
— Fr. R. s. Wright, L. T. *1068*.
Coley 746, *1057*.
Collander, C. 89, *960*.
Collet 447.
— u. Gallanardin *1023*.
Collins 233, 906, *983*.
— W. T. s. Weiß, H. A. *1083*.
Colombo 454, 747.
— E. s. Goyena, J. R. *1024*.
— P. *1057*.
Comando 674.
— H. N. *1049*.
Cominetti, A. s. Milla, E. *1065*.
Conrad 886, 887, 888.
— H. E. *1080*.
Conte-Marotta, R. 271, 598, *989, 1041*.
Conti 304.
— D., u. G. Gibertini *999*.
Cooke 268, 366, 574, 650, *989, 1047*.
— J. V. *1038, 1044*.
— u. J. K. Mack *1009*.

Cooley, T. B. 329, 366, 369, 373, 375, 377, 380, *1006, 1010, 1017*.
— u. P. Lee *1009, 1010*.
Coollenman 383.
— O. J. s. Ellis, L. B. *1011*.
Coombs 396, 397, 398, 438.
— Murant u. Race *1020*.
— R. R. A., A. E. Mourant u. R. R. Race *1013, 1014*.
Cope 407.
— O. s. Moore, F. D. *1016*.
Copeland 733, 736, 738, 747.
— s. Geschickter, C. F. *1057*.
Copley 763, *1061*.
Corelli, F. 165, 179, 219, 257, 388, *975, 980, 982, 988, 1012*.
— J. M. Caleff u. G. Cardinali *1053*.
Cornell 699.
— V. H., u. A. S. Blauw *1049*.
Corner 116, 924, *964*.
Cornières s. Picard, R. *1051*.
Cornman, J. s. Karnofsky, D. A. *1044, 1051, 1053*.
Coronini 676, 688, 692, *1049*.
Corraza 738.
— G., u. S. Lenzi *1057*.
Cosak *989*.
Costa 109, 304, 549, 869, *1078*.
— s. Barone *999*.
— s. Da Rin *1034*.
Da Costa 218, *982*.
Coste 363.
— F., J. Boyer u. R. Tourneur *1007*.
Cosulich, D. B. s. Angier, R. B. *992*.
Cosyns 441.
— H., A. Ballière u. J. Lederer *1020*.
Cott, L. 46, *955*.
Cotter, E. F. 706, 708, *1054*.
Cotti, L. 112, 126, 274, 280, 349, 581, *964, 969, 989, 991, 997, 1007, 1039*.
— u. Ciboldi *991*.
de Coulon, Vlès 299.
Cowles 298.
— s. Andrews *997*.
Cracium 691.
— Gaspar u. Ursu *1049*.
Craddock 494, 806, 812.
— C. G., u. J. L. Lawrence *1068, 1072*.
— s. Lawrence, J. S. *1070*.
— Ch. G. s. Valentine, W. N. *1033*.
— W. N. Valentine u. J. S. Lawrence *1027*.
Crämer, G. 562, *1036*.
Cramer 534, 925.
— H., u. Brodersen *1083*.
Craver, L. F. 573, 586, 603, 671, 698, *1038, 1039, 1041, 1049*.

Creaturo, N. 560, *1036*.
Crefeld, S. van 702, 707, *1054*.
— u. F. H. ter Poortem *1053*.
Cremer, J. 390, 498, 537, 543, 602, 881, 896, *1013, 1033, 1041, 1078, 1082*.
— u. W. Schmidt *1027, 1033*.
Creskoff 619.
— A. J., u. Th. Fitz-Hugh jr. *999, 1044*.
— s. Fitz-Hugh jr. *993*.
— Creveld, van 803.
— s. Bendien *1068*.
— S., u. G. G. A. Mastenbroek *1068*.
Criep 304, *999*.
Croizat 807.
— P., L. Revol u. J. Favré-Gilly *1068*.
Cronin 924.
— A. G. s. Librach J. M. *1084*.
Crosbie 769, *1061*.
Crosby 179.
— A., u. H. Scarborough *975*.
Crosetti 304, *999*.
— Bajardis u. Margilius *993*.
Croskery 769.
— W. F. s. Fallon, J. *1062*.
Cross, F. S. 574, *1038*.
Crossmon 69.
— G., u. B. G. Gallasch *960*.
Cruz, W. O. 231, *983*.
Csapó, A. 769, *1061*.
Cuccioli, U. 179, *975*.
Culbertson, J. T. 3, *952*.
Cullumbine 627, 698.
— H. *1044*.
—N. s. Apthomas, M. J. *1049*.
Culver, B. s. Spies, T. D. *996*.
Cummine, H. 770, *1061*.
Cunningham 45, 495.
— s. Sabin *1032*.
— s. Stuart *1038*.
— S. A. Ch. Doan *955*.
— R. W. s. Harned, B. K. *1086*.
Curci, C. 525, *1027*.
Curie, E. 870, *1078*.
Curschmann, H. 265, 382, 461, 573, 575, 581, *989, 1011, 1025, 1038, 1039, 1044*.
Curti 602.
— P. C. s. Astaldi, G. *1041*.
Curtis 357.
— G. M. s. Doan, C. A. *1007*.
Curtius, F. 854, 855, *1076*.
Curtz 812, *1068*.
Custer 561, 692, 705.
— Ph., u. W. B. Bernhard *1049*.
— P. P., u. E. B. Smith *1036*.
— R. P., u. W. G. Bernhard *1053*.
Cutbush 438.
— M. s. Mollison, P. L. *1021*.

Cuthbert s. Bussabarger *982*.
Czekalowski, J. W. 179, *975*.
Czike, V. v. 131, *969*.

Dacie, J. V. 359, 390, 391, 392, 414, *1014*.
— u. A. C. D. Firth *1013*.
— Israels u. Wilkinson *1013, 1017*.
— u. P. L. Mollison *1007,1013, 1014*.
Daft 524.
— F. S. s. Ashburn, L. L. *1004*.
— u. W. H. Sebrell *1027*.
Dagnini 824, *1072*.
Dahr, P. 171, 182, 434, 437, 438, *975, 1020*.
— u. J. Wolff *975, 1020*.
Daiser, K. W. s. Voit, K. *959, 1067*.
Dakin 283, 568.
— H. D., u. R. West *993*.
Daland 100, 266, 370, 378, 577.
— s. Heath *965*.
— u. Isaacs *1039*.
— s. Strauß *1006*.
— G. A. s. Daughaday, H. *1019*.
— C. W. Heath u. G. R. Minot *990*.
— u. M. B. Strauß *1010*.
— s. Strauß, M. B. *1011*.
Dalla Palma *1034*.
Dalla Volta *1010*.
Dalmark, G. 708, *1054*.
Dalos 768.
— u. J. Komáromy *1061*.
Dalton, D. J. 488, *1027*.
Dam, H. 762, 789, 804, 808, 810, 811, 838, *1061, 1069*.
— Geiger, P. Glavind, W. Karrer, Rothschild u. Salomon *1069*.
— u. J. Glavind *1069, 1072*.
— J. Glavind, E. H. Larsen u. P. Plum *1061*.
— — u. N. Nielsen *1061*.
— s. Plum, P. *1070*.
— Tage-Hansen u. Plum *1069*.
— u. Vendt *1069*.
Damade 427.
— R., Ch. Dulong u. de Rosnay *1019*.
Damblé, K. 271, *990*.
Dameshek, W. 299, 303, 325, 331, 334, 343, 348, 352, 353, 354, 358, 359, 370, 378, 379, 380, 384, 388, 400, 442, 466, 581, 627, 647, 698, 815, 818, 821, 855, 908, *993, 1007, 1010, 1025, 1047, 1055*.
— u. M. L. Bloom *1007, 1082*.
— u. Castle *999*.
— u. S. Estren *951*.
— s. Estren, S. *1021, 1076*.

Dameshek, W. s. Goodman, L. *1044, 1050*.
— s. Henstell *1008*.
— u. E. B. Miller *1007, 1011, 1072*.
— s. Miller, E. B. *998*.
— s. Neber, J. *1014*.
— s. Pollock, H. *1006*.
— u. D. J. Rheingold *1072*.
— H. A. Savitz u. B. Arbor *1039*.
— u. S. O. Schwartz *1007, 1011, 1013*.
— L. Weisfuse u. T. Stein *1047, 1049*.
Damme, van 350.
Daneo 831.
— V., u. L. Daneo-Sisto *1072*.
—-Sisto, L. s. Daneo, V. *1072*.
Daniel 291.
— L. J., F. A. Farmer u. L. C. Norris *993*.
— M. L. Scott, C. Norris u. G. F. Heuser *993*.
Daniello s. Goia *1050*.
Danielopolu 115, 307.
— u. Brauner *964, 999*.
Danovič, F. M. 177, *975*.
Darby, W. J. 219, 305, 323, 324, *982*.
— s. Day, P. L. *993, 1027, 1078*.
— u. E. Jones *999*.
— s. Jones, E. *1000, 1005*.
— E. Jones u. H. C. Johnson *999, 1004*.
DaRin u. Costa *964, 1034*.
Darling 539, 760.
— S. s. Astrup, T. *1060*.
DasGupta *1027*.
Daughaday, H., R. H. Williams u. G. A. Daland *1019*.
Dausset, J. s. de Sèze, S. *1059*.
Dautwitz 662, 692, *1049*.
Davenport 20.
— J. W. s. Haberman, S. *976*.
— V. D. s. Armstrong, S. H. *954*.
Davidson 195, 205, 216, 218, 225, 294, 295, 316, 326, 343, 390, 440, 441, 565, 804, *1036*.
— u. Fullerton *1013*.
— Fullerton u. Campbell *980, 981*.
— Girdwood, u. Clark *1002*.
— u. Leicht *1020*.
— s. Lewis *1070*.
— s. Merrit *1021*.
— s. Wiener *978*.
— C. G. s. Kaplan, M. H. *1064*.
— C. S. s. Tagnon, H. J. *1067, 1071*.
— s. Taylor, F. H. L. *1067, 1071*.

Davidson, L. S. P. *982*, *993*, *1004*.
— u. G. M. M. Donaldson *981*.
— G. M. M. Donaldson, S. T. Lindsay u. J. G. McSorley *981*.
— u. H. W. Fullerton *980*, *981*, *1007*.
— u. R. H. Girwood *993*.
Davies 228.
— u. Shelley *982*.
Davis 117, 307, 320, 362, 463, 470, 850, 851, *1076*.
— s. Sharp *1009*.
— E. *1076*.
— J., u. A. Brown *999*.
— J. E. *1025*.
— J. I. *964*.
— L. J., u. A. Brown *1002*.
— P. L. *1025*.
— S. K. s. Birge, R. F. *1046*.
Davison *999*.
Dawson 730.
— Innes u. Havrey *1057*.
— of Penn *1007*.
Day 291, 316, 523, 541, 878.
— s. Langstone *1034*.
— Langston u. Darby *1078*.
— L., B. Hall u. G. Please *1002*.
— P. L. *993*.
— C. Langstone u. W. J. Darby *993*.
— W. C. Langstone, W. J. Darby, J. G. Wahlin u. V. Mims *993*, *1027*.
— V. Mims u. J. R. Totter *993*.
— s. Totter, J. R. *1002*.
Debler 335, *1006*.
Debré 251, 350, 364, 387.
— M. Lamy u. Ledoux-Lebard *987*.
— R., M. Lamy u. Bernard *1013*.
— M. Lamy, G. Sée u. G. Schrameck *1007*, *1013*.
Decastello, A. 581, 831, *1039*, *1072*.
Decker, C. Th. 28, *953*.
Deco 592.
— P. s. Pierini, L. E. *1043*.
Decourt 727.
— J., A. Rubens-Duval, J. Guillemin u. Sibertin-Blanc *1055*.
Deelman 288, *993*.
Deenstra 586.
— H., M. C. Verloop u. A. de Minjer *1039*.
Deeny, J. 406, 468, *1025*.
— Murdock u. Rogan *1015*.
Deflander s. Carnot *964*.
Deicher 555, 556, 561, 564, 565, 566, 642, *1036*.
Delamarre s. Aubertin *1027*.

Delaunay 483.
— A., M. Delaunay u. Y. Lehoult *1027*.
— M. s. Delaunay, A. *1027*.
Delbeke 262.
— u. van Bogaert *989*.
Deleonardi 231.
— s. Greppi *984*.
Delhougne 460, 628, *1044*.
— F., E. Gotschlich u. Froboese *1023*.
Delijannis 370, 371, 373, 378.
— G. s. Malamos, B. *1011*.
Delius, L. 172.
Dell, J. M. 653, 940, *1047*.
— u. H. F. Klinefelter *1087*.
Della Santa, R. s. Bickel, G. *1036*.
Delore 585.
Delory 414.
— s. Bywaters *1017*.
Delzant 589, 719.
— O., s. Boidin, L. *1041*, *1055*, *1057*.
Demel 541, *1034*.
Demling, L. 486, 832, *1072*.
— s. Henning, N. *1029*.
— Demme, van s. Borgaert *1007*.
Demole, H. M. 115, *964*, *983*.
Dempsey, E. W. s. Wislocki G. B. *959*.
Demster, G. 566, *1036*.
Dencks 390, 391.
— H. s. Abicht, J. *1013*.
Denecke, G. 110, 113, 208, 212, 216, 217, 251, 361, 447, 523, 828, *964*, *981*, *1023*.
— u. Josam *964*, *1027*.
— s. Morawitz, P. *951*, *981*, *986*, *987*, *989*, *1008*, *1016*, *1051*, *1076*.
— u. Rothe *1072*.
Dennig, H. *999*.
Denning, H. 831, *1072*.
Dennis 923, *1083*.
Denny-Brown 308.
— D. s. Berk, L. *999*.
Denstad, T. 60, 701, 702, *955*, *1053*.
Denton, K. L. s. Diamond, L. K. *975*.
Denys 397, 766, 814, *1072*.
— J., u. H. de Marbaix *1061*.
— u. J. Vandenbroucke *1014*.
Dereymacken, A. 633, *1047*.
Dérobert, L. 405, 410, 487, 541, *1015*.
— s. Duvoir, M. *1028*, *1034*.
— M. Duvoir u. A. Hadengue *1015*.
Dérot, M. 719, 921, 925, *1083*.
— P. Tanret u. G. Simon *1055*.
Derouaux 785, 786, *1061*.
— s. Pauwen *1065*.

Derouaux s. Roskam *1066*.
Derra, E. 272, *990*.
Desbordes 389.
— J. s. Truffert, L. *1013*.
Desjardins, A. 695, *1049*.
Desmonts 925.
— Th. s. Giraud, G. *976*.
— u. M. Tuffou *1083*.
Desville, P. s. Chevallier, P. *975*.
Determann 73, *960*.
Detzel, A. s. Jores, A. *1063*.
Deussing, R. 555, *1036*.
Deutsch 271, 769, 770, 806.
— s. Wilkinson, J. F. *1002*.
— E. *1061*, *1069*.
— W., u. E. Wagenfeld *990*.
Dexter s. Geßler *993*.
Dey 231.
— F. L. s. Gilbert, N. C. *984*.
Dhayagude, R. G. 370, *1010*.
Diamant 279, 458.
— M. s. Paschkis, K. *991*, *1024*.
Diamond 21, 169, 170, 171, 372, 373, 437, 647, 883.
— s. Blackfan *1020*.
— H. *1020*.
— L. K. *975*.
— u. N. M. Abelson *975*.
— s. Baty, J. M. *1010*.
— u. K. D. Blackfan *1078*.
— u. Boyd *975*.
— u. K. L. Denton *975*.
— s. Farber, S. *1047*.
Dias 178.
Diaz s. Urdapilleta *989*.
— J. 262, 358.
Dibenedetto 346.
— s. Dell'Aquila *1007*.
Dick 513, 514, 515, *1027*.
Dickinson 419, *1017*.
Dieckmann 5.
— W. J. u. C. R. Wegner *952*.
Dieke, E. 512, *1027*.
Dieker, W. 695, *1049*.
Dienst, C. 464, *1025*.
Dietrich, H. 91, 544, *964*.
Dietzel 550, *1035*.
Diggs, L. W. 368, 369, 743, 781, 818, *1009*.
— C. F. Ahmann u. J. Bibb *1009*.
— u. J. S. Hewlett *1061*, *1072*.
— u. V. D. Pettit *1009*.
— u. M. S. Sirridge *1057*.
Dijkstra 457.
— u. Halbertsma *1023*.
Dilon 396.
— s. Parturier *1014*.
Dimmel 868, 918, *1078*, *1084*.
Dingemanse 523.
— E. s. Tyslowitz, R. *1033*.
Dingle, J. H. s. Ham, T. D. *1013*.

Dinkler, G. *1076*.
Dirks 533, *1028*.
Dirr 131.
— K., u. E. Klemm *970*.
Dittmar, F. 447, 464, *1023, 1025*.
Diwani, M. 370, *1010*.
Doan, Ch. A. 45, 92, 225, 357, 405, 470, 495, 619, 647, 701, 906, 925, *964, 1084*.
— R. S. Cunningham u. F. Sabin *955*.
— G. M. Curtis u. B. K. Wiseman *1007*.
— s. Fertman, M. H. *1015*.
— s. Moore *974, 980, 982, 986, 991*.
— s. Sabin *1032*.
— s. Wiseman, B. K. *1075, 1083*.
— B. K. Wiseman, Cl. Wright, J. H. Geyer, W. Myers u. J. W. Myers *1025*, *1047*, *1049*.
Dobberstein 575, 582, *1038, 1039*.
— u. O. Seifried *1038*.
Dobbs, M. M. s. Mackay, H. *1021*.
— R. H. s. Mackay, H. *1021*.
Dobeneck 140.
Dobriner 143.
— u. Rhoads *970*.
Dobson 618.
— R. L. s. Lawrence, J. H. *1045*.
Dobyns 378.
— B. M. s. Wintrobe, M. M. *1011*.
Dock 101, 598, *1042*.
Dockhorn 110, *964*.
Doczy 357.
— P., u. B. Sáry *1007*.
Dodd 396, 398, 437.
— B. s. Boorman, K. *1020*.
— s. Race, R. R. *977*.
— D. E. s. Boorman, K. E. *1014*.
Dodds 114, 290.
— Hills, Noble u. Williams *964, 993*.
Doehle 480, 481, 553.
Dölken 432, *1019*.
Doisy 433, 811, *1069*.
— s. Thayer *1020*.
Dolgopol 560.
— W. B., u. G. S. Husson *1036*.
Doljanski 131.
— u. Koch 970.
Doll 461.
— H., u. K. Rothschild *1025*.
Domagk, G. 656, *1049*.
Domarus, A. v. 69, 255, 280, 403, 857, *960, 988, 991, 1015, 1078*.

Domenighini 781.
— u. Braghin *1061*.
Dominici, G. 148, 151, 156, 197, 282, 304, 307, 357, *980, 1007*.
— u. G. Oliva *970, 973, 980, 991, 993*.
— u. Penati *999*.
Donahne 777.
— D. P. s. Howell, W. H. *1063*.
Donaldson 205.
— G. M. M. s. Davidson, L. S. P. *981*.
Donally 439, *1020*.
Donatelli, L. *1028*.
Donath 258, 395, 401, 416, *1017*.
— F. *988*.
— J. u. K. Landsteiner *1014, 1017*.
Donato, L. s. Putignano, T. *1013*.
Donelson 72, 83.
— E. G. s. Lewis, Gl. K. *962*.
Doniach 79.
— E. H., H. Grüneberg u. J. E. C. Pearson *960*.
Donné 772, *1061*.
Donohue 603.
— Snelling, Jackson, Keith, Chute, Laski u. Silverthorne *1042*.
Doub 589.
— H. P., u. F. W. Hartmann *1042*.
Dougherty 493, 521, 548, 614.
— s. White *1033, 1043*.
— P. T., J. H. Chase u. A. White *1044*.
— T. F., u. A. White *1028, 1034*.
Douglas 406, 485.
— C. H. s. Quentin, H. G. *1017*.
Dowdy 60.
— A. H. s. Lawrence, J. S. *956*.
Dowling 324.
— A. S. s. Spies, T. D. *1005*.
Downey, H. 373, 494, 562, 604, 729, *951*.
— s. Kato *956, 1011*.
— u. M. Nordland *1042*.
— u. Stasney *1036, 1055*.
— u. Weidenreich *1028*.
Doxiades, Th. 879, *1078*.
Draper, A. 283, 772, *1061*.
— u. Barach *993*.
Dreher, M. 229, 317, *983, 993, 1002*.
Dresbach 330, 333, *1006*.
Dreskin 813.
— O. H., u. N. Rosenthal *1069*.

Dressler, M. 706, 707, 708, 709, 710, *1054*.
Dreyfus 184, 746.
— s. Tzanck *979*.
— A., S. Jacob u. J. Jugand *1061*.
— B. *975*.
— s. Milliez, P. *1059*.
— s. Tzank, A. *1087*.
Drigalski, W. v. 414, 420, *1017*.
Drosser, van 437.
— J. E. s. Primrose, T. G. *1022*.
Drukker, W. 418, 837, *1017, 1072*.
Dubin, A. s. Halperin, J. *1021*.
— M. s. Gordon, A. S. *964*.
Dubois 631.
— Ferriere 921, *1047*.
— H. s. Askanazy, M. *1055*.
— s. Bickel, G. *1083*.
Dubosq 71.
Duchon, L. s. Loeper, M. *1042*.
Ducommun, P. s. Bickel, G. *1036*.
Dudits 674, 688, *1049*.
Düpmann, P. *1086*.
Duesberg, R. 41, 116, 127, 128, 131, 137, 139, 142, 151, 236, 259, 272, 273, 274, 411, 425, 889, *955, 970, 983, 988, 990, 1015, 1018, 1080*.
— u. W. Schroeder *964*.
Duff 772.
— J., W. Shull u. A. Arbor Mich *1061*.
Duggan 231.
— L. B. s. Levy, M. D. *984*.
Duguid 925, 926.
— H. L. s. Fullerton, H. W. *1084*.
Duke, W. 790, 816, *1061, 1072*.
Dulong 427.
— Ch. s. Damade, R. *1019*.
Dunger, R. 509, *1028*.
Dungern, v. 163.
— u. Hirszfeld *975*.
Dunlap, C. E. 585, *1039*.
Dunning, W. F. s. Reich, C. *1031*.
Duran-Jorda 179, 183, *975*.
Durand, G. s. Bernard, H. *1083*.
Duret s. Trémolieres *1038*.
Dustin 465, 529, 603, *1042*.
— jr. 37, 529.
— K. 409.
— P. *1015, 1025*.
— jr. *955, 1028*.
Duthie, E. S. 766, *1061*.
Dutton 832, *1072*.
Duverne, P. 831, *1072*.
Duvoir 410, 466, 487, 541.
— M., u. L. Dérobert *1028, 1034*.

Duvoir, M. s. Dérobert, L. *1015.*
— L. Pollet u. L.-C. Brumpt *1025.*
Dyas 231.
— G. E. s. Dyke, S. C. *984.*
Dyckerhoff 768, 787, 809.
— H., u. H. J. Borrmann *1061.*
— u. Gosseus *1069.*
— u. N. Goosseus *1061.*
— u. R. Marx *1061, 1069.*
— s. Marx, R. *1065.*
— R. Marx u. B. Ludwig *1062.*
— u. M. Wick *1062.*
Dyggve, H. 802, 851, *1069, 1075, 1076.*
Dyke 231, 282, 343, 390, 828.
— u. Greener *991.*
— u. Young *1007, 1013, 1014.*
— S. C. *1072.*
— u. G. E. Dyas *984.*

Eagle 758, 803, *1069.*
— H., u. T. N. Harris *1062.*
Eakin 285.
— R. E. s. Shive, W. *995, 1001.*
East *1076.*
Eastman 810.
— s. Hellman, L. M. *1069.*
Ebbecke 757, 758, 788, *1062.*
— u. Knüchel *1062.*
Ebhardt, K. 701, *1050.*
Ebstein *1050.*
Eck, van 619.
— W. F., u. S. J. de Vries *1044.*
Eckel, P. 643, *1047.*
Ecker 920.
— E. E. s. Stavitsky, A. *1086.*
Ecklin 439, *1021.*
Edel *1076.*
Ederle 98, *964.*
Edge 921.
— s. Cameron, J. D. *1083.*
Edin, M. B. s. Bull, J. P. *975.*
Edman 760.
— s. Jorpes, J. E. *1063.*
Edsall s. Thompson *1080.*
Eekelen 843.
— Emmerie u. Wolff *1075.*
Efskind 675, 676, *1050.*
Ege u. Hagens *999.*
Ehrhardt 495, 512.
— L. s. Branscheid, F. *1027.*
— W. s. Schittenhelm, A. *1032.*
Ehrich 493, 494, 739.
— W. E. s. Harries, T. *1028.*
— D. L. D. Rabbin u. C. Forman *1028.*
Ehrlich, W. 97, 115, 123, 158, 250, 265, 283, 400, 404, 416, 441, 472, 481, 494, 496, 505, 571, 575, 660, 859, 863, *1015, 1017, 1057, 1078.*

Ehrström, R. 312, *1003.*
Eiber, H. B. s. Loewe, L. *1064.*
Eichhorst, H. 572, 633, 647, *1038, 1047.*
Eilers 67, 273, 437.
— M. s. Bock, M. *1020.*
— Th. 102, 103, 105, *955, 964, 990.*
— s. Heilmeyer, L. *965.*
Eimer 230.
— K., u. H. Preidt *984.*
Einhorn 218, *982.*
Eisenberg 316, 690.
— S. E. *1003.*
— St. J. s. Sahyoun, P. F. *1052.*
Eisenreich, Fr. 138, 139, 141, *970.*
— s. Siedel, W. *972.*
Eisler, Hammarsten u. Thorell *993.*
Ekren 811, 812.
— H. s. Frank, E. *1069.*
Elden s. Whipple, G. H. *968.*
Eldon, K. 470, *1025.*
Eley 806.
— Green u. McKhann *1069.*
Elias, G. *1062.*
Eliasberg 204, 246.
— s. Schiff, E. H. *981, 986.*
Eliason 828.
— u. Ferguson *1072.*
Elkeles 691.
— s. Friedemann *1050.*
Ellermann u. Bang *1040.*
— V. 57, 58, 577, *955.*
Ellinger s. Bethe *951.*
Elliot *975.*
Elliott 180, 350, 364.
— u. Kanavel *1007.*
Ellis 383.
— L. B., O. J. Coollenman u. R. P. Stetson *1011.*
— s. McMaster *971.*
Elsässer 525.
— K. H., u. L. Busch *1028.*
Elvehjem 204, 208, 237, 246, 291, 432, 524.
— C. A., u. E. B. Hart *981.*
— s. Krehl, W. A. *994.*
— s. McRibbin *984, 1020.*
— s. Mills, R. C. *994.*
— s. Schulte *986.*
— s. Waddel *987.*
— s. Waisman, H. A. *1033.*
Elzholz 549.
Embleton, D. 925, *1084.*
Emerson, Ch. P. 360, 386, 407, *1007, 1015.*
— Shem, Ham u. Castle *1007.*
— S. C. Shen u. W. B. Castle *1011.*
Emery, J. L. 439, *1021.*

Émile-Weil, P. 425, 441, 444, 457, 508, 585, 600, 832, 863, 869, 874, 878, 891, *955, 1021, 1036, 1040, 1042, 1072.*
— u. A. Aschkenasy *1078.*
— u. J. Bousser *1040.*
— P. Chevallier u. Sée *1019, 1081.*
— P. Isch-Wall u. S. Perlès *955, 990, 1028, 1042, 1078.*
— Isch-Wall, Perlès u. Aschkenasy *1024.*
— — — u. Scemama *1019.*
— u. Perlès *1019.*
— G. Vitry u. J. Paraf *951, 953.*
Emmel 365, 511, *1009.*
— u. Streicher *1028.*
Emmerich s. Meyer, E. *1018.*
Emmerie s. Eekelen *1075.*
Emmerle 843.
Emmerson 287.
— u. Helmer *993.*
Emmet 523.
— A. D. s. Campbell, C. J. *992, 995, 1027.*
Enders 878.
— s. Hammon *1078.*
Endicott 291.
— K. M., A. Kornberg u. M. Ott *993.*
Eneboe 231.
— s. Rigler *985.*
Engbaek 546, 719.
— H. Ch., L. Helrup u. St. Thomsen *1055.*
— Helrup u. St. Thomsen *1034.*
Engel 26, 98, 244, 322, 570, 809, 813, 859, *964, 1004, 1078.*
— H. s. Lippross, U. *953.*
— M. 123, 128, 131, 132, *970.*
— M. H. *985.*
— R. *1069, 1072.*
Engelberg 809.
— R. s. Pirk, L. A. *1070.*
Engelbreth-Holm, J. 574, 577, 584, 585, 896, *1038, 1082.*
— u. O. Frederiksen *1040.*
— s. Rothe *1041.*
Engelking, E. 450, 461, *1024, 1025.*
Engell, H. C. *1081.*
Engelmann 616, *1044.*
Engert 137.
Enghoff 69, *960.*
England 869.
— N. J., u. D. McEachern *1078.*
Englehardt, H. T., u. F. E. Bruno *1072.*
English, A. s. Spies, T. D. *996.*

Eppinger, H. 143, 146, 151, 271, 336, 338, 348, 356, 361, 363, 382, 458, 466, 866, 899, *970*, *990*, *1007*, *1012*, *1024*, *1078*, *1082*, *1087*.
— u. D. Charnass *990*, *1007*, *1024*.
Epstein 656, 657, 658, 663, 834.
— u. McEachern *1042*.
— E. *1050*.
— J. A., u. J. H. Richter *1072*.
— M. s. Berk, L. *992*, *999*.
— N. N. s. Falconer, E. H. *1072*.
Ercklentz 281, *991*.
Erf 305, 469, 525, 892, 907.
— L. A., u. K. E. Frey *1082*.
— u. P. A. Herbut *1081*.
— u. J. H. Lawrence *1025*.
— s. Rosenthal, N. *1081*.
— D. L. Turner u. F. R. Miller *1028*.
— u. B. Wimer *999*.
Erichsen, F. 662, *1050*.
Erickson 776.
— s. Lee *1064*.
Erlsbacher 86, 271.
— O., u. F. Kindermann *960*, *990*.
Ernestene 231.
— A. C., u. F. J. McGurl *984*.
Ernst 131.
— u. Szappanyos *970*.
Es, A. J. van 332, *1006*.
Escudero 46.
d'Eshougues s. Raynaud *1085*.
Eskola, O. 271, *990*.
D'Eslongues 879.
— s. Raynaud-Imbert *1079*.
Esser 42, 178, 237, 370, 373, 374, 377, 429, 703, 727, 753, 883, 884.
— H., u. F. E. Schmengler *1019*, *1055*, *1057*.
— M. *955*, *975*, *1053*, *1078*.
— s. Freudenberg, E. *984*, *1010*.
Estern 442.
Estes 372.
— J. E., E. M. Farber u. J. M. Stickney *1010*.
Estren 855.
— S., u. W. Dameshek *1021*.
— s. Dameshek, W. *951*.
— S. Medal u. W. Dameshek *1076*.
Eugènis 677, *1050*.
Euler, H. v. 118, 431, 433, 841, *1075*.
— u. M. Malmberg *964*, *981*, *1019*.
Evans 5, 324, 366, 470, 556, 602, 803.
— u. Howell *1069*.
— s. Sprunt *1038*.

Evans, A. W. s. Thomson, K. J. *952*.
— B. D. J. s. Wills, L. *1004*, *1005*.
— F. D. s. Haden, R. L. *1009*.
— T. C. *1025*.
— Th. S., u. R. R. Nesbit *1042*.
— W. A. s. Gibson, J. G. *952*.
Evelyn 71, *960*.
Evensen 467, *1025*.
Everist, B. W. s. Haberman, S. *976*.
Ewald 716.
— Frehse u. Henning *1055*.
Ewe 80.
Ewerbeck, H. 894, 896, 897, 898, *1082*.
Ewing 732, *1050*, *1057*.
Eyding, A. 316, *1003*.

Faarup 407.
— Ch., u. A. Søeborg Ohlsen *1015*.
Faber, K. 218, 258, 318, 925, *982*, *988*, *1003*, *1084*.
Facquet 569.
— J., F. Siguier, L. Callerot u. Mantoux *1036*.
Fadem 748.
Faden, R. S., u. J. E. McBirnie *1057*.
Fagraeus, A. 491, 503, *1028*.
— s. Bing, J. *1027*.
Fåhraeus *953*.
— R., u. B. Bergenhem *1018*.
— s. Bergenhem, B. *953*, *959*, *1007*.
Fahrenbach, M. J. s. Angier R. B. *992*.
Fainstein 868.
— S. S. s. Frumina, L. M. *1078*.
Fairley, N. H. 318, 323, 326, 412, 937, *1003*, *1018*.
— Bromfield, Foy u. Kondi *1004*.
— u. Kilner *1003*.
Falconer, E. 466, 585, 831, *1025*, *1040*, *1072*.
— E. H., u. N. N. Epstein *1072*.
— u. Schumacher *1072*.
Falisi 80, *960*.
Falk, R. 828, *1072*.
Falkemo, K. 409, *1015*.
Falkenberg, T. 558, *1036*.
Falkenhausen, v. 113, *964*.
Fallon 769.
— J., u. W. J. Croskery *1062*.
Falls 379, 380.
— H. J. s. Rundles, R. W. *1011*.
Falta, W. 448, 519, 526, 528, *1028*.
— s. Bertelli *1027*.
— u. F. Kahn *1023*.

Faludi 517, *1028*.
Falzoi 824, *1072*.
Falzoy 403.
— s. Campanacci *1015*.
Fanconi, G. 182, 335, 369, 372, 373, 374, 377, 434, 441, 442, 770, 809, 810, 885, 886, *975*, *1006*, *1010*, *1020*, *1021*, *1062*, *1069*, *1081*.
— A. Grumbach, H. Willi, E. Ziegler, H. N. Zollinger u. M. Zwingli *975*.
Fantl 762.
— P., u. M. Nance *1062*.
Farber 106, 372, 647.
— B. *964*.
— E. M. s. Estes, J. E. *1010*.
— S. *1047*.
— L. K. Diamond, R. D. Mercer, R. F. Sylvester u. J. A. Wollf *1047*.
Farkas, E. 687, *1050*.
Farley 869, *1078*.
Farmer, F. A. s. Daniel L. J. *993*.
Farreras 704.
— Valentine, P. *1053*.
Fasiani 229.
— u. Chiatellino *984*.
Fatou 460.
— E. s. Pasteur *1024*.
Fatzer *1072*.
Fatzner 831.
Faulkner, R. R. s. Ashburn, L. L. *1004*.
Faust 313.
— u. Tallquist *1003*.
Fautel 812.
— u. Nance *1069*.
Fauvert 645, 646.
— Mallarmé u. Petit *1047*.
Fauvet s. Pagniez *1074*.
Favre 558.
— R. s. Jambon, M. *1037*.
Favré-Gilly 807.
— s. Quick, A. J. *1066*.
— J. s. Croizat, P. *1068*.
Fawcette, M. L. s. Hattersley, P. G. *976*.
Fecht, K. E. *979*.
Feenders *964*.
Feer, E. 213, 663, 911, *1050*, *1084*.
Feges 258.
Fehmers 789.
— G. A., u. G. G. A. Mastenbroek *1062*.
Fehrenbach 529.
— H. s. Seiler, D. *1032*.
Feigl, F. 419, *1018*.
— u. E. Querner *1018*.
Feil, H. 241, *985*.
Feißly, R. 619, 758, 759, 763, 766, 797, 803, 804, 812, *1044*, *1062*, *1069*.

Feißly, R., u. Fried *1069*.
— Fried u. Oehrli *1969*.
Feldman 538.
— W. H., u. J. Stasney *1034, 1036*.
Felix 59, 60, 147, 148, 313, 762, *1003*.
— K. s. Bock, H. E. *955*.
— A. Grassmück, K. Kuck u. K. Matzen *955*.
— u. H. Moebius *970*.
— J. Pendl, P. Pin u. L. Roka *1062*.
— S. Pendl u. L. Roka *1062*.
Feller 739.
— u. Fowler *1057*.
Fellinger, K. 108, 319, 410, *964*.
— K. s. Böhm, J. *1015*.
— u. R. Klima *1003*.
Felty, A. R. *1082, 1087*.
Fenlon 300, *999*.
Ferguson 323, 760, 767, 828.
— s. Eliason *1072*.
— J. H. *1062*.
— u. A. J. Glazko *1062*.
— F. Calder *1004*.
Feringa 484, 516, *1028*.
— u. de Haan *1028*.
Ferlin 801, 803, 837.
— A. s. Jürgens, R. *1069, 1073*.
— u. M. Noverraz *1069*.
Fernandas 532.
Fernandez, Lopez 589.
Fernández Obanza, R. *1028*.
Ferramini 350.
— A. s. Chini, V. *1007*.
Ferrandu 747.
— S., u. C. Guidotti *1057*.
Di Ferrante 806.
— N. s. Marazza, P. *1070*.
Ferrari 113, *964, 999*.
Ferrata 420, 472, 504, 505, 628, 630, 656.
— A. *951, 1028, 1047*.
— u. E. Storti *951*.
— H. *955, 979*.
Ferrier 631.
Ferriman, D. G. 887, *1081*.
Ferroir 911.
— s. Poisseau *1085*.
Ferroni 60, 290, 298.
— A. *993, 997*.
— M. *955*.
Ferry 763.
— J. O., u. P. H. Morrison *1062*.
Fertman 405.
— M. H., u. Ch. A. Doan *1015*.
Feuchtinger, O. 113, *964*.
Feulgen 33, 624.
— u. Rossenbeck *955*.
Feyrter 296.
— F. s. Ceranke, P. *993*.
Fiechter, N. 810, *1069*.

Field 602.
— R. E. s. Groat, W. A. *1042*.
Fierz, F. 315, *1003*.
Fieschi, A. 46, 47, 48, 53, 54, 55, 56, 60, 61, 62, 232, 270, 276, 279, 372, 376, 377, 421, 424, 426, 475, 529, 531, 637, 705, 719, *955, 984, 991, 1010, 1019, 1053, 1055*.
— u. G. Astaldi *951, 955, 988, 990, 991, 1010, 1028, 1047*.
Fiessinger, N. 116, 217, 325, 383, 387, 869, 891, *981, 1004, 1013*.
— u. C. Albahary *1086*.
— M. Aussanaire, A. Lafontaine u. A. Gajdos *964*.
— M. Gaultier u. C. Albahary *1012*.
— u. Laur *1078*.
— u. Olivier *1081*.
— R. Tieffeneau u. J. Trémolieres *1004*.
Figi 751.
— F. A., A. C. Broders u. F. Z. Havens *1057*.
Filatov, A. s. Hesse, E. *976*.
de Filippi, P. *896, 1082*.
Filla, E. 119, 446, *964, 1023*.
Filo, E. 113, 217, 236, 273, 315, 430, *964, 981, 984, 990, 1003, 1020*.
Filter, C. F. s. Spies, T. D. *996*.
Finch, C. A. 155, 522, *973*.
— J. G. Gibson II, W. C. Peacock u. A. G. Fluharty *973*.
Finch, C. A. s. Hills, A. G. *1029*.
Finck 437.
— M. A. v. s. Bock, M. *974, 1020*.
Findlay 565, 566, 567.
— s. Poole *1037*.
— s. Stanus *1038*.
de Fine Olivarius, B. *1013*.
Fink 299.
— D. L. s. Rigler, L. G. *998*.
— H. s. Meyer, L. M. *1048*.
Finkel, A. 200, *981*.
Finkelstein, H. 440, 812, *1021*.
— s. Zondek *1071*.
Finland 308, 393, 394.
— s. Peterson *1014*.
— M. s. Berk, L. *999*.
— O. L. Peterson, H. E. Allen, B. A. Samper u. M. W. Barnes *1014*.
Finney *993*.
Finnly 257, *988*.
Finucane 570.
— u. Philips *1036*.
Fiorani-Gallotta 596.
— G. s. Sirtori, C. *1043*.
Fiori 119.
— s. Peragallo *967, 986*.

Firth 392.
— A. C. D. s. Dacie, J. V. *1013*.
Fischer 387, 397, 549, 705, 707. 770.
— A. R. *1062*.
— E., u. F. Verzár *964*.
— H. 124, 126, 128, 130, 133, 134, 135, 136, 140, 142, 163, 167, 168, 179, 180, *970*.
— u. E. Adler *970*.
— u. H. Baumgartner *970*.
— u. H. Halbach *970*.
— u. Herrle *970*.
— u. R. Hess *970*.
— u. H. Libowitzky *970*.
— u. Meyer-Betz *970*.
— u. Müller *970*.
— u. Reindel *970*.
— u. C. v. Seemann *970*.
— s. Siedel, W. *972*.
— u. Stern *970*.
— J. A. *1014*.
— Ö. s. Georgi, F. *1034*.
— R., u. Jeanneret *975*.
— R. A., u. R. R. Race *975*.
— W. 663, *975, 1050, 1053*.
— u. F. Hahn *975*.
— s. Wiener *1053*.
Fischer-Wasels, B. 299, 548, *997*.
— s. Grote, L. R. *1034*.
Fischler 138, 148, *970*.
— u. Gebhard *970*.
Fish, W. s. Fleming, A. *1062*.
Fishberg 414.
— s. Libman *1018*.
Fisher 299, 928.
— S. s. Harrell, G. T. *1054*.
— s. Murphy *990, 991*.
Fitz 282, 583, 619.
Fitzgibson s. Hoffmann *1073*.
Fitz-Hugh 911, 920.
— u. Krumbhaar *964*.
— s. Pancoast *1074*.
— T. s. Weinstein, G. L. *1041*.
— Th. jr. *1084*.
— u. Creskoff *993*.
— s. Creskoff, A. J. *999, 1044*.
— u. E. B. Krumbhaar *1084*.
Flaks 114, 464.
— Himmel u. Zlotnik *964, 1025*.
Flanders, J. s. Marx, H. E. *1065*.
Fleck 484.
— L., u. Z. Murczynska *1028*.
Fleischer 418, *1018*.
—-Hansen 317, *1003*.
Fleischhacker, H. 65, 229, 243, 317, 464, 507, 650, 684, 689, 743, 749, 831, 835, 896, *951, 1057, 1072*.
— s. Breu *1081*.
— s. Buchgraber, K. *983, 1002*.

Fleischhacker, H., u. P. Grüneis *1072*.
— u. R. Klima *956*, *1025*, *1055*, *1057*.
— s. Klima, R. *1051*.
— u. Lachnit *1028*, *1050*.
— u. Schürer-Waldheim *985*.
— u. H. Seyfried *1047*.
Fleischmann, W. 483, 485, 507, *1028*.
Fleming 56, 86, 768.
— A., u. W. Fish *1062*.
— E. M. s. Ham, Th. H. *960*.
— s. Shen, Shu Chu *962*.
Flemming 323.
— s. Norgaard *1005*.
— W. *956*.
Fletscher 470, 627.
— F. s. Wilkinson, J. F. *997*, *1026*, *1046*.
La Fleur-Birch *1070*.
Flinker, R. 323, *1004*.
Flint, A. *1006*.
Flößner 775, 776, 791, *1062*.
Florand 419.
— s. Huber *1018*.
Florentin 60.
— u. Binder *956*.
Florman 331, 332.
— A. L., u. M. M. Wintrobe *1006*.
Fluharty 155.
— R. G. s. Finch, C. A. *973*.
Flynn 809.
— J. E. s. Scanlon, G. H. *1071*.
Foa 109, *964*.
Fodor 259.
— u. Kunos *988*.
Förster 262, 264, 419, *1018*.
— Hofheinz u. Guttmann *989*.
— s. Löwy *966*.
Fogelson 289.
— s. Bachrach *992*.
Foggie 854, *1076*.
Folkers 284.
— K. s. Rickes, E. L. *995*.
Follin 568.
— s. Gounelle *1036*.
Follis, R. H. s. Wintrobe, M. M. *969*.
— jr. s. Cartwright, G. E. *964*.
Fond 542.
— J., u. P. Ravenna *1034*.
Fonio, A. 66, 756, 757, 767, 770, 773, 774, 775, 776, 783, 788, 790, 791, 797, 801, 802, 803, 804, 805, *1062*, *1069*.
— u. R. Passet *1062*, *1069*.
— u. J. Schwendener *1062*.
Fontaine 668.
— R., L. Frühling u. J. Géry *1050*.
Fontana 497, *1028*.
Fontès 192, 193, 229, 275, 283, 307.

Fontès, Kunlin u. Thivolle *984*.
— u. Thivolle *979*, *990*, *993*, *999*.
Food 565.
— A. G. s. Butt, E. M. *1036*.
Food 568.
— u. Butt *1036*.
Foot 464.
— s. Reznikoff *1026*.
Forbes, G. B. 393, *1014*.
Forconi, A. 62, 651, *956*.
— u. Carere-Comes *1047*.
Fordyce 797, *1069*.
Forer 182.
— S. s. Wiener, A. S. *978*.
Forkner 461, 495, 543, 575, 602, 629, 648, *1028*, *1039*, *1047*.
— s. Spodaro *1026*.
— C. E., Teng, Chen u. Cochran *1034*, *1042*.
Forman, C. s. Ehrich, W. E. *1028*.
Forschbach 465.
— J. s. Brieger, H. *1025*.
Forsell 193, 447, *979*, *1023*.
Forsham 522.
— P. H. s. Hills, A. G. *1029*.
Forster, R. *993*.
— T. W., J. W. Watson u. E. Neumark *1084*.
Fortunato 298.
— A., u. Ferrucio di Lorenzo *997*.
Foster 318, 370, 887.
— L. C. s. Poole, A. K. *1003*.
— L. P. *1010*.
— S. E. s. Windholz, F. *1081*.
Foulger 463.
— J. s. Morris, R. S. *1026*.
Fouts 118, 228, 236, 256, 304, 305, 432.
— s. Helmer *988*, *1000*.
— P. J., O. M. Helmer u. S. Lepkovsky *964*, *984*.
— Helmer, Lepkovsky u. Jukes *984*, *1020*.
— Helmer u. Zerfas *982*, *993*.
— u. Zerfas *999*.
Foweather 133, *970*.
Fowler 739.
— s. Feller *1057*.
Fox 370, 902, *1082*.
— s. Holler *1037*.
— H. F. s. Strauß, M. B. *1011*.
— H. J. s. Strauß, M. B. *1011*.
Foy 326.
— s. Fairley *1004*.
— H., u. A. Kondi *1004*.
Fraenkel 370, 539, 630, 691, *1047*.
— u. Much *1050*.
Francaviglia 378, *1010*.
Francis 546.
— H. C. s. Weinstein, A. *1035*.

Franck, W. 107, 297, 397, 689, 727, 777, 811, 812, 813, 816, 819, 821, 823, 825, 826, 832, 846, 848, *1055*.
Francke, E. 857, 865, 878, *1078*.
Frank *1078*.
— u. Breitkreuz *1081*.
— A., u. W. Punin *1014*.
— s. Tischendorf, W. *1012*, *1052*.
— C., u. J. Holland *1078*.
— E. 814, 850, 851, 859, 860, 866, 869, 874, 887, 892, 894, 895, *1062*, *1072*, *1076*, *1078*, *1082*.
— N. Bilhan u. H. Ekren *1069*.
— u. E. Hartmann *964*.
— H. *997*.
Franke 306, 463.
— H. *1025*, *1055*.
— K. *999*.
Frascarelli 487.
— R. s. Pitzurra, M. *1031*.
Frédéricq, P. 759, *1062*.
Frederiksen 584.
— O. s. Engelbreth-Holm, J. *1040*.
Freeman 808.
— S. s. Yeager, L. B. *1071*.
Freemann 563, *1036*.
Freerksen, E. 79, *960*.
Frehse s. Ewald *1055*.
Freimann, S. B. 178, *975*.
Frenckell, G. 357, *1007*.
Frenzel 525, 895.
— s. Bock, H. E. *963*, *1027*, *1081*.
Fresen, O. 426, 498, 499, 713, 726, 729, *1019*, *1028*, *1055*.
— u. Haarduder *985*.
Fressinaud 896.
— L. s. Marchal, G. *1082*.
Freudenberg 163, 237, 325, 370, 373, 374, 377, 441.
— E. *1003*, *1004*, *1021*.
— u. M. Esser *984*, *1010*.
— K., H. Molter u. H. Walch *976*..
— O. Westphal u. P. Groenewood *976*.
Freund 784, *1075*.
— E. s. Bucky, G. *1025*.
Frey 118, 519, 533, 777, 807, *1062*.
— s. Opitz, H. *1070*.
— B. s. Moeschlin, S. *1030*.
— E. 231, *984*.
— J., u. H. Jochmann *1028*.
— K. E. s. Erf, L. A. *1082*.
— W. *1028*.
Frey-Wyssling, A. 31, 32, 33, *956*.
Freymann, G. 339, 340, *1007*.
Fried 804.

Fried s. Feißly, R. *1069*.
Friedemann u. Élkeles *1050*.
— U. 177, 691, 862, 909, *1078*, *1084*.
Friedenreich 163, *976*.
Friedländer 250, *987*.
— E., u. E. Steinitz *999*.
Friedlander 98.
— u. Wiedemer *964*.
Friedmann 278, 448, *1023*.
— s. Isaacs *1000*.
— Isaacs u. Lufkin *991*.
Friedrich 525.
— G. s. Friesz, J. *1028*.
Friess s. Meerssemann *984*.
Friesz 525.
— J., µ. G. Friedrich *1028*.
— u. T. v. Gorka *1028*.
Friis-Hansen, H. P. 921, *1084*.
Frimberger, F. 28, 180, 825, *953*, *976*, *1072*.
Fritsch 155, 195, 237, 319.
— F. s. Reimann, F. *974*, *980*, *986*, *995*.
— R. s. Reimann, F. *1003*.
Fritschy 809, 812.
— W. s. Koller, F. *1064*, *1070*, *1073*.
Fritz-Hugh 95.
Fritze 484, 619, 623, 626.
— E. *1028*, *1044*.
— s. Schulze, E. *1045*.
— s. Tischendorf, W. *1033*, *1046*.
— W. s. Tischendorf, W. *1015*.
Froboese 674, *1050*.
— s. Delhougne, F. *1023*.
Frödin, H. *1076*.
Frölander, U. T. 738. *1057*.
Frölich 838.
— s. Holst *1075*.
Frola, G. 377, *1010*.
Frommeyer, W. B. s. Spies, T. D. *996*, *1005*.
Frontali 378.
— u. Rassii *1010*.
Frostad, S. 322, *1004*.
Frühling 495, 668.
— L. s. Fontaine, R. *1050*.
— u. S. Roger *1028*.
Frugoni, C. 651, *1047*.
Frumina 868.
— L. M., u. S. S. Fainstein *1078*.
Frumusan 645.
— s. May *1048*.
Fry 907.
Fuchs, H. 310, 509, *1062*.
— H. G. s. Ackermann, D. *998*.
Führer 413.
— W. s. Münzenmeier, J. *1018*.
Fülleborn 930, 932, 933.
Fülöp 463.
— J. s. Baráth, E. *1025*.

de La Fuente, V. 818, *1072*.
Fuentés Gomez, M. *1084*.
Fürth 145, 192.
— O., u. K. Singer 970, *979*.
Fujita, A. 577, *1040*.
Fukuchi 904, *1082*.
Fuld 330, 788, *1006*.
Fuller 571.
Fullerton 195, 205, 216, 225, 228, 343, 390, 925, 926, *980*, *982*.
— H. W. s. Davidson, L. S. P. *980*, *981*, *1007*, *1013*.
— u. H. L. Duguid *1084*.
Fulton 525.
— s. György *1078*.
Furbetta 921, 925.
— D., s. Buttaro, C. A. *1083*.
— s. Magrini, A. *1085*.
Furchgott 348.
— R. F., u. E. Ponder *1007*.
Furness 589.
— u. Stebbing *1042*.
Furth 577, 578, 584, 585.
— Seibold u. Rathbone *1040*.
— J. 720, *1040*.
— u. O. B. Furth *1040*.
— O. Furth u. Breedis *1055*.
— u. M. C. Kahn *1040*.
— s. Saxton, J. A. *1041*.
— O. 720.
— s. Furth, J. *1040*, 1055.
Furusho s. Komiya *951*.
Fuste 589.
— s. Lopez Fernandez *1042*.

Gaarenstroom 842, *1075*.
Gänsslen, M. 58, 131, 301, 302, 303, 305, 336, 338, 339, 341, 342, 345, 346, 350, 354, 355, 356, 357, 361, 364, 365, 381, 382, 457, 511, 512, 531, 627, 701, 862, 868, 879, *956*, *970*, *979*, *1000*, *1006*, *1007*, *1012*, *1028*, *1044*, *1050*, *1078*.
— E. Zipperlen u. E. Schütz *1007*.
Gaethgens, G. *1062*.
Gaisböck, F. 450, 453, 461, *1022*, *1024*, *1025*.
Gajdos, A. 116, 408, 426, *964*, *1015*.
— s. Bernard, H. *963*, *1019*, *1083*.
— s. Fiessinger, N. *964*.
— s. Lafontaine, A. *966*.
Gajdos-Torok 116.
— M. s. Benard, H. *963*.
Galambos 511.
Galindez 448.
— u. Sanquinetti *1023*.
Galinowski, Z. 777, *1062*.
Gall, E. A. 559, 705, *1036*.
— s. Mallory *1079*.

Gall, E. A., H. R. Morrison u. A. T. Scott *1053*.
Gallanardin s. Collet *1023*.
Gallasch 69.
Gallenkamp, F. 874, *1078*.
Galleone 769.
— A., u. A. Romagnolo *1062*.
Galli 448, *1023*.
Gallo, V. 85, 93, 280, 281, *964*.
— s. Astaldi, G. *991*.
— u. B. Tolentino *960*.
Gans, O. 710, *1054*.
Gantenberg, R. 271, *990*.
Ganter, J. s. Knüchel, F. *1064*.
Garcia 82.
— Palacios, F. s. Irigoyen, A. *961*.
Garcin 448.
— s. Guillain *1023*.
Gardiner s. Bethell *982*.
Gardner, K. D. 231, *984*.
Garin, L. 719, 833, *1055*, *1073*.
Garland 708.
— H. G., u. J. G. Thomson *1054*.
Garner 766, *1062*.
— R. L. s. Tillett, W. S. *1067*.
Garrod 142.
Garsche, R. 234, 235, *984*.
Gaspar s. Cracium *1049*.
Gasser 325, 383, 384, 387, 405, 437, 438, 810, 884.
— C. *1004*, *1012*, *1013*, *1021*, *1069*.
— s. Grumbach, A. *1021*.
— u. J. Karrer *1015*.
— K. *1078*.
Gastaldi, E. s. Gedda, L. *960*.
Gaston 768.
— E. s. Jacobson, L. O. *1063*.
Gatto, J. 377, *1010*.
Gauld, W. R. 593, 651, *1042*, *1047*.
Gaultier 869.
— M. s. Fiessinger, N. *1012*, *1078*.
Gaupp 678, 691.
— R. jr. *1050*.
— V. 179.
Gautier 438, 869, 911.
— s. Poisseau *1085*.
— Seidmann u. Baudouin *1078*.
— P., J. Guinand-Doniel u. F. Thelin *1021*.
Gavazzeni 869.
— u. Minelli *1078*.
Gebauer, A. 679, 680, 687, 688, *1050*.
Gebhard 138, 148.
— s. Fischler *970*.
— s. Jürgens, R. *953*.
Gebhardt 18.
Geboldi 280.
Gebsattel, E. v. 707, *1054*.

Gedda 80.
— L., u. E. Gastaldi *960*.
Gedigk 132.
— P. s. Westphal, U. *973*.
Geerts, S. J. s. ten Berg, J. A. G. *992*.
Geiger s. Dam, H. *1069*.
— s. Goodman *993*.
Geill s. Andersen *1024*.
Geis 758.
— P. s. Bayerle, H. *1060*.
Geiseler 419.
— G. s. Vogt, H. *1018*.
Geiser 886.
— s. Albrecht *1080*.
Gelderen 364, *1007*.
Gellerstedt 234, *984*.
Gellis 21.
— S. S. s. Maris, E. P. *953*.
Geluchten, van *989*.
Gendel 881, *1078*.
Gennerich 163.
— s. Schäfer *978*.
Gensch 831.
— F. s. Schmidt-Voigt *1074*.
Gentry 921.
— E., u. F. Hill *1084*.
George 831.
— C. W. s. Lockie, L. M. *1073*.
Georgi 549.
— F., u. Ö. Fischer *1034*.
Gerber, B. A. 350, 359, *1007*.
Gerendas 760.
Gerhardt 338, 362, *1007*.
Gerheim 776.
— E. B., u. A. T. Miller jr. *1062*.
Gerlach, W. 685, 863, 886, *1078*, *1081*.
Gerlings *982*.
Géronne, A. 692, *1050*.
Gerrits 334.
— J. C., u. S. J. de Vries *1006*.
Gerstel, G. 886, *1081*.
Gerstenberg, H. W. 85, 383, 542, *960*, *1012*, *1034*.
Géry 668.
— J. s. Fontaine, R. *1050*.
Geschickter 733, 736, 738, 747.
— C. F., u. Copeland *1057*.
Geßler Dexter, Adams u. Taylor *993*.
— C. 632, *1047*.
Geyer 701.
— J. H. s. Doan, Ch. A. *1025*, *1047*, *1049*.
Gherlinzoni 651.
— G., u. L. Rosa *1047*.
Giampalmo 752.
— A. s. Bianchi, V. *1057*.
Giannico 762.
— O., u. G. Provini *1062*.
Gibb 37.
— R. P., u. R. E. Stowell *956*.
Gibel 29, *953*.

Gibertini 304.
— G. s. Conti, D. *999*.
Gibson 4, 5, 155, 300, 406, 881, *1078*.
— u. Howard *1000*.
— J. G. s. Brines J. K. *952*.
— u. W. A. Evans *952*.
— s. Thomson, K. J. *952*.
— II. s. Finch, C. A. *973*.
— R. H., u. D. C. Harrison *1016*.
— S. T. s. Janeway, C. A. *953*.
— u. Allen *1025*.
— H. Z. 467, 543, 835, 904, *1034*, *1073*, *1082*.
Gilbert 231, 356, 358, 663.
— Babaiantz u. Kadura *1050*.
— Chabrol u. Bénnard *1007*.
— u. Sluys *1050*.
— N. C., F. L. Dey u. J. E. Rall *984*.
— R. *1050*.
Gilbert-Dreyfus 737, 825.
— H. Mamou u. C. Assal *1057*.
— u. H. Masson *1073*.
Gilbrin 271.
— E. s. Brulé, M. *989*.
Gillespie 367, 369.
Gilligan 419.
— u. Blumgart *1018*.
Gillmann, H. 824, *1073*.
Gillmeister, H. 532, *1028*.
Gilly, Favre 790.
Gilman 698.
— A. s. Goodman, L. *1044*, *1050*.
Gimsing 842, *1075*.
Gingold 598, *1042*.
Ginoulhiac 323.
Ginoulhiac, R. s. Castrovilli, G. *1004*.
Ginsburg 765.
— s. Skundina *1067*.
Ginzberg 109, 526.
— s. Heilmeyer, L. *965*, *1029*.
Giordano 387, 694, *1050*.
— u. Blum *1013*.
Giovanni 881.
— s. Balzar *1077*.
Girard 585.
— s. Maingot *1040*.
Giraud 178.
— G., u. Th. Desmonts *976*.
Girdwood s. Davidson *1002*.
Girwood 294.
— R. H. s. Davidson, L. S. P. *993*.
Gitter 108, 109, 127, 141, 149, 153, 246.
— A., u. L. Heilmeyer *970*, *985*.
— s. Heilmeyer *965*, 970.
Gittins 440, *1021*.
Giuffini 357, *1007*.

Giundini, R. 252, *987*.
Gjessing 855, *1077*.
Glannès s. Sabrazès *1041*.
Glanzmann u. Walthard *984*.
— E. *951*, *981*, *1034*, *1036*, *1062*, *1073*, *1077*, *1084*, *1086*.
— u. P. Riniker *1034*, *1084*.
— Steiner u. Keller *1062*, *1069*.
— u. B. Walthard *1053*.
— M. 203, 204, 205, 234, 235. 548, 556, 562, 702, 703, 757. 795, 807, 834, 835, 836, 837, 846, 911, 927.
Glavind 810, 838.
— J. s. Dam, H. *1061*, *1069*, *1072*.
Glazko 760.
— A. J. s. Ferguson, J. H. *1062*.
Gleiß, J. 790, *1062*.
Glimm, P. 303, 308, *1000*.
Glimstedt 498, 493, *1028*.
Glöns, van 546, *1034*.
Gloggengiesser 589, 591, 592. *1042*.
Gloor, W. 481, 583, 640, 642, *1028*, *1040*, *1047*.
Glueck, H. J. s. Jubelirer, R. A. *1063*.
Gluzinski 746.
— u. Reichenstein *1057*.
Godfried 698.
— E. G. s. Groen, J. *1050*.
Godina, G. 488, *1028*.
Godwin s. McGee *982*.
Goebel, W. F. 163, *976*.
Gönnert 878, 928, 933.
— s. Schweickert *1079*.
— R. s. Kikuth, W. *1086*.
Goerke 692, 701, *1050*.
Görl 184, *976*.
Görög 414.
— s. Barta *1017*.
Gössl, W. 854, *1077*.
Göthlin, G. F. 796, *1062*.
Goetsch-Tompkins 237.
— A., C. V. Moore u. V. Minich *986*.
Goetz 911, *1084*.
Götze, H. s. Meyer zum Gottesberge, M. *1065*.
Gohrbandt 780, 781, 784, 818. 822.
Goia 679.
— Daniello u. Hangalutz *1050*.
Goidsenhoven, van 156, 225, 830, *1073*.
— s. Hoet *981*.
— Hoet u. Lederer *973*, *980*, *982*.
Goldblatt s. Györgyi *1078*.
Goldbloom 231.
— A.A. s. Held, J. W. *984*.
Goldburgh 925.
— H. J. s. Urbach, E. *1086*.

Goldeck, H. 646, 698, *1047, 1050.*
— s. Jores, A. *1050.*
Goldenberg 878, *1078.*
Goldhamer 195, 218, 288, 289, 305, 318, *993, 1000.*
— s. Bethell *980, 982.*
— s. Isaacs *994.*
— s. Sturgis *1004.*
Goldkuhl *989.*
Goldman 85.
— L. s. Antopol, W. *959.*
Goldscheider 516.
— u. Jacob *1028.*
Goldsmith 458, *1024.*
Goldstein *1077.*
Goltz 330.
Gomori, G. 37, *956.*
Gonella 404.
— A. s. Rivier, J. L. *1017.*
Gonet, E. 448, *1023.*
Gonnermann, W. 113, 236, 429, 430, *964, 984, 1024.*
Gonzalez 925.
— Calvo, V. *1084.*
Goodall 323.
— H. I. s. Goodall, J. W. D. *1004.*
— s. Yoodoll, W. D. *997.*
— J. W. D., H. I. Goodall u. D. Banerje *1004.*
Goodman 627, 698.
— Dameshek, Wintrobe, Gilman u. McLennan *1050.*
— Geiger u. Claiborn *993.*
— L., M. Wintrobe, W. Dameshek, M. Goodman, A. Gilman u. M. McLennan *1044.*
— M. s. Goodman, L. *1044.*
Goodmann 336, 698.
— E. G., u. B. R. Cates *1008.*
Goor, v. 739.
Goosseus, N. 768, *976.*
— s. Dyckerhoff, H. *1061.*
Goowin 221.
Gordin, R. 634, *1047.*
Gordinier 605.
— s. Blumer *1041.*
Gordon 691, 776, *1050.*
— Gow u. Rolleston *1050.*
— s. Isaacs *1063.*
— A. S., u. M. Dubin *964.*
Gorham s. Propp *1059.*
Gorius 172.
— s. Caroli, J. *975.*
Gorka, Th. v. 114, *964.*
— s. Friesz, J. *1028.*
Gorke 783.
— H. s. Seeliger, S. *1067.*
Gormsen, H. 707, *1054.*
Gorter, E. 387, *1013.*
Gosau 643, *1047.*
Gosseus s. Dyckerhoff, H. *1069.*

Gotschlich, E. s. Delhougne, F. *1023.*
Gottlebe, P. 404, 581, *1016, 1040.*
Gottlieb 882.
Gottron, H. 591, *1042.*
Gottsegen 403, 645, *1016.*
— G., u. B. Rona *1047.*
— W. K. s. Makay, R. P. *1085.*
Gottstein 921.
Goudsmit 388, 870, *1013.*
— u. Levie *1078.*
Gounelle 217, 568, *981.*
— u. Follin *1036.*
Gouttas 316.
— s. Bensis *1002.*
Govaerts 804.
— u. Gratia *1069.*
Gow 692, *1050.*
— s. Gordon *1050.*
Goyena 454.
— J. R., u. E. Colombo *1024.*
Graafland 613.
— C. A. s. Touw, J. F. *1043.*
Grace 585, 870.
— s. Rosenthal *1041, 1080.*
de Graciansky 715.
— P., u. A. Paraf *1055.*
Graeber, H. 831, *1073.*
Gräff 484, 516.
Graeff, S. 692, *1028, 1050.*
Graff, U. 610, *1042.*
Graham 560, 925.
— Schwartz u. Chapman *1036.*
— H. B. *1084.*
— Lescher, F. *1003.*
Gram 79.
Grams, H. 448, *1023.*
Gran 868, 869, *1078.*
Grand, C. G. 691, *1050.*
Grandjean, E. 106, *964.*
Granick, S. 157, *973.*
Grant 542.
— H. s. Apley, J. *1033.*
Granzner 542, *1034.*
Grasser 887, 888, 890, *1081.*
Grassmück, A. s. Felix, K. *955.*
Gratia 804.
— s. Govaerts *1069.*
Graupner s. Jürgens, R. *1063.*
Graver 681.
— L. F. s. Loseke, L. *1051.*
Graves, Ph. R. *1069, 1084.*
Graw 180.
— s. Strumia *978.*
Grawitz 69, 209, 212, 217, 290, 409, 445, 511, 571, *960, 981, 993, 1016, 1023, 1039.*
Gray 383, 559, 602.
— J. D., u. S. Shaw *1042.*
— L. W. s. Wilson, S. J. *1012, 1038.*

Graybiel 406.
— A., J. L. Lilienthal u. R. L. Riley *1016.*
Grebe 109, 118.
— s. Seyderhelm, R. *967, 980, 986, 1020.*
Green 758, 806.
— s. Eley *1069.*
— H. N. s. Stomer, H. B. *1067.*
Greenblatt 437.
— J. J. s. Mitchell, N. *1021.*
Greene 429.
— s. Baldridge *1019.*
Greener 282.
— s. Dyke *991.*
Greenfield 456, 731.
— A. D. M., u. E. I. Jones *1024.*
— M. s. Brick, J. B. *1057.*
Greenspan, F. S. s. Breyspraak, R. W. *1061.*
Greenspon *993.*
Greenthal 434, *1021.*
Greenwald 366.
— L., u. J. B. Burrett *1009.*
Gregerson 4.
— M. J., u. H. Schiro *952.*
Grégoire 710, 829, *1073.*
— J. s. Sohier, R. *1055.*
Gréhand 4.
— u. Quinquand *952.*
Greif, St. 47, 58, 60, 408, *956.*
— s. Christen, W. *1015.*
Greifenstein, A. 730, *1058.*
Greppi 231, 270, 299, 335, 345, 378, 407, 898, *990, 997, 1008, 1010, 1082.*
— u. Deleonardi *984.*
— u. Semenza *1016.*
Gretschel 894, *1082.*
Griesbach, W. 270, *990.*
Grieshammer 886, 887, *1081.*
Grieve s. Jones *994.*
Griffith 287, *993.*
Grifoni, V. 90, *1082.*
Grignani 668.
— A. s. Cattaneo, J. *1049.*
Grigolo 323.
Grill 290.
— s. Berger *992.*
Grimm 493.
— N. E. s. Harries, T. *1028.*
Grinnan 366, *1009.*
Gripwall 73, 86, 339, 343, 345, 346, 357, 361, *960, 1008.*
Grisshammer 517.
— W. s. Schittemhelm, A. *1032.*
Groat 602.
— W. A., T. C. Wyatt, S. M. Zimmer u. R. E. Field *1042.*
Grober 119.
— u. Sempell *965.*

Groedel 869.
— u. Lossen *1078*.
Groen 325, 698.
— s. Snapper *1020*.
— J., E. G. Godfried, G. H. L. Kromsigt, J. H. Reisel u. S. Tillema *1050*.
— u. I. Snapper *1004*.
Groenewood 163.
— P. s. Freudenberg, K. *976*.
Grönwall, A. 181, *976*.
— u. B. Ingelman *976*.
Grof 133.
— P. s. Jendrassik, L. *971*.
Gros, W. 692, 739, *953*, *1058*.
— u. Brockmann *1058*.
— u. E. Zieschank *1050*.
Groß 238, 319, 364, 619, 676, *1050*.
— s. Cohn *1057*.
— s. Brugsch, H. *1007*.
— R. s. Bock, H. E. *1025*, *1044*.
— s. Thedering, F. *986*.
— St. v. *1003*.
Grosse-Brockhoff 358.
— u. Karcher *1008*.
Grossiord 363.
— A. s. Celice, J. *1007*.
Großmann 591.
— s. v. Müllern *1043*.
Grote 548.
L. R., u. B. Fischer-Wasels *1034*.
Grotepass, W. 126, 140, *970*.
— s. Hulst, L. A. *971*,
— s. de Langen *971*.
Groth, H. s. Bonsdorff, B. v. *1057*.
Gruber, G. B. 91, *965*.
Gruelund, S. 680, *1050*.
Grünberg 439.
— A. s. Schuberth, J. *1022*.
Grüneberg 79.
— H. s. Doniach, E. H. *960*.
Grüneis 835.
P. s. Fleischhacker, H. *1072*.
Grünfeld 287.
— M. s. Reimann, F. *995*.
Grüning, W. 760, *1062*.
Gruhn 447, *1023*.
Grumbach, A. 169, 398, 437, *976*, *1014*.
— s. Fanconi, G. *975*.
— u. C. Gasser *1021*.
Gruneis 668.
Gruner, W. 653, *1047*.
Grunke, W. *1062*, *1069*.
— u. J. Koletzko *1069*.
Grut 739, *1058*.
Grzegorzewski 332, 333, *1006*.
Gsell, O. 387, 559, 569, 570, 677, 744, *1013*, *1036*, *1050*.
Gülzow 258.
— M. s. Lühr, K. *988*.

Günder 835, *1073*.
Günsel, E. 798, *1069*.
Günter, H. 953.
Günther 30, 76, 77, 79, 110, 183, 330, 331, 404, 419, 447, 800, 868, *960*, *1016*, *1018*.
— s. Messerschmidt *977*.
— G. W. *1078*.
— H. *965*, *1006*, *1023*.
— R. *1069*.
Guerrant 116.
— R. E. s. Hogan, A. G. *965*.
Guerry 810.
— s. Waddel *1071*.
Guest, G. M. 84, *960*.
Gugelot 550, 552.
— s. Leitner, St. J. *1035*.
Guggenheimer, H. 522, *1028*.
Di Guglielmo, G. 378, 421, 422, 423, 424, 425, 427, 442, 630, *1010*, *1019*, *1021*, *1047*.
Guichard 569.
— A. s. Sohier, R. *1038*.
Guidotti 747.
— C. s. Ferrandu, S. *1057*.
Guillain 263, 448, 463.
— Lechelle u. Garcin *1023*.
— Lereboullet u. Auzépy *989*,
— G., P. Mathieu u. J. Lereboullet *1025*.
Guillemin 727.
— J. s. Decourt, J. *1055*.
Guillery 896, *1082*.
Guinand-Doniel, J. s. Gautier, P. *1021*.
Gumprecht 501, 608, 639, 651.
Gunten, H. v. 119, *965*.
Das Gupta 529.
Gurowitsch, Beyer 315.
Guthrie 591.
— s. Boggs *1041*.
Gutman 740.
— Moore, McClellan u. Kabat *1058*.
Guttfreund, A. 823, *1073*.
Guttmann, W. 262, 782, *1000*, *1062*.
— s. Foerster *989*.
Gutzeit, K. 229, 289, 461, 902, *984*, *993*, *1025*, *1082*.
— K. s. Wendt, H. *1083*.
Guye, P., u. J. Joliat *1058*.
Guzman Barron, E. S. s. Spurr, Ch. L. *1046*.
Guzmann 682, *1050*.
Gwinner, G. s. Spies, T. D. *1005*.
Györgyi 324, 881, *1004*.
— Goldblatt, Miller u. Fulton *1078*.
— P. s. Stepp, W. *1076*.

Haaf s. Pirwitz, J. *967*.
Haam 822.
— u. Awny *1073*.

de Haan 484, *1028*.
— s. Feringa *1028*.
Haarduder s. Fresenius *985*.
Haarpuder 242.
Habelmann, G. 48, 93, *956*, *965*, *976*.
Haberfeld 547.
Haberman 169, 438.
— S., I. D. Hill, B. W. Everist u. I. W. Davenport *976*.
— s. Hill, J. M. *1021*.
Hackfield 989.
Haddow 619, 622, 626.
— A. s. Paterson, E. *1045*.
— u. W. A. Sexton *1044*.
Haden, R. L. 79, 81, 257, 343, 357, 366, 470, 807, *951*, *960*, *979*, *988*, *1008*.
— s. Bortz, D. W. *1025*.
— u. F. D. Evans *1009*.
— s. Hewlett, J. S. *1069*.
Hadengue 410.
— A. s. Dérobert, L. *1015*.
Häckel 47.
— s. Heilmeyer, L. *956*.
Hänel, U. 56, 103, 104, 105, 270, 277, 308, 751, 780, *956*, *965*, *990*, *1000*, *1058*, *1063*.
Häntzschel, K. 513, *1028*.
Härtlein 486.
— U. s. Henning, N. *1029*.
Hagen 676, *1050*.
Hagens s. Ege *999*.
Hahn 4, 5, 116, 155, 163, 236, 237, 367, 369, 393, 397, 402, 403, *1014*.
— s. Whipple *987*.
— E. V. *1009*.
— u. Gillespie *1009*.
— F. s. Brüggemann, W. *1014*.
— s. Fischer, W. *975*.
— s. Heilmeyer, L. *1014*.
— P. F., W. F. Bale, E. O. Lawrence u. G. H. Whipple *973*.
— s. Balfour, W. M. *973*.
— J. F. Ross, W. F. Bale, W. M. Balfour u. G. H. Whipple *952*.
— u. G. H. Whipple *965*, *984*.
Hahnelt s. Steinbrinck, W. *1006*.
Hahnemann 79, 80, *960*.
Hajashida 528.
Halbach, H. 135, 136, *970*.
— s. Fischer, H. *970*.
Halberstaedter 119, 122, 534.
— L., u. A. Simons *965*, *1028*.
Halbertsma 457.
— s. Dijkstra *1023*.
Halbrecht, M. J. 437, 438, *1021*.
Haldane, J. B. S. *976*.
Hall 457, 719, 906.
— s. Cohn *1057*.
— s. Rogers *1082*.

Hall s. Schenken *995*.
— s. Watkins *1056*.
— B. s. Day, L. *1002*.
— u. C. Watkins *993*.
— B. E., u. D. C. Campbell *1000*.
— F. H. Krusen u. H. W. Woltman *1000*, *1005*.
— u. C. H. Watkins *1000*.
— Knowlton 286, 309, 316, 317.
— M. *1024*.
Halle 591, *1042*.
— s. Bogendörfer *960*.
Hallén 219, 221, *982*.
Halliday, S. s. Harned, B. K. *1086*.
Halliwell 812.
— H. L., u. L. Brigham *1069*.
Hallock 469.
— P. H. s. Stentstrom, K. W. *1026*.
Halouet 264.
— P. J., u. K. A. J. Jarvinen *989*.
Halperin 437.
— J., M. Jacobi u. A. Dubin *1021*.
Halse, Th. 466, 762, 765, 766, 767, 768, 769, 770, 771, 786, *1025*, *1063*.
— Th., u. G. Quennet *1063*.
— s. Rehn, E. *1066*.
Ham 91, 360, 386, 390, 392, 394, 402.
— s. Castle, W. B. *992*.
— s. Emerson *1007*.
— s. Peterson *1014*.
— G. C., u. H. M. Horack *1013*.
— T. D., u. J. H. Dingle *1013*.
— T. H. *1014*.
— Th. H., S. Ch. Shen, E. M. Fleming u. W. B. Castle *960*.
Hamagucki 604.
— Ichiro s. Ahazaki *1041*.
Hamann 606.
Hamburger 85, 302, 390, 484, 960, *1028*.
— s. Achard *998*.
— L., u. A. Bernstein *1013*.
Hamilton 71, 228, 262, 457.
— u. Morse *1024*.
— H. A., u. H. P. Wright *982*.
— W. F. s. Barbour, H. G. *959*.
Hammarsten, O. 759, *1063*.
— s. Eisler *993*.
Hammesfahr 589, *1042*.
Hammon 878.
— u. Enders *1078*.
Hamperl 113.
— H. s. Arnold, O. *963*.
Hampton, St. J. 258, 850, *1077*.
— s. Jones *988*, *1000*.

Hance 746, *1058*.
Handley 801.
— u. Nußbrecher *1069*.
Handovsky, H. 246, *986*.
Hangalutz s. Goia *1050*.
Hanganatziu 556, 564, *1036*.
Hangarter 297.
— u. Wolbergs *998*.
Hanger 26, *953*.
Hanicki, Z. s. Aleksandrowicz, J. *1049*.
Hanisch 445.
— K. s. Brühl, W. *1023*.
Hansen 99, 152, 306, 322, 354, 355, 619, 921, 922, *1084*.
— u. v. Staa *965*.
— K., u. E. Klein *1008*.
— u. H. v. Staa *1005*.
— P. B. *1044*.
— R. 153, *970*.
— -Pruss, O. C. 368, *1000*.
Hanssen, P. 234, 235, 387, 425, *984*, *1000*, *1013*, *1019*.
Hantschmann, L. 706, *1054*.
Harding 285.
— W. M. s. Shive, W. *995*, *1001*.
Hardy 569, 769.
— H. s. Henckel, H. *1063*.
— M. s. Lorenz, M. *1037*.
— St. M. s. Winkle, W. van *1033*.
Haring, W. 258, *988*.
Harke, G. 297, *998*.
Harley, A., Haynes jr. u. A. P. Ormond *1073*.
Harms, P. 107, 108, *965*.
Harnapp 81.
— u. Möbius *960*.
Harned, B. K., R. W. Cunningham, S. Halliday, R. E. Vessey, N. N. Yuda, Mary C. Clark u. SubbaRow *1086*.
Harrell 707.
— G. T., u. S. Fisher *1054*.
Harrestrup-Andersen, A. 831, *1073*.
Harries, T., N. E. Grimm, E. Mertens u. W. E. Ehrich *1028*.
Harrington, S. W. 231, *984*.
Harris 493, 574, 758.
— s. Rosenthal *1039*.
— T. N. s. Eagle, H. *1062*.
Harrison 406, 543, 566, 891, 892, *1034*.
— C. V. s. Vaughan, J. M. *1081*.
— D. C. s. Gibson, R. H. *1016*.
— J. G. s. Lyons, H. A. *1037*.
Harrispe 390.
— s. Cain *1013*.
Harrop 133.
— G. A., u. S. S. G. Barron *970*.

Hart 117, 204, 246, 844.
— u. Lessing *1075*.
— s. Schulte *986*.
— s. Waddel *968*, *981*, *987*.
— E. B. s. Elvehjem, C. A. *981*.
— s. Mills, R. C. *994*.
Harte, R. A. s. Landsteiner, K. *976*.
Hartert, H. 783, 793, 794, 795, 796, *1063*.
Hartfall 221, 229, 256, 288, 298, *984*. *988*, *993*.
— s. Meulengracht, E. *998*.
— u. Witts *982*, *993*.
Hartmann 107, 281, 533, 548, 589, 746.
— E. s. Frank, E. *964*.
— F. *991*, *1058*.
— F. W. s. Dou)), H. P. *1042*.
Hartog 550.
— -Jager *1035*.
Hartwich, A. 909, 923, *1084*.
Hartwig 539.
Harvey 40, 404.
Harvey u. Janevey *1016*.
— G. s. Cappell, D. F. *955*.
Harvier 427, 566.
— P., G. H. Lavergne u. R. Claisse *1036*.
— J. de Melletier, G. H. Lavergne u. M. Lamotte *1019*.
Hasenbush, L. L. s. Wintrobe, M. M. *1043*.
Haskins 82.
— s. Osgood, E. *962*, *979*.
Hasselmann 730, *1058*.
Hasskó, A. s. Kocsis, A. *1070*.
Hatieganu 563, 564.
— J., u. T. Spârchez *1036*.
Hattersley, P. G. 170, *976*.
— Aus u. M. L. Fawcette *976*.
Hatz 566, 850, *1037*.
— E. B. s. Armentano, L. *1076*.
Hatzky 831, 896, *1073*, *1082*.
Hauke, G. s. Mark, R. E. *994*.
Haurowitz, F. 123, *970*.
Hauser 285, 812.
— F. *1069*, *1073*.
— G. F. s. Scott, M. L. *995*.
Hausmann 286, 295, 324, 366, 584, 619.
— C. H. s. Yater, W. M. *1010*.
— K. *993*, *1005*, *1040*. *1044*.
— s. Mulli *1001*.
Hausold 69, 71, 72.
— J. s. Heilmeyer, L. *961*.
Hauswirth 651.
— L., G. Rosenow u. W. Lansman *1047*.
Havemann, R. 70, *960*.
Havens 751.
— F. Z. s. Figi, F. A. *1057*.
Havill s. Whipple *1018*.

Havrey 730.
— s. Dawson *1057*.
Haworth *1075*.
— s. Szent-Györgyi, A. *1076*.
Hawskley 318, 343, 357, *1008*.
— u. Bailey *1008*.
— u. E. Meulengracht *1003*.
Hayashida 109, 526, *965*, *1028*.
Hayashihava 62, *956*.
Hayem 217, 233, 381, *981*, *984*.
Haynes 831.
— jr. s. Harley, A. *1073*.
Hazard 357.
— J. s. Langeron, L. *1008*.
Hazel, G. R. s. van Winkle, W. *1033*.
Headley 925.
— N. E. s. Boland, E. W. *1083*.
Heath s. Maddock *974*.
— s. Minot *986*.
— Minot, Pohle u. Alstedt *982*.
— u. Patek *980*, *981*.
— Strauss u. Castle *980*, *982*, *986*.
— C. W. 100, 155, 195, 208, 214, 216, 217, 218, 221, 226, 237, 244, 257, 266, 286, 288, 299, 300, *982*, *986*, *998*.
— s. Castle, W. B. *988*, *992*.
— u. Daland *965*.
— s. Daland, G. A. *990*.
Hecht 181, 759, 799, 803, 805, *1063*.
— E. *1069*.
— s. Kooremann, P. J. *1070*.
— s. Zeldenrust, J. *1071*.
— G., u. H. Weese *976*.
— -Johansen, A. s. Meulengracht, E. *1000*.
Heck 281, 738, 739, 748, *991*.
— F. J. s. Bayrd, E. D. *1057*.
Hecker, F. *1078*.
— H. v., u. K. Thews *1058*.
— V. 747, 869.
Heckner, F. 503, *1028*.
Hector 305.
— s. Aubertin *998*.
Hedenius, P. H. 180, *976*.
Hedin, S. G. 766, *1063*.
Heerfordt, C. F. 708, *1054*.
Heerup, L. s. Engbaek, H. Ch. *1055*.
Hefermehl 513.
— E. s. Voit, K. *1033*.
Heffernan, A. 738, *1058*.
Hegglin, R. 390, 392, 393, 402, 412, 413, 419, 553, 837, *1013*, *1014*, *1018*, *1029*, *1035*.
— u. C. Maier *1013*, *1014*.
— u. G. Maier *1018*.
Hegler, C. 538, 557, *1034*, *1037*.
Heiberg *1040*.
von der Heide, E. C. s. Schwartz M. *1075*.

Heidenhain, M. 56, 57, 532, 896, *956*, *1082*.
Heilbrun, O. 315, 316, *1003*.
Heilmeyer, I. 590, 599, 616, 626, 646, 647, 699, 700, 749, 750, *1042*, *1050*.
— L. 3, 29, 47, 69, 70, 71, 72, 80, 82, 85, 98, 99, 100, 105, 106, 107, 108, 109, 110, 115, 124, 127, 128, 131, 134, 135, 136, 137, 138, 141, 143, 144, 145, 146, 147, 148, 149, 150, 151, 152, 153, 155, 156, 158, 163, 172, 182, 191, 192, 195, 198, 204, 206, 207, 208, 212, 215, 216, 218, 219, 220, 221, 222, 225, 232, 235, 237, 238, 239, 241, 243, 244, 245, 246, 247, 256, 258, 267, 270, 271, 272, 273, 276, 279, 280, 281, 282, 299, 300, 343, 349, 350, 352, 354, 385, 386, 390, 391, 392, 393, 397, 402, 403, 409, 422, 423, 424, 427, 433, 444, 447, 454, 467, 515, 525, 531, 547, 586, 610, 619, 622, 640, 647, 660, 702, 742, 743, 828, 841, 863, 865, 874, 875, 876, 882, 884, 906, 907, 919, 952, 960, 965, 970, 976, 979, 980, *981*, *982*, *988*, *990*, *991*, *998*, *1008*, *1012*, *1014*, *1024*, *1029*, *1034*, *1044*, *1047*, *1058*, *1078*, *1084*.
— u. L. Albus *1012*.
— u. H. Begemann *1058*.
— u. P. Beickert *970*.
— s. Billi, A. *969*.
— u. Th. Eilers *965*.
— u. Ginzberg *965*, *1029*.
— u. Gitter, A. *965*, *970*, *986*.
— s. Gitter, A. *970*, *985*.
— u. Häckel *956*.
— Fr. Hahn u. H. Schubothe *1014*.
— u. J. Hausold *961*.
— W. Keiderling u. G. Stüwe *973*, *981*, *1037*, *1050*.
— u. H. Koch *973*, *982*, *986*, *993*.
— s. Kowalzig *998*.
— u. W. Krebs *970*.
— R. Merk u. J. Pirwitz *1044*.
— u. I. v. Mutius *1029*.
— u. J. v. Mutius *961*.
— u. W. Oetzel *965*, *971*.
— u. Oortgiese *965*, *1063*.
— u. W. Otto *979*, *1024*.
— s. Otto, W. *972*.
— u. F. Pfotenhauer *971*.
— u. K. Plötner *965*, *974*, *979*, *980*, *982*, *984*, *986*, *988*, *991*, *998*, *1008*, *1020*, *1075*, *1078*.
— u. Rechenberger *971*.

Heilmeyer, L., K. Recknagel u. L. Albus *965*, *1023*.
— u. G. Riemschneider *1024*.
— u. H. Rudert *971*.
— s. Schloßhardt *1066*.
— u. W. Schöner *1019*.
— u. H. Schubothe *1014*.
— u. G. Stüwe *974*, *1050*.
— G. Stüwe u. W. Keiderling *984*, *986*.
— u. A. Sundermann *961*.
— u. H. Toop *971*.
— s. Walter, A. *1033*.
— u. F. Wengler *1013*, *1014*.
— u. R. Westhäuser *965*.
Heimann, F. 522, *1029*.
Heimburg, v. 364.
Heimburg, J. v., u. U. H. Reuter *1008*.
Hein, H. 796, *1063*.
Heine, J. 688, 890, *1081*.
— Lauer u. Mumme *1050*.
Heinecke, H. *1029*.
Heineke 122, 534, 575, *965*.
— A. s. Meyer, E. *1040*.
Heinhild 807, *1069*.
Heinild, S. 827, *1073*.
Heinle 287, 309, 580, 584.
— s. Castle, W. B. *992*.
— u. Miller *993*, *1000*.
— s. Taylor *996*.
— R. W. s. Berk, L. *992*, *999*.
— H. Hirschmann u. J. T. Wearn *1040*.
— s. Moore, C. V. *994*.
— u. D. R. Weir *1040*.
— u. A. Welch *1000*.
Heinsen, H. A. 831, 882, *1073*.
— u. A. Lezius *1078*.
— u. R. Wachter *1073*.
Heintze, D. 810. *1069*,
Heinz 78, 404, 405, 406, *961*, *1016*.
Heinzel, W. s. Masshoff, W. *1045*.
Heissen, F. 688, *1050*.
Heitz 34, *956*.
Hekma, E. 757, *1063*.
Held 231.
— J. W., u. A. A. Goldbloom *984*.
Hellbaum 117.
— A. A. s. Stanley, A. J. *967*.
Heller 313, 719, *1003*.
— E. L., u. Ch. H. Hiles *1056*.
Hellman 473, 489, 493, 658, 689, 810.
Hellman, L. M., u. Eastman *1069*.
— u. L. B. Shettles *1069*.
— T. *1029*, *1050*.
Hellström 356, *1008*.
Helly, K. 96, 576, *965*, *1040*.
Helmer 118, 228, 237, 256, 287, 305, 432.

Helmer s. Emmerson *993*.
— Fouts u. Zerfas *988*, *1000*.
— O. M. s. Fouts, P. J. *964*, *982*, *984*, *993*, *1020*.
Helpap, K. 857, *1078*.
Helrup 546.
Helrup s. Engbaek, H. Ch. *1034*.
Hemmeler, G. 156, 229, 233, 243, 258, 259, 306, 346, 603, 831, 866, 869, 925, *951*, *974*, *984*, *986*, *988*, *1000*, *1008*, *1042*.
— s. Chapuis, J. P. *1072*, *1078*.
— s. Lapp, R. *1084*.
— u. A. Reymond *1078*.
Hemmerle 48, 49, 52, 54, 55, 475, 623, 626, 637.
— W. s. Begemann, H. *955*, *1027*, *1044*, *1046*.
Hemmerling 538, 643.
— H., u. H. Schleusing *1034*, *1047*.
Hemmrich, F. s. Reimann, F. *995*.
Hempel 98, 671, *965*.
Henatsch, J. D. 85, *961*.
Hench 925.
— P. S. s. Boland, E. W. *1083*.
Henckel 769.
— H., H. Hardy u. K. Schreier *1063*.
Henderson, L. J. *951*.
Hendrick 760, 828.
— J. V. s. Holoubek, J. E. *1063*, *1069*, *1073*.
Heni 569.
— F., u. E. Zeh *1037*.
Henn 673, *1050*.
Henneberg 260, *989*.
Hennemann, Ph. H., H. Wexler u. M. M. Westenhaver *1029*.
Henning, N. 39, 47, 178, 270, 287, 288, 290, 304, 305, 315, 457, 486, 501, 563, 598, 681, 743, 863, 874, 875, *976*, *993*, *1003*, *1037*, *1078*.
— u. H. Brugsch *993*.
— L. Demling u. U. Härtlein *1029*.
— s. Ewald *1055*.
— u. H. Keilhack *956*, 90, *1000*, *1024*, *1029*, *1037*, *1042*, *1050*, *1058*, *1078*.
— u. G. Stieger *1000*.
Henoch 826, 846, 849, 850, 851, *1073*, *1075*, *1077*.
Henschen, C. 317, 543, 546, *1034*.
Henstell 348.
— u. Dameshek *1008*.
Heppich 762.
— E., u. J. Schmid *1063*.

Herbut 627, 892.
— P. A. s. Erf, L. A. *1081*.
— s. Miller, F. R. *1045*.
Herfarth, H. 364, *1008*, *1073*.
Herff, v. 303, *1000*.
Herken 20.
— H., u. H. Remmer *953*.
Herlitz *1021*.
Hernberg, C. A. 80, 287, *961*, *1003*.
Herrick, J. P. 365, *1009*.
Herrle s. Fischer, H. *970*.
Herrlinger, R. 27, *953*.
Herscher, H. *1050*.
Herter 432.
Hertz 368.
— C. S. s. Beck, J. S. *1009*.
Herxheimer, G. 465, *1025*.
Herz, A. 439, 667, *1021*, *1050*.
Herzen 177, *976*.
Herzog 96, 460, 467, 468, 735, 785, 798.
— s. Berg *1068*.
— G. *965*, *1024*, *1025*, *1058*.
— R. s. Tischendorf, W. *1024*.
Hess 110, 134, 136, 519, 803, 875, *1069*.
— A. F. 835, *1073*.
— F. O. *1029*, *1034*.
— R. s. Fischer, H. *970*.
— W. R. 527, 548, *965*.
— -Thaysen, Th. E. 322, *1005*.
Hesse, E. 179.
— u. A. Filatov *976*.
Heubner 70, 71, 78, 239, 241, 242, 404, 405, 406, 432, 845.
— Kiese u. Tauschwitz *986*.
— O. *1075*.
— W. *961*, *986*, *1016*.
Heuck 886, *1081*.
Heuser, G. F. s. Daniel, L. J. *993*.
— s. Scot, M. L. *1001*.
Hevesy, G. v. 152, 296, *971*, *993*, *1000*.
— u. K. Zerahn *961*.
Hewer, T. F. 603, *1042*.
Hewitt 936.
— S. Kurshner, H. W. Steward, E. White, W. S. Wallace u. Y. SubbaRow *1086*.
— s. Santioga-Stevenson, D. *1086*.
— W. S. Wallace, E. White u. Y. SubbaRow *1086*.
Hewlett 781, 807, 818.
— J. S. s. Diggs, L. W. *1061*, *1072*.
— u. R. L. Haden *1069*.
Heyl 233, 801, 802.
— E. *1069*.
— E. s. Büchmann, P. *983*.
— J. T. s. Janeway, C. A. *953*.
Heymann 447.
— u. Bussel *1023*.

Heymer 776.
— A., u. G. Ottowess *1063*.
Heyn 767.
— H. s. Bayerle, H. *1060*.
Heyrodt, H. s. Bode, O. B. *982*.
Hiatt, J. S. *1054*.
Hickey 393, 437,
— M. D. s. Malley, L. K. *1014*.
— u. E. de Valera *1021*.
Higgins 38, 92, 320.
— u. Stasney *1003*.
— G. M. s. Stasney, J. *958*, *968*.
Highmore 653.
Hijmans van den Bergh, A. A. 41, 126, 127, 131, 132, 142, 271, 333, 334, 335, 350, 416, 556, 567, *969*, *971*, *989*, *990*, *1006*, *1017*, *1018*.
— van den Bergh, A. A., u. Blitstein *959*.
— van den Bergh, A. A., u. Snapper *1008*.
Hildreth 694.
— s. Peirce *1051*.
Hiles 719.
— Ch. H. s. Heller, E. L. *1056*.
Hilgenberg, H. s. Schultz, W. *1066*.
Hill 350, 438, 569, 768, 831, 921, *1008*.
— s. Birge *1036*.
— D. B. *1073*.
— F. s. Gentry, E. *1084*.
— I. D. s. Haberman, S. *976*.
— J. M., u. S. Haberman *1021*.
— I. M. jr. s. Wright, L. T. *1068*.
Hiller 769.
— E., u. O. Rollwagen *1063*.
Hills 114, 290, 522.
— s. Dodds *964*, *993*.
— A. G., P. H. Forsham u. Ch. A. Finch *1029*.
Himmel 114, 464.
— s. Flaks *964*, *1025*.
Hines 772.
— D. C. s. vanWinkle, W. *1033*.
— E. A. s. Allen, E. V. *1060*.
Hippel, E. V. v. 856, *1077*.
Hird, A. J. 575, *1039*.
Hirlemann, A. *1008*.
Hirsch, F. 252, 451, *987*, *1024*.
Hirschberger 827.
— s. Schiff *1074*.
Hirschboeck, J. S. 619, 790, *1063*.
— J. S., M. C. F. Lindert, J. Chase u. T. L. Calvy *1044*.
Hirscher, H. 624, *1044*.
Hirschfeld 78, 97, 115, 271, 430, 443, 447, 457, 511, 575, 589, 592, 605, 662, 721, 735, 748, 859, *961*, *965*, *1039*, *1058*, *1078*.

Hirschfeld s. Burschke *1055*.
— u. Klemperer *990*.
— H. *1006, 1022, 1023, 1024, 1040, 1042, 1050, 1058, 1087*.
— u. A. Hittmair *951*.
— u. Weinert *965*.
Hirschlaff, W. 591, *1042*.
Hirschmann 580.
— H. s. Heinle, R. W. *1040*.
Hirsheimer 5.
— A. s. Thomson, K. J. *952*.
Hirst, G. K. 398, *1014*.
Hirszfeld 163.
— s. v. Dungern *975*.
Hitch 607.
— J. M., u. D. C. Smith *1042, 1044*.
Hittmair, A. 40, 43, 45, 69, 73, 241, 299, 419, 495, 497, 510, 519, 541, 577, 603, 639, 714, 715, 717, 718, 719, 775, 776, 781, 889, 890, *951, 956, 961, 986, 998, 1018, 1029, 1040, 1042, 1047, 1056, 1063, 1081*.
— s. Hirschfeld, H. *951*.
Hitzenberger, K. 448, 449, 463, *1023, 1025*.
Hiyeda 130, *971*.
Hobert 120, *965*.
Hobson 822.
— u. Witt *1073*.
Hochmann 136.
Hochrein 186.
Hock 118, 237, 431.
— R. s. Stodtmeister, R. *968, 985, 1020*.
Hodeige, H. J. s. Voit, K. *1046*.
Hodenberg, D. v. 468, *1025*.
Hodgkin 661, 670, 688, 690, *1050*.
Höber, R. 28, *953*.
den Hoed 870.
— Levie u. Straub *1078*.
Höfer 242, 245.
— J. s. Wichels, P. *987*.
Hoekstra 524, *1029*.
Hoene, P. s. Rothmann, H. *1026*.
Höpker, W. 331, 739, *1006, 1058*.
Höra, J., u. H. Wohlgemuth *1029*.
Hörlein 406.
— H., u. G. Weber *1016*.
Hoesch 824, *1073*.
Hoesslin, H. O. v. 195, 216, *980, 981*.
Hoet 156, 225, 848.
— s. van Goidsenhoven *973, 980, 982*.
— van Goidsenhoven u. Lederer *981*.
— J., u. A. van Vyve *1077*.

Hövelborn 688, *1050*.
Hofer 45.
— s. Künkel *956*.
Hoff, F. 59, 109, 110, 111, 232, 264, 298, 312, 313, 314, 382, 415, 429, 447, 482, 517, 518, 519, 522, 526, 527, 549, 598, 828, *956, 965, 989, 998, 1012, 1023, 1029, 1034, 1042, 1073, 1079, 1086*.
— u. L. Bachmann *1029*.
— u. R. Kels *1018*.
— u. St. v. Linhardt *1029*.
— u. H. Sauerstein *984, 1003*.
Hofferbarth 511.
Hoffmann s. Butt *1083*.
— Kahn u. Fitzgibson *1073*.
— s. Ziffren *1071*.
— A. *981*.
— D. *991*.
— F. A. 216, 281, 312, 691, 831, 922, *1003*.
— G. T., u. A. Rottino *1050*.
Hofheinz, G. 262, 467, 1025.
— s. Foerster *989*.
Hofmann 776, 791.
Hofmeister 532, *1029*.
Hogan 116, 291.
— A. G., u. E. M. Parrot *994*.
— E. L. Powell u. R. E. Guerrant *965*.
— s. Richardson, L. R. *995*.
Hogben 437.
— L. s. Waterhouse, J. A. H. *1022*.
Hogreffe, G. 582, *1040*.
Højensgård 770.
— I. C., u. M. Schwartz *1063*.
Holboll 98, 281, 311, *965, 1000*.
— S. A. *991*.
Holden, H. *1058*.
Holfelder, H. 468, 617, *1044*.
— u. Reisner *1025*.
Holland 868, *869*.
— s. Rösch *1079*.
— J. s. Frank, C. *1078*.
Holler, G. 107, 190, 319, 321, 533, 570, 691, *965, 979, 1037, 1050*.
— u. Fox *1037*.
— u. H. Kulka *1003*.
— H. Melicher u. N. Reiter *1029*.
Hollingsworth s. Terry *1006*.
Hollis 760, 828.
— W. J. s. Holoubek, J. E. *1063, 1069, 1073*.
Holmes 46.
Holmgren 489, 505, *1029*.
— s. Jorpes *1029*.
— u. Wilander *1029*.
— Hj., u. G. Wohlfart *1029*.
Holoubek 760, 807, 828.
— J. E., J. V. Hendrick u. W. J. Hollis *1063, 1069, 1073*.

Holst, P. F. 838, *989*.
— P. F., u. Frölich *1075*.
Holten 827, 828, *1083*.
Holtz 113, 824.
— F. s. Arnold, O. *963, 1072*.
Homma 541, *1034*.
Hooft 346, 651.
— C., u. H. Campernolle *1047*.
— u. Verhoestraete *1008*.
Hooper 5, 108, 134.
— s. Whipple *968, 973*.
— J. jr., H. Tabor u. A. W. Winkler *952*.
Hopps 117.
— H. C. s. Stanley, A. J. *967*.
Horack, H. M. s. Ham, G. C. *1013*.
Horanyi, M. 767, *1063*.
Horeau 681.
— J. s. Picard, R. *1051*.
Horn 760.
— Z., u. L. Borsodi *1063*.
Horneffer 71, 79, *961*.
Horner 676.
Horsley 78, *961*.
Horster, J. A. 750, *1058*.
— s. Tönnis *996*.
Hotchkiss, R. D. 37, *956*.
Hottinger, A. *1021*.
Hotz, H. W. 319, 320, *1003*.
Housfal s. Sydenstricker *1009*.
Houssay 114.
— Royer u. Orias *965*.
Housset s. Lemaire, A. *1045*.
Houstek J., u. J. Brachfeldová *1039, 1047*.
Howard 300, 303, 418, 820.
— s. Gibson *1000*.
— Milis u. Townsend *1018*.
— s. Murphy, W. P. *1001*.
— J. s. Äggeler, P. M. *1071*.
Howe, P. E. *953*.
Howell 583, 759, 760, 763, 777, 803, 902, 904, *1063, 1069*.
— u. Cekada *1069*.
— s. Evans *1069*.
— K. M. *1040*.
— L. *1082*.
— T. H. *1005*.
— u. D. P. Donahne *1063*.
Howkins 530.
Hoyer, K. 633, *1047*.
Huber 58, 78, 419, *961*.
— Florand, Lièvre u. Néret *1018*.
— H. 879, *1079*.
— W. 551, *956, 1035*.
Huch 619.
Huck 365, *1009*.
Hudack 493.
— s. McMaster *1030, 1042*.
Hübner u. Müller-Hess *989*.
Hueck, W. 691, *1050*.

Hüfner 70.
Hühn 783.
— U. s. Apitz, K. *1060.*
Huët, G. J. 550, *1035.*
Hüttig 622, *1044.*
Hufeland 209.
Huff 285, 295.
— J. W. s. Wright, L. D. *997, 1002.*
Hugentobler 31, 745.
— F. s. Wuhrmann, F. *954, 1060.*
Huggins 123.
— Ch., B. H. Blocksom jr. u. W. J. Noonan *965.*
Hugh 583.
Hughes 108, 109.
— s. Cohn *953.*
— u. Latner *965.*
— W. L. s. Cohn, E. J. *1061.*
— jr. s. Cohn, E. J. *1061.*
Huismans 722.
— s. Böhne *1055.*
Hulst 140.
— L. A., u. W. Grotepass *971.*
Humble, J. G. 816, *1073.*
Hummel 318.
— s. Barker *999, 1002.*
Humperdinck, K. 97, 868,*1079.*
— u. A. Rummel *965.*
Humphreys 233.
— S. s. Cartwright, G. E. *964, 983.*
— s. Wintrobe, M. M. *969.*
Hunter 252, 256, 271, 272, 274, 323, 333, 334, 746, *988, 990.*
— s. Osgood, E. *1059.*
— s. Snapper *1020.*
— s. Vaughan *1005.*
— W. C. *1006.*
— u. Adams *1006.*
Hunwicke, R. F. 179, *976.*
Hurpé 407.
— A. s. Monsaingeon, A. *1016.*
Hurst 437, 438, 881, 883, 884.
— A., u. R. M. Kark *1079.*
— J. G. s. Wiener, A. S. *1022, 1080.*
— M. s. Traut, H. *1022.*
Hurtado, A. 107, *965.*
Husemann 768.
— E. K. N., v. Kaulla u. B. Kappeser *1063.*
Husson 560.
— G. S. s. Dolgopol, W. B. *1036.*
Hutchings, B. L. s. Angier, R. B. *992.*
Hutchinson 40, 457, *1024.*
Hutchison, H. E. s. Cappell, D. F. *955.*
Hutquist, M. E. s. Angier, R. B. *992.*
Huwer, G. 98, 99, 148, 153, 229, *965, 971, 982.*

Hynek 480, *1029.*
Hynes 39, 79, *956.*
— u. Martin *961.*

Ichiro 604.
LIinares, P. T. s. Irigoyen, A. *961.*
Ikin s. Race, R. R. *977.*
Illchmann-Christ 442, *1021.*
Illing, E. 309, *989, 1000.*
Imbert s. Raynaud *1085.*
Imerslund, O. 925, 926, *1084.*
Ingelman, B. 181, *976.*
— B. s. Grönwall, A. *976.*
Ingle 493, 521, 548.
— s. Moor *1030, 1034.*
Ingrassia, G. 345, 403, *1008, 1016.*
Innes 730.
— s. Dawson *1057.*
Ino 881.
— s. Okinara *1079.*
Inoue 401.
— B. s. Kumagai L. *1018.*
— s. Kumagai, T. *1014.*
Instone, S. 831, *1073.*
Introzzi, P. 62, 333, 334, 335, 507, 691, 692, *956, 1006, 1029, 1050.*
Ionnesco 407, 408.
— s. Nanu-Muscel *1016.*
Irgang, S. 706, *1054.*
Irigoyen 82.
— A., F. Garcia Palacios u. P. T. LIinares *961.*
Isaacs 78, 99, 195, 218, 253, 278, 283, 288, 304, 568, 577, 629, 776, *961, 988, 1037.*
— s. Bethell *980, 982.*
— Bethell, Riddle u. Friedman *1000.*
— s. Daland *1039.*
— u. Friedman *1000.*
— s. Friedmann *991.*
— u. Goldhamer *994.*
— u. Gordon *1063.*
— s. Minot *1039, 1042, 1048.*
— s. Sturgis, C. C. *1001.*
— u. Wilkinson *1000.*
Isch-Wall, P. s. Émile-Weil, P. *955, 990, 991, 1019, 1024, 1028, 1042, 1078.*
Iseli 251, *987.*
Isenstead, J. H. 924, *1084.*
Ishihara 542, *1034.*
Isizaka, K. 231, *984.*
Israëls, M. C. G. 326, 390, 414, 423, *951, 1019.*
— s. Dacie *1013, 1017.*
— u. J. F. Wilkinson *1005.*
— s. Wilkinson, J. F. *997, 1002.*
Issekutz, v. 406, *1016.*
Istomanowa, T. 100, 102, 279, *965, 991.*

Itami 85, 108, *965.*
— u. Pratt *961.*
Itano 367.
— H. A., u. L. Pauling *1009.*
Itoh 130, *971.*
Ivarsson s. Sjövall *1009.*
Iversen 698.
— K., u. K. Kjerulf-Jensen *1050.*
Ivy 92, 287, 289, 302, 318.
— s. Bussabarger *982.*
— A. C. s. Richter, O, *995, 1001, 1003.*
— s. Wigodsky, H. S. *968.*
Iwao u. Yoshida *1006.*
Iyengar 766.
— N., K. B. Sehra u. B. Mukerji *1063.*

Jacksch-Hayem-Luzet 440.
Jackson 221, 394, 549, 662, 683, 690, 691, 730, 733, 751, 868, 886, 924, *1034.*
— s. Donohue *1042.*
— s. Morrison *982.*
— s. Parker *1059.*
— s. Turner *1052.*
— jr., H. F. Parker u. J. M. Bethea *1058.*
— E. B. s. Turner, J. C. *1015.*
— H., F. Parker, J. F. Rinehart u. F. H. L. Taylor *1084.*
— F. Parker u. F. H. L. Taylor *1084.*
— jr., u. F. Parker, jr. *1050.*
— s. Rawson, R. *1079.*
— J. *1084.*
— R. L. s. Lamb, F. H. *1081.*
Jacob 516, 573, 673.
— s. Goldscheider *1028.*
— Leblois u. Mayer *1050.*
— C. H. *1039.*
— S. s. Dreyfus, A. *1061.*
Jacobi, M. s. Halperin, J. *1021.*
Jacobs 85, 90, 465, 831, *994, 1025.*
— s. Jones *1073.*
— M. H., u. W. J. Brown *961.*
— u. D. R. Stewart *961.*
Jacobsen 60, 94, 100, 719.
— E., u. C. M. Plum *965.*
— C. M. Plum u. G. Rasch *965.*
— K. M. *1056.*
— L. O. s. Bloom, W. *955.*
Jacobson 122, 768, 821, 828, *1000.*
— s. SubbaRow *996.*
— E. *1073.*
— L. O. s. Allen, J. G. *1060, 1072.*
— s. Bogardus, G. *1072.*
— E. K. Marks, E. Gaston, I. G. Allen u. M. H. Block *1063.*

Jacobson, L. O., E. K. Marks u. E. L. Simmons *965*.
— s. Spurr, Ch. L. *1046*, *1052*.
Jacox 694.
— s. Peirce *1051*.
Jädicke 549, *1034*.
Jaeger 413, 751, 819.
— E. *1058*.
— G. *1073*.
— K. H. s. Bose, P. *1017*.
Jaffé 449, *1023*.
Jager 550.
Jagić, N. v. 224, 281, 288, 325, 589, 628.
— u. R. Klima *951*, *982*, *994*, *1044*.
— u. F. Nagl *1005*.
— u. G. Spengler *991*, *1042*.
Jahn, D. 549, *1034*.
Jakobj, W. 57, *956*, *966*.
Jambon 558.
— M., u. R. Favre *1037*.
James 245.
— G. W. s. Robinson, J. C. *986*.
Janevey 404.
— s. Harvey *1016*.
Janeway, C. A., S. T. Gibson, L. H. Woodruff, J. T. Heyl u. O. T. Bailey *953*.
— Ch. A. 20, 21.
Janou ek, St. 72, *961*, *966*.
Jansen, N. 922.
Janssen, F. *961*.
Janz 688, *1050*.
Jármai, K. 586, *1040*.
Jarvinen 264.
— K. A. J. s. Halouet, P. J. *989*.
Jasinski, B. 72, 239, 404, 406, 818, 920, *961*, *986*, *1016*, *1029*, *1073*, *1084*.
Jaso, E. 370, 810, *1069*.
— Ales Reinlein u. J. Pardo Urdapilleta *1010*.
Jaubon 719.
— M., J. Chaptal, P. Cazal u. L. Bertrand *1056*.
Jayle 28, *953*.
Jeanneret 179, 807, 809.
— s. Fischer, R. *975*.
— H. *1069*.
— u. E. Rutishauser *1069*.
Jedlička u. Telegina *991*.
— u. Š. Váradi *1008*.
— J. 272, 273, 281, 361, 416, 417, *990*, *1018*.
Jedwabnik 455, *1024*.
Jehle *1018*.
Jelke, H. 581, 837, *1040*, *1073*.
Jellinek 736.
Jendrassik 133.
— L., u. P. Graf *971*.
Jeney 841.
— u. Törö *1075*.

Jenks, A. L. jr. s. Birge, R. F. *1046*.
Jenner 299, *998*.
Jensen 643, 713.
— O. *1047*.
— T. *1054*.
Jensenius, H. s. Petri, S. *995*.
Jéquier 302, *994*.
— Doge 720, 737, 751, 880.
— — E. *1078*.
— — s. Lob, M. *1056*.
— — E., L. Nicod u. J.-P. Chapuis *1058*.
— Jersild, T. 558, 568, 850, *1037*, *1077*.
Jezler, A. 24, *953*.
Jiminez Diaz, C. *1008*.
Joachim, G. *1042*.
Jobin 906.
— J.-B. s. Auger, C. *1081*.
Jochmann 485, 533.
— s. Müller, E. *1030*.
— H. s. Frey, J. *1028*.
Joel 389, 431.
— s. Mainzer *1013*, *1020*.
Jörgens 802.
— H. s. Marx, R. *1070*.
Jörgensen 81.
— u. Warburg *961*.
Joffe 204, 246.
— N. s. Schiff, E. H. *981*, *986*.
Johannsen, Ch. s. Schultzer, P. *1081*.
Johnson 279, 854.
— s. Watkins *992*.
— H. C. s. Darby, W. J. *999*, *1004*.
— S. R. u. N. G. Nordensen *1077*.
Johnston 134.
— s. Sackey *972*.
Johow, R. 769, 771, *1063*.
— u. H. A. Thies *1063*.
Joliat, J. s. Guye, P. *1058*.
Jolly 407.
— s. Toullec *1017*.
Jona 453.
— s. Patrassi *1024*.
Jonah 831.
— s. Mettier, S. R. *1074*.
Jones 79, 80, 178, 233, 254, 263, 277, 280, 287, 305, 310, 323, 324, 383, 429, 456, 627, 631, 720, 830, 831, 924, *988*, *991*.
— Benedict u. Hampten *988*, *1000*.
— Grieve u. Wilkinson *994*.
— u. Jacobs *1073*.
— s. Kampmeier *989*.
— u. Smith *1073*.
— u. Wilkinson *994*.
— B. 131, 139.
— s. Jones. M. *971*.
— B. F. s. Newman, E. V. *1085*.

Jones, Ch. 139.
— E. s. Darby, W. J. *999*, *1004*.
— W. J. Darby u. J. R. Totter *1000*, *1005*.
— E. I. s. Greenfield, A. D. M. *1024*.
— F., u. C. Tillman *1012*.
— H. W. s. Miller, F. R. *1045*.
— s. Tocantins, L. M. *978*.
— M. 131.
— u. B. *971*.
— O. *1000*.
— P. J. s. Cartwright, G. E. *983*.
— T. R. s. McCullagh, E. P. *1020*.
Jonesco 316.
— u. Bonciu *1003* *1016*.
de Jong, Josselin 676, 692, *1042*, *1050*.
Jonxeis, J. H. P. 69, *961*.
Jordan 402, *1014*.
Jordans 550, 554, *1035*.
Jordon 707.
— W. J. u. E. D. Osborne *1054*.
Jores, A. 29, 698, *953*.
— u. A. Detzel *1063*.
— u. H. Goldeck *1050*.
Jorns 485, *1029*.
Jorpes 505, 506, 760, 770.
— Holmgren u. Wilander *1029*.
— J. E. *1063*, *1069*.
— Edman u. Thaning *1063*.
— J. G. *1029*.
Josam 113, 523.
— s. Denecke, G. *964*, *1027*.
Josephs 440.
Joung 171, 182.
— u. Kariker *976*.
Jubelirer, R. 769, *1063*.
— R. A., u. H. J. Glueck *1063*.
Jucker, P. 525, *1029*.
Judine 59, *956*.
Jühling 763.
— L. s. Wöhlisch, E. *1068*.
Jüngling, O. 176, 706, 708, 946, *1054*.
Jürgens, R. 18, 60, 78, 79, 80, 118, 119, 121, 324, 405, 453, 456, 506, 554, 757, 758, 763, 765, 769, 775, 776, 784, 785, 791, 792, 796, 801, 802, 803, 805, 808, 816, 818, 820, 827, 828, 834, 835, 836, 837, 853, *956*, *1058*, *1063*, *1069*, *1073*.
— R., u. K. Bach *1024*.
— u. A. Ferlin *1069*, *1073*.
— u. Gebhard *953*.
— u. Graupner *1063*.
— u. W. Naumann *1063*.
— u. H. Pfaltz *1005*, *1064*, *1073*, *1077*.

Jürgens, R., u. W. Schürer 961, 1016.
— u. A. Studer 961, 966, 1029, 1064.
— u. H. Trautwein 1064, 1070.
— s. v. Willebrand, E. A. 1075.
Jue-Shuan s. Lee 1008.
Jugand, J. s. Dreyfus, A. 1061.
Jukes, Th. H. 309, 1000.
— s. Fouts 984, 1020.
Jung 87, 89, 90, 91, 98, 404, 405, 406, 465.
— s. Roth 1006.
— F. 961, 1016.
— u. H. Asen 966.
— u. K. Stuhlfauth 1016.
— K. 1025.
Junghagen 674.
— s. Kaznelson, P. 1051.
Junk 1006.
Junkmann 113.
— K. s. Arnold, O. 963.
Jurukoff, B. 1042.
Justin 627, 698.
— L., S. Lamotte u. Ch. Polonovski 1050.
— F. Lavani u. A. Rubens-Duval 1056.
— Besançon, L., S. Lamotte-Bavillon u. Cl. Polonovski 1044.
Justinuso 728.

Kabat, s. Gutmann 1058.
Kade, H. 299, 998.
Kadish 525.
— s. Menkin 1030.
Kadura s. Gilbert 1050.
Kaegi 519, 1029.
Kähler, H. 467, 1025.
Kämmerer, H. 98, 138, 179, 598, 923, 966, 976, 1084.
— u. K. Miller 971.
— u. M. Weißhaar 1042.
Kahbrock 217.
Kahler 529, 531, 735.
— O. H. 1029.
— W. 1029.
Kahn 283, 448, 542, 578.
— s. Hoffmann 1073.
— s. Torrey 996.
— F. s. Falta, W. 1023.
— M. C. s. Furth, J. 1040.
Kala Azar 63.
Kalaja, L. 525, 1029.
Kalasavage 627.
— R. J. s. Limarzi, L. R. 1045.
de Kalbermatten, V. s. Vannotti, A. 983.
Kalk, H. 85, 133, 383, 961, 971, 1012.
Kalkoff, K. W. 709, 1054.
Kaltreider 466.
— s. Stephens 1026.

Kamerling 127.
Kaminer 481, 1029.
Kampmeier 263.
— u. Jones 989.
Kanavel 350, 364.
— s. Elliott 1007.
Kandell 305, 653, 1000, 1047.
Kaneyoski 604.
— s. Ahazaki 1041.
Kantor s. Propp 1059.
Kaplan 299, 766, 767.
— u. Rigler 998.
— H. S. s. Rigler, L. G. 998.
— M. H. 1064.
— H. J. Tagnon, C. G. Davidson u. F. H. C. Taylor 1064.
Kappeser 768.
— B. s. Husemann, E. K. N. 1063.
Karabin 179.
— J. E., H. Udesky u. L. Seed 976.
Karcher 358.
— s. Grosse-Brockhoff 1008.
Karczac 257, 287, 988, 994.
Kariker 171, 182.
— s. Joung 976.
Kark 245, 811, 881, 883, 884.
— s. Lozner 1070.
— u. Souter 1070.
— R. M. s. Hurst, A. 1078.
— s. Robinson, J. C. 986.
Karnofsky 627, 698, 705.
— D. A., J. H. Burchenal, R. A. Ormsbee, J. Cornman
— u. C. P. Rhoads 1044, 1051, 1053.
Karp 809.
— G. s. Ströder, J. 1071.
Karrer 405, 810, 839, 994, 1000, 1070, 1075.
— J. s. Gasser, C. 1015.
— W. s. Dam, H. 1069.
Kartagener, M. 619, 1044.
Kartus, S. s. Spies, T. D. 1001.
Kasdon 662, 663.
— S. Chas 1051.
Kast 471, 1029.
Kato 43, 373.
— u. Downey 956, 1011.
Katzin s. Levine, P. J. 977.
Katzmann 525.
— s. Oliver 1031.
Kauer, J. T. s. de Andrus, W. 1060.
Kaufmann 297, 298, 689, 690.
— E. 1051.
— O., u. K. Thiessen 998.
Kaulbersz, J. 107, 966.
Kaulla, K. N. v. 768, 769, 1064.
— s. Husemann, E. K. N. 1063.
— u. R. Pulver 1064.
— s. Pulver, R. 1065.
Kauter 698.
— L. s. Ariel, J. M. 1049.

Kaznelson, P. 218, 223, 224, 362, 457, 603, 610, 674, 790, 821, 828, 883, 1008, 1042, 1064, 1073, 1079.
— u. Junghagen 1051.
— Reimann u. Weiner 982.
— s. Weiner 1024, 1043.
Keckwick 177.
— u. Marriott 976.
Keiderling 158, 204, 232.
— W. s. Heilmeyer, L. 973, 981, 984, 986, 1037, 1050.
Keil 929.
Keilhack, H. 47, 60, 270, 304, 740, 956, 1058.
— s. Henning, N. 956, 990' 1000, 1024, 1029, 1037, 1042, 1050, 1058, 1078.
Keim, A. 510, 1029.
Keith s. Donohue 1042.
Keizer 550, 552.
— D. P. R. s. Koeljewijn, E. 1035.
Kelemen 457, 623.
— E., A. Benkö u. M. Tenyi 1044.
— s. Korpássy, B. 1024.
Keller, H. 81, 103, 322, 325, 807, 961.
— s. Glanzmann, E. 1062, 1069.
— u. Seggel 966.
Kellog 218, 226, 229.
— s. Mettier 982, 984.
Kels 415.
— R. s. Hoff, F. 1018.
Kelsall, G. A. 437, 1021.
Kemkes 555, 556, 1037.
Kempster, H. L. s. Richardson, L. R. 995.
Ken Kuré 59, 956.
Kern, B. 832, 1051, 1073.
Kernéis 681.
— J. s. Picard, R. 1051.
Kerner 246.
— s. Kottlos 986.
Kersley 326, 1000, 1005.
Kessler, E. 322, 1005.
Kesztyüs, v. 132.
— L. v., u. M. Kiese 971.
Kettner, M. 388, 1013.
Key 213, 981.
Kidd 493.
— s. McMaster 1030, 1042.
Kielleuthner, L. 418, 1018.
Kien, Khau van 487.
— s. Turchini, J. 1033.
Kienböck 706.
Kienle, F. 48, 640, 818, 956, 1047, 1073.
Kierland 698.
— R. R. s. Shullenberger, C. C. 1052.
— s. Watkins, Ch. H. 1053.
— C. H. Watkins u. C. C. Shullenburg 1051.

Kiese, M. 128, 132, 241, *971.*
— s. Heubner *986.*
— s. Kesztyüs, L. v. *971.*
— u. G. Klingmüller *971.*
— u. M. Soetbeer *971.*
Kikuth 171, 878, 933.
— W., u. M. Bock *976.*
— u. Gönnert *1086.*
— R. Gönnert u. H. Mauß *1086.*
— Gönnert u. Schweickert *1079.*
Kilchling, H. 21, 741, 746, 749, *953.*
— u. R. Merk *1058.*
Kilner 318.
— s. Fairley, N. H. *1003.*
Kim 289.
— s. Richter, O. *995.*
Kimbel, K. H. 524, *1029.*
Kimbrough 486.
— C. s. Baillif, R. N. *1027.*
Kinder, W. 83, *961.*
Kindermann 86, 271.
— F. s. O. Erlsbacher *960, 990.*
Kinkel, H. 647, *1047.*
Kinkelin 532.
— W. s. Regelsberger, H. *1031.*
Kin Sho Sei 410, *1016.*
Kirberg 923, *1084.*
Kirchmair, H. 724, *1056.*
Kirk, E. 81, 267, 271, *961, 990.*
Kirkegaard 152, 331, 332, 333.
— u. Larsen *971.*
— A., u. K. Larsen *1006.*
Kirschbaum 578, *1040.*
Kirscher 896.
Kirschner *1082.*
Kirschon, A. s. Allen, J. G. *1060.*
Kißling, K. 918, 923, *1084.*
Kißmeyer, A. 706, *1054.*
Kiyono 497, 499.
— s. Aschoff, L. *1027.*
Kjaer, W. s. Petri, Sv. *995.*
Kjeldahl 19, 20.
Kjellberg, K. 383, *1012.*
Kjems 677.
— H. s. Andersen, S. Ry *1049.*
Kjerulf-Jensen 698.
— K. s. Iversen, K. *1050.*
Klan 78, 267, *961, 990.*
Klaperzak *994.*
Klar, E. 307, *1000.*
Klee 426.
Klein 171, 287, 289, 305, 326, 354, 355, 406, 452, 532, 610, 833.
— s. Ashford *992.*
— s. Berman *1072.*
— u. v. Noorden *1042.*
— s. Wilkinson, J. F. *1002, 1005.*
— A. 296, *998.*
— E. s. Hansen, K. *1008.*

Klein H. *1029.*
— s. Nachtsheim,, H. *977.*
— L. s. Wilkinson, J. F. *997.*
— O., u. W. Nonnenbruch *1024.*
— T. s. Carnrick, M. *1015.*
Kleine-Natrop, H. E. 532,*1029.*
Kleiner, G. 468, *1025.*
Kleinschmidt, H. 440, *1021.*
Klem s. Laland *994,* 1000.
Klemm 131.
— E. s. Dirr, K. *969.*
Klemme 594, *1042.*
Klemperer 271, 414, 705.
— s. Hirschfeld *990.*
— G. *1018.*
— P. s. Baehr, G. *1053.*
Kleomota, E. 566, *1037.*
Klima, R. 26, 39, 65, 224, 288, 319, 409, 410, 464, 507, 563, 589, 610, 628, 674, 676, 679, 681, 684, 689, 701, 743, 746, 821, 822, 827, 831, 874, 888, 889, 890, *956, 979, 1029, 1037, 1042, 1051, 1073, 1081.*
— u. F. Bodart *953.*
— s. Fellinger, K. *1003.*
— u. H. Fleischhacker *1051.*
— s. Fleischhacker, H. *955, 1025, 1055, 1057.*
— s. Jagič, N. v. *951, 982, 994, 1044.*
— u. Seyfried *1016, 1042, 1079.*
— u. G. Wengraf *1044.*
Klinefelter 940.
— H. F. s. Dell, J. M. *1087.*
Klinge, F. 656, 846, 849, *1051, 1077.*
Klingemann, H. 751, *1058.*
Klingmüller 706.
— G. s. Kiese, M. *971.*
— V. *1054.*
Klinke, K. 806, *1064, 1070.*
Klostermann, G. J. 436, *1021.*
Klump *994.*
Kneedler *1047.*
Knoll 489, 533.
— H. s. Schürch, O. *978.*
— W. 18, 91, 92, *953, 966, 1029.*
— u. C. Sievers *953.*
— u. H. J. Stark *966.*
Knorr, G. *1044.*
Knottenbelt, N. *1064.*
Knowlton Hall s. Schenken *1003.*
Knüchel 757, 758, 763, 788.
— s. Ebbecke *1062.*
— F. *1064.*
— u. I. Ganter *1064.*
Knutson 924.
— D., C. O. Oldfeld u. P. Wising *1084.*

Kočár, J. *1070.*
Koch 131, 225, 239, 325, 389, 480, 690.
— s. Aschoff, L. *1075.*
— s. Doljanski *970.*
— E. *1013.*
— u. P. Lübbers *1003, 1005, 1029.*
— s. Lübbers, P. *1030.*
— H. s. Heilmeyer, L. *973, 982, 986, 993.*
— M. 312, 313.
— M. B. s. Spies, T. D. *996.*
— W. 913.
Kocher 521.
— s. van der Scheer *989.*
Kocsis, A., u. A. Haßkó *1070.*
Koechlin 14.
— B. A. s. Surgenov, M. *954.*
Kögl 577, *1040.*
Koehler 521.
— G. s. Zondek, H. *1033.*
Köhlmeier, W. 614, *1042, 1044.*
Koelewijn 550, 552.
— E., u. D. P. R. Keizer *1035.*
Koelliker 91, 92, 93, *966.*
König 382.
Koenig, F. 798.
König, L. *1012.*
Königsdörffer 105, 126.
— s. Borst *963, 969.*
— s. Broun *969.*
Körge, K. 522, *1029.*
Környey 676, 677, *1051.*
Kössler 431.
— Maurer u. Loughlin *1020.*
Köster 404, 455, *1024.*
— E.-D. s. Pribilla, W. *1016.*
Kohl, H. 769, 827, *1064, 1073.*
Kohler 244.
— L. s. Buchmann, P. *985*.
Kohn 748.
Kokubo 550, *1035.*
Kolb, O. 178, *976.*
Koletzko, J. s. Grunke, W. *1069.*
Kollar, K. 713, *1054.*
Kollbrunner, F. 709, 712, *1054.*
Koller, F. 269, 277, 278, 322, 758, 769, 770, 771, 772, 786, 787, 788, 789, 806, 808, 809, 810, 812, *990, 991, 994, 1000, 1005, 1064, 1070.*
— u. W. Fritschy *1064, 1070, 1073.*
— u. A. Pedrazzini *1064.*
— s. Pedrazzini, A. *1065.*
— s. Rohr, K. *1066.*
— u. B. Soldati *1064.*
— u. F. Wuhrmann *1070.*
Kolpikoff 312, *1003.*
Kolson, J. s. Totter, J. R. *1002.*
Komáromy 768.
— J. s. Dalos *1061.*

Komiya 250, *987*.
—- Furusho *951*.
Kondi 326.
— s. Fairley *1004*.
— A. s. Foy, H. *1004*.
Konjuszy 284.
— Fr. R. s. Rickes, E. L. *995*.
Kooreman 799.
— P. s. Zeldenrust, J. *1071*.
— P. J., u. E. Hecht *1070*.
Kopac, M. J. 749, *1058*.
Koplau 450.
Korányi 6, 446, 692, *953*, *1023*, *1051*.
Korbsch 179.
Korényi 603.
— A. s. Boros, J. v. *1041*.
Kornberg, A. s. Endicott, K. M. *993*.
Kornblum 541, *1034*, *1037*.
Kornfeld, W. 54, *956*.
Korpássy 457.
— B., u. E. Kelemen *1024*.
Korte 39.
Korth, J. 189, *979*.
Kossel 32.
Kossovitch 163.
— N., u. J. Canat *976*.
Kostkowski, A. s. Aleksandrowicz, J. *1049*.
Kottlors, W. 671, *1051*.
Kottlos 246.
— u. Kerner *986*.
Kottmeier 316, 408, *1003*, *1016*.
Koupernick s. Lemaire, A. *1045*.
Kouwenaur *1006*.
Kovacs 567.
— s. van den Berghe, L. *1036*.
Kowalzig 300.
— u. L. Heilmeyer *998*.
Kozlov 738.
— P. J. s. Arinkin, M. I. *1057*.
Kracke 94, 466, 477, 487, 511, 533, 541, 542, 559, 572, 595, 599, 603, 715, 719, 814, 828, 831, 868, 911, 919, 921, *951*, *966*, *1025*, *1029*, *1034*, *1037*, *1039*, *1042*, *1056*, *1073*, *1079*, *1084*.
— u. Parker *1084*.
— R. R. s. Roberts, S. R. *1031*.
Kraemer 463, 848, *1077*.
— u. Asher *1025*.
Krah 397, *1014*.
Krahn, H. 724, *1056*.
Kramer 749, *1058*.
Krantz *1000*.
Krasnickova 543.
Kraus 771, 886.
— A. P., S. Perlow u. K. Singer *1064*.
— E. J., u. A. Walter *1081*.
—- Brugsch *951*.
Krauß 739, 814, *1073*.
— E. s. Thannhauser, S. J. *1059*.

Kravchenko 398.
— A. T. u. M. S. Sokolov, *1014*.
Krebs 135, 136, 145, 578, 585.
— Rask-Nielsen u. Wagner *1040*.
— s. Widenbauer, F. *1068*.
— W. s. Heilmeyer, L. *970*.
Krehl 291.
— W. A., u. C. A. Elvehjem *994*.
Kreibich, C. 605, 607, 706, 737, 751, *1054*, *1058*.
Kreibig 189, 688, *979*, *1051*.
Kreitz 387, *1051*.
Kremen 180, *976*.
Kremser, G. 828, *1073*.
Kren 692, *1051*.
Kress, H. *1040*.
Kretschmer 450, 461, 692, *1024*, *1025*, *1051*.
Kristensen 565, 566, *1037*.
Kristenson, A. 282, *991*.
Krjukoff 323, *1005*.
Kroese 831.
— G. H. L. s. Groen, J. *1050*.
Krücke 180.
— W., u. H. Semmelroch *976*.
Krückenmeyer 598, *1042*.
Krüger, E. 719.
— s. Schultz, W. *1056*.
— v. 123, *971*.
Krumbhaar, E. B. 95, 574, 600, 902, 904, *1039*, *1082*, *1084*.
— s. Fitz-Hugh *964*, *1084*.
— u. A. Stengel *1042*.
Krumm 220.
— s. Bode, O. B. *982*.
Krummel 639, 644, 718.
— E., u. R. Stodtmeister *1047*, —*1056*.
Krupski 106.
— u. Almasy *966*.
Krusen 309.
— F. H. s. Hall, B. E. *1000*, *1005*.
Kubanyi, A. 802, *1070*.
— Kubiczek, M. 508, 646, *1047*.
— s. Tempka, T. *958*, *1032*.
Kucharick, v. 573, 574, *1039*.
Kuck, K. s. Felix, K. *955*.
Kudelka 319.
Kückens 688, *1051*.
Kühl 115, 145, 153, 221, 227.
— s. Morawitz, P. *966*, *972*.
— H. s. Thiele, W. *983*.
Kühn, H. A. 133, *971*.
— u. Ugy *971*.
Kühnau, W. 287, 841, 842, 843, 844, *994*.
— s. Stepp *1076*.
Künkel u. Hofer *956*.

Künzer, W. 728, *1056*.
Küpper, A. 867, *1079*.
Küster 440, 534.
— E. *1021*.
— F. *1029*.
Kugel 719.
— V. H. s. Rappoport, A. E. *1056*.
Kugelmann, B. 522, *1029*.
Kuh, E. s. Angier, R. B. *992*.
Kuhlmann 390, 391.
— F. s. Abicht, J. *1013*.
Kuhn 445.
— H. s. Holler, G. *1003*.
Kulka 321.
Kumagai 312, 315, 401.
— u. Shimizu *1003*.
— T,. u. B. Inoue *1014*, *1018*.
Kundrat 661, 693.
Kunkel 4, 5, 20.
— P. s. Brines, J. K. *952*.
Kunlin 229.
— s. Fontès *984*.
Kunos 259.
— s. Fodor *988*.
Kunstmann 628, *1044*.
Kunstreich 527.
— W. s. Wiebel, H. *1033*.
Kup 806, *1070*.
Kupffer 395, 498.
Kuribayashi 486, *1029*.
Kurshner 936.
— S. s. Hewitt, R. J. *1086*.
Kuthan, St. 743, *1058*.
Kutsche, J. D. 907, *1082*.
Kuznitzki 706.
— E., u. A. Bittorf *1054*.
Kvale 771, 772.
— W. F. s. Allen, E. V. *1060*.
— s. Parcin, T. W. *1065*.
Kvasnickova, V. *1034*.
Kyrle, A. 710, *1054*.

Laache 216.
Labate 771.
— J. S. s. Sachs, J. J. *1066*.
Labbé 407.
— Boulin u. Balmus *1016*.
Labhart 795, 813.
— A. s. Lüscher, E. *1064*, *1070*, *1074*.
Labrague-Bordenav, M. s. Chaptal, J. *1036*.
Lachnit 507, 643, 684, 689, 746, 869.
— s. Fleischhacker, H. *1028*, *1050*.
— K. *1047*.
— V. *1079*.
— u. Walterskirchen *1058*.
Laederich 340.
— L., J.-E. Thiery u. A. Motte *1008*.

Lämpe 511.
Laeseke 747, *1058.*
Laffarque 942.
— s. Benhamou *1087.*
Lafontaine 116.
— A. s. Bernard, H. *1083.*
— s. Fiessinger, N. *964.*
— u. A. Gajdos *966.*
Laforgia 598.
Lahm 468, *1025.*
Lainer, F. 881, 924, *1079, 1084.*
Laland 324.
— u. Klem *994, 1000.*
— s. Nicolaysen *1005.*
Lamb 886.
— F. H., u. R. L. Jackson *1081.*
Lambin, P. 103, 619, 638, 640, *1047.*
— u. A. Leto *966.*
— u. R. Masure *1045.*
Lambrecht, K. 76, 77, 330, 331, 332, 333, 334, *961, 1006.*
Lamotte 427, 627, 698.
— M. s. Harvier, P. *1019.*
— S. s. Justin, L. *1050.*
—-Bavillon, S. s. Justin-Besançon, L. *1044.*
Lampe 163, 484.
— W. s. Seyderhelm, R. *1024.*
— s. Wichels, P. *978, 1033.*
Lampert 177, 179.
Lamy 387, 804, 874.
— s. Debré, M. *987,*
—- s. Milhit *1079.*
-— M., M. Burstein u. J. P. Soulier *1070.*
— s. Debré, R. *987, 1007, 1013*
Lancaster 407.
— R. L. s. Schretzenmayr, A. *985, 1017.*
Landboe-Christensen 288.
— u. C. M. Plum *994.*
Landes 559, 561, 644.
— G. s. Voit, K. *1048.*
— R., J. P. Reich u. S. Perlow *1037.*
Landolt, R. F. 529, 547, 569, 570, 589, 627, 632, 633, 646, 676, 681, 833, 835, *1030, 1034, 1037, 1042, 1045, 1047, 1051, 1073.*
Landouzy 643, 644.
Landry 634.
Landsberg 112, 232, 458, *966.*
— s. Otto *984.*
— M. s. Lichtenstein, H. *1024.*
Landsberger 832, *1073.*
Landsteiner, K. 159, 163, 164, 166, 395, 401, 416, 436, *976, 1014.*
—- s. Donath, J. *1014.*
—- u. R. A. Harte *976.*
—- u. P. J. Levine *976.*
— u. A. S. Wiener *976.*

Landsteiner, s. Wiener, A. S. *1022.*
Landwehr 805.
— G. s. Alexander, B. *1068.*
Lang 180.
— J. 208.
— K., u. A. Braun *1018.*
— u. H. Schwiegk *977.*
— s. Stuber, B. *1071.*
Lange 69.
— H., u. H. Palmer *961.*
de Langen u. W. Grotepass *971.*
— C. D. 126, 142, 274, 324, 407, *990, 1004, 1016.*
Langendorff 522.
— H., u. E. Tonutti *1030.*
Langeron 357.
— L., P. Michanse u. J. Hazard *1008.*
Langhans 709.
Langlois s. Weil *1080.*
Langstone 541.
— u. Day *993, 1034, 1078.*
— W. C. s. Day, P. L. *1027.*
Lansman, W. s. Hauswirth, L. *1047.*
Lapp, R. 833, 925, *1073,*
— u. G. Hemmeler *1084.*
Larochelle 906.
— L.-N. s. Anger, C. *1081.*
Larsen 152, 229, 331, 332, 333, 569, 810, *984.*
— E. H. s. Dam, H. *1061.*
— H., u. P. Plum *1070.*
Larsen, K. *1037.*
— s. Kirkegaard, A. *971, 1006.*
Lasch, F. 253, 287, 468, *988, 994, 1025.*
Laski s. Donohue *1042.*
Lassen 569.
— H. C. A., u. S. Thomsen *1037.*
Latner, A. L. 108, 109, 766, *1064.*
— s. Hughes *965.*
Laub, R. 581, *1040.*
Laubry 585, 691.
— u. Marchal *1040, 1051.*
Lauda, E. 356, 362, 822, 828, *994, 1008, 1073.*
Laudat 271.
— s. Brulé, M. *989.*
Lauer 163, 688, *977.*
— s. Heine *1050.*
Laur s. Fiessinger *1078.*
Laurell 157, 232.
— B. *984.*
— C. B. *974.*
Laurentius 747, *1058.*
Lauritzen 233.
— M. A. s. Cartwrihgt, G. E. *983.*
Lautenburg 573, *1039.*
Lauter 452, *1024.*

Lavergne 427, 566, 808.
— B. s. Caroli, H. *1068.*
— G.-H. s. Harvier, P. *1019, 1036.*
Laves 37, 97, 488, 489, 491.
— P. *956.*
— W., u. K. Thoma *966, 1030.*
Lawler 437.
— S.D., u. J. van Loghem *1021.*
Lawonn, H. 700, *1051.*
Lawrence 60, 155, 331, 333, 334, 359, 393, 403, 465, 469, 494, 522, 618, 619, 738, 806, 812, 878.
— u. Syverton *1079.*
— E. O. s. Hahn, P. F. *973.*
— J. H. *1025, 1045.*
— R. L. Dobson, B. V. A. Low-Beer u. B. R. Brown *1045.*
— s. Erf, L. A. *1025.*
— s. Low-Beer, B. V. A. *1045.*
— B. V. A. Low-Beer u. J. W. J. Carpender *1045.*
— u. R. L. Rosenthal *1025.*
— J. S. *1006.*
— s. Adams, W. S. *1046, 1057.*
— u. C. G. Craddock *1070.*
— s. Craddock, C. G. *1027, 1068, 1072.*
— s. Valentine, W. N. *1033.*
— W. N. Valentine u. A. H. Dowdy *956.*
— s. Young, L. E. *1009, 1012, 1015.*
Lawson 231, 277.
— s. Rhoads *985.*
— s. Minot, G. R. *991, 1000.*
— H. A. s. Castle, W. B. *1004.*
Layani 925.
— F., u. A. Aschkenasy *1084.*
— s. Justin, L. *1056.*
Layman 305.
— L. H. s. Beard, M. F. *999.*
Lazarus 250, 299, 602, *987, 998, 1042.*
Learmonth 905.
— J. R., u. A. J. S. Macpherson *1082.*
Leary 568.
— D. C., L. G. Welt u. R. S. Beckett *1037, 1040.*
Leavell, B. S. 573, 575, 598, *1039, 1042.*
Lebedev, M. A. 446, *1023.*
Lebert 250, *987.*
Leblois s. Jacob *1050.*
Lecène 654, *1047.*
Lechelle 448.
— s. Guillain *1023.*
Lederer 156, 221, 225, 241, 242, 387, 388, 389, 441, *982, 1000, 1013.*
— s. Goidsenhoven *973, 980, 982.*

Lederer s. Hoet *981.*
— J. *986.*
— Cosyns, H. *1020.*
— u. M. Renaer *986.*
Ledoux-Lebard s. Debré, M. *987.*
Lee 309, 350, 357, 366, 373, 776, 790, 803, 822, 841.
— u. Erickson *1064.*
— Jue-Shuan u. Chiao Tsai *1008.*
— s. Minot *1070.*
— s. Troland *1075.*
— s. Tsai *1009, 1010.*
— u. Vincent *1064.*
— N. Z. s. Lee, R. E. *1075.*
— P. s. Cooley, T. B. *1009, 1010.*
— R. J. *1000.*
Leede 837.
Leeuwen, van 197, 220, 366, 441, 550, *1021.*
— s. Leitner, St. J. *1035.*
— H. C. *980, 982, 1009.*
Lefèvre, J. 622, *1045.*
Leffkowitz, M. 26, *953.*
Leger 869.
— L. H. s. Major, R. H. *1051.*
Legère 304.
— H. s. Schwartz, St. O. *1001.*
Legge 124.
— s. Lemberg *971.*
Lehmann, J. 410, 531, 663, *1016, 1030.*
Lehndorff, H. 323, 340, 370, 371, 374, 434, 436, 440, 556, 559, 653, 853, *1006, 1008, 1011, 1021, 1041, 1077.*
— u. E. Schwarz *1037.*
Lehoreg, F. 720, *1056.*
Lehoult 483.
— Y. s. Delaunay, A. *1027.*
Leibetseder, F. 93, 94, 704, 705, *966, 1053.*
Leicht 441.
— s. Davidson *1020.*
Lein, J. 763, 788, *1064.*
Leiner 463.
— G. s. Adlersberg, D. *1024.*
Leipold, W. 710, *1054.*
Leishman, A. W. D. 322, *1005.*
Leitner, St. J. 39, 58, 60, 65, 299, 327, 331, 332, 333, 334, 428, 505, 550, 551, 552, 604, 706, 707, 708, 709, 710, 711, 713, 742, 864, *956, 998, 1005, 1006, 1019, 1030, 1035, 1042, 1054, 1058, 1079.*
— u. Gugelot *1035.*
— u. v. Leeuwen *1035.*
Lemaire 627.
— s. Pittaluga, G. *1019.*
— A., J. Loeper, Housset u. Koupernick *1045.*

Lemaistre 233.
— s. Meerssemann *984.*
Lembach, K. 163, 171, *977.*
Lemberg 124, 128, 136, *971.*
— u. Legge *971.*
— Lockwood u. Wyndham *971.*
Lemierre 561, *1037.*
Lemish 180.
— S. s. Lozner, E. L. *977.*
Lemmerz 736, *1058.*
Lendvai, J. 307, *1000.*
Lenggenhager, K. 180, 758, 759, 765, 769, 787, 803, 804, *977, 1064, 1070.*
Lenhartz, H. 224, 538, *982, 1000, 1034, 1048.*
— jr. 643.
Lennert, K. 623. *1045.*
Lenzi 738, 833.
— F. *1073.*
— S. s. Corraza, G. *1057.*
Leone 407.
— s. Marcolongo *1016.*
Leonhartsberger 580.
— F., K. Neugebauer u. J. Schmid *1040.*
Lepehne 130, 132, *971.*
Lepel, G. 79, 81, 358, *961, 1008.*
Lepeschkin, W. W. 85, *961.*
Lépin 567.
Lépine s. Sohier, R. *1038.*
Lepkovsky 118, 237.
— S. s. Fouts, P. J. *964, 984, 1020.*
Lequeux 315, *1003.*
Lereboullet 263, 463.
— s. Trémolieres *1038.*
— J. s. Guillain, G. *989, 1025.*
Lermann 429.
— u. Means *1020.*
Leroux u. Vermies *1003.*
Lescher, Graham 315.
Leschke 131, 821, *971.*
— E., u. E. Wittkower *1073.*
Leslie-Smith 326.
— s. Wauchope *1005.*
Lessing 844.
— s. Hart *1075.*
Lester 285.
Leszler, A. 887, 888, *1081.*
Leto, A. s. Lambin, P. *966.*
Letterer, E. 403, 622, 724, *1016, 1045, 1056.*
Lettré, H. 529, *1030.*
Letulle, R. 465, 789, *1030.*
— u. G. Mathé *1064.*
— u. Yagoel *1025.*
Leube, v. 217, 387, 408, *1013.*
— u. Arneth *1016.*
Leucutia 663, 694, *1051.*
Leupoldt, C. v. 549, *1034.*
Leuthardt, F. s. Wuhrmann, F. *954.*

Levan 770.
— J. B., u. McCloskey *1064.*
Levens 619, 621.
— H.-E. s. Schulten, H. *1045.*
Levenson, S. M. s. Taylor, F. H. L. *1067.*
Levie 870.
— s. Goudsmit *1078.*
— s. den Hoed *1078.*
Levine, P. J. 163, 166, 167, 171, 436, *977, 1021.*
— Burnham, Katzin u. Vogel *977.*
— Katzin u. Burnham *977.*
— s. Landsteiner, K. *976.*
— u. R. Stetson *977.*
— u. R. K. Waller *977.*
Levy 231, 381, 437, 903, *1012.*
— H. *1082.*
— s. Mitchell, N. *1021.*
— L. *1064.*
— M. D., u. L. B. Duggan *984.*
Lewi 925.
— S. s. Paraf, J. *1085.*
Lewina 153, *971.*
Lewis 72, 83, 180, 246, 271, 306, 520, 804, *977.*
— s. Beebe *999.*
— s. Orten *1023.*
— Tagnon, Davidson u. Minot *1070.*
— Gl. K., M. A. Ohlson, D. Cederquist u. E. G. Donelson *962.*
— H. D., M. D. Altschule u. M. Taylor *990.*
— L. A., u. J. H. Page *1030.*
— M. 495.
— R. C. s. Underhill, F. A. *986.*
— W. 495.
Leya, A. 645, *1048.*
Leypold, F. *1058.*
Lezius 882.
— A. s. Heinsen, H. A. *1078.*
Lhermitte 110, *966.*
Li, J. G., A. Bride u. St. R. Mettier *1039.*
— S. M. 206, 573, *981.*
Lian 806.
— C., F. Signier, Piette, Poulain u. Sarrazin *1070.*
Liang 511.
Libman 414, 854.
— u. Fishberg *1018.*
— u. Ottenberg *1077.*
Libowitzky 128, 136, *971.*
— H. s. Fischer, H. *970.*
Librach 924.
— I. M., u. R. G. Cronin *1084.*
Licht s. Melchior *971.*
— s. Rosenthal *972.*
Lichtenstein 43, 151, 152, 458, 867, 897, 914, *1079, 1084.*

Lichtenstein, u. Plenge *1082*.
— u. Terwen *971*.
— s. Zadek, J. *1060*.
— H. *956*.
— u. M. Landsberg *1024*.
Lichtheim 261, 312, 411, *989*, *1003*, *1018*.
Lichtwitz, L. 110, 430, 467, *966*, *1020*, *1021*.
Lichty s. Whipple *1018*.
Liebegott, G. 436, 691, *1021*, *1051*.
Lieberherr, W. 332, 831, *1006*, *1073*.
Liebreich 487, 592, *1042*.
Liesch, E. 229, 462, *984*.
— s. Lunedi *1026*.
Liessens 556, 567, 568.
— P. s. van den Berghe, L. *1036*.
Lièvre 419, 746, 887.
— s. Huber *1018*.
— s. Weißenbach *1060*.
— J. A., u. J. Mallarmé *1081*.
Lifschitz *979*.
Lignac 585, 674, *1040*, *1051*.
Lilienthal 406.
— J. L. s. Graybiel, A. *1016*.
Lillie, R. D. 37, *956*.
Limarzi 563, 627, 823.
— L. R. s. Bedinger, P. L. *1044*.
— R. J. Kalasavage u. C. L. Pirani *1045*.
— s. Paul, I. T. *1045*.
— I. T. Paul u. H. G. Poncher *1037*.
— u. Schleicher *1073*.
Limbeck, v. 572, *1039*.
Lime 833.
— s. Berman *1072*.
Linares 82.
Lindeboom, G. A. 603, 604, 891, 921, *1042*, *1081*, *1084*.
Lindemann, B. 78, 84, 87, 89, *962*.
Linden 359.
Lindenbaum 107, *966*.
Lindert, M. C. F. s. Hirschboeck, J. S. *1044*.
Lindgreen *1003*.
Lindner, H. 628, *1045*.
Lindquist, J. N. s. Tocantins *1071*.
Lindsay, S. T. s. Davidson, L. S. P. *981*.
Lindt *1042*.
Lingleton 829.
Lings 750.
— H. s. Schulte, G. *1059*.
Linhardt, v. 526.
— St. s. Hoff, F. *1029*.
Linke 619.
— A., u. K. Mechelke *1045*.
Linneweh 828, *1073*.

Lintzel, W. 155, 202, 206, 215, 238, 242, *974*, *981*, *986*.
Linzenmeier 27, *953*.
Lippross 26.
— U., u. H. Engel *953*.
Lisco 324.
— s. Wintrobe, M. M., *1005*.
Lissák 526.
— K. s. Pasztor, J. *1031*.
Litten 814, *1087*.
Little 835.
— u. Ayres *1073*.
Litzner, St. 407, *1016*.
Livingston 549, 921, 924.
— s. Wright *1035*.
— H. J., u. S. F. Livingston *1084*.
— S. F. s. Livingston, H. J. *1084*.
Ljudwinowski, R. J. 332, *1006*.
Lob, Marc. 720.
— M., Ed. Jéquier-Doge u. A. Reymond *1056*.
Locke 156, 286, 591.
— s. Castle, W. B. *992*.
— Main u. Rosbach *974*.
— E. A., u. G. R. Minot *1042*.
Lockie 831.
— L. M., B. M. Norcross u. C. W. George *1073*.
Lockwood 136.
— s. Lemberg *971*.
Löffer, M. *1087*.
Löffler 277, 541, 542, *991*.
— H. 706, 709, 925, 926, 949.
— W. *1034*, *1054*.
— u. C. Maier *1030*, *1034*, *1084*.
Loehlein 739, *1058*.
Loeper 383, 568, 627, *1012*.
— s. Pittaluga, G. *1019*.
— J. s. Lemaire, A. *1045*.
— M., u. Ch. Bach *1045*.
— u. L. Duchon *1042*.
— J. Mallarmé u. A. Varay *1037*.
— u. P. Mozziconacci *1045*.
— Le Sourd u. Sterboul *1045*.
Loesch, J. 729, 754, *1056*, *1058*.
Lövgren 828.
— Ö., u. S. Törnquist *1074*.
Loewe, L. 770, *1064*.
— u. H. B. Eiber *1064*.
Löwinger 334, 363, *1008*.
— S., u. T. Toszeghi *1006*.
Löwy u. Förster *966*.
— s. Zuntz *969*.
Loge, J. Ph. 41, 750, *956*.
— u. W. W. Rundles *1058*.
Loghem, J. van s. Lawler, S. D. *1021*.
— J. J. 437, 438, *1021*.
Lolli 390, *1013*.
Lomholt, S. 710, *1054*.
Lommel, F. 458, *1024*.

London 456.
— J. M., D. Shemin u. R. West *1024*.
Longcope, W. T. 559, 692, *1037*, *1051*.
Longsworth 740.
— Shedlovsky u. McTimes *1058*.
Looft 118.
Lopez 62.
— Fernandez u. Fuste *1042*.
— s. Urdapilleta *989*.
— F. J., u. C. Bidot *956*.
— G. G. s. Spies, T. D. *996*, *1001*, *1005*.
Lord 404, 896, 897, 905.
— F. D. s. Quick, E. D. *1017*.
— J. W. s. Blackemore, A. H. *1081*.
— L. W. jr. s. de Andrus, W. *1060*.
Lordkipanidze, J. G. 189, *979*.
Lorenz 550, 569, *1035*.
— M., M. Hardy u. H. L. Alt *1037*.
di Lorenzo 298.
— F. s. Fortunato, A. *997*.
Lorey 886, *1081*.
— u. Reye *1081*.
Loseke 681.
— L., u. L. F. Graver *1051*.
Lossen, J. 581, 869, *1040*.
— s. Groedel *1078*.
Lotze, H. 362, 415, 416, 417, *1008*, *1018*.
Loucatos 406.
— G. s. Codunis, A. *1015*.
Loughlin 431.
— s. Kössler *1020*.
Louis s. Ramond *1024*.
Loutit 396, 397, 398, 400, 403.
— I. F. s. Boorman, K. E. *1014*.
— u. P. L. Mollison *1014*.
Loutsidès 406.
— E. s. Codunis, A. *1015*.
Lovibond 390, 407, *1013*, *1016*.
Lovisato 869.
Low-Beer 618, 619.
— B. V. A. s. Lawrence, J. H. *1045*.
— J. H. Lawrence u. R. S. Stone *1045*.
Lowell, A. 469, *1025*.
— u. Wimer *1000*.
Lozner 180, 803, *1070*.
— Kark u. Taylor *1070*.
— E. L., S. Lemish, A. Sue Campbell u. L. R. Newhouser *977*.
Lubarsch 896, *1082*.
Lubin 437.
— S. s. Polayes, S. H. *1022*.
Lucchesi 290.
Lucchi 900, *1082*.

Lucchini 407, 833.
— Segre u. Bonizzi *1016*.
— C., u. E. de Micheli *1074*.
Lucey 548.
Lucia 820.
— S. P. s. Aggeler, P. M. *1071*.
Lucis 438.
— P. s. Traut, H. *1022*.
Luckhaus 807, *1070*.
Lucrezi 524.
Ludány, v. 131.
— G., u. F. Verzár *971*.
Ludwig 768.
— B. s. Dyckerhoff, H. *1062*.
Lübbers, P. 325, 480, 527, 728, 754, 755, 966, *1030*, *1058*.
— u. E. Koch *1030*.
— s. Koch, E. *1003*, *1005*, *1029*.
Lüdeke 453, *1024*.
Lüdin 41, 241, 293, 306, 359, 468, 563, 720, 740, 762.
— H. *957*, *986*, *994*, *1000*, *1003*, *1008*, *1037*, *1056*, *1058*, *1063*.
— M. *1026*.
Lüdke 258.
Lühr 258.
— K., u. M. Gülzow *988*.
Lüscher, E. 795, 813, *1070*.
— u. A. Labhart *1064*, *1074*.
— A. Labhart u. E. Uehlinger *1070*.
Luetkens 663.
Luetscher 20, *953*.
Lufkin s. Friedmann *991*.
Lund, C. C. s. Taylor, F. H. L. *1067*.
Lundholm 220, 227, *982*.
Lundsteen, E. 790, 804, *1064*, *1070*.
Lunedi 462.
— u. Liesch *1026*.
Lusena 881, *1079*.
Lussich-Sivi s. Mussio-Fournier *1026*.
Lusso, A. 387, *1013*.
Lyons 566.
— H. A., u. H. J. Harrison *1037*.

Mable 98.
— s. Osgood, E. *967*.
MacCarty 37, 332, 333, 577, 869, *957*, *1006*.
— s. Carpenter *1039*.
— u. Wilson *1079*.
MacDonald 488, 919.
— A. D. s. Code, C. F. *1027*, *1083*.
— A. H. s. Taylor, F. H. L. *1071*.
MacDowell 578, 579, 582, *1040*.
— s. Richter *1041*.

MacFarlane 765, 766, 767, 805, 807.
— N. s. Race, R. R. *977*.
— R. G. *1070*.
— u. Barnett *1070*.
— s. Biggs, R. *1061*.
— u. R. Briggs *1064*.
— u. J. Pilling *1064*.
— J. W. Trevan u. A. M. P. Attwood *1064*.
Mach, R. s. Bickel, G. *1036*.
Macht 283, *994*.
Mack 299, 366, 430, *998*.
— H. C. s. Sharp, E. A. *1020*.
— J. K. s. Cooke, J. V. *1009*.
Mackay, H. 195, 203, 204, 441, *980*, *981*, *1021*.
— M. M., R. H. Dobbs, K. Bingham u. W. J. Martin *1021*.
MacKee 433.
— s. Thayer *1020*.
Mackenzie, J. A. R. 925, *1085*.
MacLagan 26, *953*.
MacLeod 766.
— C. M. s. Christensen, L. R. *1061*.
Macpherson 905.
— A.- J. S. s. Learmonth, J. R. *1082*.
Madden 166, 237, 432.
— s. McRibbin *984*, *1020*.
— S. C. s. Whipple, G. H. *968*.
Maddock 155.
— u. Heath *974*.
Madison 921.
— F. W., u. T. L. Squier *1085*.
Maffet s. Ungley *996*.
Magath 131.
— s. Mann *971*.
Magnus 288.
— u. Ungley *994*.
—-Levy, A. 738, 741, 742, 746, 747, *1058*.
Magnusson, H. 440, 810, *1021*, *1070*.
Magrassi, F. 925, *1085*.
Magrini 680, 921.
— A., u. D. Furbetta *1085*.
— u. G. Menghini *1051*.
Mahlo, A. 226, *982*.
Mahondeau 896.
— D. s. Marchal, G. *1082*.
Maier 390, 392, 402, 926.
— C. 359, 386, 397, *1008*, *1012*, *1014*.
— s. Hegglin, R. *1013*, *1014*, *1018*.
— s. Löffler, W. *1030*, *1034*, *1084*.
— K. 387, *1013*.
Main 156.
— s. Locke *974*.
Maingot 585.
— Girard u. Bousser *1040*.

Mainzer, F. 389, 431, 738, 739, *1058*.
— u. Joel *1013*, *1020*.
Maisin 299.
— u. Pourbaix *998*.
Majnarich 328.
— J. J. s. Norris, R. E. *1005*.
Major 463, *1026*.
— R. H., u. L. H. Leger *1051*.
Makay 921.
— R. P., u. W. K. Gottsegen *1085*.
Makrycostas, K. *1009*.
Malamani, V. 896, *1082*.
Malamos, B. 80, 277, 319, 370, 371, 373, 378, 822, 823, *962*, *1074*.
— s. Bock, H. E. *991*.
— u. G. Delijannis *1011*.
— s. Schulten, H. *1004*.
Malan 688.
Malassez 442.
— s. Naunyn *1022*.
Malcani 690, *1051*.
Malgras 707.
— u. Pasquel *1054*.
Malikiosis s. Tsamboulas *963*.
Malinsky s. Weißenbach *1080*.
Mallarmé, J. 568, 645, 646, 720, 887, 906, 907, 921, *1040*, *1082*, *1085*.
— s. Fauvert *1047*.
— s. Lièvre, J. A. *1081*.
— s. Loeper, M. *1037*.
— s. Miliez, P. *1056*.
— s. Pittaluga, G. *1019*.
Mallet 286, 698.
— B. J. s. Callender, S. T. E. *992*.
— L., G. Marchal u. R. Breton *1051*.
— R. s. Marie, J. *1056*.
Malley 393.
— L. K., u. M. D. Hickey *1014*.
Mallory 585, 868.
— Gall u. Brickley *1079*.
Malmberg 118, 431, 433.
— M. s. Euler, H. v. *964*, *981*, *1019*.
Malmros 28.
— u. Blix *953*.
Mamou, H. s. Gilbert-Dreyfus *1057*.
Manai 382, *1012*.
Mancke 25.
— R., u. J. Sommer *953*.
Mankin 663, *1051*.
Mann 92, 130, 131, 134,
— u. Baldes *971*.
— s. Bollman *969*.
— Bollmann u. Magath *971*.
— Sheard u. Bollmann *971*.
— F. C. s. Stasney, J. *968*.
Mansfeld, G. *966*, *1000*.
— u. J. Sos *966*.

Manstein, B. 787, *1064.*
Mantoux 569.
— s. Facquet, J. *1036.*
Manzine 403, *1016.*
Manzini, C. *1034.*
Marandon 603.
— G. s. Muller, B. *1043.*
Maranzana 304.
— s. Massobrio *1000.*
Marazza 806.
— P., u. N. DiFerrante *1070.*
de Marbaix 766.
— H. s. Denys, J. *1061.*
Marberg 112, 113, 307, 924.
— C. M., u. H. O. Wils *1085.*
March, H. C. 585, *1040.*
Marchal, G. 585, 691, 698, 715, 896, *1056.*
— s. Laubry *1040, 1051.*
— D. Mahondeau u. L. Fressinaud *1082.*
— s. Mallet, L. *1051.*
Marchand, F. 498, *1030.*
de Marche 559.
Marchiafava 390, 420, *1014, 1018.*
— u. Nazari *1013.*
Marcolongo 407.
— u. Alboni *1016.*
— u. Leone *1016.*
Marconelli 998.
Mardersteig, C. 99, 122, 534, *966, 1030.*
Margaret, M. M. s. Campbell, C. J. *992.*
Margilius s. Crosetti *993.*
Marie 651, 727.
— s. Debré *987.*
— J., E. Normand, R. Mallet u. J. Salet *1056.*
— G. Sée u. Ph. Seringe *1048.*
Maris 21.
— E. P. u. S. S. Gellis *953.*
Maritschek 831.
— u. Markowicz *1074.*
Mark, R. E., u. G. Hauke *994.*
Markoff, N. 41, 47, 59, 60, 304, 315, 322, 404, 502, 503, 530, 563, 659, 750, 818, 855, *957, 1000, 1003, 1005, 1016, 1030, 1037, 1051, 1058, 1074, 1077.*
Markowicz 831.
— s. Maritschek *1074.*
Markrycostas 366, 367.
Marks 122, 768.
— E. K. s. Jacobson, L. O. *965, 1063.*
Markwalder 107.
— H. s. Vannotti, A. *968.*
Marmont, A. 373, 378, 557, 646, 753, 865, *1037, 1048.*
— A., u. V. Bianchi *1011.*
— s. Bianchi, V. *1057.*
— u. R. Cataldi *1079.*

Maroncelli, P. 925, *1085.*
Marquardt, H. 623, 624, *1045.*
Marriott 177.
— s. Keckwick *976.*
Marschal 645, *1048.*
Marshall 463.
— L. H. *1026.*
— V. F. s. Papanicolaou, G. N. *957.*
De Marshe, Qu. B., u. H. L. Alt *1036.*
Martenbroek, 803.
Martens, E. 569, 570, *1037.*
Martin 79, 526, 827.
— s. Hynes *961.*
— H. s. Auler, H. *997.*
— J. s. Pasztor, J. *1031.*
— W. s. Böger, A. *1072.*
— W. J. s. Mackay, H. *1021.*
Martineau, s. Weißenbach *1080.*
Martinet 152, *971.*
Martinez 184, *977.*
Martini, E., u. A. Bonsignore 842, *1076.*
Martinolli 691, *1051.*
Martius, F. 290, 296, *994, 998.*
Martland 870, *1079.*
Marx 113, 758, 767, 768, 769, 802, 809, 824, 842,
— H. E., R. M. Weaver, A. Morris u. J. Flanders *1065.*
— J. s. Arnold, O. *963, 1072.*
— R. *1065.*
— u. H. Bayerle *1065, 1076.*
— s. Bayerle, H. *1060.*
— H. Bayerle u. H. Jörgens *1070.*
— u. H. Dyckerhoff *1065.*
— s. Dyckerhoff, H. *1061, 1062, 1069.*
— u. A. Vath *1065.*
Marzallo *1074.*
Mascher 667.
Masciotta, A. 404, *1016.*
Masing 403.
Mason, 365, 370, *1009.*
— J. s. Schwartz, St. O. *1011.*
Massa 275, 307.
— s. Roversi *1001.*
— M., u. G. Zollezzi *994, 1000.*
Maßhoff 622.
— W., W. Heinzel, G. D. v. Rom u. M. Sieß *1045.*
Massie, E. 769, *1065.*
Massobrio 219, 304, *982.*
— u. Maranzana *1000.*
Masson 825.
— H. s. Gilbert-Dreyfus *1073.*
Massons, J. M. 180, *977.*
Massot s. Pelcé *1051.*
Mastenbroek 789.
— G. G. A. s. Creveld, S. van *1068.*
— s. Fehmers, G. A. *1062.*

Mastix 741.
Masugi 495, *1030.*
Masure 619.
— R. s. Lambin, P. *1045.*
Mathé 789.
— G. s. Letulle, R. *1064.*
Mathieu 463.
— P. s. Guillain, G. *1025.*
Mathiolus 838, *1076.*
Mathis, A. 585, *1040.*
Matisheck 644.
Matisseck *1048.*
Matsuo 415, *1018.*
Matthaeus, H. 603, *1042.*
Matthes 186, 862, 868, 869, 872.
— H. G. *1079.*
— M. 86, 168, 170, 402, *962, 977.*
Matthews 378, *979.*
— E. s. Wintrobe, M. M. *1011.*
Matthies 110.
— s. Schulhoff *967.*
Mattis, P. A. s. Wright, L. D. *997.*
Matzen, K. s. Felix, K. *955.*
Mauer, H. 768, *1065.*
Maurer 204, 241, 431.
— s. Kössler *1020.*
— R. s. Weissbecker, L. *968.*
Mauri 52, 619, 626.
— C. s. Astaldi, G. *954, 955, 1044.*
— u. G. Reggiani *1042.*
— s. Storti, E. *1046.*
Mauss 933.
— H. s. Kikuth, W. *1086.*
Mautner 323.
Maximow, A. 45, 56, 91, 92, 472, 493, 494, 497, 498, 630, *956, 966, 1030, 1048.*
May 553, 627, 645, 646.
— Cattan, Frumusan u. Bilsky-Pasquier *1048.*
— Ch. 512, 515.
— H. B., u. J. Vallance-Owen *1045.*
— L. *1030.*
Maycock, W. d'A, s. Bull, J. P. *975.*
Mayer 757.
— s. Jacob *1050.*
— A. *1065.*
Mayes, H. W. *1021.*
Mayo 338, 453, *1008.*
Mayr 525, 542.
— u. Moncorps *1030, 1034.*
Mazza u. Penati *990, 994.*
Mazzodra s. Storti *1041.*
McBirnie, J. E. s. Fadem, R. S. *1057.*
McBride 831.
— A. s. Mettier, S. R. *1074.*
McCabe 907.
— s. Campbell, C. J. *992.*
— s. Smith, S. *1082.*

McCance 155, 157, 239.
— u. Widdowson 974, 986.
McClellan s. Gutman *1058*.
McCloskey 770.
— s. Levan, J. B. *1064*.
McCormac, H. 706, *1054*.
McCormack 336.
— R. R., u. E. P. Simon *1008*.
McCorquodale 433.
— s. Thayer *1020*.
McCowen 602.
— u. Parker *1042*.
McCrae 420.
— u. Ullery *1018*.
McCullagh 429.
— E. P. ,u. T. R. Jones *1020*.
McCutcheon 482, *1030*.
McDowell, Potter u. Victor *1040*.
McEachern 869.
— s. England, N. J. *1078*.
— s. Epstein *1042*.
McGavran 610.
McGee 221.
— u. Godwin *982*.
McGill, M. D. s. Bull, J. P. *975*.
McGowan *994*.
McGregor 298, *998*.
McGurl 231.
— F. J. s. Ernestene, A. C. *984*.
McHeffey 692.
— u. Peterson *1051*.
McIndoe 748.
— u. Tilley *1058*.
McKhann 806.
— s. Eley *1069*.
McKinnon s. Bethell *982*.
McLennan 698.
— M. s. Goodman, L. *1044, 1050*.
McLetchic 677.
— N. G. B. s. Beresford, O. D. *1049*.
McManns, J. F. A. 37, 134, 138, 148, 153, 493, 614, *957*.
McMaster 1030.
— s. Broun *969*.
— u. Elman *971*.
— u. Hudack *1030, 1042*.
— u. Kidd *1030, 1042*.
McMenemy 236, *984*.
McMunn 415, *1018*.
McNee 130, *971*.
McRibbin 237, 432.
— Madden, Block u. Elvehjem *984, 1020*.
McSorley, J. G. s. Davidson, L. S. P. *981*.
McSwain, B. 733, *1058*.
McSweeney 369.
— J. E. J., A. C. Mermann u. P. F. Wagley *1009*.
McTimes s. Longsworth *1058*.

Means 429.
— s. Lermann *1020*.
Meccoli *994*.
Mechanik, N. 39, *956*.
Mechelke 619.
— K. s. Linke, A. *1045*.
Médal 855.
Medal, S. s. Estren, S. *1076*.
Meer, van der 730, 731.
— P., u. J. Zeldenrust *1058*.
Meerssemann 233.
— Friess u. Lemaistre *984*.
Meier 136.
— E. s. Siedel, W. *972*.
Meili 530.
— J. s. Moeschlin, S. *1030, 1045*.
Meiner, E. 448, *1023*.
Meinert, E. 212, *981*.
Melchior 130.
— Rosenthal u. Licht *971*.
Meldolesi 140.
— G., W. Siedel u. H. Möller *971*.
Mélé, A. 62, *957*.
Melicher 533.
— H. s. Holler, G. *1029*.
Melin, M. s. Cohn, E. J. *1061*.
Melka 180.
— J., v. Rapaut u. B. Zapletal *977*.
Mellanby, J. 758, 763, 765, 804, *1065*.
— J., u. Pratt *1065, 1070*.
de Melletier 427.
— J. s. Harvier, P. *1019*.
Meneghini, P. 505, *1030*.
Menemdez, A. s. Spies, T. D. *996*.
Menghini 680.
— G. s. Magrini, A. *1051*.
Menière 450, 455, 592.
Menkin 483, 525, *1030*.
— u. Kadish *1030*.
Mense *1086*.
Mentha 598.
Mentzingen, A. v. 462, *1026*.
Mercer 647.
— R. D. s. Farber, S. *1047*.
Merck 25, 284, 741.
Merk. R. 619, 622, 698, 746, 749, *1051*.
— s. Heilmeyer, L. *1044*.
— s. Kilchling, H. *1058*.
Merk Report *994*.
Merkel, W. 921, *1085*.
Merklen, Pr., u. R. Waitz *951*.
Merli, A. 460, *1024*.
Merlo, P. 743, *1058*.
Mermann, A. C. s. McSweeney, J. E. J. *1009*.
Mermod 101.
— u. Dook *966*.

Merril 233.
— I. M. s. Cartwright, G. E. *983*.
Merrit 440.
— u. Davidson *1021*.
Mertens, E. 132, 493, *971*.
— s. Harries, T. *1028*.
Meschede, K. 257, *988*.
Mescheritskaja 121, 153.
— R. s. Teploff, I. *968, 972*.
Messerschmidt 183.
— u. Günther *977*.
Messina 117.
— V. s. Pittini, A. *967*.
Methier 118.
— u. Chew *966*.
Metschnikoff 484, 486, 498, 528, *1030*.
Mettier 218, 226, 229, 433, 573, 831.
— S. R., A. McBride u. Jonah *1074*.
— Kellog u. Purviance *984*.
— Kellog u. Rinehart *982*.
— s. Li, J. G. *1039*.
— Minot u. Townsend *1020*.
Metz, A. 855, *1077*.
Meulengracht, E. 224, 229, 251, 260, 286, 287, 288, 290, 296, 298, 304, 305, 310, 318, 354, 356, 361, 364, 449, 831, *982, 984, 987, 989, 994, 998, 1000, 1003, 1008, 1074*.
— u. Hartfall *998*.
— s. Hawksley *1003*.
— u. A. Hecht-Johansen *1000*.
— u. Petri *1023*.
Meuwsen, L. 874, *1079*.
Meyer 114, 287, 302, 318, 418, 531, 575, 577, 647, 698, 705, 768, 822.
— s. Pohle *1074*.
— s. Richter *1001, 1003*.
— s. Rothe *1041*.
— s. Sikemma *1032*.
— A. E. s. Richter, O. *995*.
— A. H., u. W. C. Overmiller *1051*.
— E. *1018*.
— u. Emmerich 1018.
— u. A. Heineke *1040*.
— F. 510, *1030*.
— F. A. 546, *1034*.
— G. 489, *1030*.
— J. s. Barron, E. S. G. *1049*.
— L. 309, *1000*.
— L. F. *1076*.
— L. M. 531, *1030*.
— H. Fink, A. Sawitsky, M. Rowen u. N. D. Ritz *1048*.
— O. *1053, 1065*.
— O. O. s. Bingham, J. B. *1061*.
— P. F. 102, 106, *966*.

Meyer, P. F. u. Seyderhelm 966.
— W. C. 136, 137, 139, 140, 145, 147, 971.
de Meyer, G. s. Oppenheim, M. 1031.
Meyer-Betz 135, 136, 419, 1018.
—-Betz s. Fischer H., 970.
Meyer zum Gottesberge, M. u. H. Götze 1065.
Meyers 627.
— M. C. s. Zarafonetis, C. J. D. 1046.
Meyler 287.
— s. Vegter 997.
Meynell 670.
— M. J. s. Brown, R. J. K. 1049.
Meyran 283.
— F., u. R. Nothaas 994.
Meyrieux, A. s. Muller, B. 1085.
Mich, Arbor 772.
Michaelidis 464, 1026.
Michálek, V. 925, 1085.
Michanse 357.
— P. s. Langeron, L. 1008.
Michaud, L. 1086.
Micheel 839.
— F., u. Th. Moll 1076.
Michelazzi, A. Massimo 991.
— L. 59, 276, 957.
Micheli 191, 195, 202, 204, 218, 335, 336, 378, 634, 833, 980, 981, 982, 1008, 1011, 1048.
de Micheli, E. s. Lucchini, C. 1074.
Michetti 358, 1008.
Middleton u. Stiehm 994.
Mider 578.
— s. Morton 1040.
Mignolet 832.
Migone, J. 113, 966.
— L. 1030.
Mikulicz 606, 688, 708.
Milander, F. s. Spies, T. D. 996.
Milanes, F. s. Spies, T. D. 996, 1001.
Milchner 589, 1042.
Milco 112.
— St.-M., u. M. Pitis 966.
Milham 768.
— M. s. Allen, J. G. 1060.
Milhit 874.
— u. Lamy 1079.
Milian 767, 788, 1065.
Miliez 720.
— P., u. J. Mallarmé 1056.
Milis s. Howard 1018.
Milla, E., E. Morpurgo u. A. Cominetti 1065.
Miller 108, 116, 138, 246, 291, 299, 303, 324, 359, 380, 523, 525, 580, 627, 699, 776, 818, 821, 831, 865, 878, 881.
— s. Györgyi 1078.
— s. Heinle 993, 1000.

Miller s. Peshkin 1074.
— u. Rhoads 966, 1005, 1030, 1079.
— s. Rhoads 1017, 1079.
— s. Troger 996.
— A. K. 994.
— A. T. jr. s. Gerheim, E. B. 1062.
— D. K. u. C. P. Rhoads 994.
— E. B. u. W. Dameshek 998.
— s. Dameshek, W. 1007, 1011, 1072.
— F. R. s. Erf, L. A. 1028.
— P. A. Herbut u. H. W. Jones 1045.
— s. Turner, D. L. 1041.
— J. 72, 79, 962.
— K. s. Kämmerer, H. 971.
— L. s. Mitchell, H. S. 986.
— L. L. s. Robscheit-Robbins, F. S. 967.
— M. H. s. Wintrobe, M. M. 969.
— W. G. s. Ponder, E. 962.
— Z. B. s. Barron, E. S. G. 1049.
Milliez 746.
— P., B. Dreyfus u. M. Rathery 1059.
Millot 363.
— J. s. Celice, J. 1007.
Mills 406, 418, 485, 820.
— Cl. A. 1030.
— E. s. Aggeler, P. M. 1071.
— E. S. s. Bensley, E. H. 1015.
— R. C., G. M. Briggs, C. A. Elvehjem u. E. B. Hart 994.
Milstone, H. 763, 766, 767, 1065.
Mims, V. s. Day, P. L. 993.
— s. Totter, J. R. 1002.
Minciotti 263.
Minelli 869.
— s. Gavazzeni 1078.
Minich 237.
— V. s. Goetsch-Tompkins, Minich, V. s. Spies, T. D. 996.
de Minjer 586.
— A. s. Deenstra, H. 1039.
Minkenhof, J. E. 555, 1037.
Minkowski, O. 130, 259, 335, 356, 381, 899, 1008, 1012.
— u. Naunyn 972.
Minot, G. R. 108, 226, 244, 246, 250, 266, 273, 277, 278, 280, 300, 301, 302, 303, 433, 460, 463, 465, 575, 591, 598, 603, 629, 803, 804, 835, 1000, 1042, 1074.
— Buchmann u. Isaacs 1039, 1042.
— u. T. E. Buckman 1024, 1026.
— u. Castle 1026.
— s. Castle 989.

Minot, G. R, s. Daland, G. A. 990.
— u. Heath 986.
— s. Heath 982.
— u. R. Isaacs 1048.
— u. Lee 1070.
— s. Lewis 1070.
— s. Locke, E. A. 1042.
— s. Mettier 1020.
— Stetson u. Lawson 991, 1000.
— u. W. P. Murphy 987, 1000.
— Murphy u. Stetson 991.
— s. Patek 967, 986.
— s. Taylor, F. H. L. 1071.
Minouchi 113.
— T., u. H. Schwalm 966.
Mins, V. s. Day, P. L. 1027.
Minsen 849.
Mircoli 688, 1051.
Mirick, G. S. 921, 1085.
Mirsajanz, F. P. 653, 1048.
Mirsky 124.
— s. Anson 969.
— s. Snapper, I. 1059.
Missiroli 903, 1081.
Mitchel 246.
— H. S., u. L. Miller 986.
Mitchell 290, 294, 437, 594.
— D. M. s. Wintrobe, M. M. 1043.
— H. K., u. E. E. Snell 994.
— E. E. Snell u. R. J. Williams 994.
— N., A. H. Moss, B. Redner, H. Levy u. I. J. Greenblatt 1021.
Mittelbach 674, 676, 691, 692, 722, 1051.
— s. Terplan 1052, 1056.
Mittelstrass 189.
Mocchi 698.
— N. s. Storti, E. 1052.
Moday 410.
— J., u. P. Chison 1016.
Modugno 60.
— G. s. de Bernardi, E. 955.
Möbius 81.
— s. Harnapp 960.
— H. s. Felix, K. 970.
Moebus 147, 148.
Möllendorff, W. v. 49, 55, 56, 957.
Möller 140, 844.
— H. s. Meldolesi, G. 971.
— s. Siedel, W. 972.
Moeschlin 41, 49, 53, 57; 58, 62, 63, 64, 78, 100, 152, 271, 405, 427, 428, 475, 487, 491, 492, 496, 505, 507, 508, 529, 530, 531, 547, 562, 563, 569, 570, 580, 589, 609, 619, 623, 629, 635, 636, 637, 639, 640, 641, 642, 646, 648, 650, 651, 653, 681, 682, 684, 704, 705, 741, 742, 743, 831, 882, 884,

Moeschlin, S.
S. *957, 962, 990, 1016, 1019, 1030, 1034, 1037, 1042, 1045, 1048, 1051, 1053, 1059, 1074.*
— u. B. Frey *1030.*
— u. J. Meili *1030, 1045.*
— u. A. Naef *1030, 1045.*
— u. K. Rohr *957, 966, 972, 1019, 1040, 1048, 1079.*
— u. E. Steiner *1016.*
Mogensen, E. 79, 80, *962.*
Mohle 738.
Mohr, H. J. 68, *957, 1054.*
des Moines s. Birge, R. F. *1046.*
Moise 78, 267, *962, 990.*
Moldawsky, J. M. 112, *966.*
Mole, R. H. 766, *1065.*
Molina 231.
— R., u. P. Rico *984.*
Molinari-Tosatti 719.
— P. s. Bianchi, C. *1055.*
Moll, Th. 842, *1076.*
— s. Micheel, F. *1076.*
Mollari s. Yater, W. M. *1010.*
Mollin 306.
— D. L. *1000.*
Mollison, P. L. 170, 359, 391, 392, 396, 438, *1021.*
— P. L. s. Bull. J. P. *975.*
— P. L., u. M. Cutbush *1021.*
— s. Dacie, J. V. *1007, 1013, 1014.*
— s. Loutit, J. F. *1014.*
— A. E. Mourant u. R. R. Race *977.*
Moloney, W. C. 182, *977.*
Molteni 113, 523, *966, 1030.*
Molter, H. s. Freudenberg, K. *976.*
Momigliano 357.
— L., u. Bairati *1008.*
Mommsen 481, 553, *1030.*
— H. *957.*
Monaghan 28.
— B. R. s. White, H. L. *954.*
Monasterio, G. 85, 159, 230, 317, *962, 984, 1003.*
— u. G. Casini *974.*
Moncorps 525, 542.
— s. Mayr *1030, 1034.*
Mondon 447.
— H., u. J.-J.-L. André *1023.*
Monreal 791.
Monroe 282.
— s. Murphy *990, 991.*
Monsaingeon 407.
— A., u. A. Hurpé *1016.*
Montaldo, G. 85, *962.*
Montes, F. V. 610, *1043.*
Montgomery 19, 714.
— u. Watkins *1056.*
— H. s. Butler, A. M. *953.*

Moor 493, 521.
— Ingle u. Reinhard *1030, 1034.*
Moore 18, 156, 157, 195, 218, 225, 237, 239, 280, 294, 407, 469, 531, 548, 618, 760, 906.
— Arrowsmith, Quiligan u. Read *974, 991.*
— Doan u. Arrowsmith *974, 980, 982, 986, 991.*
— s. Gutman *1058.*
— C. V. *974, 998.*
— u. O. S. Bierbaum *1082.*
— O. S. Bierbaum, R. W. Heinle u. A. D. Welch *994.*
— — A. D. Welch u. L. D. Wright *994.*
— s. Goetsch-Tompkins. A. *986.*
— s. Reinhard, E. H. *1026, 1045.*
— D. H. s. Chargaff, E. *1061.*
— R. M. du Pan u. C. L. Buxton *953.*
— F. D. *1030.*
— W. C. Peacock, E. Blakely u. O. Cope *1016.*
— L.-T. s. Muether, R.-O. *1082.*
— S. s. Reinhard, E. H. *1026, 1045.*
Morales, Lopez 262.
— s. Urdapilleta *989.*
Morawitz, P. 85, 97, 107, 115, 148, 149, 153, 208, 215, 229, 230, 241, 251, 260, 273, 361, 387, 581, 662, 759, 765, 788, 792, 803, 837, 839, 840, *951, 966, 979, 984, 990, 1013, 1040, 1065, 1087.*
— u. Bierich *1065.*
— u. G. Denecke *951, 981, 986, 987, 989, 1008, 1016, 1051, 1076.*
— u. Kühl *966, 972.*
— u. Pratt *962.*
Morelli d'Ambrosio *1043.*
— A. 307, 597, *1001.*
Morgagni 1.
Morgan, W. T. J. 163, 398, *977.*
— u. H. Schuetze *1014.*
Morganti, F. 719, *1056.*
Morikaya, K. 59, *957.*
Moritz 886.
— s. Nauwerck *1081.*
Moriyama, G. s. Watanabe, K. *1055.*
Morley 556, 748.
— u. Bentley *1059.*
— s. Tidy, H. *1038.*
Moro, E. 401, 532, *1030.*
— u. Noda *1014, 1018.*
Morpurgo, E. s. Milla, E. *1065.*
Morris 78, 463, *962.*

Morris s. Ziff *1068.*
— A. s. Marx, H. E. *1065.*
— R. S., u. L. Schiff *994.*
— L. Schiff u. J. Foulger *1026.*
Morrison 221, 288, 383, 559, 763, *994.*
— Swalm u. Jackson *982.*
— H. R. s. Gall. E. A. *1053.*
— M. M. s. Appleman, H. D. *1011, 1036.*
— P. H. s. Ferry, J. O. *1062.*
Morse s. Hamilton *1024.*
Mortensen, R. A. 411, *1016.*
Morton 578.
— u. Mider *1040.*
Moser 483, 549.
— K. *1034.*
— P. *1030.*
Mosler, F. 575, *1039.*
Moss 437.
— A. H. s. Mitchell, N. *1021.*
Mosse, M. 447, 461, *1023.*
Motte 340.
— A. s. Laederich, L. *1008.*
Motulsky 400, 403.
— A. G. s. Singer, K. *1014, 1017.*
Mouquin 467.
— s. Vaquez *1026.*
Mourant, A. E. 169, 170, 396, *977.*
— s. Coombs, R. R. A. *1013, 1014.*
— s. Mollison, P. L. *977.*
Mousson 678, *1051.*
Moutier 290, 849.
Moutier s. Chevallier, P. *993.*
— F. s. Chevallier, P. *1076.*
Mowat, J. H. s. Angier, R. B. *992.*
Mozziconacci, P. s. Loeper, M. *1045.*
Much, H. 307, 691, *1001.*
— s. Fraenkel *1050.*
Mudrak 769.
— O. s. Roller, D. *1066.*
Mühlens 928.
— P. s. Ruge, R. *1086.*
Müller 140, 549, 619, 623, 692.
— s. Fischer. H. *970.*
— s. Zuntz *969.*
— A. H. 523, 524, 827, 871, *1030, 1074, 1079.*
— E. 485, 760, *1065.*
— u. Jochmann *1030.*
— E. F. 511, 516, 517, 522, 532, 537, *1030, 1034.*
— E. M. 692.
— F. 195, 213, *980, 981.*
— H. H. s. Schulze, E. *1045.*
— K. *1051.*
— O. 270, *990.*
— P. 110, *966.*
— F. v. 135, 137, 138.
— Hess s. Hübner *989.*

Müllern, v. 591.
— u. Großmann *1043*.
Müntzer, F. Th. 56, *957*.
Münzenmeier 413.
— J., u. W. Führer *1018*.
Muether 179, 906.
— R. O., u. K. R. Andrews *977*.
— L.-T. Moore, J.-W. Stewart u. G.-O. Brown *1082*.
Mugrage s. Orten *1023*.
Muhlherin s. Sydenstricker *1009*.
Mukerji 766.
— B. s. Iyengar, N. *1063*.
Mulford, D. J. s. Cohn, E. J. *1061*.
Mulholland 304, *1001*.
Mulle 925.
Muller 603.
— B., P. Bouquin u. A. Meyrieux *1085*.
— Ph. Raoul-Duval, Y. Baffie u. S. Marandon *1043*.
Mulli 286, 295, 303, *994*, *1001*.
— u. K. Hausmann *1001*.
Mumme, C. 414, 415, 417, 418, 541, 688, 730, 909, 942, *1018*, *1034*, *1059*, *1085*.
— s. Heine *1050*.
Mundt 609.
— E., u. A. Schaede *1043*.
Munk, F., u. H. Boyens *1045*.
Muralter, H. 874, *1079*.
Murant 438.
— s. Coombs *1020*.
Muranyi, L. v. 229, *984*.
Muratore, F. 350, 377, 378, *1011*.
— s. Chini, V. *1007*.
Muratova, R. 924, 925, 926, *1085*.
Murchison 336, *1008*.
Murczynska 484.
— Z. s. Fleck, L. *1028*.
Murdock 406.
— s. Deeny *1015*.
Murphy 192, 231, 246, 250, 272, 277, 278, 280, 282, 299, 300, 301, 303, 304, 366.
— s. Minot *987*, *991*.
— Monroe u. Fitz *990*, *991*.
— s. Seegers, W. H. *1067*.
— J. P. s. Walker, D. W. *1010*.
— M. P. *984*.
— W. P. *998*, *1001*.
— u. Howard *1001*.
— s. Minot, G. R. *1000*.
— s. Powers, J. H. *980*.
Murray-Lyon 322, 388, *1005*, *1013*.
Muscovitz, A. s. Osgood, E. *957*.
Musser 250.
— u. Wintrobe *951*, *987*.

Mussio-Fournier 462.
— u. Lussich-Sivi *1026*.
Mustafa, K. 79, *962*.
Mutius, v. 70, 206, 207, 878.
— J. v. s. Heilmeyer, L. *961*, *1029*.
Mutsumi 415.
Myers 117, 204, 246, 701.
— J. W. s. Doan, Ch. A. *1025*, *1047*, *1049*.
— V. C., u. H. H. Beard *981*.
— s. Beard, H. H. *985*.
— W. s. Doan, Ch. A. *1025*, *1047*, *1049*.
Mylius 706, 710.
— K., u. P. Schürmann *1054*.
Myrbäck s. Bamann *960*.

Nabarro, J. D. N. 698, *1051*.
Nachtsheim, H. 171, *977*.
— u. H. Klein *977*.
Nadler 461.
— u. Chon *1024*, *1026*.
Naef 529.
— A. s. Moeschlin, S. *1030*, *1045*.
Naegeli 44, 67, 68, 69, 76, 77, 78, 79, 82, 86, 91, 97, 107, 114, 208, 209, 212, 213, 215, 216, 226, 241, 250, 256, 258, 267, 296, 298, 299, 311, 312, 314, 315, 316, 336, 346, 356, 365, 381, 382, 430, 440, 443, 449, 450, 460, 461, 472, 473, 474, 475, 477, 479, 481, 489, 491, 494, 495, 500, 502, 504, 511, 531, 538, 539, 543, 571, 575, 576, 579, 581, 583, 589, 597, 598, 599, 603, 608, 611, 613, 627, 628, 630, 636, 638, 639, 640, 642, 648, 654, 679, 713, 714, 723, 777, 828, 837, 841, 845, 859, 869, 895, 899, *1076*.
— O. *951*, *957*, *962*, *966*, *979*, *982*, *983*, *986*, *987*, *988*, *998*, *1001*, *1003*, *1008*, *1012*, *1020*, *1022*, *1023*, *1024*, *1030*, *1034*, *1039*, *1040*, *1043*, *1045*, *1048*, *1054*, *1056*, *1065*, *1074*, *1079*, *1082*, *1087*.
— Th. *1008*, *1074*.
Nägelsbach 281.
— H. s. Brugsch, J. Th. *991*.
Nagai, R. 80, *962*.
Nagaty 466.
— H. F., u. A. F. Zanaty *1026*.
Nagel, W. 827, *1074*.
Nagl 325.
— F. s. v. Jagić, N. *1005*.
Nagy, G. v. 62, *957*.
Naish s. Wills, L. *1004*.
Nakahara, W. 56, *957*.
Nakamura 236, 606, *984*.

Nakamura, H. s. Ambo, H. *1041*.
Nally 437.
— J. s. Polayes, S. H. *1022*.
Namba 415.
— Mutsumi 142, *972*, *1018*.
Nance 762.
— M. s. Fantl, P. *1062*, *1069*.
Nanta 584, *1040*.
Nantze 812.
Nanu-Muscel 407.
— Ionnesco u. Valter *1016*.
Nassau 511.
Nasse, H. 26, 27, 28, *954*.
Nasu 528, *1030*.
Nataro 305.
— M. s. Beard, M. F. *999*.
Naumann 59, 792.
— W. s. Jürgens, R. *1063*.
— s. Tischendorf, W. *958*.
Naunyn 130, 442.
— u. Malassez *1022*.
— s. Minkowski *972*.
Nauwerck 886.
— u. Moritz *1081*.
Naville, M. s. Sciclounoff, F. *1001*.
Nazari 390.
— s. Marchiafava *1013*.
Neander, G. 524, *1030*.
Neber 400.
— J., u. W. Dameshek *1014*.
Needles *1001*.
Neefe s. Stokes *954*.
Neel 77, 370.
— J. V. s. Valentine, W. N. *963*, *968*, *1011*.
Neergard 76, *962*.
Negelin s. Warburg, O. *973*.
Nehls, H. *1001*.
Neidhardt, K. 302, *1001*.
O'Neill, J. F. s. Tocantins, L. M. *978*, *1067*.
— L. 178, 763.
Nencki 142.
Néret 419.
— s. Huber *1018*.
Nesbit 602.
— R. R. s. Evans, Th. S. *1042*.
Nettleship 524, *1031*.
Neubauer 177.
Neuberg 28.
— s. Bendien, W. M. *953*.
Neuburger, J. 259, *988*.
Neufeld, F. 485, *1031*.
Neugebauer 580.
— K. s. Leonhartsberger, F. *1040*.
Neumann 92, 93, 130, 487, 488, 571 576, 586, 753, 791, 829, 837, 883, 884, *1039*, *1040*, *1043*, *1059*.
— A. *1031*.
— E. *966*, *972*.

Neumann, H. *1065*.
— u. R. *1065*.
— s. Scharff *1074, 1080*.
— R. s. Neumann, H. *1065*.
Neumark 921.
— E. s. Forster, T. W. *1084*.
Neumayr, A. 769, *1065*.
Neuweiler, W. 156, 850, *974, 1077*.
Newcomer *1070*.
— H. S. s. van Winkle, W. *1033*.
Newhouser 180.
— L. R. s. Lozner, E. L. *977*.
Newman 924.
— s. Whipple *1018*.
— E. V., u. B. F. Jones *1085*.
Nichon 663.
Nickerson, D. A. 707, 708, *1054*.
Nicod 737, 751.
— L. s. Jéquier-Doge, J. *1058*.
de Nicola 803, 820.
— P. s. Baserga, A. *951, 1068, 1072*.
Nicolas 60.
— J. s. Benda, R. *955*.
Nicolaysen 324.
— u. Laland *1005*.
Nicolle 62, 113.
— Ch. *957*.
— P. *966*.
Niedermeier, S. 308, 309, *1001*.
— S. s. Petrides, P. *1001*.
Niekau, B. 806, 922, *1070, 1085*.
Nielsen *1039, 1059, 1070*.
— A. K. s. Petri, S. *995*.
— E. s. Petri, S. *995*.
— J. *1040*.
— N. s. Dam, H. *1061*.
— O. J. *1031*.
Nielson 288, 522, 573, 578, 585, 739, 770, 810, *1065*.
Niemand 259.
— s. Cheney *988*.
Niemer 598.
— H., u. E. Stadler *1043*.
Niestrate, H. 426, *1019*.
Nieuwenhuizen, van 524, *1031*.
Nigst, P. F. *966*.
Nihischnin, I. F. 662, *1051*.
Nikolajewa, M. S. 784, *1065*.
Ninni, M. 102, 719, *966, 1056*.
Nissen 807, *1070*.
Nitschke 234, *984*.
Nittis 282, *991*.
Nixon 262, 835.
— N. K. s. Rothmann, P. E. *1074*.
Nizet, A. 100, 112, *966*.
Noble 114, 290.
— s. Dodds *964, 993*.
Noda 401.
— s. Moro *1014, 1018*.
Nöller, F. 180, *977*.

Nolf, P. *1065*.
Nolli 774.
— B., u. P. Sforzini *1065*.
Nonäs 762.
Nonne, M. 261, 263, 741, *989*.
Nonnenbruch 452.
— W. s. Klein, O. *1024*.
Noonan 123.
— jr. s. Huggins, Ch. *965*.
— W. J. s. Huggins, Ch. *965*.
Noorden, v. 208, 212, 591, 610, *982, 1043*.
— s. Klein *1042*.
Noothoven 739.
— van Goor, J. M. *1059*.
Norcross 831.
— B. M. s. Lockie, L. M. *1073*.
Nordensen 854, *990*.
— N. G. s. Johnson, S. R. *1077*.
Nordenson 43, 46, 60, 270, 276, 460, 495, 501, 502, 598, 633, 656, 660, 863, 875, *957, 991, 1024, 1031, 1043, 1048*.
— N. G. *1051, 1079*.
Nordland 604.
— M. s. Downey, H. *1042*.
Noref 812, *1070*.
Norgaard 323.
— Flemming u. E. Tobiassen *1005*.
— F. s. Petri, S. *995*.
Noris 285.
— L. C. s. Scott, M. L. *995*.
Norman 453, *1024*.
Normand 727.
— E. s. Marie, J. *1056*.
Norpoth 303, 850.
— L. *1001*.
— W., u. E. Baldus *1077*.
Norris 328.
— L. C. s. Daniel, L. J. *993*.
— s. Scot, M. L. *1001*.
— R. E., u. J. J. Majnarich *1005*.
Northey, E. H. s. Angier, R. B. *992*.
Nosse *1070*.
Nota 653.
— J. s. Zeldenrust, J. *1049*.
Nothaas 141, 283.
— u. Widenbauer *972*.
— R. s. Meyran, F. *994*.
Nothmann, M. 290, *994*.
Nothnagel 209, 212.
Novelli, E. 387, *1013*.
Noverraz, M. s. Ferlin, A. *1069*.
Nudelmann, Ph. L. 831, *1074*.
Nuova 832.
Nussbrecher 801.
— s. Handley *1069*.
Nyfeldt, A. 559, 563, 566, 567, 918, *1037, 1085*.
— s. Schmidt, V. *1037*.

Nygaard 810, 834.
— u. Brown *1074*.
— s. Salomonsen *1071*.

Obanza 532.
Oberling, C. 735, *1059*.
Ochiner 454.
— s. Wilbur *1024*.
Odenthal, F. 470, *1026*.
Oehlecker, F. 174, 176, 676, *977*.
Oehlkers, F. 623, 624, *1045*.
Oehrli s. Feißly, R. *1069*.
Oerting 463.
— u. Briggs *1026*.
Oettel 832.
— H. J., u. S. Thaddea *1074*
Oettinger 350, *1008*.
Oetzel 115, 148, 151, 152, 153.
— W. s. Heilmeyer, L. *965, 971*.
Ogata 781, *1065*.
Ogden, F. N. s. Zuelzer, H. W. *1005*.
Ohlbaum, C. s. Polayes, S. H. *1022*.
Ohlsen 229, 407.
— A. S. s. Petri, S. *984*.
Ohlson 28, 72, 83.
— B., u. O. Rundqvist *954*.
— M. A. s. Lewis, Gl. K. *962*
Ohno, Y. 130, *972*.
Oka 109, *967*.
Okabe 163.
— s. Witebsky *978*.
Okinara 881.
— Asai u. Ino *1079*.
Oldfeld 924.
— C. O. s. Knutson, D. *1084*
Olef 775, *1065*.
Olesen 558, *1037*.
Olesk, J. s. Barkan, G. *959*,
Oliva 148, 151, 156, 197, 282. 286, 580.
— G. s. Dominici, G. *970, 973, 980, 991, 993*.
— u. M. Pitzurra *994*.
— u. C. Tramontana *1040*.
Olivarius, Fine 390.
Oliver 525.
— u. Katzmann *1031*.
— Gonzáles, J. s. Santiago-Stevenson, D. *1086*.
Olivier 891.
— s. Fiessinger *1081*.
Olkon 261, *989*.
Olleros 322, *1005*.
Øllgard, E. 786, *1065*.
Olmer 326.
— u. Sarles *1005*.
Olovson, T. 585, *1040*.
Olson 760.
— s. Chargaff, E. *1061*.
Oncly 21.
— J. L. s. Cohn, E. J. *953, 1061*.

Ono, M. 109, *967*.
Oortgiese 98, 791.
— s. Heilmeyer, L. *965, 1063*.
Opie 766.
— E. L., u. B. I. Barker *1065*.
Opitz, H. 440, 804, 807, 808, *951, 1022, 1070*.
— u. Frey *1070*.
— u. M. Silberberg *1070*.
— u. Zweig *1070*.
Oppenheim 531, 713.
— A., u. R. S. Pollack *1054*.
— M., u. G. de Meyer *1031*.
Oppikofer, E. K. 671, 913, *1085*.
Ordonneau, P. s. de Sèze, S. *1059*.
Orias 114.
— s. Houssay *965*.
Ormond 831.
— A. P. s. Harley, A. *1073*.
Ormsbee, R. A. s. Karnofsky, D. A. *1044, 1051, 1053*.
Orozeo, A. C. V. 437, *1022*.
Orr 59.
— J. W., u. B. H. Stuckland *957*.
Ørskov, S. L. 85, 91, *962, 1065*.
Orten 116, 246, 446.
— Underhill, Magrage u. Lewis *1023*.
— A. U., u. J. M. Orten *967*.
— J. M. s. Orten, A. U. *967*.
— s. Underhill, F. A. *986*.
Osborne, E. D. s. Jordon, W. J. *1054*.
Osgood, E. 47, 60, 69, 72, 82, 98, 268, 278, 487, 574, 719, 746, *957, 962, 1016, 1031, 1037, 1039, 1056*.
— u. Ashworth *951*.
— u. G. Bracher *957*.
— u. J. Brownlee *957*.
— u. Haskins *979*.
— Haskins u. Trotmann *962*.
— u. Hunter *1059*.
— u. Mable *967*.
— u. A. Muscovitz *957*.
Oshima 147, *972*.
Osler, W. 443, 853, 855, 900, *1019, 1022, 1024, 1076, 1077, 1082*.
Osten 117.
— J. M. s. Bucciero, M. C. *963*.
Osterberg 810.
— s. Butt *1068*.
— s. Snell *1071*.
Ott 285, 591, *1043*.
— M. s. Endicott, K. M. *993*.
Ottenberg 400, 854.
— s. Libman *1077*.
— R., u. W. Thelhimer *1014*.
Otto 150, 232, 458, 459.
— W. 189.
— u. L. Heilmeyer *972, 979*.
— s. Heilmeyer, L. *1024*.

Otto u. Landsberg *984*.
— W. H., E. L. Rickes u. T. R. Wood *994*.
Ottowess 776.
— G. s. Heymer, A. *1063*.
Oumansky s. Weil *1080*.
Overgaard 887, *1081*.
Overhof 189, *980*.
Overkamp, H. 308, *1001*.
Overmiller 698.
— W. C. s. Meyer, A. H. *1051*.
Overton, E. 89, *962*.
Owen 627.
— s. Ziffren *1071*.
Owens 921.
— M. E. B. s. Blanton, W. B. *1083*.
Owren, P. A. 347, 348, 352, 397, 760, 761, 763, 765, 811, 884, *1008, 1014, 1065, 1070, 1079, 1082*.
Oyden, F. N. s. Zuelzer, W. *1002*.
Oye, E. L. van 511, *1031*.

Pabel, J. C. 324, *995*.
Pachioli, R. 43, *957*.
Pachmann 797, *1070*.
Packalén 738, *1059*.
— T. s. Bonsdorff, B. v. *1057*.
Paegel 293, 309, 404.
— B. L. s. Ross, J. F. *995, 1001, 1017*.
Page 520, 806, 831.
— s. Russel *1071, 1074*.
— Russel u. Rosenthal *1070*.
— J. H. s. Lewis, L. A. *1030*.
Pagniez 831.
— Plichet u. Fauvet *1074*.
Pal, J. 307, 415, *1001, 1018*.
Palacios 82.
Dalla Palma 543.
Palmén, K. 639, 874, *1048, 1079*.
Palmer 69.
— H. s. Lange, H. *961*.
Pálos, L. A. 770, *1065*.
Paltauf 661, 678, 692, *1051*.
— u. Zumbusch *1051*.
du Pan 18.
— R. M. s. Moore, D. H. *953*.
Pancoast 830.
— Pendergrass u. Fitz-Hugh *1074*.
Pandy 741.
Paniagua, G. 585, *1040, 1079*.
Panoff 369, 370, 373, *1011*.
Panton 543, *1034*.
Paolino, W. *1019*.
Papanicolaou, G. N. 68, *957*.
— u. V. F. Marshall *957*.
— u. H. F. Traut *957*.
Papayannopoulos 387, *1013*.
Papayanopulos 827.
— G., u. H. Schroeder *1074*.

Pape, R. *988*.
— Jones 258.
Pappenheim 39, 66, 73, 78, 253, 472, 494, 497, 510, 511, 571, 575, 630, 681, 791, 859, *957, 962, 988, 1031, 1048, 1079*.
— s. Brugsch, Th. *979, 987*.
Parade, G. W. 592, 593, 662, 663, *1051*.
— u. H. Vogt *1043*.
Paraf 715, 925.
— A. s. de Graciansky, P. *1055*.
— J. s. Émile-Weil, P. *951, 953*.
— u. S. Lewi *1085*.
Parcin 771.
— T. W., u. W. F. Kvale *1065*.
Parenti 453, *1024*.
Parker 602, 662, 683, 690, 691, 730, 733, 868, 911, 921, 924.
— u. Jackson *1059*.
— s. McCowen *1042*.
— s. Kracke *1084*.
— s. Turner *1052*.
— F. s. Jackson, H. *1084*.
— jr. s. Jackson, H. jr. *1050*.
— s. Rawson, R. *1079*.
— H. F. s. Jackson jr. *1058*.
— L. C. F. s. Smith, E. L. *996*.
Parks 723, *1056*.
Parrott 291.
Parrot, E. M. s. Hogan, A. G. *994*.
Parschatka, E. 911, *1085*.
Parsons, H. T. 389, *1013*.
Parturier 396.
— u. Dilon *1014*.
Pasachoff 435.
— u. Wilson *1022*.
Paschkis, K. 146, 147, 148, 149, 151, 279, 346, 349, 350, 458, *972, 1008*.
— u. M. Diamant *991, 1024*.
Pasquel 707.
— s. Malgras *1054*.
Pass 127.
— J., S. Schwartz u. C. J. Watson *972*.
Passet 802.
— R., s. Fonio, A. *1062, 1069*.
Pasteur 460.
— Vallery-Radot, J. Bousser, E. Fatou u. R. Wolfrom *1024*.
Pasztor 526.
— J., K. Lissák u. J. Martin *1031*.
Patek 108, 195, 208, 214, 216, 217, 246, 804, *982*.
— s. Heath *980, 981*.
— u. Minot *967, 986*.
— u. Stetson *1070*.
Patel, J. C. 323, *1005*.
— u. Y. M. Bhende *1005*.

Paterson 294, 626.
— E., J. A. Thoma, A. Haddow u. I. M. Watkinson *1045*.
— J. C. S. s. Bull, J. P. *975*.
— W. H. s. Snell, E. E. *996*.
Patrassi, G. 378, 453, 899, 900, 905, *1082*.
— u. Jona *1024*.
— u. V. Taglioni *1011*.
Patrono 287, *995*.
Patrunky 828.
— s. Brinck, J. *1072*.
Patterson 56, 619, 826.
— J. Th. *957*.
— W. B. *1074*.
Paul 419, 556, 563, 565, 627, *1018*.
— I. T. u. L. R. Limarzi *1045*.
— s. Limarzi, L. R. *1037*.
— J. R., u. W. W. Bunnell *1037*.
Pauling 367.
— L. s. Itano, H. A. *1009*.
Pautrier, L. M. 707, *1054*.
Pauwen 791.
— s. Roskam *1066*.
— Roskam, Derouaux u. Puissaut *1065*.
Pavinello 377.
— G. s. Avera, T. *1010*.
Pavlowsky 804, 805, *1070*.
Paxton 357, *1008*.
Payer 607.
Paykoc, Z. V. s. Callender, S. T. *975*.
Payne 231, 323.
— s. Rhoads *985*.
— s. Spies, T. D. *1005*.
— G. C. s. Castle, W. B. *1004*.
Peabody, F. W. 95, 269, 272, 275, 276, *967*, *990*, *991*.
Peacock 155.
— W. C. s. Finch, C. A. *973*.
— s. Moore, F. D. *1016*.
Pealock 407.
Pearl-River 936.
Pearson 79.
— J. E. C. s. Doniach, E. H. *960*.
Pedersen 23, 132, 170, 396, 752, 977, *1014*.
— K. O. s. Svedberg, T. *954*.
— u. J. Waldenström *972*, *1059*.
Pedrazzini 772, 789.
— A. s. Koller, F. *1064*.
— E. Salvidio u. F. Koller *1065*.
Peirce 694.
— Jacox u. Hildreth *1051*.
Pel 665, *1051*.
Peláez Redondo, J. 826, 925, *1074*, *1085*.
Pelagatti, V. 751, *1059*.

Pelcé 688.
— u. Massot *1051*.
Pelger 550, 551, 552, *1035*.
Pellegrini 411, *1016*.
Pelloja, M. 525, *1031*.
Pemberton 338, *1008*.
Peña 231.
— Chavarria u. Rotter *984*.
Penati 76, 77, 270, 277, 304, 307, 427, 585, *962*, *1006*, *1019*.
— s. Dominici *999*.
— s. Mazza *994*.
— u. Saita *990*, *991*.
— u. Vigliani *1040*.
Penda 762.
Pendergrass s. Pancoast *1074*.
Pendl 762.
— J. s. Felix, K. *1062*.
Penew 619.
— L., u. K. Aberg *1045*.
of Penn, Dawson 365.
Pepper 78, *962*.
Peragallo 119, 246.
— u. Fiori *967*, *986*.
Peratoner 316, *1003*.
Perazzi, F. 484, *1031*.
Percy 176.
Perkins, W. 837, *1074*.
Perlès 47, 270.
— S. s. Émile-Weil, P. *955*, *990*, *991*, *1019*, *1024*, *1028*, *1042*, *1078*.
Perlow 771.
— S. s. Kraus, A. P. *1064*.
— s. Landes, R. *1037*.
Perosa 379.
— L. s. Chini, V. *1010*.
Perr, H. M. 367, *1009*.
Perri, G. C. 92, *967*.
Perries 673.
Perrot, R. 434, *1022*.
Peshkin 831.
— u. Miller *1074*.
Pessin 678.
— u. Pohle *1051*.
Petani s. Storti *996*.
Petch 855.
Peter 122, 151, 535.
— J. *972*.
— s. Verzár, F. *968*.
— O. s. Catsch, A. *964*, *1027*.
Petermann 766.
Peters 184, 394, 828, 560.
— s. Ricker *1037*.
— s. Wiener, A. S. *978*.
— H. *977*, *1014*, *1074*.
Petersen 799, *1070*.
— A. *1014*.
— J. *1070*.
Peterson 306, 393, 692.
— Ham u. Finland *1014*.
— s. McHeffey *1051*.
— C. J. *1001*.
— O. L. s. Finland, M. *1014*.

Petit 645, 646.
— s. Fauvert *1047*.
Petri 229, 288, 581.
— s. Meulengracht *1023*.
— G. *1040*.
— Sv., O. Bang, W. Kjaer u. A. K. Nielsen *995*.
— S., J. Bing, E. Nielsen u. A. K. Nielsen *995*.
— H. Jensenius, F. Norgaard u. E. Thyssen *995*.
— A. S. Ohlsen u. D. Bøggild *984*.
Petrides 293, 294, 306, 309, 559, 567, 907, 926.
— A. S. *1037*.
— P. *995*, *1001*.
— s. Boden, E. *992*, *999*.
— u. S. Niedermeier *1001*.
— u. Fr.-E. Schmengler *1082*.
— s. Schmengler, F. E. *1085*.
Petry, E. 487, *1031*.
Petterson, A. 483, *1031*.
Pettit 368.
— V. D. s. Diggs, L. W. *1009*.
Petzold, H. *1059*.
Peyer 689.
Pfaltz 324, 853.
— H. s. Jürgens, R. *1005*, *1064*, *1073*, *1077*.
Pfaundler, v.-Schlossmann 951.
Pfeiffer 496, 548, 555, 556, 558, 559, 560, 567, 570, 659, 924.
— E. *1037*.
— H. *1085*.
Pfeil, E. 410, *1016*.
Pfotenhauer 138.
— F. s. Billi, A. *969*.
— s. Heilmeyer, L. *971*.
Pfuhl 493, 495, 497, *1031*.
Philips 570.
— s. Finucane *1036*.
— Philipsborn, E. v. 482, 483, 484, *1031*.
Philipschenko, H. 862, *1079*.
Phillips, R. 15, 17, 678, *954*, *1051*.
Philpott 437.
— N. W. s. Primrose, T. *1022*.
Picard 681.
— R., J. Horeau, Cornière, G. Rodat u. J. Kernéis *1051*.
— u. J. Kernéis *1051*.
Picena, J. P. 46, 427, *1019*.
Pick 139, *972*.
Piechl, N. 45, 177, 534, 639, 719, *958*, *967*, *977*, *1031*, *1048*, *1056*.
Pielmeyer, H. K. 531, *1031*.
Pieri 907.
— u. Benoît *1082*.
Pierini 592.
— L. E., u. P. Deco *1043*.
Pieroni-Forti 179.

Pietrusky 166, *977*.
Piette 806.
— s. Lian, C. *1070*.
Pignoli, R. 43, *958*.
Pijper, A. 80, *962*.
Pilgerstorfer, W. 317, *1003*.
Pilling 766.
— J. s. Biggs, R. *1061*.
— s. MacFarlane, R. G. *1064*.
Pin, P. s. Felix, K. *1062*.
Pincherle 373.
— u. Scaglietti *1011*.
Pines, J. M. *1031*.
Piney, A. 602, 619, 645, 646, *1043, 1045, 1048*.
Pinke, J. 317, *1003*.
Pinker 698.
— H., u. H. Braun *1051*.
Pinniger 807.
— J. L., u. F. T. G. Prunty *1070*.
Pirani 627.
— C. L. s. Limarzi, L. R. *1045*.
Pirk 809.
— L., A., u. R. Engelberg *1070*.
Pirkey 674.
— E. L., u. S. M. Roberts *1051*.
Pirquet 213.
— -Feer 213.
Pirwitz, J. 59, 111, 112, 619, 622, *958, 967*.
— u. Haaf *967*.
— s. Heilmeyer, L. *1044*.
Pitis 112.
— M. s. Milco, St.-M. *966*.
Pittaluga 62, 421, 422, 425, 508.
— G. *958, 1019*.
— Loeper, Lemaire u. Mallarmé *1019*.
— J. P. *1031*.
Pittini 117.
— A., u. V. Messina *967*.
Pitzurra, M. 286, 487, *1031*.
— u. R. Frascarelli *1031*.
— s. Oliva, G. *994*.
Planteydt, J. M. 317, *1003*.
Platt, W. R. 455, 618, *1045*.
Plaut 909, *995*.
Please 316.
— G. s. Day, L. *1002*.
Plehn 78, *962*.
Plenge 897.
— s. Lichtenstein *1082*.
Plichet s. Pagniez *1074*.
Plötner 19, 105, 141, 156, 192, 195, 198, 218, 220, 225, 232, 235, 237, 239, 241, 245, 258, 271, 280, 300, 350, 433, 865.
— K. s. Heilmeyer, L. *965, 974, 979, 980, 982, 984, 986, 988, 991, 998, 1008, 1020, 1075, 1078*.
Plooy, M. *1065*.
Plum 60, 66, 318, 602, 789, 809, 810, 812.

Plum, C. M. 91, 94, 288, 291, *958, 967, 995*.
— s. Jacobsen, E. *965*.
— s. Landboe-Christensen *994*.
— u. Warburg *1003*.
— P. 909, 911, 919, 922, *1070, 1085*.
— u. H. Dam *1070*.
— s. Dam, H. *1061, 1069*.
— s. Larsen, H. *1070*.
— s. Thomsen, St. *1043*.
— u. Chr. Uldall *1070*.
— R. 100, 101, *967*.
Poalino 421.
Poehlmann, A. 532, *1031*.
Pölnitz, W. v. s. Siedel, W. *972*.
Pöttner s. Wiener *978*.
Pognan 451.
— s. Ramond *1024*.
Pohle 226, 678, 768, 822.
— s. Heath *982*.
— u. Meyer *1074*.
— s. Pessin *1051*.
— u. Taylor *1071*.
— F. J. s. Bingham, J. B. *1061*.
Poisseau 911.
— Ferroir u. Gautier *1085*.
Polayes, S. H. 437, *1022*.
— S. Lubin u. J. Nally *1022*.
— u. J. Nally *1022*.
— u. C. Ohlbaum *1022*.
Polazzo, M. 747, *1059*.
Poletti 387.
— s. Castex *1012*.
Poli 259.
— s. Bullo *987*.
Polis 406.
— B. D. s. Carnrick, M. *1015*.
Politzer, G. 43, 54, *958*.
Pollack 155, 378, 713.
— s. Rechenberger *974*.
— R. s. Wintrobe, M. M. *1011*.
— R. S. s. Oppenheim, A. *1054*.
Pollet 466.
— L. s. Duvoir, M. *1025*.
Pollock 331, 334.
— H. u. W. Dameshek *1006*.
Polonovski 408.
— C. s. Aschkenasy, A. *1015*.
— Ch. s. Justin, L. *1050*.
— Ch. s. Justin-Besançon, L. *1044*.
Pommerehne 155.
— W. T. s. Balfour, W. M. *973*.
Pona 79, *962*.
Poncher 563.
— H. G. s. Bedinger, P. L. *1044*.
— s. Limarzi, L. R. *1037*.
Ponder 79, 80, 86, 271, 348.
— u. Rhoads *990*.
— A. *962*.
— E. *951*.
— s. Furchgott, R. F. *1007*.
— u. W. G. Miller *962*.

Ponfick 411, 417, *1018*.
Pons 644, *1048*.
Pontano 315, *1003*.
Pontoni, L. 46, 48, 372, 378, 421, 422, *958, 1011, 1019*.
Poole 318, 565, 566.
— u. Findlay *1037*.
— A. K., u. L. C. Foster *1003*.
ter Poorten 702.
— F. H. s. Crefeld, S. van *1053*.
Popper, L. 688, *1052*.
Porges 418, 419.
— O., u. R. Strisower *1018*.
Pornstein 833.
— F. P. s. Singer, K. *1075*.
Portes 770.
— L., J. Varangot u. J. Vassy *1065*.
Portmann 770.
— U. s. Schönholzer, G. *1066*.
Postel, E. 581, *1040*.
Pothmann 132.
Potter 438, 580.
— s. McDowell *1040*.
— u. Willson *1022*.
— E. L. *1022*.
Poulain 806.
— s. Lian, C. *1070*.
Poulikakos 126, 142.
— P. s. Tropp, C. *972*.
Poumailloux 906, *1082*.
Pourbaix s. Maisin *998*.
Powell 116.
— E. L. s. Hogan, A. G. *965*.
Powers 192.
— J. H., u. W. P. Muprhy *980*.
Prader, A. 410, *1016*.
Pratt 85, 758, 804.
— s. Itami *961*.
— s. Mellanby, J. *1065, 1070*.
— s. Morawitz *962*.
Preidt 230.
— H. s. Eimer, K. *984*.
Preis 668.
Preisig 481.
Preti *1079*.
Pribilla 404.
— W., u. E.-D. Koester *1016*.
Pribram 415, 417, *1018*.
Price 79, *80*.
— -Jones, C. *962, 1014*.
Priesel 662.
— u. Winkelbauer *1052*.
Priest, R. 559, *1037*.
Primrose 437.
— T., G., J. E. van Drosser u. N. W. Philpott *1022*.
Prior s. Race, R. R. *977*.
Probst, E. 82, *962*.
Propp, Gorham u. Kantor *1059*.
Provini 762.
— G. s. Giannico, O. *1062*.
Prunty 807.
— F. T. G. s. Pinniger, J. L. *1070*.

Pruss 306.
Puddu 822.
— s. Torrioli *1075*.
Puissaut s. Pauwen *1065*.
Pulver 769.
— R. u. K. N. v. Kaulla *1065*.
— s. Kaulla, K. N. v. *1064*.
Punin 397.
— W. s. Frank, A. *1014*.
— s. Tischendorf, W. *1012*.
Purjësz, B. *980*.
Purviance 229.
— s. Mettier *984*.
Putignano, T. u. L. Donato *1013*.
Putschkowsky 692, 701, *1052*.

Quattrin, N. 400, 425, 640, 814, 837, 856, *1015, 1019, 1048, 1074, 1077*.
Quennet 786.
— G. s. Halse, Th. *1063*.
Quensel 505, *1031*.
Quentin 406.
— H. G., u. C. H. Douglas *1017*.
Quereder 41.
— J. s. Wirth, D. *959*.
Querner, E. 415, 419, *1018*.
— s. Feigl, J. *1018*.
Quick 404, 758, 759, 760, 761, 763, 787, 788, 789, 790, 803, 808, 809, 810, 811, 812, 820.
— A. J, *1066, 1071, 1074*.
— u. Favre-Gilly *1066*.
— N. Shanberg u. M. Stefani *1074*.
— Stanley-Brown u. Bancroft *1071*.
— E. D., u. F. D. Lord *1017*.
Quiligan s. Moore *974, 991*.
Quincke 130, *972*.
Quinquaud 4.
— s. Gréhand *952*.
Quintos 314, 596.
— F. N. s. Stransky, E. *1004, 1043*.

Rabbin, D. L. D. s. Ehrich, W. E. *1028*.
Rabe 807.
— J., u. E. Salomon *1071*.
Rabinovitch 37.
— M., u. D. Andreucci *958*.
Race 167, 168, 169, 170, 182, 396, 437, 438.
— R. R. *977, 1015*.
— s. Callender, S. T. *975*.
— s. Coombs, R. R. A. *1013, 1014, 1020*.
— s. Fischer, R. A. *975*.
— s. Mollison, P. L. *977*.
— u. G. L. Taylor *977*.
— s. Taylor, G. L. *1022*.

Race, R. R., G. L. Taylor, K. Boorman u. B. Dodd *977*.
— — D. F. Cappell u. N. McFarlane *977*.
— — Ikin u. Prior *977*.
Raffel 565.
— s. Baily, G. H. *1036*.
Rainisio, C. 178, *977*.
Rajagopal 216.
Rall 231.
— J. E. s. Gilbert, N. C. *984*.
Rambert 426.
— P. s. Bernard, H. *1019, 1083*.
Ramond 451.
— Louis, Bareillier u. Pognan *1024*.
Randall 345, 741, *1008, 1059*.
Randerath, E. 739, *1059*.
Ranvier 481, 498.
Raoul-Duval 603.
— Ph. s. Muller, B. *1043*.
Rapaut, v. s. Melka, J. *977*.
Rapp 824.
Rappoport 719.
— A. E., u. V. H. Kugel *1056*.
Rarey 854.
— B. s. Wittkower, E. *1077*.
Rasch, G. s. Jacobsen, E. *965*.
Rask 578.
— -Nielsen s. Krebs *1040*.
Rasmussen, H. 60, *958*.
Rassii 378.
— s. Frontali *1010*.
Rastelli, M. 41, 43, 869, *958, 1079*.
Rathbone 578.
— s. Furth *1040*.
Rathery 746.
— M. s. Milliez, P. *1059*.
Ratkóczy 662, 665, 667, 668, 670, 676, 677, 679, 688, 695, *1052*.
Rauschenberg, E. L. *995*.
Rautenberg 940.
Ravdin 134.
— s. Sackey *972*.
Ravel 285.
— J. M. s. Shive, W. *995, 1001*.
Ravenna, P. s. Fond, J. *1034*.
Ravennaa 542.
Ravesteyn, A. H. van 645, *1048*.
— s. ten Berg, J. A. G. *992*.
Ravetta, M. 637, 676, *1052*.
— s. Astaldi, G. *1046*.
Rawson 868.
— R., F. Parker jr. u. H. Jackson jr. *1079*.
Ray 663.
Raynaud 451, 923.
— u. Imbert 879.
— Imbert u. d'Eshougues *1085*.
— — u. D'Eslongues *1079*.
Read s. Moore *974, 991*.
Rebuck, J. W. *1031*.

Rechenberger 112, 153, 158, 967.
— s. Heilmeyer, L. *971*.
— u. Pollack *974*.
— u. Schairer *974*.
Recknagel, K. 106, 107, 153, 444, 569, *1037*.
— s. Heilmeyer, L. *965, 1023*.
Redner 437.
— B. s. Mitchell, N. *1021*.
Regamey, E. 833, *1074*.
— s. Vlès de Coulon *998*.
Regelsberger 532.
— H., u. W. Kinkelin *1031*.
Regenbogen, E. 178, *977*.
Reggiani, G. 833, *1074*.
— s. Mauri, C. *1042*.
Rehák, P. 678, *1052*.
Rehder, H. 481, *1031*.
Rehn 770.
— E., u. Th. Halse *1066*.
Reich, C., u. W. F. Dunning *1031*.
— J. P. s. Landes, R. *1037*.
Reiche 886, *1081*.
Reichel 26, 309, 758, *1001*.
— Ch. *1066*.
— s. Widenbauer, F. *1068*.
— H. *954*.
Reichenstein 746.
— s. Gluzinski *1057*.
Reichstein 839, *1076*.
Reid 662.
— W. C. s. Summers, J. E. *1052*.
Reiher, H. 201, *981*.
Reilly, W. A. 554, *1035*.
Reimann, F. 155, 195, 196, 218, 219, 233, 237, 238, 257, 287, 288, 305, 319, 466, *980, 983, 985, 995, 1001*.
— u. A. Breuer *1026*.
— u. F. Fritsch *995*.
— F. Fritsch u. K. Schick *974, 980, 986*.
— F. Hemmrich u. H. Steiner *995*.
— s. Kaznelson *982*.
— F. Sinek u. F. Fritsch *1003*.
— H. Steiner u. M. Grünfeld *995*.
— u. F. Wabra *995*.
— s. Wolf, K. *988, 997*.
Reimer, E. 390, 623, *1014, 1045*.
Reimers s. Tönnis *996*.
Reimold 531.
— G. s. Walter, A. *1033*.
Reinaert 760.
— u. Winterstein *1066*.
Reindel 130.
— s. Fischer, H. *970*.
Reindell 673, 674, 675, 681.
— H., H. Begemann u. W. Berg *1052*.
Reinert 212.

Reinhard 469, 470, 493, 522, 548, 618.
— s. Moor *1030, 1034.*
— E. H. *1026.*
— C. V. Moore, O. S. Bierbaum u. S. Moore *1026, 1045.*
Reinlein, A. s. Jaso, E. *1010.*
Reinwein 539.
— H., u. W. Roesing *1034.*
van der Reis 258, *988.*
Reisel 698.
— J. H. s. Groen, J. *1050.*
Reiser, M. 15, *954.*
Reisner 468.
— s. Holfelder *1025.*
— E. H. s. West, R. *1002.*
Reiss 810.
— W., u. R. Schönberger *1071.*
Reissmann, K. 179, *977.*
Reitano 603, *1043.*
Reiter 533.
— M., u. H. G. Borches *1079.*
— N. s. Holler, G. *1029.*
Reitg 600.
— Puig, L., u. F. Ciscar Rius *1043.*
Remde, W. 692, *1052.*
Remmer 20.
— H. s. Herken, H. *953.*
Remy, R. 715, 719, *1056.*
— u. H. J. Vogel *1056.*
Renaer 242.
— M. s. Lederer, J. *986.*
Rencki, R. 252, *988.*
Rendu 447, 853, *1077.*
— u. Widal *1023.*
Reschad, H., u. V. Schilling 715, 716, *1056.*
Retzlaff 134, 148, *972.*
— s. Brugsch *969.*
Reuter 149, 364.
— F. s. Zeile, K. *973.*
— U.H. s. Heimburg, J. v. *1008.*
Revetas 746.
— A. s. Spiller, U. *1059.*
Révol 47, 807.
Revol, L. s. Croizat, P. *1068.*
Reye, E. 886, 909, *1085.*
— s. Lorey *1081.*
Reyher 312, *1003.*
Reymond 720, 866.
— A. s. Hemmeler, G. *1078.*
— s. Lob, M. *1056.*
Reyniers, J. A. 489, 493, *1031.*
Reznikoff, P. 464, 911, 912, 925, *1085.*
— Foot u. Bethea *1026.*
Rhamy, B. W. 574, *1039.*
Rhea 406.
— L. J. s. Bensley, E. H. *1015.*
Rheingold 486, 815.
— D. J. s. Damesheki, W. *1072.*
— J. J., u. G. W. Wislocki *1031.*
— s. Wislocki, G. B. *959.*

Rhoads 108, 143, 231, 271, 283, 324, 404, 523, 698, 762, 808, 809, 865, 878, 881, 893, *995, 1079.*
— u. Barker *1017.*
— Barker u. Miller *1017.*
— Castle, Payne u. Lawson *985.*
— s. Dobriner *970.*
— u. Miller *1017, 1079.*
— s. Miller *1030, 1079.*
— s. Ponder *990.*
— s. Troger *996.*
— s. Warren *1067, 1071.*
— C. P. *1052.*
— s. Bomford, R. R. *1080.*
— s. Castle, W. B. *1004.*
— s. Karnofsky, D. A. *1044, 1051, 1053.*
— s. Miller, D. K. *966, 994, 1005.*
— P. S. s. Yeager, L. B. *1071.*
Ribbert 498, 576, *1041.*
Ricci 603, *1043.*
Riccitelli 549, *1034.*
Ricciuti, M. 259, *988.*
Rich 131, 586, *972.*
— u. Bumstead *972.*
— M. L., u. L. Schiff *1041.*
Richardson 291.
— A. *1017.*
— L. R., A. G. Hogan u. H. L. Kempster *995.*
Richberg 896, *1082.*
Richter 92, 287, 289, 302, 318, 578, 706, 729, 754, 834, *1056, 1059.*
— Ivy u. Meyer *1001, 1003.*
— u. MacDowell *1041.*
— s. Thompson *1080.*
— J. H. s. Epstein, J. A. *1072.*
— O., A. C. Ivy u. Kim *995.*
— A. E. Meyer u. A. C. Ivy *995.*
— s. Wigodsky, H. S. *968.*
— R., u. W. Richter *1054.*
— W. s. Richter, R. *1054.*
Ricker 560.
— Blumberg, Peters u. Wideman *1037.*
Rickes 284, 285,
— E. L., N. G. Brink, Fr. R. Konjuszy u. Thomas R. Wood *995.*
— — — Thomas R. Wood u. K. Folkers *995.*
— s. Ott, W. H. *994.*
Ricketts, C. s. Bull, J. P. *975.*
Rico, P. s. Molina, R. *984.*
Riddle 100, 272, 278, 279, *967, 990.*
— s. Isaacs *1000.*
— u. Sturgis *992.*
Rieben, W. K. 762, 763, 789, *1066.*

Rieder 706, *1054.*
Riedl 887.
— O. s. Binder, L. *1080.*
Riel 320.
— s. Schiff *1003.*
Riemschneider 452.
— G. s. Heilmeyer, L. *1024.*
Riessbeck 133.
— K. H. s. Bittorf, A. *969.*
Rietschel 843, *1076.*
Rietti, F. 335, 345, 378, 639, *1008, 1011, 1048.*
Rigler 231, 299.
— u. Eneboe *985.*
— L. G., H. S. Kaplan u. D. L. Fink *998.*
Rigoni 185.
— M., u. A. Sartori *979.*
Riley 406.
— R. L. s. Graybiel, A. *1016.*
Rimbaud 874.
— L., H. Serre u. P. Caza *1079.*
Rimington 414.
— s. Bywaters *1017.*
Rimpau 485.
Da Rin, O. 109, 549, 941, *1087.*
Rinehart 218, 226.
— s. Mettier *982.*
— J. F. s. Jackson, H. *1084.*
Riniker 548, 927.
— P. s. Glanzmann, E. *1034, 1084.*
Riolo 903, *1082.*
Rion, M. 924, *1085.*
Ripps 902, *1082.*
Ris s. Snapper, J. *1059.*
Risak, E. 688, 807, 808, *1018, 1052, 1071.*
Rischel 708, *1054.*
Risel, H. 850, 851, *1077.*
Ritala, A. M. 228, *983.*
Ritchey 231.
— J. O., u. H. Winsauer *985.*
Rittenberg 126.
— s. Bloch *969.*
— D. s. Shemin, D. *972.*
Ritter, R. 260, *989.*
Ritz, N. D. s. Meyer, L. M. *1048.*
Rius, Ciscar 600.
Riva, G. 97, 383, *967, 1012.*
Rivalta 673.
Rivasi 198, *980.*
Rivier 404.
— J. L., u. A. Gonella *1017.*
Robbins 744.
— R. s. Aegerter, E. *1057.*
Robb-Smith 753, *1059.*
Robenschlag 244.
Roberts 487, 539, 674.
— s. Spence *1035, 1038.*
— S. M. s. Pirkey, E. L. *1051.*
— S. R., u. R. R. Kracke *1031.*
Robertson, T. B. 19, *954.*
— u. Bock *980.*
Robin 418.

Robinson 245.
— J. C., G. W. James u. R. M. Kark *986*.
Robscheit-Robbins 108, 116, 192.
— F. S., L. L. Miller u. Q. H. Whipple *967*.
— s. Whipple, G. H. *968*, *980*, *987*.
Roche 789.
Rodat, G. s. Picard, R. *1051*.
Rodbard, J. A. *1018*.
Rodhain, J. *1086*.
Rodriguez 231.
— -Molina, R. 322, *1005*.
Røe 189, *980*.
Röhl 78, *962*.
Röhlich, K. 59, *958*.
Roelsen, E. 613, *1043*.
Roemheld 593, 651, *1043*, *1048*.
Roer, H. 39, *958*.
Rösch 868.
— u. Holland *1079*.
Roese 115, *967*.
Roesing 539.
— W. s. Reinwein, H. *1034*.
Rössel, W. *1031*.
Rössle, R. 580, 730, 744, 753, 754, 755, 846, 849, 852, *1056*, *1059*, *1066*, *1077*, *1079*.
Rössler 511.
Rogan 406.
— s. Deeny *1015*.
Rogari 165.
Roger 495.
— Widal u. Teissier *951*.
— S. s. Frühling, L. *1028*.
Rogers 906.
— u. Hall *1082*.
Rogge, K. 41, 833, *958*, *1074*.
Rohkrämer, H. 702, 725, 726, 728, 763, *1053*, *1056*.
— u. E. Scheidbauer *1066*.
Rohlf, H. 891, *1081*, *1082*.
Rohr, K. 39, 42, 43, 44, 45, 47, 48, 52, 53, 56, 58, 92, 93, 96, 97, 100, 152, 188, 233, 269, 270, 276, 277, 315, 316, 320, 322, 370, 376, 378, 379, 380, 405, 428, 441, 457, 475, 500, 501, 502, 503, 505, 563, 580, 582, 613, 629, 630, 635, 636, 637, 639, 643, 644, 648, 650, 651, 653, 656, 659, 681, 734, 743, 744, 777, 782, 818, 862, 863, 864, 865, 869, 872, 873, 875, 879, 882, 884, 910, 911, 913, 914, 916, 917, 918, 920, 921, 922, 923, 924, *951*, *958*, *967*, *979*, *985*, *990*, *992*, *1003*, *1005*, *1011*, *1017*, *1019*, *1022*, *1024*, *1031*, *1037*, *1041*, *1043*, *1048*, *1052*, *1059*, *1066*, *1074*, *1080*, *1085*.

Rohr, K., u. F. Koller *1066*.
— s. Moeschlin, S. *957*, *966*, *972*, *1019*, *1040*, *1048*, *1079*.
Rohrbach, P. 869, *1080*.
Roka 762.
— L. s. Felix, K. *1062*.
Rolla 719.
— G., u. A. Caprioglio *1056*.
Rolland 408.
— S. J. s. Aschkenasy, A. *1015*.
Rolle 924.
Roller 769.
— D., u. O. Mudrak *1066*.
Rolleston 900, *1082*.
— s. Gordon *1050*.
Rollwagen 769.
— O. s. Hiller, E. *1063*.
Rom, G. D. v. s. Maßhoff, W. *1045*.
Romagnolo 769.
— A. s. Galleone, A. *1062*.
Romanowsky 641.
Rombach 448, *1023*.
Rominger 203, 324, 433, 440, 441, 841, *981*, *1020*, *1022*, *1076*.
— E., u. Bomskov *1005*.
Rona 645.
— B. s. Gottsegen, G. *1047*.
Rooyen, van 691, *1052*.
Rosa 651.
— L. s. Gherlinzoni, G. *1047*.
Rosbach 156.
— s. Locke *974*.
Rose 822, 936.
— u. Boyer *1074*.
Rosegger, H. 26, 39, 547, 821, *954*, *1034*, *1074*.
Rosenbach 416, 912, 913, 914, *1018*, *1085*.
Rosenbaum, H. 729, *1056*.
Rosenberg 319, 320, 839, 840, *1003*.
— M. s. Salle, U. *1076*.
Rosenblatt, W. 643, *1048*.
Rosenfield 787.
— R. E. s. Tuft, H. S. *1067*.
Rosenheim 741.
— u. Wright *1059*.
Rosenmann, M. 765, 766, *1066*.
Rosenow, G. 109, 447, 526, 651, *967*, *1006*, *1023*, *1031*.
— s. Hauswirth, L. *1047*.
Rosenquist s. Schaumann *1023*.
Rosenthal 130, 217, 383, 418, 460, 465, 509, 574, 585, 698, 704, 705, 813, 827, 828, 855, 870, 892, *972*, *982*, *1074*.
— u. Bassen *1024*.
— u. Grace *1041*, *1080*.
— u. Harris *1039*.
— u. Licht *972*.
— s. Melchior *971*.
— s. Page *1070*.

Rosenthal s. Snapper, I. *1059*.
— E. *1052*.
— F. *1018*.
— s. Cohn, H. M. *1061*.
— u. P. Unna *1077*.
— N. s. Baehr, G. *1053*.
— s. Brill, N. E. *1053*.
— s. Dreskin, O. H. *1069*.
— u. L. A. Erf *1081*.
— s. Stats, D. *1012*.
— s. Tyson, M. C. *1086*.
— s. Yaguda, A. *1041*.
— R. L. s. Lawrence, J. H. *1025*.
— W. s. Stats, D. *1018*.
Rosentul 869.
— M. A., G. W. Winnikowa u. Studnizyn *1080*.
Roskam 784, 785, 790, 791, 820, 821, 837, *1066*, *1074*.
— u. Derouaux *1066*.
— s. Pauwen *1065*.
— s. Pauwen s. Swalue *1066*.
Rosling, E. 835, *1074*.
de Rosnay 427.
— s. Damade, R. *1019*.
Ross 4, 293, 309, 404.
— J. F., H. Belding u. B. L. Paegel *995*, *1001*.
— s. Hahn, P. F. *952*.
— u. B. L. Paegel *1017*.
Rossenbeck 33.
— s. Feulgen *955*.
Rost, G. A. 532, *1031*.
Roth 5, 78, 176, 246, 251, 362, *962*, *987*, *1001*, *1008*.
— u. Jung *1006*.
— F. *977*, *986*, *995*.
— G. M. s. Rowntree, L. G. *952*.
Rothe 28, 481, 577, *954*, *1031*.
— s. Denecke *1072*.
— Meyer u. Engelbreth-Holm *1041*.
Rothendler 925.
— u. Vorhaus *1085*.
Rothlin 782.
— E. s. Undritz, E. *1067*.
Rothman, P. E., u. N. K. Nixon *1074*.
Rothmann 283, 468, 835.
— H., J. Stern u. P. Hoene *1026*.
Rothschild, s. Dam, H. *1069*.
Rotschild 461.
— K. s. Doll, H. *1025*.
Rotter s. Peña *984*.
— W. 231, 333, *1006*.
Rottini 293.
— E., u. F. Chivini *995*.
Rottino 691.
— A. s. Hoffmann, G. T. *1050*.
Roulet, F. 729, 730, 755, *1056*, *1059*.
Rous 134, 153.

Roux 313, *1003*.
Roversi 298, 714, *998*.
— Massa u. Zolezzi *1001*.
— u. Salaris *1056*.
Rovigatti 533.
— G. C. s. Argentina, G. B. *1026*.
Rowen, M. s. Meyer, L. M. *1048*.
Rowland 747, *1059*.
Rowlands 317.
— u. L. Simpson *1003*.
Rowntree 5.
— L. G., G. E. Brown u. G. M. Roth *952*.
Le Roy 870, *1079*.
Royer s. Houssay *965*.
— M. 114, 138, 147, *972*.
Rozendaal 257, 258.
— u. Washburn *988*.
— s. Washburn *988*.
Rubegni 822, *1074*.
Rubenfeld, S. 705, *1053*.
Rubens-Duval 727.
— A. s. Decourt, J. *1055*.
— s. Justin, L. *1056*.
Rubin 285.
— M., u. H. R. Bird *995*.
Rubinstein, M. A. 41, 750, *958*, *1059*.
Rudel s. Tönnis *996*.
Rudert 145.
— H. s. Heilmeyer, L. *971*.
Rühl, R. 29, 744, *1059*.
Ruete, A. 710, *1054*.
Rüttner 704, 705.
— J. R., u. A. v. Albertini *1053*.
— s. v. Albertini, A. *1053*.
Ruge 928.
— R., P. Mühlens u. M. zur Verth *1086*.
Ruhenstroth-Bauer 108, 111, *967*.
Rulot, H. 765, *1066*.
Rummel, A. s. Humperdinck, K. *965*.
Rumpel 837.
Rundles, R. W. 305, 379, 380, 750, *989*.
— u. H. F. Falls *1011*.
— s. Schieve, J. F. *1001*.
— W. W. s. Loge, J. Ph. *1058*.
Rundqvist 28.
— O. s. Ohlson, B. *954*.
Runeberg 312, *1003*.
Rupilius 911.
Ruppert 294.
— H. s. Schulze, E. *995*.
Rusakow 765.
— u. Skundina *1066*, *1067*.
Rusch, H. P. 114, 430, *1020*.
Ruska 757, 772, 773, 774, 783.
— H., u. C. Wolpers *1066*.
— s. Wolpers, C. *1068*.

Russel, L. H. 805, 831, *954*.
— u. Page *1071*, *1074*.
— s. Page *1070*.
Russo, G. 456, *1024*.
Russu, G. 762, *1066*.
Rust *958*.
Rustizky, v. 735, *1059*.
Rusznyak 850.
— St. s. Armentano, L. *1076*.
Rutishauser 676, 747, 807, *1059*.
— E. s. Bickel, G. *1049*.
— s. Jeanneret, H. *1069*.
Sabin, F. 45, 67, 91, 92, 495, 497, 498, *958*, *967*.
— s. Doan, A. Ch. *955*.
— Doan u. Cunningham *1032*.
Sabrazès 409, 585, 639, *1017*.
— Bideau u. Glannès *1041*.
— u. Sarie *1048*.
Sacchetti *1077*.
Sachs 148, 722, 723, 771.
— s. Adler *969*.
— u. Wohlwill *1056*.
— J. J., u. J. S. Labate *1066*.
Sack, G. 98, 610, 850, 855, *967*, *1043*, *1077*.
Sackey 134.
— Johnston u. Ravdin *972*.
Saemisch *1043*.
Sänger 310, *1001*.
Saheki 527, *1032*.
Sahli, H. 69, 70, 71, 124, 216, 803, *962*, *982*, *1071*.
Sahyoun 690.
— P. J., u. St. J. Eisenberg *1052*.
Saini, M. 728, *1056*.
Saita 270, 277.
— s. Penati *991*.
Sakurai 110, 528, *967*, *1032*.
Sala, A. s. Villa, L. *968*.
Salaris 714.
— s. Roversi *1056*.
Salazar, A. L. *477*, *1032*.
Salén *1018*.
Salet, J. s. Marie, J. *1056*.
Salinger 533.
Salle 839, 840.
— U., u. M. Rosenberg *1076*.
— V. *1076*.
Salomon 383, 807.
— s. Dam, H. *1069*.
— E. s. Rabe, F. *1071*.
— H. *1012*.
Salomonsen 810.
— u. Nygaard *1071*.
Saltykow 654, *1048*.
Saltzmann 250, 251, 252, 275, 407, 513.
— s. Schaumann *987*, *990*, *992*, *1003*, *1017*.
— G. F. *1032*.
Salus, F. 110, 448, *967*, *1023*.

Salvadei 154, *974*.
Salvatore 747.
Salvi, F. *1011*.
Salvidio 789.
— E. s. Pedrazzini, A. *1065*.
Salvis 378.
Salzer 594, *1043*.
Samper 393.
— B. A. s. Finland, M. *1014*.
Sampson 85.
— W. L. s. Antopol, W. *959*.
Samter 324, 541, *1034*.
— s. Wintrobe, M. M. *1005*.
Samuelsen s. Andersen *1024*.
Sandbacka-Holmström 708, *1054*.
Sanderson 768.
— M. s. Allen, J. G. *1060*.
Sandkühler, St. 58, 630, 739, *958*, *1048*, *1059*.
Sandoz 241.
Sankaran 216.
— u. Rajagopal *982*.
Sanquinetti 448.
— s. Galindez *1023*.
Della Santa 41.
— R. s. Bickl, G. *955*.
Santesson 868, *1080*.
Santiago-Stevenson, D., J. Oliver-Gonzáles u. R. J. Hewitt *1086*.
Sapinski, H. 645, 828, *1048*, *1074*.
Sappington 760.
van der Sar, A. 366, 542, *1009*, *1034*.
Saracoglu, K. 370, *1011*.
Sarasin 535.
— R., u. K. M. Walthardt *1032*.
Sargant *995*.
Sarie s. Sabrazès *1048*.
Sarles 326.
— s. Olmer *1005*.
Sarrazin 806.
— s. Lian, C. *1070*.
Sartori 185, 408.
— A. s. Bassi, G. *1015*.
— s. Rigoni, M. *979*.
Sáry, B. 357.
— s. Doczy, P. *1007*.
Sato 67, 485, 486, 495, 549, *958*, *1032*, *1034*.
Sauer 654, *1048*.
Sauerbruch, F. 298, 339.
— s. Thaddea, S. *998*.
Sauerstein 232, 314.
— H. s. Hoff, F. *984*, *1003*.
Saupe 511.
Sautter 567.
— s. Sohier, R. *1038*.
Savino 117.
— M., u. V. Baccari *967*.
Savitz, H. A. s. Dameshek, W. *1039*.

Sawitsky, A. s. Meyer, L. M. *1048.*
Saxton 578.
— J. A., M. C. Boon u. J. Furth *1041.*
Sborov 137.
— s. Watson, C. J. *973.*
Scaglietti s. Pincherle *1011.*
Scala, V. 688, *1052.*
Scalitzer 696.
Scanlon 809.
— G. H., K. M. Brinkhous, E. D. Warner, H. P. Smith u. J. E. Flynn *1071.*
Scarborough 179.
— H. s. Crosby, A. *975.*
Scemama s. Émile-Weil, P. *1019.*
Schabbel 824.
— E. s. Bareuther, A. *1072.*
Schadt 155, 195, 238, *974, 980, 986.*
Schaede 609.
— A. s. Mundt, E. *1043.*
Schäfer 156, 159, 163, 233, 234, 546, 644, 673, *986.*
— u. Gennerich *978.*
— u. Wurm *1052.*
— E. L. *1034.*
— K.-H. *974, 985.*
— u. J. Boenecke *974.*
Schaefer, R. *1048.*
Schairer, E. 158, 310, 318, 424, 546, *1001, 1003, 1034.*
— s. Rechenberger *974.*
Schall-Heisler 207.
Schalm, L. 77, *962.*
Schaptal 555.
Scharff 829, *1074.*
— u. H. Neumann *1074, 1080.*
Scharold 447, *1023.*
Scharplatz, A. 316, *1003.*
Schartum-Hansen 269, 332, 333, *990, 1006.*
Schaumann, 250, 251, 252, 274, 275, 279, 283, 290, 296, 298, 312, 313, 314, 407, 445, 661, 706, 707, 710, 941, *995, 998.*
— u. Rosenquist *1023.*
— u. Saltzmann *987, 990, 992, 1003, 1017.*
— J. *1054.*
— O. *1003.*
Scheer, van der 262.
— u. Kock *989.*
Scheid 222, *983.*
Scheidbauer 763.
— E. s. Rohkrämer, H. *1066.*
Scheidel, H. 250, 251, 252, *987, 988.*
Scheinker 737, *1059.*
Schellong, F. 417, 418, 419, *1018.*
Schemensky, W. 287, 307, 323, *995, 1001, 1005, 1006.*

Schenetten 559.
— F. P. N. s. Trautmann, F. O. P. *1038.*
Schenken 287, 317.
— Stasney, u. Hall *995, 1003.*
Schenker, P. 782, *1066.*
Scherstén, B. 309, *1001.*
Schick 155, 195, 237.
— K. s. Reimann, F. *974, 980, 986.*
Schieve, J. J., u. R. W. Rundles *1001.*
Schiff 164, 176, 204, 246, 271, 282, 320, 463, 586, *978.*
— s. Adler *991.*
— u. Hirschberger *1074.*
— Riel u. Simon *1003.*
— E. H., Eliasberg u. N. Joffe *981, 986.*
— F. 160, 161, 166, 827.
— L. s. Adler, A. *989.*
— s. Morris, R. S. *994, 1026.*
— s. Rich, M. L. *1041.*
Schijveschuurder, W. 350, *1008.*
Schilling, V. 45, 58, 69, 73, 78, 97, 107, 115, 176, 179, 184, 233, 250, 251, 262, 267, 309, 365, 386, 472, 477, 479, 480, 481, 482, 484, 486, 495, 497, 509, 510, 511, 535, 536, 548, 550, 572, 585, 630, 639, 667, 679, 713, 743, 755, 777, 828, 918, 920, 922, 925, 939, *952, 958, 962, 967, 978, 985, 987, 990, 995, 998, 1001, 1012, 1017, 1032, 1034, 1035, 1039, 1041, 1048, 1052, 1056, 1066, 1074, 1085.*
— s. Reschad, H. *1056.*
— u. E. Schulz *1032.*
— u. W. Wohlenberg *1059.*
Schillings, P. H. M. *958.*
Schindler 258.
— u. Serby *988.*
Schinz, H. 166, 671, 733, 889, *978.*
— s. Clairmont *1080.*
— u. Uehlinger *1059.*
— H. R. s. Uehlinger, E. *1059.*
Schiødt, E. 191, 193, 194, 302, 303, 308, 310, *980, 1001.*
Schiro, H. s. Gregerson, M. J. *952.*
Schittenhelm, A. 188, 200, 201, 299, 307, 495, 517, 557, 924, *952, 979, 981, 998, 1001, 1037, 1085.*
— A., u. W. Ehrhardt *1032.*
— W. Weichardt, u. W. Grisshammer *1032.*
Schlachter, J. 91, *967.*
Schlecht, H. 488, 489, 519, 535, 541, 546, *1032, 1034.*
— u. G. Schwenker *1032.*
— s. Schwenker, G. *1032.*

Schlecht, H. s. Ziegler, K. *1035.*
Schleicher 823.
— s. Limarzi *1073.*
— s. Sharp *1009.*
Schleip, K., u. A. Alder *952.*
Schlesinger 517, *1032.*
Schleusing 538, 643.
— H. s. Hemmerling, H. *1034, 1047.*
Schlicke *995.*
Schliephake 110, 364.
Schloessmann 797, 798, 799, 801, 802, 804, 860, *1071.*
Schlosshardt 782.
— u. L. Heilmeyer *1066.*
Schlossmann s. v. Pfaundler *951.*
Schlumm, F. 79, *962, 1001.*
Schmauch 78, *962.*
Schmehle 198.
— u. Schmid *980.*
Schmengler 429, 529, 727, 753, 907, 926.
— F. E. s. Esser, H. *1019, 1055, 1057.*
— u. P. Petrides *1085.*
— s. Petrides, Pl. *1082.*
— s. Seiler, D. *1032.*
Schmerel 911, *1085.*
Schmid 198, 580, 789.
— s. Schmehle *980.*
— J. s. Heppich, E. *1063.*
— s. Leonhartsberger, F. *1040.*
— u. W. Weissel *1066.*
Schmidt 182, 417, 498, 537, 547, 559, 874, 889.
— A. 758, 759, 764, *1066.*
— E. 155.
— H. *1034, 1080.*
— u. K. R. Schmidt *1054.*
— H. W. *1034.*
— J. E. *1018.*
— K. 709.
— K. R. s. Schmidt, H. *1054.*
— M. B. 154, 195, 203, 212, 213, 441, 575, 650, 841, 887, 889, 890, 895, *974, 980, 981, 982, 1022, 1041, 1048, 1081, 1082.*
— V., u. A. Nyfeldt *1037.*
— W. 895, 902, *1082.*
— s. Cremer, J. *1027, 1033.*
Schmidt-Voigt 831.
— u. F. Gensch *1074.*
Schmiedeberg 904, *1082.*
Schmitz, A. 20, 766, *1066.*
— u. F. Wulkow *954.*
Schmorl 886, *1081.*
Schneid, B. s. Snapper, I. *1059.*
Schneider, H. 69, 72, 485, *962, 1032.*
Schneiderbaur, A. 24, 25, 251, 298, 309, 442, 448, 463, *954, 987, 998, 1001, 1022, 1023, 1026.*

Schnetz 47.
Schoch, A. 790, 851, *1066*, *1077*.
Schoen, R. 181, 519, 619, 705, *978*, *1045*, *1076*.
— u. Berchtold *1032*.
— u. W. Tischendorf *952*, *1034*, *1053*.
Schönberger 810.
— R. s. Reiß, W. *1071*.
Schöner 422, 423, 424, 427.
— W. s. Heilmeyer, L. *1019*.
Schönholzer, G. 706, 770, 807, 808, *1054*, *1071*.
— u. U. Portmann *1066*.
Schönlein 797, 813, 826, 846, 847, 848, *1071*, *1074*, *1076*, *1077*.
—-Henoch 813, 816, 826.
Scholderer, H. 134, *972*.
— s. Verzar, F. *968*.
Scholer 550.
— H., u. S. Berger *1035*.
Scholtz *1039*.
Schorff 883, 884.
Schottmüller, H. 922, *1085*.
Schour, M. *1066*.
Schousboe 896, 902, *1082*.
Schrade 628, 824, *1075*.
Schrader, J. 569, *1037*.
Schrameck, G. s. Debré, K. *1007*, *1013*.
Schrank, A. *1038*.
Schreck, W. *1034*.
Schreiber *314*, *1003*.
Schreier 769.
— K. s. Henckel, H. *1063*.
Schretz 460, *1024*.
Schretzenmayr, A. 59, 232, 407, 870, *985*, *1080*.
— u. H. Bröcheler *958*.
— u. R. L. Lancaster *985*, *1017*.
Schridde 491, 562, 575, *1032*, *1041*.
Schrijver, D. 148, *972*.
Schröder 78, 115, 260, 262, 263, 264, 267, 827, 841, 842, 843, 844, *962*, *990*.
— s. Stepp *1076*.
— u. Strassmann *962*.
— H. s. Papayanopulos, G. *1074*.
— P. *989*.
— W. *1052*.
— s. Duesberg, R. *964*.
Schrottenbach 549, *1035*.
Schrumpf, A. 818, *1075*.
Schubert 181, 439.
Schubert, J., u. A. Grünberg *1022*.
— R. *978*.
Schubothe 393, 395, 397, 398, 402.
— H., u. H. W. Altmann *1015*.
— s. Heilmeyer, L. *1014*.

Schudel, L. *952*.
Schüpbach, A. 707, *1054*.
Schürch 179.
— O., H. Willenegger u. H. Knoll *978*.
Schürer, W. 78, 79, 405, 506, *1032*, *1066*.
— s. Jürgens, R. *961*, *1016*.
Schürer-Waldheim, F. 243, 831, *1075*.
— s. Fleischhacker *985*.
Schürmann 706.
— P. s. Mylius, K. *1054*.
Schürmeyer 79.
— s. Wiechmann *963*.
Schütz 760.
— E. s. Gänsslen, M. *1007*.
— F. *1066*.
Schuetze 398.
— H. s. Morgan, W. T. J. *1014*.
Schulert 741.
Schulhoff 110.
— u. Matthies *967*.
Schulte 246, 750.
— Elvehjem u. Hart *986*.
— G., u. H. Lings *1059*.
Schulten, H. 60, 70, 80, 188, 197, 202, 218, 219, 220, 221, 222, 224, 227, 236, 241, 269, 276, 281, 290, 297, 299, 319, 320, 460, 480, 481, 501, 504, 563, 568, 598, 619, 621, 681, 743, 854, 860, 863, 869, 874, 919, *952*, *958*, *962*, *979*, *980*, *981*, *983*, *986*, *990*, *992*, *995*, *998*, *1004*, *1032*, *1038*, *1043*, *1052*, *1059*, *1077*, *1080*, *1085*.
— u. H.-E. Levens *1045*.
— u. B. Malamos *1004*.
Schulthess, G. v. 387, 397, *1015*.
Schultz, E. *1032*.
— L. E. *1038*.
— W. 288, 482, 549, 555, 556, 560, 565, 719, 785, 788, 790, 801, 814, 862, 909, 910, *983*, *1038*, *1066*, *1071*, *1075*, *1080*, *1085*.
— u. H. Hilgenberg *1066*.
— u. E. Krüger *1056*.
Schultze, H. E. *1066*.
— W. H. 67, *958*, *1032*.
Schultzer 887.
— P., u. Ch. Johannsen *1081*.
Schulz 484, 516, 517, 546.
— E. s. Schilling, V. *1032*.
— W. *1035*.
— s. Tischendorf, W. *1015*.
Schulze 181, 294, 619, 623, 886, *1081*.
— E. *995*, *1045*.
— E. Fritze u. H. H. Müller *1045*.
— u. H. Ruppert *995*.

Schulze, H. E. 767.
— L. s. Wagner, K. H. *968*.
Schumacher 310, 831, *1001*.
— s. Falconer, E. *1072*.
Schumm 127, 253, *972*, *988*.
Schuppli, R. 740, *1059*.
Schurig 412, *1018*.
Schwab 593.
— R. S., u. S. Weiß *1043*.
Schwalm 113.
— H. s. Minouchi, T. *966*.
Schwan, H. 69, *962*.
Schwartz 127, 137, 304, 306, 343, 358, 359, 370, 384, 388, 560, 856.
— s. Graham *1036*.
— s. Watson, C. J. *973*.
— H. s. Carpenter, G. *1076*.
— M., u. von der Heide, E. C. *1075*.
— s. Højensgård, I. C. *1063*.
— S. s. Pass, J. *972*.
— St. O., u. B. E. Armstrong *1001*.
— s. Dameshek, W. *1007*, *1011*, *1013*.
— u. H. Legère *1001*.
— u. J. Mason *1011*.
Schwarz 556, 603, 886, *1043*, *1081*.
— E. s. Lehndorff, H. *1037*.
Schwarzhoff 113, 114.
— E., u. K. Voßschulte *967*.
Schwarzkopf 751, *1059*.
Schwarzweiss, H. s. Tomcsik, J. *1041*.
Schweeger 528.
— s. Bertelli *1027*.
Schweers, A. 539, *1035*.
Schweickert 878.
— s. Kikuth, W. *1079*.
Schweinfurth, H. 357, *1008*.
Schwendener, J. A. 773, 774, 775, *1066*.
— J. s. Fonio, A. *1062*.
Schwenkenbecher, W. 769, *1066*.
Schwenker 519.
— G., u. H. Schlecht *1032*.
— s. Schlecht, H. *1032*.
Schwiegk 180.
— H. s. Lang, K. *977*.
Schwyzer, F. 484, *1032*.
Sciclounoff, F., u. M. Naville *1001*.
Scott 285, 601, 640, *1043*, *1048*.
— A. T. s. Gall, E. A. *1053*.
— M. L. s. Daniel, L. J. *993*.
— L. C. Norris u. G. F. Heuser *995*, *1001*.
— N. D. s. Svedberg, T. 95 *l*
Scoz, G. 768, *1067*.

Scriver 368.
— J. B., u. T. R. Waught *1009.*
Sebrell, W. H. 433, 524, *1020.*
— s. Daft, F. S. *1027.*
Secco 448, *1023.*
de Secondi 455, *1024.*
Seddons 797, *1071.*
Sée 651, 891.
— s. Émile-Weil, P. *1019,1081.*
— G. s. Debré, K. *1007.*
— s. Debré, R. *1013.*
— s. Marie, J. *1048.*
Seed 179, 739.
— L. s. Karabin, J. E. *976.*
Seeger, R. s. Angier, R. B. *992.*
Seegers, W. H. 760, 761, 762, *1067.*
— s. Brinkhous, K. M. *1061.*
— K. M. Brinkhous, H. P. Smith u. E. D. Warner *1067.*
— Smith; Warner u. Brinkhous *1067.*
— u. A. G. Ware *1067.*
— s. Ware, A. G. *1067.*
— A. G. Ware u. Murphy *1067.*
Seegmiller, J. E. s. Barron, E. S. G. *1049.*
Seeliger, S. 781, 783, 821, *1067, 1075.*
— u. H. Gorke *1067.*
Seemann 493, 495, 497, *1032.*
— C. v., u. H. Fischer *970.*
Segerdahl, E. 38, 46, 48, 53, 303, 475, 504, 874, *958, 1001, 1032, 1080.*
Seggel s. Keller *966.*
— K. A. 105, 126, 280, 919, *972, 979, 1001, 1085.*
Segre 407.
— s. Lucchini *1016.*
Sehra 766.
— K. B. s. Iyengar, N. *1063.*
Seibold 578.
— s. Furth *1040.*
Seide, G. 406, *1017.*
Seidlmayr 678, 848, 850, *1077.*
Seidmann 869.
— s. Gautier *1078.*
Seifried, O. s. Dobberstein *1038.*
Seiler 529.
— D., Fr. E. Schmengler u. H. Fehrenbach *1032.*
Seiller 113.
— s. Breuer *963.*
Sekiya, M. 152, *972.*
Selander, P. 904, *1082.*
Selberg, W. 413, *1018.*
Seligmann, B. 924, 925, *1085.*
Seljesaeter 678.
Selling 868, *1080.*
Selye, H. 488, 522, *1032.*

Semb, J. s. Angier, R. B. *992.*
Semenza 407, 869.
— s. Greppi *1016.*
Semmelroch *180.*
— H. s. Krücke, W. *976.*
Sempell 119.
— s. Grober *965.*
Senator, H. 414, 458, *1018, 1024.*
Senear 677.
— u. Caro *1052.*
Senn, N. *1045.*
Sens, J. s. ten Berg, J. A. G. *992.*
Serby 258.
— s. Schindler *988.*
Serebranjik, B. 677, *1052.*
Sergent *967.*
Seringe 650.
— Ph. s. Marie, J. *1048.*
Serre 874.
— H. s. Reinband, L. *1079.*
Setzu, A. 678, *1052.*
Seusing, J. 342, *1008.*
Sexton 622.
— W. A. s. Haddow, A. *1044.*
— s. Templeman, W. G. *1046.*
Seyderhelm, R. 99, 101, 106, 109, 118, 146, 193, 246, 258, 283, 313, 407, 433, 456, 458, *988, 995, 1004, 1024.*
— u. Grebe *967, 980, 986, 1020.*
— u. W. Lampe *1024.*
— s. Meyer, P. F. *966.*
— u. Tammann *972, 986, 1020.*
Seyfarth 97, 98, 99, 106, *967.*
Seyfried 409, 410, 610, 650, 874.
— H. s. Fleischhacker, H. *1047.*
— s. Klima, R. *1016, 1042, 1079.*
Seymour 770.
de Sèze 737.
— S., P. Ordonneau, J. Dausset u. de Brux *1059.*
Sforzini 774.
— P. s. Nolli, B. *1065.*
Sgalitzer 468, 616, *1026, 1045.*
Shanberg 820.
— N. s. Quick, A. J. *1074.*
Shanno 796, *1067.*
Shapiro 93, 534, 762, 788.
— L., u. F. A. Bassen *967.*
— L. M., u. F. A. Bassen *1032.*
— S. s. Unger, P. N. *1067.*
— s. Wiener, M. J. *1068.*
Sharp 299, 304, 362, 430, *998, 1001.*
— u. Davis *1009.*
— u. Schleicher *1009.*
— E. A., u. H. C. Mack *1020.*
— s. Winkle, W. van *1033.*
Shaw 286, 511, 561, 569.
— E. B. s. Thelander, H. E. *1038.*

Shaw, G. E. s. Callender, S. T. E. *992.*
— S. s. Gray, J. D. *1042.*
— T. H. s. Smith, K. Sh. *1038.*
Sheard 134.
— s. Bollman *969.*
— s. Mann *971.*
Shedlovsky, s. Longsworth *1058.*
Sheila 182, *978.*
Sheldon, J. H. 851, *1077.*
Shelley 228.
Shem 360, 386.
— s. Emerson *1007.*
Shemin 126, 456.
— D. s. London, I. M. *1024.*
— u. D. Rittenberg *972.*
Shen, Sh. Ch. 86, 91.
— W. B. Castle u. E. M. Flemming *962.*
— s. Emerson, C. P. *1011.*
— s. Ham, Th. H. *960.*
Sherman, W. B. 673, *1052, 1075.*
Sherwood, F. 619, *1045.*
Shettles 810.
— L. B. s. Hellman, L. M. *1069.*
Shieve 305.
Shimazono, I. 236, 431, *985, 1020.*
Shimizu 312, 315.
— s. Kumagai *1003.*
Shinosaki 528, *1032.*
Shiro 231.
— H. S., u. J. E. Benjamin *985.*
Shive 285.
— W., R. E. Eakin, W. M. Harding, J. M. Ravel u. J. E. Sutherland *995, 1001.*
— J. M. Ravel u. R. E. Eakin *995, 1001.*
Shiwago 577.
— s. Andres *1039.*
Shorb, M. S. 284, *995.*
Shorvon, L. M. 590, *1043.*
Shukers, C. F. s. Totter, J. R. *1002.*
Shull 772.
— W. s. Duff, W. *1061.*
Shullenberger 698.
— C. C., C. H. Watkins u. R. R. Kierland *1052.*
— s. Kierland, R. R. *1051.*
Shumaker 319.
— s. Wintrobe, M. M. *1004.*
Sibertin-Blanc 727.
— s. Decourt, J. *1055.*
Sick 886, *1081.*
Sickels, J. P. s. Angier, R. B. *992.*
Siddon 627.
— W. H., u. B. B. Wells *1045.*
Siede, W. *1038.*

Siedel, W. 128, 136, 140, 141, 148, *972*.
— W., u. H. Fischer *972*.
— u. E. Meier *972*.
— s. Meldolesi, G. *971*.
— u. H. Möller *972*.
— W. v. Pölnitz u. F. Eisenreich *972*.
— W. Stich u. F. Eisenreich *972*.
Siegmund, H. 643, 656, 676, 871, *1048, 1052, 1080*.
Sieß, M. s. Maßhoff, W. *1045*.
Sievers 18, 163.
— C. s. Knoll, W. *953*.
— O. *978*.
Signier 806.
— F. s. Lian, C. *1070*.
Sigon, M. 562, *1038*.
Siguier 569.
— F. s. Facquet, J. *1036*.
Sikemma 531.
— Thewlis u. Meyer *1032*.
Sikl 543.
— s. Brumlik *1033*.
Silberberg 364, 808, *1009*.
— M. s. Opitz, H. *1070*.
Silverman, S. B. 770, *1067*.
Silverthorne s. Donohue *1042*.
Silvestri 851, *1077*.
Silvestroni, E. 85, 113, 236, 336, 378, 379, *1011*.
— E., u. J. Bianco *963, 967, 985, 1009, 1011*.
Simmel, H. 85, 86, 98, 107, 549, *963, 967, 1035*.
Simmonds 430, 747, *1059*.
Simmons 122.
— E. L. s. Jacobsen, L. O. *965*.
Simon 320, 336, 468, *1026*.
— s. Schiff *1003*.
— E. P. s. McCormack, R. R. *1008*.
— G. s. Dérot, M. *1055*.
Simons 119, 122, 256, 534.
— u. Bielschowsky *988*.
— s. Halberstaedter *965*.
— A. s. Halberstaedter, L. *1028*.
Simpson, L. 317.
— s. Rowlands *1003*.
Sinek 319.
— F. s. Reimann, F. *1003*.
Singer, K. 115, 145, 148, 149, 150, 192, 221, 275, 280, 282, 286, 288, 289, 299, 317, 318, 400, 403, 447, 448, 771, 833, *967, 972, 982, 988, 992, 996, 998, 1004, 1023*.
— s. Fürth, O. *970, 979*,
— s. Kraus, A. P. *1064*.
— u. A. G. Motulsky *1014, 1017*.
— F. P. Pornstein u. S. A. Wile *1075*.
— u. Steigmann *1004*.

Singleton *1075*.
Sippe, G. R. 324, *1005*.
Sirridge 743.
— M. S. s. Diggs, L. W. *1057*.
Sirtori 596.
— C., u. G. Fiorani-Gallotta *1043*.
Sisk, W. N. s. Winkle, W. van *1033*.
Sisman 579.
— s. Barnes *1039*.
Siwe 724, *1056*.
Sjögren, B. 319, 887, *1004, 1081*.
Sjövall 361.
— u. Ivarsson *1009*.
Skeggs 285, 291, 295.
— H. R. s. Wright, L. D. *997, 1002*.
Sköld 804, *1071*.
Skouby, A. P. 593, *1043*.
Skouge, E. 156, 216, 225, 233, 239, 240, 271, 350, *974, 982, 983, 985, 986, 990, 1009*.
Skundina 765, *1067*.
— Ginsburg u. Rusakow *1067*.
— s. Rusakow *1066*.
— Rusakow, Ginsburg u. Bocarow *1067*.
Slack 243.
— H. G. B., u. J. F. Wilkinson *986*.
Slater 527.
— E. s. Carre, J. *1027*.
Sluys s. Gilbert *1050*.
Slyke, van 15, 17, *954*.
Smils 414.
— s. Bywaters *1017*.
Smith 5, 285, 437, 542, 561, 569, 570, 607, 760, 765, 789, 808, 809, 810, 830, 884, 907, *1038*.
— u. Brenner *1035*.
— s. Jones *1073*.
— s. Ziffren *1071*.
— C. H. *1022, 1080*.
— D. C. s. Hitch, J. M. *1042, 1044*.
— E. B. s. Custer, P. P. *1036*.
— E. L. *996*.
— u. L. C. F. Parker *996*.
— G. H. s. Austin, A. B. *1020*.
— H. P., H. R. Arnold u. G. H. Whipple *952*.
— H. P. s. Brinkhous, K. M. *1061*.
— s. Scanlon, G. H. *1071*.
— s. Seegers, W. H. *1067*.
— s. Warner, E. D. *1067, 1071*.
— E. D. Warner u. K. M. Brinkhous *1067, 1071*.
— J. M. jr. s. Angier, R. B. *992*.
— K. Sh., u. T. H. Shaw *1038*.
— L. *996*.
— S., u. McCabe *1082*.

Smith, T. R. s. Spurr, Ch. L. *1046, 1052*.
Snapper s. Hijmans van den Bergh, A. A. *1008*.
— I. 28, 85, 325, 430, 730, 748, 749, *1059*.
— s. Bendien, W. M. *953*.
— s. Groen, J. *1004*.
— Groen, Hunter u. Witts *1020*.
— Mirsky, Ris, Schneid u. Rosenthal *1059*.
— u. B. Schneid *1059*.
Snell 290, 294, 808, 810, *1071*.
— s. Butt *1068*.
— Butt u. Osterberg *1071*.
— E. E. s. Mitchell, H. K. *994*.
— u. W. Paterson *996*.
Snelling s. Donohue *1042*.
Søborg 407.
— Ohlsen, A. s. Færup, Ch. *1015*.
Soejima 131, *972*.
Sörensen 63, *963*.
Soetbeer, M. s. Kiese, M. *971*.
Sohier, R. 557, 559, 561, 562, 567, 569, 570, *1038*.
— u. J. Gregoire *1055*.
— u. A. Guichard *1038*.
— Lépine, u. Sautter *1038*.
Soika, A. G. 827, *1075*.
Sokolov *398*.
— M. S. s. Kravchenko, A. T. *1014*.
Sokolowski 267, *990*.
Soldati 758.
— B. s. Koller, F. *1064*.
Solé, A. 805, *1071*.
Soll 922.
— s. Butt *1083*.
Solomon s. Estern *1021*.
Sommer 25.
— J. s. Mancke, R. *953*.
Sommers 893, 894.
— S. C. s. Wyatt, J. P. *1081*.
Sonn 437.
— E. B. s. Wiener, A. S. *978, 1022, 1080*.
Sonnenfeldt 151, *972*.
Sos 113.
— J. s. Mansfeld, G. *966*.
Sotgiu 247, *986*.
Sothmann 324, *1005*.
Soulier 804.
— J. P. s. Lamy, M. *1070*.
— s. Tzanck, A. *1067*.
Le Sourd 627.
— s. Loeper, M. *1045*.
Sousa 178.
de Sousa Dias, A. G. *978*.
Souter 811.
— s. Kark *1070*.

Spangaro 531.
— L. s. Babich, S. *1027*.
Spârchez 563, 564.
— T. s. Hatieganu, J. *1036*.
Specie 586, 610.
— R. s. Bertoni, G. *1039, 1041*.
Spence 539, 828, *1075*.
— u. Roberts *1035, 1038*.
Spencer 708.
— J., u. Sh. Warren *1055*.
Spengler 281.
— G. s. Jagic, N. v. *991, 1042*.
Spenson 224, *983*.
Sperlich, W. 470, *1026*.
Sperna Weiland, J. P. E. s. ten Berg, J. A. G. *992*.
Sperry s. Whipple, G. H. *968*.
Spielmeyer 260, 263, 264, *989*.
Spies, T. D. 284, 285, 291, 294, 305, 309, 323, 325, 326, *996*.
— u. A. S. Dowling *1005*.
— u. W. B. Frommeyer *996*.
— W. B. Frommeyer, C. F. Filter u. A. English *996*.
— — G. G. Lopez, R. L. Toca u. G. Gwinner *1005*.
— G. G. Lopez, F. Milanes u. T. Aramburu *996*.
— — R. E. Stone, R. L. Toca, T. Aramburu u. S. Kartus *1001*.
— R. E. Stone, F. Milanes, R. L. Toca u. T. Aramburu *996*.
— S. S. Lopez, F. Milanes, R. L. Toca u. B. Culver *996*.
— F. Milander, A. Menemdez, M. B. Koch u. V. Minnich *996*.
— u. Payne *1005*.
— Payne u. Chinn *1005*.
— u. R. E. Stone *996*.
— s. Stone, R. E. *996, 1001*.
— R. E. Stone u. T. Aramburu *996*.
— — G. G. Lopez, F. Milanes, R. L. Toca u. T. Aramburu *1001*.
— u. M. Suarez *1005*.
— s. Vilter, C. *1002*.
— C. F. Vilter, J. K. Cline u. W. Br. Frommeyer *996*.
— — M. B. Koch u. M. H. Caldwell *996*.
Spiethoff 511.
Spiliopulos 376, 378.
— s. Choremis *1010*.
Spiller, U. 746, *1059*.
— u. A. Revetas *1059*.
Spindler, H. v. 585, *1041*.
Spitz, S. 699, *1052*.
Spitzbarth, H. 622, *1052*.
Spodaro 462.
— u. Forkner *1026*.

Spooner, S. J. L. s. Bull, J. P. *975*.
Sprague, K. L. s. Wright, L. D. *997*.
Spray 286.
— G. H. s. Callender, S. T. E. *992*.
Sprofkin 546.
— B. F. s. Weinstein, A. *1035*.
Sprunt 556.
— u. Evans *1038*.
Spurr 627, 698, 821, 828.
— Ch. L. s. Allen, J. G. *1072*.
— s. Bogardus, G. *1072*.
— L. V. Jacobson, T. R. Smith u. E. S. G. Barron *1046*, *1052*.
Squier 921.
— T. L. s. Madison, F. W. *1085*.
Squire, J. R. s. Bull, J. P. *975*.
Sreenivasan, B. *1038*.
Staa, v. 322.
— H. s. Hansen, K. *965, 1005*.
Stacey, R. S. 383, *1012*.
Stadler 598, 735, 741, 742, *1059*.
— E. s. Niemer, H. *1043*.
— H. *1059*.
Stadtmüller, A. 438, *1022*.
Staehelin, R. 867, *1080*.
Stagelschmidt 573, *1039*.
Stahel, R. 65, 507, 550, 551, 681, 707, 708, *958, 1032, 1035, 1052, 1055*.
Stahman 369.
— W. s. Watson, J. *1010*.
Stanbury 924.
— S. W. s. Black, D. A. K. *1083*.
Stanley 117, 336.
— s. Wilson *1009*.
— A. J., H. C. Hopps u. A. A. Hellbaum *967*.
Stanley-Brown 808.
— s. Quick, A. J. *1071*.
Stanno, R. L. 855, *1077*.
Stansky 314.
Stanus 567.
— u. Findlay *1038*.
Stark 92.
— u. Thompson *996*.
Starkenstein, E. 239, 241, 242, 245, *986*.
Starlinger 84, *963*.
Stasney 92, 317, 320, 538, 562, 729.
— s. Downey *1036, 1055*.
— s. Higgins *1003*.
— s. Schenken *995, 1003*.
— J. s. Feldman, W. H. *1034, 1036*.
— u. G. M. Higgins *958*.
— G. M. Higgins u. F. C. Mann *968*.

Stats 383, 418.
— D., N. Rosenthal u. L. R. Wassermann *1012*.
— u. L. R. Wassermann *1018*.
— L. R. Wassermann u. N. Rosenthal *1018*.
Staub, H. 24, *954*.
Stavitsky 920.
— A., R. Stavitsky u. E. E. Ecker *1086*.
— R. s. Statvitsky, A. *1086*.
Stead 4.
Stealy, C. L. 467, *1026*.
— u. H. S. Summerlin *1026*.
Stebbing 589.
— s. Furness *1042*.
Steenbock 117, 204, 246.
— s. Waddel *968, 981, 987*.
Steenis, P. B. van 326, *1005*.
Stefani, M. 820, *1075*.
— s. Quick, A. J. *1074*.
Stefansson 243.
Stefánsson, K. s. Straub, W. *986*.
Steiger, R. 855, *1077*.
Steigmann 318, 569, *1038*.
— s. Singer *1004*.
Stein 57.
— s. Dameshek, W. *1049*.
— E. *958*.
— H. J. s. Wintrobe, M. M. *969*.
— K. S. s. Brøchner-Mortensen, K. *973*.
— T. s. Dameshek, W. *1047*.
Steinbrinck, W. 554, 607, 865, 871, *1035, 1043, 1080*.
— u. Hahnelt *1006*.
Steindl 674, *1052*.
Steiner 222, 287, 581, 807, *983*.
— s. Glanzmann, E. *1062*.
— E. s. Moeschlin, S. *1016*.
— H. s. Glanzmann, E. *1069*.
— s. Reimann, F. *995*.
Steingart 387.
— s. Castex *1012*.
Steinhaus 720, *1048*.
Steinitz, E. s. Friedländer, E. *999*.
Steinmetz, J. 418, *1018*.
Stenfert 831.
— Kroese, W. F. *1075*.
Stengel 600.
— A. s. Krumbhaar, E. B. *1042*.
Stenstam *998*.
Stentstrom 469.
— K. W., P. H. Hallock u. C. J. Watson *1026*.
Stephan, R. 253, 463, *988, 1026*.
Stephens 333, 466, 602, *1043*.
— u. Christophers *968*.
— u. Kaltreider *1026*.
— u. Tatelbaum *1006*.

Stepp, W. 557, 561, 841, 842, 843, 884, *1076*.
— W., u. P. Györgyi *1076*.
— Kühnau u. Schroeder *1076*.
— u. Voit *1076*.
— u. Wendt *1038*.
Sterboul 627.
— s. Loeper, M. *1045*.
Sterling, K. *1041*.
Stern 135.
— s. Fischer, H. 970.
— J. s. Rothmann, H. *1026*.
Sternberg, C. 273, 576, 583, 628, 648, 655, 661, 662, 665, 670, 678, 680, 681, 685, 688, 689, 690, 691, 693, 706, 724, 727, 891, *952*, *990*, *1041*, *1043*, *1048*, *1052*, *1056*, *1081*.
Sterner, L. G. 763, *1067*.
Stetson 277, 383, 804.
— s. Minot *991*, *1000*.
— s. Patek *1070*.
— R. s. Ellis, L. B. *1011*.
— s. Levine, P. J. *977*.
Steward 114, 323, 936.
— s. Wills, L. *1004*, *1005*.
— H. W. s. Hewitt, R. J. *1086*.
Stewart 90, 681, 906, *1052*.
— D. R. s. Jacobs, M. H. *961*.
— J.-W. s. Muether, R.-O. *1082*.
Stich, W. 141, 144, 230, 972.
— s. Siedel, W. 972.
— s. Wolf, H. J. 985.
Stickney 372.
— J. M. s. Estes, J. E. *1010*.
Stiefel, H. 559, 561, 564, *1038*.
Stieffel s. Weil *1080*.
Stieger 305.
— G. s. Henning, N. *1000*.
Stiehm s. Middleton *994*.
Stier, E. 128, 972.
Stiewe 40.
Stillmann 370, *1011*.
Stjernberg, F. 921, *1086*.
Stockinger, W. 519, 521, 522, 523, *979*, *1032*.
— u. O. Beckmann *1032*.
Stockman 208, 214, 982.
Stocks 310, *1001*.
Stockstad, E. L. R. 294, *996*.
— s. Angier, R. B. *992*.
Stockvis 140.
Stodtmeister, R. 39, 114, 118, 196, 197, 237, 244, 246, 407, 423, 431, 481, 550, 551, 573, 628, 631, 639, 644, 645, 718, 863, 868, 872, 874, 875, 922, 923, 926, *968*, *980*, *1019*, *1032*, *1035*, *1080*, *1086*.
— u. P. Büchmann *958*, *980*, *985*, *986*, *1043*, *1048*, *1080*.
— s. Büchmann, P. *1015*.
— u. R. Hock *968*, *985*, *1020*.
— s. Krummel, E. *1047*, *1056*.

Stodtmeister, R., u. M. Weber *1039*.
Stöger 463, 827.
— L. *1075*.
— R. *1026*.
Stöltzner, W. 439, *1022*.
Stokes u. Neefe *954*.
Stoll, P. 68, *958*.
Stomer 758.
— H. B., u. H. N. Green *1067*.
Stone 285, 305, 309, 892.
— u. Woodman *1081*.
— R. E., u. T. D. Spies *996*, *1001*.
— s. Spies, T. D. *996*, *1001*.
— R. S. s. Low-Beer, B. V. A. *1045*.
Storp 179.
Storti, E. 62, 115, 269, 584, 610, 613, 619, 623, 684, 689, 698, 888, *952*, *958*, *968*, *990*, *996*, *1041*, *1043*, *1046*, *1081*.
— A. Allegri u. N. Mocchi *1052*.
— u. Brotto *1041*.
— s. Ferrata, A. *951*.
— u. C. Mauri *1046*.
— u. Mazzodra *1041*.
— u. Petani *996*.
Stowell 37.
— R. E. s. Gibb, R. P. *956*.
Strandell 290, 318, *1004*.
— u. Birger *996*.
Strangmann, E. 719, *1056*.
Stransky, E. 433, 574, 596, *1039*.
— s. Baar *1019*.
— u. F. N. Quintos *1004*, *1043*.
Strasney 38.
Strasser, U. 914, 919, 923, *1086*.
Strassmann 78.
— s. Schröder *962*.
Stratton 169, *978*.
Straub 243, 870.
— s. den Hoed *1078*.
— W., u. K. Stefánsson *986*.
Strauss 132, 133, 195, 203, 225, 228, 229, 237, 257, 286,·288, 316, 322, 370, 378, *981*, *983*, *985*.
— u. Daland *1006*.
— s. Heath *980*, *982*, *986*.
— A. *989*.
— L. s. Adler, E. *969*.
— M. B., u. W. B. Castle *983*, *986*, *1004*, *1005*.
— s. Castle, W. B. *988*, *992*.
— s. Daland, G. A. *1010*.
— G. A. Daland u. H. F. Fox *1011*.
Strecker, H. 409, *1017*.
Streicher 511.
— s. Emmel *1028*.
Strengers 769.
— Th. s. Vetten, A. L. *1067*.

Strisower 418, 419.
— R. s. Porges, O. *1018*.
Ströder, J. 91, 667, 809, *963*.
— u. G. Karp *1071*.
Ström 823, 851, *1075*.
— u. Arctander *1077*.
Strong 14.
— L. E. s. Cohn, E. J. *953*, *1061*.
— s. Surgenov, M. *954*.
Strumia 180.
— u. Graw *978*.
Strunge, T. 65, 681, *958*.
Stuart 565.
— Welch, Cunningham u. Burgess *1038*.
Stub, O. 220, 250, 251, *983*, *987*.
Stubenrauch, v. 830, *1075*.
Stuber, B., u. K. Lang *1071*.
Stuckland, B. H. s. Orr, J. W. *957*.
Studer, A. 80, 118, 119, 121, 506, 523, 524, 757, 763, 765, 784, *1032*, *1067*.
— s. Jürgens, R. *961*, *966*, *1029*, *1064*.
Studnizyn 869.
— s. Rosentul, M. A. *1080*.
Stübel 757, *1067*.
Stühmer 651, *1048*.
Stüwe 158, 204, 232, 246, 660.
— G. s. Heilmeyer, L. *973*, *974*, *981*, *984*, *986*, *1037*, *1050*.
Stuhlfauth 404.
— K. s. Jung, F. *1016*.
Sturgeon 397, 398, *1015*.
Sturgiss, C. C. 195, 218, 257, 278, 293, 304, 309, 318, *952*, *979*, *988*.
— s. Bethell, F. H. *980*, *982*, *992*, *999*.
— u. Goldhamer *1004*.
— u. Isaacs *1001*.
— s. Riddle *992*.
Sturm 114, 519, 520.
— A. u., Fr. Wawersik *1032*.
Stursberg, H. 633, *1048*.
Suarez 323.
— M. s. Spies, T. D. *1005*.
SubbaRow 936.
— Y. s. Angier, R. B. *992*.
— s. Harned, B. K. *1086*.
— s. Hewitt, R. J. *1086*.
— u. Jacobson *996*.
Succhi 223, *983*.
Süss 304.
Suksta, A. s. Wintrobe, M. M. *969*.
Sullivan 561.
— J. M., u. S. E. Wasserman *1038*.
Summerlin 467.
— H. S. s. Stealy, C. L. *1026*.
Summers 662.
— J. E. u. W. C. Reid *1052*.

Sundelin, F. *1055.*
— G. 212, 213, 713, *982.*
Sundermann 70, 521, *1032.*
— A. s. Heilmeyer, L. *961.*
Surgenov 14.
— M., B. A. Koechlin u. L. E. Strong *954.*
Surigong, R. 470, *1026.*
Susa 40.
Susanna 403, *1017.*
Suska, A. s. Cartwright, G. E. *964.*
Sutherland 285.
— J. E. s. Shive, W. *995, 1001.*
Suwa 315, *1004, 1017.*
Suzmann 224, *983.*
Suzuki 804, *1071.*
Svaar 678.
— -Seljesaeter *1052.*
Svedberg, F. 23, 180, 738.
— u. Kai O. Pedersen *954.*
— u. N. D. Scott *954.*
— Th., u. A. Tiselius *954, 1059.*
Swalm 221.
— s. Morrison *982.*
Swalue s. Roskam *1066.*
Swedberg, B., u. G. Widström *978.*
Swirtschewskaja 716, 717, *1056.*
Syballa 271, *990.*
Sydenham 208.
Sydenstricker 365, 366, *968, 1006, 1009.*
— Muhlherin u. Housfal *1009.*
Sylvester 647.
— R. F. s. Farber, S. *1047.*
Symmers, D. 704, 705, *1053.*
Syverton 878.
— s. Lawrence *1079.*
Szappanyos 131.
— s. Ernst *970.*
Szent-Györgyi, A. 84, 839, 842, *1076.*
— s. Brinkmann *960.*
— u. Haworth *1076.*

Tabor 5.
— H. s. Hooper, J. jr. *952.*
Tachowitz 307.
Tage-Hansen 808, *1071.*
— s. Dam, H. *1069.*
Taglioni 378.
— V. s. Patrassi, G. *1011.*
Tagnon 766, 767, 804, 806.
— s. Lewis *1070.*
— H. J. *1067.*
— C. S. Davidson u. F. H. L. Taylor *1067, 1071.*
— s. Kaplan, M. H. *1064.*
— u. F. H. L. Taylor *1067.*
— s. Taylor, F. H. L. *1071.*
Taillens, J. 561, 563, *1032, 1038.*
Tailleurs 532.
Takata, M. 23, *954.*
— u. K. Ara *954.*

Tallo, G. 113, *968.*
Tallquist, T. W. 283, 313, 403, *996, 1004, 1017.*
— s. Faust *1003.*
Tammann 146, 246, 433.
— s. Seyderhelm *972, 986, 1020.*
Tannenberg 785.
Tanret, P. s. Binet, L. *1055.*
— s. Dérot, M. *1055.*
Tanyol, H. 504, *1032.*
Tanzella 191, *980.*
Tanzi, B. 919, *1086.*
Taschenberg, E. W. 467, *1026.*
Tassinari, G. 832, *1075.*
Tatelbaum 333.
— s. Stephens *1006.*
Tauschwitz 241.
— s. Heubner *986.*
Taylor 21, 167, 271, 287, 437, 767, 803, 804, 806, 924, *954.*
— Castle, Heinle u. Adams *996.*
— s. Geßler *993.*
— s. Lozner *1070.*
— s. Pohle *1071.*
— F. H. C. s. Kaplan, M. H. *1064.*
— F. H. L. *1071.*
— C. S. Davidson, H. J. Tagnon, M. A. Adams, A. H. MacDonald u. G. R. Minot *1071.*
— s. Jackson, H. *1084.*
— S. M. Levenson, C. S. Davidson, N. C. Browder u. C. C. Lund *1067.*
— s. Tagnon, H. J. *1067, 1071.*
— G. L., u. R. R. Race *1022.*
— s. Race, R. R. *977.*
— H. *1086.*
— H. L. s. Cohn, E. J. *1061.*
— M. s. Lewis, H. D. *990.*
Técilazic, F. 43, 45, *958.*
Tecon, R. M. 351, *1009.*
Teicher 531.
— H. *1032, 1035.*
Teilum, G. 701, 703, *1053.*
Teissier s. Roger *951.*
Telegina 281.
— s. Jedlička *991.*
Tem 869.
Tempka 47, 62, 269, 275, 276, 407, 495, 508.
— u. Braun *990, 992, 1017.*
— T., u. M. Kubiczek *958, 1032, 1035.*
Templeman 622.
— W. G., u. W. A. Sexton *1046.*
Teng, Chen s. Forkner, C. E. *1034, 1042.*
Tenyi 623.
— M. s. Kelemen, E. *1044.*

Teodori 939, *1087.*
Teploff 153.
— I., u. R. Mescheritskaja *968, 972.*
Terplan 670, 676, 691, 692, 722, *1052, 1056.*
Terry 333.
— Hollingsworth u. Vicente Eugenio *1006.*
Terwen s. Lichtenstein *971.*
— A. J. L. 138, 145, 147, 151, 152, 511, *972, 1032.*
Teschendorf, W. 616, 696, *1046, 1052.*
Thaddea, S. 39, 42, 112, 298, 311, 318, 495, 639, 718, 832, 914, *958, 968, 1004, 1032.*
— u. D. Bakalos *1001, 1032, 1048, 1056, 1086.*
— s. Bakalos, D. *955, 1027, 1083.*
— s. Oettel, H. J. *1074.*
— u. F. Sauerbruch *998.*
Thaning 760.
— s. Jorpes, J. E. *1063.*
Thannhauser 133, 739.
— J. S., u. E. Andersen *972.*
— S. J., u. E. Krauß *1059.*
Thayer 433.
— MacKee, McCorquodale u. Doisy *1020.*
Thedering 238.
— F., u. R. Groß *986.*
Thelander 561, 569.
— H. E., u. E. B. Shaw *1038.*
Thelhimer 400.
— W. s. Ottenberg, R. *1014.*
Thelin, F. s. Gautier, P. *1021.*
Theorell, H. 28, 123, *972.*
— s. Westergren, A. *954.*
Theorin, S. 415, *1018.*
Thewlis 114, 531.
— s. Sikemma *1032.*
Thews 747.
— K. s. Hecker, H. v. *1058.*
Thiele 221, 223, 226, 227, 258, 299.
— Ackroyd 831.
— W. *983, 988, 998, 1075.*
— u. H. Kühl *983.*
Thiersch 598.
— J. B. *1043, 1046.*
Thiery 340.
— J. E. s. Laederich, L. *1008.*
Thies 771.
— H. A. s. Johow, R. *1063.*
Thiessen 297, 298.
— K. s. Kaufmann, O. *998.*
Thioville 193, 275, 283.
Third, H. 434, *1022.*
Thivolle 192, 229, 307.
— s. Fontès *979, 984, 990, 993, 999.*

Thoenes, F. 156, 157, 239.
— u. R. Aschaffenburg *974*, *986*.
Thoma, K. 97, 488, 489, 491, *1032*.
— s. Laves, W. *966*, *1030*.
— u. A. Wiercinski *1032*.
Thoma-Zeiss 69.
Thomas 619, 653, 750, *1048*, *1059*.
— J. A. s. Paterson, E. *1045*.
Ap Thomas 698.
Thompson 361, 390, 708, 863, 926, *1009*, *1014*.
— Richter u. Edsall *1080*.
— s. Stark 996.
— W. P. *1086*.
Thomsen 164, 569, 602, 706, 791, *978*, *1067*.
— St. s. Engbaek, H. Ch. *1034*, *1055*.
— s. Lassen, H. C. A. *1037*.
— u. P. Plum *1043*.
— V. *1055*.
Thomson 5.
— J. G. s. Garland, H. G. *1054*.
— K. J., A. Hirsheimer, J. G. Gibson u. A. W. Evans *952*.
Thonnard-Neumann *903*, *1082*.
Thorell 36, 503, 742.
— s. Eisler *993*.
— B. *958*, *1032*, *1059*.
— s. Bing, J. *1027*.
Thorn, G. W. 20, *954*.
Thorsén, G. 181, *978*.
Thrambusti, B. 377, *1011*.
Thrower 748.
— u. Valentine *1059*.
Thune 688, *1052*.
Thurau 389.
— R. s. Betke, K. *1012*.
Thyssen, E. s. Petri, S. *995*.
Tichter 252, *987*.
Tidy, H. 556, 560, 561, *1038*.
— u. Morley *1038*.
Tieffeneau, R. s. Fiessinger, N. *1004*.
Tileson, W. 358, 359, 364, *1009*.
Tilk, G. U. *1071*.
— H. 808.
Tillema 698.
— S. s. Groen, J. *1050*.
Tillett 766.
— W. S., u. R. L. Garner *1067*.
Tilley 748.
— s. McIndoe *1058*.
Tillman 383.
— C. s. Jones, F. *1012*.
Tillmans, J. 842, *1076*.
Tiraboschi 869.
Tischendorf, W. 59, 65, 93, 320, 383, 397, 460, 484, 496, 507, 546, 550, 623, 681, 684, 689, 691, 704, 705, 751, *958*, *968*, *1004*, *1032*, *1035*, *1048*, *1052*, *1059*.

Tischendorf, W., u. A. Frank *1052*.
— A. Frank u. W. Punin *1012*.
— u. E. Fritze *1033*, *1046*.
— E. Fritze u. W. Schultz *1015*.
— u. R. Herzog *1024*.
— u. W. Naumann *958*.
— s. Schoen, R. *952*, *1034*, *1053*.
Tiselius, A. 22, *954*.
— s. Svedberg, Th. *954*, *1059*.
Tobiassen 323.
— E. s. Norgaard *1005*.
Toca, R. L. s. Spies, T. D. *996*, *1001*, *1005*.
Tocantin 178.
Tocantins 763, 798, 821, *1075*.
— u. J. N. Lindquist *1071*.
— L. M., u. J. F. O'Neill *1067*.
— J. F. O'Neill u. H. W. Jones *978*.
Tochowicz *996*.
Tölle, H. 299, *998*.
Toeniessen 881.
— E., u. F. Becker *1080*.
Tönnis, Horster, Reimers u. Rüdel *996*.
Töppner, R. 60, *958*.
Törnell, E. 711, *1055*.
Törnquist 828.
— S. s. Lövgren, O. *1074*.
Törö 499, 841, *1033*.
— s. Jeney *1075*.
Töttermann, G. 312, 314, 317, 463, 489, 534, *1004*, *1026*, *1033*.
— s. Åberg, M.-L. *1026*.
Tolentino 45, 85.
— B. s. Gallo, V. *960*.
— P. s. Astaldi, G. *955*.
Tomaszewski, W. 99, *968*.
Tomcsik, J. u. H. Schwarzweiß *1041*.
Tompsett 410.
— S. L., u. A. B. Anderson *1017*.
Tomsen 546.
Tonutti 522.
— E. s. Langendorff, H. *1030*.
Toop 131.
— H. s. Heilmeyer, L. *971*.
Tornack, J. H. 555, 556, *1038*.
Torok 116.
Torrey 283.
— u. Kahn *996*.
Torrioli 619, 822, *1046*.
— u. Puddu *1075*.
Toszeghi 334.
— T. s. Löwinger, S. *1006*.
Totter, J. R. 305, 323, 324, *1001*.
— s. Day, P. L. *993*.
— s. Jones, E. *1000*, *1005*.
— V. Mims u. P. L. Day *1002*.

Totter, J. R., C. F. Shukers, J. Kolson, V. Mims u. P. L. Day *1002*.
Toullec 407.
— u. Jolly *1017*.
Tourneur 363.
— R. s. Coste, F. *1007*.
Touw 613.
— J. F., u. C. A. Graafland *1043*.
Townsend 286, 418, 433.
— s. Castle, W. B. *993*.
— s. Howard *1018*.
— s. Mettier *1020*.
Toyama 85, *963*.
Tramontana 580.
— C. s. Oliva, G. *1040*.
Trapper, v. 304, *1002*.
Traut 438.
— H., M. Hurst u. P. Lucis *1022*.
— H. F. s. Papanicolaou, G. N. *957*.
Trautmann 410, 495, 559, *1017*, *1033*.
— F. O. P., u. F. P. N. Schenetten *1038*.
Trautwein, H. 808, 881, *1080*.
— s. Jürgens, R. *1064*, *1070*.
Traverso, R. 647, *1048*.
Trémolieres 568.
— Lereboullet u. Duret *1038*.
— J. s. Fiessinger, N. *1004*.
Trenner 811.
— N. R., u. F. A. Bacher *1071*.
Treploff 121.
Trevan, J. W. s. MacFarlane, R. G. *1064*.
Treves *1071*.
Trevisini 485, *1033*.
Triebel 806, *1071*.
Trinick 437.
— R. H. s. Boorman, K. *1020*.
Trizzino, E. 668, *1052*.
Troemmer 593, 594.
— u. Wohlwill *1043*.
Troger, Miller u. Rhoads *996*.
Troland 822.
— u. Lee *1075*.
Trommer, C. 177, *978*.
Tronchetti, F. 231, *985*.
Tropp, C. 126.
— u. P. Poulikakos *972*.
Trotmann 82.
— s. Osgood *962*.
Truffert 389.
— L., J. Desbordes u. A. Le Bonc *1013*.
Truffi 113, *968*.
Tsai 350, 357.
— Lee u. Wu *1009*, *1010*.
Tsamboulas 78.
— u. Malikiosis *963*.
Tschesche, R. 324, *996*.
— u. H. J. Wolf *996*, *1005*.

Tschistowitsch 722.
— u. Bykowa *1056*.
Tschopp, W. 573, *1039, 1043*.
Tsukamoto 112.
Tuchfeld, F. 463, *1026*.
Tudyka, J. 924, *1086*.
Türk 204, 205, 253, 443, 480, 492, 509, 511, 562, 570, 909, 910, *1023*.
— E. *981*.
— W. *1086*.
Tuffou 925.
— M. s. Desmonts, Th. *1083*.
Tuft 787.
— H. S., u. R. E. Rosenfield *1067*.
Tullis 870.
— J. L., u. Sh. Warren *1080*.
Turchini 487.
— J., u. Khan van Kien *1033*.
Turner 263, 323, 394, 525, 580, 691, *1005*.
— u. J. W. Aldren *989*.
— Jackson u. Parker *1052*.
— D. L. s. Erf, L. A. *1027*.
— F. R. Miller *1041*.
— J. C., u. E. B. Jackson *1015*.
Tyler 107.
— u. Baldwin *968*.
Tyslowitz 523.
— R., u. E. Dingemanse *1033*.
Tyson 925.
— M. C., P. Vogel u. N. Rosenthal *1086*.
Tzanck 774.
— A., u. B. Dreyfus *979, 1087*.
— u. J. P. Soulier *1067*.

Ucko, H. 283, 404, *996, 1017*.
Uddströmer 663, 670, 676, 692, *1052*.
Udesky 179.
— H. s. Karabin, J. E. *976*.
Uehlinger 441, 671, 722, 733, 813, *1052, 1056*.
— s. Schinz *1059*.
— E., Ch. Botsztejn u. H. R. Schinz *1059*.
— s. Lüscher, E. *1070*.
Ugo s. Vlès de Coulon *998*.
Ugy 133 s. Kühn, H. A. *971*.
Uher 724, 726, *1056*.
Uhlenhut 691.
— P., u. K. Wurm *1052*.
Uhlhorn 447, *1023*.
Uhlmann, E. M. 705, *1053*.
Uldall 810.
— Chr. s. Plum, P. *1070*.
Ullery 420.
— s. McCrae *1018*.
Ulrich, H. 585, *1041*.
Underhill 246, 446.
— s. Orten *1023*.

Underhill, F., J. M. Orten u. R. C. Lewis *986*.
Undritz, E. 42, 45, 103, 472, 475, 503, 505, 530, 550, 551, 552, 553, 782, *959, 968, 1033, 1035*.
— u. E. Rothlin *1067*.
— s. Wuhrmann, F. *1033*.
Unger 729, 762.
— H. *1056*.
— P. N., u. S. Shapiro *1067*.
Ungley 285, 288, 295, 305, 309, 318, *1004*.
— u. Maffet *996*.
— s. Magnus *994*.
— C. C. *996, 1002*.
Ungricht, M. 98, 99, *968*.
Unna 855.
— P. s. Rosenthal, F. *1077*.
Uotila 287, *996*.
Urbach 925.
— E., u. H. J. Goldburgh *1086*.
Urban 179, *978*.
Urdapilleta 262.
— Diaz, Lopez u. Morales *989*.
— Pardo J. s. Jaso, E. *1010*.
Urra, Andrea u. Baena *968*.
Ursu s. Cracium *1049*.
Usadel 896, *1083*.
Uvnäs, B. *1067*.

Vacca 307, 310.
— s. Alfano *998*.
Vacquez-Osler 427.
Vahlquist, B. 156, 203, 441, 925, *974, 981, 1022, 1086*.
Vaisey 220, *983*.
Valentine, W. N. 60, 77, 370, 494, 522, 704, 748.
— s. Craddock, Ch. G. *1027*.
— Ch. G. Craddock u. J. S. Lawrence *1033*.
— s. Lawrence, J. S. *956*.
— u. J. V. Neel *963, 968, 1011*.
— s. Thrower *1059*.
de Valera 437.
— E. s. Hickey, M. D. *1021*.
Vallance 627.
— Owen, J. s. May, H. B. *1045*.
Vallée 721.
— s. Berger *1055*.
Vallery-Radot s. Pasteur *1024*.
Vallisneri 370, *1011*.
Valter 407.
— s. Nanu-Muscel *1016*.
Vandenbroucke 397.
— J. s. Denys, P. *1014*.
Vannotti, A. 107, 126, 142, 149, 219, 280, 318, 410, 420, 432, *972, 992, 1004, 1017, 1018, 1020*.
— u. V. de Kalbermatten *983*.
— u. H. Markwalder *968*.

Vaquez 442, 443, 449, 453, 460, 465, 467, *1019, 1023, 1024*.
— u. Mouquin *1026*.
Varadi 361, 523, *998*.
Váradi, Š. s. Jedlička *1008*.
Varangot, J. s. Portes, L. *1065*.
Varay 568.
— A. s. Loeper, M. *1937*.
Varela 46, 114, *968*.
Varga, L. v. 301, *1002*.
Varrandeus 208.
Vasiliu 688, *1052*.
Vassy, J. s. Portes, L. *1065*.
Vath 768.
— A. s. Marx, R. *1065*.
Vaubel, E. 369, *1010*.
Vaucher, C. 589, *1043*.
Vaughan, J. M. 323, 357, 460, 532, 828, 890, 891, 892, *985, 1009, 1033, 1075, 1081*.
— u. Goddard *1009*.
— u. C. V. Harrison *1081*.
— u. Hunter *1005*.
Vecchio, F. 252, *987*.
Vedder, A. 283, *997*.
Veeneklaas, G. M. H. 43, *959*.
Veer 653.
— W. s. Zeldenrust, J. *1049*.
Veer, van der 287.
— s. Williams *997*.
Vegter 287.
— u. Meyler *997*.
Veil, W. H. 190, 233, 339, 340, 364, 452, 541, 566, 643, 644, 701, 827, 833, 846, 847, 849, 850, 869, 871, 875, 880, 902, 910, 922, 923, *980, 985, 1009, 1035, 1048, 1075, 1077, 1080, 1083, 1086*.
— u. B. Buchholz *1038, 1052*.
Velde, G. 258, *988*.
Velde, v. d. 127.
Vendt 804.
— s. Dam, H. *1069*.
Venters, M. 438, *1022*.
Verco 886, *1081*.
Vereby, K. 59, 92, *959, 968*.
Vergeloet, C. G. *1075*.
Verhoestraete 346.
— s. Hooft, C. *1008*.
Verloop 586.
— M. C. s. Deenstra, H. *1039*.
Vermies s. Leroux *1003*.
Verodi 288, *997*.
Versé, M. 671, 673, 676, 688, 747, *1052, 1060*.
zur Verth 928.
— M. s. Ruge, R. *1086*.
Verzár, F. 107, 108, 131, 246, *968*.
— A. Arvay, J. Peter u. H. Scholderer *968*.
— s. Fischer, E. *964*.
— s. Ludány, G. v. *971*.
— u. A. Zih *968, 986*.

Vesa 298, *979*, *998*.
Vesselowsky 760.
— O. s. La Barre, J. *1064*.
Vessey, R. E. s. Harned, B. K. *1086*.
Vetten 769.
— A. L., u. Th. Strengers *1067*.
Viault 442, 445, *1023*.
Vicente Eugenio s. Terry *1006*.
Victor 580.
— s. McDowell *1040*.
Vidal 62, *959*.
Videbaek 43, 582, 749, *959*, *1041*, *1060*.
Vigliani 410, 585.
— s. Penati *1040*.
— E. C., u. J. Waldenström *1017*.
Villa 115.
— L., u. A. Sala *968*.
Vilter, C. 309.
— R. Vilter u. T. Spies *1002*.
— C. F. s. Spies, T. D. *996*.
— R. 309.
— s. Vilter, C. *1002*.
Vincent 387, 388, 414, 790, 909.
— s. Chauffard *1012*, *1017*.
— s. Lee *1064*.
Vincke, E. 768, *1067*.
Vinson *983*.
Virchow, R. 130, 234, 570, 571, 582, 586, 590, 593, 604, 714, 757, 972, 985, *1039*, *1041*, *1043*, *1052*.
Virkkunen, M. 822, *1075*.
Vischer, A. 330, 332, 333, *1006*.
Visser 707.
— J. F. s. Westra, S. A. *1055*.
Vitry, G. s. Émile-Weil, P. *951*, *953*.
Vlès de Coulon, Ugo u. Regamey *998*.
Vloten, Bommel van 80.
Voegt 592, 593.
Vogel 313, 419, 442, *1004*, *1023*, *1039*.
— s. Levine, P. J. *977*.
— H. 931, 932, *1087*.
— s. Vogt, H. *1018*.
— H. J. s. Remy, R. *1056*.
— P. s. Tyson, M. C. *1086*.
Vogelsang, A. 827, *1075*.
Vogl, A. 824, 830, 831, *1075*.
Vogt 419, 616.
— A. *1046*.
— s. Bauer, R. *1044*.
— C. 35, 36, 37.
— u. O. Vogt *959*.
— E. *963*.
— H. s. Parade, G. W. *1043*.
— H. Vogel u. G. Geiseler *1018*.
— O. 35, 36, 37.
— s. Vogt, C. *959*.
Voillemin 302.
— s. Aubertin *998*.

Voit, K. 383, 513, 644, *959*, *1012*, *1017*.
— u. P. Borgard *959*.
— u. K. W. Daiser *959*, *1067*.
— u. E. Hefermehl *1033*.
— u. H. J. Hodeige *1046*.
— u. G. Landes *1048*.
— s. Stepp, W. *1076*.
Volhard, E. 463, *1026*.
Volkert, M. 809, *1071*.
Volland 741, *1060*.
Volta 370, *1011*.
Vooren, van de 437.
— A. s. Bakx, C. J. A. *1020*.
Vorhaus 925.
— s. Rothendler *1085*.
Voßschulte 113, 114.
— K. s. Schwarzhoff, E. *976*.
Voth, G. 644, *1048*.
de Vries, S. J. 24, 84, 334, 358, 436, 619, 680, 921, *954*, *963*, *1009*, *1022*, *1052*, *1086*.
— s. Eck, W. F. van *1044*.
— s. Gerrits, J. C. *1006*.
Vuilleumier, P. 244, *986*.
Vyve, van 848.
— A. van s. Hoet, J. *1077*.

Waagstein, P. H. D. 252, *987*.
Wabra, F. s. Reimann, F. *995*.
Wachstein, M. 37, 482, *959*, *1033*.
Wachter 831.
— R. s. Heinsen, A. H. *1073*.
Waddel 117, 204, 246, 810.
— u. Guerry *1071*.
— Steenbock, Elvehjem u. Hart *987*.
— — u. Hart *968*, *981*.
Wagenfeld 271.
— E. s. Deutsch, W. *990*.
Wagley, P. F. s. McSweeney, J. E. J. *1009*.
Wagner 118, 578, 585, 681.
— s. Krebs *1040*.
— s. Zangemeister *1033*.
— K. H. u. L. Schulze *968*.
— O. *1053*.
Wahlin, J. B. s. Day, P. L. *1027*.
— J. G. s. Day, P. L. *993*.
Waisman, H. A. 118, 524, *968*.
— u. C. A. Elvehjem *1033*.
Waitz 891.
— u. Warter *1081*.
— R. s. Merklen, Pr. *951*.
Walch, H. s. Freudenberg, K. *976*.
Walden 192.
— s. Whipple *980*.
Waldenström, J. 132, 219, 221, 271, 280, 293, 410, 611, 752, 812, 813, *954*, *983*, *990*, *992*, *1043*, *1048*, *1060*, *1071*.
— u. L. Andér *997*.

Waldenström, J. s. Agren, G. *992*.
— s. Pedersen, K. O. *972*, *1059*.
— s. Vigliani, E. C. *1017*.
Waldvogel 526.
Walker 366, 856.
— A. E. s. Carpenter, G. *1076*.
— D. W., u. J. P. Murphy *1009*.
— G. S. s. Barkan, G. *969*.
Wallace 182, 936.
— J. s. Buchan, A. C. *974*.
— W. S. s. Hewitt, R. J. *1086*.
Wallbach, G. 158, 517, 518, 519, 524, 531, 537, *974*, *1033*, *1035*.
Waller 171.
— C. W. s. Angier, R. B. *992*.
— R. K. s. Levine, P. J. *977*.
Wallgren, A. 735, 743, 747, 897, *1060*, *1083*.
Walter 531, 739, 886, *1060*.
— A. s. Kraus, E. J. *1081*.
— G. Reimold u. L. Heilmeyer *1033*.
Walterhöfer 519.
Walterskirchen 746.
— s. Lachnit, V. *1058*.
Walthard 204, 234, 235, 702, 703, 747, *981*, *1060*.
— B. s. Glanzmann, E. *984*, *1053*.
Walthardt 535.
— K. M. s. Sarasin, R. *1032*.
Walther 29, *954*.
Waltner, K. 117, *968*.
Wangensteen, O. H., H. Hall, A. Kremen u. B. Stevens *978*.
Waniek, H. 411, *1017*.
Wanscher 559.
— O. s. Bang, J. *1036*.
Warburg 81, 149, 318, 577, 622.
— s. Jörgensen *961*.
— s. Plum, C. M. *1003*.
— O. *1046*.
— u. Negelin *973*.
Ward 383, 559, 629.
— Ch. E. s. Wilson, S. J. *1012*, *1038*.
Ware 761.
— A. G., u. W. H. Seegers *1067*.
— s. Seegers, W. H. *1067*.
Warfwingen, L. E. 710, *1055*.
Warne, E. D. s. Brinkhous, K. M. *1061*.
Warner 760, 765, 789, 808, 809 810.
— E. D., K. N. Brinkhous u. H. P. Smith *1067*, *1071*.
— s. Scanlon, G. H. *1071*.
— s. Seegers, W. H. *1067*.
— s. Smith, H. P. *1067*, *1071*.

Warren 59, 273, 619, 708, 762, 809, 870.
— u. Rhoads *1067, 1071.*
— s. Wearn *978, 991.*
— Ch. O. jr. *959.*
— S. *1046.*
— Sh. s. Spencer, J. *1055.*
— s. Tullis, J. L. *1080.*
Warter 891.
— s. Waitz *1081.*
Warthin, A. S. 586, *1041.*
Wasastjerna, C. 390, *1014.*
Washburn 257, 258, 365, 654, *1010, 1048.*
— u. Rozendaal *988.*
— s. Rozendaal *988.*
Wassermann, L. R. s. Stats, D. *1012, 1018.*
— S. E. s. Sullivan, J. M. *1038.*
Wassermann, F. 57, 383, 418, 542, 561, *959.*
Watanabe, K. u. G. Moriyama *1055.*
— S. 710, 826, *1075.*
Waterhouse 437.
— J. A. H., u. L. Hogben *1022.*
Watkins 279, 309, 318, 698, 714, 719.
— u. Hall *1056.*
— Johnson u. Berglund *992.*
— s. Montgomery *1056.*
— C. H. s. Hall, B. E. *993, 1000.*
— u. R. R. Kierland *1053.*
— s. Kierland, R. R. *1051.*
— s. Shullenberger, C. C. *1052.*
Watkinson 236, 619.
— G. *985.*
— I. M. s. Paterson, E. *1045.*
Watson 124, 126, 127, 128, 131, 134, 135, 136, 137, 138, 139, 141, 142, 143, 145, 146, 147, 149, 150, 151, 152, 191, 197, 272, 273, 274, 275, 282, 318, 337, 349, 367, 369, 458, 459, 469, 813, 921, *990, 992, 1026.*
— C. J. *973, 980, 1024.*
— s. Bunsenderner *1068.*
— u. Clarke *973.*
— s. Pass, J. *972.*
— Sborov u. Schwartz *973.*
— s. Stentstrom, K. W. *1026.*
— G. M. s. Cameron, D. G. *1002.*
— J. *1009, 1010.*
— W. Stahman u. F. P. Bilello *1010.*
— J. W. s. Forster, T. W. *1084.*
Wattkins *979.*
— s. Butt *1002.*
Wauchope 326.
— u. Leslie-Smith *1005.*
Waught, T. R. s. Scriver, J. B. *1009.*

Wawersik 519, 520, 566.
— Fr. s. Sturm, A. *1032.*
— R. *1038.*
Wearn 184, 273, 580.
— Warren u. Ames *978, 991.*
— J. T. s. Heinle, R. W. *1040.*
Weaver, R. M. s. Marx, H. E. *1065.*
Weber 223, 406, 573, 673, 688, 874, *1012.*
— u. Weißwange *983.*
— F. P., u. W. Weißwange *1080.*
— G. s. Hörlein, H. *1016.*
— H. 688, *1053.*
— M. s. Stodtmeister, R. *1039.*
— P. 382.
— u. O. B. Bode *1053.*
Webster, J. J. 619, *1046.*
Wechtl 722, *1056.*
Wedemeyer 72, *963.*
— de Weerdt, W. 347, *1009.*
Weese 181.
— H. s. Hecht, G. *976.*
Wegelin 112, 869, *968, 1080.*
Wegmann, T. 552, *1035.*
Wegner 5.
— C. R. s. Dieckmann, W. J. *952.*
Weichardt 401, 517, *1015.*
— W. s. Schittenhelm, A. *1032.*
Weicker, H. 827, *1075.*
Weidenreich, F. 472, 488, 494, 498, *1033.*
— s. Downey *1028.*
Weigelin 878.
Weiker 523.
Weil 47, 62, 91, 270, 564, 633, 634, 806, *1071.*
— Isch-Wall u. Perles *991.*
— Oumansky u. Langlois *1080.*
— u. Stieffel *1080.*
— H. *1049.*
— J. *968.*
Weill *1012.*
Weinberg, F. 257, 258, *988.*
Weiner 218, 457, 610.
— Kaznelson *1024, 1043.*
— s. Kaznelson *982.*
Weinert 115.
— s. Hirschfeld, H. *965.*
Weinstein 546, 583.
— A., H. C. Francis u. B. F. Sprofkin *1035.*
— G. L., u. T. Fitz-Hugh *1041.*
Weir 584.
— D. R. s. Heinle, R. W. *1040.*
Weise, W. 70, *959, 963.*
Weisfuse, L. s. Dameshek, W. *1047, 1049.*
Weiskotten, H. G. 487, *1033.*
Weiß 147, 593.
— H. A., u. W. T. Collins *1083.*
— I. 581.

Weiß, M. 142, *973.*
— S. s. Schwab, R. S. *1043,*
Weißbecker, L. 116, 117, 245. 377, 446, 478, *968, 987, 1023, 1033.*
— u. R. Maurer *968.*
Weissel 789.
— W. s. Schmid, J. *1066.*
Weißenbach 746.
— u. Lièvre *1060.*
— Martineau, Brocard u. Malinsky *1080.*
Weißenrieder 543, *1035.*
Weißhaar 598.
— M. s. Kämmerer, H. *1042.*
Weißschedel, E. 114, *968.*
Weißwange 223, 874.
— s. Weber *983.*
— E. s. Bode, O. B. *982.*
— W. s. Weber, F. P. *1080.*
Weitz, W. 297, 585, *998, 1041.*
Welch 291, 309.
— s. Stuart *1038.*
— A. D. s. Berk, L. *992, 999.*
— s. Heinle, R. *1000.*
— s. Moore, C. V. *994.*
— s. Wright, L. D. *997.*
Welchii, B. 258.
Welcker 3, *952.*
Welin 730, 733.
— S. s. Ahlström, C. G. *1057.*
Welker 739.
Wells 627.
— B. B. s. Siddon, W. H. *1045.*
Welt 568.
— L. G. s. Leary, D. C. *1037, 1040.*
Weltmann 138, *973.*
Wenderoth, H. 58, *959, 963.*
Wendt 252, 320, 557, 561, 831, 902.
— s. Stepp *1038.*
— H. *1004, 1071, 1075.*
— u. K. Gutzeit *1083.*
— S. *987.*
Wengler 390, 391, 392.
— F. s. Heilmeyer, L. *1013, 1014.*
Wengraf 622.
— G. s. Klima, R. *1044.*
Wense 542, *1035.*
Wenzel, H. 182, 183, *978.*
— Werft, J. Th. van der 698, *1053.*
Werlhof 795, 813, 814, 815, 816, 817, 818, 819, 820, 821, 822, 825, 830, 832.
Werner 430, 448, *1020, 1023.*
— H. 757, 774, 776, 783, 804, 817, 818, 820, *1067, 1071, 1075.*
— M. 296, 297, *998.*
Wertheim *1077.*
Wespi, H. 133, 527, *973, 1071.*

Wespi-Waldvogel, H. 110, *968*, *1033*.
West, R. 283, 284, 285, 456, *997*, *1002*.
— s. Dakin, H. D. *993*.
— s. London, I. M. *1024*.
— u. E. H. Reisner *1002*.
Westenhaver, M. M. s. Hennemann, Ph. H. *1029*.
Westergaard, F. 924, *1086*.
Westergren, A. 27, 28, 210, 211, 443, 595, 605, 680, 726, *954*.
— Theorell u. Widström *954*.
Westhäuser 98, 100.
— R. s. Heilmeyer, L. *965*.
Westphal 132, 163.
— O. s. Freudenberg, K. *976*.
— U., u. P. Gedigk *973*.
Westra 707.
— S. A., u. J. F. Visser *1055*.
Wetzel, R. 533, 549, *1033*, *1035*.
Wexler 437, 438.
— H. s. Hennemann, Ph. H. *1029*.
— J. B. s. Wiener, A. S. *1022*.
Weyneth, R. *1080*.
Wheelihan 911, 921, *1086*.
Whipple 4, 5, 108, 115, 116, 134, 141, 149, 155, 192, 193, 236, 237, 238, 246, 272, 273, 283, 300, 370, 372, 374, 412, 419, 468, 828, 829, *968*, *973*, *991*, *1020*, *1026*, *1075*.
— u. Hahn *987*.
— u. Hooper *968*, *973*.
— Lichty u. Havill *1018*.
— u. Newman *1018*.
— Robscheit-Robbins u. Walden *980*.
— C. H. u. W. L. Bradford *1011*.
— C. H. *997*, *1002*.
— s. Balfour, W. M. *973*.
— s. Hahn, P. F. *952*, *965*, *973*, *984*.
— u. S. C. Madden *968*.
— u. F. S. Robscheit-Robbins *967*, *968*, *987*.
— F. S. Robscheit-Robbins, Elden u. Sperry *968*.
— s. Smith, H. P. *952*.
Whitby 97, 409.
— L. E. H. u. C. J. C. Britton *952*, *968*, *1017*.
Whitcher 357, *1009*.
White 28, 310, 493, 521, 548, 614, 936, *1002*.
— u. Dougherty *1033*, *1043*.
— A. s. Dougherty, T. F. *1034*, *1044*.
— A. s. Dougherty, T. F. *1028*.
— E. s. Hewitt, R. J. *1086*.
— H. L., u. B. R. Monaghan *954*.

Wichels, P. 163, 242, 245, 484, *987*.
— u. I. Höfer *987*.
— u. W. Lampe *978*, *1033*.
Wick, M. s. Dyckerhoff, H. *1062*.
Widal 97, 381, 415, 417, 447, 532, *1012*, *1033*.
— Abrami u. Brissaud *1018*.
— s. Rendu *1023*.
— s. Roger *951*.
Widdowson 155, 157, 239.
— s. McCance *974*, *986*.
Wide, E. 510, *1033*.
Wideman 560.
— s. Ricker *1037*.
Widenbauer, F. 141, 758, *1067*, *1068*.
— u. Krebs *1068*.
— s. Nothaas *972*.
— u. Ch. Reichel *1068*.
Widström 28.
— s. Westergren, A. *954*.
— G. s. Swedberg, B. *978*.
Wiebel 527.
— H., u. W. Kunstreich *1033*.
Wiechmann 79.
— u. Schürmeyer *963*.
Wieck, W. 543, *1035*.
Wiede 717.
— s. Bock *1055*.
Wiedemann 39, 346, 365, 921.
— E. *1060*.
— s. Wuhrmann, F. *1060*.
— H. R. *959*, *1009*, *1086*.
Wiedemer 98.
— s. Friedlander *964*.
Wieding, S. 681, *1053*.
Wieland 450, 461, *1024*, *1026*.
Wienbeck, J. 579, 857, 863, 865, 910, *1041*, *1080*.
— s. Abicht, I. *1083*.
Wiener 166, 167, 168, 169, 170, 171, 174, 182, 387, 396, 397, 398, 399, 400, 436, 437, 438, 788, 884.
— Davidson u. Pöttner *978*.
— u. W. Fischer *1053*.
— Sonn u. Belkins *978*.
— A. S. *978*, *1015*.
— A. S., u. S. Forer *978*.
— u. K. Landsteiner *1022*.
— s. Landsteiner, K. *976*.
— u. Peters *978*.
— E. B. Sonn u. J. G. Hurst *1022*, *1080*.
— u. J. B. Wexler *1022*.
— M. J., u. S. Shapiro *1068*.
Wiercinski 489.
— A. s. Thoma, K. *1032*.
Wigand, H. 533, *1033*.
Wigodsky 92.
— H. S., O. Richter u. A. C. Ivy *968*.

Wilander 505.
— s. Holmgren *1029*.
— s. Jorpes *1029*.
Wilbur 454.
— u. Ochiner *1024*.
Wile 833.
— S. A. s. Singer, K. *1075*.
Wilkinson, J. F. 243, 257, 287, 288, 289, 293, 294, 296, 304, 305, 310, 326, 390, 414, 470, 619, 627, 806, 877, *988*, *997*, *1014*, *1046*, *1071*, *1080*.
— s. Ashford *992*.
— u. Brockbank *998*.
— s. Dacie *1013*, *1017*.
— u. Deutsch *1002*.
— u. Fr. Fletscher *1026*, *1046*.
— u. M. C. G. Israels *1002*.
— s. Israels, M. C. G. *1000*, *1005*.
— M. C. G. Israels u. F. Fletscher *997*.
— s. Jones *993*.
— u. L. Klein *997*, *1002*.
— L. Klein u. C. A. Ashford *997*, *1005*.
— s. Slack, H. G. B. *986*.
Willebrand, v. 836.
— E. A. v. u. R. Jürgens *1075*.
Willenbücher, H. M. 924, *1086*.
Willenegger, H. 180, 184, *978*.
— u. R. Boitel *978*.
— s. Schürch, O. *978*.
Willi, H. 43, 405, 574, 575, 777, 806, *959*, *1017*, *1039*, *1068*, *1071*.
— s. Fanconi, G. *975*.
Williams 114, 118, 287, 290, 573, 574, *969*.
— s. Dodds *964*, *993*.
— u. Veer van der *997*.
— J. A. *1039*.
— R. H. s. Daughaday, H. *1019*.
— R. J. s. Mitchell, H. K. *994*.
Williamson, Ch. S. 71, 72, 205, *963*, *981*.
Willis 208.
Willison 232, *985*, *987*.
Wills, L. 316, 323, 324, *1004*.
— u. Bilimoria *1004*, *1005*.
— u. B. D. F. Evans *1004*, *1005*.
— u. Naish *1004*.
— u. Steward *1004*, *1005*.
Willson s. Potter *1022*.
Willstätter 486.
Wils 924.
— H. O. s. Marberg, C. M. *1085*.
Wilson 336, 383, 435, 542, 559, 770, 869, *1009*.
— s. McCarthy *1079*.
— s. Pasachoff *1022*.
— u. Stanley *1009*.

Wilson, s. Wiseman *1075*.
— H. 1035, *1068*.
— S. J., Ch. E. Ward u. L. W. Gray *1012*, *1038*.
Wilton, A. 274, *991*.
Wimer 305.
— s. Lowell *1000*.
— B. s. Erf, L. A. *999*.
Windholz 887.
— F., u. S. E. Foster *1081*.
Winiwarter 594, *1043*.
Winkelbauer 662.
— s. Priesel *1052*.
Winkelmann 455.
— u. Burns *1024*.
Winkle, van 531.
— W. van, St. M. Hardy, G. R. Hazel, D. C. Hines, H. S. Newcomer, E. A. Sharp u. W. N. Sisk *1033*.
Winkler 5, 67, 87, 89, 747, 842, 959, *1060*.
— A. W. s. Hooper, J. jr. *952*.
— H. *1076*.
— K. C., u. H. G. Bungenberg de Jong *963*.
Winnikowa 869.
— G. W. s. Rosentul, M. A. *1080*.
Winsauer 231.
— H. s. Ritchey, J. O. *985*.
Winship 333.
— T. O. s. Wyandt, H. *1006*.
Winsor 367.
— s. Burch *1009*.
Winter 547, *1035*.
Winterstein 760.
— s. Reinaert *1066*.
Wintrobe, M. M. 72, 82, 83, 116, 118, 187, 223, 225, 232, 233, 250, 298, 319, 324, 331, 332, 346, 366, 378, 420, 465, 487, 529, 530, 581, 583, 594, 607, 615, 627, 698, 745, 952, 963, 979, *1009*, *1010*, *1011*, *1018*, *1026*, *1033*, *1041*, *1043*, *1046*, *1060*.
— s. Andrews *997*.
— u. Beebe *983*.
— s. Cartwright, G. E. *964*, *983*.
— s. Florman, A. L. *1006*.
— R. H. Follis, M. H. Miller, H. J. Stein, R. Alcayaga, S. Humphreys, A. Suksta u. G. E. Cartwright *969*.
— s. Goodman, L. *1044*, *1050*.
— u. L. L. Hasenbush *1043*.
— E. Matthews, R. Pollack u. B. M. Dobyns *1011*.
— u. D. M. Mitchell *1043*.
— s. Musser *951*, *987*.
— Samter u. Lisco *1005*.
— u. Shumaker *1004*.
Wirth 41.
— D., u. J. Quereder *959*.

Wiseman, Doan u. Wilson *1075*. B. K. 357, 580, 701, 830, 906, *1041*.
— u. C. A. Doan *1083*.
— s. Doan, C. A. *1007*, *1025*, *1047*, *1049*.
Wising 556, 557, 566, 567, 924, *1038*.
— P. s. Knutson, D. *1084*.
Wislocki 37, 486.
— G. B., J. J. Rheingold u. E. W. Dempsey *959*.
— G. W. s. Rheingold, J. J. *1031*.
Wiswathan, V. 542, *1035*.
Witebsky 163.
— u. Okabe *978*.
With 133, 770.
— S. *1068*.
— T. K. *973*.
Witt 822.
— s. Hobson *1073*.
Witter, H. 594, *1043*.
Wittkower 821, 854.
— E. s. Leschke, E. *1073*.
— u. B. Rarey *1077*.
Witts 198, 218, 221, 223, 224, 288, 318, 418, 919, 923, *980*, *983*, *985*, *1086*.
— s. Burger *982*.
— s. Hartfall *982*, *993*.
— s. Snapper *1020*.
— L. J. *979*, *1018*.
— s. Cameron, D. G. *1002*.
Wöhlisch 28, 758, 759, 763, 788, 803, 804.
— E. *1068*, *1071*, *1075*.
— u. L. Jühling *1068*.
— F. *954*.
Wörner, A. 806, *1071*.
Wörpel 123, *973*.
Wohlenberg 743.
— W. s. Schilling, V. *1059*.
Wohlfart 489.
— G. s. Holmgren, Hj. *1029*.
Wohlfeil 232, *985*, *987*.
Wohlgemuth, H. s. Höra, J. *1029*.
Wohlwill 593, 594, 722, 723.
— s. Sachs *1056*.
— s. Troemner *1043*.
Wolbach 431.
— s. Blackfan *1019*.
Wolbergs 297.
— s. Hangarter *998*.
Wolf 230, 257, 288, 324, 910.
— H. J. *1017*, *1086*.
— u. W. Stich *985*.
— s. Tschesche, R. *996*, *1005*.
— K., u. F. Reimann *988*, *997*.
Wolfer, R. 98, 106, *969*.
Wolff 182, 434, 438, 843, *1049*.
— s. Eekelen *1075*.
— J. *1022*.
— s. Dahr, P. *975*, *1020*.

Wolf-Heidegger, G. 69, *963*.
Wolfrom 460.
— R. s. Pasteur *1024*.
Wollenberg, H. W. 548, *1035*.
Wollf 647.
— J. A. s. Farber, S. *1047*.
Wollheim 288, 895.
— E. *997*, *1083*.
Wolpers, C. 87, 88, 89, 757, 772, 773, 774, 783, 817, *1068*, *1075*.
— u. H. Ruska *1068*.
— s. Ruska, H. *1066*.
— u. K. Zwickau *963*.
Woltman 309.
— H. W. s. Hall, B. E. *1000*, *1005*.
Wood, 284, 285.
— T. R. s. Ott, W. H. *994*.
— s. Rickes, E. L. *995*.
Woodman 892.
— s. Stone *1081*.
Woodruff, L. H. s. Janeway, C. A. *953*.
Worms, R. *1038*.
Wortis 886, *1081*.
Wright 45, 172, 228, 285, 291, 295, 485, 549, 701, 741, 768, 777, 781, 782, 783, *1033*.
— Livingston u. Beer *1035*.
— s. Rosenheim *1059*.
— Ch. s. Doan, Ch. A. *1049*.
— Ch. s. Doan, Ch. A. *1025*.
— Ch. s. Doan, Ch. A. *1047*.
— H. M. P. *1068*.
— H. P. s. Hamilton, H. A. *982*.
— J. H. *959*.
— L. D. s. Moore, C. V. *994*.
— u. H. R. Skeggs *997*.
— H. R. Skeggs u. J. W. Huff *997*, *1002*.
— — u. K. L. Sprague *997*.
— — u. A. D. Welch *997*.
— — A. D. Welch, K. L. Sprague u. P. A. Mattis *997*.
— u. A. D. Welch *997*.
— L. T., Fr. R. Cole u. L. M. Hill jr. *1068*.
Wu 357, 705.
— s. Tsai *1009*, *1010*.
— S. D. *1053*.
Wüllenweber, G. 581, *1041*.
Wuhrmann, F. 14, 22, 23, 24, 25, 26, 28, 30, 31, 530, 615, 740, 742, 745, 808, 809, 810, 954, *1043*.
— s. Koller, F. *1070*.
— u. F. Leuthardt *954*.
— u. E. Undritz *1033*.
— u. Ch. Wunderly *954*, *1043*, *1046*, *1060*.
— s. Wunderly, Ch. *954*, *1060*.
— Ch. Wunderly u. F. Hugentobler *954*, *1060*.

Wuhrmann, F., Ch. Wunderly u. E. Wiedemann *1060.*
Wulkow 20.
— F. s. Schmitz, A. *954.*
Wullstein 692, 701, *1053.*
Wunderly, Ch. 14, 22, 23, 24, 25, 26, 28, 30, 31, 615, 740, 741, 742, 745.
— u. F. Wuhrmann *954, 1060.*
— s. Wuhrmann, F. *954, 1043, 1046, 1060.*
Wurm, K. 673, 691, 692, *1053.*
— s. Schäfer *1052.*
— s. Uhlenhut, P. *1052.*
Wuth, O. 549, *1035.*
Wyandt 333.
— H., P. M. Bancroft, u. T. O. Winship *1006.*
Wyatt 602, 893, 894.
— J. P., u. S. C. Sommers *1081.*
— T. C. s. Groat, W. A. *1042.*
Wyers 653.
— H. J. G. s. Beek, C. H. *1046.*
Wyndham 136.
— s. Lemberg *971.*
Wyss, O. 484, *1083.*
Wyssling 31.

Yagoel s. Letulle *1025.*
Yaguda 585.
— A., u. N. Rosenthal *1041.*
Yater 366.
— W. M., u. C. H. Hausmann *1010.*
— u. Mollari *1010.*
Yeager 808.
— L. B., P. S. Rhoads u. S. Freeman *1071.*
Yoodoll 293.
— W. D., H. J. Goodall u. D. Banerje *997.*
Yoshida s. Iwao *1006.*
Yosida 163, *978.*
Young, L. E. 47, 86, 343, 359, 360, 386, 390, 393, 398, 399, 403, *963, 1012, 1015.*
— s. Dyke *1007, 1013, 1014.*
— u. J. S. Lawrence *1009, 1012, 1015.*
Ytrehus, Ø. 538, *1035.*
Yuda, N. N. s. Harned, B. K. *1086.*

Yudin 177, 765, *978, 1068.*
Yuile 419.
— Ch. L., u. W. F. Clark *1018.*

Zaccaria 869, *1080.*
Zadek 78, 275, 301, 310, 743, 870, *991, 1080.*
— u. Burg *963, 1017.*
— J. *1002, 1060.*
— u. Lichtenstein *1060.*
Zahn, P. 790, *1068.*
Zalezzi 275.
Zanaty 326, 466, 867, *1002, 1080.*
— A. F. s. Nagaty, H. F. *1026.*
Zanetti 323.
Zange, J. 912, 914, 925, *1086.*
Zangemeister 532,
— u. Wagner *1033.*
Zapletal 180.
— B. s. Melka, J. *977.*
Zarachovitch 426.
— M. s. Bernard, H. *1019.*
— C. J. D., G. A. Andrews, M. C. Meyers u. F. H. Bethell *1046.*
Zdansky 19.
Zeh 569.
— E. s. Heni, F. *1037.*
Zeile 149.
— K. u. F. Reuter *973.*
Zeldenrust 653, 730, 731, 799.
— J., P. Kooreman u. E. Hecht *1071.*
— s. Meer, P. van der *1058.*
— W. Veer u. J. Nota *1049.*
Zeller 73, *963.*
Zen, Shomo 498, 549, *1033, 1035.*
Zenker 40, 130, 419, *973.*
Zerahn, K. s. Hevesy, G. v. *961.*
Zerfas 228, 256, 282, 304, 305, *992.*
— s. Fouts *982, 993, 999.*
— s. Helmer *988, 1000.*
Zernike, F. 41, *959.*
Zettel, H. *1002.*
Ziegler, 96, 255, 535, 576, 630, 678, *989, 1041.*
— E. *1049.*
— s. Fanconi, G. *975.*
— K. *1053.*
— u. H. Schlecht *1035.*

Ziemann 250, *987.*
Ziemssen 250.
Zieschank 692.
— E. s. Gros, W. *1050.*
Ziff 760.
— Morris u. E. Chargaff *1068.*
— M. s. Chargaff, E. *1061.*
Ziffren 808.
— Owen, Hoffmann u. Smith *1071.*
Zih, A. 108, 109, 115, 246, *969.*
— s. Verzár, F. *968, 986.*
Zilioli 290.
Zilliacus, H. 770, *1068.*
Zilva 842, *1076.*
Zimmer 122, 535, 602, 688, *1053.*
— K. G. s. Catsch, A. *964, 1027.*
— S. M. s. Groat, W. A. *1042.*
Zimmermann, O. 361, 465, 751, *1009, 1026, 1060.*
Zinninger 879, *1080.*
Zipperlen, E. s. Gänsslen, M. *1007.*
Zlotnik 114, 464.
— s. Flaks *964, 1025.*
Zolezzi 307.
— s. Roversi *1001.*
— G. s. Massa, M. *994, 1000.*
Zollikofer 481, *1033.*
Zollinger 708.
— H. U. s. Fanconi, G. *975.*
— H. U. *1055.*
Zoloff, R. 307, *1002.*
Zondek 521, 531, 812.
— u. Finkelstein *1071.*
— H., u. Bromberg *1033.*
— u. G. Koehler *1033.*
Zontscheff, W. T. 922, *1086.*
Zuelzer, W. 306, 325, *1002.*
— u. F. N. Oyden *1002, 1005.*
Zündel, W. 550, 551, *1035.*
Zumbusch 678.
— s. Paltauf *1051.*
Zuntz 106.
— Loewy, Müller u. Caspari *969.*
Zweig 804.
— s. Opitz, H. *1070.*
Zwickau, K. s. Wolpers, C. *963.*
Zwingli, M. s. Fanconi, G. *975.*

Sachverzeichnis.

A-B-O-Blutgruppensystem, fetale Erythroblastose durch 437.
Abbauformen der Leukocyten 480.
Aborte bei fetaler Erythroblastose 438.
ABT-LETTERER-SIWEsche Krankheit. Siehe auch aleukämische Reticulosen 726.
— — Beziehungen zum eosinophilen Knochengranulom 546.
— — und Lipoidgranulomatose 703.
Acetanilidanämie 405.
Acetylsalicylsäure, Thrombopenien nach 831.
Achrestische Anämie 326.
Achromocyten 102.
—, Nachweis der 104.
Achromoreticulocyten 102.
— bei perniziöser Anämie 268.
Achylie bei perniziöser Anämie 257.
Achylische Chloranämie s. essentielle hypochrome Anämie.
ACTH, Behandlung der eosinophilen Leukämie 603.
—, — der unreifzelligen Leukosen 647.
—, Wirkung auf die Eosinophilen 547.
—, — auf die Lymphopoese 521.
ADDISONsche Anämie s. Perniziöse Anämie.
— Krankheit, Anämie bei 430.
— —, Polyglobulie bei 448.
Adenosintriphosphorsäure 112.
Aderlaßversuche, Beeinflussung des Blutbildes durch 189.
Adermin und Blutbildung 118.
—, Wirkung auf die Erythropoese 118.
Aderminmangelanämie 237.
Adrenalin, Beschleunigung der Fibrinolyse durch 766.
—, Wirkung auf die Blutgerinnung 770.
—, — auf Eosinophile 547.

Adrenalin, Wirkung auf Thrombocytenzahl 776.
Adrenalinleukocytose 519.
— bei Thalliumvergiftungen 519.
— bei Zwischenhirnerkrankungen 519.
Adrenocorticotropes Hormon s. ACTH.
Adventitielle Zellen 498.
Ägyptische Splenomegalie 940.
Äquationsteilung 56.
Äthylalkohol, normale Plasmakonzentration 13.
Äthylurethan s. Urethan.
Afibrinogenämien 807.
Agastrische Anämien 229.
— —, Bedeutung des Eiweißes 230.
Agglomeration der Leukocyten 484.
Agglutinable Substanzen 162.
Agglutination 160.
Agglutinine 159, 659.
—, atypische 164.
—, irreguläre 164.
— in der Muttermilch 438.
Aggregation der Erythrocyten 27.
— der Leukocyten 484.
Agranulocytose 908.
—, Ätiologie 920.
—, Altersverteilung 909, 910.
— als anaphylaktische Krise 920.
— als Arzneimittelallergie 921.
—, Bedeutung des Infekts 923.
—, Blutbild 914.
—, cyclische 925.
—, Darmbeteiligung 913.
—, Definition 908.
—, Differentialdiagnose 919.
—, Häufigkeit in verschiedenen Ländern 922.
—, Hautveränderungen 913.
—, Histaminspiegel im Blut 919.
—, Ikterus bei 913.
—, intravasale Zellverschiebung 920.
—, klinisches Bild 910.
—, Knochenbeteiligung 913.
—, Knochenmark 915.
— durch Knochenmarkstoxikose 921.

Agranulocytose und Leukämie 919.
—, Lymphknotenschwellungen bei 914, 950.
—, Maturationsarrest bei 920.
—, Nekrosen bei 912.
—, Pathogenese 920.
—, Prognose 919.
—, symptomatische 910.
—, Symptomatologie 911.
—, Therapie 923.
—, Übergang zur Panmyelopathie 911.
—, Verlaufsformen 918.
Agranulocytotische Form der infektiösen Mononucleose 560.
Akromegalie, Polyglobulie bei 448.
Aktinomykose, Lymphknotenschwellungen bei 948.
Aktivierte Lymphdrüsen, histologisches Bild 658.
Aktivitätspolyglobulie 446.
Akute hämolytische Anämie 387.
— — —, Autohämagglutination 387.
— — —, Erythrocytendicke 388.
— — —, Erythrocytengröße 388.
— — —, Hämoglobinurie 387.
— — —, Krankheitsbild 387.
— — —, Osmotische Resistenz 387.
— — —, Wirkung der Bluttransfusion 387.
— Leukämie und Schwangerschaft 574.
ALBERS-SCHÖNBERGsche Krankheit 885.
Albumin-Agglutinine 170.
Albumin-Globulinverhältnis 14, 18.
—, Bestimmung 15, 19.
— bei Chlorose 209.
Albumine 6.
Aleukämische, megakaryocytäre Myelose 603.
—, megalocytäre Myelose 891.
— Myelose 601.
— tumorbildende Lymphadenose 651.

Aleukia haemorrhagica 859.
Aleukie, alimentär-toxische 926.
Alexine 485.
Alimentär toxische Aleukie 926.
Alimentäre Anämien des Kindesalters 440.
— Eisenmangelanämie im Erwachsenenalter 205.
— hämorrhagische Diathese 853.
— megaloblastische Anämien 323.
— Säuglingsanämie 203.
— —, Therapie der 204.
— —, Ursache der 203.
Alkohol, gerinnungsbeschleunigende Wirkung 769.
Allergie und eosinophile Leukocyten 488.
ALTMANN-SCHRIDDEsche Granula 491.
Alymphocytose 548.
Amboceptor 660.
Ametopterin 647.
Amidophenolanämie 405.
Amidopyrin, Agranulocytose nach 911, 921.
—, Panmyelopathie durch 869.
Amino-an-fol 647.
Aminopterin 647.
Aminosäurestickstoff 11.
Amitotische Teilung 56.
Amylnitrit, Hämoglobinurie 413.
Amyloidmilz 942.
Amyloidose bei Lymphogranulomatose 686.
Anaemia congenita neonatorum s. fetale Erythroblastose.
— Leuco-erythroblastica 890.
— pseudoleucaemica infantum 440.
— splenica 894.
— —, Ätiologie 902.
— —, Ascites bei 901.
— —, Behandlung 903.
— —, Blutbild bei 901.
— —, Definition 900.
— —, Erfolg der Milzexstirpation 904.
— —, Geschichtliches 894.
— —, Knochenmarksbefund 902.
— —, Leberveränderungen bei 899.
— —, Magenblutungen bei 900, 901.
— —, Milzbefund 898, 902.
— —, Milzinfarkte bei 901.
— —, Milztumor bei 900.
— —, pathologische Anatomie 898, 902.
— —, Prognose 902.

Anaemia splenica, Stadieneinteilung 898.
— —, Symptomatologie 900.
Anämie bei Amöbencolitis 231.
— bei Ankylostomumträgern 231.
— bei chronischer myeloischer Leukämie 597.
— bei chronischer Ruhr 231.
— bei Cöliakie 231.
— bei Darmtuberkulose 231.
— bei Darmtumoren 231.
— bei einheimischer Sprue 231.
— bei Enteritis 231.
— des Greisenalters 442.
— bei Hypogenitalismus 236.
— —, pneumohämorrhagische 234.
— bei tropischer Sprue 231.
— bei Verätzung der Magenwand 230.
— bei Zwerchfellhernien 231.
Anämien 184.
—, avitaminotische 431.
—, Definitionen der 184.
—, Einteilung der 186.
—, endokrine 428.
—, Hypochrome mikrocytäre 187.
— des Kindesalters 433.
— bei Magencarcinom 230.
— nach Magenoperation 229.
—, Makrocytäre 187.
—, megaloblastische 249.
—, mikrocytäre 187.
—, normocytäre 187.
— bei Pankreaserkrankungen 231.
—, primäre 186.
—, sekundäre 186.
—, allgemeine Symptomatologie 189.
Anämieherz 186.
Anämisches Fieber 255.
Anästhesinanämie 405.
Anaphylaxie und eosinophile Leukocyten 488.
Aneosinophilie 547.
Angina agranulocytotica 909.
— mit lymphatischer Reaktion 562.
Angiomatose s. OSLERsche Krankheit.
Angiomatosis retinae 856.
Anguillulose, Hypereosinophilie bei 543.
Anhydrämie 18.
Anilin, Anämie 405.
—, Hämoglobinurie 413.
—, Polyglobulie 446.
Animal-protein-factor s. Vitamin B₂.
Anisochromie 77.
Anisocytose 76.

Ankylostomum, künstliche Infektion bei Polycythämie 466.
Antifebrin, Polyglobulie 446.
Antihämophiles Globulin 758, 759, 804.
Antihistaminica, Beeinflussung der Eosinophilen 541.
Antikoagulierende Behandlung 770.
— —, Gesamterfolg der 772.
Antikörper bei Leukämie 583.
—, dritter Ordnung 398, 399.
Antikörperbildung der Lymphocyten 493.
— durch plasmacelluläre Reticulumzellen 503.
Antikörpertiter, Bedeutung bei fetalen Erythroblastosen 437.
— im Knochenmark 398.
Antimonpräparate bei Bilharziose 932.
Antiplasmin 766.
Antithrombin bei Hämophilie 803.
Antithrombintiter, Wirkung auf Thrombelastogramm 795.
Antithrombinvermehrung bei Leberstörungen 809.
Antitoxine 659.
Anulocyten 77.
Aplastische Anämie 859.
— — bei chronischer myeloischer Leukämie 597.
— — im engsten Sinne 882.
— —, Lymphknotenschwellungen bei 950.
— — nach Urethanbehandlung 622.
— Krise 872.
— — bei konstitutionellem hämolytischem Ikterus 348.
— Myelopathien 856.
Apoferritin 157.
Aregenerative Anämien nach Magenresektion 230.
Arsen, Agranulocytose 921.
—, Behandlung der chronischen Leukämie 627.
—, — der hypochromen Anämien 245.
—, Polyglobulie 446.
Arsenobenzol, Panmyelopathie nach 869.
Arsenwasserstoff, Hämoglobinurie 413.
Arsenwirkung bei tropischer Eosinophilie 542.
Artspezifische Agglutinine als Krankheitsursache 400.
Ascorbinsäure und Blutbildung 118.

Ascorbinsäure, Wirkung auf die Erythropoese 118.
—, — auf die Kobaltpolycythämie 117.
Ascorbinsaures Eisen 241.
Atebrin, Hb-Urie bei 413.
Athrombit 768.
Atombombenexplosion, Panmyelopathie nach 870.
Atomzerfall und Heparinspiegel 768.
Atoxyl, Polyglobulie 446.
AUER-Stäbchen 477, 638.
— bei Myelom 744.
Aufbau des Erythrocyten 87.
Aufbrauchperniciosa 316.
— bei Myelom 745.
Ausnutzung des oralen Eisens 237.
Austauschtransfusion 178.
Autohämotropin 416.

B_1-Avitaminose, Anämie bei 432.
Bakterien, Einfluß auf Leukocytenregulation 517.
Bakteriolysine 659.
Bakteriotropine 485.
BANGsche Krankheit, splenopathische Markhemmung bei 896.
BANTI-Syndrom 898.
Barbitursäure, Agranulocytose nach 921.
Barbitursäurepräparate, Purpura nach 852.
BASEDOWsche Krankheit, Blutgerinnung bei 770.
— — und Erythropoese 112.
Basophile Granulocyten, Durchschnittswerte 513.
— — bei chronischer myeloischer Leukämie 595.
— Tüpfelung der Erythrocyten bei Bleianämie 409.
— — bei Gesunden 410.
Begleitagranulocytose 910.
BENCE-JONEscher Eiweißkörper bei chronischer myeloischer Leukämie 591.
— — bei Myelom 738.
— —, physikalisch-chemische Eigenschaften 738.
— — bei Plasmazellenleukämie 720.
— — bei Reticulosen 751.
Benzin und Panmyelopathie 868.
Benzinvergiftung, Anämie bei 404.
Benzol, Anämie durch 403.

Benzol, Bedeutung für Leukämieentstehung 584.
— und Myeloosteosklerosen 893.
—, Panmyelopathie durch 868.
— Polyglobulie 447.
—, Thrombopenien nach 832.
Benzpyren, Entstehung von Monocytenleukämien durch 720.
— Leukämie durch 585.
Beri-Beri-Anämie 236.
BIERMERsche Anämie s. Perniziöse Anämie.
Bilharzia haemotobia 928, 930.
— japonica 928, 931.
— mansoni 928, 931.
Bilharziawürmer, Anatomie und Physiologie 928.
—, Entwicklung und Übertragung 929.
Bilharziose 928.
—, chronische 930.
—, Eiernachweis im Stuhl 932.
—, Hämaturie bei 930.
—, Infektionsweg 930.
—, pathologische Anatomie 929.
—, Prognose 932.
—, Splenomegalie bei 929.
—, Therapie 932.
—, Thrombophlebitis bei 929.
Bilirubin 128.
—, Behandlung mit 246.
—, Bildung 129.
—, chemische Konstitution 128.
— und Diazoreaktion 132.
—, direkt reagierendes 132.
— als erythropoetischer Reiz 108.
—, indirekt reagierendes 132.
—, normaler Plasmagehalt 13.
Bilirubinämie bei perniziöser Anämie 270.
Bilirubinbildung, extrahepatische 131.
Bilirubinderivate 134.
Biliverdinglobin 129.
Biologische Leukocytenkurve 535.
Biotin, Wirkung auf die Erythropoese 118.
Birutin 855.
Blasenbilharziose 930.
Bleianämie 408.
—, Behandlung 411.
—, Porphyrinstoffwechsel 410.
Bleipolyglobulie 446.
Bleichsucht s. Chlorose.
Blockierende Antikörper 170.
— — bei fetalen Erythroblastosen 438.
— — als Krankheitsursache 396 ff.

Blutausstrich, der gefärbte 73.
Blutbild, normales, Beeinflussung durch Colchicin 529.
—, —, — durch Methylthiouracil 531.
—, —, — durch Penicillin 531.
—, —, — durch Pervitin 528.
—, —, — durch Stickstofflost 529.
—, —, — durch Streptomycin 531.
—, —, — durch Sulfonamide 530.
—, —, — durch Thiouracil 531.
—, —, — durch Urethan 529.
—, —, Wirkung des Luftdrucks 533.
Blutbildung, Aminosäuren und 116.
— und Blutzerfall 152.
—, Einfluß der Mineralstoffe 116.
—, von Strahlenwirkung 119.
—, embryonale 91.
—, endokrine Einflüsse 112.
—, extramedulläre 95.
—, Hypophyse und 114.
—, Keimdrüsen und 113.
— und Knochensubstanz 92.
—, körpereigene Wirkstoffe und 114.
—, körperliche Belastung und 119.
—, Leber und 115.
—, Mangelernährung und 116.
—, Nahrungseinflüsse 115.
—, Nebennieren und 114.
—, Pankreas und 114.
—, postembryonale 92.
—, Schilddrüse und 112.
—, Temperatureinwirkung 123.
—, Übertragung der zentralnervösen Reize 111.
—, zentralnervöse Einflüsse 109.
Blutbildungsfaktoren 106.
Blutbildveränderungen bei Lymphknotenerkrankungen 946.
Blutentziehung als erythropoetischer Reiz 107.
Blutergelenk 797 ff.
Bluterkrankheit s. Hämophilie.
Blutersatzstoffe 181.
Blutfarbstoffabbau, quantitative Schätzung 143.
Blutfarbstoffwechsel bei Polycythämie 458.
Blutformeln, mögliche 171.
Blutgerinnung, beschleunigende Stoffe 769.
— nach Blutverlusten 769.

Blutgerinnung während der Geburt 770.
—, optimale Temperatur 770.
—, Phasen der 755.
—, Physiologie der 755 ff.
—, Reaktionszeit der 756.
—, Schema der 764.
Blutgruppe 0 162.
— A 162.
— A, Untergruppen der 163.
— AB 162.
Blutgruppen 159.
— und Rassenforschung 165.
— in verschiedenen Lebensaltern 163.
Blutgruppenantigene, chemisches Substrat der 163.
Blutgruppenbestimmung, Technik der 172.
Blutgruppeneigenschaften der Reticulocyten 163.
—, Vererbung der 165.
Blutgruppenfaktoren M und N 164.
Blutgruppenverteilung 166.
Bluthämoblastosen 718.
Blutkörperchensenkung bei Lymphknotenerkrankungen 946.
— bei Panmyelopathie 865.
— bei perniziöser Anämie 255.
Blutkonserve 179.
Blutmauserung bei Elliptocytenanämie 332.
Blutmenge s. auch Gesamtblutvolumen.
Blutparasiten 928.
Blutplättchen s. Thrombocyten.
Blutplasma 5.
—, Farbe 5.
—, Gefrierpunktserniedrigung 6.
—, Isohydrie 7.
—, Isoionie 7.
—, Isostruktur 7.
—, Isotonie 6.
—, Osmotischer Druck 6.
—, Zusammensetzung 6.
Blutpräparat, das ungefärbte 73.
Blutsenkungsreaktion, Abhängigkeit von der Aussentemperatur 30.
— bei allergischen Erkrankungen 29.
—, Bewertung 29.
— bei Infekten 29.
—, klinische Bedeutung 29.
— bei malignen Tumoren 29.
— während der Menstruation 29.
—, Methodik nach LINZENMEIER 27.

Blutsenkungsreaktion, Methodik nach WESTERGREN 26.
—, physiologische Tagesschwankungen 29.
— bei Polycythämie 444.
— in der Schwangerschaft 29.
—, Theorie nach H. NASSE 27.
—, Verlangsamung 30.
—, — bei Herzinsuffizienz 30.
—, — bei Leberaffektionen 30.
—, — bei Polycythämie 30.
Blutserum 5.
Blutspenderzentralen 164.
Blutstillung, Capillarfunktion bei der 785.
—, Physiologie der 755.
Blutstillungsvorgang 784.
Bluttransfusion 172.
— bei Anaemia splenica 903.
—, Austauschtransfusion 178.
—, Behandlung der Agranulocytose 924.
—, besondere Formen der 177.
—, biologische Vorprobe 174.
— mit falscher Blutgruppe 179.
—, Gefahren der 181.
—, gerinnungsbeschleunigende Wirkung 769.
— bei Hämophilie 805.
—, Indikation 172.
—, indirekte 176.
— bei Infektanämien 234.
— bei Panmyelopathie 881.
—, Spenderauswahl 175.
—, Störungen der 182.
—, Technik der 176.
— mit Tierserum 180.
—, transsternale 178.
—, Vorbedingungen 172.
— bei WERLHOFscher Krankheit 828.
Blutübertragung s. Bluttransfusion 172.
Blutumsatz in der Schwangerschaft 153.
Blutungsanämie, akute 188.
—, —, Verlauf der 190.
—, Eisenbehandlung der 193.
—, Therapie 193.
—, chronische 199.
—, —, Symptomatologie 200.
—, —, Therapie der 202.
—, —, Ursachen der 200.
Blutungsbereitschaft bei Polycythämie 453.
Blutungszeit, Bestimmung 790.
— bei Thrombasthenie 835.
— bei Thrombopathie 837.
—, Verkürzung durch sympaticomimetische Stoffe 785.
— bei WERLHOFscher Krankheit 816.

Blutzucker 12.
BOECKsche Krankheit 706.
— —, Ätiologie 709.
— —, Augenveränderungen 708.
— —, Beteiligung des ZNS 708.
— —, Blutcalciumspiegel 707.
— —, Diabetes insipidus 708.
— —, Epitheloidzellknötchen bei 709.
— —, Hauterscheinungen 707.
— —, hämolytischer Ikterus bei 383.
— —, klinisches Bild 706.
— —, Knochenmark 706.
— —, Knochenveränderungen 708.
— —, Lymphknotenpunktion bei 711.
— —, Lymphknotenschwellungen bei 948.
— —, Lymphknotenveränderungen 707.
— —, Prognose 711.
— —, Speicheldrüsenerkrankung 708.
— —, Stadieneinteilung der Lungenveränderungen 707.
— —, Therapie 713.
— — und Tuberkulose 709.
— —, Vorkommen 706.
Bohnensamen, Hämoglobinurie 413.
Bothriocephalus, hypochrome Anämien durch 314.
Bothriocephalusanämie 232.
Bothriocephalusperniciosa 312.
—, Behandlung 315.
—, Häufigkeit 312.
—, Pathogenese 313.
BRACHET-Test 37.
BRILL-SYMMERSsche Krankheit s. großfolliküläres Lymphoblastom.
Brillenform der Granulocyten bei PELGERscher Anomalie 550.
Brom, normale Plasmakonzentration 9.
Bürstenschädel 371.

C-Avitaminose s. Skorbut.
— der Kinder 844.
CABOTsche Ringe 75, 78.
— — bei akuter Erythrämie 422.
— — bei chronischer Erythroblastose 424.
Cadmiumreaktion 25.
Cadmiumtrübungsreaktion bei Myelom 740.
Calciummangel, Blutungsbereitschaft durch 770.

Calciumsalze, gerinnungsbeschleunigende Wirkung 769.
Calciumspiegel des Normalplasmas 8.
— des Plasmas bei BOECKscher Krankheit 707.
Campolon 302.
Cancerogene Substanzen, Leukämieerzeugung durch 578.
Cantan 843.
Capillardurchblutung bei perniziöser Anämie 270.
Capillarendothelien 504.
Capillarfaktor bei der Blutstillung 785.
Capillarresistenz, Prüfung der 796.
Capillarthrombometer 792.
Capillartoxikose 846.
Carbanhydrase bei perniziöser Anämie 271.
Carcinom und Leukämie 586.
CASPERSSONsche Methode zur Bestimmung der Nucleinsäure 34.
CASTLE-Ferment s. Intrinsicfactor.
Causyth, Agranulocytose nach 922.
Cebion 843.
Ceferro 241.
Celloidin zur Gerinnungsverzögerung 767.
Cephalin-Cholesterin-Flockungsreaktion 26.
Cerebrale Blutungen bei Polycythämie 455.
Changement du sang 178.
CHARCOT-LEYDENsche Krystalle 488.
— — bei chronischer myeloischer Leukämie 595.
Chemotaxis 483.
Chinidin, Thrombopenie nach 831.
Chinin, Panmyelopathie durch 869.
—, Purpura nach 852.
—, Thrombopenie durch 824.
—, Thrombopenien nach 830.
Chininsulfat, Prothrombinmangel nach 809.
Chlor 9.
—, Gehalt des Knochenmarks 60.
Chloranämie, achylische s. essentielle hypochrome Anämie.
Chloroform, Fibrinogenschwund durch 766.
—, gerinnungsbeschleunigende Wirkung 769.
—, Hypoprothrombinämie durch 762.
Chloroleukämie 653.

Chlorome 653.
Chlorophyll, Behandlung mit 246.
— als erythropoetischer Reiz 109.
Chlorose 208.
—, Abnahme in der Gegenwart 216.
—, Bedeutung der Ernährung 216.
—, Blutbefund 210.
—, Diagnose 217.
—, Eisenstoffwechsel 211.
—, Ernährungsfaktor 214.
—, Formen der 215.
—, Heredität 213.
—, klinisches Bild 208.
—, Konstitutionstyp 209.
—, larvierte Form 216.
—, männliche 217.
—, Menstrualcyclus bei 209.
—, Pathogenese 212.
—, Prophylaxe 217.
— und Schwangerschaft 215.
—, Serumeiweiß bei 209.
—, Therapie 217.
Cholesterin im Normalplasma 12.
— bei perniziöser Anämie 271.
Cholin, Wirkung auf die Kobaltpolycythämie 117.
Cholinbehandlung der Cirrhoseperniciosa 320.
Cholinesterase bei chronischer myeloischer Leukämie 598.
Christapunktion 41.
Chrom, Behandlung mit 246.
Chromatinstäubchen 78.
Chromosom, Aufbau 35.
—, Gestalt der einzelnen Blutzellen 58.
Chromosomen-Translokationen durch Urethan 623.
Chromozentrum 36.
Chronisch interstitielle Myelitis 872.
Chryogeninanämie 405.
Chylurie bei Filariasis 934.
Cirrhoseanämie, makrocytäre 319.
Cirrhoseperniciosa 319.
—, Behandlung 320.
Citrin 842.
— bei Vitamin-C-Mangelanämie 433.
Citronensäure 12.
Clasmatocyten 496, 498.
Clauden 769.
Cobione 305.
Cöliakie, perniciosiforme Anämie bei 323.
COHNscher Kreis 20.
Colchicin, Behandlung der chronischen Leukämien mit 627.

Colchicin, Wirkung auf normales Blutbild und Knochenmark 529.
Conglutinine 170.
Conteben, Agranulocytose nach 921.
Contebenanämie 404.
COOLEYsche Anämie s. Thalassaemia maior.
COOMBS-Test 396, 397.
— bei MARCHIAFAVA-Anämie 392.
Coronarthrombose, Heparintest bei 787.
Cortison, Behandlung der unreifzelligen Leukosen 647.
—, Wirkung auf die Eosinophilen 547.
—, — auf die Lymphopoese 522.
Costa-Reaktion 26.
Crystalbumin 348.
Cytagenin 246.
Cytocym 759.
Cytologie, allgemeine 31.
Cytoplasma s. Protoplasma.
Cytostatische Stoffe,
— Behandlung der chronischen Leukämie 619.
— —, — der Polycythämie 470.

Darmanastomosen, symptomatische Perniciosa nach 318.
Darmbilharziose 931.
Depressorische Hypersplenie 895.
Dermolysine 417.
Desoxycorticosteron, Wirkung auf lymphatische Gewebe 522.
Desoxyribosenucleinsäure s. Thymonucleinsäure.
Developingtest s. COOMBS-Test.
Dextran 181.
Diabetes insipidus bei BOECKscher Krankheit 708.
Diäthylstilböstrol und Panmyelopathie 869.
Diastase 13.
— der Leukocyten 486.
Dibothriocephalus latus 312.
Dicuman 768.
Dicumarin 768.
Dicumarol 768.
—, antikoagulierende Behandlung mit 770.
—, Wirkung auf die Blutgefäße 769.
Dicumarolbehandlung, Kontraindikation der 771.
Dicumarolvergiftungen 771.
Dicumarolwirkung, Aufhebung der 769.

Differentielle Teilung 56.
Differenzierung der Leukocyten 510.
Digitalis, gerinnungsbeschleunigende Wirkung 769.
Dinitrobenzolanämie 405.
Dinitrophenol, Agranulocytose nach 921.
Diopterin 647.
Dipetalonema perstans 936.
Diphtherie, Agranulocytose bei 910.
DOEHLEsche Körperchen 480.
DONATH-LANDSTEINERscher Versuch 401.
— — bei hämolytischen Anämien durch Kälteagglutinine 395.
— — bei Kältehämoglobinurie 416.
Dracunculus medinensis 937.
Drepanocytämie 366.
Drepanocyten s. Sichelzellen.
Dri-Film 9987 768.
Drüsenfiebertyphoid 560.
Dünndarmstrikturen, symptomatische Perniciosa nach 318.
DUNGERsche Methode der Eosinophilen-Zählung 509.
Durchmesserbestimmung der Erythrocyten 79.
—, Methodik 79.
—, Normalwerte 79.
DYKE-YOUNG-Anämie s. Makrocytäre hämolytische Anämie mit Resistenzverminderung.
Dysostotischer Zwergwuchs und Granulationsanomalie 554.

Eisen 8.
Eigenblutbehandlung 246.
Eigenblutinjektionen als erythropoetischer Reiz 108.
Eindickungspolycythämie 444.
Einzelerythrocytenvolumen 82.
Eisen 8.
—, ascorbinsaures 241.
—, Bedeutung für die Blutbildung 116.
—, Polyglobulie 446.
—, Verschiebungen beim Infekt 660.
Eisenausfuhrsperre 154.
Eisenbedarf bei Frauen und Männern 248.
Eisenbewegung beim Infekt 157, 158.
Eisenbindungsfähigkeit des Plasmas 156.
Eisenbindungsvermögen des Plasmas beim Infekt 232.
Eisendepots 154.

Eisengehalt, verschiedener Nahrungsmittel 207.
—, — Organe 154.
Eisenkakodylate 241.
Eisenlunge 234.
Eisenmangel bei Blutungsanämien 192.
— bei Frühgeburtenanämie 439.
— bei Myxödemanämien 429.
— bei Polycythämie 455.
Eisenmangeladynamie 222.
Eisenmangelanämie, alimentäre 202.
—, — im Erwachsenenalter 205.
—, — des Kindesalters 441.
—, — Therapie der 206.
Eisenmangelanämien 194.
— infolge Erkrankung der Verdauungsorgane 229.
— bei isolierter Lungenhämosiderose 234.
—, verschiedene Formen 198.
—, Übersicht 248.
Eisenresorption 157.
—, Abhängigkeit vom Eisenbedarf 238.
— bei Chlorose 212, 214.
— bei perniziöser Anämie 258, 259.
— und Salzsäurekonzentration 226.
Eisenresorptionskurven 239.
— bei Achylien 239.
— bei Verwendung von Ferro-Eisen 240.
Eisenresorptionsstörungen bei Zwerchfellhernien 231.
Eisenresorptionsversuch 155, 225.
Eisenstoffwechsel 153, 235.
— bei Chlorose 211.
— bei Thalassaemia major 374.
—, zentralnervöse Regulierung 159.
Eisentherapie 237.
—, Bedeutung des Nahrungseisens 242.
— der Chlorose 217.
— bei chronischen Leukämien 628.
— mit Eisenkakodylaten 241.
— mit Eisenwässern 242.
— mit Ferro-Salzen 241.
— bei Frühgeburtenanämie 446.
— intravenöse Behandlung 243.
— mit Komplexsalzen 241.
—, Nebenerscheinungen 242.
— der perniziösen Anämie 306.
—, Praxis der 240.
—, Reticulocytenkrise 244.

Eisentherapie, Wirkung auf die Blutmauserung 244.
—, — auf das Knochenmark 244.
Eisenverbrauch durch Lactation 228.
Eisenverlust während der Schwangerschaft 228.
Eisenverluste durch Menstruation 155.
— durch Schwangerschaft und Lactation 155.
Eisenverschiebungen bei Lymphogranulomatose 233.
— bei malignen Tumoren 232.
Eisenverwertungsstörungen 236.
Eisenwirkung 244.
Eiweißgehalt des Knochenmarks 60.
Eiweißkörper, Globulintyp 34.
—, Histontyp 35.
Eiweißmangel 18.
— und hypochrome Anämie 236.
Eiweißmangelanämie bei Eiterungen 236.
Eiweißreaktionen, klinische 23.
Eiweißstoffwechselstörungen bei Myelom 738.
Elektroferrol 243.
Elektrophoresediagramm bei Makroglobulinämie 752.
—, Methode 22.
— bei Myelom 740.
— bei verschiedenen Krankheiten 23.
Elektroschock, Wirkung auf das Blutbild 527.
Ellipto-poikilocytotische Erythropathie s. Thalassaemia minor.
Elliptocyten 74.
—, Einteilung in Klassen 331.
—, numerische Exzentrizität 76.
—, Zunahme unter CO_2-Einwirkung 331.
Elliptocytenanämie 330.
—, Behandlung 335.
—, Blutbefund 330.
—, Blutmauserung 332.
—, Definition 330.
—, Differentialdiagnose 334.
—, Erbgang 332.
—, Geschichte 330.
—, hyperchrome konstitutionelle 335.
—, Knochenmark 332.
—, kompensierte 334.
— und Konstitutionsanomalien 334.
—, pathologische Anatomie 335.

Elliptocytenanämie, Resistenz der Erythrocyten 332.
—, Reticulocyten 332.
—, Vorkommen 330.
Elliptocytose 330.
Emanationstherapie, Wirkung auf das Knochenmark 60.
Embryonale Blutbildung 91.
Emetin 933.
Emigration der Leukocyten 484.
— der Lymphocyten 492.
Encephalographie, Wirkung auf die Erythropoese 109.
—, Wirkung auf die Leukopoese 527.
Endocarditis parietalis fibroblastica 949.
Endogener Magenfaktor s. Intrinsicfactor 287.
Endopauseeffekt 358.
—, Bedeutung für die Marschhämoglobinurie 419.
Endothelien 498.
Entkernung der Erythroblasten 93.
—, verzögerte 15.
Enzynorm 305.
Eosinophile Heilphase 536.
— Leukämie 602.
— Zellreaktion 541.
Eosinophilenzählung, Kammermethode 509.
Eosinophiles Knochengranulom 546.
— Leukämoid 543.
Eosinophilia persistens 543.
Eosinophilie bei behandelter perniziöser Anämie 281.
—, Durchschnittswerte 513.
— der Hungerjahre 543.
—, konstitutionelle 543.
— und Milzfunktion 543.
— mit reticuloendothelialer Reaktion 543.
— mit Splenomegalie 543.
—, tropische 542.
Eosinophilosis pulmonis 542.
Ephedrin, Wirkung auf die Blutungszeit 786.
Erepsin der Leukocyten 486.
Erworbener hämolytischer Ikterus 381.
— — —, Ätiologie 383.
— — —, Bedeutung des Infekts 382.
— — —, — der Milz 385/386.
— — — bei Boeckscher Krankheit 383.
— — — bei Carcinom 383.
— — —, experimentell erzeugter 384.
— — —, Hämolysine bei 382.
— — — bei Hepatitis epidemica 383.

Erworbener hämolytischer Ikterus bei Lymphadenose 383.
— — — bei Lymphogranulomatose 383.
— — —, Osmotische Resistenz 382.
— — — durch Plasmatransfusionen 383.
— — — Price-Jones-Kurve 385.
— — — bei primären Milzerkrankungen 386, 387.
— — — bei Reticulose 383.
— — — bei Schwangerschaftstoxikose 384.
— — —, Sphärocytose bei 382.
— — —, Therapie 387.
— — — bei Tuberkulose 383.
Erythrämie s. auch Polycythämie.
—, akute 421.
—, —, Knochenmark 422.
—, —, Pathogenese 423.
Erythroblastämie 428.
Erythroblasten 93.
—, mitroide 94.
Erythroblastenanämie 369.
Erythroblastophthise 882.
—, akute Formen 884.
—, Behandlung 884.
—, chronische Formen 882.
—, pathogene 884.
—, Prognose 883.
Erythroblastose s. auch Fetale Erythroblastose 434.
—, chronische 424.
—, — und perniziöse Anämie 426.
—, —, polycythämische Variante 426.
— und Panmyelopathie 874, 875.
— und Polycythämie 465.
Erythroblastosen des Erwachsenen 420.
Erythrocytäres System, Morphologie und Physiologie 68.
Erythrocyten, basophil punktierte 75.
—, basophile Punktierung der 78, 97.
—, fluorescierende 105.
—, getüpfelte bei Bleianämie 409.
—, Lebensdauer 151.
—, Pessarformen der 77.
—, polychromatische 75.
—, Umsatzringe 153.
—, vitalgranulierte 97.
—, Zählung 68.

Erythrocytenabbauprodukte als erythropoetischer Reiz 108.
Erythrocytendicke 83.
—, Normalwerte 83.
Erythrocytendurchmesser bei Vitaminmangel 118.
Erythrocytengröße bei Thalassaemia maior 373.
Erythrocytenmauserung bei Panmyelopathie 865.
Erythrocytenmembran 87.
—, Einwirkung von Bleisalzen 89.
—, — von Sublimat 89.
Erythrocytenmorphologie 73.
Erythrocytenpermeabilität, Beeinflussung durch Diphtherietoxin 91.
—, — durch Glucose 91.
Erythrocytenresistenz 84.
— bei Elliptocytenanämie 332.
Erythrocytenstroma 87.
Erythrocytenverteilungskurve 80.
Erythrocytenvolumen 81.
— Bestimmung des 81.
— der Elliptocyten 332.
— bei perniziöser Anämie 266.
— bei Thalassaemia maior 372.
Erythrocytenzählung 68.
Erythrocytenzahl beim Gesunden 69.
— bei Mangelernährung 69.
— in verschiedenen Lebensaltern 69, 82.
Erythrocytometer 80.
Erythrocytose s. Polyglobulie.
Erythrokonten 78.
— bei perniziöser Anämie 267.
Erythroleukämie, echte 427.
— als neoplastische Erkrankung 427.
—, symptomatische 428.
Erythroltetranitratanämie 405.
Erythrophagie bei hämolytischen Anämien 395.
Erythropoese 79.
Erythropoetische Reize 106.
— —, Blutentziehung 107.
— —, Erythrocytenabbauprodukte 108.
— —, Sauerstoffverarmung 106.
Erythrose 426.
Essaimage der Eosinophilen 488.
Essentielle hypochrome Anämie 218.
— — —, Bedeutung der Cytochrome 219.
— — —, Blutbild 219.
— — —, Darmstörungen 222.
— — —, Definition 218.

73*

Essentielle hypochrome Anämie, Differentialdiagnose 222.
— — —, endokrine Störungen 222.
— — —, Erbfaktor 227.
— — —, Erfolg der Behandlung 228.
— — —, Geschichte 218.
— — —, Habitus 218.
— — —, Haut- und Schleimhauterscheinungen 219.
— — —, klinisches Bild 218.
— — —, Knochenmark 219.
— — —, Menstruationsstörungen 222.
— — —, Milztumor 222.
— — —, objektiver Befund 218.
— — —, Pathogenese 224.
— — —, Pathologische Anatomie 224.
— — — und Perniciosa 224, 299.
— — —, Störungen des Nervensystems 222.
— — —, Therapie 227.
— — —, Verlauf 224.
— — —, Vorkommen bei Männern 223.
— — —, Zungenveränderungen 220.
— — Schwangerschaftsanämie 228.
— juvenile Eisenmangelanämie 217.
— Lymphocytophthise 927.
— Thrombopenie s. WERLHOFsche Krankheit.
Euchromatin 34.
Euglobulin 19.
Euglobulinreaktion 752.
EWING-Sarkom 730, 732.
—, cytologisches Bild 734.
—, histologisches Bild 734.
— und primäres Knochenreticulosarkom 733.
Evolutionkurve s. Reifungskurve.
Exogene Giftanämien 403.
Exsanguinotransfusion 178.
— bei fetaler Erythroblastose 438.
— bei unreifzelligen Leukosen 645.
Extinktionskoeffizient des Serums (E$_b$) 151.
Extractum filicis, Anämie 404.
Extramedulläre Blutbildung bei akuter Erythrämie 422.
— — bei perniziöser Anämie 270, 310.

Extramedulläre Blutbildung bei Reticulosen 728.
— Myelopoese 473.
— Plasmacytome 751.
Extrinsic-factor 286.
Exzentrizitätsgrad der Erythrocyten 330.

Fabismus 420.
Färbeindex 72, 82.
— bei perniziöser Anämie 265.
Färbeverfahren 66.
Faktor V 760.
— V, chemische und physikalische Eigenschaften 761.
— V und labile Faktor 761.
— VI 760.
Familiäre mikrocytäre Anämie s. Thalassaemia minor.
FANCONI-Anämie 430, 441.
FANCONI-Syndrom der Erwachsenen 879.
Farbstoffspeicherung der Monocyten 496.
FELTY-Syndrom 907, 948.
— und Agranulocytose 926.
—, splenopathische Markhemmung bei 896.
Fermentation-Lactobacilluscasei-factor 292.
Fernthrombose 786.
FERRATA-Zellen 501, 504.
— bei Agranulocytose 918.
Ferriammoniumcitrat 241.
Ferritin 157.
Ferro 66, 241.
Ferro-Calcium-SANDOZ 241.
Ferroformiat 241.
Ferrogluconat 241.
Ferronascin 244.
Ferrostabil 241.
Ferroredoxon 241.
Ferrum reductum 226, 241.
Fetale Erythroblastose 434.
— — durch A-B-O-Inkompatibilität 437.
— —, Blutbild 436.
— — und Erythroblastophthise 884.
— —, Frühaborte bei 438.
— —, klinisches Bild 435.
— —, Mütterliche Anämie bei 438.
— —, Pathogenese 436.
— —, Stillen des Kindes 438.
— —, Therapie 438.
— —, Verlauf 436.
— —, Vorkommen 435.
Fettgehalt des Blutes 11.
FEULGEN-Färbung 33.
Fibrin 757.
— und Plättchenagglutination 758.
Fibrinfasern, Micellarstruktur der 757.

Fibrinogen 10, 457.
— Bestimmung 19.
— bei Hämophilie 803.
Fibrinogenolyse 765.
Fibrinogenopenien 807.
—, angeborene 807.
—, erworbene 808.
Fibrinogenvermehrung 786.
Fibrinolyse, Beschleunigung der 767.
—, Messung der 767.
Fibrinolysin 766.
Fibrinolytische Behandlung 770.
Fibrinolytisches Potential 767.
Fibrinschutzkolloid 795.
Fibroadenie der Milz 898.
Fibrocyten 498.
Filaria bancrofti 934.
— epididymitis 934.
— Lymphangitis 934.
— ozzardi 936.
— perstans 936.
— synovitis 934.
— volvulus 936.
Filariaorchitis 934.
Filariasis 933.
—, Elephantiasis 935.
—, klinisches Bild 934.
—, pathologische Anatomie 935.
—, Prophylaxe 936.
—, Therapie 936.
Filarienabscesse 934.
Finestal 769.
Flockungsreaktion mit HAYEMscher Lösung 26.
Fluor 9.
Fluorescenzmikroskop 40.
Fluorescierende Erythrocyten bei perniziöser Anämie 280.
Folbal 305.
Folinsäure s. Folsäure.
Follikelhormon, Wirkung auf die Blutbildung 113.
—, — auf Leukocyten 523.
Folsäure 290 ff.
—, Behandlung der Agranulocytose 924.
—, der alimentär toxischen Aleukie 927.
—, der leberrefraktären megaloblastischen Anämien 327.
—, der megaloblastischen Mangelanämie mit 326.
—, der megalocytären Tropenanämie mit 324.
—, der Panmyelopathie 881.
—, der Perniciosa 305.
—, der Schwangerschaftsperniciosa 316.
—, der Sprue 323.

Folsäure, Behandlung der Ziegenmilchanämie 325.
—, Beziehung zum Antiperniciosaprinzip 294, 295.
—, chemische Struktur 291.
—, Dauerbehandlung 306.
—, Mangelerscheinungen beim Tier 291.
— und Nicotinsäure 291.
—, Synthese 291.
—, Wirkung auf das Blutbild der perniziösen Anämie 291.
—. — auf die funikuläre Spinalerkrankung 293, 309.
—, — bei Leukopenien 523.
—, Wirkungsmechanismus bei perniziöser Anämie 294.
Folsäureabkömmlinge, Wirkung auf die Erythropoese 294.
Folsäureantagonisten, Behandlung der unreifzelligen Leukosen 647.
—, — der Polycythämie 470.
Folsan 305.
Formol-Gel-Reaktion 25.
FOWLERsche Lösung, Agranulocytose nach 921.
Fremdkörpermakrophagen 507.
Frühgeburtenanämie 439.
Frühjahrsmüdigkeit 840.
Fruktamin 843.
Fuadin 932.
Fundus polycythaemicus 451.
Funikuläre Myelitis s. Funikuläre Spinalerkrankung.
— Spinalerkrankung bei perniziöser Anämie 259.
Funktionsprüfung des Knochenmarks 518.

GAISBÖCKsche Form der Polycythämie 450.
Gallensäuren, Wirkung auf die Leukopoese 525.
γ-Strahlen, Wirkung auf die Leukopoese 525.
Ganzbestrahlung der lymphogranulomatosen 696.
Gargoylismus 554.
Geburt, Leukocytenzahl während der 532.
Gehirnerkrankungen, Leukocytenverschiebungen bei 549.
Gelenkveränderungen bei funikulärer Spinalerkrankung 264.
Gerinnung, Einleitung durch Trypsin 758.
—, erste Phase der 758.
—, Fermenttheorie der 758.
—, intravasale 786.

Gerinnung, Theorie der 758.
Gerinnungsverzögernde Mittel 767.
Gerinnungszeit 767.
—, Bestimmung der 788.
— bei Hämophilie 802.
— bei Polycythämie 457.
— bei Thrombasthenie 835.
— bei Thrombopathie 837.
— bei WERLHOFscher Krankheit 817.
Germanin, Gerinnungshemmung durch 768.
Gesamtblutvolumen 3.
—, Bestimmungsmethoden 3.
— beim Erwachsenen 5.
— bei Graviden 5.
— bei Kindern 4.
— bei Neugeborenen 5.
— bei perniziöser Anämie.
— bei Polycythämie 458.
Gesamtkreatinin 11.
Gesamtstickstoff des Knochenmarks 60.
Gewebsanämie bei essentieller hypochrome Anämie 219.
Gewebsbasophile s. auch Gewebsmastzelle.
— bei Panmyelopathie 864, 872.
Gewebseosinophilie 488.
Gewebskinase 758.
Gewebsmastzellen 504.
—, Funktion 505.
— der Milz 508.
—, Morphologie 504 f.
—, Vorkommen 505.
Gigantocyten 266.
Globin 123.
Globuline 10.
Glossitis bei agastrischen Anämien 230.
— bei perniziöser Anämie 256.
Glutinine s. blockierende Antikörper.
Glykogen 12.
— in den Leukocyten 481.
GÖTHLIN-Test 796.
Gold, Agranulocytose durch 921.
Goldpräparate, Panmyelopathie 869.
—, Thrombopenien nach 831.
GORDON-Test 691.
Granocytan 924.
Granula, eosinophile, chemischer Aufbau 487.
Granulationsanomalie bei familiär dysostotischem Zwergwuchs 554.
—, konstitutionelle 553.
—, partielle 554.
Granulocyten s. auch Leukocyten.
—, Durchmesser 478.

Granulocyten, qualitative Veränderung bei Striatumerkrankungen 549.
Granulocytopenia paraxysmatica 918.
Granulomatöse Reticulumzellwucherungen 661.
Granulomer der Thrombocyten 772.
Greisenanämie 442.
Großfolliküläres Lymphoblastom 704.
— —, Behandlung 705.
— — und lymphatische Leukämie 705.
— — und Lymphogranulomatose 705.
— — und Lymphosarkom 705.
— —, Thrombopenie bei 833.
GUILLAIN-BARRÉ-Typ der Polyneuritis bei infektiöser Mononucleose 560.
GUMPRECHTsche Schollen 501.
— bei chronischer lymphatischer Leukämie 608.
— bei unreifzelliger Leukose 639.

Häm 124.
Hämatin 124, 127.
Hämatinämie bei perniziöser Anämie 259, 271.
Hämatingehalt des Plasmas bei perniziöser Anämie 253.
Hämatinikterus 127.
— bei perniziöser Anämie 253.
Hämatischer Infantilismus 340.
— — bei Thalassaemia maior 371.
Hämatochylurie bei Filariasis 935.
Hämatokrit 3, 81.
— bei Polycythämie 444.
Hämatoporphyrin 124.
Hämiglobin 90.
Hämin 124.
Hämoblastosen der Erythropoese, Übersicht 427.
—, paraproteinämische 751.
—, Zusammenfassung der 753.
Hämochromogen 124.
Hämocytoblasten bei echter Erythroleukämie 427.
Hämocytoblastenleukämie 630.
—, chronische 640.
Hämodal 811.
Hämodynamische Milzdekompensation 894.
Hämoglobin 90, 123.
—, Behandlung mit 246.
—, chemischer Aufbau 124.
— des Erwachsenen 123.
—, Farbstoffgruppe des 124.
—, fetales 123.

Hämoglobin des Neugeborenen 123.
—, Normalwerte 71.
—, physikalische Eigenschaften 123.
Hämoglobinabbau 127.
Hämoglobinämie 411.
Hämoglobinaufbau 126.
Hämoglobinbestimmung 70.
Hämoglobingehalt 70.
— des Einzelerythrocyten 72.
— in verschiedenen Lebensaltern 72, 82.
Hämoglobinstoffwechsel 123.
—, Gesamtüberblick 143, 144.
Hämoglobinurie, Abortivfälle 413.
— bei akuter hämolytischer Anämie 387.
—, allergische 420.
—, angioneurotische 414.
— bei Graviditätstoxikose 414.
—, idiopathische 414.
—, klinisches Bild 412.
— bei Nephritis 414.
— bei Sulfadiazinvergiftung 404.
—, symptomatische 413.
— nach Traumen 414.
— nach Verbrennungen 414.
Hämoglobinurien 411.
—, symptomatische bei Infekten 413.
Hämogramm 510.
Hämohistioblast 504.
Hämoklastische Krise 532.
Hämolyse, kolloidosmotische 89.
Hämolysine 159.
— und Komplement 402.
Hämolytische Anämie 328.
— —, Allgemeine Symptomatologie 328.
— —, erworbene 380.
— —, — durch Hämolysine 400.
— —, — durch Kälteagglutinine 393.
— —, — — klinisches Bild 393.
— —, — —, Pathogenese 395.
— —, — bei Lymphogranulomatose 680.
— —, — Pathologische Anatomie 395.
— —, — durch pathologische Erythrocyteneigenschaften 402.
— —, — durch Sensibilisierung gegen artspezifische Agglutinogene 400.
— —, — serologisch bedingte 381.

Hämolytische Anämie, erworbene, serologische Typen 393.
— —, — durch unvollständige Antikörper 396.
— — mit paroxysmaler nächtlicher Hämoglobinurie s. MARCHIAFAVA-Anämie.
— und depressorische Hypersplenie 907.
— Erythropathien, konstitutionelle, Einteilung 329.
— Fetose s. fetale Erythroblastose 434.
— Hypersplenie 381.
Hämolytischer Ikterus, konstitutioneller 335.
— —, —, Aplastische Krise des Knochenmarks bei 348.
— —, —, Behandlung 361.
— —, —, Milzexstirpation 362.
— —, — durch Röntgenbestrahlung der Milz 364.
— —, — mit Unterbindung der Milzarterie 364.
— —, —, Blutbefund 343.
— —, —, Blutfarbstoffwechsel 348.
— —, —, Cholesteringehalt der Erythrocyten 350.
— —, —, Definition 335.
— —, —, Differentialdiagnose 360.
— —, —, Eisengehalt in Milz und Leber 361.
— —, —, Gesamtcholesterin 350.
— —, —, Geschichtliches 335.
— —, —, hämatischer Infantilismus 340.
— —, —, hämolytische Krise 350.
— —, — und depressorische Krisen 351.
— —, —, Hypersplenie 356.
— —, —, Indikation zur Splenektomie 365.
— —, —, JOLLY-Körper 363.
— —, —, klinische Erscheinungen 337.
— —, —, Klumpfußbildung 342.
— —, —, Knochenanomalien 341.
— —, —, Knochenmark 347.
— —, —, Konstitutionsanomalien 339.
— —, —, latenter Ikterus 337.

Hämolytischer Ikterus, konstitutioneller, Lebensdauer der Erythrocyten 349.
— —, —, Leukocyten 346.
— —, —, Magensaft 339.
— —, —, Makrocytose bei 343.
— —, —, Mikrophthalmus 342.
— —, —, Milztumor 338.
— —, —, Mongolenaugen 342.
— —, —, Nebenmilzen 364.
— —, —, Osmotische Resistenz der Erys 343, 345.
— —, —, Paroxysmale Hämoglobinurie bei 351.
— —, —, Pathogenese 356.
— —, —, —, Bedeutung von Hämolysinen 358.
— —, —, —, Bedeutung der Kugelzellen 356.
— —, —, —, Bedeutung der Milz 358.
— —, —, —, Endopause-Effekt 358.
— —, —, — der hämolytischen Krisen 351.
— —, —, —, Minderwertigkeit der Erythrocyten 359.
— —, —, pathologische Anatomie 360.
— —, —, Porphyrinausscheidung 349.
— —, —, PRICE-JONES-Kurve 343.
— —, —, Prognose 353.
— —, —, Reticulocyten 346.
— —, —, Rudimentäre Formen 350.
— —, —, Serumeisen 350.
— —, —, Sphärischer Index 343.
— —, —, Sphärocytose und Resistenzminderung 357.
— —, —, Stuhlbefund 338.
— —, —, Thrombocyten 346.
— —, —, trophische Hautstörungen 340.
— —, —, Turmschädel 339.
— —, —, Unterschenkelgeschwüre 390.
— —, —, Urobilinquotient 349.
— —, —, Vererbung 354.
— —, —, Verlauf 350.
— —, —, Vorgeschichte 336.
— —, —, Vorkommen 336.
— —, —, Wirkung der Milzexstirpation 363.

Hämometer 70.
Hämophilie 797.
—, Antihämophilie 804.
—, Antithrombin bei 803.
—, Behandlung 805.
—, Calciumgehalt bei 803.
—, celluläre Theorie 803.
—, Definition 797.
—, Erbgang 799.
—, Fibrinogengehalt bei 803.
—, Gefäßfaktor 804.
—, Gelenkblutungen bei 798.
—, Gerinnung bei 802.
—, Gerinnungszeit 802.
—, Kinderhäufigkeit 802.
—, Knochenmarksbefund 799.
—, Konsumptionstest bei 803.
—, — bei Konduktorinnen 801.
—, plasmatische Theorie 804.
—, Prothrombin bei 803.
—, Recalcifizierungszeit bei Konduktorinnen 801.
—, Schleimhautblutungen bei 797.
—, Schwankungen der Blutungsneigung 799.
—, Spontanblutungen bei 804.
—, Sporadische Formen 802.
—, Symptomatologie 797.
—, Theorie der Vererbung 801.
—, Thrombelastogramm bei 795.
—, Thrombingehalt bei 803.
—, Thrombocyten bei 803.
—, Thrombocytenfunktion 802.
—, Vorkommen 797.
—, weibliche Bluter 801.
—, Wesen der Blutungsbereitschaft 802.
Hämophiloid des Neugeborenen 806.
Hämopoetine 112.
Hämoptoe bei Pneumohämorrhagischer Anämie 235.
Hämorrhagische Diathesen 755.
— —, alimentäre 853.
— — bei chronischer, lymphatischer Leukämie 610.
— — durch endogene Giftbildung 853.
— — durch Faktor V-Mangel 811.
— — mit Gerinnungsstörungen des Blutes 797.
— — durch körpereigene Antikoagulantien 812.
— —, kombinierte Formen 856.
— — bei Makroglobulinämie 753.
— — bei Panmyelopathie 861.
— — durch pathologische Bluteiweißkörper 812.

Hämorrhagische Diathesen mit Plättchenmangel 813.
— — bei Reticulosen 722,727.
— —, Skorbut 840.
— — bei unreifzelligen Leukosen 631.
— —, vasculär bedingte 838.
Haftpseudopodien der Thrombocyten 773.
Halbmondkörper 102.
Halometrie 80.
Halsmarkdurchschneidung, Wirkung auf die Erythropoese 109.
HAND-SCHÜLLER-CHRISTIANsche Krankheit, Beziehungen zum eosinophilen Knochengranulom 546.
— — und Lipoidgranulomatose 703.
HANGANATZIU-DEICHERsche Reaktion bei infektiöser Mononucleose 565.
— —, Modifikationen 566.
Harnfarbe, Messung der 150.
Harnfarbstoffe 141.
Harnfarbwert (F_0) bei perniziöser Anämie 254.
Harnsäure 11.
—, endogene 516.
— bei Polycythämie 457.
Harnsäureausscheidung bei chronischer myeloischer Leukämie 590.
— nach Urethanbehandlung 626.
Harnstoff 11.
Harnwinde, schwarze 419.
HECHTscher Saugversuch 796.
Hefenucleinsäure s. Ribosenucleinsäure.
HEINZsche Innenkörper 78, 405.
— —, Entstehung 90.
Helvellasäure, Hämoglobinurie durch 413.
Hemmkörperhämophilie 806.
Hepamult 305.
Heparglandol 303.
Heparin 759f.
—, antikoagulierende Behandlung mit 770.
—, Bildung in Gewebsmastzellen 505.
—, chemische Eigenschaften 760.
—, Elektrophoretische Untersuchung des 760.
—, fibrinolytische Wirkung des 767.
—, Neutralisierung 760.
—, Standardisierung 760.
—, Vermehrung im anaphylaktischen Schock 760.

Heparin, Wirkung auf Blutkuchen 784.
—, — auf Hämolysine 402.
—, — auf die Leukopoese 525.
Heparin-Antithrombin 760.
—, Bestimmung des 760.
Heparinbildung in basophilen Granulocyten 489.
Heparinkomplement 760.
Heparinocyten s. Gewebsmastzellen 760.
Heparinoide, fibrinolytische Wirkung der 770.
Heparintest 787.
Hepatolienale hämopoetische Endotheliose 603, 891.
Hepatrat 307.
Hepaventrat 305.
Hereditäre hämorrhagische Teleangiektasie s. OsLERsche Krankheit.
— — Thrombasthenie 835.
Hernitomie, Heparintest bei 787.
Heterochromatin 34.
Heterophile Antikörper bei infektiöser Mononucleose 565.
Heteroplastische Zellteilung 56.
— — bei perniziöser Anämie 270.
Hetrazan 936.
Hiatus erythraemicus 422.
— leucaemicus 583, 638, 642.
HIPPEL-LINDAUsche Krankheit 856.
HIRST-Test 398.
Hirudin 768.
Histamin, Wirkung auf die Leukopoese 524.
Histaminspiegel bei Agranulocytose 919.
Histiocyten 496, 498.
Histioleukämie 715.
Histochemische Zelluntersuchung 37.
Hochsegmentierung, konstitutionelle der Neutrophilen Kerne 552.
HODGKIN-Granulom 690.
HODGKIN-Paragranulom 690.
HODGKIN-Sarkom 690.
HODGKINsche Krankheit s. Lymphogranulomatose.
Höhenklima als erythropoetischer Reiz 106.
—, Wirkung auf die Blutgerinnung 770.
—, — auf Leukocytenzahl 533.
Höhenpolyglobulie 444, 445.
Höhensonnenbestrahlung und Blutbildung 121.
Hohlnagelbildung bei agastrischer Anämie 230.
— bei essentieller hypochromer Anämie 220.

Homoplastische Teilung 56.
— — bei perniziöser Anämie 270.
Hühnerleukämie 577.
Hungerleukopenie 541.
Hungerstarre der Leukocyten 519.
Hyalomer der Thrombocyten 772.
Hydrämie 18.
Hydrops congenitus s. fetale Erythroblastose.
Hydroxystilbamidin 749.
Hyperbilirubinämie, konstitutionelle 350.
Hypercholesterinämie bei lipoidgranulomatose 702.
Hypereosinophilie 543.
—, Beeinflussung durch Tb I 546.
—, — durch Urethan 546.
— bei Infekten 546.
—, Knochenmark 545.
— bei Lymphogranulomatose 681.
Hyperergische Reaktion des RES 660.
Hyperglobulinämie bei Plasmazellenleukämie 720.
Hyperleukocytose 538.
— bei Lymphocytosis infectiosa acuta 569.
Hyperparaproteinämie 742.
Hyperplasie des Knochenmarks 58.
Hyperproteinämie 18.
Hypersplenie, depressorische 895.
—, hämolytische und depressorische 353, 907.
Hyperthyreose, Polyglobulie bei 448.
Hypertonische Salzlösung, gerinnungsbeschleunigende Wirkung 769.
Hypochromanämien 194, 195.
—, Diagnose der 197.
—, Knochenmark bei 196.
—, Plasmaeisen bei 195.
—, Zellvolumen bei 195.
Hypochrome Anämie durch Bothriocephalus 314.
— — ohne Eisenmangel 235.
— Infekt- und Tumoranämie 232.
— Wurmanämien 231.
Hypogenitalismus und Erythropoese 113.
Hypophyse, Anämie durch Störungen der 430.
—, Bedeutung für Leukocytenregulation 521.
Hypophysektomie, Erythropoese nach 114.

Hypophysenerkrankungen, Polyglobulie bei 448.
Hypophysenpräparate bei Anämie 236.
Hypoplastische Myelopathien 856.
Hypoprothrombinämie durch Infekte 762.
—, kongenitale 810.
Hypothalamus als Blutregulationszentrum 528.
— und Erythropoese 110.

Icterus gravis s. fetale Erythroblastose.
— — familiaris der Maulesel 172.
— bei infektiöser Mononucleose 559.
—, Prothrombinmangelstörungen bei 808.
— neonatorum 446.
Idiopathische Hämaturie 854.
— progressive braune Lungeninduration mit hereditärer Hämoptyse 235.
Immunisierungsvorgänge, Wirkung auf Leukocyten 483.
Immunreaktionen des Knochenmarks 658.
— der Leber 658.
— der Lymphknoten 658.
— des RES 656.
Indican 11.
Indol, Leukämie durch 585.
Indol-Anämie 404.
Infektanämie 232.
—, hyperchrome 407.
—, Verhalten des Kupfers 232.
Infektiöse Mononucleose 555.
— —, Ätiologie 566.
— —, Blutbefunde 561.
— —, Definition 555.
— —, Diagnose 567.
— —, Geschichte 555.
— —, hämolytischer Ikterus bei 383.
— —, Hanganatziu-Deichersche Reaktion 565.
— —, Knochenmarksbefunde 563.
— —, Komplikationen 561.
— —, Laboratoriumsinfektionen 567.
— —, Leberfunktion 559.
— —, Lymphknotenschwellungen 557.
— —, Milztumor 558.
— —, Mortalität 568.
— —, Nephritis 559.
— —, Nervensystem 559.
— —, Prognose 568.
— —, rudimentäre Formen 561.

Infektiöse Mononucleose, Schleimhautaffektionen 558.
— —, serologische Befunde 564.
— — und splenopathische Neutropenie 907.
— —, Therapie 568.
— —, Tonsillen bei 558.
— —, Verbreitung 556.
— —, Verlauf 557.
— —, Vorkommen 556.
Innenkörperanämie 404.
—, Therapie 406.
Innidation 576.
Insulin, Wirkung auf Leukocyten 522.
Interkinetische Phase 49.
Interphasenkern s. Ruhekern.
Intrinsic factor 257, 286, 287.
— —, chemische und physikalische Eigenschaften 287.
— —, Nachweis 288.
— — und Polycythämie 463.
— — und Polyglobulie 449.
— —, Produktionsschwankungen 290.
— —, U.V.-Absorption 257.
— —, Vorkommen 287.
Isohydrie des Blutplasmas 7.
Isoionie des Blutplasmas 7.
Isopropyl-Antipyrin, Agranulocytose nach 922.
Isostruktur des Blutplasmas 7.
Isotonie des Blutplasmas 6.

Jaksch-Hayemsche Anämie 440.
Jod 9.
—, Purpura nach 852.
—, Thrombopenien nach 831.
Jodreaktion der Leukocyten 481.
Jolly-Körper 75, 78.
— bei akuter Erythrämie 422.
—, Bedeutung für Milzdiagnostik 939.
— bei chronischer Erythroblastose 424.
— nach Milzexstirpation 363.
— bei Milzhypoplasie 944.
— bei perniziöser Anämie 267.
— bei splenogener Polyglobulie 447.
Jugendformen s. Metamyelocyten.
Jugendliche Leukocyten s. Metamyelocyten.

Kälteagglutinine 163.
—, hämolytische Anämie durch 393.
Kältehämoglobinurie 414.
—, Ätiologie 415.

Kältehämoglobinurie, Bedeutung der Blutlipoide 417.
—, — der Niere 417.
—, frustrane Anfälle 415.
—, Hämolysine bei 416.
—, klinisches Bild 414.
—, Pathogenese 416.
—, Therapie 417.
— und Wa.R. 416.
Kältehämolysine 416.
KAHLERsche Krankheit s. Myelom.
Kala-Azar, Splenopathische Markhemmung bei 895.
Kalium 8.
Kameloide Degeneration der Erythrocyten 330.
Kartoffeldrüsen bei Lymphknotentuberkulose 946.
Karyoklasie 45.
Karyologische Kurven 54.
Karyolysis 45, 93.
Karyorhexis 45, 93.
Katalase der Leukocyten 486.
Katayamakrankheit 931.
Kathepsin der Leukocyten 486.
Keimdrüsen, Anämie bei Funktionsstörung der 429.
—, Bedeutung für Leukocytenregulation 523.
Keratosis suprapapillaris 840.
Kernauflösung 93.
Kernausstoßung 45.
Kernikterus bei fetaler Erythroblastose 434.
Kernkörperchen s. Nucleolus.
Kernlappungstendenz der Leukocyten 480.
Kernreste bei perniziöser Anämie 267.
Kernverschiebungsindex der Leukocyten 479.
Kernvolumenmessung 57.
— der Erythroblasten 93.
Ketohämochromogenglobin 129.
Ketohämoglobin 129.
Keuchhusten, lymphatische Reaktion bei 547.
Klima, Beeinflussung der Leukocytenzahl 533.
Klopf- und Kneifversuch 796.
Knochengranulom, eosinophiles 546.
Knochenmark, Aufbau 38.
—, Auszählung 41.
—, bakteriologische Untersuchung 41.
—, Chlorgehalt 60.
—, Eiweißgehalt des 60.
—, extramorphologische Befunde 60.
—, Funktionsprüfung 518.

Knochenmark, Gesamtstickstoff 60.
—, Gewicht 39.
—, Größe 39.
— und Knochensubstanz 59.
—, Kultur 60.
—, Prothrombingehalt des 762.
—, Purinstickstoff des 60.
—, Strahlenwirkung 60.
—, Tumorzellen 41.
—, Zelldichte 39.
—, Zellzahl, absolute 39.
—, Zuckergehalt des 60.
Knochenmarksaplasie bei Agranulocytose 915.
— und unreifzellige Leukose 640, 644.
Knochenmarksaplasien 856.
Knochenmarksatmung 59.
Knochenmarksfibrose bei myelosklerotischer Anämie 891.
Knochenmarksgifte und Myeloosteosklerosen 893.
Knochenmarkshyperplasie bei Agranulocytose 915.
Knochenmarkskulturen bei perniziöser Anämie 276.
Knochenmarksnekrosen, Leukopenie durch 539.
Knochenmarksphysiologie 38.
Knochenmarkspunktion, Ausstrichpräparate 40.
—, Schnittpräparate 40.
—, Technik 39.
Knochenmarksriesenzellen s. Megakaryocyten.
Knochenmarksschädigung bei Wurmanämie 232.
Knochenmarksschwäche, erbbedingte 879.
Knochenmarkstätigkeit, nervöse Regulierung der 59.
Knochenmarksübertragung bei Panmyelopathie 882.
Knochensystem und konstitutionelle Granulationsanomalie 553.
— und PELGERsche Kernanomalie 553.
Knollenblätterschwammvergiftung, Hämoglobinurie nach 413.
Koagulen 769.
Kobalt, Baustein des Vitamin B_{12} 284.
—, Bedeutung für die Blutbildung 116.
—, Behandlung mit 245.
—, Polyglobulie 446.
Kobaltbehandlung der Thalassämie 377.
Kobaltpolycythämie 117.
—, Hemmung der 117.
Kochsalz-Agglutinine 170.

KOCHsche Stichprobe 796.
Körpereigene Zerfallsprodukte, Wirkung auf Leukocyten 518.
Kohlenoxydvergiftung, Polyglobulie bei 447.
Kohlensäure 9.
Koilonychie s. Hohlnagelbildung 220.
Kokardenpurpura 848.
Kolonisatorische Ausbreitung der Leukämie 576.
Komplement 660.
— und Prothrombin 762.
—, Verhalten bei hyperergischen Reaktionen 660.
Konstitutionelle hämolytische Anämie s. konstitutioneller hämolytischer Ikterus
— Anämien 879.
— Granulationsanomalie 553.
— — und Knochensystem 553.
— hämolytische Erythropathien 329.
— mittelstarke Segmentierung der Eosinophilenkerne 553.
Konstitutionsanomalien bei FANCONI-Anämie 442.
Konsumptionstest bei Hämophilie 801.
—, Technik 790.
— bei Thrombopathie 837.
Koproporphyrin III 142.
Kreatin 11.
Kresol, Hämoglobinurie 413.
Kreuzprobe, Technik 174.
Kryoglobulin 813.
Kugelzellen, basophile s. Gewebsmastzellen.
Kugelzellenanämie s. konstitutioneller hämolytischer Ikterus.
Kupfer, Bedeutung für die Blutbildung 116.
—, Behandlung mit 246.
—, Gehalt des Plasmas 9.
—, Polyglobulie 446.
—, Verschiebungen beim Infekt 660.
Kupfermangelanämie der Ratte 246.
Kupfermangelanämien bei Säuglingen 246.
Kupfermangelzustände 246.
Kupfersulfatmethode 15.
KUPFFERsche Sternzellen 498.
Kurzwellen, Wirkung auf die Leukocytenzahl 534.

Labile factor 763.
— — und Faktor V 761.
Lactobacillus-casei-factor s. Folsäure.

Lactobacillus-lactis-DORNERfaktor s. Vitamin B₂.
Lactoflavin und Blutbildung 118.
—, Wirkung auf die Erythropoese 118.
Lactoflavinmangelanämie 237.
Landkartenschädel bei Lipoidgranulomatose 702.
LANGHANSsche Riesenzelle 507.
— — bei Lymphknotentuberkulose 947.
— — bei Milztuberkulose 941.
Lebensdauer der Elliptocyten 332.
— der Erythrocyten bei perniziöser Anämie 273.
— — bei konstitutionellem hämolytischem Ikterus 349.
— der Leukocyten 487.
Leber, Bedeutung für Blutbildung 528.
Lebercirrhose, splenomegale Polyglobulie bei 447.
—, splenopathische Markhemmung bei 896.
—, Thrombopenie bei 833.
Lebererkrankungen, Prothrombinmangel bei 808.
Leberextrakte, Zusammensetzung 302.
Leberfunktionsprüfung, Prothrombinbestimmung als 809.
Leberschädigungen durch Dicumarol 769.
Leberstoff 3 295.
— 3 bei leberrefraktären megaloblastischen Anämien 327.
LEDERER-Anämie s. akute hämolytische Anämie.
Leukämie 570.
—, akute s. auch unreifzellige Leukosen.
—, —, Behandlung 645.
—, —, — mit Röntgenstrahlen 618.
—, —, lymphatische 613, 630.
—, aleukämische 601.
—, Alter 573.
—, Antikörperproduktion 583.
—, Bedeutung des Traumas 585.
—, Behandlung mit Röntgenstrahlen 615.
— bei Benzoleinwirkung 584.
—, Beziehung zur Polycythämie 465.
—, Beziehungen zur Panmyelopathie 872.
—, Blutübertragung bei Agranulocytose 924.
— und cancerogene Substanzen 578.

Leukämie und Carcinom 586.
—, chronische, Behandlung mit ACTH 603.
—, —, — mit Arsen 627.
—, —, — mit Colchicin 627.
—, —, — mit cytostatischen Stoffen 619.
—, —, — mit Eisen 628.
—, —, — mit östrogenen Stoffen 627.
—, —, — mit Paraaminobenzoesäure 627.
—, —, — mit radioaktivem Phosphor 618.
—, —, — mit Stickstofflost 627.
—, —, — mit Sulfonamiden 627.
—, —, — mit Thiouracil 627.
—, —, — mit Urethan 619ff.
—, —, Klimabehandlung 628.
—, —, Splenektomie bei 628.
—, —, Therapie 615.
—, — lymphatische 604.
—, —, aleukämische Form 611.
—, — —, Anämie 609.
—, — —, Befund 605.
—, — —, Behandlung mit Myelocentricsäure 627.
—, — —, — mit Röntgenstrahlen 617.
—, — —, Blutbefund 608.
—, — —, Einfluß des Infekts 611.
—, — —, GUMPRECHTsche Schollen 608.
—, — —, hämorrhagische Diathese bei 610.
—, — —, Hauterscheinungen 607.
—, — —, Knochenmarksbefund 610.
—, — —, Krankheitsdauer 610.
—, — —, Lymphknotenschwellungen 605.
—, — —, Megaloblastenmark bei 610.
—, — —, MIKULICZscher Symptomenkomplex 606.
—, — —, pathologische Anatomie 613.
—, — —, Plasmaeiweißveränderungen bei 614.
—, — —, Pruritus bei 607.
—, — —, Schleimhautinfiltrationen 607.
—, — —, Senkung 605.
—, — —, Serumeisenspiegel 609.
—, — —, Thrombocyten 610.

Leukämie, chronische lymphatische, Thymustumor bei 607.
—, — —, Vorgeschichte 604.
—, myeloische 586.
—, — —, Augenhintergrund 592.
—, — —, basophile Granulocyten bei 595.
—, — —, Behandlung mit Röntgenstrahlen 616.
—, — —, BENCE-JONESscher Eiweißkörper 591.
—, — —, Blutbefund 594.
—, — —, Blutungen bei 588.
—, — —, CHARCOT-LEYDENsche Krystalle 595.
—, — —, chemische Befunde 598.
—, — —, Cholinesterase bei 598.
—, — —, Dauer der Erkrankung 598.
—, — —, Einfluß des Infekts 598.
—, — —, Endausgang 599.
—, — —, Erythroblasten im peripheren Blut 596.
—, — —, Erythrocyten 596.
—, — —, finaler Myeblastenschub 600.
—, — —, Geschlechtsorgane 594.
—, — —, Gleichgewichtsstörungen bei 592.
—, — —, Hämoglobin 596.
—, — —, Häufigkeit der Symptome 587.
—, — —, Harnsäureausscheidung 590, 597.
—, — —, — nach Röntgenbestrahlung 616.
—, — —, Hautveränderungen 591.
—, — —, Herz und Kreislauf 589.
—, — —, Histamingehalt des Blutes 598.
—, — —, Knochenmark bei 598.
—, — —, Knochenveränderungen 589.
—, — —, Leberveränderungen 589.
—, — —, Lungen 589.
—, — —, Menstruationsstörungen 594.
—, — —, Milztumor 588.
—, — —, Nervensystem bei 593.
—, — —, Nieren und Harnwege 590.

Leukämie, chronische myeloische, Nierensteine 590.
—, — —, Nucleotidgehalt des Blutes 598.
—, — —, pathologische Anatomie 600.
—, — —, Pleuritis bei 590.
—, — —, Prognose 598.
—, — —, Prothrombinwerte 598.
—, — —, psychische Alterationen bei 594.
—, — —, qualitative Leukocytenveränderungen 595.
—, — —, Sinnesorgane 592.
—, — —, Spätsklerosen 589.
—, — —, Spontanremissionen 598.
—, — —, Thrombocyten 597.
—, — —, Thrombosen bei 597.
—, — —, Verdauungsorgane 591.
—, — —, Verlauf 598.
—, — —, Vorgeschichte 586.
—, Dauer 575.
—, Definition 571.
—, Einfluß des Infekts 582, 584.
—, einförmige 630.
—, Einteilung 572.
—, eosinophile 602.
—, Erblichkeit 581.
—, Erregernachweis 583.
—, experimentelle 577f., 585.
—, familiäres Auftreten 581.
—, Fibrinogenopenie bei 808.
—, Geschlechtsverteilung 573.
—, hämolytische Anämie bei 408.
—, Häufigkeit 572.
—, historisches 570.
— bei Kindern 575.
— und Lymphogranulomatose 586.
—, Lymphopoese anregende Stoffe bei 580.
—, Markraumanatomie bei 579.
—, Mastzellenleukämie 602.
—, megalocytäre Anämie bei 321.
—, Milieueinflüsse 575.
—, Milzpunktat bei 579.
—, Myelopoese anregende Stoffe bei 580.
— und Perniciosa 586.
— Phagocytoseindex 583.
—, Polyglobulie bei 449.
— und Reticulosen 729.
— durch Röntgenstrahlen 578, 584.
— und Schwangerschaft 573.
—, Stoffwechsel der Leukämiezelle 577.

Leukämie als Systemerkrankung 575.
—, Therapie der chronischen 615.
—, Thrombopenie bei 832.
— als Tumor 576.
—, tumorbildende 644.
—, Übergang zum Tumor 576.
—, Verteilung 574.
—, Virusgenese 584.
—, Wesen der 575.
Leukämische Reticuloendotheliose 716.
Leukämoide Reaktion 539.
Leukergie 484.
Leukhormon 527.
Leukine 485.
Leukocyten, Abbauformen 480.
—, Abstammung 472ff.
—, basophile 488.
—, Differenzierung 509.
—, Divergenz des Reifungstempos 478.
—, Durchschnittswerte 513.
—, Einteilung 471.
—, — nach ARNETH 479.
—, — nach SCHILLING 479.
—, eosinophile 487.
—, —, Funktion 488.
—, —, Morphologie 487.
—, Fermente 485.
—, Formel des peripheren Blutes 510.
—, Herkunft 471.
—, Hungerstarre 519.
—, Jodreaktion 481.
—, Lebensdauer 487.
—, neutrophile, amöboide Bewegung der 482.
—, —, Beeinflussung der Bewegung 483.
—, —, Funktion 482.
—, Phagocytosefähigkeit 484.
—, Regulation 516.
—, Tagesschwankungen 511, 531.
—, Zählung 509.
Leukocytenanomalien 549.
Leukocytenbildung und Reticulum 471.
Leukocytenentstehung, Polyphyletismus 472.
—, trialistische Lehre 472.
—, unitarische Lehre 472.
Leukocytenklebrigkeit 483.
Leukocytenkrise, bei perniziöser Anämie 281.
Leukocytenregulation, Bedeutung der Nebennieren 519.
—, — des Pankreas 522.
—, — der Vitamine 523.
—, Beeinflussung durch Pharmaka 528.
—, — durch körpereigene Wirkstoffe 524.

Leukocytenregulation, Einfluß von Bakterien 517.
—, hormonale Einflüsse 519.
—, Wirkung der Hypophyse 521.
—, — der Keimdrüsen 523.
—, — des Säurebasengleichgewichts 519.
—, — der Schilddrüse 521.
—, zentralnervöse Einflüsse 526.
Leukocytentafel 476.
Leukocytenverschiebungen bei Gehirnerkrankungen 549.
— beim Infekt 535.
—, reaktive 535.
Leukocytenverteilung im Schock 517.
Leukocytenzahl, Abhängigkeit von der Ernährung 511.
—, Alterseinflüsse 534.
—, Beeinflussung durch klimatische Einflüsse 533.
—, — durch körperliche Anstrengungen 533.
—, — durch die Nahrung 532.
—, — durch Schwangerschaft 532.
—, Bestrahlungseinflüsse 534.
— des Darms 532.
— während der Geburt 532.
— während der Menstruation 532.
— im Wochenbett 532.
Leukocytose 539.
— durch Ansäuerung 519.
—, posthämorrhagische 191.
— nach Sympathicusreizung 526.
Leukocytotische Wirkstoffe in Exsudaten 525.
— — im Harn 525.
Leukopenie 539.
— bei perniziöser Anämie 268.
Leukopenische Monocytenangina 568.
Leukopenischer Index 532.
Leukosarkomatosen 648.
Leukose s. Leukämie.
Leukotakine 483.
Leukotische Milztumoren 942.
Leukotoxine und Panmyelopathie 878.
LIBMAN-SACHSsche Endokarditis 948.
Lichen scorbuticus 840.
Lichtstrahlen, Wirkung auf die Erythropoese 119.
Lienaler Infantilismus 939.
Linksverschiebung der Leukocyten 480.
Lipase 13.
— der Leukocyten 486.
Lipochrome 13.
Lipoidgehalt des Blutes 11.

Lipoidgranulomatose 701.
—, Lymphknotenschwellungen bei 950.
Lipophagen 507.
Liquoreiweißveränderungen bei Myelom 741.
LLD-factor s. Vitamin B_{12}.
Lorchelvergiftung, Anämie bei 404.
LOUTIT-Anämie 396.
Luftdruck, Wirkung auf das Blutbild 533.
Lungeninfarkt, Heparintest bei 787.
Lupus pernio s. BOECKsche Krankheit.
Lymphadenose s. auch lymphatische Leukämie.
—, Hämolytischer Ikterus 383.
— und Monocytenleukämie 754.
— und Reticulosarkom 754.
Lymphämoides Drüsenfieber s. Infektiöse Mononucleose.
Lymphangitis perniciosa 934.
Lymphasma 785.
Lymphatische Konstitution 548.
— —, Lymphknotenschwellungen bei 949.
— Metaplasie 473.
Lymphatische Reaktion 547, 556.
— —, Knochenmark bei 547.
Lymphdrüsentumoren bei Filariasis 934.
Lymphknoten, Erkrankungen der 944.
Lymphknotenerkrankungen, Diagnostik der 944.
Lymphknotenpunktion, allgemeine Ergebnisse 66.
— bei BOECKscher Krankheit 711.
— bei großfollikulärem Lymphoblastom 705.
— bei Infektiösen Mononucleose 562.
— bei Lymphocytosis infektiosa acuta 569.
— bei Lymphogranulomatose 681.
—, Technik 65.
Lymphknotenschwellungen bei Agranulocytose 950.
— bei Aktinomykose 948.
— bei Allergisierungsvorgängen 948.
— bei aplastischer Anämie 950.
— bei BOECKscher Krankheit 948.
— bei Carcinommetastasen 950.
— Differentialdiagnose der 944.

Lymphknotenschwellungen, entzündliche 946.
—, generalisierte bei infektiöser Mononucleose 557.
— bei großfollikulärem Lymphoblastom 950.
— bei Lipoidgranulomatose 950.
— bei Lymphadenose 949.
— bei Lymphogranulomatose 949.
— bei Lymphosarkomatosen 949.
— bei lymphotropen Infekten 948.
—, multiple 944.
— bei Myelom 737, 950.
— bei Reticulosarkom 731, 950.
— bei Reticulose 722, 949.
— bei status thymolymphaticus 949.
—, tuberkulöse 947.
— bei Tularämie 948.
— bei unreifzelligen Leukosen 949.
Lymphoblasten 489 f.
— bei infektiöser Mononucleose 562.
Lymphoblastom, großfollikuläres 704.
Lymphocentric acid bei Leukämie 580.
Lymphocytäre Heilphase 536.
Lymphocyten 489.
—, Antikörperbildung der 493.
—, Emigration 493.
—, Funktion 492.
—, Gehalt des Knochenmarks an 46.
—, Morphologie 490.
—, pathologische 491.
—, Thymonucleinsäuregehalt 491.
—, Zunahme der 511 f.
Lymphocytengranula, Färbung der 67.
Lymphocytenvermehrung 57.
Lymphocytenzunahme, Ursache der 512.
Lymphocytische Leukopenie 518.
Lymphocytophthise, essentielle 548, 927.
Lymphocytose 547.
—, klimatische Beeinflussung 548.
— beim M. BASEDOW 521.
Lymphocytosis infectiosa acuta 569.
Lymphocytotische Leukopenie 539.
Lymphogranuloma benignum s. BOECKsche Krankheit.

Lymphogranulomatose 661.
—, Abdominale Lymphknotenschwellung 668.
—, Ätiologie 690.
—, Agranulocytose bei 910.
—, akute 686.
—, Amyloidose 686.
—, Anämie bei 679, 680.
— der Atmungsorgane 671.
—, Bedeutung des Ernährungszustandes 664.
—, Berufsverteilung 664.
—, Blastomykose bei 688.
—, Bluteiweißkörper bei 691.
—, Blutkörperchensenkung bei 679.
—, chirurgische Behandlung 701.
—, cytologisches Bild 681.
— des Darms 675.
—, Definition 661.
—, diaplacentare Übertragung 662.
—, Diazoreaktion bei 679.
—, — im Harn 665.
—, Differentialdiagnose 692.
—, Drüsenschwellung 665.
— als Entzündung 690.
—, Eosinophilie bei 681.
—, familiäres Vorkommen 662.
—, Fieber 665.
—, Geschlechtsverteilung 662.
—, Glanduläre Form 684.
—, GORDON-Test 691.
—, hämolytischer Ikterus bei 383, 680.
—, Häufigkeit 662.
—, — der Symptome 664.
— der Haut 677.
—, Hautjucken bei 677.
—, Histologie 688.
—, histologische Stadieneinteilung 689.
—, Historisches 661.
—, HODGKIN-Granulom 690.
—, HODGKIN-Paragranulom 690.
—, HODGKIN-Sarkom 690.
— und Hypereosinophilie 547.
—, Ikterus bei 670.
—, Kavernen bei 673.
—, Klimatotherapie 701.
—, Knochenmark bei 681.
—, Knochenveränderungen 670.
—, kombinierte Behandlung 697.
—, Kompression der Trachea 668.
—, Kontaktinfektion 692.
—, Krankheitsdauer 663.
—, Lebensalter 663.
—, Leberveränderungen bei 670.
— und Leukämie 586.

Lymphogranulomatose, Leukocyten bei 680.
—, Lymphknotenpunktat 681.
—, Lymphknotenschwellungen bei 945.
—, Lymphopenie bei 681.
— des Magens 674.
—, mediastinale Lymphknotenschwellung 667.
—, MIKULICZ-Syndrom 688.
—, Milzpunktat bei 681.
—, Milztumor 670.
— und Mycosis fungoides 677.
—, Nekrosenbildung 690.
—, Nervenschädigungen 668.
— des Nervensystems 676.
—, Ösophagusherde 673.
— des Pankreas 676.
—, pathologische Anatomie 688.
—, Pleuraherde 673.
—, pleuritische Ergüsse 668.
—, Porphyrmilz bei 689.
—, primär extraglanduläre Form 687.
—, pulmonale Form 685.
—, rassische Disposition 692.
— und Reticulosarkom 731.
— und Schwangerschaft 662.
—, Serumeisenspiegel 679.
—, Serumkupfer bei 679.
—, splenopathische Markhemmung bei 896.
—, — Neutropenie 907.
—, superficiale Form 684.
—, Therapie 693.
—, — mit Cholin 701.
—, — mit Eisenpräparaten 701.
—, — mit radioaktivem Phosphor 701.
—, — mit Röntgenstrahlen 693 ff.
—, — mit Stickstofflost 697.
—, — mit Sulfonamiden 701.
—, — mit Urethan 700.
— als Tumor 691.
—, Übertragung von der Mutter auf das Kind 662.
— und Unfall 692.
—, Venenstauungen 668.
—, Verbreitung 662.
— als Viruserkrankung 691.
Lymphogranulomzellen 681.
Lymphoidocyten 497.
Lymphoidzellangina s. Infektiöse Mononucleose.
Lympho-leukosarkomatosen 648, 650.
Lymphomonocyten 496.
Lymphomonocytose 561.
Lymphopenie 548.
Lymphopoese, Beeinflussung durch das Hypophysen-Adrenalsystem 521.

Lymphotrope Erkrankungen 570.
— Infekte, Lymphknotenschwellungen bei 948.
Lymphotropie 556.
Lysin und Erythropoese 116.
Lysol, Hämoglobinurie 413.
Lysolecithintest 358.

Mäuseleukämie 577.
Magencarcinom bei perniciöser Anämie 299.
Magenfaktor, nichtantiperniciöser, hämopoetischer 286.
Magenresektion, symptom. Perniciosa nach 317.
Magnesium, Plasmagehalt 8.
Makroblasten 93.
Makrocytäre hämolytische Anämie mit Resistenzverminderung 390.
Makrocyten 75.
Makrocytose bei Magencarcinomanämien 230.
— bei Pankreaserkrankungen 231.
Makroglobulinämie 752.
—, hämorrhagische Diathese bei 813.
—, Plasmazellinfiltration bei 753.
—, Prognose 753.
— bei Reticulose 753.
Makromyeloblast 475.
Makrophagen 484.
— im Knochenmark 42.
Makrophagensystem 498.
Makrophagischer Milztumor 894.
Makroplanocytose 267.
Makropolycyten 268.
Malaria, splenopathische Markhemmung bei 896.
—, symptomatische Agranulocytose bei 910.
Malattia di GUGLIELMO 421.
Maligne Neutropenie s. Agranulocytose.
— Reticulosen 718.
Malignes Granulom s. Lymphogranulomatose.
Maltafieber, splenopathische Markhemmung bei 896.
Mangan, Bedeutung für die Blutbildung 116.
—, Behandlung mit 246.
—, Polyglobulie 446.
Mangelpanmyelopathie 878.
Mansonella ozzardi 936.
Marbadal, Agranulocytose nach 921.
MARCHIAFAVA-Anämie 390.
— durch Hämolysine 402.
—, Hämosiderinurie 391.
—, klinisches Bild 390.

MARCHIAFAVA-Anämie, Pathogenese 391.
— durch pathologische Erythrocyteneigenschaften 391/403.
—, Therapie 392.
Maretinanämie 405.
Markinsuffizienz 58.
Markraumanatomie bei Leukämie 579.
Markschäden, Konstitutionelle 58.
Marmorknochenkrankheit 885.
Marschhämoglobinurie 418.
—, Pathogenese 418.
Mastzellenleukämie 602.
Maturationsarrest 95.
— bei Agranulocytose 920.
— bei perniziöser Anämie 274.
Mechanische Resistenz der Erythrocyten 86.
— — — beim hämolytischen Ikterus 86.
— — —, Methodik 86.
— — —, Normalwerte 86.
Medinawurm 937.
Mediterrananämie s. Thalassämie.
Megakaryocyt 45.
Megakaryocyten 777.
—, Einteilung der 777.
— bei Infektionskrankheiten 782.
—, Morphologie 777.
—, pathologische Formen 781.
—, phagocytierende 781.
—, plättchenbildende 778, 781.
— bei Polycythämie 453, 456.
—, übersegmentierte 779/780.
—, Verteilung 780.
—, Zahl 780.
Megakaryocytenleukämie 603.
Megakaryocyten-Splenomegalie 603.
Megakaryocytenveränderungen bei WERLHOFscher Krankheit 818.
Megakaryocytenvermehrung bei Myelosklerose 891.
Megakaryocytose 603.
Megaloblast 266, 267.
Megaloblasten bei Bleianämie 411.
— bei chronischer lymphatischer Leukämie 610.
— bei echter Erythroleukämie 427.
— der embryonalen Blutbildung 91.
— bei Marmorknochenkrankheit 886.
— bei Myelom 745.
— bei unreifzelligen Leukosen 635.

Megaloblastenähnliche Zellen bei akuter Erythrämie 423.
Megaloblastengröße nach Leberbehandlung 281.
Megaloblastische Anämien 249.
— —, Einteilung 249.
— —, leberrefraktäre 326.
— —, Rückblick 327.
— Mangelanämien 325.
Megalocytäre Anämie bei Leukosen 321.
— Mangelanämie des Kindesalters 441.
Megalocytäre Tropenanämie 323.
— —, Behandlung mit Folsäure 324.
— —, — mit Vitamin B_{12} 324.
Megalocyten 75, 76, 265.
Mehrkernigkeit 58.
Menstrualcyclus, Wirkung auf die Blutbildung 113.
Menstruation, Leukocytenzahl während der 532.
—, Wirkung auf Thrombocyten 776.
Mesantoin, Panmyelopathie durch 869.
Mesenchymale Zellbildung 270.
Mesobilifuscin 140.
Mesobilirubin 134.
Mesobilirubinogen 134.
Metachromasie der Mastzellgranulation 504.
Metamyelocyt 477.
Metaphasenkern, chemischer Aufbau des 36.
Metaplasie, lymphatische 473.
—, myeloische 95, 473.
Metastatische Ausbreitung der Leukämie 576.
Metathrombin 759, 764.
Methämalbumin 412.
Methämoglobinämie, familiäre 406.
Methämoglobinbildung bei Innenkörperanämien 405.
Methylcholanthren, Leukämie durch 585.
Methylenblauanämie 405.
Methylgrün-Pyronin-Färbung 67.
Methylthiouracil, Wirkung auf das normale Blutbild 531.
Migration der Leukocyten 484.
Mikrocyten 76.
Mikrofilaria nocturna 934.
Mikromyeloblast 475.
Mikromyeloblasten 636.
Mikrophagen 484.
Mikrosome 36.
Mikrosphärocyten 74.
Mikrosphärocytose bei konstitutionellem hämolytischen Ikterus 343.

MIKULICZscher Symptomenkomplex bei BOECKscher Krankheit 708.
— — bei chronischer lymphatischer Leukämie 606.
MIKULICZsches Syndrom bei Lymphogranulomatose 688.
Milchsäure, Plasmagehalt 12.
— und schwarze Harnrinde der Pferde 420.
Miliares Lupoid s. BOECKsche Krankheit.
Miliartuberkulose, Agranulocytose bei 910.
Milz, Allgemeine Diagnostik 937.
—, Bedeutung für die Blutbildung 115.
—, erythropoetisches Hormon der 111.
—, Palpation 938.
—, Perkussion 938.
—, Röntgenologische Untersuchungen 940.
—, Topographie 937.
—, Wirkung auf die Leukopoese 525.
—, — auf Thrombocytenzahl 777.
Milzabsceß 943.
Milzcysten 942, 943.
Milzerkrankungen, Zusammenfassende Übersicht 937.
Milzexstirpation 362.
— bei Anaemia splenica 903.
— bei Bilharziose 933.
—, Indikation 365.
— bei Kindern 365.
—, Operationsmortalität 364.
— bei Panmyelopathie 881.
— bei splenopathischer Neutropenie 907.
— bei WERLHOFscher Krankheit 828.
Milzgeschwülste 942.
Milzinfarkt 943.
Milzmißbildungen 944.
Milzpunktat bei infektiöser Mononucleose 563.
— bei osteosklerotischer Anämie 888.
— bei Polycythämie 457.
Milzpunktion 62.
—, Ergebnisse 64.
—, Kontraindikation 62.
— bei Lymphocytosis infektiosa acuta 569.
— bei Lymphogranulomatose 681.
— Reticulumzellen 507.
— bei splenopathischer Neutropenie 906.
—, Technik 62.
Milzruptur bei chronischer myelytischer Leukämie 589.

Milzruptur bei infektiöser Mononucleose 561.
Milzsarkome 942.
Milztuberkulose 941.
—, Polyglobulie bei 447.
—, splenopathische Markhemmung bei 896.
Milztumor bei Amyloid 942.
— bei Anämien 941.
— bei chronischer myelitischer Leukämie 588.
— bei Granulombildungen 941
— bei großfollikulärem Lymphoblastom 941.
—, infektiöser 940.
—, — Mononucleose 558.
— bei konstitutionellem hämolytischem Ikterus 338.
— bei Lebererkrankungen 941.
— bei Leukämie 942.
— bei Lymphogranulomatose 941.
— bei Pfortadererkrankungen 941.
— bei Polycythämie 453, 942.
— bei Reticulosen 941.
— bei Speicherkrankheiten 941.
— bei Thrombocytopenie 942.
Milzvenenstenose 897.
Milzvenenthrombose, Polyglobulie bei 447.
—, splenopathische Markhemmung bei 896.
—, Thrombopenie bei 833.
Milzzellen bei Monocytenleukämie 717.
Minutenvolumen bei Polycythämie 452.
Miracidium 929.
Miracil 933.
Mitochondrien 37.
Mitose, Bedeutung für die Urethanwirkung 624.
—, Dauer 49.
—, Index 48.
—, — bei Leukämie 49.
—, — der Lymphocyten 57.
—, — der einzelnen Reifungsstufen 49.
—, — bei unreifzelligen Leukosen 637.
—, — bei Urethanbehandlung 623.
—, Kern in der 35.
—, Phasen 52.
—, Rhythmus 54.
—, Zahl, absolute 52.
Mitoseablauf im Knochenmark 49.
Mitosewinkel 57.
Mitosezeit, absolute 49.
MÖLLER-BARLOWsche Krankheit 844.
— —, Haematuria minima 844.

MÖLLER-BARLOWsche Krankheit, Hämorrhagien 844.
— —, Therapie 846.
— —, Trümmerfeldzone der Knochen 845.
Monoblast und Myeloblast 495.
Monoblasten 495.
Monocyt, Morphologie 496.
Monocytäre Abwehrphase 536.
Monocyten 494.
—, Durchschnittswerte 513.
—, Färbung nach SABIN 67.
—, Funktion 497.
—, Herkunft 494.
—, mesenchymale Abstammung 495.
— bei PFEIFFERschem Drüsenfieber 496.
Monocytenangina s. Infektiöse Mononucleose 555.
Monocytenleukämie 715.
—, Ätiologie 720.
—, chronische Formen 715.
—, Hautveränderungen 715.
—, Knochenmarksbefund 715.
—, Krankheitsdauer 719.
—, Typ NAEGELI 718.
—, — SCHILLING 718.
— und unreifzellige Leukose 639.
Monocytenvermehrung bei reticulären Reaktionen 498.
Monocytoide 497, 562.
Monocytose 548.
— bei Agranulocytose 914.
Monocytosen, milieubedingte 533.
Morbus Banti s. Anaemia splenica.
— —, Thrombopenie bei 833.
— Cushing, Leukocyten bei 521.
— —, Polyglobulie bei 448.
— Gaucher, splenopathische Markhemmung bei 896.
— maculosus s. WERLHOFsche Krankheit.
— Minkowski-Chauffard s. konstitutioneller hämolytischer Ikterus.
— Pfeiffer s. infektiöse Mononucleose 555.
— Pseudobanti 898.
— Sternberg s. Lymphogranulomatose.
— Vaquez s. Polycythämie.
Morchelgift, Hämoglobinurie 413.
Mucotrat 305.
Mützenzellen 94.
Multiples Myelom und Polycythämie 465.
Mycosis fungoides und Lymphogranulomatose 678.

Myelitis, chronisch interstitielle 872.
Myeloblast 474, 475.
—, basophiler 474.
—, eosinophiler 474.
—, Teilungsintensität 475.
Myeloblastenleukämie 629.
Myeloblastenschub nach Urethanbehandlung 622.
—, finaler 600.
Myeloblastome 648, 651.
Myelocentric acid, Behandlung der chronischen lymphatischen Leukämie mit 627.
— — bei Leukämie 580.
Myelocyt 477.
Myelocytose 539.
Myelogramm 46.
Myeloische Metaplasie 473.
— Reaktion bei Blutkrankheiten 539.
Myelom 735.
—, Albuminurie 739.
—, AUER-Stäbchen 744.
— außermorphologische Blutbefunde 745.
—, Behandlung 748.
—, BENCE-JONESscher Eiweißkörper 738.
—, Blutbefund 743.
—, cytologischer Befund 743, 744.
—, Diagnose 748.
—, Eiweißreaktionen 741.
—, Eiweißstoffwechselstörungen 738.
—, Elektrophorese 740.
—, Hautveränderungen 737.
—, historisches 736.
—, intracellulärer Eiweißnachweis 742.
—, Kalkstoffwechsel 746.
—, Knochenmarksbefund 743.
—, Liquoreiweißveränderungen 741.
—, Lymphknotenschwellungen bei 950.
—, Megaloblasten bei 745.
—, multiples 746.
—, neurologische Erscheinungen 736.
—, Nierenläsionen bei 739.
—, Organveränderungen 738.
— und Panmyelopathie 874.
—, Paramyloidose 741.
—, Paraproteinämie 739.
—, Paraproteinurie 738.
— und Plasmazelleukämie 746.
—, Skeletveränderungen 736.
—, solitäres 746.
—, Symptomatologie 736.
— und Trauma 747.
—, Typeneinteilung 740.

Myelom, Verlauf 747.
—, Vorkommen 747.
—, Wesen des 746.
Myelo-Osteosklerose, zusammenfassende Betrachtung 893.
Myelopathie 856.
—, allergische Entstehung 871.
— und allergische Hautkrankheiten 871.
— durch chronische Knochenmarksentzündung 872.
—, Einteilung 858.
Myelopoese, extramedulläre 473.
Myelose, aleukämische 601.
Myelosis erythraemica 421.
Myelosklerose, zusammenfassende Betrachtung 893.
Myelosklerotische Anämie 890.
Myelotropes Hormon der Schilddrüse 113.
Myoglobin, Physikalische Eigenschaften 123.
—, Nierenschwelle des 419.
Myoglobinurie, paralytische 419.
Myxödem, Blutgerinnung bei 770.
Myxödemanämie 429.
Myxödemperniciosa 429.

Na_{24}, Behandlung mit 470.
Nagelveränderungen bei Myxödemanämien 429.
Nahrungsmittelallergie, Hypereosinophile bei 544.
Natrium, normaler Blutspiegel 8.
— benzoicum, Anämie durch 404.
Natrium-Ferrocitrat 241.
Natrium-Ferrigluconat 241.
Natrium, radioaktives, Behandlung der Polycythämie 470.
Nebennieren, Bedeutung für Leukocytenregulation 519.
Nebennierenrinde und Lymphopoese 521.
Neo-Hepatex 295.
Neostibosan 720.
—, Behandlung des Myeloms 750.
Nephritis, Anämie bei 407.
Nephrohydrose 739.
Neugeborenenanämie, idiopathische s. fetale Erythroblastose.
—, idiopathische makrocytäre 439.
— symptomatische 434.
Neugeborenenerythroblastose 171.
Neugeborenenpolyglobulie 446.

Neutronenstrahlen, Wirkung auf die Blutbildung 122.
—, — auf die Erythropoese 122.
—, — auf die Leukocytenzahl 535.
Neutropenie 539.
— bei infektiöser Mononucleose 561.
— splenopathische 905.
Neutrophile, Durchschnittswerte 513.
— Granulocyten, pathologische Formen 480.
— Kampfphase 536.
— Leukocytose 538.
— Leukopenie, initiale 537.
Neutrophilin 527.
Nickel, Behandlung mit 246.
Nicotinsäure und Blutbildung 118.
—, Wirkung auf die Erythropoese 118, 122.
—, — auf die Leukopoese 524.
Nicotinsäureamid bei hypochromen Anämien 247.
—, Bedeutung für Hb-synthese 237.
Nicotinsäurebehandlung der Bleianämie 411.
— bei Pellagraanämie 432f.
— der Thalassämia major 377.
Nirvanol, Agranulocytose nach 910.
—, Thrombopenien nach 831.
Nitrobenzol, Hämoglobinurie 413.
—, Polyglobulie 446.
Nitrobenzolanämie 405.
Nitrogenmustard s. Stickstofflost.
Nitrosegase, Hämoglobinurie 413.
Normoblasten 92.
Nuclealreaktionen 33.
Nucleinsäuren und Basophilie 371.
—, Behandlung der Agranulocytose 924.
—, Bestimm ng nach CASPERSSON 34.
— chemischer Aufbau 32.
— und Plasmafärbung 37.
— als Vererbungssubstanz 33.
—, Wirkung auf Leukopoese 525.
Nucleolarveränderungen bei Lymphogranulomatose 682.
Nucleolus, chemischer Aufbau 35.
— in der Erythropoese 36.
— in der granulopoetischen Reihe 36.
— bei malignen Tumoren 37.

Nucleolus, Tigrolyse 37.
— und Zellwachstum 36.
Nucleolus-Nuclearmembranapparat 36.
Nucleotide bei chronischer myelitischer Leukämie 598.
Nucleotrat 924.
Nylon-Arbeiter, Anämie bei 404.

Östrogene Stoffe, Behandlung der chronischen Leukämien 627.
Ohrblutmonocytose 548.
Olig mie 185, 188.
Onchocerca 936.
Ooporphyrin 125.
Operation nach BLAKEMORE und LORD 905.
Opsonine 485.
Opsoninwirkung der Antikörper 359.
Opsonischer Index 485.
OSLERsche Krankheit 853.
— —, Diagnose 855.
— —, Prognose 855.
— —, Symptomatologie 853.
— —, Therapie 855.
Osmotische Resistenz der Erythrocyten 84.
— —, — bei akutem hämolytischem Ikterus 387.
— —, — bei konstitutionellemhämolytischem Ikterus 343, 345.
— —, — Methodik 84.
— —, —, Normalwerte 84.
— —, — bei perniziöser Anämie 271.
— —, —, Resistenzkurven 85.
— —, — bei Sichelzellanämie 367.
— —, — bei Thalassämie 373, 378.
— — bei Polycythämie 456.
Osmotischer Druck des Blutplasmas 6.
Osteoblasten 42.
Osteoclasten 42.
Osteomyelitis mit eosinophiler Reaktion 546.
Osteomyelosklerose 887.
Osteopathie 59.
—, acidöse 59.
—, myelogene 59.
Osteoporose 59.
Ostéosclérose postleucosique 589.
Osteosklerose 59.
—, sekundäre bei chronischer Leukämie 589.
Osteosklerosen, sekundäre bei Blutkrankheiten 886.

Osteosklerotische Anämie des Erwachsenen 886.
— — —, Baustil des Knochens 887.
— — — Pathogenese 889.
— — —, Prognose 890.
—.— — —, Therapie 890.
Ostitis multiplex cystoides s. BOECKsche Krankheit.
Ovalocytenanämie s. Elliptocytenanämie 330.
Oxalsäure 12.
Oxydase der Leukocyten 486.
Oxydasereaktion der basophilen Leukocyten 488.
— der eosinophatischen Leukocyten 487.
— der FERRATA-Zellen 504.
— bei Gehirnerkrankungen 549.
— der Monocyten 494.
— der Myeloblasten 475.
— bei Myelom 744.
— Technik der 67.
Oxyhämochromogenglobin 129.

P_{32} s. auch „radioaktiver Phosphor".
—, Behandlung der Polycythämie 469.
—, Wirkungsmechanismus 469.
Panagglutinine 164.
Pankreas, Bedeutung für Leukocytenregulation 522.
Pankreasachylie bei perniciöser Anämie 259.
Panmyelopathie 857, 859.
—, Ätiologie 867.
—, akute Formen 866.
— bei alimentär toxischer Aleukie 926.
—, Allgemeininfektionen bei 862.
—, Anamnese 859.
— durch Arzneimittelallergie 869.
—, Bedeutung des Infekts 870.
—, Befund 860.
—, Beziehung zur Leukämie 872.
—, Blutbild 862.
—, Differentialdiagnose 879.
— durch endogene Knochenmarksgifte 878.
— und Erythroblastose 874, 875.
—, Erythrocytenmauserung 865.
— durch exogene Gifte 867.
—, Geschichtliches 859.
—, Hämorrhagische Diathesen bei 861.
—, Häufigkeit 866.
—, hereditär konstitutionelle Faktoren 878.

Panmyelopathie, histologische Markuntersuchung 865.
—, Hypoplastisches Mark 864.
—, Knochenmarksbefund 863.
—, Knochenmarksgranulom bei 873.
—, Krankheitsdauer 867.
— durch Leukotoxine 878.
— als Mangelkrankheit 877.
— bei markverdrängenden Prozessen 877.
— und Myelom 874.
—, Nekrosen bei 861.
— Prognose 867.
— Senkungsreaktion 865.
— Serumeisenspiegel 865.
— durch Strahlenwirkung 869.
—, Therapie 880.
—, Verlaufsformen 866.
— als Viruskrankheit 878.
—, Vorkommen 866.
Panmyelophthise 857, 859.
— und unreifzellige Leukose 640, 644.
Pantothensäure, Wirkung auf die Erythropoese 118.
PAPANICOLAOU-Färbung 68.
PAPPENHEIM-Färbung 66.
Paraaminobenzoesäure, Behandlung der chronischen Leukämie mit 627.
Paraerythroblasten 465.
— bei akuter Erythrämie 421.
— bei Thalassämia major 372.
Parästhesien bei perniciöser Anämie 253.
Parahämophilie 811.
Paramyeloblast 477.
Paramyeloblasten 633, 634.
—, monocytoide 636.
—, promyelocytoide 636.
Paramyeloblastenleukämie s. Unreifzell. Leukos.
Paramyloidose bei Myelom 741.
Paraproteinämie 739.
Paraproteinämische Hämoblastosen 751.
Paraproteinurie 738.
Parasympathicuseinfluß auf das Blutbild 526.
Parenchymale Zellbildung 270.
Parenterale Eisenbehandlung 238.
Partielle Markaplasien 857.
PAUL-BUNNELL-Test 565.
PEL-EBSTEINsches Fieber 665.
PELGER-Anomalie, Beziehungen zum Knochensystem 552.
PELGER-HUETsche Kernanomalie 550.
PELGER-Struktur der Leukocytenkerne 551.
PELGER-Varietät beim Kaninchen 552.

Peliosis rheumatica 846.
Pellagra, Anämie 432.
—, perniciosiforme Anämie bei 323.
Penicillin, Behandlung der Agranulocytose 925.
—, der Panmyelopathie 880.
—, Gerinnungshemmung durch 768.
—, Wirkung auf das normale Blutbild 531.
Pentamidin, Behandlung des Myeloms 748.
— bei Plasmazellenleukämie 720.
Pentdyopent 139.
— bei perniciöser Anämie 271.
Pepton, Gerinnungshemmung durch 768.
Peptonimmunität 768.
Periston 181.
—, entgiftende Wirkung des 181.
Permeabilität des Erythrocyten 87.
Permeabilitätsvitamin 842.
Pernaemyl 307.
Perniciöse Anämie 249.
— —, Achylie bei 257.
— —, Albuminurie 254.
— —, Behandlung 300 ff.
— —, — mit Cholinchlorid 307.
— —, — mit Cystin 308.
— —, — mit Bluttransfusionen 307.
— —, —, diätetische 301.
— —, — mit Fermentpräparaten 307.
— —, — mit Folsäure 305.
— —, —, Gesamterfolg der 309.
— —, — mit Kombinationspräparaten 305.
— —, — mit Magenpräparaten 304.
— —, — mit Nicotinsäure 307.
— —, — mit proteolysierter Leber 295.
— —, — mit Vitamin B_{12} 305.
— —, — mit Vitamin-B-Komplex 307.
— —, Berufsverhältnisse 252.
— —, Bilirubinämie 270, 271.
— —, Capillardurchblutung 270.
— —, Carbanhydrasegehalt des Blutes 271.
— —, Cholesterin 271.
— —, Cholinbehandlung 307.
— — und chronische Erythroblastose 426.
— — nach CO-Vergiftung 290.

Perniciöse Anämie, Cylindrurie 254.
— —, Definition 249.
— —, Depotbehandlung 303.
— — und Diabetes 298.
— —, Differentialdiagnose 311.
— —, Eisenbehandlung 306.
— —, Ernährungseinflüsse 251.
— — und essentielle, hypochrome Anämie 299.
— —, familiäres Vorkommen 296.
— —, Fieber bei 255.
— —, Frühfälle 275.
— —, funikuläre Spinalerkrankung 259.
— —, funikuläre Spinalerkrankung, Behandlung 308.
— — —, — —, Behandlung mit Leberextrakten 308.
— — —, — —, Behandlung mit Vitamin B_{12} 308.
— — —, — —, Differentialdiagnose 264.
— — —, — —, Gelenkveränderungen bei 264.
— — —, — —, Häufigkeit 260.
— — —, — —, Hinterstrangtyp 261.
— — —, — —, klinisches Bild 260.
— — —, — —, leichte Fälle 261.
— — —, — —, Liquorbefund 263.
— — —, — —, Pathogenese 296.
— — —, — —, pathologisch-anatomische Befunde 263.
— — —, — —, polyneuritische Läsionen 262.
— — —, — —, Psychosen bei 263.
— — —, — —, Querschnittstyp 262.
— — —, — —, schwere Fälle 307.
— — —, — —, Seitenstrangtyp 261.
— — —, — —, Vorderhornläsionen 262.
— — —, — —, Wirkung der Folsäure 293, 309.
— —, geographische Verbreitung 250.
— —, Geschichtliches 249.
— —, Geschlechtsverteilung 251.
— —, Glossitis 256.

Perniciöse Anämie, Habitus 253.
— —, Hämoglobinstoffwechsel 271.
— —, Häufigkeit 250.
— —, Harnbefund 254.
— —, Hautfarbe 253.
— —, Hefebehandlung 306.
— —, Herzbefund 254.
— —, jahreszeitliche Schwankungen 252.
— — im Kindesalter 251.
— —, klinisches Bild 252.
— —, Kombination mit anderen Erkrankungen 298.
— —, Konstitution 296.
— —, Lebensalter 251.
— —, Lebensdauer der Erythrocyten 272, 273.
— —, Leberbehandlung, Erhaltungsdosis 308.
— —, —, intravenöse 304.
— —, —, Nebenerscheinungen 303.
— —, Leberextraktgewinnung 301.
— —, Leberfunktion 259.
— —, Lebertherapie 300.
— — und Leukämie 586.
— — Leukocytenkrise 281.
— — und Lues 298.
— — und Magencarcinom 299.
— —, Markbild 269.
— —, osmotische Resistenz der Erythrocyten 271.
— —, Pankreasachylie 259.
— —, Pathogenese 283.
— —, —, Folsäure, Bedeutung der 290.
— —, — der funikulären Spinalerkrankung 296.
— —, —, Mangeltheorie 283.
— —, — der Störungen am Verdauungssystem 295.
— —, —, Toxintheorie 283.
— —, —, Thymin, Bedeutung des 290.
— —, —, Zusammenfassung 295.
— —, pathologische Anatomie 310.
— —, peripheres Blut bei 265.
— —, Plättchenbildung 269.
— —, Porphyrinausscheidung 274.
— — bei postencephalitischem Parkinsonismus 290.
— —, Prothrombingehalt des Plasmas 271.
— —, rassische Faktoren 250.
— —, Regeneration 272.

Perniciöse Anämie, Regenerationsvorgänge nach Behandlung 278.
— —, Reticulocyten 267.
— — Reticulocytenkrise 277.
— —, —, Beeinflussung durch Infekte 280.
— —, —, Höhe der Reticulocytenwerte 278.
— —, — bei Spontanremissionen 279.
— —, —, Verlauf der 279.
— —, Retinablutungen 254.
— —, Saponinresistenz 271.
— —, Sauerstoffverbrauch der Erythrocyten 272.
— —, Senkungsgeschwindigkeit 255.
— —, Serumeisenspiegel 273, 277, 280.
— —, Serumglobuline nach Behandlung 281.
— —, Spontanremissionen 275.
— —, Störungen im Blutsystem 264.
— —, — am Verdauungssystem, Pathogenese 295.
— —, symptomatische 311.
— —, — bei chronisch-lymphatischer Leukämie 610.
— —, — nach Darmanastomosen 318.
— —, — nach Dünndarmstrikturen 318.
— —, — bei Lebererkrankungen 319.
— —, — bei Magenerkrankungen 317.
— —, — nach Magenresektion 317.
— —, — bei Pankreaserkrankungen 320.
— —, — bei SJÖGRENschem Symptomenkomplex 319.
— —, — bei unreifzelligen Leukosen 634.
— —, — durch Würmer 314.
— — bei Tieren 289.
— —, Thrombocytenkrise 282.
— — und Tuberkulose 298.
— —, Umwandlung von Megaloblasten in Normoblasten 276.
— —, Urobilinausscheidung 271.
— —, Urobilinmauserungsindex 271.
— —, Verdauungsapparat bei 256.
— —, Vererbung 296.

Perniciöse Anämie, Verlauf unbehandelter Fälle 275.
— —, Vorgeschichte 252.
— —, Vorkommen 250.
— —, Weißes Blutbild 268.
— —, Wirksamkeit der Leberpräparate 278.
— —, Wirkung des Leberprinzips auf das Blutsystem 276.
— —, zirkulierende Blutmenge 270.
— Wurmanämie 314.
Perniciosaähnliche Anämien 322.
— — bei Cöliakie 323.
— —, konstitutionelle infantile 441.
— — bei Pellagra 323.
— — bei Sprue 322.
Pernipur 303.
Peroxydase der Leukocyten 486.
Peroxydasereaktion 67.
— der basophilen Leukocyten 488.
— der eosinophilen Leukocyten 487.
— bei Gehirnerkrankungen 549.
— der Myeloblasten 475.
— Wirkung auf die Blutungszeit 786.
—, — auf die Leukocyten 528.
Petechialindex 796.
PFEIFFERsches Drüsenfieber s. Infektiöse Mononucleose.
Pfortaderdruck 896.
Phagocytose nach Heparingaben 785.
— der Leukocyten 484.
— —, Beeinflussung der 484.
— — bei verschiedenen Krankheiten 485.
Phagocytosefähigkeit der Leukocyten nach Urethanbehandlung 622.
Phagocytoseindex bei Leukämie 583.
Phasenkontrastmikroskop 41.
Phasenprozentbild 54.
Phenacetin, Anaemie durch 404.
—, Purpura nach 852.
Phenol, Anämie durch 403.
—, Hämoglobinurie 413.
Phenylhydrazin, Anämie durch 403.
—, Behandlung der Polycythämie 467.
Phenylhydrazinanämie 405.
Phlegma 756.
Phosphatase, Gehalt im Blutplasma 13.
Phosphatide 12.

Phosphor-Vergiftung
—, Hypoprothrombinämie durch 762.
—, Polyglobulie nach 446.
Phosphorsäure 9.
Pigmentmakrophagen 507.
Plättchenagglutination 758.
— bei Polycythämie 453.
Plättchenbild qualitatives 791.
Plättchenkinase 758.
Plättchenquellung 772.
Plättchenthrombus 785.
Planocyten 195.
Plasma s. Blutplasma.
Plasma-Accelerator-Globulin 761.
Plasmaeisen s. Serumeisen.
Plasmaeiweißkörper, Bedeutung 15.
— zur Blutstillung
— beim Embryo 18.
— als Ersatzmittel 20.
— — bei Hypoproteinämie 20.
— — bei Kollaps 20.
— — bei Nephrosen 20.
—, Immunreaktionen der 660.
— in der Schwangerschaft 18.
— als Therapie bei Hepatitis epidemica 21.
— — bei Keuchhusten 21.
— — bei Lebercirrhose 20.
— — bei Masern 20.
— — bei Parotitis 21.
— — bei Scharlach 21.
—, Vehikelfunktion 14.
—, Veränderung bei chronisch-lymphatischer Leukämie 615.
Plasmagelierung bei Makroglobulinämie 72.
Plasmagesamteiweiß, Bestimmung 15.
—, — mit Hilfe der Ultrazentrifuge 23.
—, —,—Kupfersulfatmethode 15.
—, —, Refraktometrische Methode 15.
—, Fraktionierung 18.
—, —, Äthanolfraktionierung nach COHN 20.
—, —, Elektrophorese 22.
—, —, Fällbarkeit durch Neutralsalze 19.
—, klinische Bedeutung 15.
Plasmakinase 758.
Plasmakonserve 180.
Plasmakupfer beim Infekt 158, 232.
Plasmatransfusionen bei Hämophilie 805.
Plasmavolumen 3.
Plasmazelle, reticuläre s. plasmacelluläre Reticulumzelle.

Plasmazellen, lymphocytäre 412.
— im Milzpunktat 508.
Plasmazellenleukämie 720.
— und Myelom 746.
Plasmacelluläres System 509.
Plasmazellvermehrung des Knochenmarks bei Infekten 658.
— im peripheren Blut bei Serumkrankheit 659.
—, reaktive 744.
Plasmin 766.
Plasminogen 766.
Plasmo-teleangio-Thrombopathie 856.
Plasmocytom s. Myelom.
Plasmocytome, extramedulläre 751.
Plasmothrombopathie 856.
PLUMMER-VINSON-Syndrom bei der essentiellen hypochromischen Anämie 218, 221.
— bei perniciöser Anämie 256.
Pneumohämorrhagische Anämien 234.
— —, Röntgenbefund 235.
Pneumonites 570.
Poikilocyten 74.
Poikilocytose bei perniciöser Anämie 267.
Polychromasie 77, 97.
— bei perniciöser Anämie 267.
Polycythaemia hypertonica 461.
— vera 449.
— —, Beziehung zur Leukämie 465.
— —, Blutbefund 455.
— —, Blutfarbstoffwechsel 458.
— —, Blutungsbereitschaft 453.
— —, Dysregulationstheorie 464.
— —, Erblichkeit 461.
— — und Erythroblastose 465.
— —, als Folge peripherer Gefäßstörungen 464.
— —, Fundus polycythaemicus 451.
— —, GAISBÖCKsche Form 450.
— —, gastrogene Theorie 462.
— —, Gefäßstörungen 451.
— —, Gerinnungszeit 457.
— —, Gesamtblutmenge 458.
— —, Grundumsatz 454.
— —, kindliche Fälle 450.
— —, klinisches Bild 451.
— —, Knochenmark 456.
— —, Knochenveränderungen 457.

Polycythaemia vera, Kreislaufbefund 451.
— —, Leukocyten 456.
— —, Milzpunktat.
— —, Milztumor 453.
— — und multiples Myelom 465.
— —, als neoplastischer Prozeß 465.
— —, Nierenbefund 454.
— —, osmotische Resistenz 456.
— —, Pathogenese 462.
— —, pathologische Anatomie 461.
— —, physikalische Blutveränderungen 457.
— —, Sauerstoffmangeltheorie 462.
— —, Therapie 465.
— —, —, Aderlaß 466.
— —, — mit Benzol 466.
— —, —, diätetische 467.
— —, — mit Folsäure-Antagonisten 470.
— —, — mit künstlicher Ankylostomuminfektion 466.
— —, — mit Phenylhydrazin 467.
— —, — mit Pyrodin 467.
— —, — mit radioaktivem Natrium 470.
— —, — — Phosphor 469.
— —, — mit Röntgenstrahlen 468.
— —, — mit Stickstofflost 470.
— —, — mit Urethan 470.
— —, — mit Vitamin C 468.
— —, Thrombocyten 456.
— —, Thrombosebereitschaft 453.
— —, Übergang zur Anämie 460.
— —, — zur Leukämie 460.
— — und Ulcus ventriculi 454.
— —, Verlauf 460.
— —, Vorkommen 450.
Polycythämie 442.
— chlorotische 455, 466.
—, Definition 442, 499.
—, familiäre 462.
—, Fibrinogenopenie bei 808.
—, Geschichte 442.
Polyglobulie 442.
— durch äußeren Sauerstoffmangel 445.
— durch Blutgifte 446.
— bei Blutkrankheiten 449.
—, centrogene 447.
—, gastrogene 448.
— bei hämolytischem Ikterus 449.

Polyglobulie durch inneren Sauerstoffmangel 446.
—, innersekretorische 447.
— bei Leukämie 449.
—, reparative 449.
—, splenogene 447.
—, symptomatische bei Boeckscher Krankheit 706.
Polyglobulien, echte 445.
Polykaryocyt 42.
Polylobocyten 268.
Polyneuritische Störungen bei funikulärer Spinalerkrankung 262.
Polynuclearleukämie 603.
Polyphyle Reifungsstörung 553.
Polyphyletismus der Leukocytenentstehung 472.
Porphyrin 125, 142.
— als erythropoetischer Reiz 108.
Porphyrinausscheidung bei perniciöser Anämie 274.
Porphyrine, Dualismus der 126.
Porphyrmilz bei Lymphogranulomatose 689.
Portale Hypertension 896.
— —, Behandlung 903.
— —, operative Behandlung 904.
— —, Ursachen 896, 897.
— —, venöser Kollateralkreislauf 897.
Posthämorrhagische Thrombocytose 776.
Postinfektiöse Eosinophilie 537.
Priapismus bei chronischer myeloischer Leukämie 594.
Price-Jones-Kurve 80.
— bei Bleianämie 409.
— bei erworbenem hämolytischem Ikterus 385.
— bei essentieller hypochromer Anämie 219.
— bei hämolytischem Ikterus 80.
— bei hämolytischen Anämien durch Kälteagglutinine 394.
— bei konstitutionellem hämolytischem Ikterus 343.
—, Normalwerte 80.
— bei Panmyelopathie 863.
— bei perniciöser Anämie 266, 276.
— bei Perniciosa 80.
— bei Vitamin-B-Mangel 432.
Primäre refraktäre Anämie 859.
Produktionsleukocytose 518.
Proerytbroblasten 93.
Profibrin 757.
Promegakaryocyt 777, 778.
Promegaloblast 266, 267.

Promyelocyt 477.
—, basophiler 474.
—, eosinophiler 474.
Promyelocytenmark bei Agranulocytose 917.
Pronor 925.
Propylthiouracil, Agranulocytose nach 921.
Proserocym 762.
Prosthetische Gruppe des Hämoglobins 124.
Protamin, Neutralisierung der Heparinwirkung 760.
Protaminsulfat 771.
Proteasen der Leukocyten 485.
Proteinase 13.
Proteolysierte Leber 295.
Prothrombin, Bedeutung für die Thromboseentstehung 786.
—, Bildung des 762.
— bei Hämophilie 803.
—, Hemmung durch Kolloide 762.
— und Komplement 762.
— physikalische und chemische Eigenschaften 762.
— in der Schwangerschaft 786.
— und Vitamin K 762.
Prothrombinase 761.
Prothrombinbestimmung, Einphasenmethode nach Quick 788.
—, Zweiphasenmethode 789.
Prothrombinfaktoren 763.
Prothrombingehalt bei perniziöser Anämie 271.
—, Beeinflussung des 762.
— in venöser Stase 762.
— des Knochenmarks 762.
— in der Schwangerschaft 763.
— im Wochenbett 763.
Prothrombinkomplex 762.
Prothrombinkonsumptionstest, Technik 790.
Prothrombinmangel bei Darmerkrankungen 809.
— bei Frühgeburten 810.
— bei Neugeborenen 810.
Prothrombinmangelstörungen 808.
Prothrombinwerte bei chronischer myeloischer Leukämie 598.
Prothrombokinin 758.
Protoplasma 31.
—, geformte Elemente im 37.
—, Haftpunkte 31.
—, Nucleinsäuregehalt 32.
—, submikroskopischer Aufbau 31.
—, Veränderungen in der Mitose 58.
Protoporphyrin 125.
Provitamin B_{12} 286.

Pseudoagglutination der Leukocyten 483.
Pseudoamitose 625.
Pseudo-Banti s. Anaemia-splenica.
Pseudodiphtherische Angina 912.
Pseudogallensteinkoliken bei konstitutionellem hämolytischem Ikterus 338.
Pseudoglobulien, lokale 445.
Pseudoglobulin 19.
Pseudohämophilie 812, 834, 855.
Pseudohypoprothrombinämie 811.
Pseudo-Pelger 551.
Pseudopolyglobulie 444.
Pseudoregeneratives Blutbild 550.
Psychosen bei funikulärer Spinalerkrankung 263.
Pteroylglutaminsäure s. Folsäure.
Pubertätschlorose 215.
Pulmonary eosinophilosis 542.
Pulpazellen der Milz 508.
Pupillenstörungen bei funikulärer Spinalerkrankung 261.
Purinstickstoff des Knochenmarks 60.
Purpura 815.
— abdominalis 849.
— bei alimentär toxischer Aleukie 926.
— anaphylaktoide 846.
— anullaris teleangiektoides 851.
— durch Arzneimittelallergie 852.
— cachecticorum 853.
—, essentielle athrombopenische 846.
— fulminans 850, 851.
—, gastrische 849.
— hyperglobulinaemica 812.
—, infektiöse 852.
—, Majocchi 851.
— nekrotica 851.
—, neurotische 853.
— orthostatica 848, 851.
— rheumatica 846.
— rheumatica simplex 846.
— senilis 851.
— simplex 851.
—, symptomatische vasculäre 852.
—, thrombopathische 813.
—, thrombopenische 813.
—, thrombotische thrombopenische 833.
Purpuraformen vasculäre, Thrombelastogramm bei 795.
Pylorin 304.

Pyramidon, Agranulocytose 921.
—, Purpura nach 852.
Pyriferinjektion, Wirkung auf Leukocyten 318.
Pyrodin, Anämie durch 403.
—, Behandlung der Polycythämie 467.
Pyrodoxin, Wirkung auf die Erythropoese 118.
Pyrogallol, Hämoglobinurie 413.

Quecksilber, Agranulocytose 921.
—, Behandlung mit 246.
—, Panmyelopathie durch 869.
—, Polyglobulie 446.
Querschnittsmyelitis bei unreifzelligen Leukosen 633.

Radioaktiver Phosphor s. auch P_{32}.
— —, Behandlung der chronischen Leukämie mit 618.
— —, Behandlung der Lymphogranulomatose 701.
Radium 59.
RAYNAUDsche Gangrän bei Polycythämie 451.
Reaktionsamitose 57.
Reaktionskonstellationen der Bluteiweißkörper 30.
Reaktionszeit der Blutgerinnung 756.
Reaktive Eosinophilie 541.
Recalcifizierung 768.
Recalcifizierungszeit 801.
—, Bestimmung der 790.
Rechtsverschiebung der Granulocyten bei perniciöser Anämie 268.
— der Leukocyten 480.
Redoxon 843.
Reduzierter Harnfarbwert (F_0) 150.
Regenerationsgröße, die Beurteilung der 96.
Regenerationszeichen 96.
Regeneratorische hämolytische Anämien 328.
Reifungsdissoziation bei PELGERscher Kernanomalie 551.
Reifungsindex 46.
Reifungskurven 46.
Reifungszahlen 46.
Reizkörper, unspezifische, Wirkung auf Leukocytenregulation 517.
Reizwirkung der Eisentherapie 237.

RES 498.
—, Definition 498 f.
—, im engeren Sinne 498.
— -Immunreaktionen 656.
—, humorale Reaktionen des 659.
— -Reaktionen auf blutbildende Reize 655.
— -Reaktionen bei malignen Tumoren 660.
—, Speicherfunktion 499.
—, Tumorbildung des 730.
— im weiteren Sinne 498.
Reservoirfunktion der Milz bei konstitutionellem hämolytischem Ikterus 339.
Resorcin, Anämie durch 403.
Resorptionsversuch mit Ferrieisen 241.
— mit Ferroeisen 241.
Rest-N 10.
Restkohlenstoff 13.
Reticulämie 715.
Reticuläre Markhyperplasie 864.
Reticulocyten 97.
— bei perniziöser Anämie 267.
— bei konstitutionellem hämolytischem Ikterus 346.
—, Normalwerte 98.
—, physiologisches Verhalten der einzelnen Reifungsformen 100.
—, Reifungsindex 100.
—, Reifungsreihe 98.
—, Reifungsstoff 100.
—, Reifungszahl der 100.
—, Zählung 66, 98.
Reticulocytenformen, Linksverschiebung der 99.
Reticulocytenkrise bei perniciöser Anämie 277.
Reticulocytenwerte bei Elliptocytenanämie 332.
Reticuloendothel 498.
Reticuloendotheliales System s. RES.
Reticuloendotheliosen 713.
Reticulofibrose des Knochenmarks bei Panmyelopathie 872.
Reticulosarkom 730.
—, Behandlung 732.
—, Dauer der Erkrankung 731.
—, klinisches Bild 731.
—, Knochenmetastasen 730.
—, Lebensalter 730.
—, Lymphknotenschwellungen bei 950.
— und Lymphogranulomatose 731.
—, primäre Knochenform 732.
Reticulose, Ätiologie 727.
—, Behandlung 728.

Reticulose und Eosinophilie 547.
— als Hämoblastose 723.
—, Hämorrhagische Diathese bei 722, 727.
— histiomonocytaire 718.
—, infektiös reaktive 724.
—, klinisches Bild 727.
— mit neoblastischem Charakter 723.
—, Prognose 728.
— und Reticulosarkom 754.
— und Sepsis 727.
—, Typ LETTERER-SIWE 724.
Reticulosen, aleukämische 721.
— und Leukämie 729.
—, leukotische 713.
—, Lymphknotenschwellungen bei 949.
—, polyblastische 728.
—, subleukämische 721.
Reticulumhämoblastosen 718.
Reticulumzellen 41, 498.
—, jugendliche 500.
— des Knochenmarks 500.
— der Lymphknoten 507.
—, lymphoide 500, 501.
—, —, Funktion 501.
—, —, Morphologie 501.
—, —, Speicherungsfunktion 502.
— der Milz 507.
—, phagocytierende 500, 502.
—, plasmacelluläre 502.
—, —, Funktion 503.
—, —, Morphologie 503.
—, — und Plasmaeiweißkörper 503.
Retinablutungen bei perniziöser Anämie 254.
Retinitis leukaemica 592.
Retraktion des Blutkuchens 757.
— —, Bestimmung 790.
— — und Heparin 784.
— — und Thrombin 784.
— — und Thrombocyten 783.
— — bei WERLHOFscher Krankheit 817.
Retraktionsspannung 793.
Retraktocym 757.
Rh-Agglutinintiter 170.
Rh-Antigene 167.
Rh-Antisera 167.
Rh-Gruppen, Häufigkeit der 171.
Rh-Gruppensystem 166.
—, Bedeutung für fetale Erythroblastosen 436 ff.
Rh-Nomenklatur 167, 168.
Rh-Untergruppen 167.
—, Entstehung der 168.
Rheumatische Infekte und Anämie 232.
Riboflavin s. Lactoflavin.
Ribonuclease 37.

Ribonucleinsäure und Stilbamidin 749.
Ribonucleotidgehalt der eosinophilen Leukocyten 487.
Ribosenucleinsäure 32.
—, Kohlenhydrat der 32.
— im Nucleolus 36.
— im Protoplasma 37.
—, Pyrimidinbase 32.
Ribosenucleotide 97.
Ricin, Hämoglobinurie 413.
RIDDLEsche Formel 278.
Riederformen der Lymphozyten 492.
Riesenmetamyelocyten 553.
Riesenplättchen bei Thrombasthenie 835.
Riesenstabkernige bei perniziöser Anämie 268.
RÖHLsche Randkörper 78.
Röntgenbehandlung des großfollikulären Lymphoblastoms 705.
— der Lymphogranulomatose 693ff.
— der Polycythämie 468.
Röntgenbestrahlung des Myeloms 750.
Röntgenstrahlen, Bedeutung für die Leukämieentstehung 584.
—, Behandlung der chronischen Leukämie mit 615.
—, Knochenmarksbeeinflussung durch 60.
—, Leukämie durch 578.
—, Panmyelopathie durch 869.
—, Polyglobulie nach 446.
—, Wirkung auf Leukocytenzahl 534.
—, — auf die Leukopoese 525.
Rubidium, Behandlung mit 246.
Rückresorption von Gallenfarbstoffen 146.
Ruhekern, Nucleinsäuren im 34.
Ruhekerngifte 623, 625.
RUMPEL-LEEDEscher Stauungsversuch 796.
— Versuch bei WERLHOFscher Krankheit 816.
Rutin 855.
— bei SCHÖNLEIN-HENOCHscher Purpura 850.
Rutinion 855.

Sättigungsindex, Normalwerte 82, 83.
Salicyl, Purpura nach 852.
Salicylsäure, Hypoprothrombinämie durch 762.
Salvarsan, Agranulocytose 921.
—, Gerinnungshemmung durch 768.
—, Thrombopenien nach 831.

Salzsäure, Bedeutung für die Eisenresorption 226, 227.
—, Hämoglobinurie 413.
Sangostop 769.
Sanocrysin, Agranulocytose nach 921.
Saponin, Anämie 404.
—, Hämoglobinurie 413.
Saponinresistenz der Erythrocyten 86.
— bei perniziöser Anämie 271.
Sauerstoffverbrauch des Knochenmarks 59.
Scharbock s. Skorbut.
Schießscheibenzellanämie s. Thalassaemia minor.
Schießscheibenzellen 77.
— bei Thalassaemia major 372.
Schilddrüse, Wirkung auf die Leukocytenregulation 521.
Schistomiasis 928.
Schistomikrocytose 373.
Schizocyten 76.
Schlangengift, Hämoglobinurie durch 413.
Schlangengiftbehandlung der Hämophilie 805.
Schluckstörungen bei essentieller hypochromer Anämie 218.
Schnellfärbung 66.
Schockleukopenie 518.
SCHÖNLEIN-HENOCHsche Purpura 846.
— —, Blutbefund 848.
— —, Endokarditis bei 847.
— —, Gelenkerscheinungen bei 846.
— —, Neuralgien bei 847.
— —, Pathogenese 849.
— —, Therapie 850.
Schwangerschaft bei Leukämie 573.
—, Leukocytenzahl in der 532.
Schwangerschaftsanämie, hyperchrome 315.
—, toxisch-hämolytische 408.
Schwangerschaftsperniciosa 315.
—, Pathogenese 316.
—, Therapie mit Folsäure 316.
—, — mit Vitamin B_{12} 316.
Schwarze Spinne, Eosinophilie nach Biß der 542.
Schwarzwasserfieber 413.
Schwefelsäure 9.
Schwefelwasserstoff, Hämoglobinurie 413.
Schwellenwert des Blutes für Hämoglobin 411.
SCRIVERscher Stauungsversuch 368.
Sedimentationsdiagramm, normales 23.

Sedormid, Thrombopenie durch 824.
—, Thrombopenien nach 830.
Segmentkernige, Durchschnittswerte 513.
— Leukocyten 478.
Sekretorische Mageninsuffizienz bei perniziöser Anämie 256.
Selbstreproduktion der Zelleiweißkörper 35.
Senkungsreaktion s. Blutsenkungsreaktion.
Senkungsvorgang 26.
Sensibilisierung, Eosinophilie bei 541.
Sensibilitätsstörungen bei perniziöser Anämie 252.
Sepsis ex neutropenia 912.
Septische Angina 926.
Septischer Leukocytensturz 537.
Serocym 762.
Serum s. Blutserum.
Serum-Accelerator-Globulin 761.
Serumantithrombin 760.
—, Bestimmung des 760.
Serumeisen, Bestimmung 156.
— bei Chlorose 212.
— bei chronischer lymphatischer Leukämie 609.
— beim Infekt 157.
— bei konstitutionellem hämolytischem Ikterus 350.
— bei Lymphogranulomatose 679.
— bei Myelom 745.
—, Normalwerte 156.
— bei Panmyelopathie 865.
— bei perniziöser Anämie 273.
— bei Sprue 322.
—, zirkulierendes 156.
Serumeiweißgehalt s. auch Plasmaeiweiß.
Serumfarbe, Messung der 150.
Serumfarbwert bei Chlorose 209.
— bei essentieller hypochromer Anämie 219.
Serumkonserve 180.
Serumkupfer bei Lymphogranulomatose 679.
Sichelzellbildung, Beschleunigung durch CO_2-Zufuhr 367.
Sichelzellen 77.
Sichelzellenanämie 365.
—, Beziehung zu rheumatischen Erkrankungen 366.
—, Blutbefund 366.
—, Differentialdiagnose 367.
—, Geschichtliches 365.
—, klinisches Bild 366.
—, Konstitutionsanomalien 366.

Sichelzellenanämie, latente Formen 366.
—, Leukocyten 367.
—, osmotische Resistenz 367.
—, Pathogenese 369.
—, pathologische Anatomie 369.
—, Prognose 368.
—, SCRIVERsche Stauungsmethode 368.
—, Therapie 369.
—, Verbreitung 366.
—, Vererbung 366.
Siderocyten 79.
Silicon 768.
Sinusendothelzellen 507.
SJÖGRENscher Symptomenkomplex, symptomatischer Perniciosa bei 319.
Skorbut 838.
—, Ätiologie 841.
—, Anämie 841.
—, Diagnose 843.
—, Hautveränderungen 840.
—, Inkubationszeit 839.
—, Osteoporose 841.
—, Pathogenese 841.
—, pathologische Anatomie 841.
—, Prothrombinverminderung bei 842.
—, Störungen der Ventinbildung 841.
—, Stomatitis 840.
—, Therapie 843.
—, Vorkommen 839.
Skorbutische Sklerose 840.
Solganal, Agranulocytose nach 921.
Spätchlorose 215.
Speckgerinnsel, Bildung des 756.
Speicherung von Blutfarbstoffen 148.
Speicherzellen 42.
Sphärischer Index, Normalwerte 84.
Sphärocytose bei erworbenem hämolytischem Ikterus 382.
— bei Giftanämien 403.
— durch Hämolysineinwirkung 358.
— und Resistenzminderung 357.
Spina-Punktion 41.
Spindelgifte 625.
Spindelwinkel 58.
Spirocid, Agranulocytose nach 911.
Splanchno-peripheres Gleichgewicht der Leukocytenverteilung 517.
Splenektomie s. Milzexstirpation.

Splenektomie bei chronischen Leukämien 628.
Splenocyten 498, 716.
Splenogene Neutropenien 540.
Splenogener hämolytischer Ikterus 386.
Splenogramm 64.
Splenomeglie 940.
— bei Bilharziose 929.
Splenopathische Markhemmung 894.
— —, sekundäre 895.
— Neutropenie 905.
— —, Behandlung 907.
— —, Milzbefund 907.
— —, Pathogenese 907.
— —, Prognose 906.
Splenopexie 905.
Spontanfrakturen bei Myelom 736.
Spoonails s. Hohlnagelbildung.
Sporthämoglobinurie 419.
Sprue, Behandlung mit Folsäure 323.
—, — mit Vitamin B_{12} 323.
—, Hämorrhagische Diathese bei 809.
—, Lebertherapie bei 322.
—, perniciosiforme Anämie bei 322.
Stabkernige Durchschnittswerte 513.
— Leukocyten 478.
Stammzellenleukämie 630.
— und echte Erythroleukämie 427.
Status dysvascularis 855.
— praeperniciosus 297.
— thymolymphaticus 949.
— varicosus 855.
STEINBRINCKsche Granulationsanomalie 554.
Stercobilin 134.
— bei konstitutionellem hämolytischem Ikterus 338.
Sternalpunktion 39.
STERNBERG-Zellen 681 f.
STERNBERGsche Riesenzellen 507.
Stickstofflost, Behandlung der chronischen Leukämie 627.
—, — der Lymphogranulomatose 698.
—, — der Polycythämie 470.
—, — des Reticulosarkoms 732.
—, — der Reticulosen 728.
—, Behandlungserfolg 699.
—, Gerinnungsverzögerung durch 768.
— bei großfollikulärem Lymphoblastom 705.
—, Harnsäureausscheidung nach 699.

Stickstofflost, Mechanismus der Wirkung 699.
—, morphologische Veränderungen nach 699.
—, Wirkung auf normales Blutbild 529.
Stickstofflostbehandlung, Technik 698.
Stilbamidin, Behandlung des Myeloms 749.
—, Harnsäureausscheidung nach 749.
— bei Plasmazellenleukämie 720.
—, Wirkungsmechanismus 749.
Stilböstrol, Behandlung der unreifzelligen Leukosen 647.
STILL-CHAUFFARDsche Krankheit 948.
Stomatitis scorbutica 840.
Stovarsol, Agranulocytose 921.
Strahlenwirkungen auf das Knochenmark 60.
Streptomycin, Hypoprothrombinämie durch 762.
—, Wirkung auf das normale Blutbild 531.
Stryphnon 786.
Studentenkrankheit 557.
Substantia granulofilamentosa 97.
Süßkleekrankheit 768.
Sulfadiazin, Anämie 404.
Sulfaguidin, Thrombopenien nach 831.
Sulfamethyldiazin, Agranulocytose nach 921.
Sulfapyridin, Agranulocytose nach 921.
Sulfathiazol, Agranulocytose nach 921.
Sulfonamidanämie 405.
Sulfonamide, Agranulocytose bei 911.
—, — nach 921.
—, Behandlung der chronischen Leukämien mit 627.
—, — der Lymphogranulomatose 701.
—, Gerinnungshemmung durch 768.
—, Hämoglobinurie 413.
—, Hyperleukocytosen nach 539.
—, Leukopenien nach 524.
—, Thrombopenie nach 831.
—, Wirkung auf das normale Blutbild 530.
Suprarenin, Hyperprothrombinämie nach 763.
Sympathicuseinfluß auf Leukocytenbildung 526.
Symptomatische Agranulocytose 910.

Symptomatische perniziöse Anämie 311.
— — — bei Magen-Darmerkrankungen 316.
Synkavit 811.

TAKATA-Reaktion, Methodik nach JETZLER 24.
— — nach MANKE und SOMMER 25.
Tannophile Granulation der Leukocyten 477.
Target-cell 77.
Tb I s. Thiosemikarbazon.
TEICHMANN-Kristalle 124.
Teilträger der PELGER-Anomalie 552.
Teilungsamitose 56.
Teleangio-Thrombopathie 856.
TEM, aplastische Anämie nach 869.
Teropterin 647.
Testosteron bei Anämien 236.
Tetrachlorkohlenstoff, Hypoprothrombinämie durch 762.
— und Myelo-Osteosklerosen 893.
—, Panmyelopathie durch 868.
Thalassaemia major 370.
— —, Anerythroblastischer Typ 377.
— —, Blutbild 372.
— —, Blutumsatz 372.
— —, Diagnose 374.
— —, Eisenstoffwechsel 374.
— —, Erythrocytengröße 372.
— —, Erythrocytenvolumen 372.
— —, Karyogene Reifungsträgheit der Erythroblasten 377.
— —, klinisches Bild 370.
— —, Knochenmark 373.
— —, Konstitutionsanomalien 371.
— —, Leukocyten 373.
— —, Paraerythroblasten bei 372.
— —, Pathogenese 377.
— —, pathologische Anatomie 374.
— —, Porphyrinstoffwechsel 374.
— —, Prognose 377.
— —, Resistenz 373.
— —, Schießscheibenzellen 372.
— —, Schistomikrocytose 373.
— —, Therapie 377.
— —, Vorkommen 369.
— minor, Blutbild 378.
— —, Diagnose 379.
— —, Ellyptopoikilocytotische Erythropathie 378.

Thalassaemia minor, Geschlechtsgebunden vererbte Form 378.
— —, Osmotische Resistenz 378, 380.
— —, Reaktion von FRONTALI und RASSI 378.
— —, Vererbung 379.
— —, Verlaufsformen 379.
Thigmotaxis 483.
Thioninanämie 405.
Thiosemicarbazon, Agranulocytose nach 921.
—, Anämie 404.
—, Thrombopenie nach 831.
Thiouracil, Agranulocytose nach 921.
—, Behandlung der chronischen Leukämien mit 627.
—, Gerinnungshemmung durch 768.
—, Wirkung auf das normale Blutbild 531.
Thrombasthenie, hereditäre hämorrhagische 835.
—, symptomatische 836.
—, Thrombelastogramm bei 795.
Thrombelastogramm 795.
Thrombelastograph 793, 794.
Thrombelastographie 792.
Thrombin und Blutkörperchensenkung 763.
—, chemische und physikalische Eigenschaften 763.
— bei Hämophilie 803.
—, Retraktionsfördernde Wirkung des 757.
—, Wirkung auf Blutkuchen 784.
Thrombinabbaureaktion 787.
Thrombinbehandlung der Hämophilie 806.
Thrombin-Co-Inhibitor 760.
Thrombineinheit 765.
Thrombininhibitor 760.
Thrombintitration 787.
Thrombocid 768.
—, fibrinolytische Wirkung des 767.
Thrombocym 759.
Thrombocyten 772.
—, Ausschwemmung 45.
—, Bedeutung für die Thromboseentstehung 786.
—, Einleitung der Gerinnung durch 759.
—, Einteilung 775, 791.
— und Fibrinbildung 773.
—, Funktion 783.
—, — bei der Gerinnung 756, 757.
—, Funktionsprüfung der 792.
— bei Hämophilie 803.
—, Herkunft der 777.

Thrombocyten beim Infekt 784.
—, Kernsubstanz der 782.
— bei der Luminescenzmikroskopie 782.
— bei Megakaryocytenleukämie 604.
—, Morphologie 772.
—, pathologische 792.
— im Phasenkontrastmikroskop 774.
—, proteolytische Fermente der 784.
—, Reizform 773.
— und Retraktion des Blutkuchens 757, 774.
—, Ruheform 773.
—, Strukturwandel der 772.
—, Untergang des 783.
—, vasoaktive Wirkung 784.
— bei WERLHOFscher Krankheit 816.
—, Wirkung als Gerinnungszentren 757.
—, — auf die Retraktion des Blutkuchens 783.
—, Zählung der 66, 791.
—, Zahl 776.
—, —, Schwankungen der 776.
—, —, Wirkung der Ovarien auf die 776.
Thrombocyten-Agglutination, Beeinflussung durch Dicumarol 769.
—, Capillarfunktion bei der 785.
Thrombocytenklebrigkeit, Beeinflussung durch Dicumarol 769.
Thrombocytenkrise 777.
— bei perniziöser Anämie 282.
Thrombocytolyse 821.
Thrombocytopenie bei perniziöser Anämie 269.
Thrombocytose, posthämorrhagische 191.
Thrombogen 758.
Thromboglutin 793.
Thrombokinase 758.
—, Bestimmung der 759.
—, Bildung der 758, 759.
—, chemische Eigenschaften 759.
—, Komponenten der 759.
—, Vorkommen der 758.
— bei Polycythämie 457.
Thrombopathie, konstitutionelle Therapie 838.
—, —, Typ HEGGLIN 837.
—, —, — JÜRGENS 837.
—, —, — NAEGELI 837.
—, —, — WILLEBRAND-JÜRGENS 836.
Thrombopathien, erbliche 834.
Thrombopenia arsenobenzoica 831.
— splenica 833.

Thrombopenien, allergische 830.
— beim Infekt 833.
— bei Knochenmarkserkrankungen 832.
— durch Nahrungsmittel 832.
—, ovariell bedingte 824.
—, splenopathische 833.
—, symptomatische 830, 833.
— bei Thyreotoxikose 833.
Thrombophilie, essentielle 834.
Thrombophlebitis bei Bilharziose 929.
Thromboplastin 758.
Thromboplastinogen 758.
Thrombosebereitschaft bei Polycythämie 453.
Thrombosen, antikoagulierende Behandlung der 771.
— bei chronischer myelotischer Leukämie 597.
—, Entstehung 786.
—, Heparintest bei 787.
Thromboseneigung bei Chlorose 210.
Thrombosezeit, Bestimmung der 792.
Thrombotische thrombopenische Purpura 833.
Thymidin 32.
—, Wirkung bei perniciöser Anämie 285, 295.
Thymin 32, 294.
Thymin, chemische Struktur 294.
—, Wirkung bei perniciöser Anämie 294.
Thymoltrübungstest 26.
Thymonucleinsäure 32.
—, chemischer Aufbau und FEULGEN-Reaktion 32, 33.
Thymonucleinsäuregehalt der Lymphocyten 491.
— der Thrombocyten 782.
Thyreotoxikose, Thrombopenie bei 833.
Thyroxin bei Anämien 236.
—, Wirkung auf Leukocytenregulation 521.
Tierischer Eiweißfaktor s. Vitamin B_{12}.
Titan, Behandlung mit 246.
Toloidinblau, Neutralisierung der Heparinwirkung 760.
Toluidinblaufärbung der Gewebsmastzellen 504.
Toluidinblauinjektionen bei Fibrinogenopenien 807.
Toluilendiaminikterus 130.
Toluol, Polyglobulie 447.
Toluylendiamin, Anämie durch 403.
—, Polyglobulie 446.
Topostasin 763, 769.

Totale Markaplasie 857, 863.
Toxisch hämolytische Anämien 403.
Toxische Anämie, Therapie der 408.
— Granulation 480 f.
Transfundiertes Blut, Schicksal des 183.
Transfusion verschiedener Plasmafraktionen 180.
Transfusionszwischenfälle, Behandlung der 184.
— durch Rh-Faktoren 171.
Trichinose, Hypereosinophilie bei 543.
Trichloräthyl, Anämie durch 404.
—, Panmyelopathie durch 868.
Trichloräthylenmelamin, Panmyelopathie nach 869.
Tridon, Agranulocytose nach 921.
Trockenplasmatransfusion 180.
Tromexan 769.
Trommelschlägelfinger bei Kältehämoglobinurie 415.
Tropenanämie, megalocytäre 323.
Tropische Eosinophilie 542.
Trypsin der Leukocyten 486.
Tryptophan und Erythropoese 116.
Tuber cinereum als Blutregulationszentrum.
Tuberkulinreaktion bei BOECKscher Krankheit 709.
TÜRKsche Lösung 509.
— Reizformen der Lymphocyten 492.
Tularämie, Lymphknotenschwellungen bei 948.
Tumoranämie 232.
Tumorbildende Leukämieformen 647.
Tumorbildungen des RES 730.
Tumormetastasen des Knochenmarks 660.
Tumorzellen, Kennzeichen der 660.
— im Knochenmark 42.
Tumorzellmark und Panmyelopathie 877.
Turmschädel bei konstitutionelle hämolytischem Ikterus 339.
Typhobazillose bei Panmyelopathie 871.
Typhus abdominalis, splenopathische Markhemmung bei 895.
Typhusleukopenie 539.
Tyramin, Anämie durch 403.
Tyrosin, Anämie durch 403.

Über-PELGER 552.
Übersegmentierung der Granulocyten bei perniciöser Anämie 268.
—, konstitutionelle 552.
— der Megakaryocyten bei perniciöser Anämie 270.
Überwindungsphase, monocytäre 497.
Ulcus ventriculi bei Polycythämie 453.
Ultrazentrifuge 23.
Ultrazentrifugendiagramm bei Makroglobulinämie 752.
Umsatzreiz der Erythropoese 102.
Unitarismus der Leukocytenentstehung 472.
Universalspender 162.
Unreifzellige Leukosen 628.
— — und Agranulocytose 642.
— —, Anämie bei 634.
— —, AUER-Stäbchen 638.
— — Behandlung mit ACTH 644.
— —, — mit Austauschtransfusion 645.
— —, — mit Cortison 647.
— —, — mit cytostatischen Stoffen 646.
— —, — mit Folsäureantagonisten 647.
— —, — mit radioaktivem Phosphor 647.
— —, mit Stilböstrol 647.
— —, Blutbild 634.
— —, Dauer der Erkrankung 629.
— —, Definition 628.
— —, Entartungszeichen der Zellen 637, 640.
— —, Geheilte Fälle 583.
— —, GUMPRECHTsche Schollen bei 639.
— —, Hämorrhagische Diathese 631.
— —, Harnbefund 632.
— —, Hiatus leukaemicus 638.
— — und Infekt 643.
— —, klinisches Bild 630.
— —, Knochenveränderungen 632.
— —, Leberveränderungen 631.
— —, und leukämoide Reaktionen 641.
— —, Leukocytenzahl 639.
— —, Megaloblasten bei 634.
— —, Mikromyeloblasten 636.
— —, Milztumor 631.
— —, Mitoseindex bei 637.
— —, und Monocytenleukämie 638.
— —, Monocytoide Paramyeloblasten 636.

Unreifzellige Leukosen, Muskelatrophien 634.
— —, Nervenstörungen 632.
— —, und Panmyelophthise 639, 640.
— —, Prognose 640.
— —, Promyelocytoide Paramyeloblasten 636.
— —, Querschnittsmyelitis bei 633.
— —, Schleimhautnekrosen 631.
— —, Stomatitis 631.
— —, Verlauf 640.
— —, Verlaufsformen 629.
— —, Wesen der 640.
Unterschenkelgeschwüre bei perniziöser Anämie 253.
Uracil 32.
Urämie, Anämie bei 407.
Urethan, Ansprechbarkeit der verschiedenen Gewebe 626.
Urethanbehandlung, Anwendungsarten 619.
—, Erfolg der 620.
—, Gefahren 622.
— der Lymphogranulomatose 700.
— des Myeloms 750.
— der myelosklerotischen Anämie 893.
— der osteosklerotischen Anämie 890.
— der Polycythämie 470.
— des Reticulosarkoms 732.
— der Reticulosen 728.
— der unreifzelligen Leukosen 646.
Urethan-Chromosomen, Translokationen durch 623.
Urethandauerbehandlung 620.
Urethanwirkung auf extramedulläre Myelopoese 627.
— auf das normale Blutbild 529.
— auf Nucleinstoffwechsel 624.
— auf reaktive Leukocytosen 626.
— auf Zellfermente 624.
Urethanwirkungsmechanismus 622.
Urobilin 135.
— und Hgb-Untergang 149.
— und Leberfunktion 147.
— IX a 134.
Urobilinausscheidung, Normalwerte 151.
Urobilinbestimmung, Methodik 145.
Urobilinbildung 149.
—, Kosteinflüsse 148.
Urobilinentstehung 138.
Urobilinkörper, dritter 136.

Urobilinmauserungsindex 151.
— bei perniziöser Anämie 271.
— bei Polycythämie 458.
Urobilinquotient 147.
— bei perniziöser Anämie 259.
Urobilinstoffwechsel 139.
Urobilinzerstörung 147.
Urochrom 141.
— A 141.
— B 141.
— B bei perniziöser Anämie 271.
Uroerythrin 141.
— bei perniziöser Anämie 271.
— bei konstitutionellem hämolytischem Ikterus 338.
Urogenital-Bilharziose 930.
Uveoparotitis s. BOECKsche Krankheit.
U-V-Licht, Wirkung auf die Erythropoese 120.

Vanadium, Behandlung mit 246.
VAQUEZ-OSLERsche Krankheit 449.
Ventriculin 304.
Verbrennungen, Anämie bei 407.
Verdauungsleukocytose 531.
Verdoglobin 128.
Verdohämochromogen 128.
Verteilungsleukopenie 517.
Verteilungsschwankungen der Leukocyten 517.
Vibrationsgefühl, Störung des 261.
VIRCHOWsche Drüse 950.
Virusgenese der Leukämie 584.
Viruspneumonie, Lymphocytose bei 547.
Vitamin A, Bedeutung für Leukopoese 523.
— A und Blutbildung 118.
— A bei Eisenmangelanämien 246.
— A und Folsäure 523.
— -A-Mangelanämie 237, 431.
— B bei Eisenmangelanämien 246.
— -B-Komplex, Wirkung auf die Leukopoese 524.
— -B-Mangelanämie 236, 431.
— B_1, Wirkung auf Leukopoese 523.
— B_2, Wirkung auf die Leukopoese 523.
— -B_6-Mangelanämie 432.
— B_{12} 284.
— B_{12}, Behandlung der Agranulocytose 924.
— B_{12}, Behandlung der megaloblastischen Mangelanämie 326.

Vitamin B_{12}, Behandlung der megalocytären Tropenanämie mit 324.
— B_{12}, Behandlung der Perniciosa mit 305.
— B_{12}, Behandlung der Schwangerschaftsperniciosa mit 316.
— B_{12}, Behandlung der Sprue mit 323.
— B_{12}, Behandlung der Ziegenmilchanämie mit 325.
— B_{12}, chemische Struktur 284.
— B_{12}, Dosierung 305.
— B_{12} und extrinsic factor 286.
— B_{12}, orale Applikation 286.
— B_{12}, physikalische Eigenschaften 284.
— B_{12} aus Streptomyces aurofaciens 285.
— B_{12}, Volldosis 305.
— B_{12}, Vorkommen 286.
— $B_{12}b$ 285.
— B_{14} 328.
— Bc s. Folsäure.
— Bc conjugate 292.
— C, Belastungsprobe 843.
— C, chemisch-physikalische Eigenschaften 842.
— C bei Eisenmangelanämien 246, 247.
— C, Mangeladynamie 842.
— C, Nachweis 842.
— C, Normalbedarf 842.
— C, Wirkung auf die Leukopoese 524.
— C, Vorkommen 844.
— -C-Mangelanämie 433.
— D, Wirkung auf die Erythropoese 118.
— -D-Mangelanämie 433.
— E und Blutbildung 119.
— E bei Eisenmangelanämien 246.
— E, Wirkung auf die Erythropoese 118.
— K, Bestimmung des 811.
— K, Bremsung der Dicumarolwirkung durch 771.
— K, chemische und physikalische Eigenschaften 810.
— K und Prothrombin 762.
— K, Vorkommen 810.
— K, Wirkung auf die Erythropoese 118.
Vitamin-K-Behandlung, prophylaktische der Mutter 810.
— bei Verschlußikterus 810.
— -K-Bildung durch Darmbakterien 810.
— -K-Mangelanämie 433.
— -K-Mangelhämorrhagien 808.

Vitamin M s. Folsäure.
— M und Granulopoese 523.
— P, Wirkung auf die Leukopoese 523.
Vitamine, Bedeutung für die Blutbildung 117.
—, Wirkung auf Leukocyten 523.
Vitaminmangel, Wirkung auf die Blutbildung 118.
Vitia faba-Hämoglobinurie 420.
Volumenindex 82.
Vorderhornläsionen, bei funikulärer Spinalerkrankung 262.

Wärmehämolyse 89.
Wandermilz 944.
WASSERMANNsche Reaktion bei infektiöser Mononucleose 566.
Weiße Blutkörperchen s. Leukocyten.
WELTMANN-Reaktion bei Myelom 740.
WELTMANNsches Koagulationsband, Methodik 25.
— — bei verschiedenen Erkrankungen 26.
WERLHOFsche Krankheit, Ätiologie 823.
— —, akute Formen 819.
— —, Blutbefund bei 816.
— —, Blutflecken bei 815.
— —, Blutungszeit bei 816.
— —, Capillarstörungen bei 820.
— —, chronische Formen 819.
— —, Einfluß der Milz 822.
— —, Entstehung der Thrombopenie 821.
— —, Erfolg der Milzextirpation 825.
— —, Gefäßfaktor bei 819.
— —, Gerinnungszeit bei 817.
— —, Geschichte 814.
— —, Knochenmark bei 818.
— —, Megakaryocyten nach Milzextirpation 822.

WERLHOFsche Krankheit, Megakaryocytenveränderungen bei 818.
— —, Milz bei 818.
— —, Milzarterienunterbindung bei 830.
— —, Milzextirpation bei 828.
— —, bei Milztuberkulose 823.
— —, ovariell bedingte Formen 824.
— —, Pathogenese 819.
— —, — der akuten Formen 823.
— —, Prognose 825.
— —, — der akuten Formen 819.
— —, Retraktion des Blutkuchens 817.
— —, RUMPEL-LEEDEscher Versuch bei 816.
— —, und Schwangerschaft 826.
— —, subkonjunktivale Blutungen bei 816.
— —, Therapie 826.
— —, — mit Bluttransfusionen 828.
— —, — mit lokalen Blutstillungsmitteln 826.
— —, — mit Ovarialextrakten 827.
— —, — mit Vitamin C 826.
— —, Thrombelastogramm bei 795.
— —, Thrombocyten bei 816.
— —, qualitative Thrombocytenänderungen 817.
— —, Thrombocytolyse 821.
— —, Vorkommen 814.
WILLS-Faktor 324.
Wismut, Agranulocytose 921.
—, Panmyelopathie durch 869.
Wochenbett, Leukocytenzahl während dem 532.
WRIGHTsche Theorie der Thrombocytenentstehung 777.
Wuchereria bancrofti 934.,
Wurmanämien, hypochrome 231.

Wurmfarn, Hämoglobinurie 413.

X-protein 170.
Xanthomknötchen bei Lipoidgranulomatose 702.
Xanthopterin bei Leukopenien 524.
Xylanschwefelsäure, Gerinnungshemmung durch 768.

Zählkammern für Leukocyten 509.
Zellausschwemmung 45.
Zellgewebskultur 60.
Zellhämine bei essentieller hypochromer Anämie 219.
Zellreifung 46.
Zellteilung 48.
—, Wirkung des Urethans auf die 622.
Zellvolumen 57.
Zellzerfallsprodukte, Wirkung auf die Leukopoese 527f.
Zentralnervensystem, Störungen bei Polycythämie 454.
Zentralnervöse Steuerung der Erythropoese 111.
Zerfallsleukopenie 517.
Ziegenmilchanämie 441.
—, hyperchrome 324.
—, —, Behandlung mit Folsäure 325.
—, —, — mit Vitamin B_{12} 325.
Zink, Behandlung mit 246.
Zuckergehalt des Knochenmarks 60.
Zungenbrennen bei essentieller hypochromer Anämie 218.
— bei perniciöser Anämie 252.
Zungenveränderungen bei essentieller hypochromer Anämie 220.
Zusammensetzung des Blutes 3.
Zwerchfellhernien, Häufigkeit 231.
—, Hypochrome Anämie bei 231.
Zwischenhirn und Erythropoese 110.

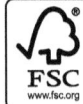

If you have any concerns about our products,
you can contact us on
ProductSafety@springernature.com

In case Publisher is established outside the EU,
the EU authorized representative is:
**Springer Nature Customer Service Center GmbH
Europaplatz 3, 69115 Heidelberg, Germany**

Printed by Libri Plureos GmbH
in Hamburg, Germany